El cuidado de su bebé y niño pequeño

Este invaluable volumen fue preparado bajo la dirección editorial de los distinguidos pediatras Steven P. Shelov, MD, MS, FAAP y Tanya Remer Altmann, MD, FAAP, y aprovecha las colaboraciones y la sabiduría práctica de más de 100 expertos pediátricos y una junta de revisión editorial. Redactado en un estilo cálido y accesible e ilustrado con más de 350 dibujos y diagramas útiles, este libro le brinda la información que necesita para proteger el bien más preciado de su hijo: su salud.

En *El cuidado de su bebé y niño pequeño* encontrará:

- Una guía mes a mes del primer año de su bebé que le permitirá saber qué esperar en términos de crecimiento, comportamiento y desarrollo
- Una guía anual para las edades desde 1 a 5 años, con consejos prácticos para manejar el sueño, el entrenamiento para ir al baño y los berrinches
- Una función de "Observación de la salud" que alerta sobre los posibles problemas médicos de cada etapa
- Recordatorios de "Control de seguridad" para la casa, el aire libre y los viajes en automóvil
- Comentarios acerca de los asuntos familiares, desde los abuelos y los hermanos hasta los padres o madres solteros y las familias reconstituidas

Además, contiene información confiable sobre:

- Todas las enfermedades infecciosas comunes, desde la varicela y el sarampión hasta la gripe y las infecciones de oído
- Discapacidades del desarrollo, tales como anomalías congénitas, parálisis cerebral, pérdida de audición, autismo y discapacidad intelectual
- Problemas en la piel, desde marcas de nacimiento hasta piojos y quemaduras solares
- Emergencias, incluyendo mordeduras, intoxicaciones, asfixia y RCP
- Alimentación y nutrición
- Asientos de seguridad para el automóvil

La edición en español de este libro incluye información sobre las normas vigentes de la AAP, contenido actualizado sobre discapacidades del desarrollo, desarrollo cerebral temprano, lactancia materna y nutrición, obesidad y estándares de seguridad, así como también un nuevo capítulo sobre los efectos de los medios y la tecnología en los niños.

Libros adicionales sobre crianza de la
American Academy of Pediatrics

AFECCIONES COMUNES

ADHD: What Every Parent Needs to Know

Allergies and Asthma: What Every Parent Needs to Know

Autism Spectrum Disorders: What Every Parent Needs to Know

The Big Book of Symptoms: A-Z Guide to Your Child's Health

My Child Is Sick! Expert Advice for Managing Common Illnesses and Injuries

Sleep: What Every Parent Needs to Know

Waking Up Dry: A Guide to Help Children Overcome Bedwetting

INFORMACIÓN DEL DESARROLLO, CONDUCTUAL Y PSICOSOCIAL

CyberSafe: Protecting and Empowering Kids in the Digital World of Texting, Gaming, and
Social Media

Mama Doc Medicine: Finding Calm and Confidence in Parenting, Child Health, and Work-
Life Balance

Mental Health, Naturally: The Family Guide to Holistic Care for a Healthy Mind and Body

Retro Baby: Cut Back on All the Gear and Boost Your Baby's Development With More Than
100 Time-Tested Activities

RECIÉN NACIDOS, BEBÉS Y NIÑOS PEQUEÑOS

Baby Care Anywhere: A Quick Guide to Parenting On the Go

Dad to Dad: Parenting Like a Pro

Guide to Toilet Training*

Heading Home With Your Newborn: From Birth to Reality

Mommy Calls: Dr. Tanya Answers Parents' Top 101 Questions About Babies and Toddlers

New Mother's Guide to Breastfeeding*

Raising Twins: Parenting Multiples From Pregnancy Through the School Years

Understanding the NICU: What Parents of Preemies and Other Hospitalized Newborns
Need to Know

Your Baby's First Year*

NUTRICIÓN Y ESTADO FÍSICO

Food Fights: Winning the Nutritional Challenges of Parenthood Armed With Insight, Humor, and a Bottle of Ketchup

Nutrition: What Every Parent Needs to Know

The Picky Eater Project: 6 Weeks to Happier, Healthier Family Mealtimes

A Parent's Guide to Childhood Obesity: A Road Map to Health

Sports Success R_x! Your Child's Prescription for the Best Experience

NIÑOS EN EDAD ESCOLAR Y ADOLESCENTES

Building Resilience in Children and Teens: Giving Kids Roots and Wings

Raising Kids to Thrive: Balancing Love With Expectations and Protection With Trust

---

PARA OBTENER MÁS INFORMACIÓN, ENTRE EN EL SITIO WEB

OFICIAL PARA PADRES DE LA AAP,

WWW.HEALTHYCHILDREN.ORG/BOOKSTORE

*Este libro está disponible en español.

El cuidado de su bebé y niño pequeño

Steven P. Shelov, MD, MS, FAAP

EDITOR JEFE

Decano asociado, Educación médica universitaria
Winthrop University Hospital, Mineola, Nueva York
Profesor de pediatría, Facultad de medicina de Stony Brook
Stony Brook, Nueva York

Tanya Remer Altmann, MD, FAAP

EDITORA MÉDICA ASOCIADA

Community Pediatrics Medical Group, Westlake Village, California
Instructora clínica, Mattel Children's Hospital en la UCLA

Juan C. Kupferman, MD, MPH, FAAP

REVISOR MÉDICO

Robert E. Hannemann, MD, FAAP

EDITOR MÉDICO ASOCIADO, EMÉRITO

Profesor invitado, Psicología Infantil, Ingeniería Biomédica y Química
Purdue University

Richard Trubo

Escritor

Publicado por la American Academy of Pediatrics
141 Northwest Point Blvd
Elk Grove Village, IL 60007-1019
Teléfono: 847/434-4000
Fax: 847/434-8000
www.aap.org

La información que se incluye en esta publicación no debe usarse como reemplazo de la asistencia médica y los consejos de su pediatra. Es posible que existan variaciones en el tratamiento que su pediatra pueda recomendar de acuerdo con hechos y circunstancias individuales.

Las afirmaciones y opiniones expresadas corresponden a los autores y no coinciden necesariamente con las de la American Academy of Pediatrics.

La lista de recursos no implica que la American Academy of Pediatrics (AAP) los avale. La AAP no se responsabiliza por el contenido de los recursos externos. Al momento de la publicación, la información estaba vigente.

Los productos y los sitios web se mencionan solamente con fines informativos y esto no implica que la American Academy of Pediatrics los avale. Las direcciones de los sitios web están lo más actualizadas posible, pero pueden cambiar en cualquier momento.

*Las marcas se proporcionan solamente con fines de identificación. No implica una garantía ni un aval de los fabricantes o los productos mencionados.

Los editores hicieron todos los esfuerzos posibles para localizar a los titulares de derechos de autor con relación a los materiales que se tomaron prestados. Si, de forma involuntaria, se hubiera pasado por alto alguno, con gusto se harán los arreglos necesarios ni bien surja la oportunidad.

Esta publicación ha sido desarrollada por la American Academy of Pediatrics. Los colaboradores son autoridades expertas en el área de la pediatría. No se ha solicitado ni aceptado ninguna participación comercial de ningún tipo en la preparación de los contenidos de esta publicación. Esta es una publicación traducida de la "Sexta edición" de la publicación que en inglés se titula *Caring for Your Baby and Young Child: Birth To Age 5* y que en español se llama *El cuidado de su bebé y niño pequeño: Desde el nacimiento hasta los 5 años*, una publicación de Random House, una división de Random House, LLC, una compañía de Penguin Random House Company, Nueva York. (978-0-553-39382-8).

Se han hecho todos los esfuerzos posibles para que *El cuidado de su bebé y niño pequeño: Desde el nacimiento hasta los 5 años* coincida con los consejos e información disponibles más recientes de la American Academy of Pediatrics.

Hay descuentos especiales disponibles para compras al por mayor de esta publicación. Para obtener más información, envíe un correo electrónico a nuestro Departamento de Ventas Especiales, aapsales@aap.org.

Impreso en los Estados Unidos de América.

9-383   1 2 3 4 5 6 7 8 9 10
CB0100

ISBN: 978-1-61002-078-7
eISBN: 978-1-61002-079-4
Diseño de la publicación por Donna Mugavero
Este proyecto fue financiado parcialmente por el AAP Friends of Children Fund.
Número de control de la Biblioteca del Congreso: 2016953055

Revisores y colaboradores

Editor jefe
Steven P. Shelov, MD, MS, FAAP

Editora médica asociada
Tanya Remer Altmann, MD, FAAP

Revisor médico
Juan C. Kupferman, MD, MPH, FAAP

Editor asociado emérito
Robert E. Hannemann, MD, FAAP

Revisora de la Junta directiva de la AAP
Jane Foy, MD, FAAP

Director ejecutivo de la
American Academy of Pediatrics
Errol R. Alden, MD, FAAP

Director ejecutivo asociado
Roger F. Suchyta, MD, FAAP

Directora del Departamento de
Marketing y Publicaciones
Maureen DeRosa, MPA

Director de la División de Desarrollo
de Productos
Mark T. Grimes

Gerente de Publicaciones para el
Consumidor de la División de
Desarrollo de Productos
Kathryn Sparks

Coordinadora de proyecto, División de
Desarrollo de Productos
Holly L. Kaminski

Colaboradores
Steven Abrams, MD, FAAP
Henry Adams, MD, FAAP
Phyllis F. Agran, MD, MPH, FAAP
Lisa Albers, MD, FAAP
Susan Aronson, MD, FAAP
Diane L. Atkins, MD, FAAP
Richard G. Azizkhan, MD, FAAP
Susan S. Baker, MD, PhD, FAAP

Miriam Bar-On, MD, FAAP
Robert Beekman III, MD, FAAP
Roger L. Berkow, MD, FAAP
Henry H. Bernstein, DO, MHCM, FAAP
Dana Best, MD, MPH, FAAP
Jatinder J. S. Bhatia, MD, FAAP
Carol Jean Blaisdell, MD, FAAP
David A. Bloom, MD, FAAP
Thomas Bojko, MD, MS, FAAP
Suzanne C. Boulter, MD, FAAP
Charles M. Bower, MD, FAAP
Geoffrey E. Bradford, MS, MD, FAAP
Michael Thomas Brady, MD, FAAP
Ari Brown, MD, FAAP
Lawrence W. Brown, MD, FAAP
Marilyn Bull, MD, FAAP
Robert Thomas Burke, MD, MPH, FAAP
Susan Buttross, MD, FAAP
Anthony J. Casale, MD, FAAP
Earl Y. Cheng, MD, FAAP
William J. Cochran, MD, MPH, FAAP
Bernard Cohen, MD, FAAP
George J. Cohen, MD, FAAP
William L. Coleman, MD, FAAP
Donald E. Cook, MD, FAAP
Mark R. Corkins, MD, FAAP
James J. Corrigan, MD, FAAP
David Howard Darrow, MD, DDS, FAAP
Beth Ellen Davis, MD, MPH, FAAP
Catherine DeAngelis, MD, FAAP
Larry Desch, MD, FAAP
Ellen Sue Deutsch, MD, FAAP
Douglas Diekema, MD, MPH, FAAP
William H. Dietz, MD, PhD, FAAP
Elaine Donoghue, MD, FAAP
Joanna Douglass, BDS, DDS
John C. Duby, MD, FAAP
Paul Dworkin, MD, FAAP
Roselyn Epps, MD, FAAP
Maria Escolar, MD, FAAP
Stephen A. Feig, MD, FAAP
Lori Feldman-Winter, MD, MPH, FAAP
Margaret Fisher, MD, FAAP

Irene N. Sills, MD, FAAP
Janet Silverstein, MD, FAAP
Deborah Mulligan Smith, MD, FAAP
Gary Smith, MD, FAAP
Gayle Smith, MD, FAAP
Michael Smith, MD, FAAP
Vincent C. Smith, MD, MPH, FAAP
Edward P. Southern, MD, FAAP
Adam J. Spanier, MD, PhD, MPH, FAAP
Sarah H. Springer, MD, FAAP
Martin Stein, MD, FAAP
John Stirling, Jr., MD, FAAP
Janice E. Sullivan, MD, FAAP
Jack T. Swanson, MD, FAAP

David E. Tunkel, MD, FAAP
Renee M. Turchi, MD, MPH, FAAP
Dennis L. Vickers, MD, FAAP
Sunita Vohra, MD, FAAP
Robert Gerard Voigt, MD, FAAP
Robert Walker, MD, FAAP
Richard Walls, MD, PhD, FAAP
Jeffrey C. Weiss, MD, FAAP
Marc Weissbluth, MD, FAAP
Mark Widome, MD, FAAP
Catherine Wilfert, MD, FAAP
Modena Hoover Wilson, MD, MPH, FAAP
Theoklis E. Zaoutis, MD, FAAP

Agradecimientos

Escritor:
Richard Trubo

Escritora, primera edición:
Aimee Liu

Ilustradores:
Wendy Wray/Morgan Gaynin Inc.
Alex Grey

Traductor:
Burg Translations

Colaboración adicional:
Laura Aird
Lynn Colegrove, MBA
Carolyn Kolbaba
Bonnie Kozial
Stephanie Mucha, MPH
Regina Shaefer, MPH

Diseñadora:
Donna Mugavero

Nuestro más profundo agradecimiento a Kenneth R. Ginsburg, MD, MSEd, FAAP, por otorgarnos permiso para hacer referencia a sus "Siete C fundamentales" incluidas en *Building Resilience in Children and Teens: Giving Kids Roots and Wings (Formación de resiliencia en niños y adolescentes: cómo dar a los niños raíces y alas).*

Tenga en cuenta lo siguiente:

La información contenida en este libro tiene la intención de complementar, y no sustituir, los consejos del pediatra de su hijo. Antes de comenzar cualquier tratamiento o programa médico, debe consultar con el pediatra de su hijo, quien podrá hablarle acerca de las necesidades individuales del niño y brindar consejo sobre los síntomas y el tratamiento. Si tiene preguntas respecto al modo en que la información de este libro se aplica a su hijo, hable con el pediatra del niño.

Los productos mencionados en este libro se incluyen meramente con fines informativos. La inclusión en esta publicación no constituye ni implica una garantía ni un aval de la American Academy of Pediatrics.

La información y los consejos de este libro se aplican de igual manera a los niños de ambos sexos (salvo cuando se especifica otra cosa). A lo largo del libro se ha utilizado el masculino neutro conforme a las reglas vigentes y correctas del idioma español.

~ ~ ~

La American Academy of Pediatrics controla constantemente la nueva evidencia científica y hace los ajustes correspondientes a sus recomendaciones. Por ejemplo, es posible que las investigaciones futuras y el desarrollo de nuevas vacunas para la infancia puedan alterar el régimen de vacunación existente. Por lo tanto, el calendario de vacunaciones detallado en este libro está sujeto a cambios. Esta y otras situaciones potenciales sirven para enfatizar la importancia de consultar siempre con el pediatra de su hijo respecto a la información más reciente relacionada con la salud del niño. Para obtener información adicional sobre el cuidado de su hijo, su salud y su bienestar, visite HealthyChildren.org.

*Este libro está dedicado a
todas las personas que reconocen que los niños son nuestra mayor inspiración
en el presente y nuestra mayor esperanza para el futuro.*

*Valoramos la colaboración del difunto
Leonard P. Rome, MD, FAAP, con la publicación original de este libro.*

Índice

PARTE 2

Prólogo

Esta edición en español de *El cuidado de su bebé y niño pequeño: Desde el nacimiento hasta los 5 años* ofrece a los padres información actualizada sobre cómo criar y cuidar a su hijo, con la colaboración y la sabiduría de más de 100 especialistas pediátricos. Como una de nuestras guías para padres más vendidas, este libro ha dado forma a la salud y al bienestar de los niños durante más de 20 años. La American Academy of Pediatrics (AAP) también ha publicado libros para padres sobre temas que van desde la lactancia materna, la nutrición y el entrenamiento para dejar los pañales hasta el sueño, las alergias y el asma y el trastorno de déficit atencional con hiperactividad.

La AAP es una organización formada por 66 000 pediatras de asistencia primaria, subespecialistas pediátricos y especialistas en cirugía pediátrica dedicados a la salud, la seguridad y el bienestar de todos los bebés, niños, adolescentes y adultos jóvenes. Este libro forma parte de los esfuerzos educativos constantes de la Academia por proporcionar a padres y cuidadores información de alta calidad sobre un amplio espectro de problemas de salud de los niños.

Lo que distingue a este libro de los muchos otros que se encuentran en librerías y en estantes de bibliotecas es que fue desarrollado y revisado minuciosamente por los miembros médicos de la American Academy of Pediatrics. Una junta editorial integrada por 6 miembros desarrolló el material inicial, con la ayuda de más de 100 colaboradores y revisores. Como la información médica cambia constantemente, se han hecho todos los esfuerzos posibles por garantizar que este libro contenga los hallazgos más actualizados. Los lectores pueden visitar el sitio web oficial para padres de la AAP, www.healthychildren.org, para estar al día con la información más reciente relacionada con la salud infantil y orientación para la crianza.

La Academia tiene la esperanza de que este libro se convierta en un recurso invaluable y una guía de referencia para padres y cuidadores. Creemos que es la mejor fuente integral de información sobre cuestiones relacionadas con la salud y el bienestar infantil. Confiamos en que los padres y cuidadores consideren el libro como un elemento de extremo valor; instamos a usarlo en conjunto con los consejos y la orientación de los pediatras de nuestros lectores, quienes ofrecerán orientación y ayuda individuales relacionadas con la salud de los niños.

Errol R. Alden, MD, FAAP
Director ejecutivo
American Academy of Pediatrics

Introducción:
El regalo de la paternidad

SU HIJO ES EL REGALO MÁS GRANDE que recibirá en su vida. Desde el momento en que sostiene en sus brazos este milagro de vida por primera vez, su mundo será más amplio y más rico. Se sentirá inundada de sentimientos, algunos de asombro y felicidad y otros de confusión, sobrecogimiento y dudas respecto a si alguna vez podrá estar al nivel de las necesidades de su nuevo bebé. Estos son sentimientos que apenas podía imaginar antes, sentimientos que nadie puede experimentar realmente sin haber tenido un hijo.

Incluso describirlos puede ser difícil, porque el vínculo entre los padres y un hijo es sumamente personal. ¿Por qué se le llenan los ojos de lágrimas la primera vez que su hijo le sonríe o estira los brazos hacia usted? ¿Por qué está tan orgullosa de sus primeras palabras? ¿Por qué su corazón comienza a latir como si fuera a salirse del pecho la primera vez que lo ve tropezar y caerse? La respuesta se encuentra en la relación de reciprocidad única y fundamental que existe entre usted y su hijo.

Los regalos de su hijo para usted

- Amor incondicional
- Confianza absoluta
- La emoción del descubrimiento
- Sentimientos exacerbados

Los regalos de su hijo para usted

Si bien son sencillos, los regalos de su hijo para usted son lo suficientemente poderosos para cambiar su vida en forma positiva.

AMOR INCONDICIONAL. Desde el nacimiento, usted es el centro del universo de su hijo. Le da su amor sin reservas y sin exigir nada. A medida que crezca le demostrará este amor de innumerables formas, desde sus primeras sonrisas hasta los primeros regalos de San Valentín hechos con sus propias manos. Su amor está lleno de admiración, afecto, lealtad y un intenso deseo de complacerla.

CONFIANZA ABSOLUTA. Su hijo cree en usted. Para él usted es fuerte, capaz, poderosa y sabia. Con el transcurso del tiempo le demostrará esta confianza relajándose cuando usted esté cerca, acudiendo a usted cuando tenga problemas y señalándola con orgullo a otras personas. A veces también se apoyará en usted cuando busque protección de las cosas que lo asustan, incluyendo sus propias susceptibilidades. Por ejemplo, es posible que en su presencia intente llevar a cabo nuevas destrezas que nunca se atrevería a probar si estuviera solo o con un extraño. Confía en que usted lo mantendrá seguro.

LA EMOCIÓN DEL DESCUBRIMIENTO. Tener un hijo le ofrece una oportunidad única de redescubrir el placer y la emoción de la infancia. Si bien usted no puede revivir su vida a través de su hijo, puede compartir su deleite al explorar el mundo. En el proceso es probable que descubra aptitudes y talentos que jamás soñó tener. Los sentimientos de empatía mezclados con una mayor conciencia de sí misma la ayudarán a moldear su capacidad de jugar e interactuar con su hijo en crecimiento. Descubrir cosas juntos, ya sean nuevas destrezas, palabras o formas de superar obstáculos, será un aporte para la experiencia y confianza de los padres y los prepararán mejor para los nuevos desafíos que jamás imaginaron enfrentar.

SENTIMIENTOS EXACERBADOS. A través de su hijo experimentará nuevos niveles de felicidad, amor, orgullo y emoción. También es probable que sienta ansiedad, enojo y frustración. Por todos esos momentos deliciosos en los que carga a su bebé cerca suyo y siente sus brazos cariñosos alrededor del cuello, habrá ocasiones en las que sentirá que no puede comunicarse. A veces los extremos se tornan más contrastantes a medida que el niño crece y busca establecer su independencia. El mismo niño que a los 3 baila por la habitación con usted podría, a los 4, tener un período rebelde y activo que la sorprenda. Los extremos no son contradicciones sino, simplemente, una realidad inherente al crecimiento. Para los padres, el desafío es aceptar y valorar todos los sentimientos con los que su hijo se expresa y los que genera, y usarlos para ofrecerle una orientación constante.

Los regalos que usted le da a su hijo

Los padres tienen muchos regalos vitales que ofrecer a su hijo. Algunos son sutiles, pero todos son muy poderosos. Dárselos los convertirá en buenos padres. Recibirlos ayudará a su hijo a convertirse en una persona sana, feliz y capaz.

AMOR INCONDICIONAL. El amor es el núcleo de su relación con su hijo. Es preciso que fluya libremente en ambas direcciones. Tal como él la ama sin reservas, usted deberá darle su amor y aceptación absolutos. Su amor no debe depender de cómo se vea o se comporte. No debe usarlo como una recompensa ni contenerlo como amenaza. Su amor por su hijo es constante e indiscutible, y de usted depende transmitirlo, en especial cuando se porta mal y usted debe poner límites o corregir

Los regalos que usted le da a su hijo

- Amor incondicional
- Autoestima
- Valores y tradiciones
- Alegría de vivir
- Buena salud
- Entorno seguro
- Destrezas y aptitudes

su conducta. El amor debe estar separado y por encima de cualquier sentimiento de enojo o frustración que cause su conducta. Jamás confunda las acciones con el niño. Cuanto más seguro de su amor se sienta, más confianza en sí mismo tendrá a medida que crezca.

AUTOESTIMA. Uno de los regalos más importantes de los padres es ayudar a que su hijo desarrolle la autoestima. No es un proceso sencillo ni rápido. El respeto por sí mismo, la confianza y creer en uno mismo, bloques constructores de la autoestima, tardan años en establecerse con firmeza. Su hijo necesita su apoyo y aliento constantes para descubrir sus fortalezas. Necesita que usted crea en él mientras aprende a creer en sí mismo. Amarlo, pasar tiempo con él, escucharlo y elogiar sus logros son todos componentes de este proceso. En otros casos, ayudarlo a modificar sus comportamientos problemáticos en formas que no sean represivas ni hirientes sino constructivas es igual de importante para construir una autoestima firme. Si su hijo confía en su amor, admiración y respeto, será más fácil para él desarrollar la sólida autoestima que necesita para crecer feliz y emocionalmente saludable.

VALORES Y TRADICIONES. Independientemente de que intente activamente o no pasar sus valores y creencias a su hijo, seguramente absorba algunos de ellos simplemente por vivir con usted. Notará cuán disciplinada es usted en su trabajo, cuán profundas están arraigadas sus creencias y si practica usted lo que predica. Participará en rituales y tradiciones familiares y pensará en su importancia. No puede esperar ni exigir que su hijo adhiera a todas sus opiniones, pero puede plantear sus creencias en forma honesta, clara y reflexiva, de un modo adecuado a la edad y el nivel de madurez del niño. Oriéntelo y aliéntelo; no se limite a dar órdenes. Fomente las preguntas y las conversaciones, cuando la edad y el lenguaje lo permitan, en vez de intentar que su hijo acepte sus valores a la fuerza. Si sus creencias están bien razonadas y si usted es fiel a ellas, es probable que el niño adopte muchas de ellas. Si hubiera contradicciones en sus acciones (algo con lo que todos convivimos), a menudo su hijo se lo dejará en claro, ya sea sutilmente a través de su conducta o, cuando sea mayor, más directamente al discrepar con usted. El camino hacia el desarrollo de valores no es recto ni infalible. Requiere de flexibilidad desarrollada sobre un sólido cimiento. La conciencia de uno mismo, la disposición para escuchar a su hijo y cambiar cuando corresponda y, sobre todo, la demostración de su compromiso con las tradiciones serán elementos ideales para la relación con su hijo. Si bien la elección de valores y principios en última instancia será de su hijo, depende de usted para obtener los cimientos a través de sus pensamientos, las ideas compartidas y, sobre todo, sus acciones y obras.

ALEGRÍA DE VIVIR. Su bebé no necesita que le enseñen a ser alegre, pero sí necesita que lo aliente y apoye para dejar volar su entusiasmo natural. Cuanto más alegre esté usted, en particular cuando esté con él, más fascinante le parecerá la vida y más ganas tendrá de disfrutarla. Cuando escuche música, bailará. Cuando el sol brille, mirará al cielo. Cuando se sienta feliz, se reirá. Esta exuberancia la suele expresar siendo atento y curioso, dispuesto a explorar lugares y cosas nuevas y ansioso por conquistar el mundo que lo rodea e incorporar las imágenes, objetos y personas nuevas en su experiencia de crecimiento. Recuerde que los distintos bebés tienen distintos temperamentos: algunos son aparentemente más exuberantes que otros, algunos son más ruidosos y alborotadores, algunos son más juguetones y otros son más reservados y callados. Y hay otros que son más equilibrados: una mezcla de ambos extremos. Pero todos los bebés demuestran su alegría de vivir en su propia forma y usted, como madre, descubrirá cuáles son esas formas y alimentará la alegría de su hijo.

BUENA SALUD. La salud de su hijo depende en gran parte del cuidado y la orientación que usted le brinde durante estos primeros años. Comienza durante el embarazo, cuidándose buen y haciendo arreglos para obtener atención obstétrica y pediátrica. Al llevar a su hijo al médico periódicamente para revisiones y consultas, protegiéndolo contra lesiones, ofreciéndole una dieta nutritiva y fomentando el ejercicio durante toda la infancia, ayuda a proteger y fortalecer su cuerpo. Además, deberá mantener buenos hábitos de salud usted misma y evitar los nocivos, como fumar, beber en exceso, consumir drogas y no hacer la actividad física correspondiente. De esta manera, dará a su hijo un ejemplo saludable a seguir mientras crece.

ENTORNO SEGURO. Naturalmente usted desea proporcionar a su hijo un hogar seguro y cómodo. Esto es más que tan solo un lugar donde dormir y una colección de juguetes. Por más importante que sea dar refugio físicamente seguro, es aún más importante crear un hogar que sea emocionalmente seguro, con poco estrés y mucha coherencia y amor. Su hijo puede percibir los problemas entre otros miembros de la familia y tal vez resulte muy afectado por ello; por eso, es importante que todos los problemas familiares, incluso los conflictos menores, se manejen en forma directa y se resuelvan lo más rápido posible a través de la colaboración. Esto podría implicar la búsqueda de asesoramiento, pero recuerde: el bienestar de su familia ayuda a mantener un entorno que promueva el desarrollo de su hijo y le permitirá alcanzar su potencial. Cuando la familia maneje los conflictos o diferencias con eficacia, en última instancia ayudará al niño a sentirse seguro de su capacidad para manejar los conflictos y discrepancias y le brindará un ejemplo positivo para resolver sus propios desafíos.

DESTREZAS Y APTITUDES. A medida que su hijo crece, pasará la mayor parte de su tiempo desarrollando y puliendo una variedad de destrezas y aptitudes en todas las áreas de su vida. Debe ayudarlo lo más posible, alentándolo y proporcionándole el equipo y la instrucción que necesita. Los libros, revistas, grupos de juegos y el concurrir a un preescolar tendrán rápidamente un rol fundamental a medida que su pequeño se convierta en un preescolar. Pero es importante no olvidar algunas de las herramientas de aprendizaje esenciales: Su hijo aprenderá mejor cuando se sienta seguro, confiado y amado; aprenderá mejor cuando se le presente la información de un modo al que pueda responder positivamente. Cierta información es mejor presentarla a través del juego, que es el idioma de los niños. Los niños pequeños aprenden mucho a través del juego, en especial cuando están con sus padres o con compañeros de juegos. Otra información se aprende o incorpora mejor a través de las experiencias reales. Esto podría significar aprender a través de la exposición a sitios, personas, actividades y experiencias diversas. Otras cosas se aprenden a través de las historias, libros de imágenes, revistas y libros de actividades. Y otras cosas se aprenden mirando: a veces tan solo mirándola a usted y a veces mirando a otros niños o adultos. Las experiencias preescolares también promueven la socialización.

Si le gusta aprender y hace que el descubrimiento sea divertido para su hijo, pronto el niño reconocerá que los logros pueden ser una fuente de satisfacción personal además de una forma de complacerla. El secreto es darle las oportunidades y permitirle aprender según sea mejor para su estilo y a su propio ritmo.

Cómo hacer que el dar sea parte de su vida familiar diaria

El hecho de compartir de ida y de vuelta estos regalos entre usted y su hijo fomentará su relación y nutrirá el desarrollo de su hijo. Al igual que cuando se aprende un baile nuevo, descubrir cuál es el proceso real para dar no siempre va a ser fácil. Pero ocurrirá con tiempo y paciencia y con su propio compromiso de fortalecer la relación entre padres e hijo.

Brindar a su hijo la orientación y el apoyo que necesita para crecer sano requiere de todas las destrezas de ser padres: cariño, guía, protección, noción de compartir y de servir como ejemplo o modelo. Al igual que ocurre con todas las demás destrezas, deben aprenderse y perfeccionarse con la práctica. Algunas le resultarán más fáciles que otras. Algunas parecerán más fáciles algunos días y no tanto otros. Estas variaciones son una parte normal de la crianza de un hijo, pero hacen que la tarea sea un desafío. Las siguientes sugerencias lo ayudarán a aprovechar al máximo sus destrezas parentales naturales para que pueda ofrecer a su hijo el mejor comienzo posible.

DISFRUTE DE SU HIJO COMO PERSONA INDIVIDUAL. Reconozca que su hijo es único, distinto de todas las demás personas y valore sus cualidades especiales. Descubra sus necesidades y fortalezas particulares, sus estados de ánimo y puntos vulnerables y, en especial, su sentido del humor, que comienza a mostrarse desde la primera infancia. Permítale mostrarle la alegría del juego. Cuanto más disfrute a su hijo y valore su individualidad, más éxito tendrá en ayudarlo a desarrollar una sensación de confianza, seguridad y autoestima. Además, se divertirá mucho más siendo madre.

EDÚQUESE. Probablemente sepa mucho más de lo que cree sobre cómo ser madre. Ha pasado años observando a sus propios padres y a otras familias. Tal vez haya cuidado algunos niños. Y tiene muchas respuestas intuitivas que la ayudarán a ser una madre dedicada. En otras épocas, es probable que todo esto fuera toda la preparación necesaria para criar a un hijo. No obstante, nuestra sociedad es sumamente compleja y cambia constantemente. A fin de guiar a sus hijos por este nuevo mundo, los padres a menudo se benefician al obtener un poco de educación adicional. Hable con el pediatra y con otros padres, y haga preguntas. Conozca a otras familias con niños de la misma edad y observe cómo crían esos padres a sus hijos (por ejemplo, cuándo son protectores y cuándo dan libertad y cuánta responsabilidad esperan de sus hijos a las distintas edades). Además, lea sobre temas y problemas que afecten a su familia. Comuníquese con sus organizaciones religiosas, sistemas escolares y asociaciones de padres y maestros, programas de guardería, clases de educación para padres y otros grupos locales que se especialicen en problemas relacionados con los niños. A menudo estos grupos sirven como redes para padres preocupados e interesados. Estas redes la ayudarán a sentirse más cómoda y segura cuando los problemas parezcan desconcertantes o frustrantes.

A medida que recabe información, fíltrela de modo tal de quedarse con la que sea indicada para usted y su hijo. Gran parte de lo que reciba será muy valioso, pero no todo. Como criar a un hijo es un proceso sumamente personal, seguramente haya desacuerdos. No está obligada a creer todo lo que escucha o lee. De hecho, uno de los propósitos de educarse es proteger a su familia de los consejos que no se adaptan a ella. Cuanto más sepa, mejor equipada estará para decidir lo que funciona mejor para su familia.

SEA UN BUEN EJEMPLO. Una de las formas en las que su hijo le demuestra su amor es imitándola. Esta es también una de las maneras en las que aprende a comportarse, a desarrollar nuevas aptitudes y a cuidar de sí mismo. Desde los primeros momentos, la observa atentamente y moldea sus propias conductas y creencias conforme a las suyas. Sus ejemplos se convierten en imágenes permanentes que darán forma a sus actitudes y acciones por el resto de su vida. Darle un buen ejemplo a su hijo implica ser responsable, cariñosa y constante no solo con él sino con los demás miembros de la familia. Demuestre su afecto y cuide sus relaciones. Si el niño ve a sus padres comunicándose abiertamente, cooperando uno con otro y compartiendo las responsabilidades del hogar, aportará esas características a sus propias relaciones futuras.

Dar buenos ejemplos significa también cuidarse a usted misma. Como madre dispuesta y llena de buenas intenciones, es fácil concentrarse muchísimo en su familia y perder de vista sus propias necesidades. Eso es un gran error. Su hijo depende de usted: necesita que esté física y mentalmente sana y aprenderá de usted para aprender a mantenerse sano él mismo. Al cuidar de usted misma le demuestra su autoestima, algo muy importante para ambos. Al conseguir una niñera y descansar cuando esté demasiado cansada o enferma le enseña a su hijo que se respeta a usted misma y que respeta sus necesidades. Al reservarse tiempo y energía para su propio trabajo o pasatiempos le enseña a su hijo que valora determinadas aptitudes e intereses y que está dispuesta a dedicarse a ellos. Al tomarse un tiempo personal dedicado a usted (al menos una vez a la semana) será más fácil tanto para usted como para el niño desarrollar sus propias identidades. Esto debe ocurrir a medida que el niño crece. También se beneficiará al conocer a otros adultos de confianza si usted les pide que cuiden al niño y en las ocasiones en las que involucra a toda la familia en actividades grupales con otras familias. En última instancia, el niño moldeará algunos de sus propios hábitos conforme a los suyos, por lo que cuanto más sana y feliz esté usted, mejor será para ambos.

Puede dar el ejemplo también en otra área importante demostrando tolerancia y aceptación en una sociedad cada vez más multicultural. Como Estados Unidos se ha convertido en un crisol de nacionalidades y culturas, es más importante que nunca enseñar tolerancia a su hijo en lo referido a las personas de otros grupos raciales, étnicos y religiosos y a las personas con estilos de vida alternativos. Esfuércese por ayudar a su hijo a entender e incluso celebrar la diversidad. Ningún niño nace prejuicioso, pero puede aprender a serlo desde muy pequeño. Para cuando tienen 4 años de edad, los niños se dan cuenta de las diferencias entre las personas. La forma en la que se relacione con las personas en su vida será la base del modo en que su hijo tratará a sus pares y a las demás personas durante la infancia y durante su vida adulta. Haga saber a su hijo que existen muchas similitudes entre las personas y haga un esfuerzo por disipar los estereotipos a los que resulta expuesto, cambiándolos por la concepción de que todas las personas merecen ser respetadas y valoradas.

DEMUESTRE SU AMOR. Dar amor significa más que simplemente decir "te amo". Su hijo no entiende el significado de las palabras, salvo que además lo trate con amor. Sea espontánea, manténgase relajada y sea afectuosa con él. Ofrézcale mucho contacto físico mediante abrazos y besos, acunándolo y jugando. Tómese el tiempo para hablar, cantar y leer con él todos los días. Escúchelo y obsérvelo cuando le responda. Al prestar atención y demostrar su afecto libremente lo hace sentirse especial y seguro y se forma una base firme para su autoestima.

COMUNÍQUENSE EN FORMA HONESTA Y ABIERTA. Una de las aptitudes más importantes que le enseña a su hijo es la comunicación. Las lecciones comienzan cuando es un bebé diminuto que la mira a los ojos y escucha su voz tranquilizante. Siguen cuando él la mira y la escucha hablar con otros miembros de la familia y, más adelante, cuando usted lo ayuda a resolver sus inquietudes, problemas y confusiones. Necesita que usted sea comprensiva, paciente, honesta y clara con él. La buena comunicación dentro de una familia no siempre es algo fácil. Puede ser particularmente difícil cuando ambos padres trabajan, están sobreexigidos o sometidos a un gran estrés o cuando una persona está deprimida, enferma o enojada. Evitar el quiebre de la comunicación requiere compromiso, colaboración entre los miembros de la familia y disposición de reconocer los problemas a medida que surgen. Exprese lo que siente y aliente a su hijo a ser igual de abierto con usted. Observe los cambios en su conducta, como ser llanto frecuente o constante, irritabilidad, problemas de sueño o pérdida de apetito que podrían indicar tristeza, miedo, frustración o preocupación, y demuéstrele que está consciente de estas emociones y las entiende. Haga preguntas, escuche las respuestas y ofrezca sugerencias constructivas.

Escúchese también y tenga en cuenta lo que dice a su hijo antes de que las palabras salgan de su boca. A veces es fácil hacer comentarios duros e incluso crueles, por enojo o frustración, que en verdad no son literalmente así pero que su hijo no olvidará jamás. Los comentarios o bromas desconsiderados que pudieran parecerle intrascendentes podrían lastimar a su hijo. Frases como "¡Qué pregunta estúpida!" o "No me molestes" podrían hacer que su hijo se sienta insignificante y no deseado y dañar gravemente su autoestima. Si lo critica constantemente o lo cohíbe, también es posible que se aleje de usted. En vez de contar con usted para que lo oriente es posible que dude en hacerle preguntas y tal vez desconfíe de sus consejos. Como todo el mundo, los niños necesitan aliento para hacer preguntas y decir lo que piensan. Cuanto más sensible, atenta y honesta sea, más cómodo se sentirá siendo honesto con usted.

PASEN TIEMPO JUNTOS. No puede darle a su hijo todo lo que necesita si solo pasa unos pocos minutos al día con él. Para conocerla y sentir confianza de que tiene su amor, necesita pasar mucho tiempo con usted tanto física como emocionalmente. Pasar este tiempo juntos es posible, incluso si usted tiene otros compromisos. Puede trabajar a tiempo completo y aún así pasar un tiempo íntimo con su hijo cada día. Lo importante es que sea tiempo dedicado solo a él, satisfaciendo las necesidades del niño y las suyas juntos. ¿Hay un tiempo determinado? Nadie puede decirlo con certeza. Una hora de tiempo de calidad vale más que un día entero de estar en la misma casa pero en habitaciones diferentes. Puede estar todo el tiempo en casa y jamás brindarle la atención exclusiva que necesita. De usted depende organizar su agenda y darle la atención adecuada para satisfacer las necesidades del niño.

Tal vez resulte útil apartar un tiempo específico para su hijo cada día y dedicarlo a las actividades que el niño disfruta. Haga además el esfuerzo de incluirlo en todas las actividades familiares: la preparación de las comidas, la hora de comer, etc. Use estos tiempos para hablar de los problemas de ambos (prestando atención, no obstante, de no sobrecargar al niño con problemas de adultos; los niños no necesitan cargar con las ansiedades de los adultos), inquietudes personales y las cosas que ocurrieron durante el día.

Si usted es una madre que trabaja, su dedicación a su hijo cuando estén juntos ayudará a asegurar que esté bien adaptado y se sienta muy querido. Si su hijo está bien cuidado cuando usted está trabajando, prosperará independientemente de las horas que usted pase lejos trabajando.

FOMENTE EL CRECIMIENTO Y EL CAMBIO. Cuando su hijo es recién nacido, tal vez le resulte difícil imaginar que alguna vez crecerá, pero de todos modos su principal objetivo como madre es fomentar, guiar y respaldar su crecimiento. Depende de usted para que lo alimente, lo proteja y le brinde la atención médica que su cuerpo necesita para crecer debidamente, así como también la orientación que su mente y espíritu necesitan para convertirse en una persona sana y madura. En vez de resistirse al cambio en su hijo, su trabajo es recibirlo de buena gana y fomentarlo.

Guiar el crecimiento de su hijo requiere de una enorme disciplina, tanto para usted como para su hijo. A medida que adquiera cada vez más independencia, necesitará normas y pautas que lo ayuden a descubrir qué es lo que puede hacer y a avanzar a partir de ese punto. Es usted quien debe proporcionarle este marco, estipulando reglas que sean adecuadas para cada etapa del desarrollo y adaptándolas a medida que su hijo va cambiando, de modo tal que alienten el crecimiento en vez de reprimirlo.

La confusión y el conflicto no ayudan a su hijo a madurar. La coherencia sí. Asegúrese de que todos quienes lo cuiden entiendan y estén de acuerdo con el modo en el que lo están criando y las reglas que se espera que siga. Disponga normas que todos los cuidadores deban respetar cuando el niño se porte mal y adáptelas, además de las reglas, a medida que el niño se vuelva más responsable.

Además debe crear un entorno que fomente el desarrollo cerebral saludable de su hijo. Su mundo, que incluye el lugar donde vive y juega, y las personas con quienes interactúa afectarán el modo en que crecerá su cerebro. El entorno y las experiencias de su hijo deben nutrirse constantemente con cuidadores amables y cariñosos que le den la libertad necesaria para explorar y aprender en forma segura. (A lo largo de todo el libro encontrará pautas para garantizar el desarrollo óptimo del cerebro de su hijo).

MINIMICE LAS FRUSTRACIONES Y MAXIMICE LOS ÉXITOS. Una de las maneras en las que su hijo desarrolla la autoestima es teniendo éxito. El proceso comienza desde la cuna, con sus primeros intentos de comunicarse y usar el cuerpo. Si alcanza sus metas y recibe aprobación, pronto comenzará a sentirse bien consigo mismo y estará deseoso de asumir desafíos mayores. Si, en cambio, le impiden tener éxito y se ignoran sus esfuerzos, a la larga se sentirá tan desanimado que dejará de intentarlo y se retraerá o se enojará y estará cada vez más frustrado.

Los padres deben intentar exponer a su hijo a desafíos que lo ayuden a descubrir sus capacidades y a lograr el éxito a la vez que evitan que se encuentre con obstáculos o tareas que probablemente conduzcan a una serie demasiado grande de frustraciones y derrotas. Esto no quiere decir que haga sus tareas por él ni que le impida hacer cosas que sabe que le resultarán un desafío. El éxito no tiene sentido salvo que implique cierta cuota de esfuerzo. No obstante, demasiada frustración frente a desafíos que están realmente fuera de la capacidad actual de su hijo podría conducir a la derrota personal constante y perpetuar una imagen personal negativa. La clave es moderar los desafíos para que estén al alcance de su hijo, a la vez que le pide que haga un pequeño esfuerzo más. Por ejemplo, intente tener juguetes que sean adecuados para su edad, ni demasiado básicos ni demasiado difíciles de manipular. Vea si puede encontrarle varios compañeros de juegos, algunos más grandes y otros más pequeños. Invite a su hijo a ayudarla en la casa y hágalo hacer tareas a medida que crezca, pero no espere de él más de lo que realmente puede hacer.

A medida que cría a su hijo, es fácil dejarse llevar por las esperanzas y sueños que tiene para él. Es natural que quiera darle la mejor educación, todas las oportunidades posibles y, a la larga, una carrera y un estilo de vida exitosos. Pero tenga cuidado de no confundir sus propios deseos con las elecciones de su hijo. En nuestra sociedad altamente competitiva, se presiona muchísimo a los niños para que tengan un rendimiento alto. Algunos centros preescolares tienen requisitos de ingreso. En algunas profesiones y deportes se considera que los niños están fuera de concurso si no comenzaron el entrenamiento a los 10 años de edad. En esta atmósfera, es entendible la popularidad de programas que prometen convertir a los "bebés comunes" en "súper bebés". Muchos padres con buenas intenciones quieren desesperadamente dar a sus hijos una ventaja para alcanzar el éxito para toda la vida. Lamentablemente, rara vez esto es lo mejor para los niños. De hecho, no hay evidencias que respalden que estos programas rigurosos de entrenamiento precoz en efecto produzcan "super bebés". Lograr un abordaje equilibrado y moderado es la clave para satisfacer las expectativas y evitar la frustración y la desilusión tanto para usted como para su hijo.

Los niños presionados por rendir a un alto nivel desde el principio de la vida no aprenden mejor ni logran destrezas mejores a la larga respecto a otros niños. Por el contrario, los efectos de las presiones psicológicas y emocionales podrían ser tan negativos que el niño acabará desarrollando problemas de aprendizaje o de conducta. Si un niño fuera verdaderamente superdotado, tal vez pueda manejar la avalancha del aprendizaje precoz y desarrollarse con normalidad, pero la mayoría de los niños superdotados no necesitan más presión, sino menos. Si sus padres los presionan, tal vez se sientan sobrecargados y se tornen ansiosos. Si no alcanzaran las expectativas de sus padres podrían sentirse fracasados y preocuparse por perder el amor de sus padres. Este tipo de estrés crónico y las llamadas experiencias negativas de la infancia (consultar la página xxxiv) incluso pueden tener un impacto negativo sobre el desarrollo cerebral e impedir que los niños alcancen su propio potencial innato.

Su hijo necesita comprensión, seguridad y oportunidades dirigidas a sus propios dones especiales, sus necesidades y sus tiempos de desarrollo. Estas cosas no pueden empaquetarse en un programa ni garantizan el futuro, pero lo convertirán en un éxito en sus propios términos.

OFREZCA ESTRATEGIAS PARA AFRONTAR LAS COSAS. Es inevitable cierta cuota de desilusión y fracaso, por lo que su hijo necesita aprender formas constructivas para manejar la ira, los conflictos y la frustración. Gran parte de lo que ve en las películas y en la televisión enseña que la violencia es la forma de resolver las disputas. Su inclinación personal podría ser explotar o retraerse cuando esté alterado. Tal vez

Desarrollo de resiliencia

Uno de los mayores desafíos que los padres deben enfrentar es proteger al hijo del peligro y las molestias durante sus primeros años y más. Pero sin importar lo capacitada y consciente que sea, no puede proteger a su hijo de todas las desavenencias que enfrentará durante su infancia. A medida que se expone al mundo, pasando tiempo en la guardería y en las casas de sus compañeros de juegos y cuidadores, se enfrentará a distintos tipos de estrés y contratiempos que simplemente forman parte de la vida. También es posible que experimente un divorcio, una enfermedad grave en la familia o un fallecimiento, y todo esto podría tener un profundo efecto en él.

Entonces, ¿cómo debe reaccionar? ¿Puede aislar a su hijo de todo infortunio, desde las burlas o el acoso hasta la exclusión de una actividad en grupo? E incluso si pudiera protegerlo, ¿debe hacerlo siempre?

La mayoría de los pediatras están de acuerdo en que no es buena idea protegerlo de todas las experiencias negativas que la vida le plantea. Por lo tanto, dentro del entorno seguro y de apoyo de su familia, debe fomentar su resiliencia de modo tal que pueda recuperarse de los contratiempos y desilusiones que son parte de la vida.

Por definición, la resiliencia es la capacidad de recuperarse de los contratiempos. Es lo opuesto a la vulnerabilidad, o el riesgo de resultar temporal o permanentemente marcados por esos mismos contratiempos. Los investigadores han concentrado mucho su atención en el entorno del hogar y el poderoso impacto que puede tener sobre el desarrollo emocional de los niños. Los estudios han demostrado que cuando tienen entre 2 y 3 años de edad, las experiencias tempranas de la vida de un niño ya están moldeando su nivel de resiliencia o vulnerabilidad a los eventos adversos de la vida. Por supuesto, algunas experiencias de vida son mucho más difíciles de manejar que otras y, lamentablemente, muchas de estas experiencias traumáticas son más comunes en los hogares estadounidenses de lo que a la mayoría de nosotros nos gustaría reconocer. Estas experiencias traumáticas hogareñas y familiares han sido descritas por investigadores como "experiencias negativas de la infancia" (ENI). Entre las ENI se incluyen el abuso (emocional, físico o sexual), la negligencia (emocional o física) y varios tipos diferentes de disfunciones familiares o del hogar (violencia doméstica, actividad delictiva, abuso de sustancias o enfermedad mental de los padres o negligencia infantil). Un estudio realizado entre más de 17 000 afiliados de instituciones de mantenimiento de salud (IMS) concluyó que estos tipos de traumas de la primera infancia pueden cambiar la vida de un niño. De hecho, el estudio de las ENI demostró que una serie de experiencias de vida representan graves riesgos para las principales causas de enfermedad y muerte a medida que avanzan durante la adolescencia y hacia la vida adulta. Estos eventos pueden afectar negativamente su calidad de vida y exponerlos a mayores riesgos, no solo de problemas tales como depresión, abuso de sustancias, promiscuidad sexual, embarazos no deseados e intentos de suicidio sino también de enfermedades tales como diabetes, presión arterial alta y cardiopatías. (Consultar también *Abuso y negligencia infantil*, página 739).

Todo niño nace con cierta capacidad para afrontar el estrés y los contratiempos, pero todos los niños pueden aumentar su resiliencia con la ayuda de los padres. Un niño resiliente confía en que recibirá lo que necesita para superar una situación estresante. Sabe que habrá otras personas cerca suyo para protegerlo y ayudarlo y que además tienen las herramientas necesarias para resolver los problemas de su vida.

La respuesta del cuerpo ante el estrés podría salvarle la vida si la situación estresante se viera amortiguada social o emocionalmente, fuera breve o poco frecuente. No obstante, si una respuesta al estrés fuera prolongada y frecuente, la reacción del cuerpo ante el estrés podría ser tóxica, alterando el modo en que funciona el cerebro y cambiando la forma en que se lee el esquema genético de una persona.

Es posible que algunos niños necesiten más apoyo que otros para confrontar y manejar las presiones a las que se enfrentan. Para ayudar a fortalecer la resiliencia de su hijo, es preciso que lo cuide y respalde desde el nacimiento y durante toda su infancia. Necesita saber que hay padres y otros adultos en su vida que creen en él y lo aman incondicionalmente. Proporciónele un entorno seguro en casa. Dígale cuán orgullosa está de él, en particular cuando haga su mayor esfuerzo o cuando maneje bien una desilusión. Al mismo tiempo, sea consciente de las circunstancias externas que podrían afectar negativamente su salud mental. Su presencia y orientación le proporcionarán protección en los momentos de mayor estrés, atenuando la respuesta ante el estrés y haciendo que éste sea menos tóxico. Recuerde que cada desafío es también una oportunidad de aprender, de enseñarle aptitudes que el niño pueda usar en el próximo desafío. Incluso ante un evento incontrolable, como una enfermedad grave en la familia, intente que la vida de su hijo sea lo más predecible posible y hágalo sentir seguro y protegido.

Hay muchas formas de ayudar a gestar y conservar la resiliencia de su hijo, que muchos investigadores han estudiado. Kenneth R. Ginsburg, MD, MSEd, FAAP, cree que los ingredientes de la resiliencia son las siete "C" fundamentales. Si bien la mayoría son aplicables a niños mayores y no a recién nacidos, téngalas en cuenta porque son aptitudes que deben ir adquiriéndose con el tiempo.

■ *Competencia*. Anime a su pequeño a concentrarse en sus puntos fuertes y destaque cómo ha manejado en el pasado situaciones de la vida en forma eficaz y cómo puede seguir haciéndolo. Si bien quiere proteger a su hijo de las tensiones más graves, no le transmita el mensaje de que no cree que pueda manejar las cosas sin su ayuda. Al mismo tiempo, no lo presione hasta un punto donde no pueda, de manera realista, manejar los hechos por sí solo. Con el tiempo, los niños forman su capacidad para afrontar las situaciones, en particular cuando usted lo reafirma con frases tales como "Sé que lo harás diferente la próxima vez".

- *Confianza*. Incentive su confianza haciendo énfasis en sus mejores cualidades. Dígale cuando ha hecho algo bien. Elógielo por las cosas que logra tanto en la escuela como en casa. Concéntrese en el esfuerzo, ya que eso ayudará a su hijo a obtener un sentimiento de control ("Puedo hacerlo si lo intento"), ya que eso es más sano que "Soy bueno/soy malo para esto".

- *Conexión*. Para construir sentimientos seguros, fortalezca los lazos de su hijo con los demás miembros de su familia y las personas de la comunidad. Esto es muy importante para los recién nacidos y para los niños pequeños, ya que estas conexiones permiten a los niños bloquear las respuestas de estrés que pudieran ser tóxicas. Su hogar debe ser un lugar de seguridad tanto física como emocional. El tiempo de calidad en familia programado puede fomentar las relaciones sanas en las que su hijo siempre podrá confiar, sin importar las circunstancias. Cree rituales familiares como comer todos juntos, leer cuentos antes de dormir y desarrollar pasatiempos en familia. Haga que el tiempo en persona "cara a cara" sea una prioridad y limite el tiempo que se pasa frente a la pantalla (p. ej. televisión, videos, películas) a menos de 2 horas por día. (Consultar también *Pautas para el uso de los medios*, página 817).

- *Carácter*. Desde los primeros años, debe inculcar a su hijo una serie de valores y principios morales que lo ayudarán a distinguir el bien del mal y a demostrar una actitud de empatía hacia los demás. Recuérdele que sus propias conductas pueden afectar a los demás, ya sea en forma positiva o negativa. Hágale saber cuánto la complace cuando responde a las situaciones con amabilidad y justicia y la importancia de preocuparse por los demás. Usted y su cónyuge son quienes deben dar ejemplo de este tipo de conductas, ya que las acciones dicen más que las palabras.

- *Colaboración*. Dígale a su hijo que el mundo es un mejor lugar porque él forma parte de este, y que puede hacer una diferencia en la vida de los demás. Lo antes posible conviértase en un buen ejemplo al tratar a los demás con compasión y generosidad. Esta enseñanza suele comenzar con los hermanos y demás miembros de la familia. Más adelante podrá crear formas en las que puede colaborar con las demás personas de la comunidad (tal vez acompañándola a llevar comida a refugios de personas sin hogar o regalos de Navidad a los niños menos afortunados). Cuando se dé cuenta de que puede hacer una diferencia en la vida de otras personas además de la suya propia, tendrá más confianza para recuperarse de las experiencias que no tuvieron buenos resultados.

- *Cómo afrontar las cosas.* Dé a su hijo aliento y herramientas para manejar el estrés y conviértase en un ejemplo positivo sobre cómo afrontar las cosas de manera eficaz. La comunicación es una herramienta esencial para afrontar las dificultades. Cree un entorno donde se sienta seguro y cómodo para hablar sobre lo que piensa y las cosas que ocurren en su vida. Hágale saber que para ayudarlo a afrontar las cosas y adaptarse a ellas siempre podrá expresar lo que siente y plantearle a usted lo que le preocupe, en particular en épocas difíciles. Otra herramienta fundamental es ayudarlo a identificar lo que lo apasiona y cuáles son las actividades, pasatiempos y deportes que realmente le gustan. Estas distracciones saludables también ayudan a alejar el estrés, que puede ser muy tóxico. Si su "caja de herramientas" para afrontar las distintas situaciones está llena de distracciones saludables, será menos probable que adopte distracciones poco saludables (como pasar mucho tiempo frente a una pantalla, comer, beber alcohol, fumar, ser promiscuo) a medida que crezca.

- *Control.* Haga saber a su hijo que las decisiones que toma y las acciones que lleva a cabo pueden afectar lo que ocurre en su vida. Recuérdele que es capaz de recuperarse de cosas que le disgustan.

La American Academy of Pediatrics está firmemente comprometida a que los niños crezcan junto a adultos que los cuiden y en lugares seguros. Pero si se siente sobrecargada con las tensiones de su propia vida, desde ansiedades relacionadas con el trabajo hasta problemas financieros o conyugales, esos asuntos podrían afectar a su hijo. No dude en pedir a su médico que la refiera a un terapeuta. Las tensiones y los cambios familiares pueden afectar el bienestar psicológico de su hijo y los problemas graves tales como violencia doméstica o depresión de uno de los padres requieren de atención inmediata para que la resiliencia de su hijo lo ayude a salir adelante en tiempos difíciles. Si se siente deprimida y aislada, es probable que su hijo responda retrayéndose, apegándose mucho a usted, volviéndose agresivo o teniendo problemas para adaptarse en el preescolar o en la guardería.

Las investigaciones llevadas a cabo por el psicólogo y educador Martin E. P. Seligman indican que el optimismo se aprende. Su hijo puede aprender a cambiar su perspectiva en una dirección más positiva y esperanzadora. En su libro *The Optimistic Child* (El niño optimista), Seligman describe las destrezas que se pueden enseñar a los niños, en especial a los más grandes, para minimizar el pensamiento negativo y la depresión ofreciendo una orientación del tipo "Sé que lo harás de manera diferente la próxima vez".

no pueda distinguir los problemas importantes de los insignificantes. Necesita que usted lo ayude a clasificar estos mensajes confusos y a encontrar formas saludables y constructivas de expresar sus sentimientos negativos.

Comience por manejar su propia ira e infelicidad en forma madura de modo que él pueda aprender de su ejemplo. Anímelo a acudir a usted cuando tenga un problema que no pueda resolver solo y ayúdelo a resolverlo y a entenderlo. Fije límites claros de modo tal que entienda que la violencia es inadmisible, pero al mismo tiempo hágale saber que es normal y está bien sentirse triste, enojado, herido o frustrado.

RECONOZCA LOS PROBLEMAS Y OBTENGA AYUDA CUANDO SEA NECESARIO. Si bien es un desafío enorme, la paternidad puede ser más gratificante y disfrutable que cualquier otra parte de su vida. No obstante, a veces, seguramente surjan problemas y, de vez en cuando, puede que no sea capaz de manejarlos sola. No hay motivo para sentirse culpable ni avergonzada por esto. Las familias saludables aceptan el hecho y confrontan las dificultades directamente. También respetan las señales de peligro y obtienen ayuda de inmediato cuando la necesitan.

A veces todo lo que necesita es un amigo. Si tiene la suerte suficiente de tener padres y familiares viviendo cerca, su familia podría ser una buena fuente de apoyo. De no ser así, tal vez se sienta aislada salvo que genere su propia red de vecinos, amigos y otros padres. Una forma de construir una red de ese tipo es participando en grupos organizados de padres e hijos en la YM/YWCA, un centro religioso o un centro comunitario. Los demás padres de estos grupos pueden ser una fuente valiosa de consejo y apoyo. Permítase usar este apoyo cuando lo necesite.

De vez en cuando tal vez necesite la ayuda de un experto para manejar una crisis específica o un problema constante. Su médico personal y su pediatra son fuentes de apoyo y referencia a otros profesionales médicos, incluyendo consejeros familiares y matrimoniales. No dude en comentarle los problemas familiares a su pediatra. Si no se resuelven, a la larga muchos de estos problemas podrían afectar negativamente la salud de su familia. Su pediatra debe estar al tanto de ellos e interesarse en ayudarla a resolverlos.

Si su hijo tiene necesidades especiales, es probable que tanto usted como su familia se enfrenten a desafíos complicados. Las familias cuyos hijos tengan enfermedades crónicas o discapacidades a menudo lidian con obstáculos y los superan cada día a fin de asegurarse de que sus hijos tengan acceso a una atención óptima que respalde su bienestar y un desarrollo adecuado. En dichas situaciones, uno de sus objetivos inmediatos es encontrar un pediatra que sea accesible y que esté capacitado, que pueda coordinar el tratamiento de su hijo con otros profesionales médicos y que la ayude a transitar por los consejos contradictorios que probablemente reciba. El concepto *hogar médico* suele emplearse para describir una atención accesible, centrada en la familia, continuada, integral, coordinada, compasiva y culturalmente eficaz. Este es el sistema de atención médica óptimo para todos los niños, en especial aquellos con necesidades especiales de atención médica. La creación de un hogar médico es una asociación entre profesionales de la atención médica pediátrica, padres y proveedores de cuidados de guardería, y es un objetivo que debe esforzarse por cumplir para ayudar a que su hijo lleve una vida plena que sea lo más normal y sana posible.

Su viaje junto a su hijo está a punto de comenzar. Será un tiempo maravilloso lleno de altibajos, momentos de alegría desmesurada y momentos de tristeza o frustración. Los capítulos incluidos a continuación ofrecen una cuota de conocimiento que pretende que el cumplimiento de las responsabilidades de la paternidad sea un poco más sencillo y, ojalá, mucho más divertido.

~ PARTE 1 ~

~ 1 ~

Preparación para recibir a un nuevo bebé

EL EMBARAZO ES UN MOMENTO de anticipación, emoción preparación y, para muchos padres primerizos, incertidumbre. Usted sueña con tener un bebé fuerte, sano y listo, y hace planes para darle todo lo que necesite para crecer y prosperar. Probablemente también tenga temores y preguntas, en especial si este es su primer hijo o si tuvo problemas durante este embarazo o uno anterior. ¿Qué pasa si algo sale mal en el transcurso del embarazo, o si el trabajo de parto y el parto mismo son difíciles? ¿Qué pasa si ser padres no tiene nada que ver con lo que siempre soñaron que sería? Estos son sentimientos y temores absolutamente normales. Afortunadamente, la mayoría de estas preocupaciones son innecesarias. Los nueve meses de embarazo le darán tiempo para que se respondan sus preguntas, para que se calmen sus temores y para prepararse para las realidades de la paternidad.

Algunas de las primeras inquietudes tal vez hayan surgido y se hayan abordado si tuvo dificultades para quedar embarazada, en particular si se sometió a tratamiento por un problema de infertilidad. Pero ahora que está embarazada puede comenzar a prepararse para recibir a su nuevo bebé. La mejor manera de ayudar a su bebé a desarrollarse es cuidarse bien, ya que la atención médica y la buena nutrición tendrán un beneficio directo sobre la salud del bebé. Descansar mucho y hacer ejercicio moderado la ayudará a sentirse mejor y aliviar las tensiones físicas del embarazo. Hable con su médico sobre las vitaminas prenatales y evite fumar, beber alcohol y comer pescado con altos niveles de mercurio.

A medida que avance el embarazo, se enfrentará a una larga lista de decisiones, desde la planificación del parto hasta la decoración de la habitación del bebé. Probablemente ya haya decidido muchas de estas cosas. Tal vez haya pospuesto otras porque aún no siente que su bebé sea "real". No obstante, cuanto más activamente se prepare para la llegada del bebé, más real parecerá el niño y más rápido parecerá pasar el embarazo.

Con el tiempo parecerá como si toda su vida girase en torno a este futuro bebé. Esta creciente preocupación es perfectamente normal y saludable y, de hecho, podría ayudar a los padres a prepararse emocionalmente para el desafío de la paternidad. Después de todo, estará tomando decisiones respecto a su hijo durante las próximas dos décadas, por lo menos. Ahora es un momento perfecto para comenzar.

Estas son algunas pautas para ayudar con la más importante de estas preparaciones.

Ofrecer a su hijo un comienzo saludable

Prácticamente todo lo que consuma o inhale mientras esté embarazada pasará por el feto. Este proceso comienza desde el momento en que concibe. De hecho, el embrión es más vulnerable durante los primeros dos meses cuando comienzan a formarse las principales partes del cuerpo (brazos, piernas, manos, pies, hígado, corazón, genitales, ojos y cerebro). Las sustancias químicas del tipo que se encuentran en los cigarrillos, el alcohol, las drogas y algunos medicamentos pueden interferir con el proceso de desarrollo y con el desarrollo posterior, y algunas incluso pueden provocar anomalías congénitas.

Hablemos, por ejemplo, del cigarrillo. Si fuma cigarrillos durante el embarazo, es probable que disminuya significativamente el peso que tenga su bebé al nacer. Incluso inhalar el humo de los cigarrillos de otras personas (fumador pasivo) puede afectar a su bebé. Manténgase alejada de las zonas para fumar y pida a los fumadores que no enciendan cigarrillos a su alrededor. Si fumaba antes de quedar embarazada y aún lo hace, este es el momento para dejar de hacerlo: no solo hasta dar a luz, sino para siempre. Los niños que crecen en un hogar donde uno de los padres fuma tienen más infecciones de oído y más problemas respiratorios durante la infancia y la niñez. También se ha demostrado que es más probable que fumen cuando crezcan.

Es igual de preocupante el consumo de alcohol. El consumo de alcohol durante el embarazo aumenta el riesgo de una afección llamada síndrome alcohólico fetal (*fetal alcohol syndrome*, FAS), la cual es responsable de defectos de nacimiento y un nivel de inteligencia por debajo del promedio. Un bebé con síndrome alcohólico fetal podría tener defectos cardíacos, miembros deformes (p. ej. pie equinovaro o zambo), columna curvada, cabeza pequeña, características faciales anormales, talla pequeña y bajo peso al nacer. El síndrome alcohólico fetal es además la causa principal de discapacidades intelectuales en recién nacidos. El consumo de alcohol durante el embarazo aumenta las probabilidades de sufrir un aborto espontáneo o un parto prematuro.

Hay evidencia de que cuanto más alcohol beba durante el embarazo, mayor será el riesgo para el feto. Lo más seguro es no consumir ninguna bebida alcohólica durante el embarazo.

Además debe evitar todos los medicamentos y suplementos, salvo los que su médico le recomiende específicamente que consuma durante el embarazo. Esto no solo incluye los medicamentos recetados que tal vez ya estuviera tomando sino también los medicamentos sin receta o de venta libre, como la aspirina, los medicamentos para el resfrío y los antihistamínicos. Incluso las vitaminas pueden ser peligrosas si se toman en dosis altas. (Por ejemplo, se sabe que cantidades excesivas de vitamina A causan anomalías congénitas [presentes desde el nacimiento]). Consulte con su médico antes de tomar fármacos o suplementos de cualquier tipo durante el embarazo, incluso los etiquetados como "naturales".

El pescado y los mariscos contienen proteínas de alta calidad y otros nutrientes esenciales, tienen bajo contenido de grasa saturada y ácidos grasos llamados omega 3. Pueden ser parte esencial de una dieta balanceada para mujeres embarazadas.

Al mismo tiempo, debe ser consciente de los posibles riesgos para la salud provenientes del consumo de pescado mientras está embarazada. Debe evitar comer pescado crudo durante el embarazo porque puede contener parásitos tales como trematodos o gusanos. Las maneras más eficaces de matar las larvas de parásitos presentes en el pescado son cocinarlo y congelarlo. Por motivos de seguridad, la Administración de Alimentos y Medicamentos de EE. UU. (*Food and*

Drug Administration, FDA) recomienda cocinar el pescado a 140 °F (60 °C). El pescado bien cocido debe verse opaco y escamoso. Es seguro comer algunos tipos de sushi cocido como el de anguila y los rollitos California durante el embarazo.

El contaminante más preocupante del pescado, tanto de agua dulce como de agua salada, es el mercurio (o más específicamente un tipo de mercurio llamado metilmercurio). Se ha demostrado que el mercurio en la dieta de una mujer embarazada es nocivo para el desarrollo del cerebro y el sistema nervioso del feto. La FDA recomienda que las mujeres embarazadas, las que pudieran quedar embarazadas, las madres que amamantan y los niños pequeños eviten comer tiburón, pez espada, caballa gigante y blanquillo debido a su alto contenido de mercurio. Según la FDA, las mujeres embarazadas pueden comer de manera segura un promedio de 12 onzas (dos comidas de tamaño promedio) de otros tipos de pescado cocido por semana. Cinco de los pescados que se consumen con más frecuencia y tienen bajo contenido de mercurio son los camarones, el atún liviano en lata, el salmón, el abadejo y el bagre. El atún blanco tiende a tener un alto contenido de mercurio, por lo que el atún liviano enlatado en trozos es una mejor opción. Si las agencias de salud locales no emitieron ninguna advertencia sobre la seguridad del pescado que se pesca en su área, puede comer hasta 6 onzas (una comida de tamaño promedio) por semana de atún blanco, pero no coma ningún otro pescado durante esa semana.

Si bien no se ha comprobado que la ingesta mínima de cafeína (una taza de café común por día) cause efectos adversos, es mejor que limite o evite el consumo de cafeína durante el embarazo. Recuerde, también hay cafeína en muchos refrescos y en alimentos como el chocolate.

Las enfermedades durante el embarazo pueden ser otra causa de anomalías congénitas. Debe tomar precauciones contra estas peligrosas enfermedades:

La *rubéola* puede causar discapacidad intelectual, anomalías cardíacas, cataratas y sordera; el riesgo más alto de que ocurran estos problemas se da durante las primeras veinte semanas del embarazo. Afortunadamente, en la actualidad se puede prevenir esta enfermedad mediante la vacunación, *aunque no debe vacunarse contra la rubéola durante el embarazo*. Si no está segura de tener inmunidad, pídale a su obstetra que le indique un análisis de sangre. En el caso muy poco probable de que el análisis demuestre que usted no es inmune, debe hacer su mayor esfuerzo por evitar estar con niños enfermos, en especial durante los primeros tres meses del embarazo. Se recomienda que reciba esta vacuna después de dar a luz para evitar que vuelva a surgir esta preocupación en el futuro.

La *varicela* es particularmente peligrosa si se contrae poco antes del parto. Si aún no tuvo varicela, evite acercarse a cualquier persona enferma o que haya estado recientemente expuesta a la enfermedad. Además, debe darse la vacuna preventiva cuando no esté embarazada.

El *herpes* es una infección que los recién nacidos pueden contraer en el momento del parto. Lo más frecuente es que ocurra cuando el bebé atraviesa el canal de parto de una madre infectada con herpes genital. Los bebés que contraen una infección viral con herpes pueden desarrollar ampollas llenas de líquido en la piel que se rompen y forman costra. Una forma más grave de la enfermedad puede progresar a una inflamación cerebral grave y potencialmente mortal llamada encefalitis.

Cuando ocurre una infección por herpes, suele tratarse con un medicamento antiviral llamado aciclovir. Es posible que su médico le aconseje, para el último mes de embarazo, que tome una dosis recomendada de aciclovir o valaciclovir para reducir el riesgo de un brote cerca del momento del parto. Si tiene un brote o siente síntomas que indiquen que sufrirá uno cerca del momento de su parto, podría ser recomendable una cesárea para reducir el riesgo de exposición para el bebé.

La *toxoplasmosis* podría ser un riesgo para quienes tienen gatos. Esta enfermedad es causada por una infección parasitaria común entre los gatos, pero se encuentra con mucha mayor frecuencia en la carne y el pescado crudos. Preste atención a que la carne esté bien cocida antes de consumirla y evite probar la carne (incluso mientras la condimenta) antes de cocinarla. Lave bien todas las tablas de picar y los cuchillos con agua caliente y jabón después de cada uso. Lave o pele todas las frutas y verduras antes de comerlas. En cuanto a los animales infectados, los gatos que viven a la intemperie tienen muchas más probabilidades de contraer toxoplasmosis. Estos gatos eliminan una forma del parásito de la toxoplasmosis en las heces y las personas que entran en contacto con estas heces podrían infectarse. Para protegerse contra esta enfermedad, haga que una persona sana no embarazada cambie a diario la arena sanitaria de su gato; si esto no fuera posible, use guantes y limpie la caja sanitaria todos los días. Después lávese bien las manos con agua y jabón. Además, lávese las manos con agua y jabón después de *cualquier* exposición a tierra, arena, carne cruda o verduras sin lavar. No se han documentado casos de toxoplasmosis transmitida por animales en EE. UU. en los últimos años.

Vacuna Tdap/DTaP:
Protección para usted (Tdap) y para su bebé (DTaP)

Durante los primeros 4 a 6 meses, los bebés son más propensos a las infecciones porque sus sistemas inmunitarios no están totalmente desarrollados. Es por esto que es tan importante que las mamás estén protegidas contra muchas cosas, incluyendo el tétanos, la difteria y la tos ferina. La vacuna para estas tres enfermedades graves se conoce como Tdap o DTaP en inglés y significa lo siguiente:

- **D**ifteria, una infección de garganta grave provocada por un germen que hace que sea difícil respirar. Esto puede afectar el corazón y el sistema nervioso y provocar la muerte.

- **T**étanos, también llamado trismo, una tensión dolorosa de los músculos, incluyendo la mandíbula, que se cierra como con "tranca" haciendo que sea imposible abrir la boca o tragar. Esto puede provocar la muerte.

■ **P**ertussis o tos ferina, también llamada tos convulsa, provoca tos fuerte, vómitos y podría causar problemas para dormir durante meses en los adultos. En los bebés, esta infección puede ser mucho más grave y causar tos fuerte y problemas respiratorios que duran por meses e incluso pueden provocar daño cerebral o la muerte. Recientemente ha habido un aumento de los casos de tos ferina en EE. UU., así como también muerte de bebés a causa de esta enfermedad. Por este motivo se recomienda que todos (padres e hijos) se aseguren de tener las vacunas contra la tos ferina al día.

Las bacterias causan todas estas enfermedades y la infección se puede evitar con vacunas. La difteria y la tos ferina se propagan de una persona a otra. El tétanos ingresa al cuerpo a través de cortes, raspones o heridas.

Como los recién nacidos no han recibido sus primeras dosis de la vacuna que los protege contra estas enfermedades, las mamás que nunca se vacunaron o las que perdieron su propia inmunidad de vacunas anteriores podrían contraer estas enfermedades y contagiar a sus bebés.

Se recomienda la Tdap para todas las mujeres embarazadas y durante cada embarazo para proteger a la madre y al bebé contra la tos ferina. Después de que una mujer embarazada recibe la vacuna, pasa su protección al bebé a través de la placenta antes de que el bebé nazca. Esto ayuda a proteger al bebé contra la tos ferina hasta que sea lo suficientemente grande como para ser vacunado. El momento ideal para que una mamá embarazada reciba la vacuna y proteja a su hijo en gestación es entre las 27 y las 36 semanas de embarazo. Si no se administra la vacuna durante el embarazo, es preciso dársela a la mamá inmediatamente después del parto. Se recomienda que todos quienes vayan a estar en contacto directo con su bebé también se vacunen contra la tos ferina; deberán consultar con sus médicos si necesitan la vacuna Tdap o la DTaP. Entre estas personas se incluyen papás, abuelos, otros familiares y proveedores de cuidados infantiles, independientemente de la edad que tengan. Es necesario asegurarse de que los demás niños de la familia también tengan al día sus vacunas contra el tétanos, la difteria y la tos ferina.

NUESTRA POSICIÓN

EL CONSUMO DE ALCOHOL DURANTE el embarazo es una de las principales causas evitables de defectos de nacimiento, discapacidad intelectual y otros trastornos del desarrollo en recién nacidos. No se conoce una cantidad de alcohol que sea segura de consumir durante el embarazo. Por ese motivo, la American Academy of Pediatrics recomienda que las mujeres embarazadas o que estén planeando un embarazo se abstengan de consumir bebidas alcohólicas de cualquier tipo.

Obtención de la mejor atención prenatal

Durante todo el embarazo, debe trabajar en estrecha colaboración con su obstetra para asegurarse de mantenerse lo más saludable posible. Las visitas periódicas al médico hasta el nacimiento de su bebé pueden mejorar significativamente la probabilidad de tener un recién nacido sano. Durante cada visita al médico la

NUESTRA POSICIÓN

EL MENSAJE DE LA AMERICAN ACADEMY OF PEDIATRICS es claro: no fume cuando esté embarazada y protéjase a usted misma y a sus hijos del humo de tabaco de segunda mano. Muchos estudios han demostrado que si una mujer fuma o se expone al humo de segunda mano durante el embarazo es posible que su hijo nazca demasiado pronto (prematuro) o sea más chico de lo normal. Otros efectos causados al fumar durante el embarazo pueden incluir síndrome de muerte súbita del lactante (SMSL), movimientos respiratorios deprimidos dentro del útero, problemas de aprendizaje, trastornos respiratorios y cardiopatías en la vida adulta.

Después del nacimiento, los niños expuestos al humo de tabaco de segunda mano padecen más infecciones respiratorias, bronquitis, neumonía, función pulmonar reducida y asma que los niños no expuestos. La exposición al humo es particularmente peligrosa para los niños más pequeños porque pasan más tiempo muy cerca de sus padres u otros fumadores y tienen pulmones inmaduros.

Si fuma, deje de hacerlo. Pida ayuda gratuita al pediatra de su hijo o a su médico de cabecera, o llame al 1-800-QUIT-NOW. Si no puede dejar de fumar, no exponga a su hijo al humo: haga que su casa y su auto sean sitios absolutamente libres de humo. La Academia apoya la legislación que prohíba fumar en espacios públicos, incluyendo espacios públicos al aire libre frecuentados por niños. Además también apoya la prohibición de la publicidad de tabaco, la implementación de etiquetas más hostiles en las cajillas de cigarrillos, la asignación de la calificación "R" a las películas donde se muestre consumo de tabaco, la regulación de la nicotina por parte de la FDA, la cobertura de seguro para programas de orientación para dejar de fumar y el aumento de los impuestos al consumo del cigarrillo. Para obtener más información, visite www.aap.org/richmondcenter.

pesarán, le medirán la presión arterial y se estimará el tamaño del útero para evaluar el tamaño del feto en crecimiento.

Las siguientes son algunas áreas que merecen atención durante el embarazo.

Nutrición

Siga las recomendaciones de su médico en cuanto al uso de vitaminas prenatales. Tal como se mencionó, solo debe tomar las vitaminas conforme a las dosis recomendadas por su médico. Tal vez más que cualquier otra vitamina individual, asegúrese de tomar una dosis adecuada de ácido fólico (en general 400 mcg por día), una vitamina B que puede reducir el riesgo de determinados defectos de nacimiento, como la espina bífida. Su obstetra podría recomendar un píldora diaria de vitamina prenatal que incluya no solo ácido fólico y otras vitaminas, sino también hierro, calcio y otros minerales y los ácidos grasos ácido docosahexaenoico (DHA) y ácido araquidónico (ARA). Los ácidos grasos son grasas "buenas", y el DHA en particular se acumula en el cerebro y en los ojos del feto, especialmente durante el último trimestre del embarazo. Estos ácidos grasos también se encuentran en la grasa de la leche materna. Asegúrese de que su médico sepa sobre cualquier otro suplemento que pudiera estar tomando, incluidos los remedios herbales.

Comer para dos

En lo relacionado con su dieta, haga ciertos planes para asegurarse de estar consumiendo alimentos balanceados. Asegúrese de que contengan proteínas, carbohidratos, grasas, vitaminas y minerales. Este no es momento para hacer dietas de moda o de bajas calorías. De hecho, como regla general, debe consumir alrededor de 300 calorías más por día de las que consumía antes de quedar embarazada. Necesita estas calorías y nutrientes adicionales para que su bebé pueda crecer con normalidad.

Ejercicio

La actividad física es tan importante cuando está embarazada como en cualquier otro momento de la vida. Hable con su médico sobre un programa de ejercicios, incluyendo DVD o cintas de video de ejercicios que le resulten interesantes. En particular si no ha hecho ejercicio periódicamente, es posible que su médico sugiera un régimen moderado de caminatas o natación, o tal vez yoga prenatal o clases de pilates. No exagere. Tómeselo con particular calma durante las primeras sesiones; incluso tan solo cinco a diez minutos por día son beneficiosos y un buen punto de partida. Beba abundante agua mientras haga ejercicio y evite actividades con saltos o movimientos de impacto.

Análisis durante el embarazo

Ya sea que su embarazo transcurra con normalidad o tenga inquietudes, es probable que su obstetra le recomiende algunos de los siguientes análisis.

- Una *ecografía* es un procedimiento seguro y uno de los estudios más comunes que se realizan a las mujeres embarazadas. Controla el crecimiento del feto y el bienestar de sus órganos internos mediante la toma de imágenes ecográficas (generadas a partir de ondas de sonido). Puede asegurar que su bebé se esté desarrollando con normalidad y ayudará a determinar cualquier problema o anomalía fetal. También se puede usar en un momento cercano al parto si su médico sospecha que su bebé está en posición podálica (de nalgas). Si bien la mayoría de los bebés están ubicados con la cabeza hacia abajo en el útero al momento del parto, los bebés en posición podálica están ubicados de modo tal que sus nalgas o sus pies pasarán primero por el canal de parto, antes que la cabeza. Debido al riesgo de que la cabeza quede atrapada, en los países del "primer mundo" como EE. UU. no se recomiendan los partos naturales cuando el bebé está de nalgas, salvo en circunstancias muy excepcionales. Incluso cuando la nueva madre tenga dilatación completa, si el bebé está de nalgas las recomendaciones recientemente modificadas indican que siempre se realice una cesárea. (Para más detalles acerca de los bebés en posición podálica y las cesáreas, consultar *Parto por cesárea*, páginas 46 a 48 del Capítulo 2).

- Una *cardiotocografía en reposo* es un control electrónico de la frecuencia cardíaca y los movimientos del bebé. En esta prueba, le colocan un cinturón alrededor de su abdomen. Se dice que esta prueba es "en reposo" porque no se administran medicamentos para estimular el movimiento del bebé en gestación ni las contracciones uterinas.

- Una *cardiotocografía con contracciones* es otro medio de evaluar la frecuencia cardíaca del feto, pero en este caso se mide y registra en respuesta a contracciones leves del útero que se inducen durante la prueba. Por ejemplo, es posible que se use una infusión de la hormona oxitocina para provocar estas contracciones. Mediante el control de la frecuencia cardíaca de su bebé durante las contracciones, su médico podrá determinar el modo en que el bebé reaccionará a las contracciones durante el parto real; si su bebé no responde favorablemente durante estas contracciones, es posible que se programe que su bebé nazca (probablemente por cesárea) antes de la fecha probable de parto.

- Un *perfil biofísico* utiliza tanto una cardiotocografía en reposo como una ecografía. Evalúa el movimiento y la respiración del bebé en gestación, así como también el volumen de líquido amniótico. Se otorgan puntajes para cada componente del perfil y el puntaje colectivo ayudará a determinar si hay necesidad o no de un parto prematuro.

Tal vez se recomienden otras pruebas, dependiendo de su propia salud física y sus antecedentes personales y familiares. Por ejemplo, en particular en las mujeres con antecedentes familiares de problemas genéticos o para aquellas de 35 años de edad o más, es probable que el obstetra recomiende análisis que puedan detectar trastornos genéticos. Los análisis genéticos más comunes son la *amniocentesis* y la *muestra de vellosidades coriónicas*, que se describen en el recuadro *Detección de anomalías genéticas* a continuación.

En muchos estados hay programas estándar para detectar anomalías cromosómicas (como el síndrome de Down) y otros defectos de nacimiento.

También hay otros análisis de detección de defectos congénitos disponibles, como por ejemplo:

■ *Defectos del tubo neural* (cierre incompleto de la columna vertebral fetal)

■ *Defectos de la pared abdominal*

■ *Defectos cardíacos* (en los que las cámaras del corazón no están bien desarrolladas)

■ *Trisomía 18* (un defecto cromosómico que causa discapacidad intelectual)

Consultar también *Detección de anomalías genéticas* a continuación.

Detección de anomalías genéticas

Algunos análisis pueden detectar anomalías genéticas antes del nacimiento. El enterarse de estos problemas antes del nacimiento, puede ayudar a planificar la atención médica de su hijo con anticipación y, en algunos casos, incluso tratar el trastorno mientras el bebé aún está en el vientre.

■ En la *amniocentesis,* el médico introduce una aguja fina a través de la pared abdominal de la mujer embarazada hasta llegar al útero y extraer una pequeña muestra de líquido amniótico de la bolsa que rodea al feto. Cuando se analiza el líquido en un laboratorio, se pueden confirmar (o descartar) trastornos genéticos y cromosómicos graves, entre los que se incluyen síndrome de Down y algunos casos de espina bífida. La amniocentesis se suele realizar durante el segundo trimestre (entre las semanas 15 y 20 de embarazo), aunque se puede realizar más adelante (típicamente después de la semana 36) para averiguar si los pulmones del bebé están lo suficientemente desarrollados para que nazca. Los resultados de la mayoría de las pruebas de amniocentesis están disponibles en unas dos semanas.

■ En la *muestra de vellosidades coriónicas* (MVC), se introduce una aguja larga y delgada a través del abdomen para extraer una pequeña muestra de células (llamadas vellosidades coriónicas) de la placenta. O se introduce un catéter (un tubo fino de plástico) por la vagina y se pasa por el cuello del útero para extraer células de la placenta. Luego se analiza esta muestra en un laboratorio. La MVC suele realizarse al principio del embarazo, antes que la amniocentesis, por lo general entre las semanas 10 y 12 de embarazo, y los resultados del análisis quedarán a disposición luego de transcurridas entre una y dos semanas. Se puede usar para detectar varias afecciones genéticas y cromosómicas incluyendo síndrome de Down, enfermedad de Tay-Sachs y (en especial en familias afroamericanas), las llamadas hemoglobinopatías, como p. ej. anemia drepanocítica y talasemia (consultar las páginas 622 y 632).

Tanto la amniocentesis como la MVC se consideran procedimientos precisos y seguros para el diagnóstico prenatal, aunque implican un pequeño riesgo de aborto espontáneo y otras complicaciones. Debe hablar sobre los beneficios y los riesgos con su médico y, en ciertos casos, con un asesor genético.

Es posible que su médico recomiende otras pruebas de detección. Por ejemplo:

- *Evaluación de glucosa*, que puede comprobar la presencia de altos niveles de azúcar en sangre que podrían indicar diabetes gestacional, una forma de diabetes que puede aparecer durante el embarazo. Para realizar este análisis, que suele hacerse entre las semanas 24 y 28 del embarazo, le pedirán que beba una solución azucarada y luego de pasada una hora le extraerán una muestra de sangre. Si hubiera un alto nivel de glucosa (un tipo de azúcar que se usa para energía) en la sangre, se harán análisis adicionales. Esto determinará si tiene diabetes gestacional, que suele asociarse con un aumento de las probabilidades de complicaciones durante el embarazo.

- *Análisis de detección de estreptococos de grupo B* (EGB), que determinará la presencia de un tipo de bacteria que puede causar una infección grave (como meningitis o una infección en la sangre) a su bebé. Si bien las bacterias EGB son comunes y pueden encontrarse en la vagina o el recto de la madre (y son inocuas para los adultos sanos), pueden causar enfermedades si se transmiten a un recién nacido durante el parto. Si se detecta GBS en una mujer embarazada, el médico le recetará antibióticos que se administrarán por vía intravenosa en el hospital durante el proceso previo al parto; una vez que el bebé haya nacido, es probable que quede en observación durante más tiempo en la sala de recién nacidos del hospital. El análisis de detección de EGB suele realizarse entre las semanas 35 y 37 del embarazo.

■ *Análisis de detección de VIH (o virus de inmunodeficiencia humana)*, el cual ahora se realiza habitualmente a las mujeres embarazadas, preferentemente al principio del embarazo. El VIH es el virus que causa el SIDA y cuando una mujer embarazada está infectada con el virus puede transmitírselo al bebé durante el embarazo, durante el parto o durante la lactancia.

Preparación para el parto

A medida que pasan las semanas y los meses y se acerca la fecha de su parto, probablemente planifique con ansiedad la llegada del nuevo integrante de la familia y se adapte a lo que ocurre en su propio cuerpo. Durante el tercer trimestre notará muchos cambios que pueden afectar la forma en que se siente:

■ Aumentará de peso, típicamente a un ritmo promedio de 1 libra (450 g) por semana durante el último trimestre.

■ A medida que su bebé aumenta de tamaño y presiona los órganos cercanos, tal vez sufra episodios de falta de aliento y dolor de espalda.

■ Es probable que orine con mayor frecuencia, ya que se ejerce presión sobre la vejiga, y puede que sufra episodios de incontinencia.

■ Posiblemente le resulte más difícil ponerse cómoda y dormir podría costarle cada vez más. Puede que prefiera dormir de lado.

■ Podría sentirse más cansada de lo habitual.

■ Tal vez tenga acidez estomacal, hinchazón en pies y tobillos, dolor de espalda y hemorroides.

■ Es posible que tenga contracciones de "falso trabajo de parto" conocidas como contracciones de Braxton-Hicks. Las contracciones de Braxton-Hicks comienzan a ablandar y afinar el cuello del útero, preparándolo para el nacimiento del bebé. Pero, a diferencia de las verdaderas contracciones del trabajo de parto, son irregulares, no ocurren con mayor frecuencia a medida que pasa el tiempo ni se tornan más fuertes ni más intensas.

Mientras esté embarazada, usted y su cónyuge o pareja podrán participar en clases de educación para el parto, las cuales les otorgarán información acerca del trabajo de parto y el parto, les ofrecerán una oportunidad de conocer a otros futuros padres y los ayudarán a prepararse para el parto. Hay varios tipos de clases disponibles en muchas comunidades. El método Lamaze, por ejemplo, utiliza un abordaje que incluye respiración concentrada, masajes y apoyo para el trabajo de parto que se puede usar durante el proceso real del parto. El método Bradley hace énfasis en el parto natural y confía plenamente en las técnicas de respiración profunda. Muchas clases de educación para el parto incluyen una combinación de estos y otros métodos para enseñar a los padres que esperan un bebé acerca del proceso del nacimiento y las maneras de tener un parto exitoso, cómodo y disfrutable.

Cualquiera sea la clase a la que esté considerando asistir, pregunte de antemano acerca de los temas y métodos de parto sobre los que se hará énfasis y si las clases son principalmente teóricas o si también involucran una participación activa. ¿Cuál es la filosofía de la instructora sobre el embarazo y el parto? ¿Cuenta con una certificación? ¿Aprenderá los métodos adecuados para respirar y relajarse? ¿Cuánto costarán las clases? ¿Hay un límite de participantes por clase?

Al mismo tiempo, tenga en cuenta inscribirse en otras clases que ayuden a ambos padres a prepararse de antemano para los desafíos de la paternidad. Pida a su médico referencias para clases de lactancia materna, programas de cuidado infantil o cursos instructivos sobre resucitación cardiopulmonar (RCP).

Algunas clases educativas incentivan a sus participantes a desarrollar un "plan de nacimiento" y podrían proporcionar orientación para ayudarla a hacerlo. El plan de nacimiento suele ser un documento escrito para usted y para el médico donde registrará sus propias preferencias para el trabajo de parto y el parto. Por ejemplo:

- ¿Dónde dará a luz a su bebé?

- Basándose en las instrucciones de su médico, ¿tiene planeado ir directamente al hospital cuando comience el trabajo de parto o llamará antes al consultorio? ¿Qué arreglos hizo para que la transporten al hospital o a la maternidad? ¿Tiene una doula o desea participar en un programa de doulas? (Una doula ofrece varias formas de apoyo no médico durante el proceso del parto).

- ¿Quién desea que reciba a su bebé (un obstetra o una partera)?

- ¿Quién desea que esté presente para apoyarla durante la experiencia del parto?

- ¿En qué posición prefiere estar durante el parto?

■ ¿Cuáles son sus preferencias respecto a la analgesia (si es que usará alguna)?

■ ¿Qué opciones tendría en cuenta si surgieran circunstancias inesperadas (p. ej. la necesidad de una episiotomía o una cesárea)?

■ Si tiene un parto prematuro, ¿el centro tiene los recursos adecuados para cuidar a su bebé prematuro?

No solo debe hablar sobre el documento y compartirlo con su médico sino que además debe informar a sus familiares y amigos acerca de sus decisiones. (Consultar también la lista de verificación de *Actividades de último momento*, a continuación, para conocer otras ideas sobre qué incluir en su "plan de nacimiento").

Actividades de último momento

Si tiene tiempo, tenga en cuenta hacer lo siguiente antes del parto. Por ejemplo:

■ Haga una lista de las personas que recibirán el anuncio del nacimiento. Si va a ordenar anuncios impresos, elija el estilo del anuncio y coloque las direcciones en los sobres con anticipación. Del mismo modo, reúna las direcciones de correo electrónico o los números de teléfono para anunciar la llegada de su bebé.

■ Prepare varias comidas y congélelas.

■ Busque personas para que se encarguen del cuidado de los niños y de las tareas del hogar, si puede pagar esos servicios, y entreviste a los candidatos con anticipación. (Consultar *Conseguir ayuda para la casa*, página 183.) También puede aprovechar a los amigos y familiares que estén disponibles para ayudar. Aunque no crea que necesitará ayuda adicional, debe contar con una lista de nombres a quienes llamar en caso de que la situación cambie.

Antes del noveno mes, haga las preparaciones de último momento para el parto. Su lista de verificación debe incluir lo siguiente:

■ Nombre, dirección y número de teléfono del hospital.

■ Nombre, dirección y número de teléfono del médico o la enfermera partera que se encargarán del parto de su bebé y de la persona que suplanta a su médico cuando no está disponible.

■ La ruta más rápida y sencilla para llegar al hospital o a la maternidad.

- La ubicación de la entrada del hospital que debe usar cuando comience el trabajo de parto.

- El número de teléfono de un servicio de ambulancias en caso de necesitar dicha ayuda en una emergencia.

- El número de teléfono de la persona que la llevará al hospital (si esa persona no vive con usted).

- Un bolso donde haya empacado las cosas esenciales para el trabajo de parto y el resto de su estadía en el hospital, incluyendo artículos de tocador, ropa, direcciones y teléfonos de amigos y familiares, material de lectura y una mantita liviana y ropa para que vista el bebé al irse a casa.

- Un asiento de seguridad para el auto, para poder llevar al bebé a casa en forma segura. Asegúrese de que el asiento esté aprobado para que lo use un bebé con un peso típico de recién nacido o para bebés de menos de 5 libras si va a tener más de un bebé o si prevé un parto prematuro. Los límites de peso superior e inferior se encuentran en la etiqueta y en el manual. Lea y siga atentamente las instrucciones del fabricante. Instálelo en el asiento trasero, enfrentado al respaldo. (*Nunca* coloque un asiento de seguridad para auto enfrentado hacia atrás frente a un airbag.) **Todos los bebés y niños pequeños deben viajar en asientos de seguridad orientados hacia atrás hasta al menos los 2 años de edad o hasta que hayan alcanzado el peso y la estatura máximos permitidos por el fabricante de su asiento de seguridad.**

- No olvide hacer que un profesional capacitado revise el asiento de seguridad para el auto. La instalación y el uso adecuados son fundamentales para proteger a su pequeño durante un choque. (Consultar *Asientos de seguridad para el automóvil*, página 491, para obtener detalles completos.)

- Si tiene otros hijos, haga los arreglos necesarios para que los cuiden mientras usted esté en el hospital.

Elección de un pediatra

En algún momento del tercer trimestre del embarazo deberá elegir un proveedor de cuidados para su bebé. Es importante que sepa que los bebés y los niños pequeños visitan el consultorio del médico muchas más veces que la mayoría de los adultos.

La persona que elija para ser el proveedor de atención médica de su hijo puede ser un pediatra, un médico de familia o un enfermero practicante. Esta es una decisión personal de las familias, y debe tener en cuenta qué factores son los más importantes para su familia antes de elegir el médico de su bebé.

■ Los **pediatras** concentran su atención en los bebés, niños y adolescentes. Los niños tienen distintas necesidades de atención médica que los adultos, tanto a nivel médico como a nivel emocional. Los pediatras están especialmente capacitados para prevenir y manejar estas inquietudes de salud. Los pacientes de más edad confían en su pediatra porque se han conocido por muchos años. (Para obtener más información, consultar *La capacitación de un pediatra*, a continuación). Los médicos de familia tienen amplia experiencia en la atención de pacientes de todas las edades y pueden tratar a toda la familia.

■ Un **enfermero profesional especializado** es un enfermero que posee una capacitación avanzada que le permite proporcionar servicios de atención médica similares a los que proporcionaría un médico. Los enfermeros profesionales especializados se concentran en el bienestar, la prevención de enfermedades, la educación en salud y la orientación. También pueden brindar atención aguda.

■ Un **asociado médico** es un especialista que obtuvo un certificado o diploma de un programa educativo acreditado, a nivel de maestría, que incluye educación didáctica y rotaciones clínicas en pediatría. Además debe aprobar el examen de certificación nacional de la Comisión Nacional de Certificación de Asociados Médicos. Los asociados médicos brindan atención médica específicamente bajo la dirección y supervisión de un médico, y respaldan el concepto de atención en equipo dirigida por un médico.

Para la selección de un médico le ofrecemos algunos puntos específicos a tener en cuenta a modo de ayuda para hacer la elección.

La capacitación de un pediatra

Los pediatras se gradúan de la facultad de medicina y luego toman cursos especiales exclusivamente sobre pediatría durante tres o más años. Esto se llama residencia. Bajo supervisión, el pediatra en formación adquiere el conocimiento y las habilidades necesarias para tratar una amplia gama de afecciones, desde las enfermedades más leves de la infancia hasta las más graves.

Luego de completar su formación en la residencia, el pediatra calificará para dar un examen escrito de la Junta Americana de Pediatría. Cuando se aprueba este examen, se expide un certificado que probablemente usted verá colgado en la pared del consultorio del pediatra. Si luego del nombre de un pediatra aparece la sigla "FAAP", eso significa que aprobó el examen de la junta y que ahora es un miembro pleno de la American Academy of Pediatrics. Solo los pediatras certificados por la junta pueden añadir la sigla "FAAP" a continuación de sus nombres, lo que significa que alcanzaron el más alto nivel de membresía en esta organización profesional.

Luego de su residencia, algunos pediatras eligen una capacitación adicional de uno a tres años en una subespecialidad, como neonatología (el cuidado de los recién nacidos enfermos y prematuros) o cardiología pediátrica (el diagnóstico y tratamiento de problemas cardíacos en niños). Estos subespecialistas pediátricos podrán ser convocados a una consulta por los pediatras generales cuando un paciente presente problemas poco frecuentes o especiales. Si alguna vez fuera necesario que un subespecialista tratara a su hijo, su pediatra habitual la ayudará a encontrar el indicado para el problema de su hijo.

Búsqueda de un pediatra

La mejor manera de comenzar a buscar un pediatra es preguntando a otros padres que conozca y en quienes confíe. Ellos probablemente la conozcan a usted, su estilo y sus necesidades. También debe tener en cuenta consultar a su obstetra. Él conocerá a pediatras locales competentes y respetados dentro de la comunidad médica. Si es nueva en la comunidad, puede optar por comunicarse con un hospital cercano, una facultad de medicina o una sociedad médica del condado y solicitar una lista de pediatras locales. Si es miembro de un plan de atención administrada, probablemente deba elegir un pediatra dentro de su red de médicos aprobados. (Para obtener más información sobre la atención administrada, consultar *Planes de atención administrada: Cómo obtener una buena atención para su hijo* en las páginas 23 y 24).

Una vez que tenga los nombres de varios pediatras para tener en cuenta, comience por comunicarse para convenir una entrevista personal con cada uno de ellos durante los últimos meses del embarazo. Muchos pediatras hacen lugar con gusto para dichas entrevistas preliminares en sus ocupadas agendas. Antes de reunirse con el pediatra, el personal del consultorio debería poder responder algunas de sus preguntas más básicas:

- ¿Este pediatra acepta pacientes nuevos con mi seguro o mi plan de atención administrada?

- ¿Cuál es el horario de atención del consultorio?

- ¿Cuál es el mejor horario para llamar y hacer preguntas de rutina?

- ¿Cómo maneja el consultorio la facturación y los reclamos del seguro? ¿El pago debe hacerse en el momento de la visita?

Ambos padres deben asistir a las entrevistas con los pediatras, si fuera posible, para asegurarse de estar de acuerdo con la política y la filosofía del pediatra sobre la crianza de los niños. No tema ni sienta vergüenza de preguntar algo. Aquí ofrecemos algunas sugerencias para comenzar.

■ *¿Cuánto tiempo después del nacimiento verá el pediatra a su bebé?*

En la mayoría de los hospitales preguntan el nombre del pediatra cuando la madre se interna para tener a su bebé. La enfermera de parto llamará a ese pediatra o a su colega de guardia en cuanto nazca su bebé. Si tuviera alguna complicación durante el embarazo o el parto, su bebé deberá ser examinado en el momento de nacer, si bien este examen podría ser llevado a cabo por un pediatra o un neonatólogo del personal del hospital si su pediatra no estuviera presente en el momento del parto. Por lo demás, el examen de rutina del recién nacido puede llevarse a cabo en cualquier momento durante las primeras 24 horas de vida. Pregunte al pediatra si los padres pueden estar presentes durante ese examen inicial. Esto les dará una oportunidad de aprender más acerca de su bebé y obtener respuestas a las preguntas que pudieran tener. Se realizarán pruebas de rutina para recién nacidos a su bebé que evaluarán sus niveles de audición e ictericia, así como también cardiopatías congénitas, problemas de tiroides y demás trastornos metabólicos.

Puede que sea necesario hacer otras pruebas si su bebé desarrollara algún problema luego de nacer o para seguimiento de algún hallazgo inusual de sus ecografías prenatales.

■ *¿Cuándo tendrán lugar los próximos exámenes del bebé?*

Es rutina que los pediatras examinen a los recién nacidos y hablen con los padres antes de que los bebés reciban el alta. Muchos pediatras revisarán al bebé cada uno de los días en los que el recién nacido esté en el hospital y luego realizarán un examen exhaustivo el día del alta. Durante estos exámenes, el médico puede identificar cualquier problema que hubiera surgido, a la vez que da a los padres la oportunidad de hacer las preguntas que se les hayan ocurrido durante la estadía en el hospital. El pediatra les informará también para cuándo programar la primera visita del bebé al consultorio y cómo comunicarse con él si surgiera algún problema médico antes de ese momento.

Además, todos los bebés deben comenzar con su ronda de vacunas antes de dejar el hospital. La primera "vacunación" y la más importante es comenzar a amamantar al bebé lo antes posible luego de su nacimiento. Esto ofrece a su bebé cierta protección precoz contra las enfermedades. La segunda vacunación recomendada es la primera dosis de la vacuna contra la hepatitis B, la cual se administra mediante una inyección en el muslo del bebé. La segunda dosis de la vacuna contra la hepatitis B se puede administrar al menos cuatro semanas después de la primera. Su bebé recibirá la siguiente serie de vacunas cuando tenga entre seis y ocho semanas de edad. (El cronograma de vacunaciones de la American Academy of Pediatrics aparece en el Anexo de la página 872).

■ *¿Cuándo está disponible el médico por teléfono? ¿Y por correo electrónico?*

Algunos pediatras tienen un período específico cada día para recibir llamadas en las que los padres hagan preguntas. Otros devolverán las llamadas a medida que lleguen, en el transcurso del día. Si los miembros del personal del consultorio responden estas llamadas a modo de rutina, tenga en cuenta preguntarles cuál es su capacitación. Además, pida al pediatra pautas que la ayuden a determinar qué cuestiones pueden resolverse con una llamada y cuáles requieren de una visita al consultorio. Algunos pediatras prefieren usar el correo electrónico, lo que para ambos puede ser una manera más práctica de comunicarse y que ayuda a fomentar su relación con el médico.

■ *¿Qué hospital prefiere utilizar el médico?*

Pregunte al pediatra a dónde ir si su hijo se enferma o lesiona gravemente. Si el hospital es un hospital universitario con internos y residentes, averigüe quiénes atenderán efectivamente a su hijo en caso de ser ingresado.

■ *¿Qué ocurre si hubiera un problema o una emergencia fuera del horario de atención (por la noche o un fin de semana)?*

Averigüe si el pediatra atiende sus propias llamadas de emergencia por las noches. Si no lo hace, ¿cómo se manejan esas llamadas? Además, pregunte si el pediatra atiende pacientes en el consultorio fuera del horario habitual de atención o si debe llevar a su hijo a un departamento de emergencias o a un centro de atención de urgencia. Cuando sea posible, es más fácil y más eficiente ver al médico en su consultorio, porque los hospitales suelen exigir una gran cantidad de papeleo y tienen tiempos de espera más largos para que su hijo reciba atención. No obstante, los problemas médicos graves suelen tratarse mejor en el hospital, donde siempre hay personal y equipo médico disponible.

■ *¿Quiénes "cubren" el trabajo del consultorio cuando su pediatra no está disponible?*

Si su médico forma parte del equipo de una clínica, es buena idea conocer a los demás médicos de la clínica ya que es posible que atiendan a su hijo si no estuviera su pediatra. Si su pediatra trabaja solo, probablemente tenga algo arreglado con otros médicos de la comunidad para cubrirse. Por lo general, el servicio de respuesta de su pediatra la transferirá automáticamente al médico de guardia, pero de todos modos es buena idea pedir los nombres y números de teléfono de todos los médicos que atienden estos llamados, por las dudas de que tenga dificultad para comunicarse con su propio médico.

Si otro médico atiende a su hijo por la noche o durante el fin de semana, deberá consultar por teléfono con su propio pediatra a la mañana siguiente (o a primera hora del lunes, después del fin de semana). Es probable que su médico ya sepa lo ocurrido, pero esta llamada de teléfono le dará la oportunidad de ponerlo al día y de que le reafirme que todo se está manejando tal como él lo recomendaría.

■ *¿Con qué frecuencia verá el pediatra a su bebé para revisarlo y vacunarlo?*

La American Academy of Pediatrics recomienda una revisión médica de 48 a 72 horas después de que su recién nacido sea dado de alta. Esto es de particular importancia en los bebés que amamantan para evaluar si se alimentan, si aumentan de peso y si tienen alguna decoloración amarillenta en la piel (ictericia). Su pediatra podría ajustar este cronograma, en particular durante las primeras semanas de vida, dependiendo de cómo evolucione su recién nacido.

Durante el primer año de vida de su bebé, las visitas adicionales al consultorio del médico deben tener lugar a las 2 a 4 semanas de edad y luego a los 2, 4, 6, 9 y 12 meses de edad. Durante el segundo año de vida de su bebé, deberá ser atendido por el pediatra a los 15, 18 y 24 meses; posteriormente, realizará visitas anuales desde los 2 a los 5 años de edad. Si el médico programase los exámenes de rutina con mayor o menor frecuencia de lo recomendado por las pautas de la Academia, hable con él acerca de estas diferencias. Se pueden programar citas adicionales en cualquier momento si algo le preocupase o si el niño estuviera enfermo.

■ *¿Cuáles son los costos de la atención?*

Su pediatra debe tener una estructura de tarifas estándar para las visitas al hospital y al consultorio, así como también para las visitas fuera del horario de atención y las visitas al hogar (si las realizara). Pregunte si los cargos de las visitas de rutina incluyen las vacunas. Asegúrese de conocer el alcance de su cobertura de seguro antes de necesitar los servicios efectivamente.

Después de estas entrevistas, pregúntese si se siente cómoda con la filosofía, las normas y la práctica del pediatra. Debe sentir que puede confiar en él, que sus preguntas obtendrán respuesta y que sus inquietudes serán manejadas de manera compasiva. También debe sentirse cómoda con el personal y la atmósfera en general del consultorio.

Una vez que llegue su bebé, la prueba más importante del pediatra que eligió será el modo en que atienda a su hijo y responda a sus inquietudes. Si no está conforme con algún aspecto del tratamiento que usted y su hijo están recibiendo, debe hablar sobre el problema directamente con el pediatra. Si la respuesta no aborda sus inquietudes, o si simplemente el problema no se puede resolver, busque otro médico.

Temas para conversar con su pediatra

Una vez que encuentre un pediatra con quien se sienta cómoda, permítale ayudarla a planificar la atención básica y la alimentación de su hijo. Deben tomarse algunas decisiones y hacerse preparaciones antes de que llegue el bebé. Su pediatra puede aconsejarla en temas tales como los siguientes.

Planes de atención administrada:
Obtención de buena atención para su hijo

Muchos estadounidenses obtienen su atención médica a través de planes de atención administrada. Estos planes, que suelen ser ofrecidos por empleadores y programas estatales de Medicaid, proporcionan servicios a través de organizaciones de mantenimiento de salud (HMO, por su sigla en inglés) o de organizaciones de proveedores preferidos (PPO, por su sigla en inglés). Los planes tienen sus propias redes de pediatras y demás médicos, y si usted o su empleador cambian de un plan de atención administrada a otro, tal vez descubra que el pediatra al que estaba acudiendo y que le gusta no forma parte de la nueva red. Una vez que encuentre a un pediatra que le guste, pregúntele en qué planes participa y vea si puede unirse a uno de ellos si hay necesidad de cambiarse de una HMO o PPO a otra.

Los planes de atención administrada intentan reducir los costos haciendo que los médicos controlen el acceso de los pacientes a determinados servicios de atención médica. Es posible que su pediatra actúe como "portero", debiendo dar su aprobación antes de que su hijo pueda recibir la atención de un subespecialista médico pediátrico o un especialista quirúrgico. Sin esta aprobación deberá pagar parte o la totalidad de dichos servicios de su propio bolsillo.

Para ayudarle a moverse de manera eficaz por su plan de atención administrada, le ofrecemos algunos puntos a tener en cuenta:

■ Para definir qué atención proporciona su plan de atención administrada, lea atentamente los materiales que el plan le entregó (a menudo llamados certificados de cobertura). Si tiene preguntas, hable con un representante del plan o con el administrador de beneficios de su empleador. Todos los planes limitan algunos servicios (p. ej. atención de salud mental, atención de salud en el hogar), por lo que debe averiguar qué es lo que está cubierto y qué es lo que no.

■ Cuando integra un plan de atención administrada, las visitas al médico de cabecera y de atención preventiva suelen estar cubiertas, incluyendo las visitas de control de niños sanos, los tratamientos de enfermedades o lesiones y las vacunaciones. En muchos planes deberá pagar una parte de los servicios de atención primaria que su familia reciba en cada visita al médico; esto se llama copago.

■ Una vez que haya elegido un pediatra, lo ideal es quedarse con él. Pero si siente necesidad de cambiar, todos los planes le permiten seleccionar otro médico entre los participantes de su red. El administrador del plan puede darle información sobre cómo hacer este cambio; algunos planes solo le permiten hacer cambios durante determinados períodos llamados de "inscripción abierta".

■ Si considera que su hijo necesita consultar a un subespecialista pediátrico, trabaje junto a su pediatra para encontrar uno que forme parte de su plan y obtenga la aprobación para programar una cita con dicho especialista. Busque en el contrato de su plan los detalles respecto a si su aseguradora pagará al menos una parte de estos costos. Además, si se necesitara atención hospitalaria, válgase de la orientación de su pediatra para elegir un hospital dentro de su plan que se especialice en atención pediátrica. (La mayoría de los procedimientos hospitalarios y cirugías requieren aprobación previa).

■ Sepa de antemano qué servicios de emergencia están cubiertos, ya que no siempre tendrá tiempo de comunicarse con el pediatra. La mayoría de los planes de atención administrada pagarán la atención en sala de emergencias ante una verdadera emergencia, por lo que si enfrentara una situación potencialmente mortal, diríjase inmediatamente al hospital más cercano. En general, la atención de seguimiento (p. ej. quitarle puntos de sutura) debe tener lugar en el consultorio del pediatra.

■ Para presentar un reclamo, por ejemplo si le niegan cobertura para determinados procedimientos, comience por expresar su preocupación al pediatra. Si él no pudiera resolver el problema, comuníquese con el representante de servicios a afiliados de su plan o el administrador de beneficios para empleados para hablar sobre la presentación de un reclamo. Si le hubieran negado un reclamo, típicamente contará con un plazo de entre 15 y 30 días para presentar una apelación y debería recibir una decisión respecto a la apelación en un plazo de entre 30 y 90 días después de la solicitud. Si aún está desconforme, puede decidir solicitar ayuda en la oficina de su comisionado estatal de seguros o puede entablar acciones legales.

¿Cuándo debe dejar el hospital el bebé?

Cada madre y cada bebé deben ser evaluados individualmente para determinar el mejor momento para el alta. El momento del alta debe ser una decisión suya y del médico que atiende al bebé, no de la compañía aseguradora.

¿Hay que circuncidar al bebé?

Si tiene un varón, deberá decidir si lo circuncidarán o no. Salvo que esté segura de que tendrá una niña, es buena idea tomar una decisión sobre la circuncisión de antemano, para no tener que lidiar con esto en medio del cansancio y la emoción posteriores al parto.

La circuncisión se ha practicado como rito religioso durante miles de años. En Estados Unidos, la mayoría de los varones son circuncidados por motivos religiosos o

Circuncisión

Al nacer, la mayoría de los varones tienen piel que recubre total o casi totalmente el extremo del pene. La circuncisión quita parte de esta piel, llamada prepucio, para que la punta del pene (glande) y la abertura de la uretra, a través de la cual el bebé orina, queden expuestas al aire. Las circuncisiones de rutina se realizan en el hospital pocos días después del nacimiento. Cuando las realiza un médico con experiencia, la circuncisión solo tarda unos minutos y rara vez presenta complicaciones. Después de consultarlo con usted, el médico aplicará anestesia local para reducir el dolor que siente el bebé durante el procedimiento; el médico debe informarle con anticipación el tipo de anestesia que recomienda.

sociales. Los estudios han llegado a la conclusión de que los bebés circuncidados tienen un riesgo ligeramente inferior de infecciones del tracto urinario, pese a que estas infecciones no son comunes en los varones y ocurren con menos frecuencia cuando los bebés están circuncidados, principalmente durante el primer año de vida. La circuncisión neonatal además proporciona cierta protección contra el cáncer de pene, una afección sumamente poco común. (Consultar también *Circuncisión*, más arriba).

Ciertas investigaciones sugieren además una menor probabilidad de desarrollar enfermedades de transmisión sexual e infecciones por VIH en varones circuncidados y, posiblemente, un riesgo reducido de cáncer cervical en las mujeres que son pareja de hombres circuncidados. No obstante, si bien hay beneficios médicos, estos datos no son suficientes para recomendar la circuncisión neonatal como rutina. (Consultar el recuadro *Nuestra posición*, página 26).

Sin embargo, la circuncisión implica ciertos riesgos, como p. ej. infección y hemorragia. Si bien la evidencia es clara de que los bebés sufren dolor, hay varias formas seguras y eficaces para reducirlo. Si el bebé nace prematuro, está enfermo al nacer, tiene anomalías congénitas o problemas hematológicos, no debe ser circuncidado de inmediato. Por ejemplo, si tuviera una afección llamada *hipospadias* (consultar la página 774), en la que la abertura urinaria del bebé no se formó con normalidad, su médico probablemente recomiende que el bebé no sea circuncidado al nacer. De hecho, la circuncisión solo debe realizarse en bebés estables y sanos.

La importancia de la lactancia materna

La American Academy of Pediatrics defiende la lactancia materna como la forma ideal de alimentación de los bebés. Si bien la alimentación con fórmula no es idéntica a la lactancia materna, las fórmulas proporcionan una nutrición adecuada. Ambos enfoques son seguros y saludables para su bebé y cada uno de ellos tiene sus ventajas.

NUESTRA POSICIÓN

LA AMERICAN ACADEMY OF PEDIATRICS considera que la circuncisión tiene beneficios y ventajas médicas potenciales, pero también riesgos. La evaluación de la evidencia actual indica que los beneficios de salud de la circuncisión de los varones recién nacidos superan los riesgos, y que los beneficios del procedimiento justifican el acceso por parte de las familias que así lo elijan; no obstante, la evidencia científica existente no es suficiente para recomendar la circuncisión como procedimiento de rutina. Por lo tanto, como el procedimiento no es esencial para el bienestar actual de un niño, recomendamos que la decisión de circuncidar o no la tomen los padres en consulta con su pediatra, teniendo en cuenta lo mejor para el niño e incluyendo fundamentos médicos, religiosos, culturales y tradiciones étnicas. Su pediatra (o su obstetra, si es quien realizará la circuncisión) deberá comentarle los beneficios y los riesgos de la circuncisión y las formas de analgesia disponibles.

Los beneficios más prácticos de la lactancia materna son la comodidad y el costo, pero también tiene algunos beneficios médicos. La leche materna brinda al bebé anticuerpos naturales que lo ayudan a resistir algunos tipos de infecciones (incluyendo infecciones de oídos, respiratorias e intestinales). Asimismo, los bebés amamantados tienen menos probabilidades de sufrir alergias que suelen ocurrir en bebés alimentados con fórmulas a base de leche de vaca. Además, los bebés amamantados podrían tener menos probabilidades de desarrollar asma y diabetes o de tener sobrepeso respecto a los alimentados con biberón (consultar también el Capítulo 4).

Las madres que amamantan a sus bebés sienten que obtienen muchas recompensas emocionales. Una vez establecido el suministro de leche y cuando el bebé esté amamantándose bien, tanto la madre como el hijo sienten una enorme sensación de cercanía y comodidad, un vínculo que sigue durante toda la infancia. Las primeras dos semanas, aproximadamente, pueden representar un desafío para algunas madres, pero la mayoría de los pediatras pueden ofrecer orientación o referirla a una asesora en lactancia certificada para que la ayude si fuera necesario.

Si hubiera un motivo médico por el cual no pudiera amamantar o si optara por no hacerlo, de todas maneras puede lograr sensaciones de cercanía similares mientras

La American Academy of Pediatrics defiende la lactancia materna como la forma ideal de alimentación de los bebés.

alimenta al bebé con biberón. Mecer, acunar, acariciar y mirar a su bebé a los ojos mejorará la experiencia para ambos, independientemente del origen de la leche.

El Capítulo 4 explica más detalladamente las ventajas y desventajas de la lactancia y la alimentación con biberón de modo tal que sea consciente de todas las opciones que tiene a su disposición. Recuerde que hay clases de lactancia materna disponibles en muchas comunidades para ayudarla a planificar la lactancia y obtener respuestas a sus preguntas sobre el tema. Pida a su médico una referencia.

¿Debo almacenar la sangre del cordón umbilical de mi hijo recién nacido?

La sangre del cordón umbilical se ha utilizado con éxito para tratar una serie de afecciones genéticas, hematológicas y oncológicas en niños, como p. ej. leucemia y trastornos inmunitarios. Algunos padres optan por almacenar la sangre del cordón umbilical de su bebé para un posible uso futuro. No obstante, no hay estadísticas exactas sobre la probabilidad de que los niños algún día necesiten sus propias células almacenadas. En respuesta, la American Academy of Pediatrics no alienta el almacenamiento de sangre del cordón umbilical en bancos privados para su posterior uso personal o familiar a modo de "póliza de seguro" general. En cambio, alientan a las familias a donar la sangre del cordón umbilical del recién nacido, que suele desecharse en el momento del parto, a bancos de sangre de cordón umbilical (si hubiera alguno disponible en su área) para otras personas que pudieran necesitarla. (No obstante, deben ser consciente de que la sangre del cordón umbilical de su bebé que haya donado no estará disponible como fuente de células madre si su hijo padeciera leucemia más adelante en su vida).

El almacenamiento de la sangre del cordón umbilical de su bebé es por cierto un asunto que debe discutir con su obstetra o su pediatra antes de que nazca el bebé y no durante el parto, ya que este es un momento de gran tensión emocional. Él podría referirla a bancos de sangre de cordón umbilical en su comunidad. Deberá registrarse de antemano para que puedan enviarles, a usted o a su obstetra, el kit de recolección adecuado que se usará en el momento del parto. En la actualidad, muchos estados obligan a los obstetras o pediatras a hablar sobre la recolección de sangre del cordón umbilical con los pacientes. Se debe firmar un consentimiento informado antes de que comience el trabajo de parto activo y antes de la recolección de la sangre del cordón umbilical.

Tenga en cuenta que, como la sangre del cordón umbilical se recoge después de que nace el bebé, se colocan pinzas y se corta el cordón, esto no afecta ni al bebé ni la experiencia del parto. El proceso de recolección de células madre de la sangre del cordón umbilical no debería alterar la práctica de rutina para el momento de colocación de pinzas en el cordón umbilical.

Una vez obtenida la sangre del cordón umbilical, se tipifica y se analiza para detectar enfermedades infecciosas y enfermedades hematológicas hereditarias. Si la donación cumple con todos los estándares requeridos, se almacenará de manera criogénica para un posible trasplante, si resultara compatible, o podrá utilizarse para mejoras de calidad e investigación.

Preparación de su casa y su familia para la llegada del bebé

Elección de la ropa y los accesorios del bebé

A medida que se acerca la fecha del parto, necesitará una colección básica de ropa y accesorios para bebés que ayudarán al recién nacido a atravesar sus primeras semanas de vida. Una lista inicial sugerida incluye:

3 o 4 juegos de pijamas (con pies)
6 a 8 camisetas
3 bolsas de dormir para recién nacidos
2 suéteres
2 bonetes o gorros
4 pares de calcetines o escarpines
4 a 6 mantitas livianas/para envolver al bebé
1 juego de paños de baño y toallas para bebé (busque toallas con capucha)
3 a 4 docenas de pañales, talle de recién nacido
3 a 4 peleles/camisetas con broches de presión entre las piernas

Para obtener más información que la ayude a seleccionar el resto de los artículos necesarios, consultar *Pautas para elegir ropa*, página 30.

Compra de muebles y equipamiento para el bebé

Al entrar en una tienda para bebés, los padres probablemente se sientan abrumados por la enorme variedad de equipamiento disponible. Algunas cosas son esenciales, pero la mayoría de ellas, si bien son tentadoras, no son necesarias. De hecho, algunas ni siquiera son útiles. Para ayudarla a seleccionar entre todas las opciones, aquí incluimos una lista de las cosas necesarias básicas que debería tener a mano cuando llegue el bebé.

- **Una cuna** que cumpla con los estándares de seguridad vigentes (consultar *Alerta de seguridad: Cunas,* página 31). Las cunas nuevas que se venden en la actualidad deben cumplir con este estándar, pero si está buscando cunas usadas, revíselas bien para asegurarse de que se hayan vendido originalmente después del 28 de junio de 2011 y que el modelo no haya sido retirado del mercado por el fabricante. Las cunas compradas antes de junio de 2011 probablemente no cumplan con el estándar de seguridad vigente y es ilegal venderlas, incluso entre particulares. Salvo que tenga dinero de sobra, no se moleste en comprar un moisés. En pocas semanas le quedará pequeño al bebé.

- **Ropa de cama para la cuna,** incluida una funda de colchón de franela de algodón impermeable y sábanas de tamaño adecuado y calce ajustado. No se debe usar ninguna otra ropa de cama en la cuna. Esto quiere decir que no debe haber almohadas, mantas sueltas, colchas, edredones, juguetes similares a almohadas, dispositivos de posición ni protectores acolchonados contra golpes en la cuna.

- **Un cambiador de bebés** que cumpla con todas las especificaciones de seguridad (consultar *Cambiadores de bebés,* página 477). Debe colocarse sobre una alfombra o alfombrilla acolchada y contra una pared, no una ventana, para que no haya peligro de que el bebé se caiga por la ventana. Coloque estantes o mesas donde poner los pañales, las toallitas húmedas y demás elementos para cambiar al bebé al alcance de la mano (pero fuera del alcance del bebé) para no tener que alejarse del cambiador, ni por un segundo, para alcanzar las cosas.

- **Un cesto para pañales sucios.** Mantenga el cesto bien cerrado. Si va a lavar sus pañales, necesitará un segundo cesto para poder separar los pañales húmedos de los "sucios".

- **Una tina de plástico grande** para bañar al bebé. Como alternativa a la tina se puede usar la pileta de la cocina para bañar al recién nacido, siempre y cuando el grifo pueda quitarse del medio y el lavavajillas esté apagado. (El agua del lavavajillas podría caer en la pileta y provocar quemaduras). Después del primer mes, es seguro cambiar a una tina aparte, porque el bebé podrá estirar los brazos y abrir el grifo de la pileta. Asegúrese siempre de que el área del baño esté muy limpia antes de bañar al bebé. Además, asegúrese de que la temperatura más caliente en el grifo no supere los 120 °F (48.9 °C) para evitar quemaduras. En la mayoría de los casos es posible adaptar el calentador de agua.

Todos los objetos de la habitación del bebé deberán mantenerse limpios y sin polvo. (Consultar las especificaciones de seguridad en el Capítulo 15). Todas las superficies, incluyendo las cubiertas de ventanas y pisos, deben ser lavables. Lo mismo

Pautas para elegir la ropa

Aquí incluimos algunas sugerencias a tener en cuenta cuando elija la ropa para su recién nacido:

- Compre talles grandes. Salvo que su bebé nazca prematuro o sea muy pequeño, es muy probable que la ropa de "recién nacido" le quede chica en pocos días, si es que llega a caberle. Incluso es posible que le queden chicos los talles para 3 meses dentro del primer mes. Probablemente desee tener un par de atuendos que su bebé pueda usar al nacer, pero concéntrese en los talles más grandes para el resto del guardarropas. A su bebé no le importará si la ropa le queda un poco grande al principio o si usa el mismo atuendo todos los días.

- Para evitar lesiones por una prenda que pudiera prenderse fuego, todos los niños deben usar pijamas y ropas ignífugas. Asegúrese de que la etiqueta lo indique. Estas prendas deben lavarse con detergente para ropa y no con jabón, porque el jabón le quitará la propiedad ignífuga. Revise las etiquetas y la información de producto de cada prenda para determinar qué detergentes usar.

- Asegúrese de que la entrepierna se abra fácilmente para cambiar los pañales.

- Evite toda la ropa que se ajuste demasiado alrededor del cuello, de los brazos o de las piernas o que tenga lazos o cordones. Este tipo de ropa no solo es un riesgo para la seguridad sino que además es incómoda.

- Revise las instrucciones de lavado. La ropa para niños de todas las edades debe ser lavable y requerir de poco o ningún planchado.

- *No* le ponga zapatos a un recién nacido. Los zapatos no son necesarios hasta que el niño comience a caminar. Si los usa antes podrían afectar el crecimiento de los pies. Lo mismo ocurre con los calcetines y los pijamas con pies si son demasiado pequeños y los usa durante tiempos prolongados.

Alerta de seguridad: Cunas

En general su bebé no estará vigilado cuando esté en la cuna, por lo que esta debe ser un entorno absolutamente seguro. La AAP recomienda que los bebés recién nacidos duerman cerca de sus padres, pero el bebé debe estar en una superficie aparte, como p. ej. un moisés de seguridad aprobada. Puede evitar las lesiones más graves al usar una cuna segura sin objetos blandos ni ropa de cama suelta, colocándola lejos de las ventanas y manteniendo los cables y demás objetos fuera de alcance. Las caídas pueden prevenirse bajando el colchón de la cuna a medida que el bebé crece; debe estar en la posición más baja antes de que el bebé pueda ponerse de pie. Recuerde que la posición más segura para que un bebé duerma es boca arriba (consultar *Posiciones para dormir*, página 61).

En 2011 se implementó un nuevo estándar de seguridad obligatorio para las cunas. Este nuevo estándar prohíbe la fabricación o venta de cunas con barandas removibles hacia abajo e implementa muchos requisitos para piezas, implementos y pruebas de seguridad. Recomendamos enfáticamente el uso de una cuna que cumpla con los estándares de seguridad vigentes. Todas las cunas vendidas a partir del 28 de junio de 2011 deben cumplir con este estándar. Si debe usar una cuna más vieja, verifique con el fabricante para ver si ofrecen piezas para evitar que el lado removible hacia abajo se mueva. No use cosas compradas en la ferretería como sustitutos de las piezas originales. Averigüe si la cuna fue retirada del mercado por su fabricante en www.cpsc.gov.

Todas las cunas deben ser inspeccionadas atentamente para verificar las siguientes características:

- Los barrotes no deben estar separados por más de 23/8 pulgadas (6 cm) para que la cabeza del niño no pueda quedar atrapada entre ellos.

- Ni la cabecera ni los pies de la cuna deben tener aberturas recortadas, ya que la cabeza de su hijo podría quedar atrapada en ellas.

- Los postes de las esquinas deben estar nivelados con los paneles de la cabecera y de los pies o ser sumamente altos (como los postes de una cama con baldaquino). La ropa suelta puede enredarse en ellos y asfixiar a su bebé.

Puede evitar otros peligros en la cuna respetando las siguientes pautas:

1. Si compra un colchón nuevo, quite y destruya todo el material plástico en el que viene envuelto, ya que podría asfixiar a un niño. El colchón debe ser firme, no blando.

2. Ni bien su bebé pueda sentarse, baje el colchón de la cuna a un nivel desde el cual no pueda caerse ni al inclinarse sobre un lado ni al intentar pasar por

arriba del lado. Fije el colchón en la posición más baja antes de que su hijo aprenda a pararse (por lo general entre los 6 y los 9 meses de edad). Las caídas más comunes ocurren cuando un bebé intenta treparse para salir de la cuna; cambie a su hijo de cama cuando mida 35 pulgadas (88.9 cm) de altura o cuando la altura de la baranda lateral le llegue a la línea de los pezones o por debajo de ésta estando de pie.

3. La parte superior de la baranda lateral de la cuna debe estar por lo menos 4 pulgadas (10.16 cm) por encima del colchón, incluso cuando este está colocado en la posición más alta. Si la cuna tiene un lado removible o un portón removible hacia abajo, asegúrese de que tenga una tranca resistente que su hijo no pueda destrabar. Deje siempre los lados levantados cuando su hijo esté en la cuna.

4. El colchón debe calzar justo para que el niño no pueda deslizarse en una grieta formada entre el colchón y el lado de la cuna. Si logra introducir dos dedos entre el colchón y los lados o extremos de la cuna, cambie el colchón por otro que calce más justo.

5. Revise la cuna periódicamente para asegurarse de que todas las piezas estén firmemente ajustadas, que no haya bordes ásperos ni puntas puntiagudas en las partes metálicas y que no haya astillas ni grietas en la madera.

6. No se recomiendan los cojines de protección ni otros elementos que se aten a los barrotes de la cuna. No hay evidencia de que eviten lesiones y existe el potencial de asfixia, atrapamiento y estrangulación.

7. Quite todos los objetos blandos y la ropa de cama suelta de la cuna. Entre esto se incluye almohadas, colchas, edredones, mantas de piel de oveja y juguetes de peluche. Tenga en cuenta vestir a su bebé con una mantita con mangas o un pijama calentito como alternativa a una manta.

8. Si usa un móvil o un gimnasio de cuna, asegúrese de que esté agarrado con firmeza a las barandas laterales. Cuélguelos lo suficientemente altos como para que el bebé no pueda tirar de ellos y quítelos cuando comience a levantarse con sus manos y rodillas o cuando cumpla 5 meses, lo que ocurra primero. Incluso antes de que se levanten, algunos bebés giran sobre su lado y se estiran para agarrar el móvil, tirándolo hacia abajo.

9. Mantenga los monitores de bebés y demás productos fuera de su alcance. Su bebé podría alcanzar el cable antes de que usted se dé cuenta y podría estrangularse. Los cordones de las persianas y cortinas deben estar también fuera del alcance; lo ideal es usar accesorios sin cordones para las ventanas, si fuera posible.

10. Para evitar las caídas más graves, no coloque la cuna ni ninguna otra cama de un niño junto a una ventana. No cuelgue cuadros ni estantes sobre la cama del niño; podrían caérsele encima si hubiera un terremoto.

Alerta de seguridad: Moisés y cunitas

Muchos padres prefieren usar un moisés o una cunita durante las primeras semanas porque son portátiles y permiten que el recién nacido duerma en la habitación de los padres. Pero recuerde que los bebés crecen muy rápido, por lo que una cunita que es lo suficientemente firme un mes podría quedarle chica al mes siguiente. Para lograr usar la primera cama de su bebé durante el mayor tiempo y de la manera más segura posible, verifique lo siguiente antes de comprarla:

1. El moisés debe cumplir con los estándares de seguridad vigentes. El 23 de abril de 2014 entró en vigencia un nuevo estándar más estricto.

2. La base de la cunita o el moisés debe estar bien sostenida para que no sea posible que colapse.

3. El moisés o la cunita deben tener una base ancha para que no pueda voltearse si alguien se topara con ella. Si el moisés o la cunita tienen patas plegables, deben estar trancadas en posición recta siempre que la cama esté en uso. Su bebé deberá pasar a una cuna hacia el final de su primer mes de vida o para cuando pese 10 libras (4.5 kg).

Ubicarlo como si fuera el "side car" de una moto (la cuna junto a la cama de los padres) podría ser más cómodo y será más seguro que compartir la cama. Para la mayoría de las familias, una cunita en la habitación de los padres permite estar más tiempo juntos y causa menos interrupciones del sueño. Si bien la AAP recomienda que los bebés recién nacidos duerman cerca de sus padres, el bebé debe estar en una superficie aparte, como un moisés.

se aplica a todos los juguetes que queden sin guardar. Si bien los muñecos de peluche se ven bonitos alrededor de los recién nacidos (aparentemente son uno de los obsequios favoritos en las fiestas de nacimiento), tienden a acumular polvo y podrían provocar congestión nasal. Como su bebé no jugará con ellos por muchos meses, podría tener en cuenta la posibilidad de guardarlos hasta que el bebé esté listo para ellos.

Si el aire de la habitación del bebé fuera extremadamente seco, es posible que el pediatra recomiende usar un humidificador de vapor frío o un vaporizador. Además, esto puede ayudar a despejar la congestión nasal de su hijo cuando esté resfriado. Si usa un humidificador o un vaporizador, límpielo con frecuencia conforme a las instrucciones del envase y vacíelo cuando no esté en uso. De lo contrario, podrían acumularse bacterias y moho en el agua estancada.

Un objeto que con seguridad disfrutará su bebé es un móvil. Busque uno con colores brillantes (el primer color que verá es el rojo) y formas variadas. Algunos además tienen música. Cuando vaya a comprar un móvil, mírelo desde abajo para saber cómo se ve desde el punto de vista del bebé. Evite los modelos que solo se ven bien desde un lado o desde arriba: están diseñados más para que usted los disfrute que para que los disfrute el bebé. Asegúrese de quitar el móvil cuando el bebé tenga 5 meses de edad o en cuanto pueda sentarse solo, porque en ese momento podrá jalar de él y podría lastimarse.

Otras adiciones útiles para la habitación del bebé podrían incluir una mecedora o un columpio, una caja de música o un juguete musical y un reproductor de música. El movimiento mecedor de la silla aumentará el efecto calmante que siente su bebé cuando lo cargan. La música suave o el ruido blanco reconfortarán al bebé cuando usted no esté cerca y lo ayudarán a dormirse.

Tal vez desee mantener luces tenues encendidas en la habitación del bebé cuando haya llegado el recién nacido y dejar una luz de noche después de que caiga el sol. La luz de noche hará que sea más sencillo ir a ver cómo está el bebé y, a medida que crezca, lo hará sentirse seguro cuando se despierte por la noche. Asegúrese de que todas las luces y los cables se mantengan en forma segura y fuera del alcance del bebé.

Preparación de sus otros hijos para la llegada del bebé

Si hay otros hijos, los padres deberán planificar detenidamente cómo y cuándo contarles acerca del nuevo bebé. Un niño de 4 años o mayor deberá enterarse en cuanto comiencen a contarles a amigos y familiares. Tendrá un sentido básico de su relación de parentesco con el hermano o hermana. Las fábulas sobre la cigüeña y otras cosas pueden parecer tiernas, pero no ayudarán a su pequeño a entender y aceptar la situación. El uso de libros ilustrados acerca del tema podría ayudarlos a explicar "de dónde vienen los bebés". El exceso de detalles podría asustar al niño. Por lo general es suficiente decir: "Al igual que tú, este bebé se hizo con un pedacito de mamá y un pedacito de papá".

Si el niño tiene menos de 4 años cuando queda embarazada, puede esperar un poco antes de decírselo. Cuando es tan pequeño, aún es muy egocéntrico y tal vez

Aproveche todas las preguntas que su hijo pueda hacer sobre la "panza" de mamá que crece para explicar lo que está ocurriendo.

le cueste entender un concepto abstracto como el de un bebé en gestación. Pero cuando comience a amueblar la habitación del bebé, traiga su cuna de vuelta a la casa y haga o compre ropa de bebé, deberá decirle lo que está pasando. Además, aproveche todas las preguntas que el niño pueda hacer sobre la "panza" de mamá que crece para explicar lo que está ocurriendo. Los libros con ilustraciones sobre bebés o sobre convertirse en hermano o hermana mayor pueden ser útiles también con los niños más pequeños. Otra cosa que puede ser útil es mostrarle las imágenes

Los libros con imágenes pueden resultar útiles con niños muy pequeños.

de las ecografías. Aunque no haga preguntas, comience a hablar a su hijo mayor acerca del bebé durante los últimos meses del embarazo. Si su hospital ofrece una clase de preparación para hermanos, llévelo para que pueda ver dónde nacerá el bebé y a dónde podrá ir a visitarla. Señale otros recién nacidos y sus hermanos mayores, y dígale que pronto será un hermano mayor.

No prometa que las cosas serán iguales después de la llegada del bebé, porque no lo serán sin importar cuánto lo intente. Pero asegure a su hijo que lo amará tanto como siempre y ayúdelo a entender el lado positivo de tener un hermanito.

Dar la noticia es mucho más difícil si su hijo tiene entre 2 y 3 años. A esta edad está sumamente apegado a los padres y aún no comprende el concepto de compartir el tiempo, los objetos o su afecto con otra persona. Además, es muy sensible a los cambios en su entorno y tal vez se sienta amenazado por la idea de un nuevo integrante de la familia. La mejor forma de minimizar sus celos es incluirlo lo más posible en las preparaciones para la llegada del nuevo bebé. Llévelo cuando vaya a comprar ropa de bebé y equipamiento para la habitación. Muéstrele fotos de cuando él era recién nacido, y si va a reciclar algo de su viejo equipamiento de bebé, déjelo jugar con eso un rato antes de ponerlo en condiciones para el nuevo integrante de la familia.

Todo cambio importante en la rutina de su preescolar, como aprender a usar el baño, pasarse de la cuna a la cama, cambiar de habitación o comenzar el jardín de infantes deberá completarse antes de la llegada del bebé. Si eso no fuera posible, posponga los cambios hasta después de que el bebé esté instalado en casa. De lo contrario, su hijo podría sentirse abrumado cuando se añada el caos que causa la llegada del bebé a la tensión de sus propios ajustes.

Asegúrese de reservar algo de tiempo especial cada día solo para usted y su hijo mayor.

No se alarme si la noticia de que nacerá un bebé (o, posteriormente, la llegada del bebé) provoca una leve regresión de las conductas de su hijo mayor. Tal vez pida un biberón o usar pañales otra vez, llore sin motivo aparente o se niegue a despegarse de su lado. Esta es su forma de demandar su amor y atención y estar tranquilo de tenerlos todavía. En vez de protestar o decirle que se comporte como un niño grande, simplemente hágale el gusto y no se moleste por ello. Un niño de 3 años entrenado para ir solo al baño que pida pañal durante algunos días, o uno de 5 años que quiera la mantita que ya había dejado de usar (y que usted pensó que hacía tiempo había quedado olvidada) durante una semana, pronto volverá a su rutina normal cuando se dé cuenta de que su lugar es tan importante en la familia como el de su nuevo hermano. De manera similar, un hermano mayor que quiera volver a amamantar perderá el interés rápidamente.

Sin importar lo atareados o preocupados que los padres estén con la nueva llegada, deben asegurarse de reservar algo de tiempo especial cada día solo para ellos y su hijo mayor. Lean, jueguen, escuchen música o simplemente conversen. Muéstrenle que están interesados en lo que hace, piensa y siente, no solo en relación con el bebé sino sobre todo lo demás en su vida. Solo necesitarán 5 o 10 minutos por día de tiempo protegido, cuando el bebé esté dormido u otro adulto lo esté cuidando, para hacer que su hijo mayor se sienta especial.

Preparación del papá para el parto

Si usted es un futuro padre, recuerde que tener un bebé es un evento familiar. Puede ayudar con las tareas y los preparativos para la llegada del bebé que se describieron anteriormente. Al mismo tiempo deberá hacer sus propios ajustes, que también pueden ser un desafío. Por supuesto que su papel durante los 9 meses de embarazo ha sido muy diferente, pero de todos modos deberá hacer algunos ajustes. A veces se sentirá emocionado y extasiado; otras veces sentirá temor, agotamiento y tal vez esté cansado de esperar que llegue el bebé. Probablemente haya ocasiones en las que haya sido un pilar emocional para su esposa o pareja durante algunos de los momentos más difíciles del embarazo, desde los períodos de fatiga extrema hasta los malestares matinales.

Cuando asista a las visitas prenatales al obstetra, hablen sobre el rol que desempeñará usted en la sala de partos. Asegúrese de obtener respuesta a todas sus preguntas respecto a lo que ocurrirá y cómo puede ofrecer mejor su apoyo. Si puede planificar con anticipación tomarse unos días o semanas libres del trabajo una vez que llegue el bebé, hágalo ahora. Y, por su puesto, esté listo para desempeñar un rol muy activo en la vida de su hijo, no solo durante los primeros días después de su nacimiento sino durante el resto de su vida juntos. (Para hablar en mayor profundidad sobre el rol único de los papás y de los abuelos en el nacimiento de su bebé, consultar el Capítulo 6, páginas 187 a 192).

Para ambos padres, una vez que el bebé llegue finalmente, toda la espera y las molestias del embarazo parecerán inconvenientes intrascendentes. De pronto conocerán a esta persona nueva que durante todos estos meses ha estado tan cerca pero se ha mantenido tan misteriosa. El resto de este libro trata acerca del niño en quien se convertirá y el trabajo que les espera a los padres.

Al igual que antes del comienzo de un viaje, la preparación que se puede hacer es limitada. Hemos hablado sobre muchas cosas que se necesitarán y sobre las cosas que se deben y no se deben hacer. En última instancia, la manera en que los padres asumen su rol estará determinada más por la forma en la que se preparan espiritual y emocionalmente que por el color que elijan para empapelar la habitación o el estilo de cuna que compren. Solo usted sabe cómo responder ante el estrés y los cambios. Intente prepararse para la paternidad del modo que le resulte más cómodo. Algunos padres consideran que los grupos de apoyo son útiles; otros prefieren meditar, dibujar o escribir.

Prepararse tal vez sea más difícil para algunos futuros padres que para otros, en especial si son el tipo de personas a quienes les gusta la espontaneidad más que descifrar todo por anticipado, pero la preparación es importante ya que da lugar a una mayor confianza. Se necesita una asombrosa cantidad de confianza para que un niño comience a caminar. De manera similar necesitará ese tipo de confianza para dar los primeros pasos en el camino de la paternidad.

¡Al fin llegó el día del parto!

La duración de la mayoría de los embarazos es de entre 37 y 42 semanas. Las contracciones del trabajo de parto son la indicación más clara de que su cuerpo se está aprontando para parir a su bebé. Cuando comienza el trabajo de parto, el cuello del útero (el extremo inferior del útero) se abre y el útero comienza a contraerse o apretarse. El cuello del útero debe borrarse (o afinarse) para que la cabeza del bebé se mueva hacia el canal de parto. Cada vez que ocurre una contracción, el útero y el abdomen se volverán más apretados y firmes. Entre contracciones, el útero se ablandará y podrá relajarse por un momento mientras espera la siguiente contracción.

Si bien la mayoría de las mujeres saben cuando se acerca el trabajo de parto o cuando ha comenzado, no siempre es fácil decir con certeza cuándo comienza el proceso. Eso es porque puede ocurrir un "falso trabajo de parto", en el cual las contracciones son esporádicas y relativamente débiles. Aún así, no tenga vergüenza de llamar al médico ni de ir al hospital si no está segura de si lo que le ocurre es o no el verdadero trabajo de parto.

Con el trabajo de parto real, experimentará lo siguiente:

■ Contracciones reiteradas, calambres y aumento de los niveles de dolor que corresponden a la apertura (dilatación) del cuello del útero y el descenso del bebé por el canal de parto.

- Una secreción vaginal levemente sanguinolenta, rosa o transparente; esto es el tapón mucoso del cuello del útero.

- Ruptura de la bolsa de agua, que es en realidad la ruptura del saco amniótico que contiene un líquido acuoso que rodea y protege a su bebé.

A medida que avanza el trabajo de parto, las contracciones se hacen más fuertes, ocurren con mayor frecuencia y continúan durante 30 a 70 segundos cada una. El dolor de las contracciones tenderá a comenzar por la espalda y luego pasará hacia adelante, a la parte inferior del abdomen.

¿Cuándo debe llamar al médico o ir al hospital? Esperemos que ya haya hablado sobre esto con su médico. En general, debe dirigirse al hospital o llamar a su médico si se rompe su bolsa de agua (aunque aún no sienta contracciones), si tiene hemorragia vaginal o si el dolor es fuerte y persistente incluso entre contracciones.

El médico podrá inducirle el trabajo de parto antes de que lo empiece por usted misma. Esta inducción podrá elegirla el médico si determina que su salud o la del

¿Qué ocurre con el dolor?

Los niveles de dolor durante el parto varían de una mujer a otra. Para algunas, el proceso puede ser muy doloroso, pero las mujeres a menudo pueden volcarse a la relajación y las técnicas de respiración (que les enseñan en las clases de preparación para el parto) para ayudarse a manejar las molestias. Los masajes en la zona lumbar (parte inferior de la espalda) por parte del cónyuge u otro orientador de trabajo de parto también alivian las molestias, además de tomar un baño o una ducha (si estuviera permitido) o aplicar bolsas de hielo en la espalda.

Si fuera necesaria una episiotomía (incisión quirúrgica en el área vaginal) para facilitar el paso de la cabeza del bebé por el canal de parto, se inyectará con anticipación un anestésico local para adormecer el área. Los anestésicos locales administrados de esta manera casi nunca han provocado efectos negativos al bebé.

A medida que avanza el trabajo de parto, muchas mujeres deciden recibir medicamentos para aliviar el dolor de las contracciones. Entre estos se incluyen:

1. *Medicamentos narcóticos (opiáceos) administrados por inyección o a través de un catéter intravenoso.* Estos medicamentos hacen que los dolores del trabajo de parto sean más tolerables, pero pueden hacer más lenta la respiración del bebé si se administran muy cerca del parto.

2. *Medicamentos anestésicos administrados en la región espinal (columna) para reducir la intensidad de las contracciones.* En general esto se denomina analgesia epidural o bloqueo epidural. Se coloca un pequeño tubo, llamado catéter, en el espacio epidural, una zona apenas afuera de la región de la

médula espinal. Luego se pasan medicamentos a través de este catéter para reducir la sensación en el abdomen y hacer que las contracciones sean menos dolorosas. El alivio del dolor en general comienza luego de 10 a 20 minutos. La mayoría de las veces estos medicamentos se administran en dosis lo suficientemente pequeñas como para permitirle estar alerta, consciente de las contracciones (aunque no son tan dolorosas) y tener suficiente fuerza para pujar a fin de que el bebé salga por el canal de parto. Los efectos secundarios o las complicaciones son poco frecuentes, pero podrían incluir dolores de cabeza o una disminución de su presión arterial.

Si su médico decide que es necesario hacer una cesárea, hay tres opciones de alivio del dolor/anestesia:

1. *Se puede administrar un medicamento anestésico adicional a través de un catéter epidural para adormecer toda la parte inferior de su cuerpo (desde abajo de la caja torácica hasta los dedos de los pies).* Si ya le hubieran colocado un catéter epidural para aliviar los dolores del trabajo de parto, se podrá administrar el medicamento adicional a través de este catéter para anestesiarla lo suficiente para soportar la cirugía. La ventaja de este tipo de anestesia es que el bebé no estará tan somnoliento y puede estar despierta cuando el bebé nazca.

2. *Si van a hacerle una cesárea programada, es posible que su médico recomiende un bloqueo espinal.* Esta es una inyección única en el líquido que rodea la médula espinal. Los bloqueos espinales son muy rápidos y fáciles de realizar y en general la anestesian más que el bloqueo epidural. El alivio del dolor comienza de inmediato. Una diferencia entre el bloqueo espinal y el bloqueo epidural es que el espinal es una inyección única de medicamento analgésico cuyo efecto se pasa solo, luego de varias horas, en vez de una administración continua a través de un catéter. Los efectos secundarios o complicaciones son poco frecuentes, pero se parecen a los de un bloqueo epidural.

3. *Si fuera necesario realizar una cirugía de emergencia o si tuviera un problema médico que hiciera que un bloqueo epidural o espinal fuera peligroso para usted, se le pueden administrar medicamentos que le harán perder el conocimiento o "dormirse" (anestesia general).* Esto puede hacer que el bebé esté muy somnoliento al nacer y afectar su respiración. Cuando se administra anestesia general, es necesario sacar al bebé muy rápido a fin de reducir estos efectos, por lo que se prefieren los bloqueos epidurales o espinales siempre que sea posible.

Para obtener información más detallada acerca de los partos naturales normales y las cesáreas, incluyendo los procedimientos en salas de partos del hospital cuando nace su bebé, consultar el Capítulo 2, *El parto y los primeros momentos después de este*, páginas 43 a 56.

bebé corren riesgo. Tal vez tenga una enfermedad crónica, como diabetes o presión arterial alta que podrían representar riesgos para usted o para su hijo. O su médico puede haber recomendado inducir el trabajo de parto si los análisis indican que el crecimiento de su bebé es inusual. Con determinados medicamentos (como oxitocina o prostaglandina, que son fármacos que se pueden administrar por vía intravenosa en el hospital), la madre tendrá contracciones y el cuello del útero comenzará a abrirse y a borrarse. El médico puede también romper a propósito las membranas que rodean al feto o usar otros medios para dar inicio al trabajo de parto.

~ 2 ~

El parto y los primeros momentos después

DAR A LUZ ES una de las experiencias más extraordinarias de la vida de una mujer. A pesar de todos los meses de cuidadosa preparación y anticipación, el momento del parto casi nunca es lo que una esperaba. El trabajo de parto puede ser más sencillo o más exigente físicamente de lo que había imaginado. Tal vez acabe en una sala de partos en vez de en la sala de nacer que deseaba, o podrían hacerle una cesárea en vez de tener un parto natural. Su salud, el estado del feto y las normas del hospital, son todos factores que ayudarán a decidir lo que ocurrirá efectivamente. Pero, afortunadamente, pese a lo que podría haber pensado cuando estaba embarazada, estos no son los elementos que harán que el parto de su hijo sea un "éxito". Lo que importa es el bebé, que llegue finalmente y que esté sano.

Parto natural habitual

Durante los días y semanas previos al nacimiento de su bebé, es probable que se sienta un poco aprehensiva además de emocionada, preguntándose cuándo ocurrirá por fin este evento tan esperado. Luego, por lo general entre las semanas 37 y 42 del embarazo, entrará en trabajo de parto. Si bien nadie sabe con certeza qué es lo que dispara este proceso, parece ser que los cambios de los niveles hormonales tienen algo que ver. Es posible que la bolsa de agua parezca comenzar el proceso rompiéndose, lo que en general se conoce como "romper bolsa". A medida que avanza su trabajo de parto, el útero se contraerá rítmicamente, o se apretará, y eso hará que su bebé comience a bajar por el canal de parto. Al mismo tiempo, estas contracciones abrirán totalmente, o dilatarán, el cuello del útero, convirtiéndolo en una abertura de unos 10 centímetros (4 pulg.) para que el bebé pueda salir a través de la vagina.

En un parto natural habitual, lo primero que verá de su hijo será la parte superior de la cabeza o corona, y podrá hacerlo con la ayuda de un espejo. Una vez que salga la cabeza, el obstetra succionará la nariz y la boca y el bebé respirará por primera vez. No es necesario abofetearlo ni pegarle para que comience a respirar; tampoco es indispensable que llore: muchos recién nacidos respiran por primera vez en silencio.

Una vez finalizada la parte más difícil del parto, suele haber una última pausa antes del pujo que hace que el resto del cuerpo de su hijo, que es más pequeño que la cabeza, salga deslizándose a los brazos del médico o la partera que lo esperan. Luego de volver a succionarle la nariz y la boca más minuciosamente, le entregarán a su hijo para que lo abrace y contemple.

Aunque haya visto fotografías de recién nacidos, es seguro que se asombrará al ver a su propio bebé por primera vez. Cuando él abra los ojos, se encontrará con los suyos con curiosidad. Toda la actividad del parto probablemente lo ponga muy alerta y receptivo a sus caricias, a su voz y a su calor. Aproveche la ventaja de esta atención, que podría prolongarse durante las primeras horas. Acarícielo, háblele y mire atentamente a este niño que usted creó. Es posible que el obstetra o la partera coloquen al bebé sobre su abdomen o la parte inferior del pecho durante esos primeros momentos. Mire cómo el bebé se mueve hacia arriba, hacia su pecho, buscando alimentarse por primera vez. Esos momentos son mágicos para usted y para el bebé. Durante esos momentos nada debe estorbar; es preciso permitir que ocurran. La maravilla natural de su bebé mirándola, mirando su pecho y moviéndose hacia arriba la harán darse cuenta de lo emocionantes que son esos importantísimos primeros minutos. Los asistentes no deben lavarla, lavar al bebé ni interferir. El olor y la sensación del momento guiarán al bebé hacia su primera alimentación. Como ocurre con muchas mamás, es probable que descubra que poner a su bebé al pecho genera un vínculo emocional intenso entre usted y su recién nacido.

Cuando acabe de nacer, es probable que su bebé esté cubierto de una sustancia blanca, con aspecto de queso, llamada vérnix. Esta cobertura protectora la producen las glándulas sebáceas (productoras de aceite) de la piel del bebé hacia el final del embarazo. Además estará húmedo por el líquido amniótico. Si le hubieran

Amamantamiento posterior al parto

Recomendamos que planifique amamantar a su bebé. Pregunte con anticipación acerca de las políticas del hospital sobre el amamantamiento en el área de parto. Hoy en día, la mayoría de los hospitales fomentan el amamantamiento inmediato luego de un parto de rutina, salvo que los puntajes del bebé en la prueba de Apgar sean bajos o que esté respirando demasiado rápido; en esos casos, es posible que se deba postergar el amamantamiento temporalmente. (Consultar en la página 48 la información detallada sobre estas pruebas).

Amamantar inmediatamente beneficia a la madre, haciendo que se contraiga el útero y reduciendo así la cantidad de sangrado uterino. (La misma hormona que estimula el reflejo de salida de leche, o bajada de la leche, dispara las contracciones uterinas).

La primera hora después del parto es un buen momento para comenzar a amamantar, porque su bebé está muy alerta y deseoso. Al ponerlo al pecho es probable que primero lo lama. Luego, con algo de ayuda, se prenderá sobre la aréola, no el pezón, y succionará vigorosamente durante varios minutos. Si espera hasta más tarde, es posible que tenga más sueño y le cueste más trabajo sostener el pezón de manera eficaz.

Durante los primeros dos a cinco días después del parto, su cuerpo produce calostro, un líquido poco denso y amarillento que contiene proteínas y anticuerpos para proteger al bebé contra las infecciones. El calostro proporciona todos los nutrientes y líquidos que el bebé necesita durante los primeros días de vida. (Para ver un comentario completo sobre la lactancia, consultar el Capítulo 4).

hecho una episiotomía (corte quirúrgico) o si hubiera sufrido algún desgarro en el tejido del área vaginal, es probable que tenga también un poco de su sangre. La piel del bebé, en especial la de la cara, podría estar bastante arrugada debido a la humedad y a la presión del parto.

La forma y el tamaño de su bebé podrían sorprenderla, en especial si es este su primer bebé. Por un lado, es difícil creer que un ser humano pueda ser tan pequeño; por otra parte, es increíble que esa criatura "enorme" haya podido caber dentro de su cuerpo. En particular podría alarmarle el tamaño y la forma de la cabeza. ¿Cómo es posible que esa cabeza haya pasado por el canal de parto? La respuesta está en su forma levemente alargada. La cabeza pudo adaptarse al contorno del pasaje a medida que fue empujada por allí, comprimiéndose para calzar. Ahora que está libre, puede tardar hasta varios días en volver a su forma ovalada normal. El color de la piel del bebé podría ser un poco azulado al principio, pero gradualmente se pondrá más rosado a medida que su respiración se regularice. Es probable que las manos y los pies estén levemente azules, y tal vez permanezcan así de a ratos durante varias semanas, hasta que su cuerpo pueda adaptarse mejor a la temperatura de su entorno.

También es probable que note que la respiración de su recién nacido es irregular y muy rápida. Mientras que usted normalmente realiza entre 12 y 14 respiraciones por minuto, su recién nacido podría realizar tanto como entre 40 y 60 respiraciones por minuto. Una respiración profunda ocasional podría alternarse con ráfagas de respiraciones breves y superficiales, seguidas de pausas. No permita que esto le genere ansiedad. Es normal durante los primeros días después del parto.

Parto por cesárea

En EE. UU., aproximadamente una de cada tres madres da a luz por cesárea. Una cesárea es una cirugía; se realiza una incisión en el abdomen y el útero de la madre para poder sacar al bebé directamente del útero en vez de que atraviese el canal de parto.

Lo más habitual es que se hagan cesáreas cuando:

- La madre ya tuvo un bebé por cesárea.

- El bebé está en posición podálica o "sentado".

- El cuello del útero no se dilata adecuadamente y no alcanza los 10 centímetros necesarios para comenzar a pujar o el bebé no desciende por el canal de parto pese a un esfuerzo de pujo adecuado.

- El obstetra considera que la salud del bebé se vería afectada si naciera por parto natural.

- El latido del corazón del feto se enlentece de manera anormal o se torna irregular (en cuyo caso el obstetra realizará una cesárea de emergencia en vez de arriesgarse a permitir que progrese el trabajo de parto).

Si bien la mayoría de los bebés se ubican con la cabeza hacia abajo en el útero de la madre, alrededor de 3 de cada 100 recién nacidos nacen con las nalgas, los pies o ambas cosas en primer lugar en el parto (presentación podálica o de nalgas). Si su bebé adoptó una posición podálica, el obstetra le recomendará una cesárea como la mejor manera de dar a luz. El motivo es que es más difícil dar a luz naturalmente a un bebé en posición podálica, y es más probable que ocurran complicaciones durante el parto natural de un bebé en esta posición. Un médico puede determinar la posición del bebé palpando la parte inferior del abdomen de la madre en puntos particulares; luego podrá decidir confirmar la posición podálica pidiendo una ecografía u otro tipo de prueba.

La experiencia de dar a luz mediante una cesárea es muy distinta a la de un parto natural. Por una parte, la operación en total no suele tardar más de una hora y, dependiendo de las circunstancias, es posible que no experimente ningún tipo de trabajo de parto. Otra diferencia importante es la necesidad de usar medicamentos que afectan a la madre y que podrían afectar al bebé. Cuando se les da a elegir una anestesia, la mayoría de las mujeres prefieren una anestesia local, una inyección en la espalda que bloquea el dolor al adormecer los nervios de la médula espinal, como p. ej. una anestesia epidural o una anestesia raquídea. La administración de una anestesia regional adormece el cuerpo de la cintura para abajo, tiene relativamente pocos efectos secundarios y le permite presenciar el nacimiento. Pero a veces, en especial en casos de cesáreas de emergencia, se debe usar anestesia general y, en ese caso, estará inconsciente. Su obstetra y el anestesista de guardia le recomendarán el abordaje que consideran mejor de acuerdo con las circunstancias médicas del momento.

Debido a los efectos de la anestesia y a la forma en que nace el bebé, los bebés nacidos por cesárea a veces tienen dificultades para respirar al principio y necesitan ayuda adicional. Un pediatra u otra persona especializada en problemas de recién nacidos suele estar presente durante una cesárea para examinar y asistir al bebé con su respiración, si fuera necesario, inmediatamente después de nacer.

Si estuviera despierta durante la operación, podrá ver a su bebé inmediatamente después de que lo examinen y lo declaren saludable. Luego es probable que lo lleven a la sala de recién nacidos para que pase varias horas en una cuna con temperatura controlada o incubadora. Esto permite al personal del hospital observarlo mientras desaparece la anestesia y se adapta a su nuevo entorno.

Si se usó anestesia general durante el parto, es posible que usted no se despierte por varias horas. Cuando lo haga, se sentirá aturdida y confundida. Además, es probable que sienta algo de dolor donde se realizó la incisión. Pero pronto podrá cargar a su bebé y rápidamente recuperará el tiempo perdido.

No se sorprenda si su bebé sigue afectado por la anestesia durante 6 a 12 horas después del parto y parece estar algo somnoliento. Si va a amamantarlo, intente hacerlo en cuanto usted se sienta bien. Aún si está somnoliento, su primera alimentación debería darle un motivo para despertarse y conocer su nuevo mundo y a usted. Esto también la ayudará a estimular su producción de leche materna.

Tal como se mencionó, muchos obstetras creen que una vez que una mujer se somete a una cesárea, los bebés posteriores deben nacer de la misma manera debido a las altas probabilidades de que ocurran complicaciones en partos naturales luego de una cesárea previa. No obstante, muchas mujeres son candidatas para tener un parto natural después de una cesárea (PVDC). Pero la decisión sobre este tema dependerá de una serie de factores y deberá tomarse en conjunto con su médico.

Si usted es un futuro padre, hable sobre su rol y su presencia en la sala de partos y sobre las maneras en las que puede apoyar mejor a su pareja durante el parto.

Procedimientos de la sala de partos luego de un parto natural normal

Mientras su bebé esté acostado sobre usted luego de un parto normal, el cordón umbilical seguirá unido a la placenta. Es posible que el cordón siga palpitando durante varios minutos, suministrando oxígeno al bebé mientras establece su propia respiración. Una vez que se detengan los latidos, se colocará una pinza en el cordón

Puntajes de Apgar

Ni bien nace su bebé, una enfermera especialista en partos pondrá un cronómetro para que suene luego de un minuto y otro para que suene luego de 5 minutos. Cuando acaba cada uno de estos períodos cronometrados, un enfermero o un médico le harán a su bebé las primeras pruebas, llamadas Apgar.

Este sistema de puntaje (llamado así por su creadora, Virginia Apgar) ayuda al médico a estimar el estado general de su bebé al nacer. La prueba mide la frecuencia cardíaca del bebé, la respiración, el tono muscular, la respuesta de reflejos y el color. No puede predecir lo saludable que será cuando crezca ni cómo se desarrollará; tampoco indica lo inteligente que será ni cómo será su personalidad. Pero sí alerta al personal del hospital si está más somnoliento o si tiene una respuesta más lenta de lo normal y que podría necesitar ayuda para adaptarse a su nuevo mundo fuera del vientre materno.

Cada característica recibe un puntaje individual, 2 puntos para cada una de las 5 categorías si todo se completa correctamente; luego, se suman los puntos para obtener un total. Por ejemplo, digamos que su bebé tiene una frecuencia cardíaca de más de

100, llora vigorosamente, se mueve activamente, hace muecas y tose en respuesta a la jeringa pero está morado: su puntaje de Apgar al minuto será de 8, ya que se le restarán 2 puntos porque está morado y no rosa. La mayoría de los recién nacidos tienen puntajes de Apgar de más de 7. Como sus manos y pies siguen morados hasta que alcanzan una temperatura lo suficientemente cálida, pocos tienen un puntaje 10 perfecto.

Si los puntajes de Apgar están entre 5 y 7 al minuto, es posible que haya tenido algún problema durante el nacimiento que disminuyó el nivel de oxígeno en la sangre. En este caso, el bebé será evaluado y tratado por personas (p. ej. médicos, enfermeros, terapeutas respiratorios) especialmente capacitados en la evaluación y resucitación de recién nacidos. Esto podría incluir que lo sequen enérgicamente con una toalla mientras se sostiene una fuente de oxígeno debajo de la nariz del bebé. Esto debería hacerlo comenzar a respirar profundamente y mejorar su suministro de oxígeno para que su puntaje de Apgar a los 5 minutos sume un total de entre 8 y 10.

Un pequeño porcentaje de recién nacidos tienen puntajes de Apgar de menos de 5. Por ejemplo, los bebés nacidos prematuros o por cesárea de emergencia tienen más probabilidades de tener puntajes bajos respecto a los bebés nacidos por parto normal. Estos puntajes podrían reflejar las dificultades que el bebé padeció durante el trabajo de parto o problemas cardíacos o respiratorios.

Si los puntajes de Apgar de su bebé son muy bajos, es probable que le coloquen una máscara sobre la cara para administrarle oxígeno y ayudarlo a respirar. Si no respira solo en el transcurso de unos minutos, puede que le introduzcan un tubo en la tráquea y le administren líquidos y medicamentos a través de uno de los vasos sanguíneos del cordón umbilical para fortalecer sus latidos cardíacos. Si después de estos tratamientos el puntaje de Apgar sigue siendo bajo, es probable que lo lleven a la sala de cuidados especiales de recién nacidos para someterlo a observación o proporcionarle atención médica más intensiva.

SISTEMA DE PUNTAJE DE APGAR

Puntaje	0	1	2
Frecuencia cardíaca	Ausente	Menos de 100 latidos por minuto	Más de 100 latidos por minuto
Respiración	Ausente	Lenta, irregular; llanto débil	Buena, llanto fuerte
Tono muscular	Flácido	Cierta flexión de brazos y piernas	Movimiento activo
Reflejo*	Ausente	Mueca	Mueca y tos o estornudo
Color	Morado o pálido	Cuerpo rosa, manos y pies morados	Totalmente rosa

*Reflejo juzgado mediante colocación de un catéter o jeringa de pera en la nariz del bebé y observando su respuesta.

umbilical y se cortará. (Como el cordón no tiene nervios, el bebé no sentirá dolor durante este procedimiento). La pinza quedará colocada entre 24 y 48 horas, o hasta que el cordón se seque y deje de sangrar. El muñón que queda una vez que se quita la pinza se caerá en algún momento entre una y tres semanas después del nacimiento.

Una vez que haya tenido unos momentos para familiarizarse con su bebé, lo secarán para que no se enfríe demasiado y un médico o una enfermera lo examinarán brevemente para asegurarse de que no haya problemas ni anomalías obvios. Le darán los puntajes de Apgar (consultar las páginas 48 y 49), que miden su capacidad de respuesta en general. Luego lo envolverán en una manta y se lo entregarán.

Dependiendo de la rutina del hospital, también es posible que pesen y midan a su bebé y que le den medicamentos antes de salir de la sala de partos. También le darán una dosis de vitamina K, ya que todos los recién nacidos tienen niveles

Formación del vínculo

Si tiene un parto sin complicaciones, podrá pasar la siguiente hora, más o menos, cargando, acariciando y mirando a su bebé. Como los bebés suelen estar alertas y muy receptivos durante este tiempo, los investigadores han llamado a este momento el período sensible.

Los primeros intercambios de contacto visual, sonidos y tacto entre los dos son parte de un proceso llamado formación del vínculo, que ayuda a sentar las bases de su relación de madre e hijo. Si bien le llevará meses aprender cómo es el temperamento básico y la personalidad de su hijo, muchas de las emociones principales que siente por él podrían comenzar a desarrollarse durante este breve período inmediatamente posterior al parto. Cuando lo mire y él la mire a usted, siguiendo sus movimientos y tal vez hasta imitando alguna de sus expresiones, es posible que sienta que surgen su necesidad de protegerlo, la maravilla y el amor. Esto es parte del proceso de apego.

También es bastante normal que *no* sienta inmediatamente esos sentimientos sumamente afectuosos por su bebé. El trabajo de parto es una experiencia exigente, y su primera reacción al parto podría ser perfectamente una sensación de alivio porque finalmente ha acabado. Si está agotada física y emocionalmente, tal vez solo quiera descansar. Eso es absolutamente normal. Dese tiempo para recuperarse de la tensión del trabajo de parto y luego pida para ver a su bebé. La formación del vínculo no tiene límite de tiempo.

Además, si es necesario llevar a su bebé a la sala de recién nacidos inmediatamente para que reciba atención médica, o si usted está sedada durante el parto, no se desespere. No debe preocuparse de que su relación se vea perjudicada porque no "formaron el vínculo" durante esta primera hora. Puede amar y amará a su bebé de la misma manera y con la misma intensidad, aunque no haya podido verlo nacer ni cargarlo inmediatamente después. Su bebé también estará bien, la querrá de la misma manera y estará igual de vinculado con usted.

levemente bajos de esta vitamina (necesaria para la coagulación normal de la sangre). Debería sentirse cómoda para sugerir que todos estos pasos se den entre 30 minutos y 1 hora después del nacimiento, para poder cargar a su bebé y permitirle moverse con éxito hasta su pecho para alimentarse por primera vez. Una vez que haya tenido éxito y cuando su bebé parezca estar descansando sobre su piel, entonces podrán llevarse a cabo esos otros pasos, incluyendo la inyección de vitamina K. Lo más importante es maximizar el contacto piel con piel entre usted y su bebé lo más posible durante esos primeros minutos.

Como las bacterias del canal de parto podrían infectar los ojos del bebé, se le administrarán gotas o un ungüento oftálmico antibiótico o antiséptico (se usa habitualmente ungüento de eritromicina), ya sea inmediatamente después del parto o más adelante, en la sala de recién nacidos, para evitar una infección ocular.

Al menos un procedimiento importante más debe llevarse acabo antes de que usted o su recién nacido salgan de la sala de partos: Ustedes dos (y el padre del bebé) recibirán etiquetas iguales con su nombre y otros detalles de identificación. Luego de verificar la exactitud de estas etiquetas, le pondrán una a usted y al padre en la muñeca y otra al bebé en la muñeca (y con frecuencia también en el tobillo). Cada vez que se lleven al niño de su lado o se lo devuelvan mientras esté en el hospital, el enfermero revisará estos brazaletes para asegurarse de que coincidan. Muchos hospitales además toman la huella de la planta del pie del bebé como precaución adicional y colocan un pequeño dispositivo de seguridad alrededor del tobillo del bebé.

Salida del área de partos

Si dio a luz en una sala de nacer o en una maternidad alternativa es probable que no la cambien de lugar de inmediato. Pero si dio a luz en una sala de partos convencional, la llevarán a un área de recuperación donde podrán controlarla para detectar problemas tales como un sangrado excesivo. Una vez más, insista en que esta separación de su bebé no ocurra hasta que hayan estado juntos un rato, por lo menos una hora. Luego es posible que se lleven al bebé a la sala de recién nacidos o que le realicen su primer examen físico a su lado.

Este examen medirá sus signos vitales: temperatura, respiración y pulso. El pediatra o el enfermero revisarán a su bebé de pies a cabeza, prestando atención específicamente a su color, su nivel de actividad y su patrón de respiración. Si no le administraron la vitamina K y las gotas oftálmicas antes, se las administrarán ahora. Y una vez que esté calentito, le darán su primer baño y probablemente le pinten el muñón del cordón con una tintura antibacteriana azul u otro tipo de medicamento para evitar infecciones. Posteriormente lo envolverán en una manta y, si lo desea, se lo entregarán.

Si su bebé es prematuro

Entre el 11 y el 13 % de los embarazos en EE. UU. terminan en nacimientos prematuros. Casi el 60 % de los embarazos de mellizos, trillizos o más bebés acaban siendo partos prematuros. Un bebé se considera "prematuro" cuando nace antes de completadas las 37 semanas de embarazo. Otras categorías de parto prematuro incluyen prematuros tardíos (34 a 36 semanas), moderadamente prematuros (32 a 36 semanas) y muy prematuros (menos de 32 semanas).

Es importante reconocer que los partos prematuros, aunque sean prematuros tardíos, nunca deben ocurrir por fines prácticos de la madre o del obstetra. Estudios de investigación han demostrado que los bebés prematuros tardíos corren un riesgo significativamente mayor de sufrir resultados negativos y deben realizarse todos los esfuerzos posibles para que los bebés lleguen a término.

Si su bebé nació prematuro, es posible que no se vea ni se comporte como un bebé nacido a término. Mientras que un bebé nacido a término pesa en promedio 7 libras (3.170 kg) al nacer, un bebé prematuro podría pesar 5 libras (2.260 kg) o incluso mucho menos. Pero gracias a los avances médicos los niños nacidos después de las 28 semanas de embarazo con un peso de más de 2 libras y 3 onzas (1 kg) tienen casi un 100 % de probabilidades de sobrevivir; 8 de cada 10 bebés nacidos después de la semana 30 tienen mínimos problemas de salud o de desarrollo a largo plazo, mientras que los bebés prematuros nacidos antes de las 28 semanas tienen más complicaciones y necesitan tratamiento intensivo y apoyo en una unidad de cuidados intensivos neonatales.

Su bebé prematuro será colocado inmediatamente después del parto en una cama cerrada para mantenerlo caliente.

Cuanto antes nazca su bebé, más pequeño será, más grande parecerá su cabeza en relación con el resto del cuerpo y menos grasa tendrá. Con tan poca grasa, su piel parecerá más fina y transparente, permitiéndole efectivamente ver los vasos sanguíneos por debajo de esta. Además podría tener pelo fino, llamado lanugo, en la espalda y en los hombros. Sus rasgos se verán más angulares y menos redondeados de como se verían a término y probablemente no tenga nada del vérnix blanco, similar al queso, cuando nazca, porque no se produce hasta más adelante en el embarazo. No obstante, no se preocupe; con el tiempo comenzará a verse como un recién nacido típico.

Como no tiene grasa protectora, su bebé prematuro tendrá frío en temperaturas ambiente normales. Por ese motivo, lo colocarán en una incubadora o bajo un dispositivo calentador especial llamado calentador radiante inmediatamente después del parto. La temperatura se puede ajustar para mantener al bebé caliente. Luego de un rápido examen en la sala de partos, es probable que lo lleven a una sala de cuidados especiales para recién nacidos (a menudo llamada unidad de cuidados intensivos neonatales o UCIN).

También es posible que note que su bebé prematuro solo llora muy suavemente, si es que llora, y que le cuesta respirar. Esto se debe a que su sistema respiratorio todavía está inmaduro. Si es más de dos meses prematuro, sus dificultades respiratorias podrían causarle problemas de salud graves, ya que es posible que los demás órganos inmaduros de su cuerpo no reciban suficiente oxígeno. Para asegurarse de que esto no ocurra, los médicos lo mantendrán bajo atenta observación, controlando su respiración y su frecuencia cardíaca con un equipo llamado monitor cardiorrespiratorio. Si necesita ayuda para respirar, es posible que le administren oxígeno adicional o que use un equipo especial como p. ej. un respirador u otra técnica de asistencia respiratoria llamada presión positiva continua en vías respiratorias (CPAP, por sus siglas en inglés), que se utilizará temporalmente como apoyo de su respiración. Por más importante que esta atención sea para la supervivencia de su bebé, su traslado a la sala de cuidados especiales para recién nacidos podría ser angustiante para usted. Además de todas las preocupaciones sobre su salud, es posible que se pierda de la experiencia de cargarlo, amamantarlo y forjar vínculos con él inmediatamente después del parto. No podrá cargarlo ni tocarlo cuando lo desee ni podrá tenerlo junto a usted en su habitación.

Para manejar el estrés de esta experiencia, pida para ver a su bebé lo antes posible después del parto y participe en su atención de la manera más activa posible. Pase tanto tiempo con él en la sala de cuidados especiales para recién nacidos como su estado de salud y el del bebé lo permitan. Aunque aún no pueda cargarlo (hasta que esté estable), tóquelo a menudo. Muchas unidades de cuidados intensivos permiten que los padres tengan contacto "piel con piel" con sus bebés una vez que los niños ya no necesitan asistencia importante para sus sistemas orgánicos.

También podrá alimentarlo en cuanto el médico diga que está bien hacerlo. Los enfermeros le enseñarán técnicas de alimentación, ya sea en el pecho o con biberón, lo que sea más adecuado para las necesidades del bebé y sus deseos. Es posible que algunos bebés prematuros necesiten, al principio, que se les administren líquidos por vía intravenosa o a través de una sonda de alimentación que se coloca por la boca o la nariz y llega hasta el estómago. Pero su leche materna es la mejor forma de nutrición posible y proporciona anticuerpos y otras sustancias que mejoran su respuesta inmunitaria y lo ayudan a resistir las infecciones. En algunos casos, si a su bebé prematuro le resultara demasiado difícil amamantarse al pecho, puede extraerse leche para alimentarlo por sonda o con biberón. Una vez que pueda comenzar a amamantar directamente, su bebé deberá alimentarse con frecuencia para aumentar su suministro de leche. Aún así, las madres de bebés prematuros a veces encuentran necesario seguir usando un extractor de leche además de amamantar con frecuencia para mantener un buen suministro de leche.

Tal vez esté lista para volver a casa antes de que su recién nacido lo esté; esto puede ser muy difícil, pero recuerde que su bebé está en buenas manos y puede visitarlo con la frecuencia que lo desee. Puede aprovechar el tiempo en que no esté en el hospital para un descanso necesario y para preparar su casa y su familia para la llegada del bebé al hogar, y leer un par de libros para padres sobre el cuidado de bebés prematuros. Aún después de haber regresado a casa, si participa en la recuperación de su bebé y mantiene mucho contacto con él durante este tiempo, mejor se sentirá respecto a la situación y más fácil le resultará cuidarlo cuando salga de la sala de cuidados especiales para recién nacidos. En cuanto el médico diga que está bien hacerlo, acaricie, cargue y acune delicadamente a su recién nacido.

Su propio pediatra podría participar, o al menos ser informado, sobre la atención inmediata de su bebé. Debido a esto podrá responder la mayoría de sus preguntas. Su bebé estará listo para irse a casa cuando respire por sí mismo, cuando pueda mantener su temperatura corporal, cuando pueda alimentarse del pecho o de un biberón y esté aumentando de peso sistemáticamente.

Para obtener más recursos e información sobre nacimientos prematuros, comuníquese con March of Dimes (www.marchofdimes.org; 1-914-997-4488) o con el Colegio Americano de Obstetras y Ginecólogos (www.acog.org; 1-202-638-5577).

Problemas de salud de los bebés prematuros

Como los bebés prematuros nacen antes de estar físicamente listos para abandonar el vientre materno, a menudo tienen problemas de salud. Estos recién nacidos tienen probabilidades más altas de padecer discapacidades (como parálisis cerebral) e incluso de morir. Los afroamericanos y los americanos nativos tienen el índice de muerte neonatal más alto asociado con la prematurez.

Debido a estas preocupaciones de salud, los bebés prematuros reciben atención médica y asistencia adicionales inmediatamente después del parto. Dependiendo de cuán prematuro sea el bebé, su pediatra u obstetra podrían llamar a un neonatólogo (un pediatra especializado en la atención de bebés prematuros o muy enfermos) para que los ayude a determinar si el bebé necesita algún tratamiento especial. Estas son algunas de las afecciones más comunes que padecen los bebés prematuros:

■ *El síndrome de distrés respiratorio* es un trastorno respiratorio relacionado con los pulmones inmaduros del bebé. Ocurre porque los pulmones de los bebés prematuros suelen carecer de surfactante, una sustancia líquida que permite que los pulmones se mantengan expandidos. Se pueden usar surfactantes artificiales para tratar a estos bebés, junto con un respirador o una máquina CPAP para ayudarlos a respirar mejor y mantener niveles de oxígeno en sangre adecuados. A veces, los bebés extremadamente prematuros podrían necesitar tratamiento con oxígeno a largo plazo y, ocasionalmente, podrían irse a casa con terapia de oxígeno de apoyo.

■ *Displasia broncopulmonar*, o enfermedad pulmonar crónica, son términos utilizados para describir a los bebés que necesitan oxígeno durante varias semanas o meses. En general tienden a superar esta afección poco común, que varía en cuanto a su gravedad, a medida que crecen y sus pulmones también crecen y maduran.

■ *La apnea* es una pausa temporal (de más de 15 segundos) de la respiración, común en los bebés prematuros. Suele asociarse con una disminución de la frecuencia cardíaca, llamada bradicardia. Una caída de la saturación del oxígeno, según las mediciones de una máquina llamada *oximetría de pulso*, se llama desaturación. La mayoría de los bebés lo superan para cuando son dados de alta y se van a casa.

■ *La retinopatía de la prematurez (ROP)* es una enfermedad ocular en la que la retina no está totalmente desarrollada. La mayoría de los casos se resuelven sin tratamiento, aunque los casos graves tal vez lo necesiten, incluyendo cirugía láser en los casos más severos. Es posible que su bebé sea examinado por un oftalmólogo pediátrico o un especialista en retina para diagnosticarlo y, si fuera necesario, recomendar tratamiento para esta afección.

■ *La ictericia* ocurre cuando una sustancia química, llamada bilirrubina, se acumula en la sangre del bebé. Como resultado, la piel podría presentar un color amarillento. La ictericia puede ocurrir en bebés de cualquier raza o color. El tratamiento implica colocar el bebé desnudo bajo luces especiales (a la vez que se le cubren los ojos para protegerlos). Para obtener información adicional sobre la ictericia, consultar las páginas 151 a 153.

■ Entre otras afecciones que a veces se observan en los bebés prematuros se incluyen la *anemia de la prematurez* (un bajo recuento de glóbulos rojos) y *soplos cardíacos*. Para obtener información adicional sobre soplos cardíacos, consultar las páginas 797 a 799.

Pruebas de evaluación del recién nacido

Poco después del parto y antes de que usted y su bebé reciban el alta para volver a casa, le harán al bebé una serie de pruebas de evaluación para detectar una variedad de afecciones congénitas. Estas pruebas están diseñadas para detectar problemas de manera precoz a fin de tratarlos pronto, evitar discapacidades y salvar vidas. No obstante, si bien la ley obliga a realizar ciertas pruebas, las pruebas obligatorias en un estado suelen diferir de las obligatorias en otros (y además cambian periódicamente). Antes de que su bebé nazca, hable con el pediatra acerca de las pruebas de evaluación que le harán a su bebé, incluyendo sus beneficios y los riesgos implicados, si los hubiera; pregunte si es necesario que usted dé su consentimiento para estas pruebas. Pregunte cuándo sabrá los resultados de las pruebas y qué significa si se descubre que su recién nacido está fuera del rango de normalidad (lo que no necesariamente significa que su bebé tenga efectivamente una afección congénita o genética, por lo que consulte si le harán nuevas pruebas y cuándo se las harán). Además, verifique dos veces para asegurarse de que en efecto le realicen las pruebas a su bebé antes de irse del hospital.

Reflexión sobre la llegada de su bebé

Después de toda esta actividad durante las primeras horas de vida, es probable que su bebé caiga en un sueño profundo, dándole tiempo para que usted pueda descansar y pensar en todas las cosas emocionantes que ocurrieron desde que comenzó el trabajo de parto. Si tiene al bebé junto a usted, probablemente lo mire y se maraville de haber producido semejante milagro. Esas emociones probablemente hagan desaparecer temporalmente su agotamiento físico, pero no se engañe. Necesita relajarse, dormir y recuperar fuerzas. Le espera una tarea enorme: ¡ahora es madre!

~ 3 ~

Cuidado básico del bebé

CUANDO SU BEBÉ llega, es posible que se sienta un poco abrumada por la tarea de cuidarlo. Incluso las tareas de rutina tales como cambiarle los pañales y vestirlo podrían generarle ansiedad, en especial si nunca antes pasó mucho tiempo cerca de bebés. Pero no le llevará mucho tiempo desarrollar la confianza y la tranquilidad de una madre experimentada, y tendrá ayuda. Mientras esté en el hospital, el personal de la sala de recién nacidos y su pediatra le darán instrucciones y respaldarán sus necesidades. Posteriormente, los amigos y la familia podrían ser de ayuda; no se avergüence de pedir su ayuda. Pero su bebé le dará la información más importante: cómo le gusta que lo traten, que le hablen, que lo carguen y que lo calmen. El bebé hará surgir los instintos maternos que la guiarán automáticamente a muchas de las respuestas correctas, casi inmediatamente después de que nazca.

Las siguientes secciones abordan las preguntas e inquietudes más comunes que surgen durante los primeros meses de vida.

El día a día

Respuesta a los llantos de su bebé

El llanto tiene varios fines útiles para su bebé. Le brinda una forma de pedir ayuda cuando está hambriento o incómodo. Lo ayuda a ignorar visiones, sonidos y otras sensaciones que le resultan demasiado intensas. Y lo ayuda a liberar la tensión.

Tal vez note que durante el día su bebé tiene períodos en los que está quisquilloso pese a no estar hambriento, incómodo ni cansado. Nada de lo que haga en estos momentos lo consolará, pero inmediatamente después de estos episodios parecerá más alerta que antes y poco después dormirá más profundamente que de costumbre. Este tipo de llanto quisquilloso parece ayudar a los bebés a eliminar el exceso de energía para poder retornar a un estado en el que se sientan más satisfechos.

Preste mucha atención a los distintos llantos de su bebé. Pronto podrá darse cuenta cuándo necesita que lo levanten, lo consuelen o lo atiendan y cuándo es mejor dejarlo solo. Tal vez hasta pueda identificar sus necesidades específicas por la forma en la que llora. Por ejemplo, un llanto de hambre suele ser breve y de tono bajo, y sube y baja. Un llanto enojado tiende a ser más turbulento. Un llanto de dolor o sufrimiento suele aparecer de repente, muy fuerte, en forma de chillido de tono alto y prolongado seguido de una pausa larga y, luego, un gemido extendido. El llanto de "déjame tranquilo" suele ser similar al llanto de hambre. No tardará mucho tiempo en tener una idea bastante buena de lo que los llantos de su bebé intentan decirle.

Responda rápido a su bebé siempre que llore durante los primeros meses. No es posible malcriar a un bebé pequeño por prestarle atención.

A veces se superponen distintos tipos de llanto. Por ejemplo, los recién nacidos en general se despiertan hambrientos y llorando por comida. Si no responde rápidamente, el llanto de hambre de su bebé podría transformarse en un gemido de ira. Notará la diferencia. A medida que su bebé madura, sus llantos serán más fuertes, más altos y más insistentes. También comenzarán a variar más, como si quisiera transmitir distintas necesidades y deseos.

La mejor manera de manejar el llanto es responder rápido a su bebé siempre que llore durante los primeros meses. No es posible malcriar a un bebé pequeño por prestarle atención, y si responde a sus llamados de ayuda, llorará menos en general.

Cuando responda a los llantos de su hijo, intente atender en primer lugar su necesidad más urgente. Si tiene frío, tiene hambre y su pañal está mojado, caliéntelo, cámbielo y luego aliméntelo. Si el llanto parece un gemido o transmite pánico, tenga en cuenta la posibilidad de que una prenda de ropa u otra cosa lo estén incomodando. Tal vez le quedó un cabello enredado entre los dedos de la mano o del pie. Si está calentito, seco y bien alimentado pero nada parece detener el llanto, pruebe las siguientes técnicas de consuelo hasta encontrar la que funcione mejor con su bebé:

- Mézalo, ya sea en una silla mecedora o en sus brazos, balanceándolo en sus brazos de un lado a otro

- Acaricie delicadamente su cabeza o palméele suavemente la espalda o el pecho

- Arrópelo (envuélvalo de manera ajustada en una mantita liviana)

- Cántele o háblele

- Ponga música suave

- Camine mientras lo carga en brazos, lo pasea en un cochecito o en un carrito

- Ruido blanco y vibración rítmicos

- Que eructe para aliviar el aire que pudiera tener atascado

- Baños tibios (a la *mayoría* de los bebés les gusta esto, pero no a todos)

A veces, si todo lo demás falla, el mejor abordaje es, simplemente, dejar al bebé tranquilo. Muchos bebés no pueden dormirse sin llorar y se dormirán más rápido si se los deja llorar un rato. Si el niño está realmente

Disfrute todos esos maravillosos momentos con su hijo.

cansado, el llanto no debería durar mucho tiempo. Si su bebé está inconsolable sin importar lo que haga, puede que esté enfermo. Revise su temperatura (consultar *Toma de temperatura rectal*, página 78). Si le toma la temperatura rectal y tiene 100.4 °F (38 °C) o más, podría tener una infección. Comuníquese con su pediatra.

Cuanto más relajada esté, más fácil le resultará consolar a su hijo. Incluso los bebés muy pequeños son sensibles a la tensión que los rodea y reaccionan ante ella llorando. Escuchar a un recién nacido llorar desconsoladamente puede ser una agonía, pero permitir que su frustración se convierta en ira o pánico solo intensificará los gritos de su bebé. Si comienza a sentir que no puede manejar la situación, obtenga

Cómo duerme su bebé

Incluso antes del nacimiento, los días de su bebé se dividían entre períodos de sueño y de vigilia. Para el octavo mes del embarazo o antes, sus períodos de sueño consistían de las mismas dos fases características que todos experimentamos:

1. **Sueño REM (o de movimiento ocular rápido),** las ocasiones durante las que sueña activamente. Durante estos períodos, sus ojos se moverán debajo de los párpados cerrados, casi como si estuviera mirando cómo ocurre un sueño. También es posible que se sobresalte, que haga muecas con la cara y realice movimientos espásticos con las manos y los pies. Todos estos son signos normales del sueño REM.

2. **Sueño no REM,** que consta de cuatro fases: somnolencia, sueño liviano, sueño profundo y sueño muy profundo. Durante la evolución de la somnolencia al sueño más profundo, su bebé se torna cada vez menos activo, su respiración se hace más lenta y se queda muy quieto, por lo que durante el sueño más profundo está prácticamente inmóvil. Durante el sueño no REM se sueña muy poco, si es que se sueña.

Al principio es probable que su recién nacido duerma alrededor de 16 horas por día, divididas en siestas de 3 a 4 horas a intervalos parejos entre instancias de alimentación.

Cada uno de estos períodos de sueño incluirán cantidades relativamente iguales de sueño REM y no REM, organizados de la siguiente manera: somnolencia, sueño REM, sueño liviano, sueño profundo y sueño muy profundo.

Luego de 2 a 3 meses, cambiará el orden. A medida que crezca, el ciclo de sueño recorrerá todas las fases no REM antes de ingresar al sueño REM. Este patrón durará hasta y durante la vida adulta. A medida que crece, la cantidad de sueño REM disminuye y, en general, su sueño será más calmo. Para los 3 años de edad, los niños pasan un tercio o menos del total del sueño en la fase REM.

ayuda de otro familiar o de un amigo. Esto no solo le proporcionará el alivio que necesita, sino que a veces una cara nueva puede calmar a su bebé cuando ya ha agotado todos los demás recursos. Sin importar lo impaciente o enojada que se sienta, *no* sacuda al bebé. Sacudir a un bebé podría causar ceguera, daño cerebral o incluso la muerte. Además, asegúrese de compartir esta información sobre el llanto con las demás personas que cuiden de su bebé, incluyendo a su cónyuge o pareja.

Por sobre todas las cosas, no asuma que el llanto de su bebé es un problema personal. No está llorando porque usted es mala madre ni porque usted le cae mal. Todos los bebés lloran y, por lo general, lo hacen sin causa aparente. Habitualmente, los recién nacidos lloran entre una y cuatro horas por día en total. Es parte de su adaptación a esta nueva y extraña vida fuera del vientre materno.

Ninguna madre puede consolar a su hijo *cada vez* que llora, así que no espere hacer milagros con su bebé. En cambio, adopte un enfoque realista ante la situación, consiga ayuda, descanse lo más que pueda y disfrute todos esos maravillosos momentos con su hijo.

Cómo ayudar al bebé a dormir

Inicialmente su bebé no conoce la diferencia entre el día y la noche. Su estómago solo tiene lugar para contener alimento que lo satisfaga durante tres o cuatro horas, independientemente de la hora, por lo que es imposible evitar despertarse para alimentarlo en cualquier momento durante las primeras semanas. Pero incluso a esta edad, puede empezar a enseñarle que la noche se hizo para dormir y el día para jugar. Para esto, haga que las instancias de alimentación durante la noche sean lo más discretas posible. No encienda las luces ni prolongue los cambios de pañales durante altas horas de la noche. En vez de jugar, vuelva a acostarlo inmediatamente después de alimentarlo y cambiarlo. Si duerme una siesta de más de 3 o 4 horas, en particular a últimas horas de la tarde, despiértelo y juegue con él. Esto lo entrenará para que guarde el sueño adicional para la noche. Además, comience a desarrollar una rutina antes de la hora de dormir. Experimentar reiteradamente una sensación intensa (como un baño con esponja), seguida de un rato tranquilizante (como la aplicación de un poco de loción humectante y leerle o cantarle), para luego comer por última vez en la noche y escuchar un cuento para dormir, pueden ayudar a indicar al bebé que está por llegar la "siesta larga".

Posiciones para dormir

La American Academy of Pediatrics recomienda que los bebés duerman boca arriba, ya que esta es la posición más segura para dormir. Acostar a su bebé boca arriba para dormir disminuye sus probabilidades de sufrir el *síndrome de muerte súbita del lactante (SMSL), que es la principal causa de muerte durante el primer año de vida (fuera del período neonatal) en Estados Unidos.*

Además, los últimos hallazgos sugieren que posiblemente los bebés que mueren por SMSL tuvieran ciertas regiones cerebrales infradesarrolladas. Es probable que cuando estos bebés se enfrentan a una situación que pone en riesgo su bienestar mientras están durmiendo no logren despertarse para alejarse del peligro. Como es imposible identificar qué bebés podrían no despertarse con normalidad, y como la relación entre el SMSL y la posición al dormir es tan fuerte, la Academia recomienda que todos los bebés duerman boca arriba. Algunos médicos creían que dormir de lado podría ser una alternativa razonable a la posición boca arriba, pero la evidencia reciente ha demostrado que dormir de lado también debe evitarse por cuestiones de seguridad. (Tenga en cuenta que existen ciertas excepciones a esta recomendación, entre las que se incluye a los bebés con determinadas afecciones médicas; podrá conversar al respecto con su pediatra).

Esta recomendación de volver a poner al bebé boca arriba se aplica a todos los niños durante su primer año de vida. No obstante, es de particular importancia durante los primeros 6 meses, cuando es mayor la incidencia del SMSL.

Incluso cuando esté segura de que su bebé está acostado boca arriba cuando se va a dormir, es importante evitar colocarlo sobre superficies blandas y porosas como almohadas, colchas, edredones, mantitas de piel de cordero o sillones moldeables, y hasta materiales blandos de los utilizados para los muñecos de peluche, que podrían bloquearle las vías respiratorias si sumergiese su cara en ellos. Evite también que duerma en camas de agua, sofás o colchones blandos. El lugar más seguro para dormir es un colchón de cuna firme cubierto por una sábana. Mantenga todos los juguetes blandos y los muñecos de peluche fuera de la cuna del bebé durante la infancia. Mantenga una temperatura agradable en la habitación del bebé y no lo coloque cerca de aberturas de aire acondicionado o calefacción, ventanas abiertas u otras fuentes de corrientes de aire. Use ropa para dormir (como un enterito dormilón) sin otras cosas que lo cubran, como alternativa a las mantas. Para que tenga una capa de abrigo adicional, una mantita dormilona en la que puede envolverlo o una bolsa de dormir son alternativas seguras.

Además, los chupetes podrían ayudar a reducir el riesgo de SMSL. No obstante, si su bebé no quiere el chupete o si se le cae de la boca, no lo fuerce. Si está amamantándolo, espere hasta que la lactancia esté bien establecida, por lo general entre las 3 y las 4 semanas de edad, antes de usar un chupete.

Si bien es importante que duerma boca arriba, el bebé también debe pasar un tiempo boca abajo *cuando está despierto y lo están observando*. Esto ayudará a desarrollar los músculos de los hombros y el control de la cabeza y evitará que se formen puntos planos en la parte de atrás de la cabeza.

A medida que crezca y su estómago aumente de tamaño, el bebé podrá pasar más tiempo sin comer. De hecho, se sentirá animada al saber que más del 90 % de los bebés duermen toda la noche (de 6 a 8 horas sin despertarse) para cuando tienen 3 meses. La mayoría de los bebés logran que transcurra tanto tiempo entre instancias de alimentación cuando alcanzan un peso de entre 12 y 13 libras (5.440 kg - 5.890 kg), así que si el suyo es un bebé muy grande, es probable que comience a dormir toda la noche incluso antes de cumplir los 3 meses. Por más alentador que esto parezca, no espere que la lucha para dormir acabe de repente. La mayoría de los niños van y vienen: duermen perfectamente durante unas semanas, o incluso meses, y luego vuelven abruptamente a despertarse por las noches. Esto puede estar relacionado con rachas de crecimiento que aumentan su necesidad de alimento o, más adelante, podría tener que ver con la dentición o con cambios en el desarrollo.

De vez en cuando necesitará ayudar a su bebé a conciliar el sueño o a volver a dormirse. Probablemente se duerma con mayor facilidad si recibe estímulos suaves y continuos, en especial cuando es recién nacido. A algunos bebés les ayuda que los mezan, que los carguen mientras caminan, que les den palmaditas en la espalda o que les pongan un chupete en la boca. Para otros, la música de la radio o de un reproductor de CD podría resultar muy tranquilizadora si se pone a un volumen moderado. No obstante, ciertos estímulos resultan irritantes para cualquier bebé, por ejemplo los teléfonos que suenan, el ladrido de los perros y el ruido de las aspiradoras.

No hay motivo para restringir el sueño de su bebé a la cuna. Si, por algún motivo, quiere tenerlo más cerca suyo, use el moisés como cuna temporal y transpórtelo por la casa junto a usted.

Pañales

Desde la aparición de los pañales desechables, hace unos 40 años, estos pañales modernos han satisfecho las necesidades y expectativas de la mayoría de los padres; no obstante, la elección de los pañales es una decisión a la que todos los padres nuevos se enfrentan. Lo ideal es que escojan entre pañales de tela y pañales desechables antes de que nazca el bebé, para poder surtirse o hacer arreglos previos para que se los entreguen. A fin de planear con anticipación, debe saber que la mayoría de los recién nacidos usan alrededor de 10 pañales por día.

NUESTRA POSICIÓN

SEGÚN UNA evaluación de los datos actuales sobre el síndrome de muerte súbita del lactante (SMSL), la American Academy of Pediatrics recomienda colocar siempre a los bebés sanos boca arriba para dormir, ya sea a la hora de la siesta o por las noches. A pesar de la creencia popular, no existe evidencia de que sea más frecuente el ahogamiento entre bebés acostados boca arriba (en posición supina) en comparación con otras posiciones, ni tampoco hay evidencia de que dormir boca arriba sea nocivo para los bebés sanos. Los bebés con reflujo gastroesofágico también deben ser acostados boca arriba. En algunas circunstancias muy excepcionales (por ejemplo si su bebé fue recientemente operado de la espalda), tal vez deba acostar al bebé boca abajo para dormir. Hable con su pediatra acerca de sus circunstancias particulares.

Desde 1992, cuando la American Academy of Pediatrics comenzó a recomendar esta posición para dormir, el índice anual de SMSL ha disminuido en más del 50 %.

Cómo cambiar los pañales a su bebé

Antes de comenzar a cambiar a su bebé, asegúrese de tener todos los implementos necesarios al alcance de la mano. Nunca deje a su bebé solo en el cambiador, ni por un segundo. Los bebés se mueven y se retuercen, y podrían caerse fácilmente de un cambiador. Además, antes de que transcurra mucho tiempo podrá darse vuelta, y si lo hace mientras usted está prestando atención a otra cosa podría sufrir una lesión grave.

Cuando cambie a un recién nacido necesitará lo siguiente:

- un pañal limpio (más sujetadores, si usa un pañal de tela)

- una palangana pequeña (o una taza o un cuenco) con agua tibia y un paño, toallas de papel suaves o bolitas de algodón (también se pueden usar toallitas húmedas de venta en el mercado, aunque algunos bebés son sensibles a ellas; si hubiera irritación, deje de usarlas)

- ungüento para el pañal o vaselina

Deberá proceder de la siguiente manera:

1. Quite el pañal sucio y, con el agua tibia y la bolita de algodón, la toalla de papel suave o una toallita húmeda sin perfume, limpie suavemente a su bebé. (Recuerde limpiar de adelante hacia atrás a las niñas).

2. Use el paño húmedo, la toalla de papel suave o una toallita húmeda sin perfume para limpiar la zona del pañal.

3. Use la preparación contra el eritema del pañal recomendada por su pediatra, si fuera necesario.

PAÑALES DESECHABLES. La mayoría de los pañales desechables de la actualidad constan de un forro interior que queda en contacto con el bebé para mantener alejada la humedad de la piel, un núcleo absorbente y una cubierta impermeable. Con el paso de los años, los pañales desechables se han vuelto más delgados y livianos mientras siguen satisfaciendo las necesidades de contención, comodidad, facilidad de uso y cuidado de la piel. Al cambiar un pañal sucio, tire las heces sueltas en el inodoro. No arroje el pañal al inodoro porque podrían taparse los caños. Envuelva el pañal en su cubierta exterior y deséchelo en un recipiente para residuos.

PAÑALES DE TELA. Al igual que los pañales desechables, los pañales de tela reutilizables han mejorado en años recientes y están disponibles en una variedad de niveles de absorción y texturas. Si desea usar un servicio de pañales, compare precios; lo ideal es que un servicio de pañales recoja los pañales sucios y entregue los limpios dos veces por semana. Si opta por lavar los pañales usted, manténgalos separados de la demás ropa. Después de tirar las heces en el inodoro, enjuague los pañales en agua fría y sumérjalos en una solución de detergente neutro con lejía. Escúrralos y luego lávelos con agua caliente y detergente neutro.

ELECCIÓN DE LOS PAÑALES. La elección de los pañales ha sido complicada, en años recientes, por el debate acerca de los efectos ambientales, principalmente enfocado en los efectos de los pañales desechables en los vertederos de basura. De hecho, una serie de estudios científicos ha descubierto que tanto los pañales de tela como los desechables causan efectos ambientales, incluyendo uso de materia prima y energía, polución del agua y del aire y eliminación de residuos. Los pañales desechables suman entre el 1 y el 2 % de los residuos sólidos municipales, mientras que los pañales de tela consumen más energía y agua de lavado y contribuyen con la polución del aire y del agua. Al final depende de cada persona tomar una decisión personal sobre el tipo de pañales basándose en sus propias inquietudes y necesidades.

También existen ciertos aspectos de salud a tener en cuenta. La piel excesivamente húmeda y el contacto con la orina y las heces podrían causar eritema del pañal. Como los pañales de tela no pueden mantener la humedad alejada de la piel de su bebé con la misma eficacia de los desechables, es particularmente importante cambiar los pañales de tela rápido después de que se mojan o ensucian.

Eritema del pañal

Eritema del pañal es el término que se usa para describir la erupción o irritación de la zona cubierta por el pañal. El primer signo de eritema del pañal suele ser un enrojecimiento o pequeños bultitos en la parte inferior del abdomen, las nalgas, los genitales y los pliegues de los muslos, superficies que han estado en contacto directo con el pañal mojado o sucio. Este tipo de eritema del pañal rara vez es grave y suele resolverse en 3 a 4 días con los cuidados adecuados. Entre las causas más comunes de eritema del pañal se incluyen:

1. Dejar un pañal mojado puesto por demasiado tiempo. La humedad hace que la piel sea más susceptible a la irritación. Con el tiempo, la orina del pañal se descompone y forma sustancias químicas que pueden irritar aún más la piel.

2. Dejar un pañal sucio con heces puesto por demasiado tiempo. Los agentes digestivos de las heces atacan la piel, volviéndola más susceptible a la erupción.

Independientemente de cómo comience la erupción, una vez que la superficie de la piel está lastimada se vuelve aún más vulnerable a una mayor irritación por contacto con la orina y las heces y a posteriores infecciones con bacterias u hongos. Las infecciones por levaduras son comunes en esta área y suelen aparecer como una erupción en los muslos, los genitales y la parte inferior del abdomen pero casi nunca en las nalgas.

Si bien la mayoría de los bebés padecen eritema del pañal en algún momento de su infancia, ocurre con menor frecuencia en bebés amamantados (por motivos que aún desconocemos). El eritema del pañal ocurre con mayor frecuencia a edades particulares y bajo determinadas condiciones:

- **Entre bebés de 8 a 10 meses de edad**
- **Si no se mantiene a los bebés limpios y secos**
- **Cuando los bebés tienen diarrea**
- **Cuando un bebé comienza a comer alimentos sólidos (probablemente a causa de los cambios del proceso digestivo provocados por la nueva variedad de alimentos)**
- **Cuando un bebé está tomando antibióticos (porque estos fármacos fomentan el crecimiento de hongos que pueden infectar la piel)**

Para reducir el riesgo de que su bebé padezca eritema del pañal, incorpore a su rutina de cambio de pañales los siguientes pasos:

1. Cambie el pañal lo antes posible después de una deposición. Limpie la zona del pañal con un paño suave y agua después de cada deposición.

2. Cambie los pañales mojados con frecuencia para reducir la exposición de la piel a la humedad.

3. Exponga las nalgas del bebé al aire siempre que sea posible. Cuando use pantaletas o calzones de plástico o pañales desechables con cintas ajustadas alrededor del abdomen y las piernas, asegúrese de que el aire pueda circular dentro del pañal.

Si, pese a sus esfuerzos, se desarrollara eritema del pañal, comience a usar un ungüento específico para la afección como barrera para evitar una mayor irritación a causa de la orina o las heces. La erupción debería mejorar notablemente en un plazo de 48 a 72 horas. De no ser así, consulte al pediatra.

Micción

Es probable que su bebé orine con tanta frecuencia como cada 1 a 3 horas, o tan poco como de 4 a 6 veces por día. Si está enfermo o afiebrado, o si el clima está demasiado caluroso, su producción habitual de orina podría reducirse a la mitad y aún así ser normal. Nunca debe ser doloroso orinar. Si nota algún signo de sufrimiento mientras su bebé está orinando, informe a su pediatra; esto podría ser un signo de infección o algún otro problema en las vías urinarias.

En un niño sano, la orina es de color amarillo claro a oscuro. (Cuanto más oscuro sea el color, más concentrada será la orina; la orina estará más concentrada cuando su hijo no esté bebiendo suficiente líquido). A veces verá una mancha rosa en el pañal que tal vez confunda con sangre. De hecho, esta mancha suele ser un signo de orina sumamente concentrada, que tiene un color rosáceo. Siempre que el bebé moje al menos cuatro pañales por día probablemente no haya motivo para preocuparse, pero si las manchas rosáceas persistieran, consulte al pediatra.

La presencia de sangre real en la orina o una mancha de sangre en el pañal nunca es normal y deberá informarlo al pediatra. Puede que no se deba a nada más grave que una pequeña lastimadura causada por el eritema del pañal, pero también puede ser un signo de un problema más grave. Si este sangrado estuviera acompañado de otros síntomas como dolor abdominal o sangrado en otras partes, obtenga inmediatamente atención médica para su bebé.

Deposiciones

A partir del primer día de vida y durante varios días, su bebé producirá sus primeras deposiciones, que suelen denominarse meconio. Esta sustancia espesa, negra o verde oscura, llenaba sus intestinos desde antes de nacer y, una vez eliminado el meconio, las heces se volverán amarillas verdosas.

Si su bebé es amamantado, sus heces pronto se parecerán a una mostaza de color claro con partículas similares a semillas. Hasta que empiece a comer alimentos sólidos, la consistencia de las heces puede variar de muy blanda a líquida. Si se alimenta con fórmula, por lo general las heces serán de color pardo o amarillo. Serán más firmes que las de un bebé amamantado, pero no más firmes que la mantequilla de maní.

Ya sea que su bebé se amamante o alimente con biberón, las heces duras o muy secas podrían ser un signo de que no está recibiendo suficiente líquido o que está perdiendo demasiado líquido debido a una enfermedad, fiebre o calor. Una vez que haya empezado a comer sólidos, las heces duras podrían indicar que está comiendo demasiados alimentos que lo estriñen como p. ej. cereales o leche de vaca, antes de que su sistema pueda procesarlos. (No se recomienda la leche de vaca para bebés menores de 12 meses).

Aquí se incluyen algunos puntos importantes a tener en cuenta acerca de las deposiciones:

■ **Las variaciones ocasionales** en el color y la consistencia de las heces son normales. Por ejemplo, si el proceso digestivo se hace más lento porque el bebé consumió una cantidad particularmente grande de cereales ese día, o alimentos que cuesta más digerir, las heces podrían volverse verdes, o si el bebé recibe hierro complementario, las heces podrían volverse marrones oscuras. Si hubiera una irritación leve en el ano es posible que aparezca un poco de sangre por afuera de las heces. No obstante, si hubiera grandes cantidades de sangre, mucosidad o agua en las heces, llame inmediatamente al pediatra. Estos síntomas podrían indicar una afección intestinal que requiere la atención del médico.

■ **Como las heces de un bebé** suelen ser blandas y algo líquidas, no siempre es fácil darse cuenta cuando un bebé pequeño tiene una diarrea leve. Los signos que la delatan son un aumento súbito de la frecuencia (a más de una deposición por instancia de alimentación) y un contenido inusualmente alto de líquido en las heces. La diarrea podría ser un signo de infección intestinal o ser provocada por un cambio en al dieta del bebé. Si el bebé está amamantándose, incluso podría tener diarrea a causa de un cambio en la dieta de la madre.

■ **La preocupación principal** en casos de diarrea es la posibilidad de deshidratación. Si también hubiera fiebre y su bebé tuviera menos de 2 meses de edad, llame al pediatra. Si su bebé tiene más de 2 meses y la fiebre dura más de un día, controle su producción de orina y la temperatura rectal; luego, informe estos datos al médico para que pueda decidir qué es preciso hacer. Asegúrese de que su bebé siga alimentándose con frecuencia. Pero por sobre todas las cosas, si su bebé se ve enfermo, dígaselo al médico.

La frecuencia de las deposiciones varía ampliamente de un bebé a otro. Muchos producen heces poco después de comer. Este es un resultado del reflejo gastrocólico, que hace que el sistema digestivo se active siempre que el estómago se llena de comida.

Para las 3 a 6 semanas de edad, algunos bebés amamantados solo producen heces una vez a la semana y de todos modos es normal. Esto ocurre porque la leche materna deja muy pocos residuos sólidos para eliminar del sistema digestivo del niño. Por consiguiente, las deposiciones poco frecuentes no son un signo de estreñimiento y no debe considerarse un problema siempre y cuando sean blandas (no más firmes que la mantequilla de maní) y su bebé esté normal por lo demás, aumentando de peso sistemáticamente y amamantándose con regularidad.

Si su bebé se alimenta con fórmula, debe producir al menos una deposición por día. Si produce menos que esto y parece esforzarse demasiado a causa de las heces duras, es posible que esté estreñido. Consulte a su pediatra para que le aconseje cómo manejar este problema. (Consultar *Estreñimiento*, página 528).

Baños

Su bebé no necesita que lo bañe mucho si le lava bien la zona del pañal cuando lo cambia. Durante su primer año, tres veces por semana será suficiente. Bañarlo con más frecuencia podría resecarle la piel, en particular si usa jabón o si se permite que la humedad se evapore de la piel. Secarlo con pequeños golpecitos y aplicarle un humectante sin perfume e hipoalergénico inmediatamente después del baño podría ayudar a evitar una afección en la piel llamada eccema (consultar la página 560).

Las toallas para bebé con capuchas incorporadas son una manera muy eficaz de mantener la cabeza del bebé calentita cuando está mojado.

Cómo bañar a su bebé

Una vez que haya desvestido a su bebé, métalo de inmediato en el agua para que no se enfríe. Use una mano para sostenerle la cabeza y la otra para introducirlo al agua, comenzando por los pies. Háblele para darle ánimo y sumerja lentamente el resto de su cuerpo hasta que quede dentro de la tina. La mayor parte del cuerpo y de la cara deben quedar bien por encima del nivel del agua, por una cuestión de seguridad; deberá verter agua tibia sobre el cuerpo del bebé con frecuencia para mantenerlo caliente.

Con un paño suave, lávele la cara y el pelo; use champú una o dos veces por semana. Masajéele suavemente todo el cuero cabelludo, incluyendo la zona de las fontanelas (las partes blandas). Cuando le enjuague el jabón o el champú de la cabeza, póngale la mano en forma cóncava sobre la frente para que la espuma caiga por los lados y no le caiga en los ojos. Si le entrara algo de jabón en los ojos, y llora en protesta, simplemente tome el paño húmedo y límpiele bien los ojos con agua limpia y tibia hasta que desaparezcan todos los restos de jabón y el bebé vuelva a abrir los ojos. Lávele el resto del cuerpo de arriba hacia abajo.

Durante las primeras dos semanas, hasta que se caiga el muñón del cordón umbilical, solo podrá dar baños de esponja a su recién nacido. En una habitación cálida, acueste al bebé en cualquier sitio plano y cómodo para ambos: un cambiador, la cama, el piso o una encimera junto al lavabo; cualquiera de estas opciones sirve. Acolchone las superficies duras con una manta o una toalla mullida. Si el bebé está en una superficie por encima del piso, use una correa de seguridad o mantenga una mano sobre él *en todo momento* para asegurarse de que no se caiga.

Tenga una palangana de agua, un paño de baño húmedo y enjuagado dos veces (para que no tenga residuos de jabón) y jabón neutro para bebé al alcance de sus manos antes de comenzar. Mantenga al bebé envuelto en una toalla y exponga solo las partes del cuerpo que está lavando efectivamente. Use primero el paño húmedo sin jabón para lavarle la cara, así no le entrará jabón en los ojos ni en la boca. Luego sumerja el paño en la palangana de agua jabonosa antes de lavarle el resto del cuerpo y, por último, el área del pañal. Preste especial atención a los pliegues debajo de los brazos, detrás de las orejas, alrededor del cuello y, en particular en las niñas, el área genital.

Una vez cicatrizada el área umbilical, puede intentar poner a su bebé directamente en el agua. Sus primeros baños deben ser lo más suaves y breves posible. Probablemente proteste un poco; si parece sentirse horrible, retome los baños de esponja durante un par de semanas y vuelva a probar entonces con el baño. Él le hará saber con claridad cuando esté listo.

A la mayoría de los padres les resulta más fácil bañar a un recién nacido en la tina que viene incorporada al cambiador, en un lavabo o en una tina de plástico forrada con una toalla limpia. Llene la palangana con 2 pulgadas (alrededor de 5 cm) de agua que se sienta tibia (no caliente) cuando la toque con la parte interna de la muñeca o el codo. Si está llenando la palangana directamente con el grifo, abra primero el agua fría (y ciérrela por último) para evitar quemarse o quemar a su hijo. Para evitar quemaduras, la temperatura más caliente del grifo no debe superar los 120 °F (48.9 °C). En muchos casos puede ajustar su calentador de agua.

Asegúrese de tener todo lo necesario a mano y que la habitación esté cálida antes de desvestir al bebé. Necesitará las mismas cosas que usaba cuando le daba baños de esponja y además un vaso para enjuagarlo con agua limpia. Si su hijo tiene pelo también necesitará champú para bebés.

Si olvidó algo o necesita atender el teléfono o la puerta durante el baño, *debe llevar al bebé con usted*, así que tenga una toalla seca a mano. *Nunca deje a un bebé solo en la bañera, ni por un instante.*

Si su bebé disfruta del baño, permítale que pase un tiempo adicional salpicando y explorando el agua. Cuanto más se divierta su hijo en el baño, menos miedo le tendrá al agua. A medida que crezca se extenderá la duración del baño hasta que la mayor parte del mismo la pasará jugando. Bañarse debe ser una experiencia muy relajante y tranquilizante, así que no se apresure salvo que el niño esté disgustado.

En realidad no es necesario tener juguetes para el baño para los niños muy pequeños, ya que la estimulación del agua y del lavado es suficiente. Sin embargo, cuando el bebé tiene la edad suficiente para estar en una tina, los juguetes son de un valor incalculable. Recipientes, juguetes que flotan e incluso libros a prueba de agua son distracciones maravillosas mientras baña a su bebé.

Cuando su bebé sale de la bañera, la manera más eficaz de mantener su cabeza calentita cuando está húmeda es usando toallas con capucha incorporada. Bañar a un bebé de cualquier edad es una tarea "húmeda", por lo que tal vez desee usar una bata de tela de toalla o colgarse una toalla en el hombro para mantenerse seco.

El baño es una forma relajante de prepararlo para dormir y deberá tener lugar a una hora que le resulte práctica.

Cuidado de la piel y de las uñas

La piel de su recién nacido podría ser susceptible a la irritación de los productos químicos de la ropa nueva y de los residuos de jabón o detergente de la ropa lavada. Para evitar problemas, enjuague dos veces toda la ropa del bebé, su ropa de cama, las mantas y demás artículos lavables antes de exponer al niño a ellos. Durante los primeros meses, lave la ropa de su bebé aparte de la del resto de la familia.

Durante las primeras semanas, los dedos de su bebé son tan pequeños y las uñas crecen tan rápido que probablemente deba recortárselas dos veces por semana.

Al contrario de lo que leerá en la publicidad de productos para bebés, su bebé normalmente no necesita ninguna loción, aceite ni polvo. Si tiene la piel muy seca, puede aplicar un poco de humectante para bebé sin perfume específicamente en las áreas secas; el masaje relacionado con la aplicación del humectante hará que su bebé se sienta bien. Nunca use productos para el cuidado de la piel que no estén específicamente hechos para bebés, porque suelen contener perfumes y otras sustancias químicas que podrían irritar la piel. Evite también el uso de aceite para bebés, ya que no penetra ni lubrica tan bien como la loción o la crema para bebés. Si la sequedad persiste, es posible que esté bañando a su hijo con demasiada frecuencia. Báñelo solo una vez por semana durante un tiempo y vea si la sequedad desaparece. De no ser así, consulte a su pediatra.

El único cuidado que requieren las uñas de su hijo es recortarlas. Puede usar una lima suave, cortadores de uñas para bebés o tijeras romas para las uñas de los pies, pero tenga mucho cuidado si usa cortadores o tijeras porque si por accidente cortara la punta de un dedo del bebé le causará dolor y sangrado. Un buen momento para recortarle las uñas es después del baño, si su bebé se queda quieto, pero tal vez le resulte más fácil hacerlo cuando está dormido. Mantenga sus uñas lo más cortas y suaves que sea posible, para que no se arañe ni la arañe a usted. Durante las primeras semanas sus dedos son tan pequeños, y las uñas crecen tan rápido, que es posible que deba recortárselas dos veces por semana. Algunos padres les muerden las uñas a sus hijos para recortárselas; deben evitar hacerlo para prevenir infecciones.

En contraste, las uñas de los pies del bebé crecen mucho más lento y en general son muy blandas y maleables. No es necesario mantenerlas tan cortas como las de las manos, por lo que posiblemente deba recortárselas solo una o dos veces por mes. Como son tan blandas, a veces parecen encarnadas, pero no debe preocuparse salvo que la piel de alrededor de la uña esté roja, inflamada o dura. A medida que su bebé crezca, las uñas de los pies se endurecerán y estarán mejor definidas.

Cómo vestir y desvestir a su bebé

Cuando vista a su bebé, apóyelo sobre su regazo, estire el cuello de la prenda y pásela por arriba de la cabeza del bebé. Use los dedos para evitar que quede trancada en su cara o en las orejas.

No intente tirar del brazo del bebé a través de la manga. En cambio, ponga su mano en la manga desde afuera, sujetando la mano del bebé y pasándola a través de la manga.

Al desvestirlo, quite las mangas de a una mientras sostiene la espalda y la cabeza del bebé.

Luego estire el escote, levantándolo para pasarlo por encima del mentón y la cara del bebé mientras suavemente le quita la prenda deslizándola.

Ropa

Salvo que la temperatura esté alta (más de 75 °F [23.88 °C]), su recién nacido necesitará varias capas de ropa para mantenerse caliente. En general lo ideal es vestirlo con una camiseta y pañales, cubiertos por pijamas o una bata y luego envolverlo con una mantita liviana. Si su bebé es prematuro, tal vez necesite otra capa de ropa hasta que su peso alcance el de un bebé nacido a término y su cuerpo pueda adaptarse mejor a los cambios de temperatura. En climas calurosos puede reducir sus capas de ropa a una sola. Una buena regla de oro es vestir al bebé con una capa más de ropa que la que usted está usando para que se sienta cómodo en el mismo ambiente.

Cómo envolver al bebé

Durante las primeras semanas, su bebé pasará la mayor parte del tiempo envuelto en una mantita liviana. Esto no solo lo mantiene calentito, sino que, además, la leve presión en torno al cuerpo parece dar a la mayoría de los recién nacidos una sensación de seguridad. Para envolverlo, extienda la mantita sobre una superficie plana, con una esquina doblada sobre sí misma. Acueste al bebé boca arriba sobre la mantita con la cabeza sobre la esquina doblada.

Envuelva la esquina izquierda sobre el cuerpo y cálcela por debajo del bebé. Lleve la esquina inferior por encima de los pies y luego envuelva la esquina derecha alrededor del bebé, dejando expuestos solo la cabeza y el cuello. Es sumamente importante que las caderas y las piernas se puedan mover libremente dentro de la mantita. Si la envoltura quedara apretada en las caderas podría provocar una displasia o incluso una dislocación. Para obtener más información sobre cómo envolver al bebé, visite HealthyChildren.org/swaddling.

Si nunca antes cuidó a un recién nacido, las primeras veces que le cambie la ropa pueden ser bastante frustrantes. No solo es una lucha meter ese bracito minúsculo por la manga, sino que el bebé se retorcerá en protesta durante todo el proceso. No le gusta sentir el aire en la piel ni le gusta que lo empujen y jalen a través de la ropa. Podría ser más fácil para ambos si lo sostiene en su regazo mientras le cambia la parte de arriba y luego lo acuesta en una cama o en el cambiador mientras se ocupa de la parte de abajo. Cuando lo esté vistiendo con pijamas enterizos, póngale primero las piernas y luego las mangas. Para ponerle camisetas, primero páselas por la cabeza y luego pase un brazo a la vez por las mangas. Aproveche la oportunidad para preguntar: "¿Dónde está la mano del bebé?". A medida que crezca, esto se convertirá en un juego en el que él pasará su brazo por la manga solo para escucharla decir: "¡*Ahí* está la mano del bebé!".

Algunas prendas de ropa pueden facilitar mucho el momento de vestir al bebé. Busque prendas que

- Se cierren con broches de presión o cremalleras por la parte delantera en vez de por la espalda.

- Se cierren con broches de presión o cremalleras a lo largo de ambas piernas, para que sea más fácil cambiar el pañal.

- Tengan mangas flojas, para que quepa su mano a fin de tirar suavemente del brazo del bebé para pasarlo por las mangas.

- No tengan cintas ni cordones que se anuden, desaten o enrollen alrededor del cuello (lo que podría causar estrangulamiento).

- Estén hechas de tela suave y flexible (evite cosas ajustadas alrededor de los brazos, las piernas o el cuello).

Cuidado básico de la salud de su bebé
Toma de temperatura rectal

Muy pocos bebés atraviesan la infancia sin tener fiebre, la cual puede ser un signo de infección en algún lugar del cuerpo. La fiebre suele indicar que el sistema inmunitario está combatiendo activamente virus o bacterias, por lo que, a estos efectos, es un signo positivo que el cuerpo se esté protegiendo. Como los bebés pequeños tienen muy pocos signos de estar enfermos, todo bebé menor de 3 meses (doce semanas) que tenga fiebre deberá ser evaluado inmediatamente por un médico a fin de determinar la causa de la fiebre; si se debe a una infección viral menor, suele resolverse por sí sola, mientras que una infección bacteriana o una infección viral más grave (p. ej. herpes) en general requerirá de un tratamiento inmediato con medicamentos antibióticos o antivíricos y, con frecuencia, en bebés menores de 2 meses de edad, ameritará una hospitalización.

Un bebé o niño menor de 3 años no puede sostener el termómetro de manera firme en la boca para poder tomarle la temperatura oral, y las "tiras para la fiebre" que se colocan en la frente del niño no son exactas. La mejor manera de tomarle la fiebre a un niño pequeño es tomando la temperatura rectal. Una vez que sepa cómo tomar la temperatura rectal en realidad es bastante sencillo, pero lo ideal es aprender los procedimientos de antemano para no estar nerviosa al respecto la primera vez que su hijo esté realmente enfermo. Para obtener una descripción completa sobre cómo tomar la temperatura rectal correctamente u otras formas de tomar la temperatura correctamente a bebés y niños, consultar el Capítulo 27, *Fiebre*.

Visitas al pediatra

Probablemente vea más al pediatra durante el primer año de su bebé que en cualquier otro momento. El primer examen del bebé tendrá lugar inmediatamente después de su nacimiento. Los cronogramas de las páginas 872 y 873 mencionan los controles de rutina mínimos desde la infancia hasta la adolescencia. Es posible que el pediatra quiera ver a su bebé con más frecuencia.

Lo ideal es que ambos padres asistan a estas primeras visitas al médico. Estas citas les ofrecen a los padres y al pediatra una oportunidad de conocerse e intercambiar preguntas. No se limite a preguntas médicas; su pediatra también es experto en asuntos de cuidado infantil en general y es un recurso valioso si está buscando ayuda para cuidados infantiles, grupos de apoyo para padres u otros tipos de ayuda de terceros. Muchos pediatras entregan hojas de información que cubren las inquietudes más comunes, pero es buena idea hacer una lista de preguntas antes de cada visita para no olvidar nada importante.

Si solo uno de los padres puede asistir, intente que un amigo o un familiar acompañen al padre que asiste. Es mucho más fácil concentrarse en la conversación con el médico si tiene algo de ayuda para vestir y desvestir al bebé y para recoger todas sus cosas. Mientras se acostumbra a salir con su recién nacido, un adulto adicional también puede ayudar a cargar la bolsa de los pañales y sostenerle las puertas. Los abuelos pueden cumplir muy bien este rol si viven cerca. (Para obtener información adicional sobre el rol de los abuelos en la vida de su bebé, consultar las páginas 189, 214, 249, 291, 333, 368, 400, 432, 441 y 514 en los Capítulos 6 a 15).

El objetivo de estos controles tempranos es asegurarse de que su bebé esté creciendo y desarrollándose adecuadamente y no tenga ninguna anomalía grave. Específicamente, el médico revisará las áreas que se mencionan a continuación.

CRECIMIENTO. Le pedirán que desvista a su bebé y luego lo pesarán en una balanza infantil. Medirán su largo mientras se encuentra boca arriba sobre una mesa plana con las piernas bien extendidas y rectas. Se usará una cinta especial para medir el perímetro de la cabeza. Todas estas mediciones deberán marcarse en una gráfica a fin de determinar la curva de crecimiento de una visita a la siguiente. (Puede trazar la curva de crecimiento de su bebé de la misma manera, usando las tablas de las páginas 878 a 881). Esta es la forma más confiable de juzgar si está creciendo con normalidad y le mostrará dónde se encuentra en la curva de crecimiento con relación a los demás niños de su edad.

CABEZA. Los puntos blandos (fontanelas) deben estar abiertos (son aberturas normales en el cráneo, cubiertas por piel) y planos durante los primeros meses. Para los 2 o 3 meses de edad, el punto de la parte trasera debe haberse cerrado. El punto blando del frente deberá cerrarse antes del segundo cumpleaños de su bebé (alrededor de los 18 meses de edad).

OÍDOS. El médico mirará el interior de ambos oídos con un otoscopio, un instrumento que ofrece una visión del canal auditivo y del tímpano. Esto le dirá si hay alguna evidencia de líquido o infección en el oído. Además, le preguntarán si el niño responde normalmente a los sonidos. En la sala de recién nacidos se hacen pruebas de audición formales, así como también más adelante si se sospechara de algún problema.

OJOS. El médico usará un objeto brillante o una linterna para llamar la atención de su bebé y seguir los movimientos de sus ojos. También es posible que mire en el interior de los ojos del bebé con un instrumento iluminado llamado un oftalmoscopio, repitiendo el examen ocular interno que le hicieron por primera vez en la sala de recién nacidos del hospital. Esto es particularmente útil para la detección de cataratas (opacidad del cristalino del ojo). (Consultar *Cataratas*, página 727).

BOCA. Se revisa la boca para detectar signos de infección y, más adelante, para ver el progreso de la dentición.

CORAZÓN Y PULMONES. El pediatra usará un estetoscopio sobre el pecho y la espalda para escuchar el corazón y los pulmones del niño. Este examen determina si hay alguna frecuencia cardíaca o sonido anormal o dificultades respiratorias.

ABDOMEN. Al poner la mano sobre el abdomen del niño y presionar suavemente, el médico se asegura de que ninguno de los órganos tenga un tamaño agrandado y que no haya ninguna masa o zona dolorida inusual.

GENITALES. Los genitales se examinan en cada visita para detectar cualquier bulto o zona dolorida inusuales o signos de infección. En el primer par de exámenes, el médico presta especial atención al pene de los bebés circuncidados para asegurarse de que esté cicatrizando correctamente. Los pediatras también revisan a todos los bebés varones para asegurarse de que ambos testículos hayan descendido al escroto.

CADERAS Y PIERNAS. El pediatra moverá las piernas de su bebé para verificar que no haya problemas en las articulaciones de la cadera. Los movimientos que el pediatra realizará con las piernas del bebé tienen como fin detectar dislocaciones o displasias de la articulación de la cadera. Es importante buscar estas cosas al principio de la vida, ya que la detección precoz puede llevar a una transferencia indicada al profesional idóneo y a la corrección del problema. Más adelante, después de que el bebé comience a caminar, el médico lo observará dar algunos pasos para asegurarse de que las piernas y los pies estén correctamente alineados y se muevan con normalidad.

LOGROS DEL DESARROLLO. El pediatra también hará preguntas sobre el desarrollo general del bebé. Entre otras cosas, observará y comentará cuando el bebé comience a sonreír, darse vuelta, sentarse y caminar y cómo usa las manos y los brazos. Durante el examen, el pediatra le revisará los reflejos y el tono muscular en general. (Consultar en el Anexo y los Capítulos 5 a 13 los detalles del desarrollo normal).

Vacunas

Su hijo debe recibir la mayor parte de las vacunas de la infancia antes de su segundo cumpleaños. Estas lo protegerán contra trece enfermedades graves: hepatitis B, difteria, tétanos, tos ferina (tos convulsa), polio, infecciones por *Haemophilus* (Hib), infecciones neumocócicas, rotavirus, sarampión, paperas, rubéola, varicela y hepatitis A. Además, después de los 6 meses de edad, su bebé recibirá una vacuna anual contra la gripe. (Consultar el Capítulo 31, *Vacunas,* para obtener más información sobre cada una de estas enfermedades, así como también el Anexo, donde encontrará el cronograma de vacunación recomendado por la American Academy of Pediatrics).

Este capítulo ha comentado de manera general la cuestión del cuidado de un bebé. No obstante, su bebé es una persona única y por eso tendrá algunas preguntas específicas a él. Quien mejor podrá respondérselas es su propio pediatra.

~ 4 ~

Alimentación de su bebé

LAS NECESIDADES NUTRICIONALES DE SU BEBÉ durante el período de crecimiento rápido de la infancia son mayores que en cualquier otro momento de su vida. Aproximadamente triplicará su peso de nacimiento durante su primer año.

Al dar de comer a su bebé le proporciona más que solo una buena alimentación. También le ofrece una oportunidad de cargar a su bebé muy cerca suyo, acunarlo y hacer contacto visual. Estos son momentos relajantes y placenteros para ambos y generan cercanía emocional.

Antes de que su bebé llegue, deberá tener en cuenta cómo va a alimentarlo. Todos los principales grupos médicos del mundo están de acuerdo en que amamantar es lo ideal tanto para la madre como para el bebé. Este capítulo proporcionará la información básica que necesita para aprender más acerca de la alimentación del bebé y para sentirse cómoda con sus opciones de alimentación.

Debido a su composición nutricional, la leche materna es el alimento ideal para los bebés humanos. Los bebés que no son amamantados corren un mayor riesgo de contraer infecciones de oído, eccema, asma, infecciones gastrointestinales que causan vómitos y diarrea y de desarrollar reacciones alérgicas. Además, los bebés alimentados con fórmula tienen un 25 % más de probabilidades de requerir ser hospitalizados por problemas respiratorios. La información reciente indica que la lactancia materna desempeña un papel importante en la prevención del sobrepeso y la diabetes, tanto en la infancia como en años posteriores. Además, existe cierta evidencia de que, en el caso de las madres, la lactancia ayuda a volver al peso anterior al embarazo, previene las enfermedades cardiovasculares y la diabetes y reduce la incidencia de algunos tipos de cáncer más adelante en la vida. Como resultado, la mayoría de los pediatras instan a las futuras madres y a las madres nuevas a amamantar.

Muchas mujeres tienen dudas sobre la lactancia materna, por varios motivos. Intente obtener más información de parte de su proveedor de atención prenatal. Asegúrese de que alguien con experiencia aborde sus preocupaciones, dudas o temores específicos. Si por algún motivo no pudiera amamantar, la fórmula para bebés es una alternativa aceptable y nutritiva a la leche materna. Pero debe pensar detenidamente sobre los muchos beneficios de la lactancia materna para usted y para su bebé antes de optar por alimentarlo con fórmula. Es importante que lo piense muy bien antes de que su bebé nazca, porque comenzar con fórmula para luego cambiar por la lactancia materna podría ser difícil si deja pasar demasiado tiempo. La producción de leche en los senos (el proceso llamado lactación) tiene más éxito si el amamantamiento comienza inmediatamente después del parto.

NUESTRA POSICIÓN

LA AMERICAN ACADEMY OF PEDIATRICS considera que la leche materna es la fuente óptima de nutrición durante el primer año de vida. Recomendamos la lactancia materna exclusiva durante los primeros 6 meses de vida del bebé, más o menos, y luego ir agregando alimentos sólidos mientras se continúa amamantando por lo menos hasta el primer cumpleaños del bebé. De ahí en adelante, se puede continuar la lactancia por el tiempo que la madre y el bebé lo deseen.

Se debe comenzar a amamantar tan pronto como sea posible después del nacimiento, por lo general dentro de la primera hora. Los recién nacidos deben ser amamantados siempre que muestren signos de hambre, aproximadamente entre 8 y 12 veces en un lapso de 24 horas. La cantidad de tiempo de cada instancia de alimentación y la frecuencia varían ampliamente según cada pareja de madre y bebé. Es importante reconocer los signos de que el bebé está recibiendo leche, en particular luego de los primeros días de vida. Entre estos signos se incluyen de 4 a 8 pañales mojados y de 3 a 4 deposiciones blandas y grumosas por día.

La American Academy of Pediatrics, la Organización Mundial de la Salud (OMS) y muchos otros expertos instan a las mujeres a amamantar el mayor tiempo posible, un año o más, recomendando que la lactancia materna sea exclusiva durante 6 meses (consultar *Nuestra posición*, página 84). Eso se debe a que la leche materna ofrece una nutrición óptima y protege contra las infecciones. Una encuesta reciente concluyó que entre el 80 y el 90 % de las mujeres embarazadas desean amamantar. Entre los bebés nacidos en 2010, el 77 % fueron amamantados al nacer y el 49 % eran amamantados a los 6 meses de edad (consultar el informe sobre lactancia materna de 2013 de los CDC en http://www.cdc.gov/breastfeeding/data/reportcard.htm). Como la mayoría de las mujeres desean amamantar y de hecho comienzan haciéndolo, los esfuerzos nacionales han cambiado de dirección para crear un mejor sistema de apoyo a la lactancia materna a fin de mantenerla. Sabemos que cuanto más sea amamantado su bebé, mayores serán los beneficios.

Lactancia materna

Tal como ya mencionamos, la leche materna es el mejor alimento posible para cualquier bebé. Sus ingredientes principales son el azúcar (lactosa), proteínas de fácil digestión (proteína de suero y caseína) y grasas (ácidos grasos digeribles), todos debidamente equilibrados según las necesidades de su bebé, para protegerlo contra afecciones tales como infecciones de oídos (otitis media), alergias, vómitos, diarrea, neumonía, sibilancias, bronquiolitis y meningitis. Además, la leche materna contiene varios minerales y vitaminas, así como también enzimas que ayudan en el proceso de digestión y absorción. Las fórmulas solo se acercan a esta combinación de nutrientes y no proporcionan todas las enzimas ni todos los anticuerpos, factores de promoción del crecimiento y muchos otros ingredientes valiosos de la leche materna.

Son muchas las razones prácticas para amamantar a su bebé. La leche materna tiene un costo relativamente bajo. Si bien usted debe mantener una dieta balanceada, debería aumentar levemente su ingesta calórica, pero eso cuesta tan solo un pequeño porcentaje de lo que gastaría en fórmula. Además, la leche materna no requiere preparación y está disponible al instante, en cualquier momento, dondequiera que esté. Como ventaja adicional para la madre que amamanta, la lactancia materna podría hacer que le resulte más fácil recuperar su buena forma física después de dar a luz, ya que se consumen alrededor de 500 calorías por día para producir la leche. La lactancia ayuda además a que el útero se contraiga y vuelva más rápido a su tamaño normal.

Las ventajas psicológicas y emocionales de la lactancia son igualmente atractivas, tanto para la madre como para el niño. La lactancia proporciona contacto directo piel con piel, lo que resulta calmante para su bebé y agradable para usted. Las mismas hormonas que estimulan la producción y liberación de la leche también podrían promover sentimientos que mejoren la maternidad. Casi todas las madres que amamantan encuentran que la experiencia de amamantar las hace sentir más unidas y más protectoras de sus bebés y más confiadas en cuanto a sus propias capacidades de criar y cuidar a sus hijos. Cuando la lactancia marcha bien, no tiene ninguna desventaja conocida para el bebé. Es posible que la madre que amamanta sienta una

BENEFICIOS DE LA LACTANCIA PARA LA SALUD

Los estudios demuestran que son varios los beneficios de la lactancia materna para la salud del bebé. En comparación con los bebés alimentados con fórmula, los amamantados tienen índices menores de:

- **Infecciones de oído**
- **Infecciones gastrointestinales que causan vómitos y diarrea**
- **Eccema, asma y alergias a los alimentos**
- **Enfermedades respiratorias, incluyendo neumonía**
- **Diabetes (tipos 1 y 2)**
- **Obesidad durante la adolescencia y la adultez**
- **Leucemia y linfoma en la infancia**
- **Síndrome de muerte súbita del lactante (SMSL)**

Adaptado de American Academy of Pediatrics, *New Mother's Guide to Breastfeeding,* ed. J. Y. Meek. 2.a edición (Nueva York: Bantam Books, 2011).

mayor demanda de su tiempo personal. De hecho, los estudios muestran que la lactancia y la alimentación con fórmula requieren aproximadamente la misma cantidad de tiempo, pero al amamantar todo el tiempo se pasa junto al bebé. En la alimentación con biberón, se pasa más tiempo de compras y limpiando los utensilios con los que se alimenta al bebé. El tiempo pasado junto al bebé es un componente importante de la crianza y el desarrollo del bebé y es placentero para las madres. Otros miembros de la familia pueden ayudar asumiendo la responsabilidad de las tareas del hogar, en especial durante las primeras semanas después del parto, cuando la madre necesita más descanso y el bebé necesita alimentarse con frecuencia.

Tenga en cuenta que otros miembros de la familia pueden compartir en forma activa todos los aspectos del cuidado del bebé aunque no lo alimenten directamente. Manténgase sensible a las necesidades del padre y de los hermanos. De hecho, los demás miembros de la familia pueden cargar al bebé para que eructe o cambiarle el pañal antes o después de comer, por ejemplo. Para el padre del bebé amamantado, los juegos con mimos independientes de la nutrición desempeñan un papel importante. Un padre es sumamente valioso cuando el bebé y la madre necesitan que los reconforten. Él puede cargar al bebé, cambiarle los pañales, bañarlo y caminar con el bebé en brazos. A medida que el bebé crece, y la lactancia queda bien implementada (aproximadamente a las 3 o 4 semanas de edad), el padre podría darle un biberón de leche materna ordeñada.

Consideración de circunstancias especiales

En circunstancias especiales excepcionales, puede que no sea recomendable amamantar al bebé. Una madre que esté sumamente enferma tal vez no tenga la energía o el vigor para amamantar sin que ello interfiera en su propia recuperación. También es posible que esté tomando determinados medicamentos que pasarían a través de la leche y podrían ser peligrosos para su bebé, si bien la mayoría de los medicamentos son seguros de tomar durante la lactancia. Si está tomando medicamentos, por el motivo que fuera (medicamentos recetados o de venta libre), infórmelo al pediatra antes de comenzar a amamantar. Él podrá decirle si alguno de estos medicamentos puede pasar a través de la leche materna y causar problemas a su bebé. Algunos medicamentos pueden cambiarse por otros más seguros para su bebé mientras está amamantando.

La mejor forma de evitar la mala comunicación respecto a las cuestiones relacionadas con la alimentación es que los padres hablen abiertamente sobre estos temas y asegurarse de que tanto la madre como el padre entiendan y respalden la decisión antes de que nazca el bebé. Muchos padres y proveedores de atención quieren que sus hijos reciban la mejor nutrición posible desde el principio, y sin lugar a dudas eso lo proporciona la leche materna. Una vez que la lactancia esté bien implementada (por lo general entre las 3 y las 4 semanas de edad), si la madre estuviera alejada del bebé durante un tiempo (por ejemplo para reintegrarse al trabajo o para salir con familiares o amigos), puede seguir dándole su leche al bebé ordeñándose y acumulando leche materna para que el padre, otros familiares o proveedores de cuidados infantiles lo alimenten con biberón.

Algunas madres podrían sentir leves molestias durante los primeros días de lactancia. Pero las molestias importantes *no* son algo normal. Si siente dolor, tiene dificultades para que el bebé se prenda al pecho y se alimente bien o le gustaría obtener más apoyo para la lactancia, busque ayuda de un profesional de la salud (pediatra, enfermera o especialista en lactancia) con experiencia pronto, durante la primera semana. Todos los bebés deben ser revisados por su pediatra, una enfermera o una asesora de lactancia dentro de los dos o tres días posteriores al alta hospitalaria, para que controlen cómo les está yendo con la lactancia.

La confianza en sí misma es una parte importante de la lactancia, pero suelen surgir problemas comunes. Buscar la ayuda de un experto en forma temprana es una buena forma de superar estos problemas y mantener la confianza necesaria para seguir amamantando. Ocasionalmente, algunas madres tiene problemas de lactancia que conducen a un destete prematuro (antes de lo que la madre pretendía hacerlo). La mayoría de las mujeres se sienten desilusionadas y tristes cuando la lactancia no funciona como lo habían planeado. Aún así, no debería sentir que fracasó. A veces, pese a los mejores intentos y con todo el apoyo disponible, simplemente no funciona. (Consultar además *Alimentación con biberón*, página 115).

Cómo comenzar: Preparación para la lactancia

Su cuerpo comienza a prepararse para la lactancia ni bien queda embarazada. El área que rodea los pezones (llamada aréola) se oscurece. Los senos mismos se agrandan a medida que se multiplican las células que elaborarán la leche y se desarrollan los conductos que transportarán la leche al pezón. Este aumento del tamaño de los senos es normal y es un signo de que sus senos se están preparando para producir leche para su bebé. Mientras tanto, su cuerpo comienza a almacenar un exceso de grasa en otras áreas para proporcionarle la energía adicional necesaria para el embarazo y la lactancia.

Tan pronto como a las 16 semanas de embarazo, los senos están listos para producir leche ni bien nazca el bebé. La primera leche, llamada calostro, es una sustancia rica, de apariencia algo espesa y de color anaranjado amarillento, que se produce durante varios días después del parto. El calostro contiene más proteínas, sal, anticuerpos y otras propiedades protectoras que la leche materna posterior, pero menos grasa y calorías. El calostro ayuda a su bebé a consolidar su sistema inmunitario. Su cuerpo producirá calostro durante varios días después del parto, el cual luego se convertirá gradualmente en leche madura. El calostro es una forma de leche, pese a que habitualmente la gente dice que la leche "baja" de 2 a 5 días después del parto. En este momento, el calostro aumenta de volumen rápidamente, adopta un color similar al de la leche y una consistencia más diluida, y sigue adaptándose a las necesidades del bebé por el resto del tiempo que usted lo amamante. Las cualidades nutricionales de la leche materna cambian para adaptarse a las necesidades cambiantes de su bebé que está creciendo. Esta es una característica que la fórmula para bebés no puede imitar.

A medida que su cuerpo se prepara naturalmente para amamantar, es muy poco lo que usted debe hacer. No es necesario que "fortalezca" sus pezones para soportar la succión del bebé. Las tácticas tales como estirarlos, jalarlos, hacerlos rodar entre los dedos o frotarlos podrían interferir con la lactancia normal al dañar las glándulas minúsculas de la aréola que segregan un líquido lechoso que lubrica los pezones para prepararlos para la lactancia. En resumen, podría hacer que sus pezones queden más propensos a lastimarse e irritarse.

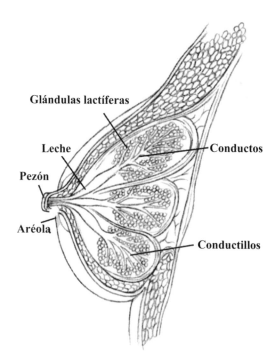

Glándulas lactíferas

Leche

Pezón

Aréola

Conductos

Conductillos

Las glándulas lactíferas producen la leche. Luego, la leche pasa a través de los conductillos hacia los conductos y sale por el pezón.

Los sostenes maternales tienen solapas que permiten un fácil acceso al seno. Si usa un sostén maternal, asegúrese de que calce correctamente y no sea demasiado ajustado.

Bañarse de manera normal y secarse con delicadeza es la mejor manera de cuidar sus senos durante el embarazo. Si bien muchas mujeres se frotan los senos con lociones y ungüentos para suavizarlos, esto no es necesario y hasta podría obstruir los poros de la piel. Los bálsamos, en particular los que contienen vitaminas u hormonas, son innecesarios y podrían causar problemas a su bebé si los usa mientras amamanta. Por otra parte, algunas mujeres descubren que aplicarse lanolina resulta útil para aliviar los pezones lastimados o irritados.

Algunas mujeres comienzan a usar sostenes maternales durante el embarazo. Son más adaptables y amplios y se sienten más cómodos a medida que aumenta el tamaño de los senos. Los sostenes maternales, además, tienen "solapas" que se pueden abrir para amamantar o sacarse leche.

Bajada de la leche y prendida del bebé al pecho

Para cuando su bebé nace, sus senos ya están produciendo calostro. Cuando el bebé se amamanta, sus acciones le dicen a su cuerpo cuándo comenzar y detener el flujo de leche. El proceso mediante el cual el bebé llega al pecho comienza en los primeros momentos después del parto, en la sala de partos. La colocación del bebé en la parte superior de su abdomen en los primeros momentos después del parto le permitirán al nuevo bebé moverse hacia arriba sobre el pecho y prenderse durante los primeros 30 minutos posteriores al parto. El proceso comienza cuando el bebé logra prenderse bien de la aréola, *no* solo del pezón, y comienza a succionar. Hará esto "prendiéndose" instintivamente en cuanto sienta el seno contra la boca.

Preparación de los pezones invertidos para la lactancia

Normalmente, cuando presiona la aréola (el área más oscura alrededor del pezón) entre dos dedos, el pezón debe sobresalir y quedar erecto. Si, por el contrario, el pezón parece meterse hacia adentro y desaparecer, se dice que está "invertido". Los pezones invertidos son una variación normal. Es posible que comiencen a sobresalir cada vez más a medida que avanza el embarazo. Si tiene preguntas acerca de sus pezones, hable del tema con su profesional de atención prenatal o con un especialista en lactancia.

A veces, los pezones invertidos se notan recién en el momento del parto. En este caso, el personal de posparto la ayudará durante las primeras instancias de alimentación.

Pezón normal   Pezón invertido

Una vez nacido el bebé, deberán colocárselo sobre el pecho o el abdomen para tener contacto "piel con piel". Esto debe suceder después de todos los partos naturales de rutina y después de partos por cesárea no urgentes. Si tiene programada una cesárea, deberá hablar con su proveedor de atención médica prenatal y preguntarle sobre el contacto "piel con piel" y la lactancia inmediatamente posteriores al parto. Mientras esté sobre su pecho o abdomen en la sala de partos, el bebé comenzará a moverse hacia arriba, en dirección a su pecho y se prenderá a uno de sus senos. Si tuvo complicaciones durante el parto, o si su recién nacido necesita atención médica inmediata, tal vez deba esperar unas horas. Si la primera instancia de alimentación tiene lugar dentro de los primeros dos días, no debería tener dificultades físicas para amamantar. Si la lactancia debiera postergarse más allá de las primeras horas de vida, el personal de enfermería la ayudará a sacarse leche con un extractor de leche o a mano.

En los primeros días en que comience a amamantar, podría comenzar reclinándose en una silla o cama y colocando nuevamente a su bebé sobre su pecho, entre los senos, sin tener puesto el sostén. Al igual que en la sala de partos, su bebé comenzará a moverse en dirección a uno de sus senos y se prenderá. También puede comenzar cargando a su bebé de modo tal que quede enfrentado al seno y acariciándole el labio inferior o la mejilla con el pezón, o apoyando el mentón del bebé contra el seno. Al hacer esto estimula el reflejo que le hace buscar el pezón con la boca (el reflejo de búsqueda u "hociqueo"). Como resultado, el bebé abrirá la boca ampliamente; en ese momento, deberá mover al bebé hacia el seno. Usar la mano para extraer unas gotas de leche también ayudará a su bebé con el reflejo de búsqueda y a prenderse al pecho, ya que el olor y el sabor de la leche estimularán el reflejo para que se prenda.

A medida que su bebé se lleva el seno a la boca, sus mandíbulas deberán cerrarse alrededor de la aréola, *no* sobre el pezón. Se separarán sus labios y las encías rodearán la aréola. Con la lengua formará una especie de canal alrededor del pezón y, con un movimiento similar al de las olas, comprimirá los depósitos de leche y vaciará los conductos de la leche (conductos galactóforos). Poner a su bebé al pecho durante la primera hora posterior al parto establecerá buenos patrones de lactancia en un momento en el que los bebés suelen estar alertas y vigorosos. Más adelante durante el primer día podría estar somnoliento, pero si comenzó a amamantarse durante la primera hora, es más probable que sea un lactante exitoso.

El bebé se ha prendido al pecho correctamente. La nariz, los labios y el mentón están cerca del seno, permitiéndole amamantarse eficazmente.

La mayor parte de la aréola y el pezón están dentro de la boca.

Cuando su bebé succiona con eficacia el seno, sus movimientos estimularán las fibras nerviosas del pezón. La estimulación mamaria además hace que la leche comience a fluir por los conductos galactóforos, en lo que se conoce como reflejo de bajada de la leche, y se asocia con la liberación de otra hormona pituitaria, la oxitocina. A su vez, la liberación de la hormona prolactina desde la glándula pituitaria y la remoción de leche del pecho hace que los senos produzcan más leche.

La oxitocina hace que le ocurran muchas cosas maravillosas. Le produce una sensación eufórica y disminuye la sensación de dolor inmediatamente después del parto. Algunas personas también dicen que intensifica el sentimiento de amor entre usted y su bebé. Además, hace que los músculos del útero se contraigan. Por lo tanto, en los primeros días o semanas después del parto, es posible que sienta "dolores posparto", o calambres en el útero, cada vez que amamante. Si bien esto podría ser molesto y, de vez en cuando, doloroso, ayuda al útero a volver rápidamente a su tamaño y estado normales y reduce la pérdida de sangre posparto. Además es un buen signo de que su bebé está alimentándose eficazmente. Use algunas técnicas de respiración

Posición de abrazo acunado o tipo "Virgen María"

profunda o analgésicos (suele recetarse ibuprofeno después del parto) para aliviar el dolor.

Una vez comenzada la producción de leche, en general solo se necesita de un breve período de succión antes de que la leche baje (comience a fluir). De hecho, tan solo escuchar llorar a su bebé podría ser suficiente para disparar el flujo de leche. Los signos que indican que está ocurriendo la bajada de leche varían entre una mujer y otra, y cambian según el volumen de leche que el bebé demanda. Puede que algunas mujeres sientan una sutil sensación de hormigueo, mientras que otras experimentan una acumulación de presión que se siente como si se estuvieran hinchando los senos y se estuvieran llenando en exceso; estas son sensaciones que se alivian rápidamente cuando la leche comienza a fluir. Algunas mujeres jamás sienten estas sensaciones, pese a estar amamantando exitosamente y a que el bebé esté obteniendo abundante leche. La forma en la que fluye la leche también varía ampliamente. Puede salir en forma de aerosol, chorro fuerte, goteo o chorro leve. Algunas mujeres experimentan pérdidas de leche en ocasión de la bajada o entre instancias de alimentación y otras no; ambos casos pueden ser normales. El flujo o salida también pueden ser bastante diferentes en cada pecho; tal vez de un lado sale un chorro fuerte y del otro solo un goteo. Esto se debe a leves diferencias de los conductos de cada lado y no es preocupante siempre y cuando el bebé obtenga leche adecuada y esté creciendo bien.

Posición de agarre de pelota de fútbol americano

Cuando amamante durante los primeros días después del parto, tal vez le resulte más cómodo acostarse de lado, con el bebé enfrentado a usted, del lado opuesto al pecho. Si prefiere estar sentada, use almohadas como apoyo para los brazos y acune al bebé apenas por debajo del nivel del pecho, asegurándose de que todo el cuerpo del bebé, y no solo la cabeza, esté enfrentado a su cuerpo.

Luego de un parto por cesárea, es posible que la posición más cómoda sea cargarlo de costado, o lo que también se llama abrazo de pelota de fútbol americano, en el cual se sienta y el bebé queda acostado a su lado, enfrentado a usted. Enrolle su brazo por debajo del bebé y soporte y sostenga la cabeza del bebé contra el seno. Esta posición mantiene el peso del bebé fuera de su abdomen, pero deberá mantener al bebé bien enfrentado al seno para que se prenda de manera adecuada.

Si acaricia el labio inferior de su recién nacido con el pezón, instintivamente abrirá bien la boca, se prenderá y comenzará a succionar. Ha estado practicando esto durante algún tiempo al succionarse la mano, los dedos y posiblemente hasta los pies dentro del útero. (De hecho algunos bebés nacen con ampollas en los dedos causadas por esta succión en el útero o vientre). No se necesita mucho aliento

Cualquiera sea la posición que elija, asegúrese de que todo el cuerpo del bebé, y no solo la cabeza, esté enfrentado a su cuerpo.

para lograr que se amamante, pero tal vez sí necesite ayudarlo a tomar correctamente la aréola. Puede sostener el pecho con el pulgar por encima de la aréola y los dedos y la palma de la mano por debajo. Podría ser útil un poco de compresión suave para formar una superficie donde prenderse. Luego, cuando el bebé abra la boca bien grande, póngalo contra el seno. Es importante mantener los dedos por debajo de la aréola y asegurarse de que el pezón esté nivelado o apuntando levemente hacia arriba. Sin importar la técnica que intente, deberá mantener los dedos fuera de la aréola para que el bebé pueda agarrarla con la boca. Asegúrese de que los dedos estén a más de 2 pulgadas de distancia de la base del pezón. Permita que su bebé se amamante del primer lado por el tiempo que desee y luego póngalo del otro lado, si aún le interesa seguir alimentándose. Es más importante completar la alimentación en un seno que

Si acaricia la mejilla o el labio inferior de su recién nacido con el dedo o el pezón, instintivamente se dará vuelta, se prenderá y comenzará a succionar. Tal vez necesite ayudarlo a atrapar correctamente la aréola.

Puede seguir dando algo de apoyo al seno mientras el bebé se alimenta, en especial si tiene senos grandes.

Puede deslizar el dedo por la comisura de la boca del bebé si necesita interrumpir la alimentación antes de que el bebé termine.

realizar instancias de alimentación breves en ambos senos. Cuanto más tiempo amamante su bebé, más grasa y calorías consumirá. La bajada de leche, los calambres uterinos, los sonidos al tragar y el retorno al sueño profundo del bebé son todos signos de una lactancia exitosa. Al principio tal vez la bajada tarde un par de minutos. En una semana, más o menos, la bajada de leche ocurrirá mucho más rápido y su suministro de leche aumentará drásticamente.

Si no está segura de estar experimentando una sensación de bajada de la leche, simplemente observe a su bebé. Luego de que baja la leche, debería tragar después de algunas succiones al principio de la alimentación. Pasados de 5 a 10 minutos, podría pasar a lo que se llama succión no nutritiva, una succión más relajada que brinda bienestar emocional y pequeñas cantidades de leche más cremosa y rica en grasas llamada *leche final*. Otros signos de la bajada de leche varían de una mujer a otra y ya se han comentado: calambres uterinos durante los primeros días después del parto, sensación de bajada de la leche, pérdida de leche del seno opuesto durante la lactancia, sensación de tener el seno lleno antes de amamantar y blando después de amamantar o la aparición de leche en la boca del bebé o alrededor de ella después de alimentarlo. Cuanto más relajada y confiada se sienta, más rápido bajará su leche.

Las primeras instancias de alimentación podrían ser difíciles debido a la emoción o, tal vez, su incertidumbre respecto a qué hacer. Amamantar no debe causar dolor permanente en el pezón, en la aréola ni en el seno. Si sintiera dolor durante más que unos momentos al principio, pida al médico, a la enfermera o al especialista en lactancia que evalúen el amamantamiento y sugieran cambios. Pida ayuda al personal del hospital; por lo general tienen mucha experiencia en ayudar con la lactancia a las madres y los bebés. En ciertos casos un bebé tendrá problemas para prenderse al pecho. Esto ocurre con mayor frecuencia en recién nacidos a quienes se les ofrecen biberones o chupetes. Succionar el seno es distinto a succionar el pezón de un biberón o de un chupete, y algunos bebés son muy sensibles a la diferencia. Es posible que estos bebés simplemente laman, mordisqueen o mastiquen con las mandíbulas en vez de usar la lengua. Otros podrían demostrar su frustración apartándose del pecho o llorando. Actualmente existe buena evidencia que demuestra que el comienzo precoz del uso de tetinas está asociado con una disminución del amamantamiento exclusivo y la reducción de la duración del amamantamiento. Los investigadores aún no tienen certeza respecto a si las tetinas son la causa de los problemas de lactancia o si es tan solo una respuesta a un problema de lactancia preexistente. *Los expertos recomiendan evitar los biberones y chupetes durante las primeras semanas, hasta que sienta que la lactancia va marchando bien.* Durante ese tiempo, si el bebé pareciera necesitar más succión, vuelva a ofrecerle el pecho o ayúdelo a encontrar su propia mano o sus dedos para calmarse. Si su bebé tuviera problemas para prenderse cuando estén en casa, debe llamar al médico del bebé para pedirle ayuda o una referencia si fuera necesario.

Una vez que esté de vuelta en casa, pruebe las siguientes sugerencias para ayudar al reflejo de bajada de la leche.

- Aplique calor húmedo (p. ej. paños tibios y húmedos) sobre los senos varios minutos antes de comenzar a alimentar al bebé.

■ Siéntese en una silla cómoda, con buen apoyo para la espalda y los brazos. (Muchas madres que amamantan recomiendan sillas mecedoras o deslizantes, mientras que a otras les sirve más una silla de respaldo recto con almohadones de apoyo).

■ Asegúrese de que el bebé esté ubicado de modo tal que se enfrente directamente al pecho y esté bien prendido, tal como se describió anteriormente.

■ Use algunas técnicas de relajación como respiración profunda o imaginería visual.

■ Escuche música calmante y tome alguna bebida nutritiva mientras alimenta al bebé.

■ Si hay mucho movimiento en su casa, busque un rincón o una habitación tranquila donde no la molesten mientras alimenta al bebé.

■ No fume y evite el humo de segunda mano. No consuma alcohol ni drogas (p. ej. marihuana, cocaína, heroína, éxtasis, etc.), ya que todos ellos contienen sustancias que pueden interferir con la bajada de la leche, afectar el contenido de la leche materna y ser nocivas para el bebé. Consulte a su obstetra o al pediatra respecto a cualquier medicamento recetado o de venta libre, así como también sobre suplementos herbales que pudiera estar tomando.

Si después de probar estas sugerencias la leche sigue sin bajar, comuníquese con el pediatra para obtener ayuda adicional. Si sigue teniendo dificultades, pida que la refieran a un experto en lactancia.

Cuando aumenta el suministro de leche

Durante los primeros días después del parto, los senos estarán blandos al tacto; pero a medida que aumenta el suministro de sangre y las células productoras de leche comienzan a funcionar con más eficiencia, los senos se pondrán más firmes. Entre el segundo y el quinto día después del parto, sus senos deberían estar produciendo la leche de transición (la que le sigue al calostro) y es posible que estén muy llenos. Al final de la primera semana del bebé, verá que la leche es blanca y cremosa; luego de 10 a 14 días, la leche se verá al principio como leche descremada pero, a medida que el bebé se siga alimentando, aumentará la cantidad de grasa de la leche y se verá más cremosa. Esto es normal y no significa que ocurra algo malo con su leche. Amamante a su bebé con frecuencia y masajéese los senos antes y durante la lactancia; esto podría ayudar a minimizar la sensación de tener los senos llenos.

La congestión ocurre cuando los senos se llenan demasiado con leche y un exceso de fluidos corporales. Esto puede ser muy molesto y, a veces, doloroso. La mejor

¿Su bebé se está amamantando correctamente? Lista de verificación de lactancia

SIGNOS DE LACTANCIA CORRECTA

- La boca del bebé está bien abierta, con los labios dados vuelta hacia afuera.

- El mentón y la nariz están apoyados contra el seno.

- Está succionando rítmica y profundamente, en rachas breves separadas por pausas.

- Puede escucharlo tragar regularmente.

- El pezón se siente cómodo después del primer par de succiones.

SIGNOS DE LACTANCIA INCORRECTA

- La cabeza de su bebé no está alineada con el cuerpo.

- Solo succiona el pezón en vez de succionar la aréola con el pezón más atrás dentro de la boca.

- Succiona de manera suave, rápida y agitada en vez de succionar en forma profunda y regular.

- Las mejillas del bebé están "chupadas" hacia adentro o escucha ruidos de chasquidos.

- No lo escucha tragar regularmente después del aumento de su producción de leche.

- Siente dolor mientras alimenta al bebé o tiene signos de daño en los pezones (como grietas o sangrado).

De American Academy of Pediatrics, *New Mother's Guide to Breastfeeding*, ed. J. Y. Meek. 2.a edición (Nueva York: Bantam Books, 2011).

solución para este problema es amamantar a su hijo siempre que esté hambriento, alimentarlo con ambos senos más o menos cada dos horas o antes de que los senos se hinchen, queden duros o le duelan. A veces los senos están tan congestionados que al bebé le cuesta prenderse. Si eso ocurre, puede aplicar calor húmedo para ablandar los senos y, si fuera necesario, extraerse un poco de leche a mano o con un extractor mecánico antes de comenzar a amamantar. Al hacer esto podría ayudar al bebé a prenderse mejor y amamantarse de manera más eficiente. (Consultar en la página

105 lo relacionado con la extracción de leche). También puede probar varias técnicas para aliviar el dolor de la congestión, como las siguientes.

■ Empape un paño en agua tibia y póngaselo sobre los senos. O tome una ducha tibia. Estas técnicas, cuando se aplican justo antes de amamantar o de extraerse leche, fomentarán el flujo de leche.

■ Es posible que el calor no ayude en casos de congestión grave. Si este fuera el caso, tal vez desee usar compresas frías entre instancias de alimentación o después de amamantar.

■ Extráigase leche a mano o con extractor, solo lo suficiente como para sentirse cómoda.

■ Intente alimentar a su bebé en más de una posición. Comience sentándose y luego acostándose. Esto cambia los segmentos del seno que se drenan de mejor manera cada vez que amamanta.

¿Qué ocurre con las vitaminas para bebés amamantados?

Su leche materna proporciona al bebé todas las vitaminas que necesita, excepto vitamina D. Pese a que la leche materna proporciona pequeñas cantidades de vitamina D, no es suficiente para evitar el raquitismo (ablandamiento de los huesos). La American Academy of Pediatrics recomienda que todos los bebés amamantados consuman 400 UI de vitamina D en gotas por día, a partir de las primeras semanas de vida, lo que continuará hasta que estén tomando otros líquidos fortificados con vitamina D. La recomendación actual de la Academia es que todos los bebés y niños deben ingerir como mínimo 400 UI (unidades internacionales) de vitamina D por día desde poco después de nacer y 600 unidades por día en niños mayores de 1 año. La fórmula preparada tiene vitamina D agregada, por lo que si su bebé toma fórmula no necesita suplemento de vitamina D. Los bebés amamantados sí necesitarán dicho suplemento de vitamina D.

Una vez que su bebé tenga 1 año y tome leche con vitamina D, ya no necesitará vitaminas adicionales que tengan vitamina D. También es posible que su bebé necesite suplementos vitamínicos si nació prematuro o tiene algún otro problema médico. Hable con su médico sobre la necesidad de suplementos de vitaminas o minerales.

Si usted es vegana (sigue una dieta que excluye todos los alimentos de origen animal), hable con su médico acerca de sus necesidades nutricionales. La dieta vegana no solo carece de vitamina D sino también de vitamina B_{12}, y una deficiencia de vitamina B_{12} en los bebés puede conducir a anemia y anomalías del sistema nervioso.

Para obtener más información sobre la vitamina D y otros suplementos, consultar las páginas 125 a 128.

Amamantamiento de mellizos

Los mellizos representan un desafío único para la madre que amamanta. Al principio tal vez sea más fácil alimentarlos uno a la vez, pero una vez implementada la lactancia a menudo es más práctico alimentarlos simultáneamente para ahorrar tiempo. Alimentarlos juntos también puede ayudar a aumentar su suministro de leche. Puede hacer esto cargándolos con agarre de pelota de fútbol americano para colocarlos uno a cada lado o sostenerlos a ambos delante suyo en posición de cuna con sus cuerpos cruzándose. Los libros y grupos de apoyo para padres de mellizos pueden proporcionar más información.

Para obtener más información sobre la crianza de múltiples bebés, consulte el libro *Raising Twins: Parenting Multiples From Pregnancy Through the School Years* (Crianza de mellizos: cómo criar hijos de un embarazo múltiple desde el embarazo hasta la edad escolar), de Shelly Vaziri Flais, MD, FAAP, publicado por la American Academy of Pediatrics (2015).

■ Masajéese suavemente los senos desde la axila hacia abajo en dirección al pezón. Esto ayudará a reducir el dolor y facilitará el flujo de leche.

■ Se ha demostrado que el uso de ibuprofeno es seguro y eficaz para el tratamiento de la congestión. Tome la dosis recomendada por su médico. No tome ningún otro medicamento sin la aprobación de su médico.

La congestión solo dura unos días, mientras se está implementando la lactancia. No obstante, es posible que sus senos se pongan duros de todos modos, o se llenen demasiado, siempre que se saltee una instancia de alimentación y cuando no se vacíen los senos con frecuencia.

El volumen de leche producido por los senos aumenta drásticamente durante la primera semana. Su bebé podría tomar tan poquito como 1 cucharadita (5 ml) cada vez que se amamante durante el primer par de días. Pero para el cuarto o quinto día, el volumen podría ser de hasta 1 onza (30 ml) y hacia el final de la semana, dependiendo del tamaño y el apetito del bebé y de la duración de las instancias de alimentación, es posible que usted esté produciendo entre 2 y 6 onzas (60 a 180 ml) en cada instancia de alimentación. Al final del primer mes de su bebé, debería estar recibiendo en promedio 24 onzas (720 ml) de leche al día. Consulte en la página 103 la información sobre cómo saber si su bebé está recibiendo lo suficiente.

¿Con qué frecuencia y durante cuánto tiempo?

Las conductas de alimentación de los bebés amamantados son muy variadas. En general comen con más frecuencia que los bebés alimentados con fórmula. Los recién nacidos amamantados suelen comer entre 8 y 12 veces o más en 24 horas. A medida que crecen, algunos tal vez puedan dejar pasar más tiempo entre instancias de alimentación, porque se agranda su capacidad estomacal y la producción de leche de las madres aumenta. Otros siguen prefiriendo alimentarse con frecuencia y en menores cantidades.

¿Cuál es el mejor cronograma de alimentación para un bebé amamantado? Es el que él mismo diseñe. Su bebé le hará saber cuándo tiene hambre despertándose y mostrándose alerta, poniéndose las manos en la boca, haciendo movimientos de succión, lloriqueando y flexionando los brazos y las piernas, moviendo los puños hacia su boca, tornándose más activo y frotando la nariz contra su pecho. (Puede oler dónde está incluso a través de la ropa). Lo mejor es comenzar a amamantar al bebé antes de que empiece a llorar. El llanto es un signo tardío de hambre. Siempre que sea posible, use estas señales en vez del reloj para decidir cuándo alimentarlo. De esta forma, se asegurará de que esté hambriento cuando lo alimente. En el proceso, estimulará el seno de manera más eficiente para producir leche.

En general el bebé se alimentará de 10 a 15 minutos en el primer seno. Luego se puede hacer que el bebé eructe y ofrecerle el otro pecho.

Tal como se dijo anteriormente, la lactancia materna suele ser más exitosa, para la madre y el bebé sanos, cuando comienza inmediatamente después del parto (durante la primera hora). Mantenga al bebé junto a usted el mayor tiempo posible (compartiendo la habitación en el hospital) y responda de inmediato a las señales que indican que tiene hambre (una práctica llamada *alimentación a demanda*). Si el bebé está somnoliento habrá que despertarlo para que coma cada 3 a 4 horas durante las primeras semanas de vida (o hasta que haya recuperado su peso de nacimiento y el pediatra diga que está bien dejarlo dormir por las noches), de modo que coma al menos 8 veces en el transcurso de 24 horas.

Permita que su bebé siga amamantándose en el primer seno todo el tiempo que desee. Cuando espontáneamente se detiene durante un período de tiempo prolongado, o se aparta del pecho, hágalo eructar. Si su bebé pareciera somnoliento después de tomar del primer seno, despiértelo un poco cambiándole el pañal o jugando con él un poco antes de pasarlo al segundo lado. Como su bebé succiona con mayor eficiencia en el primer seno que usa, deberá alternar entre instancias de alimentación el seno que use en primer lugar. Puede tener en cuenta colocarse un imperdible o un protector para lactancia adicional del lado donde el bebé se amamantó en última instancia como recordatorio para comenzar primero del otro lado la siguiente vez que lo amamante. O puede comenzar en el seno que se sienta más lleno.

En principio es probable que su recién nacido se amamante cada dos horas, independientemente de que sea de día o de noche. Para las 6 a 8 semanas de edad, muchos recién nacidos tienen un período de sueño de entre 4 y 5 horas. Defina patrones de sueño nocturnos manteniendo la habitación oscura, cálida y silenciosa. No encienda luces brillantes cuando lo alimente durante la noche. Si el bebé estuviera sucio o mojado, cámbiele rápidamente el pañal, sin hacer alboroto, antes de alimentarlo de noche, y vuelva a acostarlo para que siga durmiendo después de que se amamante. Para los 4 meses, la mayoría de los bebés (aunque no todos) duermen 6 horas o más de un tirón sin despertarse durante la noche. No obstante, algunos bebés amamantados podrían seguir despertándose con más frecuencia para alimentarse durante la noche. (Consultar *Cómo ayudar al bebé a dormir*, página 61).

Cómo conocer los patrones de alimentación de su bebé

Cada bebé tiene un estilo particular para alimentarse. Hace años, investigadores de la Universidad de Yale pusieron nombres graciosos a cinco patrones de alimentación comunes. Vea si reconoce el comportamiento alimentario de su bebé entre ellos:

Los barracudas van directo al grano. Ni bien se los pone en el pecho, se prenden de la aréola y succionan enérgicamente entre 10 y 20 minutos. Por lo general van perdiendo entusiasmo a medida que pasa el tiempo.

Los incompetentes emocionados se desenfrenan ante el seno. En un ciclo agitado lo atrapan, lo pierden y comienzan a llorar frustrados. Será preciso calmarlos varias veces en cada instancia de alimentación. La clave para alimentar a este tipo de bebé es hacerlo ni bien se despierta, antes de que esté desesperadamente hambriento. Además, si la leche tiende a salir en forma de rocío del pecho cuando el bebé lucha, podría ser útil extraerse un poco antes de darle de comer, para que el chorro sea más lento.

Los holgazanes no se molestan en amamantarse hasta que aumenta el suministro de leche, lo que habitualmente se denomina "bajada de la leche". No se debe ofrecer biberones de agua ni de fórmula a estos bebés. Darles biberón hará que sea más difícil lograr que se amamanten en el pecho. Debe seguir poniéndolos al pecho regularmente, siempre que parezcan alertas o hagan movimientos con la boca. Los amamantadores desganados a veces se benefician si se los pone desnudos sobre el abdomen y pecho desnudos de la madre recostada durante un tiempo. Es posible que espontáneamente se muevan hacia el pecho, o se los puede colocar al pecho luego de un tiempo. Tal vez le resulte útil recibir consejos sobre mejores posiciones y cómo lograr que el bebé se prenda por parte de un especialista en lactancia. En el caso de un bebé que se resista a amamantarse durante los primeros días, puede usar un extractor eléctrico entre instancias de alimentación para estimular la producción de leche. (Consultar las páginas 105 a 109). ¡No se dé por vencida! Comuníquese con el consultorio de su pediatra para obtener ayuda o para que la refieran a un especialista en lactancia.

Los gourmet o *probadores* insisten en jugar con el pezón, probando primero la leche y chasqueando los labios antes de empezar. Si se los apura o presiona, se ponen furiosos y gritan en protesta. La mejor solución es la tolerancia. Luego de algunos minutos de juego, se calman y se amamantan bien. Asegúrese de que los labios y las encías estén alrededor de la aréola y no solo sobre el pezón.

Los descansadores prefieren amamantarse unos minutos, descansar otros minutos y volver a empezar. Algunos se duermen en el pecho, duermen una siesta de más o menos media hora y se despiertan listos para el postre. Este patrón puede ser confuso, pero no se puede apresurar a estos bebés. ¿La solución? Lo ideal es programar tiempo adicional para darle de comer y mantenerse lo más flexible que sea posible.

Aprender los patrones de alimentación de su bebé es uno de sus mayores desafíos durante las primeras semanas después del parto. Una vez que comprenda sus patrones, le resultará mucho más fácil determinar cuándo está hambriento, cuándo está satisfecho, con qué frecuencia necesita comer y cuánto tiempo se requiere para darle de comer. En general lo mejor es empezar a alimentarlo ante los primeros síntomas de hambre y antes de que llore. Además, los bebés prefieren determinadas posiciones únicas e incluso mostrarán su preferencia por un seno en vez del otro.

Además descubrirá que tal vez su hijo necesita instancias prolongadas de alimentación en algunos momentos del día y podría sentirse satisfecho rápidamente en otros momentos. Él le hará saber cuando haya terminado, soltando el seno o quedándose dormido entre rachas de succión no nutritiva. Algunos bebés desean amamantarse durante las 24 horas. Si su bebé entra en esta categoría, consulte a su pediatra. Es posible que la refieran a un especialista en lactancia. Son varias las razones por las que los bebés se comportan de esta manera y cuanto antes se evalúe la situación más sencillo será abordar la causa. Una vez evaluada, si la lactancia está transcurriendo sin problemas, su suministro de leche está bien implementado y el bebé está aumentando de peso, podrá decidir darle un chupete para ofrecerle succión adicional. Pero tenga en cuenta ofrecer chupetes en forma precoz es un hecho asociado con una menor duración de la lactancia.

¿Su bebé come lo suficiente?

Los pañales de su bebé le darán pistas respecto a si está comiendo lo suficiente. Durante el primer mes, una vez que aumente su suministro de leche y si su dieta es adecuada, debería mojar el pañal 6 o más veces por día, y en general hacer entre 3 y 4 deposiciones diarias (a menudo un poco después de cada instancia de alimentación). Posteriormente es posible que tenga deposiciones menos frecuentes e incluso puede que pasen uno o más días entre ellas. Si las heces son blandas y por lo demás su bebé está criándose bien, esto es bastante normal. Otra pista sobre la ingesta es si puede o no escuchar a su bebé tragar, en general después de varias succiones de corrido. Ver que parece satisfecho durante un par de horas después de comer también es un signo de que está recibiendo lo suficiente. Por otra parte, un bebé que no está comiendo lo suficiente en el transcurso de varios días podría volverse muy somnoliento y parecer "fácil" de cuidar. Durante las primeras semanas, un bebé que duerme regularmente durante 4 o más horas de corrido debe ser revisado por el pediatra para asegurarse de que esté aumentando de peso según lo esperado.

Una de las formas más exactas de juzgar la ingesta de su bebé en el transcurso del tiempo es controlando su aumento de peso. En la actualidad recomendamos que los bebés sean examinados por un proveedor de atención médica entre el tercer y el quinto día de vida, lo que brinda una oportunidad para revisar su peso, cómo se alimenta y su perímetro cefálico. Durante la primera semana de vida, los bebés pueden perder hasta el 10 % del peso que tenían al nacer (aproximadamente 10 onzas [340 g] en un bebé de alrededor de 7½ libras [3.4 kg] nacido a término), pero después de eso debería comenzar a aumentar de peso de manera bastante constante. Hacia el final de la segunda semana debe haber recuperado el peso que tenía al nacer. Si amamantó a otros hijos, es probable que la lactancia se implemente más fácilmente esta vez, por lo que el nuevo bebé tal vez pierda poco peso y recupere el peso que tenía al nacer en pocos días.

Una vez que se haya establecido su suministro de leche, su bebé debería aumentar entre ½ y 1 onza (14 a 28 g) por día durante los primeros 3 meses. Entre los 3 y los 6 meses, el aumento de peso se reducirá a aproximadamente ½ onza (14 g) por día y, luego de los 6 meses, la cantidad de peso que aumente su bebé será aún menor. Típicamente el pediatra pesará al bebé en cada visita. Si algo le preocupara entre una visita y la siguiente, llame para programar una cita para que pesen al bebé; no confíe en una balanza doméstica ya que no es muy confiable para los bebés pequeños.

¿Qué ocurre con los biberones?

Por lo general, lo ideal es intentar amamantar a su recién nacido todo el día, lo que puede resultar más sencillo al tener a su bebé compartiendo habitación con usted en el hospital el mayor tiempo posible. Tal vez la tiente dejar a su bebé durmiendo en la sala de recién nacidos por una noche para poder dormir toda la noche sin interrupciones. Pero la mayoría de los hospitales actualmente ofrecen atención materno-infantil para que pueda dormir mientras una enfermera cuida a su bebé de manera segura en la misma habitación. La investigación demuestra que de hecho las madres duermen mejor cuando se está cuidando al recién nacido en la misma habitación en comparación con los cuidados en el entorno de una sala de recién nacidos. Los hospitales están cambiando el modelo tradicional de sala de recién nacidos y están usando las antiguas salas para realizar procedimientos y atender a los recién nacidos enfermos. Además, si su recién nacido comparte la habitación con usted, puede responder a las primeras señales de que desea alimentarse y evitar los complementos innecesarios de agua o fórmula que podrían interferir con su capacidad de lograr una experiencia de lactancia exitosa.

Si las circunstancias la mantuvieran apartada de su bebé, deberá extraerse leche, a mano o con extractor mecánico, a fin de estimular la producción de leche continua. El personal del hospital trabajará con usted y con su bebé para darle leche materna de un modo tal que minimice cualquier problema para volver a amamantarse, incluyendo técnicas de alimentación que evitan biberones y tetinas. Estas técnicas podrían incluir alimentación con jeringa o vaso, o alimentación a través de un sistema de lactancia complementado. Son excepcionales las situaciones graves en las que no se puede usar la leche materna. Si usa biberones o fórmula cuando no está presente, su bebé recibe menos leche materna y menos beneficios provenientes de la lactancia. Evitar la fórmula podría ser de particular importancia en bebés de familias con antecedentes alérgicos. Consulte siempre al pediatra o a otro experto antes de dejar de darle leche materna al bebé.

Una vez que la lactancia marche bien y se haya afianzado el suministro de leche, generalmente de 3 a 4 semanas después del parto, puede decidir usar un biberón de vez en cuando para poder ausentarse en alguna instancia de alimentación. Pero no será necesario usar fórmula como sustituto de su leche: Si se extrae leche con anticipación y la almacena, su bebé podrá seguir recibiendo los beneficios de su leche a través del biberón. Además, el uso de leche materna extraída mantendrá la producción total de leche de su cuerpo para su bebé. Un biberón ocasional en esta etapa probablemente no interfiera con los hábitos de lactancia de su bebé, pero podría causar otro problema: Puede que sus senos se congestionen y chorreen leche. Puede aliviar la congestión extrayéndose leche para drenar los senos; guarde esta leche para sustituir la leche materna que se usó mientras usted no estaba. El uso de protectores para lactancia la ayudarán a controlar el problema de las pérdidas. (Algunas mujeres usan protectores para lactancia todo el tiempo durante el primer mes o los dos primeros meses de lactancia para evitar manchas de leche en la ropa). Es importante que amamante o se extraiga leche regularmente durante todo el día, para evitar la congestión y problemas potenciales provocados por la estasis de la leche que podrían conducir a una disminución de la producción de leche.

Extracción y almacenamiento de la leche

La leche se puede extraer a mano o con extractor. En ambos casos debe tener el reflejo de bajada de la leche a fin de lograr que la leche salga del seno. Es más fácil aprender la extracción manual o a mano si alguien le enseña o si ve un video, en vez de tan solo leer al respecto. La extracción manual puede ser rápida y eficaz luego de aprender a hacerlo, pero requiere de práctica. En muchos hospitales se enseña a las madres a extraerse leche en forma manual antes de darles de alta. En principio los extractores de leche pueden parecer más fáciles de aprender a usar que el método de extracción manual, pero la calidad de los extractores varía mucho. Un extractor de mala calidad no extraerá la leche de manera eficaz, lo que acabará causando congestión o un suministro de leche gradualmente inferior con el transcurso del tiempo. Los extractores de mala calidad, además, pueden irritar los pezones o causar bastante dolor.

Si opta por la extracción manual, lávese las manos y use un recipiente limpio para recoger la leche. Coloque el pulgar sobre el seno, por arriba de la aréola, y los dedos por debajo. Con suavidad pero de modo firme, haga rodar el pulgar y los dedos intentando juntarlos a la vez que comprime el tejido mamario y lo empuja hacia la pared torácica. No deslice los dedos hacia el pezón ya que esto podría causarle dolor. Pase la leche a un biberón limpio, un recipiente de plástico rígido o una bolsa de plástico específicamente creada para almacenamiento en congelador. (Consultar la página 107). Si su bebé está hospitalizado, en el hospital podrán darle información

Extraerse leche es más fácil si primero estimula el seno masajeándolo suavemente.

más específica y detallada sobre la recolección y el almacenamiento de leche, y tal vez le presten un extractor hospitalario para que se extraiga leche para el bebé.

Si bien hay extractores manuales disponibles, los extractores eléctricos de buena calidad son una opción maravillosa y pueden estimular los senos de manera más eficaz que la extracción manual. Estos extractores tienen presiones reguladas y ciclos automáticos para una extracción de leche eficiente. Se usan fundamentalmente para inducir o mantener la lactancia cuando la madre no puede alimentar directamente al bebé durante varios días o más tiempo, o cuando la madre se reintegra al trabajo o a la escuela. Los extractores eléctricos son eficientes pero pueden ser caros; sus precios varían entre los 150 y 300 dólares o más. Si solo necesitará el extractor durante un período limitado, es mucho más económico alquilar uno en una tienda de artículos médicos, en un hospital o en una agencia de alquiler de equipos para lactancia. Si tiene un recién nacido hospitalizado o si se reintegra a trabajar poco después del nacimiento de su bebé y desea seguir amamantándolo, es fundamental que consiga un extractor.

Al salir a comprar o alquilar un extractor eléctrico, asegúrese de que produzca una acción lactante constante, con presión variable, y que no sea tan solo un dispositivo de succión. Tal vez desee tener en cuenta un extractor que extraiga leche de ambos senos a la vez; un extractor de este tipo no solo aumentará el volumen de leche sino que le ahorrará tiempo. Asegúrese de que todas las piezas del extractor que entran en contacto con la piel o con la leche sean desmontables para poder limpiarlas debidamente. No es necesario esterilizar los extractores ni los recipientes en el caso de bebés sanos; tan solo lavar bien todo con agua caliente y jabón está bien; también es adecuado lavar los implementos en el lavavajillas. Hable con su pediatra o con un asesor en lactancia para obtener consejos sobre el

Para usar la extracción manual, sostenga el seno con el pulgar y el índice sobre el borde de la aréola, en lados opuestos del seno, y presione hacia la pared torácica con un movimiento rítmico. Rote la posición de los dedos para vaciar todas las partes del seno.

tipo de extractor que sería mejor para usted. Y recuerde, siempre que use un extractor, lávese las manos inmediatamente antes de usarlo.

Tal como ocurre con la leche materna extraída a mano, la leche que se extrae mecánicamente se debe guardar en recipientes limpios, preferentemente de vidrio o de plástico rígido, o en bolsa plásticas especiales. Las bolsas que se calzan en los biberones no son lo suficientemente fuertes ni gruesas para proteger la leche de la contaminación.

Los extractores manuales están disponibles en la mayoría de las farmacias y las tiendas de artículos para bebés.

La leche materna extraída se puede guardar en forma segura a temperatura ambiente de 3 a 4 horas, y en el refrigerador durante hasta 3 días; en el congelador puede guardarse por hasta 6 meses. Guarde la leche materna congelada en la parte trasera del congelador. Es importante colocar una etiqueta con la fecha en cada recipiente, para poder usar la leche más antigua en primer lugar. Es útil congelar la leche en cantidades de aproximadamente 3 a 4 onzas (90 - 120 ml), la cantidad consumida en una instancia de alimentación. También puede congelar algunas porciones de entre 1 y 2 onzas (30 - 60 ml); resultarán útiles si el bebé quiere un poquito más cuando lo alimentan.

Cuando llegue el momento de usar esta leche almacenada, tenga en cuenta que el bebé está acostumbrado a la leche materna que está a la temperatura del

"¿Mi bebé se está nutriendo lo suficiente?"

Si su bebé se está amamantando, es probable que en algún momento haya pensado si está recibiendo suficiente alimento. Después de todo, en realidad no hay manera de determinar exactamente cuánta leche materna está recibiendo.

Si eso se convierte en una de sus preocupaciones, aquí le damos algunas pautas que pueden ayudarla a asegurarse de que su bebé esté recibiendo la nutrición que necesita. Estos consejos están adaptados del libro de la American Academy of Pediatrics *New Mother's Guide to Breastfeeding*, editado por Joan Younger Meek, MD, MS, RD, FAAP, IBCLC (Bantam, 2.a edición, 2011).

Su recién nacido bien alimentado deberá:

- Perder no más del 10 % de su peso al nacer durante los primeros días posteriores al nacimiento antes de empezar a aumentar de peso nuevamente.

- Hacer una o dos deposiciones por día el primer y el segundo día, con heces negruzcas y alquitranadas, y al menos dos deposiciones que comiencen a verse de verdosas a amarillas el tercer y el cuarto día. Para los días 5 a 7, sus heces deberán ser amarillas y blandas, con pequeños grumos, y deberá tener al menos 3 o 4 deposiciones por día. Cuando aumenta su producción de leche, a menudo su bebé tendrá una deposición después de cada instancia de alimentación durante el primer mes de vida.

- Mojar seis o más pañales por día con orina casi incolora o amarilla pálida para los días 5 a 7.

- Verse contento y feliz por un promedio de una a tres horas entre instancias de alimentación.

- Amamantarse por lo menos entre 8 y 12 veces durante cada 24 horas.

cuerpo, por lo que probablemente prefiera que la leche esté por lo menos a temperatura ambiente (68 a 72 °F [20 a 22 °C]) antes de comer. La leche congelada se puede descongelar en el refrigerador o sosteniendo el recipiente de leche congelada bajo agua tibia del grifo. También se puede colocar en un recipiente con agua tibia. Una vez que la leche esté descongelada, es posible que la grasa se separe; esto no afecta su calidad. Puede agitar suavemente el recipiente hasta que la leche recupere su consistencia uniforme. La leche humana almacenada podría tener olor o sabor alterado debido a la descomposición de la grasa en ácidos grasos debido a una enzima de la leche. Esto no es perjudicial para el bebé. La leche descongelada debe usarse antes de transcurridas 24 horas. Nunca vuelva a congelarla. Si el bebé no termina de tomar toda la leche descongelada del biberón, deberá consumirla dentro de las dos horas posteriores; de lo contrario, habrá que desecharla.

No caliente la leche materna, la fórmula ni los biberones en un microondas. Los microondas calientan de más la leche en el centro del recipiente. Aunque el biberón se sienta tibio y agradable al tacto, la leche supercalentada del centro podría quemarle la boca al bebé. Además, el biberón mismo puede explotar si se deja demasiado tiempo en el microondas. Tenga en cuenta que el calor además destruye algunas de las propiedades antiinfecciosas, nutritivas y protectoras de la leche materna.

No todos los bebés amamantados reaccionan de igual forma al biberón. Algunos lo aceptan con facilidad, independientemente de cuándo se les presente por primera vez. Otros están dispuestos a tomar un biberón de vez en cuando pero no si se lo da su madre ni cuando la madre está en la casa. Es posible aumentar las probabilidades de que un bebé acepte un biberón las primeras veces si se lo ofrece alguien que no sea la madre y si la madre se mantiene fuera de la vista. Una vez que se familiarice con el biberón, posiblemente esté dispuesto a tomarlo en presencia de la madre e incluso si se lo ofrece la madre misma. Si su bebé amamantado rechaza el biberón, intente usar una taza o una tacita entrenadora para sorber en su lugar. Incluso los bebés prematuros pueden alimentarse con taza. Algunos bebés amamantados pasan del pecho a una tacita sin jamás usar un biberón.

Posibles inquietudes y preguntas sobre lactancia

Para algunos bebés y sus madres, la lactancia marcha bien desde el principio y nunca tienen problemas. Pero la lactancia puede tener sus altibajos, en especial al comienzo. Afortunadamente, la mayoría de las dificultades más comunes se pueden evitar con la posición adecuada y prendiendo bien el bebé al pecho, además de las instancias de alimentación frecuentes. Una vez que surgen los problemas, muchos de ellos se resolverán rápidamente si consulta y pide consejo de inmediato. No dude en pedir ayuda al pediatra o a la enfermera de su consultorio ante cualquiera de los siguientes problemas.

PEZONES DOLORIDOS Y AGRIETADOS. Amamantar podría producir cierto dolor leve al principio, en especial en el momento en que el bebé se prende al pecho, durante la primera semana más o menos. Pero no debe causar dolor permanente, molestias ni abrir grietas. Que el bebé se prenda bien es el factor más importante para evitar pezones doloridos y agrietados. Si le duele el pezón u otra parte del seno, debe consultar a su experto en lactancia.

Durante el baño o la ducha, lávese los senos solo con agua, sin jabón. Las cremas, lociones y frotarse con más vigor de hecho podrían agravar el problema. Además, intente variar la posición del bebé cada vez que lo alimente.

En climas húmedos, los mejores tratamientos para los pezones agrietados son la luz solar, el calor y mantener la zona seca. No use pezoneras de plástico ni protectores mamarios forrados de plástico, ya que conservan la humedad; en cambio, exponga sus senos al aire lo más que pueda. Además, después de amamantar, extraiga un poquito de leche de sus senos y déjela secar sobre los pezones. Esta leche seca dejará una capa protectora que puede ayudar en el proceso de cicatrización. Tal como destacamos anteriormente en este capítulo (consultar la página 89), tal vez desee aplicarse lanolina hipoalergénica si se encuentra en un entorno de clima seco. Si estas medidas no resuelven el problema, consulte a su médico para obtener más consejos; puede que tenga una infección micótica (por hongos) o bacteriana en el pezón.

CONGESTIÓN. Tal como mencionamos anteriormente, es posible que los senos se congestionen muchísimo si su bebé no se amamanta a menudo o de manera eficiente durante los primeros días posteriores a la bajada de la leche. Si bien es de esperar que sufra cierta congestión cuando comienza la lactancia, la congestión extrema causa hinchazón de los conductos galactóforos en los senos y de los vasos sanguíneos de toda la zona del pecho. El mejor tratamiento es alimentar a su bebé con frecuencia; extráigase leche entre instancias de alimentación, ya sea a mano o con un extractor, y asegúrese de que el bebé se alimente de ambos senos cada vez que lo amamante. Como el calor fomenta el flujo de leche, estar de pie bajo una ducha tibia mientras se extrae leche manualmente podría ser útil; también puede usar compresas tibias. Es posible además que sienta algo de alivio al usar compresas tibias mientras amamanta y compresas frías entre instancias de alimentación.

MASTITIS. La mastitis es una infección del tejido mamario causada por una bacteria. Provoca síntomas similares a los de la gripe: fiebre, escalofríos, dolor de cabeza, náuseas, mareos y falta de energía. Estos síntomas generales suelen ir acompañados de síntomas locales en los senos: enrojecimiento, sensibilidad, hinchazón, calor y dolor. Si experimenta cualquiera de estos síntomas, llame a su médico de inmediato. La infección se trata extrayendo la leche (mediante lactancia o con extractor), reposo, abundantes líquidos, antibióticos y analgésicos si fuera necesario. Su médico le recetará un antibiótico que sea seguro durante la lactancia. Asegúrese de tomar todos los antibióticos, aunque se sienta mejor. No deje de amamantar; si lo hace, empeorará la mastitis y sentirá más dolor. La leche misma *no* está infectada. Su bebé no resultará lastimado por amamantarse durante la mastitis, y ni la mastitis ni los antibióticos causarán cambios en la composición de su leche.

La mastitis podría ser un signo de que las defensas inmunitarias de su cuerpo están bajas. Hacer reposo en cama, dormir y reducir su actividad la ayudarán a recuperar la energía. En ocasiones excepcionales, puede que le parezca demasiado doloroso que el bebé se amamante en el seno infectado; si ese fuera el caso, abra ambos lados de su sostén y deje que fluya la leche de ese seno en una toalla o paño absorbente como por ejemplo un pañal limpio, para aliviar la presión mientras alimenta al bebé del lado opuesto. Luego, podrá terminar de alimentarse del lado infectado y usted sentirá menos molestias. A algunas mujeres con dolor fuerte les resulta más cómodo extraer leche del seno que alimentar al bebé. La leche extraída se puede guardar o se le puede dar al bebé.

El reintegro de la madre al trabajo es un momento crítico para el desarrollo de mastitis. Es importante extraerse leche regularmente, siguiendo más o menos el

Sistema de nutrición suplementaria (dispositivo de alimentación infantil)

La cantidad de leche producida por sus senos depende de la cantidad de leche que se extrae de ellos. Si se saltea demasiadas instancias de alimentación, automáticamente su cuerpo disminuirá la producción de leche. Esto puede ocurrir incluso si se extrae leche durante las instancias salteadas, ya que los extractores no estimulan ni vacían los senos con la misma eficiencia que la succión del bebé.

Si su suministro de leche no está cubriendo las necesidades de su bebé, si se saltea una serie de instancias de alimentación debido a una enfermedad o si su bebé no puede amamantarse por algún motivo, tal vez pueda restituir su suministro de leche amamantando a su bebé con tanta frecuencia como una vez por hora durante 24 horas o con la ayuda de un dispositivo llamado sistema de nutrición suplementaria (también conocido como tubo complementario, dispositivo de alimentación infantil o entrenador de lactancia). A diferencia del biberón, que entrena al bebé sin ponerlo al pecho, este dispositivo proporciona fórmula suplementaria mientras el bebé está en el pecho.

El sistema de nutrición suplementaria también se usa para bebés prematuros o para entrenar a bebés con problemas para alimentarse. Incluso puede estimular la lactancia en madres adoptivas o en madres que dejaron de amamantar durante un período prolongado y desean volver a hacerlo.

El dispositivo consta de un pequeño recipiente de plástico que contiene fórmula o leche materna extraída y se cuelga con un cordón alrededor de su cuello. El recipiente tiene un tubo delgado y flexible que se sostiene o se pega a lo largo del seno, con la punta junto al pezón, y se coloca en la comisura de la boca del bebé mientras succiona.

Su succión extrae la fórmula del recipiente hasta la boca, de modo tal que aunque usted no produzca mucha leche, el bebé igual podrá alimentarse lo suficiente. Este proceso refuerza su deseo de amamantarse en el pecho. Al mismo tiempo, la succión del bebé estimula su organismo para acelerar la producción de leche.

Los sistemas de nutrición suplementaria están disponibles a través de especialistas de lactancia, en tiendas de suministros médicos, en algunas farmacias o a través de la compra por correo. Si fuera posible, compre el dispositivo a alguien que pueda ayudarle a usarlo por primera vez y le muestre cómo limpiarlo. La mayoría de los madres y sus bebés necesitan algunos días de práctica para sentirse cómodos con el dispositivo. El uso de un sistema de nutrición suplementaria requiere de compromiso y dedicación, ya que podría tardar semanas o meses restituir el suministro de leche y la relación de amamantamiento.

mismo cronograma según el cual alimentaría al bebé, para intentar evitar que ocurra una infección.

MAÑAS DEL BEBÉ. Son varias las razones por las cuales un bebé lactante puede estar inusualmente irritado o "mañoso". Estas van desde variaciones normales de la personalidad a una enfermedad grave. Si bien la mayoría de los "bebés mañosos" no padecen un problema médico grave, su llanto constante puede convertirse en algo sumamente difícil de manejar para los padres. El bebé mañoso agota la energía y el tiempo de mamá y papá y les impide disfrutar de su pequeño bebé. Aquí incluimos algunas causas generales del llanto excesivo en los bebés amamantados y sugerencias para trabajar junto a su pediatra a fin de identificar y tratar el problema.

- **Hambre:** Si su bebé recién nacido se alimenta constantemente y nunca está satisfecho al sacarlo del pecho, deberá someter su proceso de lactancia a la evaluación de un proveedor de atención médica experimentado. Éste pesará y examinará a su bebé, examinará sus senos y sus pezones y observará una sesión completa de amamantamiento. La solución puede ser tan sencilla como mejorar la posición y el modo en que se prende el bebé. No obstante, también podría ser más complicado, en particular si el bebé ha perdido demasiado peso o si no está aumentado de peso correctamente.

- **Crecimiento acelerado:** A menudo se produce una fase de crecimiento rápido entre las 2 y 3 semanas de vida, alrededor de las 6 semanas y una vez más alrededor de los 3 meses. Durante estos períodos de crecimiento rápido, los bebés querrán alimentarse *constantemente*. Muchas mujeres creen que esto se debe a que el bebé no está obteniendo suficiente alimento (lo cual es correcto) y se ven tentadas a ofrecerle biberones complementarios en este momento. No obstante, el bebé está haciendo lo correcto. Al amamantarse constantemente o una vez por hora, más o menos, durante varios días, sus senos responderán a la succión frecuente y elaborarán más leche. Recuerde: esto es normal y solo temporal; siga amamantándolo muy a menudo y no le ofrezca ningún otro líquido. Si esta alimentación frecuente no retorna a un patrón más regular luego de 4 a 5 días, o si se ve tentada a comenzar a darle biberones a su bebé, llame al consultorio del pediatra para pedir ayuda. El pediatra debe ver al bebé, revisar su peso y evaluar el proceso de alimentación (o referirla a un especialista en lactancia si fuera necesario).

■ **Bebés hiperalertas o con muchas necesidades:** Estos bebés necesitan más de todo, excepto dormir. Parecieran llorar durante las 24 horas del día. No tienen hábitos muy regulares de alimentación, sueño o reacciones frente a otros. Necesitan mucho que los carguen, los paseen en brazos y, por lo general, necesitan movimiento, como p. ej. que los mezan. A veces, envolverlos en una manta liviana los ayuda, pero otras veces empeora la situación. Tienen tendencia a "tomar bocadillos" en el seno con frecuencia y duermen siestitas breves de entre 15 y 30 minutos mientras alguien los carga en brazos. Los arneses u otro tipo de portabebés, como también las hamacas, son buenos para intentar calmar a estos bebés. A pesar de sus "mañas", deberían aumentar de peso con normalidad.

■ **Cólicos:** Los cólicos comienzan después de las 4 semanas de edad. Los bebés con cólicos generalmente tienen al menos un período al día durante el cual parecen tener dolor, retraen las piernas, lloran fuerte y se ponen rojos. Durante estos momentos tal vez parezcan hambrientos pero luego se echan para atrás y rechazan el pecho. El médico de su bebé puede ofrecer sugerencias para manejar los cólicos. (Consultar el Capítulo 6, página 166).

■ **Exceso de suministro o bajada excesiva de leche:** Esto podría comenzar prácticamente en cualquier momento durante el primer mes. Sentirá los senos muy llenos y tal vez experimente pérdidas y chorreo frecuentes. El bebé tragará la leche muy rápidamente y algunas veces se desprenderá del pecho para recuperar el aliento, toser o escupir leche. Esta forma rápida de tomar pecho hace que el bebé trague mucho aire y leche. Posteriormente se formarán burbujas de gas, que causarán muchas molestias y ruidos en la panza. Su pediatra podrá dirigirla a un asesor en lactancia para que la ayude con este problema. (Consultar también *Congestión*, página 110).

■ **Reflujo (también llamado reflujo gastroesofágico):** La mayoría de los recién nacidos regurgitan después de comer. Cuando la regurgitación provoca problemas al bebé, como irritabilidad, o si se convierte en algo más parecido a un vómito (una cantidad mucho mayor), deberá ser evaluada por el pediatra. (Consultar la página 220).

■ **Sensibilidad a los alimentos:** De vez en cuando, un alimento en particular (incluyendo las bebidas cafeinadas) que usted consume podría causar problemas a su bebé lactante. Si cree que este podría ser el caso, evite ese alimento durante una semana para ver si los síntomas desaparecen. Luego puede volver a probar ese alimento, con cuidado, para ver si los síntomas regresan.

■ **Alergias:** Si bien a menudo se atribuye la culpa del llanto de los bebés a las alergias a los alimentos, dichas alergias son menos comunes que algunos de los otros motivos de irritabilidad. Las alergias ocurren con mayor frecuencia en bebés de familias en las que la madre, el padre o los hermanos están afectados por asma, eccema u otras enfermedades alérgicas. En el bebé lactante, la dieta de la madre podría ser el origen de estas alergias. No obstante, puede ser difícil identificar el alimento exacto y los síntomas alérgicos pueden perdurar por más de una semana después de eliminar el alimento de la dieta de la madre. Las alergias a los alimentos pueden ser muy graves, provocando la aparición de sangre en las heces, sibilancias, ronchas o shock (colapso). Definitivamente, las verdaderas alergias a los alimentos requieren de la atención del pediatra.

■ Hay otras enfermedades graves que no están relacionadas con la alimentación pero pueden hacer que los bebés lloren sin cesar, siendo imposible calmarlos. Si esto ocurre de repente o parece inusualmente grave, llame al pediatra o busque atención de emergencia de inmediato.

EL PROBLEMA DEL CÁNCER. La mayoría de los estudios indican que amamantar ofrece cierta protección contra el cáncer de seno, tal vez porque la lactancia disminuye la cantidad total de ciclos menstruales de la vida de una mujer (consultar www.cancer.org). Un estudio grande realizado en el Reino Unido descubrió una reducción del 4.3 % del riesgo de cáncer de seno por cada año de lactancia. Si le diagnosticaron cáncer a una mujer o si le extirparon un tumor maligno pero ya no está recibiendo quimioterapia ni tratamiento con radiación, amamantar será aceptable. (Corrobórelo con su médico). Es seguro amamantar después de que le hayan extirpado un bulto o quiste benigno (no canceroso) a una mujer.

LACTANCIA DESPUÉS DE UNA CIRUGÍA PLÁSTICA EN LOS SENOS. La cirugía plástica para agrandar los senos no debería interferir con la lactancia, siempre y cuando los senos fueran normales desde un principio, que no se hayan movido los pezones y que no se haya cortado ningún conducto. (Es un buen signo que no haya cicatrices quirúrgicas cerca del pezón ni de la aréola). Los implantes de solución salina no implican ningún riesgo para el bebé. Las mujeres con implantes de silicona tal vez se preocupen sobre una pérdida de silicona que cause problemas a su bebé. Pero la mayoría de las autoridades recomiendan amamantar incluso después de una cirugía de colocación de implantes y consideran que no representa ningún peligro para el bebé.

El curso de la lactancia luego de una cirugía de reducción mamaria es sumamente individual. La cirugía plástica para reducir el tamaño de los senos suele implicar al menos cierta alteración del tejido mamario normal y, a menudo, un movimiento de todo el pezón y la aréola. Cada pareja de mamá y bebé deberá recibir ayuda y seguimiento individuales. El peso de su bebé deberá revisarse al menos dos veces por semana durante las primeras semanas, hasta que el bebé esté aumentando bien de peso. Incluso aunque no tenga un suministro completo, de todos modos puede amamantar y complementar con fórmula. Esto proporcionará a su bebé algunos de los beneficios de la leche materna.

Asegúrese de conversar acerca de todas sus inquietudes con su médico. El pediatra de su bebé debe estar al tanto de cualquier cirugía de mamas anterior que usted haya tenido, para que se pueda controlar de cerca a su bebé.

En casos de dificultades diferentes, como ictericia o preocupación sobre el suministro de leche, consultar las páginas 151 y 108, respectivamente.

Alimentación con biberón

Pese a reconocer los beneficios de la lactancia materna, las madres, y también los padres, tal vez consideren que la alimentación con biberón ofrece a la madre más libertad y tiempo para ocuparse de otras cosas además de las relacionadas con el cuidado del bebé. El papá, los abuelos, las niñeras e incluso los hermanos mayores pueden alimentar a un bebé tanto con leche materna como con fórmula en un biberón. Esto podría ofrecer cierta flexibilidad a algunas madres.

Hay otros motivos por los cuales algunos padres se sienten más cómodos con la alimentación con biberón. Saben exactamente cuánto alimento está consumiendo el bebé y no es necesario preocuparse de la dieta ni de los medicamentos que podrían afectar la leche de la madre.

Aún así, los fabricantes de fórmula todavía no han descubierto la manera de reproducir exactamente los componentes que hacen que la leche materna sea algo tan único. Si bien la fórmula proporciona los nutrientes básicos que un bebé necesita, carece de anticuerpos y de muchos otros componentes que solo contiene la leche materna.

Además, la alimentación con fórmula es costosa y esto podría ser un inconveniente para algunas familias. La fórmula debe comprarse y prepararse (salvo que use los tipos listos para usar, que son más caros). Esto significa traslados a la cocina a mitad de la noche además de biberones adicionales, tetinas y demás equipos. La contaminación accidental de la fórmula también debe considerarse un riesgo potencial.

Si decide alimentar a su bebé con biberón, deberá empezar por elegir una fórmula. Su pediatra la ayudará a escoger una basándose en las necesidades de su bebé. La American Academy of Pediatrics no recomienda las fórmulas para bebés caseras, ya que suelen tener deficiencias de vitaminas y otros nutrientes importantes. Hoy en día existen muchas variedades y marcas de fórmulas comerciales entre las cuales elegir.

¿Por qué fórmula en vez de leche de vaca?

Muchos padres preguntan por qué no pueden simplemente alimentar a su bebé con leche de vaca común. La respuesta es simple: Los bebés pequeños no pueden digerir la leche de vaca de manera tan completa ni tan sencilla como digieren la fórmula. Además, la leche de vaca contiene altas concentraciones de proteína y minerales, que pueden exigir demasiado funcionamiento de los riñones inmaduros del recién nacido y causar enfermedades graves en momentos de tensión por calor, fiebre o diarrea. Sumado a eso, la leche de vaca carece de las cantidades adecuadas de hierro, vitamina C y demás nutrientes que los bebés necesitan. Incluso podría provocar una anemia por deficiencia de hierro en algunos bebés, ya que la proteína de la leche de vaca puede irritar el revestimiento del estómago y de los intestinos, provocando pérdida de sangre en las heces. Además, la leche de vaca no contiene los tipos más saludables de grasa para los bebés en crecimiento. Por todos estos motivos, su bebé no debe recibir leche de vaca común durante sus primeros 12 meses de vida.

Una vez que su bebé tenga más de un año de edad, podrá darle leche de vaca entera o de grasas reducidas (al 2 %), siempre y cuando lleve una dieta equilibrada de alimentos sólidos (cereales, verduras, frutas y carnes). Pero debe limitar su consumo de leche a 1 cuarto de galón (entre 32 y 36 oz. aproximadamente) por día. Tomar más que esto podría aportar demasiadas calorías y reducir su apetito, por lo que no comerá otros alimentos necesarios. Si su bebé aún no come una amplia gama de alimentos sólidos, hable con el pediatra acerca de cuál es la mejor nutrición para él.

A esta edad, los niños todavía necesitan un mayor contenido de grasas; es por eso que se recomienda leche entera con vitamina D para la mayoría de los bebés después del año de edad. Si su hijo tiene sobrepeso o corre riesgo de tenerlo, o si tuviera antecedentes familiares de obesidad, presión arterial alta o cardiopatías, es posible que el pediatra recomiende leche al 2 % (con grasas reducidas) en vez de entera. No dé a su bebé leche al 1 % (con bajo contenido graso) ni descremada antes de su segundo cumpleaños. Además, la leche descremada ofrece una concentración demasiado alta de proteínas y minerales, y no debe administrarse a bebés ni niños menores de 2 años. Después de los 2 años de edad, debe hablar con el pediatra sobre las necesidades nutricionales de su hijo, incluyendo la elección de productos lácteos de bajo contenido graso o descremados.

Elección de una fórmula

A fin de mantener los estándares de seguridad para la salud infantil en Estados Unidos, hay una ley del Congreso que rige los contenidos de la fórmula infantil y la Administración de Alimentos y Medicamentos (FDA, por sus siglas en inglés) controla todas las fórmulas. Cuando salga a comprar fórmula para bebés, encontrará varios tipos básicos.

Las fórmulas a base de leche de vaca representan alrededor del 80 % de las fórmulas vendidas en la actualidad. Si bien la leche de vaca es la base de dichas fórmulas, la leche se ha modificado drásticamente para volverla segura para los bebés. Se somete a un tratamiento de calentamiento y otros métodos para hacer que la proteína sea más digerible. Se le agrega más azúcar de leche (lactosa) para que la concentración sea igual a la de la leche materna y la grasa (grasa butírica) se elimina y sustituye por aceites vegetales y otras grasas que los bebés pueden digerir más fácilmente y que son mejores para el crecimiento infantil.

Las fórmulas con leche de vaca tienen hierro adicional. Estas fórmulas fortificadas con hierro han reducido drásticamente la anemia por deficiencia de hierro en los bebés en las últimas décadas. Algunos bebés no tienen suficientes reservas naturales de hierro, un mineral necesario para el crecimiento y el desarrollo normales del ser humano, para satisfacer sus necesidades. Por ese motivo, la American Academy of Pediatrics recomienda actualmente que se use fórmula fortificada con hierro para alimentar a todos los bebés que no tomen leche materna o que solo la tomen parcialmente, desde el nacimiento hasta el año de edad. El hierro adicional está disponible en varios alimentos para bebés, en especial en las carnes, las yemas de huevo y los cereales fortificados con hierro. No deben utilizarse fórmulas con bajo contenido de hierro, ya que no proporcionan hierro suficiente para respaldar de manera óptima el crecimiento y el desarrollo de su bebé. A algunas madres les preocupa que el hierro de la fórmula para bebés cause estreñimiento, pero la cantidad de hierro que se suministra en la fórmula no contribuye al estreñimiento en los bebés. La mayoría de las fórmulas tienen además ácido docosahexaenoico y ácido araquidónico añadidos, que son ácidos grasos y se consideran importantes para el desarrollo del cerebro y los ojos del bebé.

Algunas fórmulas también están fortificadas con probióticos, que son un tipo de bacterias "amigables". Otras están actualmente fortificadas con prebióticos, en forma de oligosacáridos manufacturados en un intento por imitar los oligosacáridos naturales de la leche materna, que son sustancias que promueven la salud del revestimiento intestinal. Para obtener más información, consultar la página 119.

Otro tipo de fórmula es la *fórmula hidrolizada*. A menudo se llaman "predigeridas", lo que significa que su contenido de proteínas ya se ha descompuesto en proteínas más pequeñas que se pueden digerir más fácilmente. En bebés que tienen un alto riesgo de presentar alergias (debido a sus antecedentes familiares, por ejemplo) y que no han sido alimentados exclusivamente con leche materna durante 4 a 6 meses, existe cierta evidencia de que las afecciones de la piel, como el eccema o la dermatitis atópica, pueden prevenirse o retrasarse alimentándolos con fórmulas amplia o parcialmente hidrolizadas (hipoalergénicas). Pida a su médico que le recomiende una marca de fórmula hipoalergénica, lo que puede reducir el riesgo de reacciones alérgicas. No obstante, estas fórmulas hidrolizadas tienden a ser más caras que las comunes. El pediatra le dirá si su hijo es candidato para consumir fórmulas hidrolizadas.

Las fórmulas hipoalergénicas ayudarán por lo menos al 90 % de los bebés que tengan alergias a alimentos que puedan causar síntomas tales como ronchas, goteo nasal y problemas intestinales. En este tipo de situaciones, la lactancia es en particular deseable (cuando hay antecedentes familiares importantes de alergia) porque podría evitar algunas alergias a los alimentos de la infancia, en especial cuando el niño es alimentado exclusivamente con leche materna durante aproximadamente 6 meses.

Las fórmulas de soja contienen una proteína (soja) y un carbohidrato (o glucosa o sacarosa) diferentes a los de las fórmulas a base de leche. Se recomiendan a veces para bebés que no pueden digerir la lactosa, el principal carbohidrato de la fórmula de leche de vaca, si bien también hay disponible fórmula a base de leche de vaca libre de lactosa. Muchos bebés tienen períodos breves en los que no pueden digerir la lactosa, en particular luego de episodios de diarrea, que pueden dañar las enzimas digestivas del revestimiento de los intestinos. Pero esto suele ser solo un problema temporal y no requiere un cambio en la dieta de su bebé. Es raro que los bebés tengan un problema significativo para digerir y absorber la lactosa (aunque tiende a suceder en niños más grandes y en adultos). Si su pediatra sugiere una fórmula sin lactosa, sepa que proporciona a su bebé todo lo que necesita para crecer y desarrollarse, al igual que la fórmula que contiene lactosa.

Cuando existe una alergia a la leche real, que causa cólicos, insuficiencias de crecimiento e incluso diarrea con sangre, la alergia es a la proteína de la fórmula de leche de vaca. En este caso, las fórmulas de soja con la soja como proteína podrían parecer una buena alternativa. No obstante, casi la mitad de los bebés que tienen alergia a la leche también son sensibles a la proteína de soja y por consiguiente deben recibir una fórmula especializada (a base de aminoácidos o elemental) o leche materna.

Algunos padres que son vegetarianos estrictos eligen usar fórmula de soja porque no contiene productos animales. Recuerde que amamantar es la mejor opción para las familias vegetarianas. Además, si bien algunos padres creen que una fórmula de soja podría evitar o aliviar los síntomas de cólicos o irritabilidad, no hay evidencia que respalde su eficacia para este fin.

La American Academy of Pediatrics considera que hay pocas circunstancias en las que debería escogerse fórmula de soja en vez de fórmula a base de leche de vaca en bebés nacidos a término. Una de estas situaciones es en el caso de bebés con un trastorno poco común llamado galactosemia; los niños con esta afección tienen intolerancia a la galactosa, uno de los dos azúcares que conforman la lactosa, y no toleran la leche materna, por lo que se los debe alimentar con una fórmula sin lactosa. En la mayoría de los estados se incluye una prueba de detección de galactosemia en la evaluación de rutina del recién nacido, que implica la realización de un análisis de sangre a todos los recién nacidos después de nacer.

Las fórmulas especializadas se elaboran para bebés con trastornos o enfermedades específicas. También hay fórmulas específicamente elaboradas para bebés prematuros. Si su pediatra recomienda una fórmula especializada para su bebé, siga sus indicaciones respecto a los requisitos de alimentación (cantidades, cronograma, preparaciones especiales) ya que podrían ser bastante diferentes a las fórmulas comunes.

El BPA (bisfenol A) es una sustancia química que se usa en la fabricación de muchos recipientes y frascos, incluidos los biberones, y deberá tener presente sus posibles efectos nocivos. La lactancia materna es una forma evidente de proteger a su bebé contra la exposición al BPA (por más información consultar el Capítulo 24, *Salud ambiental*, página 714).

Probióticos en fórmulas para bebés

Probióticos (que significa "para la vida") es una palabra con la que tal vez se tope al ir a comprar fórmula para su bebé. Algunas fórmulas están fortificadas con estos probióticos, que son un tipo de bacterias vivas. Son bacterias "buenas" o "amigables" que se encuentran presentes en altos niveles en el sistema digestivo de los bebés amamantados. En los bebés alimentados con fórmula, la inclusión de probióticos en las fórmulas tiene como fin promover un equilibrio bacteriano en los intestinos del bebé y desestimular el crecimiento de organismos "no amigables" que podrían causar infecciones e inflamación.

Los tipos más comunes de probióticos son cepas de microorganismos llamados *bifidobacterias* y *lactobacilos*. Algunas investigaciones han demostrado que estos probióticos podrían evitar o tratar trastornos tales como la diarrea infecciosa y la dermatitis atópica (eccema) en los niños (consultar las páginas 530 y 560). También se están estudiando otros posibles beneficios para la salud, incluyendo si los probióticos pueden reducir el riesgo de su hijo de padecer alergias relacionadas con los alimentos y asma, prevenir infecciones de las vías urinarias o mejorar los síntomas de cólicos del bebé.

Con muchas de estas afecciones de salud, la evidencia que confirma algún efecto positivo del uso de probióticos es limitada y requiere de más investigación. En este momento, todo beneficio parece ocurrir solo mientras se están tomando los probióticos. Una vez que su bebé deja de consumir fórmula fortificada con probióticos, las bacterias de los intestinos volverán a sus niveles anteriores.

Antes de administrar a su hijo una fórmula fortificada con probióticos, hable del tema con el pediatra. (Para obtener más información sobre los probióticos, consultar la página 536).

Preparación, esterilización y almacenamiento de la fórmula

La mayoría de las fórmulas están disponibles en formas líquidas listas para consumir, concentrados y polvos. Si bien las fórmulas listas para consumir son muy prácticas, son también las más caras. La fórmula elaborada a partir de un concentrado se prepara mezclando cantidades iguales de concentrado y agua. Si no se usara toda la lata, el concentrado sobrante puede taparse y dejarse en el refrigerador durante no más de 48 horas. El polvo, la forma menos costosa, viene en paquetes previamente medidos o en una lata con una cuchara medidora. Para preparar la mayoría de las fórmulas en polvo, deberá agregar una cucharada al ras de polvo por cada 2 onzas (60 ml) de agua y mezclar bien para asegurarse de que no haya grumos de polvo sin disolver en el biberón. La solución se mezclará más fácilmente y los grumos se

Preparación de fórmula a partir de un concentrado (un biberón por vez)

Lávese las manos y mida el concentrado.

Vierta una cantidad igual de agua. Agite y use de inmediato. Si no se usara toda la lata, el concentrado sobrante puede taparse y dejarse en el refrigerador durante no más de 48 horas.

disolverán más rápido si usa agua a temperatura ambiente. Lea siempre la etiqueta para asegurarse de estar mezclando la fórmula correctamente.

Aparte del precio, una ventaja del polvo es que es liviano y fácil de transportar. El polvo no se echa a perder, incluso si quedara varios días en el biberón antes de agregarle agua. Si elige una fórmula que requiere preparación, asegúrese de seguir exactamente las instrucciones del fabricante. Si agrega demasiada agua, su bebé no recibirá las calorías y nutrientes que necesita para crecer correctamente, y si agrega muy poca agua, la alta concentración de fórmula podría provocarle diarrea o deshidratación y aportará al bebé más calorías de las necesarias.

Si usa agua de pozo o le preocupa la seguridad del agua de su grifo, hiérvala durante aproximadamente un minuto antes de agregarla a la fórmula. (Si tuviera alguna preocupación, puede ser buena idea hacer un análisis del agua de pozo para detectar bacterias u otros elementos contaminantes). También puede usar agua embotellada.

La fórmula para bebés en polvo no viene esterilizada, y se ha asociado con una grave enfermedad atribuida a la bacteria *Cronobacter*. No obstante, esta enfermedad es muy poco frecuente y la Organización Mundial de la Salud (OMS) estableció pautas para mejorar la seguridad de la fórmula para bebés en polvo. Para obtener más información, visite www.cdc.gov/features/cronobacter.

Asegúrese de que todos los biberones, tetinas y demás utensilios utilizados para preparar fórmula o para alimentar al bebé estén limpios. Si el agua de su casa está

Preparación de fórmula a partir de un polvo

Lávese las manos y luego añada el polvo.

Mida el agua y agite para mezclar bien.

Llene los biberones limpios y colóquelos en el refrigerador.

clorada, simplemente use el lavavajillas o lave los utensilios con agua caliente del grifo y detergente para lavar los platos y luego enjuáguelos con agua caliente del grifo. Si el agua no estuviera clorada, coloque los utensilios en agua hirviendo de 5 a 10 minutos.

Guarde la fórmula que prepare con anticipación en el refrigerador para evitar el crecimiento de bacterias. Si no usa la fórmula que guardó en el refrigerador en un plazo de 24 horas, deséchela. La fórmula refrigerada no necesariamente debe calentarse antes de dársela al bebé, pero la mayoría de los bebés la prefieren al menos a temperatura ambiente. Puede dejar el biberón fuera del refrigerador durante una

Asegúrese de controlar la temperatura de la leche entibiada antes de dársela al bebé.

hora para que llegue a temperatura ambiente o calentarlo en una olla con agua caliente. (Nuevamente: no use un microondas). Si lo calienta, pruébelo antes de dárselo al bebé para asegurarse de que no esté demasiado caliente. La mejor manera de probar la temperatura es echar un par de gotas sobre la parte interna de la muñeca.

Los biberones que use pueden ser de vidrio, de plástico o de plástico con un forro de plástico blando. Estos forros internos son prácticos y pueden ayudar a limitar la cantidad de aire que su bebé traga al succionar, pero también son más caros. A medida que su bebé crece y comienza a sostener por sí mismo el biberón, evite usar biberones de vidrio que puedan romperse. Además, no se recomiendan los biberones que están diseñados para promover la alimentación independiente, ya que pueden contribuir con la formación de caries del biberón o de la lactancia al promover la alimentación constante y exponer a los dientes a azúcares durante el día y la noche. Cuando se acumula leche detrás de los dientes, ocurre un crecimiento bacteriano. Además, se ha demostrado que la alimentación independiente en posición supina (acostado boca arriba) contribuye ocasionalmente con la ocurrencia de infecciones de oído. (Consultar *Infecciones del oído medio*, página 662). Los bebés y niños más grandes no deben recibir un biberón para tomar durante la noche. Si ofrece a su bebé alimento a la hora de irse a dormir, quítele el biberón antes de que se duerma.

Al elegir biberones, tal vez deba probar con varias tetinas antes de encontrar la que su bebé prefiere. Puede elegir entre las tetinas de goma estándar, las ortopédicas y los diseños especiales para bebés prematuros y con paladar hendido. Cualquiera sea el tipo que use, revise siempre el tamaño del agujero. Si es demasiado pequeño, el bebé succionará tan fuerte que tragará demasiado aire; si es demasiado grande, es posible que la fórmula fluya muy rápido y el bebé podría ahogarse. Lo ideal es que la fórmula fluya a un ritmo de una gota por segundo al dar vuelta el biberón por primera vez. (Debe dejar de gotear luego de unos segundos.)

El proceso de alimentación

El momento de la alimentación deben ser relajante, reconfortante y placentero tanto para usted como para su bebé. Ofrece una oportunidad para demostrar su amor y para conocerse. Si usted está tranquila y contenta, su bebé responderá de la misma manera. Si está nerviosa o indiferente, es probable que el bebé capte estos sentimientos negativos y se genere un problema de alimentación.

Es probable que se sienta más cómoda en una silla con posabrazos o en una con almohadones que le permitan apoyar los brazos mientras alimenta a su bebé. Acúnelo en posición semivertical y sosténgale la cabeza. No lo alimente cuando esté totalmente acostado porque esto aumentará el riesgo de ahogamiento; también puede hacer que la fórmula fluya hacia el oído medio, donde podría generar infecciones.

Sostenga el biberón de modo tal que la fórmula llene primero el cuello del biberón y cubra la tetina. Esto evitará que su bebé trague aire cuando succione. Para lograr que abra la boca y sujete la tetina, estimúlele el reflejo de búsqueda acariciándole el labio inferior o la mejilla con la tetina. Una vez que tenga la tetina en la boca, comenzará a succionar y tragar con naturalidad.

Cantidad y cronograma de la alimentación con fórmula

Luego de los primeros días, su recién nacido alimentado con fórmula tomará entre 2 y 3 onzas (60 a 90 ml) de fórmula por instancia de alimentación y comerá cada 3 a 4 horas en promedio durante sus primeras semanas. (Los bebés amamantados suelen alimentarse con más frecuencia y en menores cantidades que los bebés alimentados con fórmula). Durante las primeras semanas, si su bebé duerme más de 4 o 5 horas y comienza a saltearse comidas, despiértelo y ofrézcale un biberón. Hacia el final del primer mes, estará tomando al menos 4 onzas (120 ml) por vez, con un cronograma de alimentación bastante predecible cada 4 horas más o menos. A los 6 meses, su bebé consumirá de 6 a 8 onzas (180 a 240 ml) cada vez que se alimente, 4 o 5 veces en 24 horas.

En promedio, su bebé debería tomar aproximadamente 2½ onzas (75 ml) de fórmula por día por cada libra (453 g) de peso corporal. Pero probablemente regulará su ingesta día a día para satisfacer sus propias necesidades específicas. Entonces, en vez de guiarse por cantidades fijas, permítale comunicar cuando ha comido lo suficiente. Si se pone inquieto o se distrae fácilmente mientras está comiendo, es probable que esté satisfecho. Si vacía el biberón y sigue relamiéndose los labios, es posible que todavía tenga hambre. No obstante, hay límites máximos y mínimos. La mayoría de los bebés se sienten satisfechos con 3 a 4 onzas (90 a 120 ml) por instancia de alimentación durante el primer mes y aumentan la cantidad en 1 onza más (30 ml) por mes hasta alcanzar un máximo de entre 7 y 8 onzas (210 a 240 ml). Si su bebé parece querer más o menos que dichas cantidades constantemente, háblelo con su pediatra. El bebé no debe tomar más de 32 onzas (960 ml) de fórmula

NUESTRA POSICIÓN

LA AMERICAN ACADEMY OF PEDIATRICS considera que los niños sanos que reciben una dieta normal y bien equilibrada no necesitan suplementos vitamínicos por encima del consumo diario recomendado, que incluye 400 UI (unidades internacionales) de vitamina D por día en bebés menores de 1 año y 600 unidades por día en niños de más de 1 año de edad. Las megadosis de vitaminas (por ejemplo grandes cantidades de vitaminas A, C o D) pueden producir síntomas tóxicos que van desde náuseas hasta erupciones y dolores de cabeza y, a veces, efectos adversos incluso más graves. Hable con el pediatra antes de dar suplementos vitamínicos a su hijo.

en un lapso de 24 horas. Algunos bebés tal vez tengan más necesidad de succionar y simplemente deseen succionar un chupete después de comer.

En principio lo ideal es alimentar a su bebé con fórmula a demanda o siempre que llore porque tiene hambre. A medida que pase el tiempo comenzará a desarrollar un horario propio bastante regular. En cuanto se vaya familiarizando con sus señales y necesidades, podrá programar sus instancias de alimentación según su rutina.

Entre los 2 y los 4 meses de edad (o cuando el bebé pese más de 12 libras [5.4 kg]), la mayoría de los bebés alimentados con fórmula dejarán de necesitar un biberón a mitad de la noche, porque están consumiendo más durante el día y sus patrones de sueño se han vuelto más regulares (aunque esto varía considerablemente de un bebé a otro). Además ha aumentado la capacidad de su estómago, lo que quiere decir que es probable que pasen más tiempo sin comer entre un biberón y otro durante el día, de vez en cuando hasta 4 o 5 horas corridas. Si su bebé todavía parece alimentarse con demasiada frecuencia o consume grandes cantidades, intente distraerlo con juegos o con un chupete. A veces los patrones de obesidad comienzan durante la primera infancia, por lo que es importante no alimentar en exceso a su bebé.

Lo más importante a recordar, ya sea que lo amamante o lo alimente con biberón, es que las necesidades de alimentación de su bebé son únicas. Ningún libro puede decirle exactamente la cantidad o la frecuencia con la que necesita alimentarse el bebé ni cómo manejarlo durante las comidas. Descubrirá estas cosas usted misma a medida que se vayan conociendo.

Suplementos para bebés amamantados y alimentados con biberón

Suplementos vitamínicos

La leche materna contiene un equilibrio natural de vitaminas, en especial vitaminas C, E y B, por lo que si tanto usted como su bebé están sanos y usted está bien alimentada es probable que su hijo no necesite ningún suplemento de estas vitaminas.

Los bebés amamantados necesitan un complemento de vitamina D. Esta vitamina es elaborada en forma natural por la piel cuando se expone a la luz solar. No obstante, la American Academy of Pediatrics cree firmemente que es preciso mantener a todos los niños alejados del sol directo lo más posible, y que deben usar pantalla solar cuando estén al sol para evitar el riesgo a largo plazo de la exposición solar que podría contribuir con un cáncer de piel. La pantalla solar evita que la piel elabore vitamina D. Por dicho motivo, hable con su pediatra acerca de la necesidad de darle al bebé gotas de vitamina D suplementarias. La recomendación actual de la Academia es que todos los bebés y niños deben ingerir como mínimo 400 UI (unidades internacionales) de vitamina D por día desde poco después de nacer y 600 unidades por día en niños mayores de 1 año. La fórmula preparada tiene vitamina D agregada, por lo que si su bebé toma fórmula no necesita suplemento de vitamina D. Además, una vez que su bebé tiene 1 año y toma leche con vitamina

D, ya no necesitará vitaminas adicionales que tengan vitamina D. También es posible que su bebé necesite suplementos vitamínicos si nació prematuro o tiene algún otro problema médico. Hable con su médico sobre la necesidad de suplementos de vitaminas o minerales.

Una dieta común y bien balanceada debería proporcionar todas las vitaminas necesarias tanto a las madres como a los bebés lactantes. No obstante, los pediatras recomiendan que las madres sigan tomando un suplemento vitamínico prenatal una vez al día para garantizar el equilibrio nutricional adecuado. Si sigue una dieta estrictamente vegetariana, deberá tomar un suplemento de complejo de vitamina B, ya que algunas vitaminas B solo están disponibles a través de la carne roja, el pollo o el pescado. Si su bebé toma fórmula en general recibirá las vitaminas adecuadas porque la fórmula tiene vitaminas agregadas.

Suplementos de hierro

La mayoría de los bebés nacen con suficientes reservas de hierro que lo protegerán de la anemia. Si su bebé se amamanta, tendrá suficiente hierro bien absorbido como para darle un suministro adecuado y no necesitará un suplemento adicional. Cuando tenga alrededor de 6 meses, debe comenzar a darle a su bebé amamantado comidas para bebé que tengan un suplemento de hierro (cereales, carnes, verduras verdes), que garantizarán aún más que tenga hierro suficiente para un crecimiento adecuado. La mejor manera de evitar la deficiencia de hierro durante la infancia es dar tiempo al cordón umbilical para que palpite durante al menos 1 minuto o 1 minuto y ½ antes de colocarle la pinza y cortarlo. Debe hablar con su obstetra sobre esta práctica antes del parto.

Si alimenta a su bebé con biberón, actualmente se recomienda que use fórmula fortificada con hierro (que contenga entre 4 y 12 mg de hierro) desde el nacimiento hasta el año. Los bebés prematuros tienen menos reservas de hierro, por lo que a menudo necesitan hierro adicional más allá de lo que reciban de la leche materna o de la fórmula.

Agua y jugo

Hasta que su bebé comience a comer alimentos sólidos, obtendrá toda el agua necesaria de la leche materna o de la fórmula. Durante los primeros 6 meses, los bebés amamantados o alimentados con biberón no necesitan agua ni jugo adicionales. Una vez que el bebé tenga 6 meses, podrá ofrecerle un poquito de agua en un vaso, pero no lo obligue ni se preocupe si la rechaza. Tal vez prefiera obtener el líquido adicional alimentándose con más frecuencia. No se recomienda ofrecer jugos a los bebés durante el primer año de vida. Es mucho más saludable que los bebés coman fruta y beban agua en vez de beber jugo.

Una vez que su bebé comience a comer alimentos sólidos, aumentará su necesidad de líquidos. Acostumbrar a su bebé al sabor del agua es un hábito

NUESTRA POSICIÓN

LA AMERICAN ACADEMY OF PEDIATRICS recomienda no dar jugo de frutas a los bebés menores de 6 meses, ya que no ofrece beneficios nutricionales a los bebés de este grupo etario. Luego de los 6 meses de edad, los bebés podrán tomar cantidades limitadas de jugo cada día. Para niños mayores de 6 meses, el jugo de frutas no ofrece ningún beneficio nutricional adicional respecto a las frutas enteras. Además, las frutas enteras proporcionan fibra y otros nutrientes. No se debe dar jugo de frutas a los bebés a la hora de irse a dormir, como tratamiento para la deshidratación ni para controlar la diarrea. En el caso de los niños de 1 a 6 años de edad, se debe limitar el consumo de jugo de frutas a entre 4 y 6 onzas (120 - 180 ml) diarias.

saludable que durará toda la vida. No se recomienda el jugo. Acostumbrar a los bebés a tomar jugos en vez de agua podría hacer que solo deseen tomar bebidas dulces cuando crezcan, y esto se ha asociado con el sobrepeso y la obesidad.

Es probable que su bebé necesite líquidos adicionales cuando esté enfermo, en especial si tiene fiebre, vómitos y diarrea. El mejor líquido para un bebé amamantado que está enfermo es la leche materna. Pregunte al pediatra cuáles son los mejores líquidos y cuánto debe darle en esos momentos.

Suplementos de flúor

Los bebés no deben recibir suplementos de flúor durante los primeros 6 meses de vida, ya sea que amamanten o se alimenten con fórmula. Luego de ese momento, los bebés amamantados y los alimentados con fórmula necesitan un suplemento de flúor adecuado si el agua potable local contiene menos de 0.3 partes por millón (ppm) de flúor. Si su hogar es abastecido por su propio pozo, haga que analicen el agua del pozo para determinar la cantidad de flúor natural que tiene el agua. Si en cambio su bebé consume agua embotellada, o si su hogar está conectado a un suministro municipal de agua, verifique que el agua esté fluorada. Si su familia prefiere usar agua embotellada en vez de agua del grifo, debe tener en cuenta comprar agua comercializada para bebés con cantidades específicas de flúor agregado; a veces llamada "agua para recién nacidos", está disponible en la góndola de comida para bebé de los supermercados y se puede usar cuando se mezcla la fórmula.

Su pediatra o el dentista pediátrico puede aconsejarle si es necesario administrar gotas de flúor para su bebé y le recetará la dosis adecuada. Los bebés alimentados con fórmula reciben algo de flúor de su fórmula si el agua potable de su comunidad está fluorada o si se prepara con agua embotellada o de pozo que contenga flúor. La American Academy of Pediatrics recomienda que consulte a su pediatra o su dentista pediátrico para averiguar si se necesitan suplementos de flúor adicionales o si su hijo ya está recibiendo la cantidad correcta.

Recuerde: la suplementación adecuada de flúor se basa en las necesidades exclusivas de cada niño. Usted y su médico deben tener en cuenta un suplemento hasta que el niño tenga todos los dientes permanentes en su boca.

Eructos, hipo y regurgitación

Eructos

Los bebés pequeños se molestan y se ponen de mal humor naturalmente cuando tragan aire al comer. Si bien esto ocurre tanto en bebés amamantados como en bebés alimentados con biberón, se observa con más frecuencia en los que toman biberón. Cuando suceda, puede que resulte útil detener la alimentación en vez de permitir que el bebé esté irritado y se amamante al mismo tiempo. Esta irritación constante le hará tragar aún más aire, lo que solo aumentará su molestia y hasta podría hacerlo regurgitar.

Una estrategia mucho mejor es hacerlo eructar con frecuencia, aún si no se ve molesto. La pausa y el cambio de posición por sí mismos harán que deje de tragar grandes cantidades y reducirán la cantidad de aire que ingiere. Si lo está alimentando con biberón, hágalo eructar cada 2 a 3 onzas (60 - 90 ml). Si lo está amamantando, hágalo eructar cuando cambie de seno. Algunos bebés amamantados no tragan demasiado aire y, por lo tanto, tal vez no necesiten eructar.

Hipo

La mayoría de los bebés tienen hipo de vez en cuando. Por lo general, esto molesta a los padres más que al bebé, pero si tuviera hipo mientras está comiendo, cambie la posición, intente hacerlo eructar o ayúdelo a relajarse. Espere hasta que el hipo se vaya para reiniciar la alimentación. Si no se va por sí solo en 5 a 10 minutos, intente volver a alimentarlo durante algunos minutos. Por lo general parará al hacer esto. Si su bebé tiene hipo a menudo, intente alimentarlo cuando esté tranquilo y antes de que esté demasiado hambriento. Habitualmente esto reduce la probabilidad de que tenga hipo mientras se alimenta.

Regurgitación

Regurgitar es otra cosa común durante la primera infancia. A veces quiere decir que el bebé ha comido más de lo que puede retener en el estómago; otras veces regurgita al eructar o al babearse. Si bien puede que se ensucie un poco, en general

¿Cómo hacer eructar a un bebé?

Estas son algunas técnicas probadas y eficaces. Luego de experimentar un poco, descubrirá cuál funciona mejor para su hijo.

1. Sostenga al bebé en posición vertical, con la cabeza sobre su hombro, sosteniéndole la cabeza y la espalda mientras le golpea suavemente la espalda con la otra mano.

2. Siente al bebé en su regazo, sosteniéndole el pecho y la cabeza con una mano mientras le golpea suavemente la espalda con la otra mano.

3. Acueste al bebé boca abajo sobre su regazo. Sosténgale la cabeza de modo que quede más arriba que su pecho y golpee suavemente o pásele la mano en círculos sobre la espalda.

Si luego de varios minutos aún no ha eructado, siga alimentándolo y no se preocupe; ningún bebé eructa cada vez que come. Cuando haya terminado, vuelva a hacerlo eructar y manténgalo en posición vertical durante 10 a 15 minutos para que no regurgite.

no es un motivo de preocupación. Casi nunca implica un ahogo, tos, molestias ni peligro para su hijo, incluso si ocurriera mientras está durmiendo.

Algunos bebés regurgitan más que otros, pero la mayoría superan esta fase para cuando pueden sentarse. Unos pocos que regurgitan en abundancia seguirán haciéndolo hasta que empiecen a caminar o pasen del pecho o el biberón a un vaso. Algunos continúan durante todo el primer año.

Es importante conocer la diferencia entre la regurgitación normal y el verdadero vómito. A diferencia de la regurgitación, de la que la mayoría de los bebés no parecen darse cuenta, el vómito es forzado y suele causar mucha tensión y molestias a su hijo. Por lo general, ocurre poco después de comer y produce un volumen mucho mayor que la regurgitación. Si su bebé vomita regularmente (una o más veces por día) o si nota sangre o un color verde brillante en el vómito de su bebé, consulte al pediatra. (Consultar *Vómitos*, páginas 197 y 549).

Si bien es prácticamente imposible evitar todas las regurgitaciones, las siguientes medidas la ayudarán a reducir la frecuencia de estos episodios y el volumen de la regurgitación.

1. Haga que cada instancia de alimentación sea tranquila, silenciosa y distendida.

2. Evite interrupciones, ruidos bruscos, luces brillantes y otras distracciones mientras alimenta al bebé.

3. Haga eructar a su bebé alimentado con biberón al menos cada 3 a 5 minutos mientras lo alimenta.

4. Evite alimentar a su bebé cuando esté acostado.

5. Sostenga al bebé en posición vertical de 20 a 30 minutos después de cada instancia de alimentación.

6. No agite al bebé ni juegue vigorosamente con él inmediatamente después de comer.

7. Intente alimentarlo antes de que esté desesperadamente hambriento.

8. Si lo alimenta con biberón, asegúrese de que el agujero de la tetina no sea demasiado grande (lo que haría que la fórmula fluya demasiado rápido) ni muy pequeño (lo que frustra al bebé y le hace tragar aire). Si el agujero tiene el tamaño correcto, deberían salir unas gotas cuando da vuelta el biberón, y luego detenerse.

Desarrollo de la actitud correcta

¡Usted puede hacerlo! Esta debe ser su actitud respecto al amamantamiento desde el principio. Hay mucha ayuda disponible y debe aprovechar la ventaja del consejo de los expertos, la orientación, las clases y las reuniones grupales que están disponibles. Por ejemplo, puede:

- Hablar con su obstetra y con su pediatra. Pueden proporcionarle no solo información médica sino también aliento y apoyo cuando más los necesite.

- Hable con sus instructores prenatales y asista a una clase de lactancia.

- Hable con mujeres que hayan amamantado o estén amamantando con éxito y pídales consejo. Las cuñadas, primas, compañeras de oficina, instructoras de yoga y miembros de la congregación en su lugar de culto son recursos valiosos.

- Hable con miembros de La Leche League u otros grupos de apoyo entre madres de su comunidad. La Leche League es una organización internacional dedicada a ayudar a las familias a aprender y disfrutar de la experiencia del amamantamiento. Hay información y apoyo para padres disponible en www.llli.org.

- Lea sobre la lactancia materna. Un libro recomendado es el *New Mother's Guide to Breastfeeding,* de la American Academy of Pediatrics, editado por Joan Younger Meek, MD, MS, RD, FAAP, IBCLC (Bantam, 2.a edición, 2011) y el folleto "Breastfeeding Your Baby: Answers to Common Questions" (Amamantar a su bebé: respuestas a preguntas comunes) disponible en www.aap.org.

Para obtener más información acerca de la lactancia materna, visite www.healthychildren.org.

Como podrá darse cuenta por la extensión y los detalles de este capítulo, la alimentación de su bebé es uno de los desafíos más importantes y, a veces, más confusos que enfrentarán los padres. Las recomendaciones de esta sección se aplican a bebés en general. Recuerde que su hijo es único y tal vez tenga necesidades especiales. Si tiene preguntas que estas páginas no responden satisfactoriamente, pida al pediatra que la ayude a encontrar las respuestas que correspondan específicamente a su caso y el de su bebé.

~ 5 ~

Los primeros días de su bebé

DESPUÉS DE TODOS los meses de embarazo, tal vez crea que ya conoce a su bebé. Ha sentido sus patadas, controlado sus períodos de quietud y actividad durante el día y se ha pasado las manos por la panza mientras él anidaba en su interior. Si bien todo esto la acerca a él, nada puede prepararla para el momento en que ve su cara y siente sus deditos agarrando el suyo.

Durante los primeros días después del parto, es probable que no pueda quitarle los ojos de encima. Mirándolo descubrirá pequeños rasgos suyos o de otros miembros de la familia reflejados en sus facciones. Pero a pesar de cualquier similitud característica, él es singularmente especial, distinto a todos. Y tendrá una personalidad definida que podría comenzar a exhibir de inmediato. Cuando se mueve de un lado a otro y se estira, solo él sabe lo que quiere y siente.

Algunos bebés no pierden tiempo y protestan de inmediato cuando tienen el pañal mojado o sucio desde el día en que nacen, y se quejan a todo pulmón hasta que los cambian, les dan de comer y los acunan para dormir. Los bebés que se comportan de esta manera no solo tienden a pasar más tiempo despiertos que otros bebés sino que posiblemente lloren y coman más. Otros recién nacidos parecen no darse cuenta cuando tienen el pañal sucio y es más probable que se quejen cuando sus nalgas se expongan al aire frío al cambiarlos. Estos bebés tienden a dormir mucho y a comer con menos frecuencia que los bebés más sensibles. Este tipo de diferencias individuales son normales y pueden servir como pistas precoces de la futura personalidad de su hijo.

Algunas madres dicen que después de tantos meses de tener al bebé en la panza les cuesta verlo como un ser humano individual con pensamientos, emociones y deseos propios. No obstante, adaptarse a esto y respetar la individualidad del bebé son partes importantes de ser padres. Si los padres celebran la singularidad de su hijo desde el momento en que nace, les resultará mucho más sencillo aceptar a la persona en la que se convertirá en el futuro.

Los primeros días de su recién nacido

Cómo se ve su recién nacido

A medida que comienza a relajarse con su bebé en su propia habitación, sáquelo de sus mantitas y revíselo de pies a cabeza. Notará muchos detalles que posiblemente se le hayan escapado en los primeros momentos después del parto. Por ejemplo, cuando su bebé abra los ojos, verá el color. Si bien muchos recién nacidos caucásicos tienen ojos azules, el color en realidad cambia durante el primer año. Si los ojos del bebé se van a poner marrones, probablemente se vean "lodosos" durante los primeros seis meses; si para ese entonces todavía son azules, probablemente queden de ese color. En contraste, los bebés con herencia de piel oscura en general tienen ojos marrones al nacer y tienden a quedar de ese color toda la vida.

Tal vez note un punto rojo de sangre en el área blanca de uno o ambos ojos de su recién nacido. Este punto, al igual que la hinchazón general de la cara del recién nacido, por lo general es consecuencia de la presión realizada durante el trabajo de parto. Si bien puede que le resulten algo preocupantes al principio, afortunadamente ambas cosas tienden a desaparecer en pocos días. Si su bebé nació por cesárea, no estará hinchado y la parte blanca de los ojos no tendrá ningún punto rojo.

Luego de bañarlo y secarlo, la piel de su bebé se verá muy delicada. Si nació después de su fecha probable de parto, es posible que se pele y se vea arrugada a causa de la pérdida del vérnix (una sustancia blancuzca y cremosa que cubre la piel). Si nació en fecha o prematuro, igualmente es posible que se pele un poquito cuando recién nace, debido a la exposición súbita de su piel al aire después del lavado del vérnix. De cualquier manera, la piel que se pela es un proceso normal del recién nacido y no necesita tratamiento. Todos los bebés, inclusive los de herencia de piel oscura, tienen una piel que se ve más clara al nacer. Se oscurecerá gradualmente a medida que crezcan.

Cuando examine los hombros y la espalda del bebé también es posible que note algo de pelo fino, llamado lanugo. Este pelo se produce hacia el final del embarazo; no obstante, se suele caer antes del nacimiento o poco después de éste. Si su bebé nació antes de su fecha probable de parto posiblemente todavía tenga este pelo y podría demorar un par de semanas en desaparecer.

También es posible que note muchos puntos y marcas rosa en la piel del bebé. Algunos, como los que aparecen alrededor del borde del pañal, simplemente se deben a la presión. Las zonas de apariencia moteada o enrojecida suelen ser causadas por la exposición al aire frío y desaparecerán rápidamente si vuelve a cubrirlo. Si encuentra arañazos, en particular en la cara del bebé, le servirá de recordatorio: es hora de cortarle las uñas. Esto ayudará a evitar que se siga arañando cuando mueve aleatoriamente las manos y los brazos. Para algunos padres nuevos esto podría parecer una tarea monumental y desesperante, así que no dude en pedir asesoramiento a la enfermera de la sala de recién nacidos del hospital, en el consultorio del pediatra o a cualquier otra persona con experiencia en cortar las uñas de un bebé. Su bebé podría además desarrollar otras erupciones del recién nacido y tener algunas marcas de nacimiento. La mayoría se desvanecerán o resolverán por sí solas, sin tratamiento (aunque algunas marcas de nacimiento podrían ser permanentes).

Las siguientes son las erupciones y marcas de nacimiento más comunes en los recién nacidos:

PARCHES SALMÓN O "MARCAS DE LA CIGÜEÑA". Se llaman así porque aparecen en las zonas de las que, supuestamente, la cigüeña carga al bebé con su pico. En realidad, las "marcas de la cigüeña" son simplemente zonas de piel de color rosa claro a intenso que suelen encontrarse en el puente de la nariz, la parte inferior de la frente, los párpados superiores, la parte de atrás de la cabeza o el cuello. Son las marcas de nacimiento más comunes, en especial en bebés de piel clara. También se les llama "besos de ángel", y típicamente desaparecen durante los primeros meses.

MANCHAS MONGÓLICAS. Estas marcas de nacimiento pueden variar de tamaño considerablemente, pero son todas áreas de piel planas que contienen un exceso de pigmentación que las hace verse marrones, grises o incluso azules (como un moretón). Las manchas mongólicas, que en general se encuentran en la espalda o en las nalgas, son muy comunes, en especial en los bebés de piel oscura. Suelen desaparecer antes de la edad escolar y no tienen relevancia médica.

MELANOSIS PUSTULAR. Son ampollitas que suelen aparecer en el nacimiento; se pelan, se abren y se secan en un par de días. Dejan manchitas oscuras como pecas que suelen desaparecer luego de algunas semanas. Algunos recién nacidos tal vez solo tengan las manchitas, lo que indica que tuvieron la erupción antes de nacer. Si bien la melanosis pustular es común, en particular en bebés con piel más oscura, y es una erupción inofensiva en los recién nacidos, siempre es importante que el médico del bebé revise todas las erupciones que presenten ampollas para asegurarse de que no se deban a una infección.

MILIA. Estos puntitos blancos o manchitas amarillas aparecen en las mejillas, el mentón o en la punta de la nariz y son causados por la secreción de las glándulas cutáneas. Esta erupción común del recién nacido suele desaparecer por sí sola dentro de las dos a tres primeras semanas de vida.

MILIARIA. Generalmente denominada "sarpullido por calor" o "sudamina", la miliaria suele ocurrir en climas calurosos y húmedos o cuando los bebés están demasiado arropados. La erupción puede contener pequeñas ampollitas de sudor o bultitos rojos. Suele aparecer en los pliegues de la piel y en las áreas cubiertas. Por lo general desaparece en pocos días.

ERITEMA TÓXICO. A menudo denominado "E tox", por su abreviatura, esta erupción es muy común y suele aparecer dentro de los primeros días después del nacimiento. Consta de múltiples manchas rojas con bultitos blancos amarillentos en el centro y desaparece en alrededor de una semana. En general se cura si se ignora por completo.

HEMANGIOMAS CAPILARES. Estas manchas rojas abultadas son consecuencia de una acumulación de vasos sanguíneos en la piel, de aspecto similar a una fresa. Durante la primera semana, más o menos, tal vez se vean blancas o pálidas; luego, se vuelven rojas. Si bien suelen agrandarse durante el primer año, la mayoría se encoge y prácticamente desaparece para cuando el niño alcanza la edad escolar, en general sin necesidad de tratamiento.

MANCHA DE VINO DE OPORTO. Áreas de color rojo oscuro o violeta, grandes, planas y de forma irregular. Causadas por vasos sanguíneos adicionales debajo de la piel, las manchas de vino de oporto suelen encontrarse en la cara o el cuello pero, a diferencia de los hemangiomas, no desaparecen sin tratamiento. Un cirujano plástico o un dermatólogo pediátrico pueden tratar estas marcas de nacimiento, a veces con cirugía láser. (Consultar también *Marcas de nacimiento y hemangiomas*, página 831).

Si su bebé nació por parto natural, además de la cabeza en forma alargada, es posible que también tenga el cuero cabelludo tumefacto en la zona que salió primero durante el parto. Si presiona suavemente sobre esta zona, es posible que su dedo deje una pequeña hendidura. Esta hinchazón (llamada *caput*) no es grave y debe desaparecer en pocos días.

A veces puede que haya hinchazón debajo del cuero cabelludo de un recién nacido solo de un lado de la cabeza, que parecerá volver a sobresalir inmediatamente después de presionarla suavemente. Este tipo de tumefacción probablemente sea lo que llamamos *cefalohematoma* y también es causada por la intensa presión sobre la cabeza ocurrida durante el trabajo de parto. Si bien no es grave, suele implicar cierto sangrado en el cuero cabelludo (pero fuera de los huesos del cráneo, no en el cerebro) y por lo general tarda de 6 a 10 semanas en desaparecer. Los padres deben tener cuidado de no lastimar esta zona con las uñas largas o un peine de dientes puntiagudos, ya que esta inflamación podría infectarse.

Todos los bebés tienen dos puntos blandos o *fontanelas* en la parte superior de la cabeza. Estas son las áreas donde los huesos inmaduros del cráneo todavía están creciendo para unirse. La abertura grande se encuentra en la parte superior de la cabeza, hacia el frente; hay otra más pequeña en la parte posterior. Los padres no deben temer tocar estas áreas con suavidad, ya que tienen una membrana gruesa y duradera que protege el cerebro.

Todos los bebés nacen con pelo, pero la cantidad, textura y color varían de un recién nacido a otro. La mayoría de este "pelo de bebé", si no todo, se cae durante los primeros 6 meses de vida y es sustituido por el pelo maduro. El color y la textura del pelo maduro podrían ser muy diferentes al pelo que el bebé tenía al nacer.

En las semanas posteriores a su nacimiento, los bebés pueden verse afectados por la gran cantidad de hormonas de sus madres a las que estuvieron expuestos durante el embarazo. Como resultado, es posible que los senos de los bebés estén agrandados temporalmente e incluso que segreguen algunas gotas de leche. Esto es igualmente probable en varones y en niñas y, por lo general, dura menos de una semana, si bien puede durar varias semanas. Lo ideal es no presionar ni apretar los senos del bebé, ya que esto no reducirá la inflamación y podría causar una infección. En las niñas bebés, podría haber una secreción vaginal. Si bien esto es desconcertante para algunos padres novatos, esta secreción llamada "pseudomenstruación" es, de hecho, bastante inofensiva.

Cuando examine el abdomen de su bebé, lo notará prominente; incluso es posible que note una zona que pareciera abultarse durante las rachas de llanto. Estas pequeñas hernias se observan con mayor frecuencia alrededor del cordón umbilical u ombligo, pero también pueden aparecer en línea descendente hacia el centro del abdomen. (Para obtener más información, consultar *Hernia umbilical* en la página 154 de este capítulo).

Los genitales de los bebés recién nacidos pueden verse algo rojizos y parecer bastante grandes para sus cuerpos tan pequeños. El escroto de un bebé varón puede ser liso y lo suficientemente grande para contener los testículos o puede ser grande y arrugado. Es posible que los testículos parezcan moverse hacia dentro y hacia fuera del escroto. A veces se mueven tanto como hasta la base del pene o incluso hasta el pliegue de la parte superior del muslo, contra la barriga. Siempre que los testículos de un bebé varón estén en el escroto la mayor parte del tiempo, es normal que se muevan.

Algunos varones tienen acumulación de líquido en un saco dentro del escroto, lo que se llama hidrocele (consultar la página 546). Esta acumulación se reducirá gradualmente sin tratamiento en el correr de varios meses, ya que el cuerpo reabsorbe el líquido. Si el escroto se hincha de repente o si se agranda cuando el bebé llora, infórmelo a su pediatra; este podría ser un signo de lo que se llama hernia *inguinal*, la cual requiere tratamiento.

En el momento de nacer, el prepucio de un bebé varón está unido a la cabeza o glande del pene, y no se puede tirar hacia atrás como puede hacerse en los niños más grandes y los hombres. Hay una pequeña abertura en la punta a través de la cual fluye la orina. Si circuncidará a su hijo, las conexiones entre el prepucio y el glande se separan artificialmente y se retira el prepucio dejando la cabeza del pene a la vista. Sin una circuncisión, el prepucio se separará del glande de manera natural durante los primeros años. (Para obtener una descripción detallada de la circuncisión, consultar *¿Hay que circuncidar al bebé?* en la página 24).

Mientras esté en el hospital, el personal observará atentamente la primera orina y la primera deposición de su bebé para asegurarse de que no tenga problemas

Cuidado del pene

Cuidado del pene circuncidado. Si opta por circuncidar a su hijo, es probable que el procedimiento se haya realizado en el hospital el segundo o tercer día después de nacer, pero podría hacerse después del alta durante la primera semana de vida (consultar *¿Hay que circuncidar al bebé?* en la página 24). Las circuncisiones rituales por motivos religiosos suelen realizarse durante la segunda semana de vida. Posteriormente se colocará un vendaje liviano, como una gasa con vaselina, sobre la cabeza del pene. La siguiente vez que el bebé orine seguramente se salga este vendaje. Algunos pediatras recomiendan mantener un vendaje limpio puesto hasta que el pene esté totalmente cicatrizado, mientras que otros recomiendan dejarlo descubierto. Lo importante es mantener el área lo más limpia posible. Si quedaran partículas de heces en el pene, límpielo suavemente con agua y jabón cuando le cambie el pañal.

Es posible que la punta del pene se vea bastante roja durante los primeros días y tal vez note una secreción amarilla. Ambas cosas indican que la zona está cicatrizando bien. El enrojecimiento y la secreción deben desaparecer gradualmente en el plazo de una semana. Si el enrojecimiento persiste o si hubiera hinchazón o llagas amarillas con costra que contengan líquido turbio, podría haber una infección. Esto no ocurre muy a menudo, pero si sospecha que hay infección consulte al pediatra.

Por lo general, una vez que cicatrizó la circuncisión, el pene no necesita atención adicional. Ocasionalmente, queda un pedacito de prepucio. Deberá tirarlo hacia atrás cada vez que bañe al niño. Examine el surco alrededor de la cabeza del pene y asegúrese de que esté limpio.

Si la circuncisión no se realiza dentro de las primeras 2 semanas de vida del bebé (tal vez por motivos médicos), se suele posponer durante varias semanas o meses. La atención de seguimiento es la misma, cuando sea que se realice el procedimiento. Si la circuncisión fuera necesaria después del período inmediatamente posterior al nacimiento, suele utilizarse anestesia general y requiere de un procedimiento quirúrgico más normal donde se debe controlar el sangrado y suturar los bordes de la piel.

Cuidado de pene no circuncidado. Durante los primeros meses, simplemente debe limpiar y bañar el pene de su bebé no circuncidado con agua y jabón, al igual que el resto de la zona del pañal. Al principio, el prepucio está conectado al glande, o cabeza del pene, por un tejido y por eso no debe retraerlo. No es necesario limpiar el pene con hisopos de algodón ni antisépticos, pero de vez en cuando debe observar al bebé cuando orine para asegurarse de que el orificio en el prepucio sea lo suficientemente grande como para permitir que salga un chorro normal. Si sistemáticamente el chorro no es más que un goteo, o si su bebé parece sentir molestias al orinar, consulte al pediatra.

El médico le dirá cuándo se ha separado el prepucio y se lo puede retraer en forma segura. Esto no ocurrirá por meses o años, y jamás deberá forzarlo; si forzara la retracción del prepucio antes de que estuviera listo podría causar un sangrado doloroso y desgarros en la piel. Luego de ocurrida esta separación, retraiga la piel ocasionalmente para limpiar con cuidado la punta del pene que está debajo.

A medida que su hijo crezca deberá enseñarle lo que debe hacer para orinar y lavarse el pene. Enséñele a limpiarse el prepucio de la siguiente manera:

- **Tirándolo suavemente hacia atrás desde la cabeza del pene.**

- **Enjuagando la cabeza del pene y el pliegue interno del prepucio con agua tibia y jabón.**

- **Volviendo a tirar del prepucio hacia adelante para que cubra la cabeza del pene.**

con estas funciones importantes. Podrían ocurrir poco después del nacimiento o hasta un día después. Las primeras deposiciones (una o dos) serán de color negro verdoso oscuro y muy viscosas. Contienen meconio, una sustancia que llena el intestino del bebé antes del nacimiento. Si el meconio no se elimina dentro de las primeras 48 horas de vida del bebé, se necesitará realizar otras evaluaciones para asegurarse de que no haya problemas en la parte inferior del intestino.

De vez en cuando, los recién nacidos tienen algo de sangre en las heces. En especial si ocurre durante los primeros días, generalmente significa que el bebé tragó algo de sangre durante el parto o al amamantarse. Ambas causas son inofensivas pero, aún así, informe al pediatra sobre cualquier signo de sangre para que se asegure de que esta sea realmente la causa, ya que hay otras causas de sangre en las heces que necesitan más evaluación y tratamiento.

Peso y medidas del bebé al nacer

¿Qué hace que un bebé sea grande o pequeño? Las siguientes son algunas de las causas más comunes:

Bebés grandes: Un bebé puede nacer grande cuando sus padres son grandes o la madre tiene sobrepeso. También hay más probabilidades de que un recién nacido sea grande debido a factores tales como:

- Embarazo de más de 42 semanas de duración

- Crecimiento del feto hiperestimulado en el útero

- Anomalías cromosómicas fetales

- Aumento de peso durante el embarazo

- Origen étnico de la madre

- Madre diabética antes o durante el embarazo

- Madre que ya dio a luz otros hijos

- Gestación de un bebé varón

Los bebés grandes pueden tener anomalías metabólicas (como bajo nivel de azúcar en sangre y calcio), lesiones traumáticas durante el parto, niveles más altos de hemoglobina, ictericia o varias anomalías congénitas. Casi un tercio de los bebés grandes inicialmente tienen dificultades para alimentarse. Su pediatra observará atentamente estos problemas.

Bebés pequeños: Un bebé podría nacer pequeño por una serie de motivos, entre lo que se incluye:

- Nacimiento antes de tiempo (prematuro)

- Hijo de padres pequeños

- Origen étnico de la madre

- Anomalías cromosómicas fetales

- Enfermedades crónicas de la madre como presión arterial alta, cardiopatías o enfermedad renal

- Desnutrición

- Abuso de substancias por parte de la madre durante el embarazo

- Consumo de alcohol y tabaco por parte de la madre

Es posible que sea necesario controlar atentamente la temperatura, el nivel de glucosa y el nivel de hemoglobina de un bebé pequeño. Después del nacimiento, el pediatra evaluará exhaustivamente a un bebé pequeño y decidirá cuándo está listo para irse a casa.

A fin de determinar cómo se comparan las medidas de su bebé con las de otros bebés nacidos luego del mismo tiempo de gestación, su pediatra se guiará con una de las tablas de crecimiento (consultar el Anexo).

Las primeras dos tablas de crecimiento examinan la talla y el peso de varones y niñas desde el nacimiento hasta los 36 meses. Luego están las tablas de índice de masa corporal por edad para varones y niñas de entre 2 y 20 años de edad. (El índice de masa corporal, o IMC, es una medida de peso con relación a la altura).

Tal como se ilustra en las primeras dos tablas, 80 de cada 100 bebés nacidos a las 40 semanas de embarazo, o a término, pesan entre 5 libras y 11½ onzas (2 kg 600 g) y 8 libras 5¾ onzas (3 kg 800 g). Este es un promedio saludable. Los que están por encima del percentil 90 de la tabla se consideran grandes, y los que están por debajo del percentil 10 se consideran pequeños. Tenga en cuenta que estas designaciones de peso iniciales (grande o pequeño) no predicen si un niño estará por encima o por debajo del promedio al crecer, pero ayudan al personal del hospital a determinar si necesita atención adicional durante los primeros días después del nacimiento.

En cada examen físico, a partir del primero después del nacimiento, el pediatra medirá, a modo de rutina, la talla, el peso y el perímetro cefálico (la medida de la circunferencia de la cabeza) del bebé y graficará los datos en tablas de crecimiento similares a las del Anexo. En un bebé sano y bien alimentado, estas tres medidas importantes deben aumentar a un ritmo predecible. Cualquier interrupción de este ritmo puede ayudar al médico a detectar y abordar mejor cualquier problema de alimentación, del desarrollo o médico.

Cómo se comporta su recién nacido

Acostado en sus brazos o en la cunita junto a usted, su recién nacido parece un paquetito. Tal como lo hacía en el vientre materno, mantendrá los brazos y las piernas flexionados contra el cuerpo y los dedos cerrados y apretados, aunque usted debería poder enderezarlos delicadamente con las manos. Los pies se curvarán hacia adentro de modo natural. Es posible que tarde varias semanas para que su cuerpo se desdoble de esta posición fetal preferida.

Deberá esperar aún más para escucharlo emitir los sonidos de balbuceo o arrullo que en general consideramos como el "lenguaje de bebés". No obstante, será muy ruidoso desde el principio. Además de llorar cuando algo anda mal, emitirá una amplia variedad de gruñidos, chillidos, suspiros, estornudos e hipos. (¡Incluso puede que recuerde el hipo de cuando estaba embarazada!). La mayoría de estos sonidos, al igual que sus movimientos súbitos, son reacciones a los disturbios que ocurren a su alrededor: un sonido estridente o un olor fuerte tal vez sea todo lo que necesite para que se sobresalte o llore.

Estas reacciones, al igual que las más sutiles, son signos de lo bien que funcionan los sentidos de su bebé al nacer. Después de todos estos meses en la panza, reconocerá rápidamente la voz de la madre (y posiblemente también la del padre). Es posible que si le pone música tranquilizante se quede quieto mientras escucha o se mueva suavemente al ritmo.

Al usar los sentidos del olfato y del gusto, su recién nacido puede distinguir la leche materna de cualquier otro líquido. Desde el nacimiento le gusta lo dulce: preferirá el agua azucarada al agua sola, y fruncirá la nariz ante olores y sabores ácidos o amargos.

La visión de su bebé será mejor dentro de un rango de 8 a 12 pulgadas (20.3 a 30.5 cm), lo que significa que puede ver perfectamente su cara cuando lo carga y lo alimenta. Pero cuando usted está más lejos, es posible que se pierda su mirada y adquiera un aspecto bizco. Durante los primeros meses de vida, esto no debe preocuparle. A medida que los músculos de sus ojos maduran y su visión mejora, ambos ojos permanecerán enfocados en la misma cosa al mismo tiempo. Esto suele ocurrir entre los 2 y los 3 meses de edad. De no ser así, infórmelo al pediatra del bebé.

Si bien su bebé podrá distinguir la luz de la oscuridad al nacer, aún no verá toda la gama de colores. Aunque los bebés pequeños a quienes se les muestra un patrón de colores blanco y negro o de colores contrastantes fuertes tal vez miren con interés, es poco probable que respondan cuando se les muestre una imagen con muchos colores parecidos.

Posiblemente el sentido más importante del recién nacido sea el tacto. Después de meses de estar bañado por un líquido tibio dentro del vientre, ahora su bebé estará expuesto a todo tipo de sensaciones nuevas: algunas duras, otras sumamente reconfortantes. Si bien tal vez se estremezca ante una ráfaga de aire frío, le encantará la sensación de una mantita suave y el calor de sus brazos al rodearlo. Cargue a su bebé: le dará tanto placer como el que usted siente. Le proporcionará una sensación de seguridad y comodidad y le transmitirá su amor. La investigación demuestra que el vínculo emocional estrecho en efecto promoverá su crecimiento y desarrollo.

El regreso a casa

Si tuvo un parto natural, la mayoría de los hospitales les darán de alta a usted y al bebé en un plazo de 48 horas. No obstante, si le hicieron una cesárea, es probable que deba quedarse entre 4 y 5 días. Si su bebé nació en una maternidad alternativa, podrán irse a casa dentro de las 24 horas posteriores. No obstante, simplemente porque un bebé sano nacido a término *puede* recibir el alta en menos de 48 horas no significa que eso ocurra necesariamente. La American Academy of Pediatrics considera que la salud y el bienestar de la madre y de su hijo son primordiales. Como cada niño es diferente, la decisión de dar de alta a un recién nacido debe tomarse según cada caso. Si un recién nacido dejara el hospital pronto, un médico deberá revisarlo entre las 24 y las 48 horas posteriores al alta.

Antes de tomar la decisión sobre cuándo se irán a casa, usted y su médico deben considerar con mucho cuidado las ventajas y las desventajas. Desde el punto de vista emocional y físico, hay argumentos que favorecen tanto una estadía breve (de 1 a 2 días) como una más larga (de 3 o más días). A algunas mujeres simplemente les disgusta estar en el hospital y se sienten más cómodas y relajadas en casa; ni bien ellas y sus bebés son declarados sanos y aptos para trasladarse, no ven la hora de irse. Al mantener corta la estadía en el hospital, ahorrarán dinero (o se lo ahorrarán a su compañía aseguradora). No obstante, a menudo muchas madres nuevas no logran descansar tanto en casa como en el hospital, en especial si tienen hijos mayores reclamando atención. Además es poco probable que tengan acceso al valioso apoyo que pueden ofrecer las enfermeras capacitadas del hospital durante los primeros días de lactancia y de cuidado del bebé.

Si un recién nacido sale pronto del hospital, deberá haber sido sometido a todas las pruebas correspondientes para recién nacidos, como la evaluación de audición (consultar *Pruebas de evaluación del recién nacido,* página 56) y además deberá ser revisado por el pediatra entre 24 y 48 horas *después* del alta. Obviamente, deberá llamarse al médico de inmediato siempre que un recién nacido se vea desganado, afiebrado, tenga vómitos, le cueste alimentarse o presente un color amarillento en la piel (ictericia).

Antes de irse del hospital, su casa y su auto deberán estar equipados por lo menos con las cosas más esenciales. Asegúrese de tener un asiento de seguridad para auto aprobado a nivel federal que sea adecuado para el tamaño de su bebé, y de haberlo instalado correctamente, mirando hacia atrás, en el asiento trasero de su vehículo. Es sumamente importante seguir las instrucciones de instalación y uso adecuado del fabricante del asiento de seguridad y, si fuera posible, es útil que un técnico certificado en seguridad de pasajeros menores de edad revise la instalación del asiento para asegurarse de haberlo hecho correctamente. (Para obtener más información sobre la elección y el uso correcto de los asientos de seguridad para automóvil, consultar las páginas 492 a 499).

En casa necesitará un lugar seguro para que el bebé duerma, abundantes pañales y ropa y mantas suficientes para mantenerlo calentito y protegido.

NUESTRA POSICIÓN

EL MOMENTO DEL alta hospitalaria del recién nacido debe ser una decisión mutua tomada entre los padres y el médico a cargo del cuidado del bebé. La American Academy of Pediatrics considera que la salud y el bienestar de la madre y su bebé son más importantes que las cuestiones financieras. La política de la Academia ha dispuesto criterios mínimos para el alta temprana de una madre y su bebé, que incluyen un parto a término, crecimiento adecuado y examen físico normal, y expresa que es poco probable que todos estos criterios se cumplan en menos de 48 horas. La Academia apoya la legislación estatal y federal basada en las pautas de la AAP siempre y cuando los médicos, en consulta con los padres, tengan la autoridad final para determinar cuándo dar de alta al paciente.

Cuestiones de la paternidad

Sentimientos de la madre

Si descubre que los primeros días junto a su bebé son una mezcla de deleite, dolor, agotamiento absoluto y (en especial si es este su primer hijo) cierta aprehensión respecto a su capacidad como madre, no se sienta mal: sepa que no es la única.

Acaba de dar a luz a un maravilloso nuevo ser, pero también a una asombrosa nueva responsabilidad.

Si usted es igual a muchas otras mujeres, está tan emocionada sobre la nueva llegada que tal vez no se dé cuenta de lo cansada y dolorida que está. A pesar del cansancio, tal vez sea difícil de todos modos relajarse lo suficiente como para dormir. Sus propios arreglos en cuanto al alojamiento conjunto podrían ser un problema adicional; sin embargo, si imagina que cada bebé que llora es el suyo, tener a su bebé durmiendo en la sala de recién nacidos tal vez no le otorgue la paz que pensaba. Puede resolver estos problemas dejándolo dormir en el moisés que le dan en el hospital, junto a usted, para poder dormir cada vez que él lo haga y cargarlo cuando se despierte.

Por otra parte, y en particular si tuvo un trabajo de parto largo y difícil o si le hicieron una cesárea, sencillamente es posible que no tenga la fuerza necesaria para mantener al bebé junto a usted todo el tiempo, y eso es entendible. Después de una cesárea puede que, al principio, le resulte doloroso levantar a su bebé y que probablemente le resulte más cómodo probar posiciones tanto para cargarlo como para amamantarlo que ejerzan menos tensión sobre sus puntos de sutura. Estos obstáculos tal vez la hagan sentir que no está forjando el vínculo con su bebé tal como imaginó que lo haría, y puede que se sienta particularmente desilusionada si había planificado un parto natural y sin problemas. Afortunadamente, la principal preocupación de su hijo durante estos días también será dormir y recuperarse, por lo que no le importará mucho dónde esté siempre y cuando esté calentito, seco y lo alimenten cuando tenga hambre. Así que, por el momento, la sala de recién nacidos del hospital será adecuada para él. Tendrá mucho tiempo para forjar un vínculo seguro entre ustedes una vez que estén completamente recuperados físicamente.

En general, en vez de preocuparse mientras está en el hospital, lo mejor es aprovechar el tiempo que pase en el hospital para descansar, aprender de los profesionales capacitados que la rodean y dejar que su cuerpo se recupere. Cuando sus niveles de ansiedad estén al máximo, y si esto ocurriera, ciertamente le resultará difícil creer que alguna vez llegará a ser una experta en el cuidado de bebés. Pero quédese tranquila. Una vez que los nuevos padres han tenido un par de días para acostumbrarse al cuidado de rutina del bebé y llegan a casa, las cosas comienzan a acomodarse en la mayoría de los casos. De no ser así, asegúrese de obtener ayuda del pediatra, de sus amigos y de sus familiares. (Para obtener más información acerca de la melancolía y la depresión posparto, consultar la descripción de las páginas 147 y 148).

Si este no fuera su primer hijo, tal vez tenga algunas preguntas, como por ejemplo:

■ **¿Este nuevo bebé se interpondrá entre usted y su hijo mayor?**

No es preciso que esto ocurra, en especial si tiene presente incluir a su hijo o hijos mayores en su nueva rutina. Por lo general, los niños pequeños con gusto van a buscar un pañal y los más grandes suelen enorgullecerse cuando se los pone a cargo de revisar que no haya peligros (p. ej. juguetes tirados fuera de lugar) y asegurarse de que todas las visitas se laven las manos antes de tocar al nuevo bebé. A medida que se sienta más cómoda con su rutina diaria, asegúrese de incluir momentos especiales con su hijo mayor.

■ **¿Podrá darle la misma intensidad de amor al nuevo hijo?**

De hecho, cada hijo es especial y le provocará distintas respuestas y sentimientos. Incluso el orden de nacimiento de sus hijos podría influir en la forma en la que se relaciona con cada uno de ellos. A menudo es útil recordar que "nuevo" no es ni "mejor" ni "peor", sino que en general simplemente es... diferente. Este concepto es importante y tanto usted como sus hijos deben recordarlo.

■ **¿Cómo puede evitar compararlos?**

Compararlos es natural. Incluso puede encontrarse pensando que el nuevo bebé no es tan hermoso o no se mantiene tan alerta como otro de sus hijos al nacer, o tal vez le preocupe que sea más atractivo y atento. Al principio, estas comparaciones son inevitables. Pero a medida que comienzan a surgir las cualidades únicas del nuevo bebé, se sentirá tan orgullosa de las diferencias de sus hijos como de sus similitudes.

En un aspecto más práctico, tal vez le preocupe la perspectiva de tener que cuidar a dos o más niños pequeños. Esto tiene sentido, pero cuando se enfrente a más exigencias de tiempo y a los temores de rivalidad entre los hermanos, no se deje abrumar. Con tiempo y paciencia, todos se adaptarán y aprenderán a ser una familia.

Si la novedad, el cansancio y las preguntas aparentemente sin respuesta le dan ganas de llorar, no se sienta mal. No será la primera ni la última madre nueva que llora. Los cambios hormonales por los que atravesó en su adolescencia o que experimentó durante los ciclos menstruales son insignificantes comparados con los cambios hormonales asociados con dar a luz. ¡Échele la culpa a las hormonas!

Además de los efectos hormonales, están ocurriendo cambios emocionales importantes. No solo acaba de parir un maravilloso y nuevo ser humano sino que además dio lugar a una nueva y asombrosa responsabilidad. Seguramente ocurrirán cambios importantes en su vida familiar. Es normal pensar en esto y es fácil darle demasiada importancia.

Los cambios emocionales de estos tiempos a veces pueden hacer que las madres se sientan tristes, temerosas, irritables o ansiosas, o que incluso se enojen con el bebé; a estos sentimientos los médicos los llaman melancolía posparto. Aproximadamente 3 de cada 4 madres nuevas experimentan esta melancolía posparto pocos días después de dar a luz. Afortunadamente, estos sentimientos tienden a desaparecer por sí solos tal como aparecieron, y no suelen durar más que algunos días.

No obstante, algunas madres nuevas tienen sentimientos profundos de tristeza, vacío, apatía e incluso desesperación que los médicos catalogan como *depresión posparto*. También es posible que experimenten sentimientos de incompetencia y comiencen a retraerse de la familia y los amigos. Estos sentimientos podrían desarrollarse unas semanas después del nacimiento del bebé y afectan a una de cada 10 madres nuevas. Los síntomas pueden durar varios meses (o incluso más de un año), empeorar con el tiempo y volverse tan intensos que estas madres podrían sentirse indefensas e incapaces de cuidar de su bebé y de sus otros hijos. Si no reciben atención por su depresión posparto, la afección podría empeorar con el tiempo y, en ciertos casos, podría generar la preocupación de que se dañen a sí mismas o al bebé.

No tema pedir ayuda si su preocupación parece demasiado grande como para manejarla.

Debe hablar de lo que siente con el padre del bebé, sus demás familiares y sus amigos cercanos. Permítales que la suplanten como cuidadora principal, tómese un recreo e intente reducir su estrés y su ansiedad haciendo un poco de ejercicio y descansando lo más posible. Si esto no ayuda y los sentimientos son graves y no han cedido en un par de semanas, hable con su obstetra o con el pediatra o busque la ayuda de un profesional de la salud mental; probablemente le recomienden orientación y medicamentos antidepresivos (si está amamantando, háblelo con el pediatra). No tema pedir ayuda profesional si su preocupación parece demasiada para manejarla sola o si se siente cada vez más deprimida. Si bien cierto nivel de depresión después del parto podría ser normal, no debe ser abrumadora ni durar más que algunos días.

Los sentimientos del padre

Como padre nuevo, su rol no es menos complicado que el de la madre. No, usted no tuvo que cargar al bebé durante 9 meses, pero sí tuvo que adaptarse física y emocionalmente a medida que se acercaba la fecha de parto y las preparaciones para la llegada del bebé se convirtieron en lo único importante. Por un lado, tal vez haya sentido que no tuvo nada que ver con este nacimiento, pero por otra parte, este bebé es tan suyo como de la mamá.

Cuando finalmente llegó el bebé, posiblemente haya sentido un enorme alivio además de emoción y bastante asombro. Al presenciar el nacimiento de su bebé, es probable que hayan surgido sentimientos de compromiso y amor que le preocupaba no sentir nunca por este hijo. También es probable que haya sentido más admiración y amor que nunca antes por su mujer. Al mismo tiempo, contemplar la responsabilidad de cuidar a este hijo durante los próximos 20 años podría ser más que un poco inquietante.

Dependiendo del hospital y de su propio programa, tal vez haya podido quedarse junto a la madre y el niño hasta el momento de llevar al bebé a casa. Esto lo ayuda a sentirse menos espectador y más participante clave, porque le permite conocer a su bebé desde el principio. También le permite compartir una experiencia emocional intensa con la mamá.

Si sigue teniendo sentimientos en conflicto, ¿cómo debe manejarlos? El mejor abordaje es involucrarse activamente en la paternidad tanto como sea posible. Una vez que toda la familia esté en casa, puede (y debe) ayudar a alimentar al bebé (si le dan biberón), cambiarle el pañal, bañarlo y reconfortarlo. Al contrario de los antiguos estereotipos, estas tareas no son exclusivamente "trabajo de la mujer". Son la mejor manera de forjar un vínculo con su hijo y también oportunidades maravillosas para que toda la familia (la madre, el padre e incluso los hermanos mayores) logren conocer, amar y dar la bienvenida a casa a este nuevo integrante.

Los sentimientos de los hermanos

Los hijos mayores podrían recibir al nuevo bebé con los brazos abiertos o con una mente cerrada. Su reacción dependerá en gran parte de su edad y su nivel de desarrollo. Por ejemplo, tengamos en cuenta a un niño pequeño. No puede hacer mucho para prepararlo de antemano para los cambios que vendrán junto con el nuevo hermano. Para empezar, tal vez se sienta confundido por la repentina desaparición de sus padres cuando nació el bebé. Luego de visitar el hospital, es posible que se haya asustado por ver a su madre en cama, tal vez conectada a vías intravenosas.

También es probable que esté celoso porque sus padres están abrazando a otra persona que no sea él, y quizá se porte mal o comience a actuar como si fuera más chico, por ejemplo, insistiendo en usar pañales o al comenzar de repente a hacerse encima varios meses después de haber aprendido a usar el baño. Estas son respuestas normales al estrés y al cambio y no ameritan un castigo. En vez de rezongarlo o insistir que comparta su amor por el nuevo bebé, debe darle más amor y seguridad. Además, haga su mejor esfuerzo por descubrirlo "portándose bien", para que reciba mucha atención gracias a sus conductas adecuadas. Elógielo por comportarse "como el hermano mayor", haciéndole saber que él también tiene un nuevo rol importante que cumplir. Dígale que hay mucho espacio en su corazón para amarlo a él y al nuevo bebé. Con el tiempo, se generará su apego con el bebé, de manera gradual y natural.

Si su hijo mayor está en edad preescolar, es probable que pueda entender mejor lo que está ocurriendo. Si lo preparó durante el embarazo, tal vez haya ayudado a aliviar su confusión o incluso sus celos. Seguramente haya podido entender los detalles básicos de la situación ("el bebé está en la panza de mamá", "el bebé dormirá en tu vieja cuna") y es probable que sienta una gran curiosidad respecto a esta persona misteriosa.

Si su hijo mayor está en edad escolar, de todos modos deberá adaptarse a un nuevo rol. Al mismo tiempo, probablemente esté fascinado por el proceso del embarazo y el parto y esté ansioso por conocer al nuevo bebé. Una vez que haya llegado el bebé, probablemente se sienta muy orgulloso y protector. Permítale cuidar al pequeño de vez en cuando, pero no olvide que él también necesita de su tiempo y su atención.

Permita que los hermanos mayores sepan, con frecuencia, que hay suficiente espacio y amor en su corazón para todos sus hijos.

(Para los abuelos de un recién nacido, consultar en las páginas 189 a 192 las ideas sobre su nuevo rol ahora que ha llegado el nuevo nieto).

Observación de la salud

Algunas afecciones físicas son particularmente comunes durante las primeras semanas posteriores al nacimiento. Si nota algunas de las siguientes en su bebé, comuníquese con su pediatra.

DISTENSIÓN ABDOMINAL. La mayoría de los bebés tienen una barriga que sobresale, en especial después de comer mucho. No obstante, entre instancias de alimentación, deberá sentirse blandita. Si el abdomen de su bebé se siente hinchado y duro, y si no ha tenido una deposición durante 1 o más días o si vomita, llame al pediatra. Lo más probable es que el problema se deba a gases o al estreñimiento, pero también podría ser una señal de un problema intestinal más grave.

LESIONES DE NACIMIENTO. Es posible que los bebés se lastimen durante el parto, en especial si el trabajo de parto fue particularmente largo o difícil o cuando los bebés son muy grandes. Si bien los recién nacidos se recuperan rápidamente de algunas de estas lesiones, otras persisten a más largo plazo. A menudo la lesión es la fractura de la clavícula; esto sanará rápidamente si se mantiene el brazo del lado de la fractura lo más inmóvil posible. Incidentalmente, es posible que se forme un bultito en el sitio de la fractura pocas semanas después, pero no se alarme: este es un signo positivo de que se está formando hueso para reparar la lesión.

La debilidad muscular es otra lesión de nacimiento común, causada durante el trabajo de parto por presión o estiramiento de los nervios unidos a los músculos. Estos músculos, por lo general debilitados de un lado de la cara, en un hombro o en un brazo, suelen volver a la normalidad después de algunas semanas. Mientras tanto, pida al pediatra que le muestre cómo amamantar y sostener al bebé de un modo que promueva la recuperación.

BEBÉ MORADO. Los bebés probablemente tengan las manos y los pies ligeramente morados, pero esto no es preocupante. Si las manos y los pies se vuelven un poco morados por el frío, deberían recuperar el color rosa ni bien estén calientes. Ocasionalmente la cara, le lengua y los labios podrían ponerse un poco morados cuando el recién nacido llora fuerte, pero una vez que se calma el color de estas partes del cuerpo debería volver rápidamente a la normalidad. No obstante, una coloración de piel morada persistente, en especial cuando hay dificultades para respirar y alimentarse, es un signo de que el corazón o los pulmones no están funcionando como deben y el bebé no está recibiendo suficiente oxígeno en la sangre. Es fundamental que obtenga atención médica de inmediato.

TOS. Si el bebé toma demasiado rápido o intenta tomar agua por primera vez, puede que tosa y escupa un poco, pero este tipo de tos debe cesar en cuanto se adapte a una rutina de alimentación que le resulte familiar. Esto también puede estar relacionado con lo fuerte o rápido que baja la leche de una mamá lactante. Si tose constantemente o suele hacer arcadas cuando come, consulte al pediatra. Estos síntomas podrían indicar un problema subyacente en los pulmones o en el tracto digestivo.

LLANTO EXCESIVO. Todos los recién nacidos lloran, a menudo sin motivo aparente. Si está segura de que su bebé está alimentado, eructó, está calentito y tiene el pañal limpio, la mejor táctica probablemente sea cargarlo y hablarle o cantarle hasta que deje de llorar. A esta edad no es posible "malcriar" a un bebé por prestarle demasiada atención. Si esto no funciona, envuélvalo bien en una mantita o pruebe algunas de las tácticas mencionadas en las páginas 167 y 168.

Se acostumbrará al patrón normal de llanto de su bebé. Si alguna vez sonara raro, por ejemplo como aullidos de dolor, o si persistiera por un tiempo inusual, podría significar que hay un problema médico. Llame al pediatra y pida su consejo.

MARCAS DE LOS FÓRCEPS. Cuando se usan fórceps para ayudar durante el parto, es posible que dejen marcas rojas o incluso raspones superficiales sobre la cara y la cabeza del recién nacido donde el metal hizo presión contra la piel. En general desaparecen en pocos días. A veces se desarrolla un bulto duro y plano en una de estas áreas debido a un daño menor en el tejido debajo de la piel pero esto también suele desaparecer en unos dos meses.

ICTERICIA. Muchos recién nacidos normales tienen una tonalidad amarillenta en la piel, lo que se conoce como ictericia. Es causada por la acumulación de una

La fototerapia, o tratamiento con luz, se puede administrar a través de distintas fuentes de luz o con una manta que tiene una fuente de luz especial.

sustancia química llamada bilirrubina en la sangre del niño. Esto ocurre con mayor frecuencia cuando el hígado inmaduro aún no comenzó a hacer con eficiencia su trabajo de eliminar la bilirrubina del torrente sanguíneo (la bilirrubina se genera por la descomposición normal de los glóbulos rojos en el organismo). Si bien los bebés a menudo tienen un caso leve de ictericia, que es inofensiva, puede convertirse en una afección grave si la bilirrubina alcanza lo que el pediatra considere un nivel muy alto. Aunque la ictericia es bastante tratable, si el nivel de bilirrubina es muy alto y no se trata de manera eficaz, puede conducir incluso a daños en el sistema nervioso o en el cerebro en algunos casos; es por esto que la afección se debe controlar y tratar debidamente. La ictericia tiende a ser más común en recién nacidos que se amamantan, por lo general en los que no lo hacen correctamente. Las madres lactantes deben alimentar al bebé al menos de 8 a 12 veces por día, lo que ayudará a producir suficiente leche y a mantener bajos los niveles de bilirrubina.

La ictericia aparece en primer lugar en la cara, luego en el pecho y el abdomen y finalmente en los brazos y piernas, en algunos casos. También es posible que la parte blanca de los ojos esté amarilla. El pediatra examinará al bebé para detectar ictericia, y si sospechara que la afección está presente, basándose no solo en el nivel de color amarillo de la piel sino también en la edad del bebé y otros factores, es probable que indique realizar un análisis cutáneo o de sangre para diagnosticar la afección definitivamente. Si la ictericia apareciera antes de que el bebé tenga 24 horas de nacido, *siempre* debe hacerse una prueba de bilirrubina para realizar un diagnóstico preciso. Entre los 3 y los 5 días de edad, los recién nacidos deben ser revisados por un médico o una enfermera, ya que este es el momento en el que el nivel de bilirrubina está más alto; por ese motivo, si un bebé es dado de alta antes de las 72 horas de nacido, deberá ser revisado por el pediatra dentro de los 2 días posteriores al alta. Algunos recién nacidos deben ser revisados aún antes, entre los que se incluyen:

- Los que tengan alto nivel de bilirrubina antes de dejar el hospital

- Los nacidos antes de tiempo (más de dos semanas antes de la fecha prevista)

- Los que presentan ictericia dentro de las primeras 24 horas después de nacer

- Los que no se están amamantando bien

- Los que tienen hematomas y sangrado importantes debajo del cuero cabelludo relacionados con el trabajo de parto y el parto

- Los que tienen padre, madre o hermanos que alguna vez tuvieron altos niveles de bilirrubina y recibieron tratamiento para ello

Cuando el médico determina la presencia de ictericia y la necesidad de su tratamiento, se puede reducir el nivel de bilirrubina colocando al bebé bajo unas luces especiales, sin ropa, tanto en el hospital como en casa. Se le cubrirán los ojos para protegerlos durante la fototerapia (terapia con luz). Este tipo de tratamiento puede evitar los efectos nocivos de la ictericia. En los bebés amamantados, la ictericia puede llegar a durar más de 2 a 3 semanas; en los alimentados con fórmula, la mayoría de los casos desaparecen para cuando los bebés tienen unas 2 semanas de edad.

LETARGO Y SOMNOLENCIA. Todo recién nacido pasa la mayor parte de su tiempo durmiendo. Siempre que se despierte cada varias horas, coma bien, se vea contento y esté alerta parte del día, es perfectamente normal que duerma el resto del tiempo. Pero si rara vez está alerta, no se despierta solo para alimentarse, parece demasiado cansado o no le interesa comer, debe consultar al pediatra. Este letargo, en especial si es un cambio repentino respecto a su patrón habitual, podría ser síntoma de una enfermedad grave.

DISTRÉS RESPIRATORIO. Es posible que su bebé tarde algunas horas después de nacer en formar un patrón normal de respiración, pero después de eso no debería tener otras dificultades. Si pareciera estar respirando de manera inusual, en general se debe a un bloqueo de los conductos nasales. Gotas de solución salina y el posterior uso de una pera de goma son lo necesario para resolver el problema; ambas cosas están disponibles en todas las farmacias, sin necesidad de una receta. Sin embargo, si su recién nacido muestra alguno de los siguientes signos de advertencia, infórmelo al pediatra inmediatamente:

- Respiración acelerada (más de 60 respiraciones en un minuto); tenga en cuenta que los bebés suelen respirar más rápido que los adultos

- Retracciones (músculos se retraen hacia adentro entre las costillas en cada respiración, de modo que sobresalen las costillas)

- Aleteo nasal

- Gruñidos al respirar

- Coloración amoratada constante en la piel

CORDÓN UMBILICAL. Deberá mantener limpio y seco el muñón del cordón umbilical mientras se va secando y finalmente se cae. Para mantener seco el cordón, bañe al bebé con esponja en vez de sumergirlo en una tina con agua. Además, mantenga el pañal doblado por debajo del cordón para evitar que la orina lo moje. Tal vez note algunas gotas de sangre en el pañal cerca del momento en el que se caiga el muñón; esto es normal. Pero si el cordón sangra activamente, llame al médico de su bebé de inmediato. Si el muñón se infectara, necesitará tratamiento médico. Si bien una infección es algo muy poco común, comuníquese con su médico si observara alguno de estos signos:

- Secreción amarillenta y de mal olor desde el cordón

- Piel roja alrededor de la base del cordón

- Llanto cuando toca el cordón o la piel de alrededor

El muñón del cordón umbilical debe secarse y caerse para cuando el bebé tenga 8 semanas de edad. Si siguiera en su sitio pasado ese tiempo, tal vez haya otros problemas. Consulte al médico del bebé si el cordón no se seca y se cae para cuando el bebé tenga 2 meses de edad.

GRANULOMA UMBILICAL. A veces, en vez de secarse por completo, el cordón formará un granuloma o pequeña masa enrojecida de tejido cicatricial que permanece en el ombligo después de que se cae el cordón umbilical. Este granuloma segregará un líquido amarillo claro. Esta afección por lo general desaparece en una semana aproximadamente pero, de no ser así, es posible que el pediatra deba quemar (cauterizar) el tejido granulomatoso.

HERNIA UMBILICAL. Si el área del cordón umbilical del bebé pareciera sobresalir cuando llora, tal vez tenga una hernia umbilical, un pequeño orificio en la parte muscular de la pared abdominal que permite que el tejido forme un bulto sobresaliente cuando hay presión dentro del abdomen (p. ej. cuando el bebé llora). Esta no es una afección grave y suele curarse sola dentro de los primeros 12 a 18 meses de vida del bebé. (Por motivos que se desconocen, tarda más tiempo en curarse en los bebés afroamericanos). En el caso poco probable de que no se cure, es posible que se deba cerrar el orificio quirúrgicamente. Poner una cinta o pegar una moneda con cinta adhesiva sobre esta área podría ser nocivo.

Los primeros exámenes físicos de su recién nacido

Su bebé debe someterse a un examen físico exhaustivo dentro de las primeras 24 horas posteriores al nacimiento y a un seguimiento en algún momento antes de que les den de alta. Si se lleva a su bebé a casa pronto (antes de transcurridas 24 horas desde el parto), el pediatra deberá volver a ver al bebé en su consultorio entre 24 y 48 horas después del alta, para hacerle un seguimiento. El objetivo de esta visita es evaluar la salud general de su bebé, como p. ej. el peso; hablar sobre temas importantes como los patrones de deposiciones y micción del bebé y sus hábitos de sueño; repasar las técnicas de alimentación incluyendo las asociadas con la lactancia (posición adecuada, cómo se prende al pecho y cómo traga); y evaluarlo para detectar la presencia de ictericia, además de identificar nuevas preguntas o inquietudes que usted pudiera tener. La American Academy of Pediatrics recomienda además que usted y su bebé programen una visita al médico para cuando tenga entre 2 y 4 semanas. Tal como se describió en las páginas 79 a 81 del Capítulo 3, su médico le hará un examen físico a su bebé y tomará medidas como la talla, el peso y el perímetro cefálico. Escuchará el corazón y los pulmones del bebé para asegurarse de que sean normales, le mirará dentro de los ojos, los oídos y la boca, le palpará el abdomen para detectar zonas sensibles, evaluará cómo está sanando el cordón umbilical y revisará la circuncisión de los varones, controlará los reflejos y examinará otras partes del cuerpo, de pies a cabeza, incluyendo las caderas. Si hubiera un sonido persistente en la cadera, similar a un "chasquido", en especial en las niñas nacidas de nalgas, es probable que el pediatra le pida a un traumatólogo que haga una ecografía o un nuevo examen físico entre las 4 y las 8 semanas de edad.

Estas primeras visitas al pediatra son además oportunidades para hacer preguntas sobre el cuidado del bebé y expresar las inquietudes que usted pudiera tener. No dude en hacer preguntas; el objetivo es que obtenga información valiosa y salga sintiéndose confiada y tranquila.

~ 6 ~

El primer mes

Crecimiento y desarrollo

AL PRINCIPIO tal vez parezca que su bebé no hace nada más que comer, dormir, llorar y ensuciar pañales. Hacia fines del primer mes, estará mucho más alerta y receptivo. Gradualmente comenzará a mover el cuerpo con más facilidad y mucha más coordinación, en especial al llevarse la mano a la boca. Usted se dará cuenta de que la escucha cuando le habla, la mira cuando lo carga y, ocasionalmente, mueve su propio cuerpo para responderle o llamar su atención. Pero antes de explorar sus capacidades en expansión, veamos los cambios en su apariencia física durante el primer mes.

Apariencia física y crecimiento

Cuando nació su bebé, su peso corporal incluía un exceso de líquido corporal que perdió durante los primeros días. La mayoría de los bebés pierden alrededor de una décima parte de su peso al nacer durante los primeros 5 días, y luego lo recuperan en otros 5 días, por lo que para el día 10, más o menos, suelen tener nuevamente el peso que tenían al nacer. Puede graficar el crecimiento de su bebé en las tablas incluidas en el Anexo.

La mayoría de los bebés crecen muy rápido después de recuperar el peso que tenían al nacer, en especial durante las rachas de crecimiento, que ocurren en el entorno de los 7 a los 10 días y nuevamente entre las 3 y las 6 semanas. El recién nacido promedio aumenta de peso a un ritmo de 2/3 de onza (20 - 30 g) por día y, para cuando tiene un mes, pesa alrededor de 10 libras (4 kg 500 g). Durante este mes crece entre 1½ y 2 pulgadas (4.5 - 5 cm). Los varones tienden a pesar un poquito más que las niñas (la diferencia es de menos de 1 libra o alrededor de 350 g). También tienden a ser un poquito más largos que las niñas a esta edad (la diferencia es de aproximadamente ½ pulg. o 1.25 cm).

El pediatra prestará especial atención al crecimiento de la cabeza de su hijo porque esto refleja el crecimiento del cerebro. Los huesos del cráneo de su bebé siguen creciendo para unirse, y el cráneo crece más rápido durante los primeros 4 meses que en cualquier otro momento de la vida. El perímetro cefálico promedio de un recién nacido es de aproximadamente 13¾ pulgadas (35 cm) y crece a alrededor de 15 pulgadas (38 cm) en el primer mes. Como los varones tienden a ser un poco más grandes que las niñas, sus cabezas son más grandes, aunque la diferencia promedio es de menos de ½ pulgada (1 cm).

Durante estas primeras semanas, el cuerpo de su bebé se estirará para dejar atrás la posición enrollada y ajustada que mantenía dentro del útero durante los últimos meses del embarazo. Comenzará a estirar los brazos y las piernas y puede que arquee la espalda de vez en cuando. Las piernas y los pies seguirán rotando hacia adentro, dándole un aspecto de piernas arqueadas. Esta afección suele corregirse sola, gradualmente, durante el primer año de vida. Si la apariencia patizamba (piernas arqueadas) fuera particularmente grave o estuviera asociada con una curvatura pronunciada de la parte frontal del pie, es posible que el pediatra sugiera una férula o un yeso para corregirla, pero en la mayoría de los casos estas circunstancias son extremadamente excepcionales. (Consultar *Piernas arqueadas y rodillas valgas*, página 823, *Dedos de paloma [hacia adentro]*, página 828).

Si su bebé nació por parto natural y el cráneo se ve deforme al nacer, pronto debería volver a su forma normal. Cualquier hematoma en el cuero cabelludo o hinchazón en los párpados que hubiera ocurrido durante el parto desaparecerá hacia fines de la primera o la segunda semana. Los puntos rojos en los ojos, si los hubiera, desaparecerán en unas 3 semanas.

Para su consternación, posiblemente descubra que el pelo fino que cubría la cabeza de su hijo al nacer pronto comienza a caerse. Si se frota la parte trasera de la cabeza sobre la superficie en la que duerme, puede que desarrolle una peladilla temporal en esa zona, aunque todavía tenga el resto del pelo. Esta pérdida no tiene relevancia médica. Las peladillas se cubrirán con pelo nuevo en pocos meses.

Otro acontecimiento normal es el acné del bebé, granitos que aparecen en la cara, por lo general durante la cuarta o quinta semana de vida. Se cree que se deben a la estimulación de las glándulas sebáceas de la piel por parte de las hormonas que pasan a través de la placenta durante el embarazo. Esta afección podría empeorar si se acuesta al bebé en sábanas lavadas con detergentes fuertes o sucias con leche porque el bebé regurgitó. Si su hijo tiene acné del bebé, ponga una mantita suave y limpia debajo de su cabeza cuando esté despierto y lávele suavemente la cara una vez al día con jabón neutro para bebés para quitarle los residuos de leche o detergente.

También es posible que la piel de su bebé se vea manchada, cambiando de color de rosa a azul. En particular es posible que tenga las manos y los pies más fríos y amoratados que el resto del cuerpo. Los vasos sanguíneos que van a esas zonas son más sensibles a los cambios de temperatura y tienden a encogerse en respuesta al frío. Como resultado, llega menos sangre a la piel expuesta, lo que causa la apariencia pálida o azulada. No obstante, si le mueve los brazos y las piernas notará que rápidamente recuperan su color rosa.

El "termostato" interno de su bebé, que le hace transpirar cuando tiene demasiado calor o temblar cuando tiene mucho frío, no funcionará bien durante un tiempo. Además, durante las primeras semanas, carecerá de la capa de grasa aislante que más adelante lo protegerá de los cambios repentinos de temperatura. Por estos motivos, es importante que lo vista correctamente: ropa más abrigada si el clima está fresco y más liviana si hace calor. Una regla de oro general es vestirlo con una capa más de ropa que la que usted usaría en las mismas condiciones climáticas. No lo arrope automáticamente solo porque es un bebé.

Entre los 10 días y las 3 semanas después del nacimiento, debería haberse secado y caído el muñón del cordón umbilical dejando una zona limpia y bien cicatrizada. De vez en cuando queda un punto en carne viva luego de que se cae el muñón. Es posible incluso que segregue un poquito de líquido teñido de sangre. Simplemente manténgalo seco y limpio (usando una bolita de algodón embebida en alcohol) y sanará por sí solo. Si no estuviera totalmente cicatrizado y seco en dos semanas, consulte al pediatra.

Reflejos

La mayor parte de la actividad de su bebé durante las primeras semanas de vida se compone de reflejos. Por ejemplo, cuando le pone el dedo en la boca, el bebé no pensará en qué hacer, sino que succionará por reflejo. Cuando se enfrente a una luz brillante, cerrará fuerte los ojos, porque eso es lo que sus reflejos le indican hacer. Nació con muchas de estas respuestas automáticas, algunas de las cuales permanecen con él durante meses mientras que otras desaparecen en pocas semanas.

En ciertos casos, los reflejos se convierten en conductas voluntarias. Por ejemplo, su bebé nace con un reflejo de "búsqueda" que le hace dar vuelta la cabeza en dirección a su mano si le acaricia la mejilla o la boca. Esto lo ayuda a encontrar el pezón a la hora de comer. Al principio buscará de lado a lado, dando vuelta la cabeza hacia el pezón y luego alejándose, en arcos que van disminuyendo. Pero a alrededor de las 3 semanas simplemente girará la cabeza y moverá la boca poniéndola en posición de succión.

La succión es otro reflejo de supervivencia presente incluso antes de nacer. Si le hicieron una ecografía durante el embarazo posiblemente haya visto a su bebé chupándose el dedo pulgar. Después del nacimiento, cuando se coloca un pezón en la boca de su bebé y le toca el paladar, automáticamente comenzará a succionar. Este movimiento de hecho ocurre en dos partes: Primero, coloca los labios alrededor de la aréola (el área circular de piel pigmentada que rodea el pezón) y aprieta el pezón entre la lengua y el paladar. (Esto se llama "extracción" y es la acción que hace salir la leche). Luego llega la segunda fase, o la acción de tomar leche, en la cual la lengua se mueve de la aréola al pezón. Todo este proceso recibe la ayuda de la presión negativa o succión que sujeta el seno en la boca del bebé.

La coordinación de estos movimientos rítmicos de succión con la respiración y la deglución es una tarea bastante complicada para un recién nacido. Entonces, pese a que esta es una acción refleja, no todos los bebés succionan con eficiencia al principio. No obstante, con la práctica, el reflejo se convierte en una destreza que todos manejan bien.

A medida que la búsqueda, la succión y llevarse la mano a la boca se tornan actos menos reflejos y más dirigidos, su bebé comenzará a usar estos movimientos para consolarse. También puede que se reconforte cuando le ofrezca un chupete o si lo ayuda a encontrarse el pulgar o los dedos.

Otro reflejo más dramático durante estas primeras semanas es el reflejo de Moro. Si la cabeza del bebé cambia de posición abruptamente, si el bebé cae hacia atrás o si se sobresalta por algo ruidoso o abrupto, reaccionará estirando los brazos y las piernas y extendiendo el cuello, para luego enrollar los brazos rápidamente, y tal vez llore fuerte. El reflejo de Moro, que podría estar presente en varios niveles en distintos bebés, llega a su pico máximo durante el primer mes y desaparece luego de 2 meses.

Reflejo de Moro

Una de las respuestas automáticas más interesantes es el reflejo tónico del cuello, también conocido como posición de esgrima. Es probable que note que cuando la cabeza del bebé gira hacia un lado, el brazo de ese lado se endereza y el brazo del lado opuesto se flexiona, como si estuviera practicando esgrima. No obstante, no se

Reflejo tónico del cuello

Reflejos de los recién nacidos

A continuación se incluyen algunos de los reflejos normales con los que el bebé nace y que verá en funcionamiento durante sus primeras semanas. No todos los bebés adquieren y pierden estos reflejos exactamente en el mismo momento, pero esta tabla le dará una idea general de qué esperar.

Reflejo	Edad en la que aparece el reflejo	Edad en la que desaparece el reflejo
Reflejo de Moro	Nacimiento	2 meses
Caminata/pasos	Nacimiento	2 meses
De búsqueda	Nacimiento	4 meses
Reflejo tónico del cuello	Nacimiento	5 a 7 meses
Agarre palmar	Nacimiento	5 a 6 meses
Agarre plantar	Nacimiento	9 a 12 meses

sorprenda si no percibe esta respuesta. Es algo sutil y si el bebé se perturba o está llorando, tal vez no lo haga. Desaparece entre los 5 y los 7 meses de edad.

Podrá ver otro reflejo cuando le acaricie la palma de la mano al bebé: verá que inmediatamente le agarrará el dedo. O acaríciele la planta del pie y vea cómo se flexiona, mientras se doblan fuertemente los dedos del pie. Durante los primeros días después del nacimiento, la prensión de su bebé será tan fuerte que parecería que puede sostener su propio peso, pero no lo intente. No tiene control sobre esta respuesta y podría soltarse repentinamente.

Además de su fuerza, el otro talento especial de su bebé es dar pasos. Por supuesto que no puede sostener su propio peso, pero si lo sostiene por las axilas (con cuidado de sostener también su cabeza) y permite que las plantas de los pies toquen una superficie plana, pondrá un pie delante del otro y "caminará". Este reflejo desaparecerá después de 2 meses y volverá en la forma de la conducta voluntaria adquirida de caminar hacia fines del primer año.

Si bien podría pensar que los bebés son absolutamente indefensos, de hecho tienen varios reflejos de protección. Por ejemplo, si un objeto se dirige directo a él, dará vuelta la cabeza e intentará escurrirse para salir de su camino. (Sorprendentemente, si el objeto se mueve en una dirección que lo evitaría por poco en vez de chocar contra el bebé, éste mirará tranquilamente cómo el objeto se acerca, sin mover un músculo). Sí, depende mucho de su madre y de su padre a esta edad, pero no es totalmente indefenso.

Reflejo de caminata/
pasos

Desarrollo inicial del cerebro

Como madre, sabe que sus acciones afectan a su hijo. Usted se ríe, él se ríe. Usted frunce el ceño ante un mal comportamiento y él se entristece. Entre las 6 y las 8 semanas de edad, comienza a exhibir sonrisas sociales. Usted es el centro del universo de su hijo y, a media que su conexión y su vinculo con él se intensifican, su lenguaje e incluso los efectos de la disciplina aumentan.

La investigación demuestra que durante los primeros 3 años de la vida de un bebé el cerebro crece y se desarrolla significativamente y se establecen patrones de pensamiento y respuesta. ¿Qué significa esto para usted como padre? Significa que tiene una oportunidad muy especial de ayudar a su bebé a desarrollarse correctamente y prosperar social, física y cognitivamente durante toda su vida. Los primeros años duran para siempre.

Durante años las personas creyeron, erróneamente, que el cerebro del bebé es una réplica exacta de los códigos genéticos de sus padres. Por ejemplo, si la madre es una buena artista, entonces el bebé tiene más potencial de poseer las mismas habilidades artísticas cuando crezca. Si bien la genética desempeña un rol en la determinación de las habilidades y aptitudes de su hijo, las nuevas investigaciones destacan el rol igualmente importante que desempeña el entorno. Recientemente los neurocientíficos se han dado cuenta de que las experiencias que llenan los primeros días, meses y años de un bebé causan un enorme impacto en el modo en que se desarrolla el cerebro. La naturaleza y la crianza trabajan en equipo en el desarrollo de los niños pequeños.

Los estudios han demostrado que los niños necesitan ciertos elementos durante las primeras etapas de la vida para crecer y desarrollar su potencial en plenitud:

- Un niño necesita sentirse especial, amado y valorado.

- Necesita sentirse seguro.

- Necesita sentirse confiado respecto a qué esperar de su entorno.

- Necesita una guía.

- Necesita una experiencia equilibrada de libertad y límites.

- Necesita estar expuesto a un entorno diverso lleno de lenguaje, juegos, exploración, libros, música y juguetes adecuados.

Si bien puede que parezca que lo que sucede en el cerebro de un bebé es relativamente simple en comparación con los adultos, de hecho el cerebro de un bebé tiene el doble de actividad que el cerebro de un adulto. Se forman 700 conexiones nuevas o sinapsis por segundo. Los neurocientíficos se están concentrando especialmente en los primeros 3 años de la vida de un bebé porque han identificado a estos como momentos de particular importancia. Durante estos años es cuando el cerebro del ser humano tiene el mayor potencial de aprendizaje. No solo está aprendiendo rápidamente sino que se establecen formas básicas de pensamiento, respuesta y resolución de problemas. Por ejemplo, ¿se ha dado cuenta de lo fácil que le resulta a un niño aprender palabras de un idioma extranjero? ¿Cuán difícil le resulta a un adulto la misma tarea?

¿Qué significa esto para usted como padre? Significa que usted y el entorno que cree para su bebé influirán en la forma en la que maneja sus emociones, la forma en la que interactúa con las personas, la forma en la que piensa y la forma en la que crece físicamente. Al crear un entorno adecuado para su hijo, está posibilitando el desarrollo normal del cerebro. Tal vez se pregunte qué se considera un entorno "adecuado". Es un entorno "centrado en el niño" que ofrece oportunidades de aprendizaje dirigidas al desarrollo, los intereses y la personalidad de su hijo. Afortunadamente, los componentes de un buen entorno incluyen cosas básicas que muchos padres desean proporcionar a sus hijos: una nutrición adecuada, una familia afectuosa, receptiva y cariñosa además de otros proveedores, un rato de juegos divertido, refuerzo positivo coherente, conversación participativa, buenos libros para leer y escuchar, música para estimular las actividades cerebrales y la libertad de explorar y aprender de su entorno.

Repase los siguientes elementos de la salud de los niños y el modo en que cada uno colabora con el desarrollo del cerebro de un niño:

- *Lenguaje.* La comunicación directa, cara a cara, entre los padres y demás cuidadores y sus niños pequeños respalda el desarrollo del lenguaje, como también lo hace leerles desde su más temprana infancia.

- *Identificación precoz de problemas de desarrollo.* Muchos problemas de desarrollo y médicos son tratables si se detectan en forma precoz. Los niños con discapacidades y otras necesidades especiales de atención médica también pueden beneficiarse mucho del control atento del desarrollo inicial del cerebro.

- *Crianza positiva.* Criar a un niño en un entorno afectuoso y respetuoso mejora su autoestima y su confianza en sí mismo y causa un gran impacto en el desarrollo del niño. La forma en la que cría a sus hijos y la respuesta ante su bebé desempeñarán un rol fundamental en la formación del futuro de su bebé.

- *Entorno estimulante.* La exploración y la resolución de problemas en una variedad de lugares seguros promueven el aprendizaje.

Cada vez más investigadores conductuales están descubriendo en qué grado el entorno desempeña un papel en la formación de la vida del bebé. Esta nueva ciencia nos ayuda a entender con exactitud lo importante que es nuestro papel en el desarrollo del cerebro del niño.

Para crear un ambiente positivo para su bebé, tanto en su casa como en su comunidad, siga estas sugerencias:

- **Obtenga una buena atención prenatal.** Como el desarrollo del cerebro comienza en el vientre materno, la buena atención prenatal puede ayudar a garantizar el desarrollo saludable del cerebro de su hijo. Comience pronto con la atención prenatal, visite a su médico periódicamente y asegúrese de seguir sus instrucciones. Lleve una dieta balanceada y saludable, tome las vitaminas prenatales y evite las drogas, el alcohol y el tabaco: estos son solo algunas de las medidas que puede tomar para colaborar con la futura salud de su hijo.

- **Intente crear un "pueblo" a su alrededor.** Dado que es difícil criar a un hijo sola, busque el apoyo de su familia, sus amigos y su comunidad. Hable con su pediatra acerca de grupos y actividades de apoyo para padres.

- **Interactúe con su hijo tanto como sea posible.** Hable con su hijo, lean, escuchen música, dibujen y jueguen juntos. Este tipo de actividades le permite pasar un tiempo concentrándose en los pensamientos e intereses de su hijo. A su vez, esto hará que su hijo se sienta especial e importante.

También puede enseñarle el lenguaje que su hijo usará para comunicarse y forjar relaciones saludables durante el resto de su vida.

■ **Dé a su hijo mucho amor y préstele mucha atención.** Un entorno afectuoso y cariñoso ayuda a que los niños se sientan seguros, competentes y cuidados, además de ayudarlos a interesarse por los demás. Ese tipo de atención no puede "malcriar" a un niño.

■ **Proporciónele pautas coherentes.** Asegúrese de que tanto usted como los demás cuidadores trabajen con las mismas rutinas. También asegúrese de que sus propias pautas sean coherentes al tener en cuenta el aumento de competencia de su hijo. La coherencia hace que los niños se sientan confiados respecto a qué esperar de su entorno.

Estados de conciencia

A medida que conozca a su bebé, pronto se dará cuenta de que a veces está muy alerta y activo, otras veces es observador pero se mantiene bastante pasivo y en ocasiones está cansado e irritable. Incluso podría intentar programar sus actividades diarias para aprovechar al máximo los momentos en los que está "activo" y evitar exigirle demasiado en los momentos en los que está "pasivo". No obstante, no confíe demasiado en este programa. Estos llamados estados de conciencia cambiarán drásticamente durante este primer mes.

En realidad hay seis estados de conciencia que forman un ciclo que su bebé recorre varias veces al día. Dos de ellos son estados de sueño y los otros son estados de vigilia.

El Estado 1 es el sueño profundo, en el cual el bebé está acostado tranquilamente, sin moverse y prácticamente no responde a estímulos. Si agita fuerte un sonajero junto a su oreja, es posible que se mueva un poco, pero casi nada. Durante el sueño más liviano y más activo (Estado 2), el mismo ruido lo sobresaltará y podría despertarlo. Durante este sueño liviano también puede ver los movimientos rápidos de sus ojos debajo de los párpados cerrados. Alternará entre estos dos estados de sueño, siguiendo un ciclo a través de ambos dentro de una hora dada. A veces se retraerá a estos estados de sueño cuando esté hiperestimulado, así como también cuando esté físicamente cansado.

A medida que su bebé se despierta o comienza a quedarse dormido, atravesará el Estado 3. Los ojos se le irán hacia atrás, bajo párpados caídos, y tal vez se estire, bostece o sacuda los brazos y las piernas. Una vez que se despierte, pasará a uno de los tres estados restantes. Puede que esté bien despierto, alegre y alerta pero relativamente inmóvil (Estado 4). O tal vez esté alerta, alegre y muy activo (Estado 5). O puede que llore y agite los brazos y las piernas (Estado 6).

Si sacude un sonajero junto a la oreja de su bebé cuando está alegre y alerta (Estados 4 y 5), probablemente se quede callado y dé vuelta la cara buscando el

Estados de conciencia de su bebé

Estado	Descripción	Qué hace su bebé
Estado 1	Sueño profundo	Se queda acostado sin moverse
Estado 2	Sueño liviano	Se mueve mientras duerme; se sobresalta con los ruidos
Estado 3	Somnolencia	Los ojos comienzan a cerrarse y puede que dormite
Estado 4	Alerta tranquila	Ojos bien abiertos, cara brillante, cuerpo quieto
Estado 5	Alerta activa	La cara y el cuerpo se mueven en forma activa
Estado 6	Llanto	Llora y tal vez grita; el cuerpo se mueve de manera muy desorganizada

origen de este sonido extraño. Este es el momento en el que se verá más receptivo a usted y a la actividad que lo rodea, prestará más atención y se involucrará en el juego.

En general es un error esperar demasiada atención de un bebé que está llorando. En estos momentos no está receptivo a nueva información ni sensaciones; lo que quiere, en cambio, es que lo reconforten. El mismo sonajero que lo encantó cuando estaba contento cinco minutos antes tan solo lo irritará y lo alterará más cuando está llorando. En cuanto vaya creciendo, a veces podrá distraerlo con un objeto o un sonido atractivo para que deje de llorar, pero cuando es tan pequeño, la mejor manera de reconfortarlo suele ser levantarlo y abrazarlo. (Consultar *Respuesta a los llantos de su bebé,* página 58).

A medida que se desarrolla el sistema nervioso de su bebé, comenzará a establecerse en un patrón de llanto, sueño, alimentación y juego que coincidirá con su propio cronograma diario. Posiblemente todavía necesite comer cada 3 a 4 horas, pero hacia fin de mes estará despierto por períodos más largos durante el día y estará más alerta y receptivo en esos momentos.

Llantos y cólicos

A partir de las 2 semanas de edad, los bebés normales lloran. Algunos padres dudan si cargar o no a un bebé que está llorando, ya que a menudo creen que lo malcriarán. Pero no es posible malcriar a los bebés y es preciso satisfacer sus necesidades lo mejor posible.

Los patrones de llanto y los temperamentos de los bebés son muy variados. A veces los bebés simplemente lloran sin motivo aparente y puede ser difícil descifrar qué es lo que ocasiona las lágrimas. Pero en cuanto persiste el llanto, es entendible que los padres se sientan alterados y estresados.

¿Su bebé tiene un período habitual cada día en el que está molesto y parece que no hay nada que hacer para reconfortarlo? De hecho, esto es bastante común, en particular entre las 6:00 p. m. y la medianoche, justo cuando usted también se siente cansada por todo lo ocurrido durante el día. Estos períodos de mal humor parecen una tortura, en especial si tiene otros niños que le exigen atención o si tiene trabajo para hacer; afortunadamente, no duran demasiado tiempo. La duración de este malestar suele llegar a su punto máximo a las 6 semanas, y dura alrededor de tres horas por día; luego disminuye a una o dos horas por día hacia los 3 o 4 meses. Siempre que el bebé se calme luego de un par de horas y se mantenga relativamente tranquilo el resto del día, no hay motivo para alarmarse.

Si el llanto no para sino que se intensifica y persiste durante el día o la noche, tal vez sea ocasionado por cólicos. Alrededor de un quinto del total de bebés desarrollan cólicos, por lo general entre la segunda y la cuarta semana de vida. Puede ocurrir incluso después de haberle cambiado el pañal, haberlo alimentado y haberlo calmado arrullándolo, meciéndolo o caminando con él. Los niños con cólicos lloran desconsoladamente, a menudo gritan, extienden o levantan las piernas y tienen gases. Es posible que tengan el estómago agrandado o distendido por los gases. Los ataques de llanto pueden ocurrir durante todo el día, aunque suelen empeorar al caer la tarde.

Lamentablemente, no hay una explicación concreta sobre por qué ocurre esto. Lo más común es que por cólicos se entienda que el niño es inusualmente sensible a la estimulación o incapaz de "autoconsolarse" o regular su sistema nervioso (lo que también se conoce como sistema nervioso inmaduro). A medida que el bebé madure, esta incapacidad de autoconsolarse, marcada por el llanto constante, mejorará. En general este "llanto por cólicos" cesará entre los 3 y los 4 meses, pero puede durar hasta los 6 meses de edad. A veces, en bebés amamantados, los cólicos son un signo de sensibilidad a un alimento en la dieta de la madre. Solo ocasionalmente las molestias son causadas por una sensibilidad a la proteína de la leche que contiene la fórmula. La conducta de tipo cólico también puede ser una señal de un problema médico como una hernia o algún tipo de enfermedad.

Si bien lo más probable es que deba esperar a que esto pase, hay varias cosas que vale la pena probar. En primer lugar, por supuesto, consulte al pediatra para asegurarse de que el llanto no esté relacionado con ninguna afección médica grave que pudiera requerir tratamiento. Luego, pregúntele qué de todo lo siguiente podría ser más útil.

■ **Si está amamantando,** puede intentar eliminar los productos lácteos, la cafeína, la cebolla, el repollo y otros alimentos potencialmente irritantes de su propia dieta. Si está alimentando a su bebé con fórmula, hable con el pediatra acerca de una fórmula con proteínas hidrolizadas. Si la sensibilidad a un alimento es la causa de las molestias, los cólicos deberían disminuir pocos días después de estos cambios.

■ **No alimente en exceso** a su bebé, ya que podría generarle incomodidad. En general, intente esperar entre 2 horas y 2 horas y media desde el comienzo de una instancia de alimentación hasta el comienzo de la siguiente.

■ **Saque a su bebé a caminar** en un arnés u otro tipo de portabebés para calmarlo. El movimiento y el contacto corporal lo tranquilizarán, aunque siga sintiéndose molesto.

■ **Mézalo,** encienda la aspiradora en la habitación de al lado o póngalo en un sitio donde pueda escuchar el secarropas, un ventilador o una máquina de ruido blanco. El movimiento rítmico sistemático y un sonido tranquilizante podrían ayudarlo a quedarse dormido. No obstante, asegúrese de no colocar *jamás* a su hijo sobre el lavarropas o el secarropas.

■ **Dele un chupete.** Si bien algunos bebés amamantados lo rechazarán activamente, puede ofrecer un alivio instantáneo a otros. (Consultar la página 180).

■ **Acueste a su bebé** boca abajo sobre sus rodillas y frótele suavemente la espalda. La presión contra la panza podría ayudar a calmarlo.

■ **Envuélvalo** en una mantita suave, fina y grande, para que se sienta seguro y calentito.

■ **Cuando se sienta** tensa y ansiosa, haga que un familiar o un amigo cuiden al bebé y salga de la casa. Incluso una o dos horas alejada la ayudarán a mantener una actitud positiva. Sin importar lo impaciente o enojada que esté, *nunca* debe sacudir a un bebé. Sacudir a un bebé podría causar ceguera, daño cerebral o incluso la muerte (ver cuadro de texto *Trauma en la cabeza por abuso: Síndrome del bebé sacudido,* a continuación). Informe a su médico si se siente deprimida o si tiene problemas para manejar sus emociones; él podrá recomendarle distintas formas para obtener ayuda.

Traumatismo en la cabeza por abuso: Síndrome del bebé sacudido

Sacudir a un bebé es una forma grave de abuso infantil que ocurre principalmente a los bebés dentro del primer año de vida. La acción de sacudir con fuerza o violencia a un bebé, lo que también puede incluir pegarle en la cabeza, suele ser el resultado de la frustración o ira de uno de sus padres o de un cuidador en respuesta al llanto o la irritabilidad constantes de un bebé o un niño pequeño. Sacudir o golpear la cabeza de un bebé puede causar graves daños físicos y mentales, e incluso la muerte.

Entre las lesiones graves asociadas con un traumatismo en la cabeza por abuso se incluyen ceguera o lesiones en los ojos, daño cerebral, daño en la médula espinal y retraso en el desarrollo normal. Los signos y síntomas podrían incluir irritabilidad, letargo (dificultad para mantenerse despierto), temblores, vómitos, convulsiones, dificultad para respirar y coma.

La American Academy of Pediatrics tiene la firme convicción de que *nunca* está bien sacudir a su bebé. Si sospecha que un cuidador ha sacudido o lastimado a su bebé, o si su cónyuge lo hizo en un momento de frustración, lleve inmediatamente al bebé al pediatra o a una sala de emergencias. Si hubiera ocurrido algún tipo de daño cerebral, empeorará si no recibe tratamiento. No permita que la vergüenza o el miedo le impidan obtener tratamiento para su bebé.

Si siente como si fuera a perder el control mientras cuida a su bebé:

■ **Respire profundo y cuente hasta 10.**

■ **Ponga a su bebé en la cuna o en otro lugar seguro, salga de la habitación y déjelo llorar solo.**

■ **Llame a un amigo o a un pariente para obtener apoyo emocional.**

■ **Llame al pediatra. Tal vez el llanto de su hijo tenga un motivo médico.**

La primera sonrisa

Uno de los acontecimientos más importantes durante este mes son las primeras sonrisas y risitas de su bebé. Comienzan mientras duerme, por motivos que no comprendemos. Esta podría ser una señal de que el bebé se siente excitado de alguna manera o que está respondiendo a algún impulso interno. Si bien es muy divertido mirar a un recién nacido sonriendo durante la siesta, el verdadero placer llega cerca del final de este mes, cuando comienza a sonreír en respuesta a nuestras sonrisas durante sus períodos de alerta.

Esas primeras sonrisas amorosas ayudarán a que se sientan aún más cerca uno del otro, y pronto descubrirá que puede predecir cuándo su bebé sonreirá, la mirará, hará sonidos y, algo que es igual de importante, sabrá cuándo descansar de los juegos. Gradualmente irán reconociendo los patrones de respuesta del otro, para que sus juegos se conviertan en una especie de danza en la que se turnan dirigiendo y siguiendo. Al identificar y responder a las señales sutiles de su hijo, incluso a esta edad temprana, le está transmitiendo que sus pensamientos y sentimientos son importantes y que puede afectar al mundo que lo rodea. Estos mensajes son fundamentales para el desarrollo de su autoestima y su sentido de la diversión.

Movimiento

Durante el primer par de semanas, los movimientos de su bebé serán muy espasmódicos. Puede que le tiemblen el mentón y las manos. Se sobresaltará fácilmente si lo mueven repentinamente o cuando escuche un sonido fuerte, y ese sobresalto podría provocar llanto. Si parece demasiado sensible a la estimulación, probablemente se sienta reconfortado si lo carga junto a su cuerpo o lo envuelve bien en una manta. Incluso hay mantas especiales para envolver a los bebés pequeños que son particularmente difíciles de consolar. Pero hacia fines del primer mes, a medida que su sistema nervioso madura y mejora su control muscular, estos temblores y estertores darán lugar a movimientos de brazos y piernas mucho más controlados que parecen casi como si estuviera andando en bicicleta. Ahora acuéstelo panza abajo y hará movimientos de gateo con las piernas e incluso quizá hasta haga fuerza con los brazos para levantar el torso.

Hitos de movimiento para su bebé de un mes

- Estira los brazos con movimientos espasmódicos y temblorosos
- Lleva las manos dentro de su campo visual y a la boca
- Mueve la cabeza de un lado a otro cuando está acostado boca abajo
- La cabeza se cae hacia atrás si no se la sostiene
- Mantiene las manos apretadas con el puño cerrado
- Fuertes movimientos reflejos

Los músculos del cuello de su bebé también se desarrollarán rápidamente, dándole mucho más control sobre los movimientos de la cabeza hacia fines de este mes. Acostado boca abajo, puede que levante la cabeza y la gire de un lado al otro.

No obstante, no podrá sostener la cabeza por sí solo hasta que tenga alrededor de 3 meses, por lo que debe asegurarse de sostenérsela siempre que lo esté cargando.

Las manos de su bebé, una fuente inagotable de fascinación durante gran parte de este primer año, probablemente le llamen la atención durante estas semanas. Los movimientos de los dedos son limitados, porque probablemente las manos estén cerradas con los puños apretados la mayor parte del tiempo. Pero puede flexionar los brazos y llevarse las manos a la boca, y ponerlas en su línea de visión. Si bien no puede controlar las manos con precisión, las mirará atentamente mientras las tenga a la vista.

Visión

La visión de su bebé atravesará muchos cambios durante este primer mes. Nació con visión periférica (la capacidad de ver hacia los lados) y gradualmente adquirirá la capacidad de enfocar atentamente sobre un punto fijo en el centro de su campo visual. Le gusta mirar objetos sostenidos a entre 8 y 15 pulgadas (20.3 - 38.1 cm) frente a él, pero al mes podrá enfocar brevemente la vista en cosas tan lejanas como a 3 pies (91.4 cm).

A su bebé le gusta mirar objetos sostenidos frente a él a entre 8 y 15 pulgadas (20.3 - 38.1 cm).

Al mismo tiempo, aprenderá a seguir o rastrear objetos en movimiento. Para ayudarlo a practicar esta destreza, puede jugar juegos de seguimiento con él. Por ejemplo, mueva la cabeza lentamente de lado a lado mientras lo sostiene frente a usted, o mueva un objeto con diseños hacia arriba o abajo o lado a lado frente al niño (asegurándose de que esté dentro de su rango de enfoque). Al principio solo podrá seguir objetos grandes que se muevan lentamente por un rango sumamente limitado, pero pronto podrá rastrear incluso movimientos pequeños y veloces.

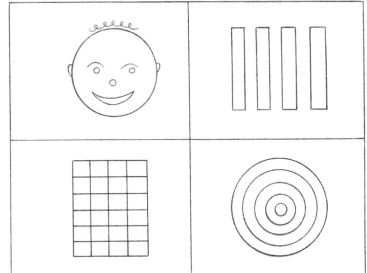

Presta más atención a las imágenes en blanco y negro o de alto contraste, como las franjas muy contrastantes, las dianas, los tableros de damas y los rostros muy simples.

Al nacer, su bebé era extremadamente sensible a la luz brillante y tenía las pupilas contraídas (pequeñas) para limitar la cantidad de luz que entraba en sus ojos. A las 2 semanas de edad, las pupilas comienzan a agrandarse, permitiéndole experimentar un espectro más amplio de tonalidades de luz y oscuridad. A medida que se desarrolla su retina (el tejido fotosensible dentro del globo ocular), su capacidad de ver y reconocer patrones también mejorará.

Cuanto más contraste haya en un diseño, más le llamará la atención; es por eso que presta más atención a las imágenes en blanco y negro o de alto contraste, como las franjas muy contrastantes, las dianas, los tableros de damas y los rostros muy simples.

Si le muestra a su hijo tres juguetes idénticos, uno azul, uno amarillo y uno rojo, probablemente mire más tiempo el rojo, aunque nadie entiende aún por qué. ¿Es por el color rojo mismo? ¿O es el brillo de este color que atrae a los bebés recién nacidos? Sabemos que la visión de colores no madura totalmente antes de los 4

Hitos visuales para su bebé de un mes

- Fija la vista a entre 8 y 12 pulgadas (20.3 - 30.4 cm) de distancia

- Los ojos se desvían y, de vez en cuando, se cruzan

- Prefiere el blanco y negro o los patrones de alto contraste

- Prefiere el rostro humano a todos los demás patrones

meses, más o menos, por lo que si muestra a su bebé dos colores parecidos, como verde y turquesa, probablemente no note la diferencia a esta edad.

Audición

Es probable que le hayan hecho una prueba de audición a su recién nacido poco después de nacer; de hecho, la American Academy of Pediatrics recomienda que la prueba de audición del recién nacido se realice antes del alta hospitalaria de cada bebé, y los padres deben pedir a su pediatra los resultados. (Consultar *Pérdida de audición*, páginas 652 a 656).

Los bebés nacidos con capacidad auditiva normal prestarán mucha atención a las voces de las personas durante el primer mes, en especial las voces agudas que hablan en "lenguaje de bebés". Cuando le hable, dará vuelta la cabeza buscándola y escuchará atentamente a medida que usted emite distintas sílabas y palabras. Obsérvelo atentamente: probablemente lo vea hacer sutiles movimientos con los brazos y las piernas al ritmo de lo que usted dice.

Su bebé también será sensible a los niveles de ruido. Si hace un sonido de chasquido fuerte junto a su oído o lo lleva a una habitación ruidosa y llena de gente, es posible que se "cierre" y no exhiba ninguna respuesta, como si no hubiera escuchado nada. También es posible que sea tan sensible que se sobresalte, rompa en llanto y gire todo el cuerpo alejándolo del ruido. (Los bebés extremadamente sensibles también llorarán cuando se los exponga a una luz muy brillante). Cambie el ruido por el sonido de un sonajero suave o música tranquila y se volverá alerta, girando la cabeza y los ojos para localizar el origen de este sonido interesante.

Su bebé no solo escucha bien, sino que incluso a esta edad recordará algunos de los sonidos que escucha. Algunas madres que reiteradamente leyeron un cuento en voz alta hacia fines del embarazo han descubierto (tal como lo hicieron algunos informes de investigación) que sus bebés parecían reconocer el cuento cuando se les volvía a leer después de nacer: los bebés se quedaban callados y se veían más atentos. Pruebe leer su cuento infantil preferido en voz alta durante varios días seguidos en momentos en los que su bebé esté alerta y atento. Luego espere un par de días y vuelva a leerlo. ¿Parece reconocerlo?

Hitos de audición para su bebé de un mes

- La audición está totalmente madura
- Reconoce algunos sonidos
- Puede que se gire en dirección a sonidos y voces que le resultan familiares

Olfato y tacto

Tal como los bebés prefieren determinados patrones y sonidos, suelen ser muy particulares respecto a los sabores y olores. Respirarán profundo para captar el olor de la leche, la vainilla, la banana o el azúcar, pero fruncirán la nariz al oler alcohol o vinagre. Hacia el final de su primera semana, si están amamantándose, se darán vuelta hacia el protector mamario de sus madres pero ignorarán los protectores de otras madres que amamantan. Este sistema, similar a un radar, les ayuda a tener dirección a la hora de comer y a alejarse de las sustancias que podrían dañarlos.

Los bebés son igualmente sensibles al tacto y a la manera en que se los manipula. Anidarán en una prenda suave de franela o satén, pero se apartarán de la arpillera que causa picazón o del papel de lija áspero. Cuando se los acaricie suavemente con la palma de la mano, se relajarán y se quedarán tranquilos. Si los levantan bruscamente, es probable que lo tomen a mal y comiencen a llorar. Si los levantan cuidadosamente y los mecen despacio, se quedarán callados y prestarán atención. Cargar, acariciar, mecer y acunar a los bebés los calmará cuando estén alterados y los pondrá más alerta cuando estén somnolientos. Además, envía un mensaje claro del amor y el afecto de los padres. Mucho antes de entender una palabra que digan los padres, entenderán los estados de ánimo y los sentimientos de los padres a través de la forma en la que los tocan.

Hitos del olfato y el tacto para su bebé de un mes

- Prefiere los olores dulces
- Evita los olores amargos o ácidos
- Reconoce el olor de la leche de su propia madre
- Prefiere las sensaciones suaves a las ásperas
- Le desagrada que lo manipulen en forma torpe o abrupta

Temperamento

Tenga en cuenta a estas dos bebés, ambas de la misma familia y ambas niñas:

- **La primera bebé** es tranquila y callada, feliz de jugar sola. Mira todo lo que ocurre a su alrededor pero rara vez exige atención. Si se la deja sola, duerme durante largos períodos y come con poca frecuencia.

■ **La segunda bebé** es inquieta y se sobresalta fácilmente. Sacude los brazos y las piernas, se mueve casi constantemente tanto despierta como dormida. Si bien la mayoría de los recién nacidos duerme 14 horas por día, ella duerme solo 10 y se despierta ante la más mínima actividad a sus alrededores. Parece estar apurada por hacer todo a la vez, e incluso come apurada, tragando grandes cantidades de leche a la vez y tanto aire que necesitará eructar con frecuencia.

Ambos tipos de bebés son absolutamente normales y saludables. No hay una "mejor" que la otra, pero como sus personalidades son tan diferentes, ambas serán tratadas de manera diferente, desde el nacimiento.

Al igual que ellas, su bebé demostrará muchos rasgos de personalidad únicos desde las primeras semanas de vida. El descubrimiento de estos rasgos es una de las partes más emocionantes de tener un nuevo bebé. ¿Es muy activo e intenso o relativamente lento? ¿Es tímido al enfrentar una situación nueva, como el primer baño, o la disfruta? Descubrirá pistas sobre su personalidad en cada cosa que haga, desde dormirse hasta llorar. Cuanta más atención preste a estas señales y cuanto más aprenda a responder adecuadamente a su personalidad única, más tranquila y predecible será su vida en los próximos meses.

Si bien la mayoría de estos rasgos de carácter tempranos están incorporados en la constitución hereditaria del recién nacido, su aparición podría retrasarse si su bebé nació bastante prematuro. Los bebés prematuros no expresan sus necesidades (como el hambre, el cansancio o la incomodidad) con la misma claridad que lo hacen los demás recién nacidos. Es posible que sean extra sensibles a la luz, los sonidos y el tacto durante varios meses. Incluso una conversación juguetona podría ser demasiado intensa para ellos y provocar que se sientan inquietos y miren hacia otro lado. Cuando

Observación de la salud del desarrollo

Si durante la segunda, tercera o cuarta semana de vida de su bebé muestra alguno de los siguientes signos de retraso en el desarrollo, infórmelo al pediatra.

■ **Succiona mal y se alimenta despacio**

■ **No parpadea cuando lo exponen a una luz fuerte**

■ **No enfoca ni sigue un objeto cercano en movimiento de lado a lado**

■ **Rara vez mueve los brazos y las piernas; parece rígido**

■ **Parece tener los miembros demasiado flácidos o flojos**

■ **La mandíbula inferior tiembla constantemente, incluso cuando no está llorando ni emocionado**

■ **No reacciona ante sonidos fuertes**

Juguetes adecuados para su bebé de un mes

- Móvil con colores y patrones muy contrastantes
- Espejo irrompible sujeto en forma segura a la parte interior de la cuna
- Reproductores de música con música suave
- Juguetes blandos, de colores brillantes y con diseños, que hagan ruiditos suaves

esto ocurra, dependerá de los padres detenerse y esperar hasta que el bebé esté alerta y listo para más atención. A la larga, la mayoría de estas primeras reacciones desaparecerán y quedarán más en evidencia los propios rasgos de carácter naturales del bebé.

También es probable que los bebés que pesen menos de 5.5 libras o 2 kg 500 g al nacer (peso bajo al nacer), aunque nazcan a término, sean menos receptivos que otros recién nacidos. Al principio tal vez tengan mucho sueño y no parezcan muy alertas. Luego de algunas semanas parecen despertarse y comen con ganas pero siguen estando irritables e hipersensibles a los estímulos entre instancias de alimentación. Esta irritabilidad podría durar hasta que crezcan y maduren más.

Desde el principio, los rasgos temperamentales de su bebé influirán en la forma en la que lo trata y en lo que sienta por él. Si tenía ideas específicas sobre la crianza de los hijos antes de que el suyo naciera, vuelva a evaluarlas para ver si realmente están en sintonía con su carácter. Lo mismo se aplica al consejo de los expertos (de libros, artículos y, en especial, de parientes y amigos con buenas intenciones) acerca de la "manera correcta" de criar a un hijo. La verdad es que no existe una forma correcta que funcione en todos los niños. Debe crear sus propias pautas basándose en la personalidad única de su hijo, sus propias creencias y las circunstancias de su vida familiar. Lo importante es mantenerse receptiva ante la individualidad de su bebé. No intente encasillarlo en algún molde o patrón preestablecido. El carácter único de su bebé es su fortaleza, y respetar esa fortaleza desde el principio ayudará a sentar las mejores bases posibles para que tenga alta autoestima y establezca relaciones de cariño con los demás.

Cuidados básicos
Alimentación y nutrición

(Consultar información adicional en el Capítulo 4).

La leche materna debe ser la única fuente de alimentación de su hijo durante los primeros 6 meses y la principal fuente de nutrición durante los 12 primeros meses;

se puede continuar la lactancia después del año siempre y cuando la madre y el bebé lo deseen.

Durante este tiempo, usted y su pediatra deberán prestar atención a sus patrones de alimentación y asegurarse de que esté recibiendo lo suficiente para su crecimiento. Los controles periódicos y el monitoreo de su seguimiento son las mejores maneras de asegurar esto.

Aquí se incluyen algunos puntos importantes a tener en cuenta acerca de la alimentación:

■ **Establecer un patrón** de alimentación no significa fijar un horario estricto e insistir que su bebé se amamante durante un tiempo determinado o coma 4 onzas (120 ml) enteras en cada instancia de administración. Es mucho más importante prestar atención a las señales de su bebé y trabajar en torno a sus necesidades. El llanto al final de la instancia de alimentación no necesariamente significa que no esté comiendo lo suficiente. Algunos bebés son inquietos y simplemente necesitan succionar para reconfortarse. Si lo alimenta con biberón, sabrá la cantidad exacta de comida que consume, pero los bebés alimentados con biberón suelen comer de más y eso podría conducir a la obesidad. Por otra parte, la lactancia materna no le permite saber la cantidad exacta que come, y el llanto al final de la instancia de alimentación no necesariamente significa que no comió lo suficiente, siempre y cuando aumente de peso y produzca suficiente orina y heces. Si recibe una cantidad adecuada durante los primeros 10 minutos, es posible que se detenga y se duerma; esto puede ser normal. Llegar a conocer los patrones de alimentación y las conductas de su bebé le ayudarán a estar tranquila respecto a lo que es normal para su bebé.

■ **Durante el primer** mes, los bebés amamantados muestran su interés en alimentarse cuando comienzan a buscar (darse vuelta, por reflejo, hacia el seno) o se ponen el puño en la boca y comienzan a succionar. El llanto es un signo tardío de hambre. Es más fácil lograr que el bebé se prenda y se alimente cuando muestra los primeros signos de búsqueda o chasquea los labios.

■ **Su bebé debe** alimentarse al menos 8 veces en un lapso de 24 horas, pero es posible que se alimente de manera irregular durante el día, con cantidades de tiempo variables entre instancias de alimentación. Durante el primer mes, su bebé debe ser alimentado de día y de noche. De hecho, tal vez sea problemático si su bebé duerme tranquilamente toda la noche (más de 6 - 7 horas); puede que no esté recibiendo suficiente alimento. Controlar las instancias de alimentación a lo largo del día, en oposición a fijar los intervalos según un horario, la ayudará a hacer un seguimiento de las comidas mínimas recomendadas por día.

■ **En general, su bebé** se alimentará correctamente en entre 10 y 20 minutos, pero estos tiempos varían según cada bebé. Para este entonces, comenzará a verse somnoliento o a dormirse con frecuencia. Si se comporta como si estuviera hambriento después de comer bien en el primer seno, o si se despierta mientras le cambia el pañal, ofrézcale el otro seno. Las instancias de alimentación muy largas podrían indicar que está pasando poca leche a su bebé, y esto podría deberse a un problema en la forma de prenderse al pecho, un problema de transferencia de leche o un problema de producción de leche. Alternativamente, algunos bebés pasan mucho tiempo en el seno succionando para reconfortarse, pero no toman suficiente leche como para llenarse o saciarse. Ajustar la posición y prenderlo o extraerse leche a mano durante una instancia de alimentación puede ayudar cuando haya un problema con la transferencia de leche.

■ **Su recién nacido** no necesita complementos vitamínicos, salvo la vitamina D. La American Academy of Pediatrics recomienda que todos los bebés amamantados reciban 400 UI de vitamina D en gotas por vía oral por día. (Consultar además la página 98 en el Capítulo 4).

Las aceleraciones de crecimiento pueden ocurrir en distintos momentos para distintos bebés. Al principio de la segunda semana, y una vez más entre las 3 y las 6 semanas, su bebé podría atravesar aceleraciones de crecimiento que lo hagan estar más hambriento de lo habitual. Incluso aunque usted no note un crecimiento externo, su cuerpo está cambiando de maneras importantes y durante estos momentos necesita calorías adicionales. Esté preparada para alimentarlo con más frecuencia si lo amamanta; la lactancia más frecuente estimulará la producción de leche en el cuerpo de la madre, para que sea mayor. Si su bebé se alimenta con biberón, intente darle un poco más en cada instancia de alimentación o alimentarlo con más frecuencia.

Si su bebé tiene un problema nutricional, es probable que empiece a perder peso o que no aumente de manera adecuada. Hay algunas señales que podrían ayudarla a detectar un problema de ese tipo. Es normal que sus senos se llenen bastante entre 2 y 5 días después de parir. Después de este momento, notará que sus senos se sienten llenos y algo duros antes de amamantar y se ablandan después de hacerlo. Es probable que mientras su bebé se amamanta en un seno, note que gotea leche o sale en forma de rocío por el otro seno.

Si no nota sus senos llenos luego de pasados 5 días o si no ve leche goteando de los senos al comenzar a amamantar, tal vez no tenga un suministro de leche adecuado o puede que el bebé no esté proporcionando suficiente estímulo al succionar. Estos también pueden ser signos de problemas médicos no relacionados con la nutrición de su bebé, por lo que si persisten debe llamar al pediatra. Todos los bebés deben someterse a una revisión de 3 a 5 días después del nacimiento y 48 horas después del alta hospitalaria para poder detectar si hay algún problema.

Durante el primer mes de vida, la mayoría de los bebés comienzan a regurgitar de vez en cuando después de comer. Esto se debe a que la válvula muscular entre el esófago (el pasaje entre la garganta y el estómago) y el estómago es pequeña y está inmadura. En vez de cerrarse bien, se mantiene abierta por un tiempo suficiente como para que el contenido del estómago retorne y se vuelque suavemente hacia fuera de la boca. Esto podría ser normal, puede que no perjudique a su bebé y se resolverá en

Signos de problemas de alimentación

Los siguientes son algunos de los posibles signos de advertencia de problemas de alimentación, y deberá hablar al respecto con su pediatra.

DEMASIADA COMIDA:

■ Si se alimenta con biberón, el bebé está consumiendo más de 4 a 6 onzas (120 a 180 ml) por instancia de alimentación.

■ Vomita toda o casi toda la comida después de haber terminado de comer.

■ Sus deposiciones son blandas y muy acuosas, y ocurren 8 o más veces al día. (Tenga en cuenta que los bebés amamantados en general suelen tener heces mucho más frecuentes y blandas).

DEMASIADA POCA COMIDA:

■ Si se amamanta, el bebé deja de comer luego de 10 minutos o menos y no parece satisfecho.

■ Moja menos de 4 pañales por día; en particular si ha comenzado a dormir toda la noche, es posible que no se esté alimentando de modo adecuado (ya que la mayoría de los bebés comen al menos una vez durante la noche) y tal vez orine con menos frecuencia y se torne levemente deshidratado.

■ Durante el primer mes, sus deposiciones son muy poco frecuentes o muy duras.

■ Parece estar hambriento y buscando algo que succionar poco después de comer.

■ Se pone más amarillo en vez de menos durante la primera semana.

■ Parece excesivamente somnoliento o aletargado.

ALERGIAS A ALIMENTOS O TRASTORNOS DIGESTIVOS:

■ Su bebé vomita toda o casi toda la comida después de haber terminado de comer.

■ Sus deposiciones son blandas y muy acuosas, ocurren 8 o más veces al día o tienen sangre.

■ Tiene una erupción grave en la piel.

cuanto su bebé crezca, por lo general cuando cumple un año de edad. Si su bebé aumenta de peso correctamente y no tiene ningún otro problema, debería estar tranquila. Pero si la regurgitación ocurriera con frecuencia o estuviera asociada con diarrea, erupción o la falta de aumento de peso, podría indicar una alergia a alimentos o problemas en el tracto gastrointestinal, por lo que deberá comunicarse con su médico.

Tampoco debe preocuparse necesariamente si su recién nacido tiene una deposición cada vez que come o solo una vez por semana. Estas deposiciones deben ser blandas y pastosas. Sin embargo, existen dos excepciones: (1) Si su bebé tiene deposiciones que se parecen a las canicas o piedritas y son duras, deberá ser revisado por su pediatra; (2) si un bebé amamantado menor de un mes no tiene al menos 4 deposiciones al día, esto podría ser un signo de que no está recibiendo suficiente leche materna, por lo que, también en este caso, debe llamar a su médico para que controle el peso del bebé. Si por lo demás su bebé se está alimentando con normalidad, la gama de patrones de deposiciones aceptables es amplia. (Se incluyen otros signos de advertencia de problemas de alimentación en el recuadro *Signos de dificultades alimentarias*, en la página 179).

Cómo cargar a su bebé

Un recién nacido o un bebé muy pequeño que aún no ha desarrollado el control de la cabeza debe ser cargado de modo tal que su cabeza no se mueva de un lado a otro ni de adelante hacia atrás. Esto se logra sosteniéndole la cabeza con la mano cóncava al cargar al bebé en posición horizontal y sosteniéndole la cabeza y el cuello con la mano por detrás al cargarlo en posición vertical.

Chupetes

Muchos bebés se calman a sí mismos al succionar. Si su bebé desea succionar después de amamantarse o tomar el biberón, un chupete puede satisfacer esa necesidad.

El chupete está pensado para satisfacer la necesidad de succión sin alimentación de su bebé y no para sustituir ni retrasar instancias de alimentación. Por lo tanto, ofrézcale un chupete a su bebé solo después de darle de comer o entre instancias de alimentación, cuando esté segura de que no tiene hambre. Si tuviera hambre y le ofreciera un chupete como sustituto, podría enojarse tanto que eso interferiría con la alimentación, o es posible que no coma lo suficiente. Recuerde: el chupete es un elemento para beneficio de su bebé, no para la comodidad de la mamá, por lo tanto permítale decidir si desea o no usarlo, y cuándo hacerlo.

De todos modos, ofrecer un chupete al bebé cuando se va a dormir podría ayudar a reducir el riesgo de síndrome de muerte súbita del lactante (*sudden infant death syndrome*, SIDS), aunque los médicos desconocen a qué se debe esto. Si está amamantando, espere a que su bebé tenga un mes antes de que use chupete. No obstante, si su bebé no lo quiere o si se le cae de la boca, no lo obligue; esto podría interferir con la lactancia.

Un bebé muy pequeño que aún no haya desarrollado el control de la cabeza debe ser cargado de modo tal que su cabeza no se mueva de un lado a otro ni de adelante hacia atrás.

Si su bebé usa un chupete para dormirse, es posible que se despierte cuando se le caiga de la boca. Cuando sea más pequeño, tal vez llore para que se lo vuelva a poner. Los bebés que se chupan los dedos o las manos cuentan con una ventaja real en este caso, porque las manos siempre están disponibles. Una vez que su bebé sea más grande y tenga la coordinación manual para buscar el chupete y volver a ponérselo, no debería haber problemas.

Cuando vaya a comprar un chupete, busque un modelo adecuado para la edad de su bebé y que tenga una tetina blanda, sin piezas que pudieran quebrarse y desprenderse provocando un riesgo de asfixia. (Algunos modelos se separan en dos partes y deben evitarse). Debe ser apto para lavarlo en lavavajillas, para que pueda hervirlo o ponerlo en el lavavajillas antes de que el bebé lo utilice. Debe limpiar el chupete de esta manera y con frecuencia, para no exponerlo a ningún riesgo aumentado de infecciones dado que su sistema inmunitario aún está madurando. Después de eso, la probabilidad de que contraiga una infección de esta manera es mínima, por lo que simplemente puede lavarlo con agua y jabón y enjuagarlo con agua limpia.

Hay chupetes disponibles en varias formas y tamaños. Una vez que se dé cuenta cuál prefiere su bebé, compre algunos de más. Los chupetes tienden a desaparecer o a caerse al piso o en la calle cuando más los necesita. Sin embargo, jamás intente resolver este problema sujetando el chupete con un cordón alrededor del cuello del bebé. Los bebés podrían asfixiarse o estrangularse con los cordones, cadenitas, cintas y sujetadores a los que se unen los chupetes, ya sea que se coloquen o no alrededor del cuello del niño. Además, por motivos de seguridad, nunca es buena idea hacer chupetes con las tetinas de un biberón. Algunos bebés han arrancado el pezón de esos chupetes caseros y se han asfixiado. Los bebés también podrían ahogarse con un chupete que no sea del tamaño adecuado para su edad por lo que, una vez más, asegúrese de elegir el adecuado para su edad según el rango de edades recomendado en el envase.

Salidas

El aire fresco y un cambio de ambiente son buenos tanto para usted como para el bebé, incluso durante el primer mes; sáquelo a caminar cuando el clima esté agradable. Durante estas salidas, no obstante, asegúrese de vestirlo adecuadamente. Su control de temperatura interno no está totalmente maduro hasta fines del primer año. Esto hace que le resulte difícil regular su temperatura corporal cuando se lo expone a calor o frío excesivos. La ropa debe hacer el trabajo por él, conservando el calor cuando esté en un lugar frío y dejando salir el calor cuando esté en un lugar demasiado cálido. En general, deberá usar una capa más de ropa que usted.

Aquí ofrecemos algunas sugerencias para esas salidas con su bebé:

■ **La piel de su bebé** también es sumamente sensible a las quemaduras solares durante los primeros 6 meses, por lo que es importante mantenerlo fuera de la luz solar directa y reflejada (p. ej. lejos del agua, la arena o el asfalto) lo más posible. Si debe sacarlo al sol, vístalo con ropa liviana y de colores claros, con una capota o un gorro para protegerle la cara. Si queda acostado o sentado en un lugar, asegúrese de que haya sombra y ajuste su posición para mantenerlo en la sombra a medida que el sol cambie de lugar. Se puede usar pantalla solar en las áreas expuestas de su bebé si no hubiera ropa protectora, gorros y sombra disponibles. Aplíquela solo en pequeñas áreas del cuerpo, como la cara y los dorsos de las manos, según sea necesario. Pruébelo con anticipación en una pequeña zona de piel de la espalda para asegurarse de que no le dé alergia. Si bien la pantalla solar se puede aplicar en todas partes del cuerpo a donde llegue el sol, tenga cuidado de evitar los ojos.

■ **Otra advertencia para** los meses calurosos: No deje el equipo del bebé (como el asiento de seguridad para el auto o el cochecito) al sol durante períodos prolongados. Cuando eso ocurre, las piezas de plástico y de metal podrían calentarse tanto que quemarían al niño. Verifique la temperatura de la superficie de cualquier equipo antes de que el bebé entre en contacto con ella.

■ **Si el clima estuviera inhóspitamente frío** o lluvioso, mantenga a su bebé adentro tanto como sea posible. Si tiene que salir, arrópelo y póngale un gorro abrigado que le tape la cabeza y las orejas. Puede protegerle la cara del frío con una mantita cuando esté a la intemperie.

■ **Para verificar si** está vestido de manera adecuada, tóquele las manos y los pies y la piel del pecho. Las manos y los pies deberían estar más frescos que el cuerpo, pero no fríos. El pecho debe sentirse calentito. Si sus manos, pies y pecho se sienten fríos, llévelo a una habitación cálida, desarrópelo y dele algo calentito de comer o cárguelo contra su cuerpo para que su calor lo caliente. Hasta que su temperatura vuelva a la normalidad, las capas adicionales de ropa tan solo atraparán el frío; use otros métodos para calentarlo antes de envolverlo en más mantas o ponerle más ropa.

Cómo conseguir ayuda para la casa

La mayoría de las familias necesitan contar con ayuda en casa cuando llevan a un nuevo bebé. Si su pareja puede tomarse unos días libres durante las primeras dos semanas, esto será una ayuda enorme. Si esto no fuera posible, la siguiente mejor opción es pedir ayuda a un familiar cercano o a un amigo. Si no hubiera familiares disponibles, a veces contratar a una enfermera para el bebé es una buena opción. Si cree que necesitará la ayuda adicional, en especial si será la de una enfermera para el bebé, es buena idea hacer los arreglos con anticipación en vez de esperar hasta después del parto para buscar ayuda.

Algunas comunidades cuentan con una enfermera que realiza visitas a domicilio o un servicio doméstico. Esto no resolverá sus problemas a medianoche, pero le dará un par de horas durante el día para ponerse al día con el trabajo o simplemente descansar un poco. Estos arreglos también deben hacerse con anticipación.

Elija bien la ayuda que obtendrá. Busque ayuda de quienes realmente le ofrezcan apoyo. Su objetivo es reducir el nivel de estrés en su hogar, no aumentarlo.

Antes de empezar a hacer entrevistas o pedir ayuda a familiares o amigos, decida exactamente qué tipo de ayuda le servirá más. Pregúntese lo siguiente:

■ ¿Quiere a alguien que pueda ayudarla a cuidar al bebé, que se encargue de las tareas del hogar, que cocine o que haga un poco de todo?

■ ¿En qué horario desea tener ayuda?

■ ¿Necesita a alguien que pueda conducir (para recoger a sus demás hijos en la escuela, ir a hacer las compras, hacer trámites, etc.)?

Una vez que sepa lo que necesita, asegúrese de que la persona que elija entienda y acepte satisfacer esas necesidades. Explique sus expectativas a la persona con claridad, y si esta fuera una situación en la que empleará a alguien, ponga sus expectativas por escrito. Debe tratarse de alguien en quien confíe. Si va a contratar ayuda, asegúrese de que se haya realizado una verificación de antecedentes y que la persona tenga capacitación en soporte vital básico. Si la persona va a conducir, deberá verificar sus antecedentes como conductora. Independientemente de que se trate de un familiar, un amigo o un empleado, pídale que le avise si está enfermo, para que no transmita ninguna infección al bebé.

LA PRIMERA NIÑERA DE SU BEBÉ. En algún momento entre el primer y el segundo mes, probablemente deba dejar a su bebé por primera vez, por lo general para tomarse un tiempo libre o para hacer un mandado. Cuanta más confianza tenga en su niñera, más fácil le resultará esta experiencia. Por lo tanto, puede que desee que su primera niñera sea alguien muy cercano en quien confíe, como un abuelo, un amigo cercano o un familiar que los conozca bien a usted y al niño.

Luego de su primera separación, tal vez desee buscar una niñera regular. Puede pedir recomendaciones a amigos, vecinos y compañeros de trabajo o ver si su pediatra o enfermera especializada pueden recomendarle a alguien. Las agencias de cuidados infantiles locales o los servicios de referencia son excelentes recursos y deberían ser uno de los primeros sitios donde buscar. Si esa búsqueda no arroja ningún nombre, comuníquese con los servicios de colocación en las universidades locales, donde podrán darle un listado de estudiantes de desarrollo infantil o educación temprana que podrían trabajar como niñeras. También puede encontrar nombres de niñeras en periódicos de la comunidad, guías telefónicas y carteleras de anuncios de la iglesia y de la tienda de alimentos, pero recuerde que nadie realiza una verificación de antecedentes de las personas de estas listas. *Es absolutamente imprescindible que verifique las referencias; haga preguntas sobre la responsabilidad, la madurez y la capacidad de la niñera de seguir instrucciones, en particular si se trata de alguien a quien acaba de conocer o que no conoce bien.*

Entreviste personalmente a cada candidato y en presencia de su bebé. Deberá buscar a alguien cariñoso, capaz y que apoye su punto de vista sobre el cuidado infantil. Si se siente cómoda con la persona luego de haber hablado un rato, permítale cargar al bebé para ver cómo lo maneja. Pregúntele si tiene experiencia en el cuidado de bebés. Si bien la experiencia, las referencias y la buena salud son muy importantes, la mejor manera de juzgar a una niñera es sometiéndola a un período de prueba mientras usted aún está en casa. Le dará la oportunidad al bebé y a la niñera de conocerse antes de quedarse solos y le dará a usted una oportunidad de asegurarse de que se siente cómoda con la niñera.

Siempre que deje a su hijo con una niñera, entréguele una lista de todos los teléfonos de emergencia, incluidos aquellos donde pueda comunicarse con usted u otros familiares cercanos si surgiera un problema; ella debe saber dónde estará usted y cómo localizarla en todo momento. Establezca pautas claras sobre qué hacer en caso de emergencia y recuérdele que debe llamar al 911 para obtener ayuda de emergencia. Muéstrele dónde están todas las salidas de su casa, los detectores de humo y los extintores de incendios. Asegúrese de que su niñera haya tomado una clase de CPR (resucitación cardiopulmonar, por ejemplo de la Cruz Roja Americana) y que haya aprendido cómo responder cuando un niño se está ahogando o no respira.

(Consultar *Resucitación cardiopulmonar y respiración boca a boca,* página 691; *Asfixia,* página 691). De hecho, algunas secciones locales de la YMCA (Asociación Cristiana de Jóvenes) o de la Cruz Roja Americana pueden proporcionar una lista de niñeras que hayan tomado los cursos de CPR o seguridad para cuidado infantil. Proporcione a la niñera cualquier otra pauta que considere importante (p. ej. que nunca le abra la puerta a desconocidos, incluyendo repartidores). Pida a la niñera que anote ideas o preguntas que tenga respecto a su hijo. Informe a amigos y vecinos sobre los arreglos que hizo para que puedan ayudar en caso de una emergencia y pídales que le digan si sospechan que hubo algún problema en su ausencia.

Viajes con su recién nacido

La clave para viajar con su bebé durante este tiempo es mantener sus rutinas normales lo más posible. Los viajes largos que impliquen un cambio de zona horaria podrían alterar los horarios de sueño de su bebé. (Consultar *Viajes por avión,* página 398). Haga lo mejor posible para planificar sus actividades según los horarios de su hijo y deje que pasen varios días para que pueda adaptarse a un cambio de horario, si fuera posible. Si se despierta muy temprano por la mañana, planifique comenzar más temprano sus propias actividades. Esté preparada para acabar más temprano, también, porque su pequeño podría cansarse y estar malhumorado antes de que el reloj diga que es hora de ir a dormir. Recuerde siempre realizar una inspección de seguridad en todas las cunas cuando se registre en un hotel. (Consultar *Cunas,* página 475).

Si va a permanecer en una nueva zona horaria por más de 2 o 3 días, el reloj interno de su bebé cambiará gradualmente para coincidir con la zona horaria en la que se encuentran. Deberá adaptar los horarios de las comidas para coincidir con los horarios en los que su cuerpo le dice que tiene hambre. Mamá y papá, e incluso los hijos mayores, probablemente puedan posponer las comidas para adaptarse a la nueva zona horaria, pero un bebé no podrá hacerlo tan fácilmente.

Aquí incluimos otras sugerencias para cuando viaje:

■ **Su bebé se** adaptará al nuevo entorno más rápido si lleva algunas cosas de casa que le resulten familiares. Un sonajero favorito y un juguete lo reconfortarán y le darán tranquilidad. Use su jabón habitual, una toalla que le resulte familiar y lleve uno de los juguetes de la tina para que se sienta más cómodo durante los baños.

■ **Cuando empaque para** un viaje con su bebé, por lo general lo mejor es usar un bolso aparte para sus cosas. Esto hará que sea más fácil encontrar las cosas rápido cuando las desee y reduce las probabilidades de que se olvide de algo importante. También necesitará un bolso pañalero grande para los biberones, la fórmula si lo alimenta con fórmula, el chupete, un cambiador, pañales, ungüento y toallitas húmedas. Lleve consigo este bolso en todo momento.

■ **Cuando viaje en** auto, asegúrese de que su hijo esté bien sujeto en su asiento de seguridad. Para obtener más información sobre los asientos de seguridad para el automóvil, consultar la página 491. El asiento trasero es el lugar más seguro para que viajen los niños. Los asientos enfrentados hacia atrás nunca deben instalarse en el asiento delantero de un auto que tenga bolsa de aire o airbag en el asiento del acompañante. A esta edad, el bebé siempre debe viajar mirando hacia atrás. Las mismas reglas sobre asientos de seguridad para autos se aplican para los autos de alquiler, taxis y cualquier vehículo en el que viaje su bebé.

■ **Use siempre un** asiento de seguridad en aviones y trenes, en vez de cargar al bebé en su regazo. Si no tiene certeza de cómo sujetar con seguridad a su bebé en un avión o en un tren, pida ayuda a una azafata o a un conductor de tren. Lo ideal es que todos los niños viajen en una aeronave con las sujeciones adecuadas. Una vez más, esto podría significar que su bebé necesita su propio asiento en el avión. Algunas aerolíneas ofrecen tarifas con descuento para niños menores de 2 años.

■ **Si su bebé** se alimenta con fórmula, no lleve solo la fórmula suficiente para el tiempo de viaje esperado sino bastante de más, por si ocurriera algún retraso imprevisto. Si está amamantando y le preocupa la privacidad en un avión o un tren, lleve algo para cubrirse o pida una manta para usarla como pantalla.

■ **Un biberón** (o un chupete) podría tener otros beneficios al viajar en avión con un bebé. Los cambios rápidos en la presión del aire asociados con los viajes aéreos pueden causar molestias en el oído medio del bebé. Los bebés no pueden "destaparse" los oídos intencionalmente como lo hacen los adultos (al tragar o bostezar), pero este alivio dentro del oído podría darse cuando succionan un biberón o un chupete. Para reducir el riesgo de dolor, alimente a su bebé durante el despegue y el aterrizaje.

La familia
Un mensaje especial para las madres

Un motivo por el cual este primer mes puede ser particularmente difícil es que usted aún se está recuperando físicamente de las tensiones del embarazo y el parto. Es posible que pasen semanas antes de que su cuerpo vuelva a la normalidad, para que cicatricen sus incisiones (si le hicieron una episiotomía o una cesárea) y pueda retomar las actividades de todos los días. También es probable que experimente fuertes cambios de humor, debido a los cambios en las cantidades de hormonas de su cuerpo. Estos cambios pueden desatar episodios repentinos de llanto sin motivo aparente o sentimientos de depresión leve durante las primeras semanas. Estas emociones podrían intensificarse por el agotamiento que conlleva levantarse cada 2 o 3 horas por la noche para alimentar y cambiar al bebé.

Si experimenta esto, que se llama melancolía posparto, tal vez se sienta un poco "loca", avergonzada o incluso "mala madre". Por más difícil que sea, intente poner estas emociones en perspectiva recordándose que son normales después del embarazo y el parto. Incluso los padres a veces se sienten tristes y extraordinariamente sensibles luego de la llegada de un nuevo bebé (posiblemente en respuesta a la intensidad psicológica de la experiencia). Para evitar que la melancolía domine su vida y el disfrute de su nuevo bebé, evite aislarse durante estas primeras semanas. Intente dormir la siesta cuando su bebé duerma, para no cansarse excesivamente. Si los sentimientos persisten luego de algunas semanas o se tornan graves, consulte al pediatra o a su propio médico sobre cómo obtener ayuda adicional. (Para obtener más información sobre la melancolía posparto, consultar también el Capítulo 5, páginas 147 y 148).

Las visitas a menudo pueden ayudarla a combatir la melancolía al celebrar junto a usted la llegada del bebé. Puede que lleguen con regalos de bienvenida para el bebé, o lo que es aún mejor durante estas primeras semanas, ofrezcan comida o ayuda con la casa. Pero también puede ser agotador para usted y abrumador para el bebé, y podría exponerlo a infecciones. Es sensato limitar la cantidad de visitas durante las primeras semanas y mantener a todos quienes tengan tos, resfrío o una enfermedad contagiosa lejos de su bebé. Pida a todas las visitas que llamen antes de venir, que se laven las manos antes de cargar al bebé y que mantengan las visitas breves hasta que usted haya retomado una rutina regular. Si el bebé pareciera perturbado por toda la atención, no permita que personas ajenas a la familia lo carguen o se acerquen.

Si se siente desbordada por las llamadas telefónicas, considere la posibilidad de dejar un mensaje en su correo de voz con la información que desee compartir acerca del nuevo bebé como el sexo, el nombre, la fecha y hora de nacimiento, su peso y su talla. Explique que está pasando un tiempo en familia y que devolverá la llamada en cuanto tenga un momento. Luego, apague el teléfono. De esta manera podrá devolver las llamadas a su propio tiempo, sin sentirse estresada ni culpable cada vez que suena el teléfono. Con un nuevo bebé, las visitas constantes, el cuerpo dolorido, cambios de humor impredecibles y, en ciertos casos, otros hermanos exigiendo atención, no es de sorprenderse que muchas actividades de la rutina de su hogar se vean dejadas de lado. Resígnese de antemano y sepa que esto va a ocurrir. Lo importante es concentrarse en recuperarse y disfrutar del nuevo bebé. Si fuera necesario, permita que la familia ampliada y los amigos ayuden con todas las demás tareas de vez en cuando. Esto no es una muestra de debilidad; por el contrario, demuestra que sus prioridades son las correctas. Y también permite a sus seres queridos cuidarla y sentir que ellos también son parte de la vida del nuevo bebé.

Un mensaje especial para los papás

Si bien estos momentos podrían ser un gran desafío para los nuevos papás, también pueden ser gratificantes como ningún otro. Tal como las madres ocasionalmente necesitan reacomodar sus prioridades, los padres ahora tienen una oportunidad de

Involúcrese lo más posible en el cuidado y los juegos con su nuevo bebé. Se forjará un vínculo emocional tan intenso como el que forjará la madre.

oro para mostrar lo mejor de su faceta de cuidador ocupándose de mamá, del bebé y, posiblemente, de los hermanos. Si bien no todos los padres tienen la opción de tomarse licencia por paternidad en su trabajo, los que pueden y la aprovechan verán que es algo impagable. Si mamá era el centro del universo de un hermano y papá era solo un actor secundario, de repente papá podría convertirse en un tipo con "más onda" después de la llegada del nuevo bebé a casa. Al acomodar sus prioridades (en casa y en el trabajo) y ponerse a la altura de las circunstancias, papá puede fortalecer el vínculo sólido que ya tenía con mamá, además del vínculo con el nuevo hijo. Al trabajar en equipo, las parejas de padres podrían sorprenderse de lo bien que logran adaptarse a su nueva y estresante realidad.

Por supuesto, lograr un equilibrio entre las exigencias aparentemente constantes del bebé, las necesidades de los otros hijos y las tareas del hogar no siempre es fácil. Las noches que se pasan alimentando, cambiando los pañales y caminando por la casa con un bebé que llora rápidamente pueden pasar factura a ambos padres, que estarán agotados. Pero al trabajar en equipo para aliviarse el uno al otro, permitiendo las siestas, el ejercicio y el "tiempo de relajación" del otro, las parejas de padres podrían descubrir que pese a que pasan menos "tiempo de calidad" juntos, en realidad se sienten más cerca que nunca. A veces puede haber conflictos y celos. Esto es normal y, por suerte, temporal. La vida rápidamente retoma su ritmo de rutina bastante regular, y una vez más tendrán algo de tiempo para ustedes y para recuperar la normalidad de su vida sexual y social. Mientras tanto, haga un esfuerzo para que los dos puedan pasar un rato solos juntos cada día, disfrutando de la compañía del otro mientras el bebé duerme u otra persona lo cuida.

Recuerde: tienen derecho a abrazarse, mimarse y besarse el uno al otro, además de hacérselo al bebé.

Una forma positiva para que los hombres manejen estos asuntos es involucrarse lo más posible en el cuidado y los juegos con el nuevo bebé. Cuando pase este tiempo adicional con su hijo forjará un vínculo emocional tan intenso como el que forjará la madre.

Esto no quiere decir que las mamás y los papás juegan con los bebés de la misma manera. En general, los padres juegan para excitar y agitar a los bebés, mientras que las madres suelen concentrarse en los estímulos de perfil más bajo como mecerlos suavemente, realizar juegos interactivos tranquilos, cantar y actividades que calmen al niño. Desde el punto de vista del bebé, ambos estilos de juego son igual de valiosos y se complementan magníficamente, lo que constituye otra razón por la cual es tan importante que ambos estén involucrados en el cuidado del bebé.

Para obtener una perspectiva única sobre la paternidad, consulte el libro *Dad to Dad: Parenting Like a Pro,* (De un papá a otro: cómo ser un padre profesional), del pediatra David L. Hill, MD, FAAP, publicado por la American Academy of Pediatrics.

Un mensaje especial para los abuelos

La primera vez que miren a su nuevo nieto a los ojos es probable que se sientan desbordados por muchos sentimientos: amor, asombro, sorpresa y felicidad, entre muchos otros. Tal vez se encuentren pensando en cuando nacieron sus propios hijos y sientan un enorme orgullo de que su hijo, ahora adulto, esté formando una familia propia.

Dependiendo de sus demás responsabilidades y lo cerca que viva de su nieto, pueden y deben desempeñar un rol lo más activo posible en la vida del nuevo bebé. Las investigaciones muestran que a los niños cuyos abuelos participan en sus vidas les va mucho mejor durante la infancia y más adelante en la vida. Tienen abundante amor y muchos abrazos para dar, y pueden marcar una diferencia. A medida que pasen tiempo con su nieto, formarán y fortalecerán un vínculo duradero y se convertirán en una fuente de cuidado y orientación de un valor incalculable.

Si viven en la misma ciudad que su nuevo nieto, visítenlo con frecuencia, en horarios que su hijo adulto considere adecuados. (No aparezcan en la puerta sin que los inviten y, por supuesto, sepan cuándo retirarse). Al mismo tiempo, animen a la nueva familia a que vayan de visita a su casa. (Asegúrense de que su hogar tenga implementadas las medidas a prueba de niños que se recomiendan en este libro). Mantengan al mínimo los consejos y, por supuesto, las críticas que ofrezcan a los nuevos padres; ofrézcanles en cambio apoyo, respeto por sus opiniones y paciencia. Tal vez tengan ideas sobre la crianza de los hijos algo diferentes a las suyas, pero recuerde que ahora ellos son los padres. Si les preguntan: "Mamá, ¿qué te parece que debo hacer con...?", entonces por supuesto aporte sus ideas. Compartan su punto de vista pero no intenten imponerles sus convicciones.

Recuerden: ha pasado ya bastante tiempo desde que ustedes criaron a sus bebés y si bien muchas cosas son iguales, también muchas cosas han cambiado. Pregunten cómo pueden apoyar a los nuevos padres en el proceso de crianza del niño y sigan la iniciativa de ellos respecto a cómo, cuándo y con qué frecuencia involucrarse. Por ejemplo, podrían concentrarse en el cuidado básico del bebé, incluyendo la alimentación y el cambio de pañales, pero no intenten ocupar el lugar de los padres. También podrían ofrecerles un descanso de vez en cuando, permitiéndoles que salgan a pasear solos una noche (o, en algún momento, tal vez hasta un viaje de fin de semana). No obstante, sin importar la frecuencia con la que vayan de visita, llamen por teléfono periódicamente, no solo durante la primera infancia de su nieto sino también en los años posteriores, cuando efectivamente puedan tener una conversación con él.

Más adelante, cuando su nieto crezca, cuéntele historias sobre cómo era su madre o su padre cuando niño. (Compartir la historia familiar y enseñarle los valores familiares son contribuciones importantes que pueden hacer a medida que su nieto se hace mayor). Mientras tanto, consideren la posibilidad de realizar su propio libro de recortes con fotos y otros recuerdos de su nieto para compartir con él algún día; como parte de ese libro de recortes, hagan un árbol genealógico en el que toda la familia pueda colaborar. Asuman como una prioridad el reunirse todos en las fechas festivas, asistir a las fiestas de cumpleaños y, más adelante, vayan a tantos partidos de fútbol, juegos de la liga infantil de béisbol y recitales de piano como sea posible.

Si viven a cientos de millas de distancia y no pueden estar demasiado presentes en la vida de su nieto como les gustaría, igual pueden ser excelentes abuelos a larga distancia. Una opción: El correo electrónico es una forma fantástica de permanecer en contacto. Si los nuevos padres tienen una cámara digital, pídanles que les envíen por correo electrónico fotografías de su nieto para que puedan verlas en la computadora o en un portarretratos digital. Tal vez puedan hacer y compartir videos de su nieto también. Hagan algunos videos de ustedes que sus hijos puedan compartir con su nieto cuando sea mayor. Si ustedes y los padres tienen una

Cómo mantener felices a los hermanos

Una vez que llegue el nuevo bebé, es de esperar que su hijo mayor esté muy orgulloso y se muestre protector.

Con toda la emoción por la llegada del nuevo bebé, es posible que los hermanos se sientan un poco dejados de lado. Puede que aún estén algo molestos por la hospitalización de su madre, en especial si esta fue la primera ocasión en la que estuvieron varios días separados de ella. Incluso después de que mamá vuelve a casa, es posible que les cueste entender que está cansada y no puede jugar con ellos tanto como solía. Sumemos esto a la atención que ahora le está dedicando al bebé (una atención que hasta hace solo un par de semanas les pertenecía) y no es sorpresa que se estén sintiendo celosos y excluidos. Depende de ambos padres encontrar formas de reafirmar a los hermanos que los siguen amando y valorando tanto como antes y de que se resignen a la presencia del nuevo "competidor".

Aquí incluimos algunas opciones para ayudar a tranquilizar a sus hijos mayores y hacerlos sentir más involucrados durante el primer mes en el hogar junto a su nuevo bebé.

1. Si fuera posible, lleve a los hermanos a visitar a mamá y al bebé al hospital.

2. Cuando mamá vuelva del hospital, lleve a cada hermano un regalo especial para celebrar.

3. Aparte un tiempo especial para pasar solo con cada hermano cada día. Asegúrese de que tanto mamá como papá tengan tiempo personal con cada niño, por separado y juntos.

4. Mientras esté sacándole fotos al nuevo bebé, saque algunas de sus hijos mayores, solos y con el bebé.

5. Pida a los abuelos u otros familiares cercanos que lleven a los niños más grandes a una salida especial: al zoológico, al cine o simplemente a cenar. Esta atención especial podría ayudarlos en momentos en los que se sienten abandonados.

6. Tenga algunos regalitos para los niños mayores y entrégueselos cuando lleguen amigos con regalos para el bebé.

7. En especial durante el primer mes, cuando el bebé necesita comer con tanta frecuencia, los niños mayores pueden ponerse muy celosos de la intimidad que usted tiene con el bebé mientras lo alimenta. Muéstreles que puede compartir esta intimidad convirtiendo la hora de alimentar al bebé en la hora de contar cuentos. Leer cuentos que aborden específicamente la temática de los celos anima a un niño pequeño o en edad preescolar a expresar lo que siente en voz alta, para que pueda ayudarlo a aceptar mejor la situación.

computadora y tecnología de teléfono inteligente para mantener una videoconferencia, pueden interactuar con el bebé en un momento que sea conveniente para todos.

Observación de la salud

Los siguientes problemas médicos son particularmente preocupantes para los padres durante el primer mes. (Para ver los problemas que suelen ocurrir durante la infancia, verifique los listados de la Parte II).

DIDFICULTADES RESPIRATORIAS. Normalmente, su bebé debería respirar entre 20 y 40 veces por minuto. Este patrón es más regular cuando está dormido y sano. Cuando está despierto, de vez en cuando podría respirar por un período breve y luego tomarse una breve pausa (menos de 10 segundos) antes de volver a la respiración normal. Esto se llama respiración periódica. Un goteo nasal podría interferir con la respiración porque los conductos nasales de su bebé son estrechos y se llenan fácilmente. Esta afección podría aliviarse mediante el uso de un humidificador de bruma fresca y aplicando una succión suave con una pera de goma (que por lo general le entregan en el hospital; para ver cómo se usa, consultar la página 223). De vez en cuando se usan gotas nasales de solución salina suave para ayudar a diluir la mucosidad y limpiar los conductos nasales. Si tiene fiebre, informe al pediatra de inmediato. Es posible que su respiración se acelere, aumentando unas dos respiraciones por minuto por cada grado que aumente la temperatura. Cuando la cantidad de respiraciones supere las 60 por minuto o los músculos del pecho del bebé se retraigan, su fosas nasales aleteen o tosa mucho, asegúrese de comunicarse con el pediatra. Una fiebre de más de 100.4 °F (38 °C) en un bebé de un mes podría ser grave y debe llamar al médico.

DIARREA. Un bebé tiene diarrea si produce heces blandas y muy acuosas más de 6 a 8 veces por día. La diarrea suele ser causada por una infección viral. El peligro, en especial cuando son tan pequeños, es que pierdan demasiado líquido y se deshidraten. Los primeros signos de deshidratación son sequedad en la boca y una reducción significativa de la cantidad de pañales mojados. Pero no espere a que esté deshidratado. Llame al pediatra si las heces son demasiado blandas o si tiene deposiciones con mayor frecuencia que solo después de cada comida (6 a 8 por día).

ESTREÑIMIENTO. La primera semana el bebé debería tener una deposición por día, como mínimo. De no ser así, llame al pediatra; su bebé podría tener una afección que le hace difícil defecar. O podría ser un signo de que su bebé no está comiendo lo suficiente. Una vez que el bebé haya demostrado que come y hace caca correctamente, a las pocas semanas de edad su patrón se volverá más predecible.

SOMNOLENCIA EXCESIVA. Como cada bebé necesita una cantidad de sueño diferente, es difícil darse cuenta cuándo un bebé está excesivamente somnoliento. Si su bebé comienza a dormir mucho más de lo habitual, esto podría indicar la presencia de una infección, por lo que debe informarlo al pediatra. Además, si está amamantando y su bebé duerme más de 5 horas sin alimentarse durante el primer mes, debe tener en cuenta la posibilidad de que no esté recibiendo suficiente leche o tal vez esté siendo afectado, a través de la leche materna, por algún medicamento que usted esté tomando. Los bebés alimentados con biberón también podrían estar somnolientos a causa de una alimentación inadecuada o algún medicamento herbal que le administren los padres.

INFECCIONES EN LOS OJOS/PROBLEMAS CON LA PRODUCCIÓN DE LÁGRIMAS. Algunos bebés nacen con uno o ambos conductos lagrimales total o parcialmente obstruidos. Luego, por lo general se desobstruyen aproximadamente a las 2 semanas, cuando comienza la producción de lágrimas. De no ser así, el bloqueo podría causar un lagrimeo acuoso o mucoso. Si este fuera el caso, las lágrimas se acumularán y se derramarán sobre los párpados en vez de correr por la nariz. Esto no es nocivo, y los conductos por lo general se desobstruyen sin tratamiento, en general hacia los 9 meses de edad. También puede ayudar a que se desobstruyan masajeando suavemente la esquina interna del ojo y hacia abajo por el lado de la nariz. No obstante, hágalo solo bajo las instrucciones del pediatra.

Si los conductos permanecieran bloqueados, evitarán que las lágrimas fluyan correctamente. Si bien esto producirá pus, no quiere decir que su bebé tenga una infección o conjuntivitis (consultar la página 194). Es posible que vea una secreción amarilla verdosa en la esquina del ojo y que las pestañas se pegoteen y se sequen unas contra otras durante la noche, por lo que el bebé no podrá abrir los párpados al despertarse por la mañana. Pero como esta secreción no indica una infección no suele recibir tratamiento con antibióticos (consultar *Problemas con la producción de lágrimas,* página 733).

Por otra parte, si su médico considerase que esto en efecto representa una infección, lo habitual es que lo trate con gotas especiales o un ungüento que le recetará después de examinar el ojo. Pero, en muchos casos, todo lo necesario es una limpieza delicada con agua esterilizada. Cuando las pestañas estén pegajosas, moje una bolita de algodón con agua esterilizada y limpie suavemente el párpado desde la nariz hacia afuera. Use cada bolita de algodón una sola vez, pasándola en un movimiento firme de adentro hacia afuera (evite pasarla hacia un lado y hacia el otro más de una vez), y luego deséchela. Use tantas bolitas de algodón como sea necesario para limpiar bien el ojo.

Si bien este tipo de secreción leve podría reaparecer varias veces durante los primeros meses de su bebé, no le dañará el ojo y probablemente lo supere al crecer, incluso sin recibir un tratamiento más intensivo. Muy rara vez este bloqueo de los conductos lagrimales requiere atención quirúrgica.

Si el ojo mismo estuviera rosa o inyectado en sangre, es posible que su bebé tenga conjuntivitis y deberá informarlo al pediatra (consultar *Infecciones oculares,* página 728).

FIEBRE. Siempre que su hijo esté particularmente malhumorado o se sienta calentito, tómele la temperatura. (Consultar *Toma de temperatura rectal,* página 78). Si su temperatura rectal es de 100.4 °F (38 °C) o más en dos lecturas separadas, y no está demasiado arropado, llame de inmediato al pediatra. La fiebre en estas primeras semanas pueden indicar una infección y los bebés a esta edad pueden enfermarse gravemente muy rápido.

HIPOTONÍA. Todos los recién nacidos se ven algo hipotónicos (flojos) porque sus músculos todavía se están desarrollando, pero si su bebé se siente excepcionalmente flojo o blando, podría ser un signo de un problema más grave, como por ejemplo una infección. Consulte al pediatra inmediatamente.

AUDICIÓN. Preste atención a la forma en la que el bebé responde a los sonidos, aunque haya aprobado la prueba de audición del recién nacido. ¿Se sobresalta con los ruidos fuertes o repentinos? ¿Se queda quieto o se da vuelta hacia usted cuando le habla? Si no responde con normalidad a los sonidos de su alrededor, consulte al pediatra acerca de las pruebas de audición formales. (Consultar *Pérdida de audición,* páginas 652 a 656). Esta prueba podría ser particularmente adecuada si su bebé fuera sumamente prematuro, si se hubiera visto privado de oxígeno o si hubiera padecido una infección grave al nacer; también es adecuada si en su familia hubiera antecedentes de pérdida de audición en la primera infancia. Si se sospechara que hay una pérdida de audición, será preciso realizar pruebas a su bebé lo antes posible, ya que un retraso en el diagnóstico y el tratamiento podrían interferir con el desarrollo normal del lenguaje.

Síndrome de muerte súbita del lactante (SIDS) y otras muertes de bebés relacionadas con el sueño

Alrededor de uno de cada 2000 bebés recién nacidos muere mientras duerme, sin motivo aparente, en general entre los 2 y los 4 meses. Estos bebés suelen estar bien cuidados y no muestran síntomas evidentes de enfermedad. Sus autopsias no arrojan ninguna causa de muerte identificable, por lo que se les asigna el término *síndrome de muerte súbita del lactante (sudden infant death syndrome, SIDS).*

El factor de riesgo más claramente asociado con el SIDS es el dormir boca abajo. Por lo tanto, salvo que su pediatra le haya recomendado otra cosa, **debe acostar a dormir a su bebé boca arriba.** Los bebés de madres fumadoras y los que duermen en camas de adultos con otros miembros de la familia (inclusive los padres) también corren un mayor riesgo. La ropa de cama liviana o suelta, las almohadas, los cojines de protección y los juguetes de peluche también son factores de riesgo y deben mantenerse fuera del entorno donde duerme el bebé. Los bebés que duermen en su cunita o moisés, en particular cuando el moisés está en la habitación de los padres, los bebés amamantados y los que usan chupete al dormir tienen una incidencia menor de SIDS.

La causa del SIDS tiene muchas teorías. Infecciones, alergia a la leche, neumonía y vacunas se han descartado como causas. La teoría más plausible en este momento es que existe un retraso en la madurez de los centros de activación en el cerebro de algunos bebés que los predispone a dejar de respirar bajo determinadas circunstancias.

Seguir las recomendaciones para un sueño seguro no solo protegerá a su bebé contra el SIDS sino que además reducirá las probabilidades de su bebé de una muerte accidental por asfixia o estrangulamiento. Mantenga al bebé acostado boca arriba, en una cuna sin accesorios (nada de almohadas, mantas ni cojines de protección) junto a su cama. Si le preocupa que su bebé tenga frío, póngale otra capa de ropa. Muchos fabricantes elaboran ropa para dormir para bebés que los mantendrá calentitos sin necesidad de usar mantas.

Junto con los sentimientos normales de duelo y depresión, muchos padres que pierden a un hijo por SIDS sienten culpa y se vuelven extremadamente protectores de los hijos mayores o de los bebés que nacen después. Hay ayuda disponible para los padres a través de grupos locales o de la organización nacional First Candle (www.firstcandle.org, 1-800-221-7437). Pregunte a su pediatra acerca de otros recursos en su área.

¿Se puede prevenir el SIDS?

En este momento, la mejor medida que puede tomar para prevenir el SIDS es acostar a su bebé boca arriba. Desde 1992, la American Academy of Pediatrics ha recomendado que los bebés sean acostados siempre en esta posición para dormir. Antes de que se realizara esta recomendación, morían más de 5000 bebés por SIDS en EE. UU. por año. Pero en la actualidad, con la reducción de la cantidad de bebés que duermen boca abajo, las muertes por SIDS han disminuido a unas 2300 por año. Cada una de estas muertes es trágica, por lo que se continúan realizando campañas para promover el mensaje de acostar a los bebés boca arriba entre padres y otras personas que cuiden a niños pequeños. Entre los 4 y los 7 meses de edad, no obstante, es probable que note que su bebé comienza a darse vuelta cuando lo acuesta boca arriba. Afortunadamente, el SIDS disminuye notoriamente una vez que el bebé pasa los 6 meses de edad, y el hecho de que se dé vuelta es un signo de que tiene cierto control sobre su cabeza y su cuello. Por lo tanto, si bien es importante seguir acostándolos boca arriba a la hora de dormir, no debe quedarse despierta toda la noche para darlo vuelta y ponerlo boca arriba. Aún así, esta situación no ha sido estudiada científicamente, por lo que no es posible dar una respuesta definitiva respecto al mejor manejo de la situación.

ICTERICIA. La ictericia, el color amarillento que a menudo aparece en la piel poco después del nacimiento; a veces dura más de 2 o 3 semanas en un bebé amamantado. En bebés alimentados con fórmula, la mayor parte de la ictericia desaparece en 2 semanas. Si su bebé tiene ictericia por más de 3 semanas o si pareciera aumentar, consulte al pediatra. Si tiene problemas para amamantar, pida ayuda a su pediatra, enfermera o especialista en lactancia, ya que la leche materna es el alimento ideal para su bebé. (Para obtener información adicional sobre la ictericia, consultar el Capítulo 5, página 151).

TEMBLORES. Muchos recién nacidos tienen mentones y manos temblorosas, pero si todo el cuerpo del bebé parece estar temblando podría ser un signo de bajo nivel de azúcar o calcio en sangre o algún tipo de trastorno convulsivo. Infórmelo al pediatra para que pueda determinar la causa.

ERUPCIONES E INFECCIONES. Entre las erupciones comunes de los recién nacidos se incluyen las siguientes:

■ **La costra láctea (dermatitis seborreica)** aparece como parches escamosos en el cuero cabelludo. Lávele el pelo y cepíllelo a diario para quitarle las escamas; esto ayuda a controlar la afección. Suele desaparecer por sí sola dentro de los primeros meses, pero tal vez deba tratarse con un champú especial. (Consultar *Costra láctea y dermatitis seborreica*, página 836).

■ **Las infecciones en las uñas de los manos o de los pies** aparecerán como un enrojecimiento alrededor de la cutícula de las uñas, que podrían parecer doler al tocarlas. Estas infecciones podrían responder a un tratamiento con compresas tibias, pero a esta edad deben tomarse muy en serio; el médico deberá examinarlas, ya que tal vez requieran de un medicamento.

■ **Las infecciones umbilicales** son poco frecuentes, pero si ocurriera una por lo general aparece como un enrojecimiento alrededor del muñón umbilical. Suele haber pus y, a menudo, sensibilidad. Estas infecciones deben ser examinadas por su pediatra. Si su bebé además tuviera fiebre, consulte al pediatra de inmediato ya que podría necesitar antibióticos o ser hospitalizado. No obstante, es normal que haya una pequeña cantidad de secreción transparente, gotas de sangre y una costra alrededor del muñón umbilical sin enrojecimiento ni fiebre. Si este fuera el caso, obsérvelo durante unos días y, si no sanase por sí solo, consulte al pediatra.

• **Eritema del pañal.** Consulte en las páginas 66 y 67 las instrucciones para manejar este problema.

CANDIDIASIS BUCAL. Los parches blancos en la boca podrían indicar que su bebé tiene candidiasis, una infección común por hongos. Esta afección se trata con un medicamento antifúngico oral que le recetará el pediatra.

VISIÓN. Observe cómo la mira su bebé cuando está alerta. Cuando está a entre 8 y 15 pulgadas (20.3 a 38.1 cm) de su cara, ¿la sigue con los ojos? ¿Sigue una luz o un pequeño juguete que le pase por adelante a la misma distancia? A esta edad, es posible que parezca que los ojos se cruzan, o que de vez en cuando un ojo se desvía hacia adentro o hacia afuera. Esto se debe a que los músculos que controlan el movimiento ocular todavía están en desarrollo. No obstante, ambos ojos deben poder moverse de la misma manera y juntos en todas las direcciones, y debe poder seguir objetos en movimiento que estén cerca. Si no puede hacerlo, si nació prematuro (con menos de 32 semanas de gestación) o si necesitó oxígeno cuando era recién nacido, es posible que su pediatra lo derive a un oftalmólogo para que lo examine en mayor profundidad.

VÓMITOS. Si su bebé comienza a vomitar con fuerza (arrojando a varias pulgadas de distancia en vez de un babeo que cae de la boca), comuníquese con el pediatra de inmediato para asegurarse de que no tenga una obstrucción de la válvula que se encuentra entre el estómago y el intestino delgado (estenosis pilórica; consultar página 221). Todo episodio de vómitos que continúe durante más de 8 horas o 2 o 3 instancias de alimentación, o que vaya acompañado de diarrea o fiebre, también deberá ser evaluado por el pediatra.

AUMENTO DE PESO. Su bebé debe aumentar de peso rápidamente (½–1 oz. [14–28 g] por día) hacia mediados de este mes. Si esto no ocurriera, su pediatra querrá asegurarse de que esté recibiendo las calorías adecuadas en sus instancias de alimentación y que las esté absorbiendo correctamente. Esté preparada para responder estas preguntas.

- ¿Con qué frecuencia come el bebé?

- ¿Cuánto come en una instancia de alimentación, si se alimenta con biberón? ¿Cuánto tiempo se amamanta, si se alimenta al pecho?

- ¿Cuántas deposiciones tiene el bebé por día?

- ¿Qué cantidad de heces produce y cuál es la consistencia?

- ¿Con qué frecuencia orina el bebé?

Si su bebé está comiendo bien y el contenido de sus pañales es normal en cantidad y consistencia, probablemente no haya motivo para alarmarse. Su bebé podría estar enfrentando un comienzo de vida lento, o incluso es posible que su peso se hubiera medido de manera incorrecta. Es posible que su pediatra desee programar otra visita al consultorio en 2 o 3 días para reevaluar la situación.

Control de seguridad

Asientos de seguridad para el automóvil

- Su bebé debe viajar en un asiento de seguridad para automóvil con aprobación federal y correctamente instalado, *siempre* que esté en el auto durante un viaje. No lo utilice como lugar para que duerma la siesta en casa. A esta edad, debe viajar mirando hacia atrás en el asiento trasero. Nunca ubique a un bebé en el asiento delantero de un auto que tenga una bolsa de aire en el asiento del acompañante.

Baños

- Si está bañando a su bebé en el lavabo, siéntelo sobre un paño de baño o un tapete de baño para evitar que se resbale y sosténgalo por debajo de los brazos. Nunca permita que funcione el lavavajillas al mismo tiempo que baña al bebé en el lavabo; de lo contrario se arriesga a que se queme por el agua caliente del lavavajillas. Tampoco deje correr el agua del grifo mientras el bebé esté en el lavabo. Llénelo en primer lugar, pruebe la temperatura y luego meta al bebé en el agua.

■ Ajuste la temperatura máxima de su calentador de agua a 120 °F (48.9 °C) o menos para que el agua caliente no lo queme.

Cambiador

■ Nunca deje a su bebé sin atención sobre ninguna superficie por encima del nivel del piso. Incluso siendo tan pequeño podría extender súbitamente su cuerpo y caerse por el borde.

Prevención de asfixia

■ No use polvo para bebés ni talco. Si el bebé lo inhalara, los polvos con talco podrían causar un grave daño pulmonar y problemas respiratorios en los bebés.

■ No deje en la cuna ningún objeto pequeño (imperdibles, partes pequeñas de juguetes, etc.) que pudiera tragarse.

■ Nunca deje bolsas ni envoltorios plásticos al alcance de su bebé.

■ No permita que su bebé duerma en su cama junto a usted. Manténgalo en su cuna.

■ En vez de usar mantas sueltas en las que su bebé podría enredarse, vístalo con ropa para dormir adecuada para su peso (como una mantita con mangas o un saco de dormir).

■ No permita que su bebé duerma boca abajo; tampoco debe dormir sobre un edredón ni sobre una almohada. Acuéstelo únicamente boca arriba.

Prevención de incendios y quemaduras

■ No cargue al mismo tiempo a su bebé y líquidos calientes como café, té o sopa. Hasta una salpicadura mínima podría quemarlo.

■ Instale detectores de humo en los lugares adecuados, por toda la casa.

Supervisión

■ Nunca deje a su bebé sin atención en la casa, en el patio ni en el auto.

Collares y cables

■ No deje cuerdas ni cables colgando en la cuna ni en ningún lugar cercano.

■ No ate chupetes, medallas ni otros objetos en la cuna ni en el cuerpo con un cordón.

■ No coloque cintas ni collares alrededor del cuello del bebé.

■ No use ropa con cordones.

Sacudones

■ Tenga cuidado de no sacudir ni agitar demasiado vigorosamente la cabeza del bebé.

■ Sosténgale siempre la cabeza y el cuello cuando le esté moviendo el cuerpo.

~ 7 ~

Desde el mes hasta los 3 meses de edad

PARA CUANDO COMIENCE el segundo mes de vida de su bebé, gran parte de la sorpresa, el agotamiento y la incertidumbre que sintió inmediatamente después del nacimiento probablemente den lugar a la confianza en usted misma. Es de esperar que se haya ajustado a un cronograma bastante rutinario (aunque demandante de todos modos) en torno a sus comidas y sus siestas. Se habrá adaptado a tener un nuevo integrante en la familia y está empezando a comprender su temperamento en general. Y es probable que ya haya recibido la mayor recompensa que hizo que todo el sacrificio valiera la pena: su primera sonrisa verdadera. Esta sonrisa es apenas una muestra de las maravillas que le esperan durante los próximos tres meses.

Tambien es posible que deba reintegrarse al trabajo y necesite encontrar una guardería especializada para su bebé. El Capítulo 14 la ayudará a elegir el tipo de cuidados infantiles para usted, dependiendo de sus circunstancias. La necesidad de reintegrarse al trabajo podría provocarle una sensación de tristeza o ansiedad por separarse de su bebé. Esto es absolutamente normal y bastante previsible. Intente encontrar un entorno que le permita realizar visitas frecuentes para ver cómo está el bebé en formas que no sean invasivas para los cuidadores que ha escogido. Es importante que establezcan un sentido de apego y compromiso con su bebé y es preciso evitar que sientan que su presencia cuestiona su capacidad.

Entre el mes y los 4 meses, su bebé atravesará una transformación drástica, pasará de ser un recién nacido totalmente dependiente a un bebé activo y receptivo. Perderá muchos de sus reflejos de recién nacido y adquirirá un control más voluntario del cuerpo. Lo encontrará inspeccionándose las manos y mirando sus movimientos. Además, estará cada vez más interesado en su entorno, en especial en las personas cercanas a él. A menudo sonreirá cuando la vea o la escuche. En algún momento durante su segundo o tercer mes, incluso comenzará a "responderle" con gorgoritos y balbuceos suaves pero intencionales. Con cada uno de sus nuevos descubrimientos o logros verá surgir una nueva parte de la personalidad de su hijo.

De vez en cuando habrá momentos en los que el desarrollo de su bebé pareciera hacerse más lento, en general seguido de una aceleración en el progreso. Por ejemplo, puede parecer que se va extendiendo el tiempo entre instancias de alimentación por la noche durante varias semanas para luego comenzar a despertarse otra vez para alimentarse con más frecuencia. ¿Cómo debe interpretar esto? Probablemente sea un signo de que está por dar un importante salto respecto a su desarrollo. En un par de semanas (si bien el marco de tiempo varía de un niño a otro) probablemente esté durmiendo por períodos más largos durante la noche otra vez y tal vez duerma menos siestas, aunque es posible que cada siesta dure más tiempo. Además, pasará períodos más largos durante el día estando bastante más alerta y receptivo a las personas y acontecimientos de su entorno. Muchos otros tipos de progreso del desarrollo, incluyendo el crecimiento físico, probablemente ocurran en aceleraciones y pausas, con períodos en los que hasta pareciera haber un leve retroceso o enlentecimiento. Por más desafiante que parezca esto al principio, pronto aprenderá a leer las señales, anticipar y apreciar estos períodos de cambio.

Crecimiento y desarrollo

Apariencia física y crecimiento

Desde el mes hasta los 4 meses, su bebé seguirá creciendo al mismo ritmo que estableció durante las primeras semanas de vida. En general, los bebés aumentan de 1½ a 2 libras (0.7 a 0.9 kg) y crecen entre 1 y 1½ pulgadas (2.5 a 4 cm). Su perímetro cefálico aumentará alrededor de ½ pulgada (1.25 cm) cada mes. No obstante, estas cifras son solo promedios; lleve un control del desarrollo de su hijo para ver si coincide con una de las curvas normales de las tablas de crecimiento incluidas en el Anexo, en las páginas 878 a 881.

A los 2 meses, los puntos blandos de la cabeza del bebé deben seguir estando abiertos y planos, pero entre los 2 y los 3 meses el punto blando de la parte trasera deberá estar cerrado. Además, es más probable que la cabeza sea proporcionalmente más grande en comparación con su cuerpo, porque está creciendo más rápido. Esto es bastante normal; pronto su cuerpo se recuperará.

A los 2 meses, su bebé comenzará a verse redondo y regordete, pero en cuanto comience a usar los brazos y las piernas de manera más activa, se desarrollarán los músculos. Sus huesos también crecerán rápido, y a medida que se aflojen los brazos y las piernas, su cuerpo y sus extremidades parecerán estirarse, lo que lo hará verse más alto y más delgado.

Movimiento

Muchos de los movimientos de su bebé seguirán siendo reflejos al principio de este período. Por ejemplo, es posible que adopte una posición de "esgrima" cada vez que gire la cabeza (reflejo tónico del cuello; consultar la página 160) y estire los brazos hacia adelante si escucha un ruido fuerte o siente que se está cayendo (reflejo de Moro, página 160). Pero tal como hemos mencionado, la mayoría de estos reflejos comunes del recién nacido comenzarán a desaparecer hacia el segundo o tercer mes. Puede que temporalmente parezca menos activo, luego de la disminución de los reflejos, pero ahora sus movimientos, por más sutiles que se vean, son intencionales y se irán convirtiendo sistemáticamente en actividad madura.

Uno de los acontecimientos de desarrollo más importantes de estos primeros meses será el aumento de la fuerza del cuello del bebé. Intente colocarlo boca abajo y vea qué sucede. Antes de los 2 meses le costará levantar la cabeza para mirar alrededor. Aún si lo lograra solo por un par de segundos, eso le permitirá girarse y apreciar una visión diferente del mundo. Estos ejercicios momentáneos también fortalecerán los músculos de la parte trasera del cuello por lo cual, en algún momento alrededor de su cuarto mes, podrá sostener la cabeza y el pecho erguidos sosteniéndose sobre los codos. Este es un logro muy importante, ya que le otorga libertad y control para mirar alrededor según lo desee en vez de simplemente mirar su cuna o el móvil que cuelga sobre su cabeza.

Para usted es un acontecimiento bienvenido, porque ya no deberá sostenerle tanto la cabeza cuando lo cargue (aunque los movimientos repentinos o fuertes todavía

Para cuando tenga 4 meses, su bebé podrá sostener la cabeza y el pecho levantados mientras se apoya en los codos.

requerirán de cierto sostén de la cabeza). Si usa un portabebés frontal o para la espalda, ahora podrá sostener su cabeza erguida y mirar alrededor mientras usted camina.

El control de un bebé sobre los músculos frontales del cuello y los músculos abdominales se desarrolla en forma más gradual, por lo que llevará un poco más de tiempo que su bebé pueda levantar la cabeza cuando esté acostado boca arriba. Al mes, si tira suavemente de los brazos del bebé para que se siente, la cabeza se caerá hacia atrás; no obstante, a los 4 meses, podrá sostenerla con firmeza en todas las direcciones.

Las piernas del bebé también se volverán más fuertes y activas. Durante el segundo mes comenzarán a enderezarse respecto a la posición curvada hacia adentro que tenían cuando el bebé nació. Aunque sus patadas seguirán siendo reflejas en su mayoría por un tiempo más, rápidamente adquirirán fuerza y para fines del tercer mes incluso es posible que logre darse vuelta, pateando, de una posición boca arriba a una posición boca abajo. (Probablemente no pueda darse vuelta para ponerse boca arriba estando boca abajo hasta que tenga unos 6 meses de edad). Como no puede predecir cuándo comenzará a darse vuelta, deberá tener especial cuidado y prestar mucha atención siempre que esté sobre el cambiador o sobre cualquier superficie por encima del nivel del piso.

Al mes de edad, la cabeza de su bebé se caerá hacia atrás si intenta sentarlo suavemente (por eso es que siempre debe sostener la cabeza del bebé al levantarlo).

Otro reflejo del recién nacido (el reflejo de marcha, descrito en la página 161 del Capítulo 6) le permitirá dar pasos cuando lo sostenga por debajo de los brazos mientras sus pies tocan el piso. Pero este reflejo desaparecerá en el entorno de las 6 semanas y probablemente no vea a su bebé volver a dar pasos hasta que esté listo para caminar. No obstante, para cuando tenga 3 o 4 meses, podrá flexionar y enderezar las piernas según lo desee. Levántelo en posición vertical, con los pies sobre el piso, y hará fuerza hacia abajo enderezando las piernas de modo tal que quedará prácticamente parado solo (salvo por el equilibrio que usted está proporcionándole). Luego intentará flexionar las rodillas y descubrirá que puede rebotar. Aunque los padres a menudo se preocupan de que este tipo de rebote sea nocivo para las piernas del bebé, es perfectamente saludable y seguro.

No obstante, para los 4 meses, podrá sostener la cabeza con firmeza en todas las direcciones.

Los movimientos de las manos y los brazos de su bebé también se desarrollarán rápidamente durante estos tres meses. Al principio, sus manos estarán fuertemente cerradas, con el pulgar apretado entre sus dedos; si le estira los

Hitos de movimiento para su bebé de 1 a 3 meses

- Levanta la cabeza y el pecho cuando está acostado boca abajo
- Sostiene la parte superior de su cuerpo con los brazos cuando está acostado boca abajo
- Estira las piernas y patea cuando está acostado boca abajo o boca arriba
- Abre y cierra las manos
- Empuja hacia abajo con las piernas cuando se le apoyan los pies sobre una superficie firme
- Se lleva las manos a la boca
- Intenta golpear con las manos los objetos que cuelguen cerca suyo
- Agarra y sacude los juguetes de mano

dedos y le pone un sonajero en la palma de la mano, lo agarrará automáticamente aunque no podrá agitarlo ni llevárselo a la boca. Se mirará las manos con interés cuando queden a la vista al azar o debido a sus movimientos reflejos, pero probablemente no pueda llevárselas a la cara por sí solo.

No obstante, en tan solo un par de meses, ocurrirán muchos cambios. Súbitamente las manos de su bebé parecerán relajarse y los brazos se abrirán hacia afuera. Durante el tercer mes, sus manos estarán medio abiertas la mayor parte del tiempo y notará que las abre y las cierra con cuidado. Intente ponerle un sonajero en la palma de la mano y lo cogerá, tal vez llevándoselo a la boca, y lo soltará solo después de haberlo explorado totalmente. (Cuanto más liviano el juguete, mejor podrá controlarlo). Parecerá que sus manos nunca lo aburren; simplemente mirarse los dedos lo divertirá durante largos períodos de tiempo.

Los intentos de su bebé de llevarse las manos a la boca serán persistentes, aunque al principio serán, en su mayoría, en vano. Incluso si los dedos ocasionalmente llegaran a destino, se caerán rápidamente. No obstante, hacia los 4 meses, probablemente haya logrado dominar este juego (que es además un importante acontecimiento del desarrollo) y será capaz de llevarse el pulgar a la boca y mantenerlo allí siempre que lo desee. Póngale ahora un sonajero en la palma de la mano y la cerrará con fuerza, lo agitará, se lo llevará a la boca y hasta puede que lo pase de una mano a la otra.

Su bebé también podrá alcanzar cosas con precisión y rapidez, no solo con ambas manos sino con todo el cuerpo. Cuelgue un juguete sobre su cabeza y se estirará con ganas, con brazos y piernas, para golpearlo e intentar cogerlo. Su cara se tensará por la concentración y hasta puede que levante la cabeza hacia su objetivo. Es como si cada parte de su cuerpo compartiera su emoción a medida que domina estas nuevas destrezas.

Visión

Al mes su bebé aún no puede ver con mucha claridad a más de 12 pulgadas (30.4 cm) más o menos, pero estudiará atentamente cualquier cosa que encuentre dentro de ese rango: la esquina de su cuna o las formas del móvil que cuelga sobre la cuna. Sin embargo, la cara humana es su imagen favorita. Cuando lo carga en brazos, su atención se ve atraída automáticamente a su cara, en particular sus ojos. A menudo sonreirá solo por verle los ojos. Gradualmente se ampliará su campo visual de modo tal que podrá ver toda su cara en vez de un solo rasgo, como sus ojos. A medida que ocurre esto se volverá mucho más receptivo a las expresiones faciales relacionadas con su boca, su mandíbula y sus mejillas. También le gustará jugar con su imagen en el espejo.

Durante sus primeras semanas, a su bebé le costará seguir un objeto en movimiento frente a su cara. Si mueve una pelota o un juguete rápidamente frente a él parecerá que mira a través del mismo, o si usted sacude la cabeza parecerá perder el foco en sus ojos. Pero esto cambiará drásticamente hacia los 2 meses, cuando sus ojos están más coordinados y pueden funcionar juntos para moverse y enfocar a la

Hacia los 2 meses de edad, los ojos de su bebé están más coordinados y pueden funcionar juntos para moverse y enfocar a la vez.

vez. Pronto podrá seguir un objeto en movimiento a lo largo de un semicírculo frente a él. Esta mayor coordinación visual le dará la percepción de profundidad que necesita para seguir los objetos que se acercan y alejan de él. Hacia los 3 meses también tendrá el control de brazos y manos necesario para golpear los objetos que se muevan por encima o delante suyo; su puntería no será muy buena durante un largo tiempo, pero la práctica lo ayudará a desarrollar la coordinación entre la mano y la vista. No obstante, si cree que los ojos de su bebé tal vez no sigan objetos los dos juntos para los 3 meses de edad, hable con su pediatra.

La visión a distancia de su bebé también se está desarrollando en este momento. A los 3 meses tal vez note que le sonríe desde la otra punta de la habitación o que

Pronto podrá seguir un objeto en movimiento a lo largo de un semicírculo frente a él.

Hitos visuales de su bebé de 1 a 3 meses

- Mira los rostros atentamente
- Sigue los objetos en movimiento
- Reconoce los objetos y personas familiares a cierta distancia
- Comienza a usar las manos y los ojos en forma coordinada

está estudiando un juguete que está a varios pies de distancia. Para cuando tenga 4 meses lo descubrirá mirando fijamente algo que está colgado en una pared a lo lejos o mirando por la ventana. Estas son pistas que le dicen que su visión a distancia se está desarrollando correctamente.

La visión de colores de su bebé madurará más o menos al mismo ritmo. Al mes, será bastante sensible al brillo o la intensidad del color; en consecuencia, preferirá mirar diseños llamativos en colores muy contrastantes o en blanco y negro. Los bebés pequeños no aprecian los calmantes colores pastel que solemos asociar con la habitación de un recién nacido, debido a las limitaciones en la visión del color que tienen los bebés. Hacia los 4 meses, su bebé finalmente responderá a toda la gama de colores y sus muchas tonalidades.

A medida que se desarrolla su vista, el bebé buscará naturalmente cosas más estimulantes para mirar. Alrededor del mes, sus patrones favoritos serán diseños simples con líneas rectas, como franjas grandes o un tablero de damas. Hacia sus 3 meses estará mucho más interesado en los patrones circulares (dianas, espirales). Ese es el motivo por el cual las caras, llenas de círculos y curvas, le resultan tan atractivas.

Escuchar y hacer sonidos

Tal como su bebé prefiere naturalmente la cara humana antes que cualquier otro patrón visual, también prefiere la voz humana a otros sonidos. La voz de su mamá es su favorita, porque la asocia con calor, comida y comodidad. A los bebés les

Hitos de audición y habla de su bebé de 1 a 3 meses

- Sonríe ante el sonido de su voz

- Comienza a balbucear

- Comienza a imitar algunos sonidos

- Gira la cabeza en dirección al sonido

gustan las voces agudas de las mujeres en general, un hecho que la mayoría de los adultos parecen comprender instintivamente y a lo que responden en consecuencia sin siquiera darse cuenta.

Simplemente escúchese la próxima vez que le hable a su bebé. Probablemente note que sube el tono de voz, hace más lento el ritmo de sus palabras, exagera determinadas sílabas y abre más los ojos de lo normal. Este enfoque drástico le asegura captar la atención de casi cualquier bebé y por lo general lo hará sonreír.

Al escucharla a usted y a los demás hablarle, su bebé descubrirá la importancia del habla mucho antes de entender o repetir él mismo alguna palabra específica. Al mes de edad podrá identificarla por su voz, aunque esté en otra habitación, y cuando le hable se sentirá tranquilo, reconfortado y entretenido. Cuando le sonríe y balbucea en respuesta, verá la fascinación en su cara y se dará cuenta de que hablar es un proceso de ida y vuelta. Estas primeras conversaciones le enseñarán muchas de las normas sutiles de la comunicación, como el tomar turnos, el tono de voz, la imitación y la cadencia y la velocidad de la interacción verbal.

En el entorno de los 2 meses probablemente comience a escuchar que su bebé balbucea y repite algunos sonidos vocálicos (a-a-a, o-o-o). Proceda a imitar su balbuceo a la vez que agrega palabras y frases sencillas en sus "conversaciones" durante los primeros 4 a 6 meses. A medida que pasa el tiempo es fácil caer en el hábito de usar lenguaje de bebé, pero debe intentar mezclar lenguaje adulto en sus conversaciones para, a la larga, dejar atrás el lenguaje de bebé. Durante la primera infancia también debe leerle al bebé, aunque no crea que él entiende lo que usted lee.

Para los 4 meses, su bebé podrá balbucear habitualmente, a menudo divirtiéndose durante largos períodos al producir sonidos nuevos y extraños (mu-mu, ba-ba). Además será más sensible a su tono de voz y al énfasis que pone en determinadas palabras o frases. A medida que atraviesen cada día juntos él sabrá, a través de su voz, cuándo lo alimentará, cuándo le cambiará los pañales, cuándo saldrán a caminar o cuándo lo acostará a dormir. La forma en la que le hable le dirá mucho acerca de su humor y su personalidad, y la forma en la que responda le dirá a usted mucho sobre él. Si habla de manera optimista o reconfortante, es posible que sonría o balbucee. Si grita o habla enojada, es probable que se sobresalte o llore.

Desarrollo emocional y social

Hacia el segundo mes, su bebé pasará gran parte del día observando y escuchando a la gente de su alrededor. Aprende que lo entretendrán y calmarán, que lo alimentarán y lo harán sentirse cómodo. Se siente bien cuando le sonríen y parece saber instintivamente que él también puede sonreír. Incluso durante su primer mes experimentará con sonrisitas y muecas rudimentarias. Luego, durante el segundo mes, estos movimientos pasarán a ser señales genuinas de placer y simpatía.

¿Ya experimentó su primera sonrisa? Es un punto de inflexión muy importante, tanto para usted como para su bebé. En caso de que tuviera alguna duda, todas las noches sin dormir y los días erráticos de estas primeras semanas de repente parecen valer la pena al ver esa primera sonrisita, y hará todo lo que pueda para que las sonrisas sigan apareciendo. Por su parte, su bebé descubrirá de repente que con tan solo mover los labios puede mantener "conversaciones" con usted, ya que sus sonrisitas le proporcionan más atención de lo habitual y eso lo hace sentir bien. Sonreír además le proporciona otra forma, además del llanto, para expresar sus necesidades y ejercer cierto control sobre lo que le ocurre. Cuanto más involucrado esté con usted y sus sonrisas, y eventualmente con el resto de este enorme y hermoso mundo que lo rodea, no solo avanzará su desarrollo cerebral sino que estará menos centrado en las sensaciones internas (hambre, gases, cansancio) que en un momento influyeron intensamente sobre la mayor parte de su conducta. Su socialización en aumento es una prueba más de que disfruta y valora estas nuevas experiencias. La expansión de su mundo con estas experiencias no solo es divertida para ambos sino que además es importante para su desarrollo general.

Al principio su bebé de hecho parecerá sonreír sin enfocarse en usted y sin mirarla a los ojos, pero no se preocupe. Mirar a lo lejos le otorga cierto control y lo protege de sentirse abrumado por usted. Es su forma de captar todo su entorno sin verse "atrapado" por sus ojos. De esta manera, puede prestar la misma atención a sus expresiones faciales, el sonido de su voz, el calor de su cuerpo y la forma en la que lo está cargando. A medida que se van conociendo, gradualmente sostendrá su mirada durante períodos cada vez más largos y usted encontrará formas de aumentar su

Hitos sociales y emocionales de su bebé de 1 a 3 meses

- Comienza a desarrollar una sonrisa social
- Le gusta jugar con otras personas y puede que llore cuando se detiene el juego
- Se torna más comunicativo y expresivo con la cara y el cuerpo
- Imita algunos movimientos y expresiones faciales

"tolerancia", tal vez cargándolo a una cierta distancia, ajustando el nivel de su voz o modificando sus expresiones.

Para los 3 meses, su bebé será un maestro de la "charla con sonrisas". A veces comenzará una "conversación" dirigiéndole una amplia sonrisa y haciendo gorgoritos para llamarle la atención. En otros momentos esperará acostado, mirándole la cara hasta que usted ofrezca la primera sonrisa para luego emitir su radiante sonrisa a modo de respuesta entusiasta. Todo su cuerpo participará en estos diálogos. Abrirá las manos bien desplegadas, levantará uno o ambos brazos y sus brazos y piernas se moverán a tiempo con los ritmos de su charla. Sus movimientos faciales también imitarán los suyos. Mientras usted habla es posible que abra la boca y agrande los ojos, y si le saca la lengua probablemente él haga lo mismo.

Por supuesto, es probable que su bebé no se comporte tan amigablemente con todos. Al igual que ocurre con los adultos, su bebé preferirá a ciertas personas sobre otras. Y, por supuesto, sus personas favoritas serán sus padres. Luego, cuando tenga alrededor de 3 o 4 meses, sentirá curiosidad por los demás niños. Si tiene hermanos, lo verá sonriendo ni bien ellos comienzan a hablarle. Si escucha voces de niños en la calle o en la televisión, es probable que se dé vuelta buscándolas. Esta fascinación con los niños aumentará a medida que crezca.

Los abuelos o las niñeras familiares posiblemente reciban al principio una sonrisa dudosa, seguida de balbuceos y lenguaje corporal una vez que ellos hayan jugado con el bebé un rato. En contraste, es muy probable que los extraños no reciban más que una mirada curiosa o una sonrisa fugaz. Esta conducta selectiva le dice que, incluso siendo tan pequeño, está empezando a distinguir quién es quién en su vida. Si bien las señales son sutiles, no hay duda de que se está apegando mucho a la gente más cercana.

Este intercambio sin palabras podría parecer nada más que un juego, pero estas interacciones tempranas desempeñan un rol importante en su desarrollo social y emocional. Al responder con rapidez y entusiasmo a sus sonrisas e involucrarlo a menudo en estas "conversaciones", usted le hará saber que es importante para usted, que puede confiar en usted y que tiene un cierto nivel de control sobre su propia vida. Al reconocer sus señales y no interrumpirlo ni mirar hacia otro lado cuando está "hablando", también le mostrará que está interesado en él y lo valora. Esto colabora con el desarrollo de la autoestima.

A medida que su bebé crece, variará la forma en que ambos se comunican dependiendo de sus necesidades y deseos. Cada día irá descubriendo que tiene tres niveles de necesidad generales, cada uno de los cuales muestra un aspecto diferente de su personalidad:

1. Cuando sus necesidades son urgentes, por ejemplo cuando está muy hambriento o le duele algo, se lo hará saber a su propia manera especial, tal vez gritando, quejándose o usando un lenguaje corporal que transmita desesperación. Con el tiempo aprenderá reconocer estas señales de modo tal que, generalmente, podrá satisfacerlo prácticamente antes de que él mismo sepa lo que quiere.

2. Cuando su bebé esté durmiendo plácidamente o cuando esté alerta y entreteniéndose, usted se sentirá tranquila de haber logrado satisfacer todas sus necesidades por el momento. Esto le brindará una oportunidad bienvenida para descansar u ocuparse de otras cosas. Los momentos en los que está jugando solo le ofrecen maravillosas oportunidades de observar, a la distancia, cómo está desarrollando nuevas destrezas importantes como aprender a jugar solo, estirarse para alcanzar cosas, seguir un objeto o manipular sus manos. Estas actividades preparan el escenario para aprender a aliviarse a sí mismo, lo que lo ayudará a tranquilizarse y, en última instancia, a dormir toda la noche. Estas son destrezas particularmente importantes que deben adquirir los bebés con más cólicos o difíciles de consolar.

3. Todos los días habrá períodos durante los cuales las necesidades evidentes de su bebé se satisfacen y, de todos modos, está inquieto o molesto. Tal vez se lo transmita con un quejido, movimientos agitados o rachas de actividad sin un propósito entre momentos de calma. Probablemente ni siquiera sepa lo que quiere y cualquiera de varias respuestas podrían ayudar a calmarlo. Jugar, hablar, cantar, mecerlo y caminar cargándolo a veces podría funcionar; en otros casos, simplemente cambiarlo de posición o dejar que "se le pase la inquietud" podrían ser las estrategias más exitosas. También es posible que descubra que si bien una respuesta en particular lo calma momentáneamente, poco después se pondrá aún más inquieto y exigirá más atención. Es posible que este ciclo no se rompa hasta que lo deje llorar unos minutos o lo distraiga haciendo algo diferente, por ejemplo sacarlo al aire libre o alimentarlo. Por más agotadores que puedan ser estos episodios, ambos aprenderán mucho sobre el otro gracias a ellos. Usted descubrirá cómo le gusta a su bebé que lo mezan, qué caras o voces graciosas le gustan más y qué es lo que más le gusta mirar. Él descubrirá lo que debe hacer para provocarle a usted una respuesta, lo que se esfuerza usted en complacerlo y dónde están los límites de su tolerancia.

No obstante tal vez haya ocasiones en las que se sienta muy frustrada e incluso enojada cuando su bebé simplemente no deje de llorar. Lo mejor que puede hacer en

Observación de la salud del desarrollo

Si bien cada bebé se desarrolla a su propio modo particular y a su propio ritmo, no alcanzar determinados hitos podría ser una señal de problemas médicos o del desarrollo que necesitan atención especial. Si nota alguno de los siguientes signos de advertencia a esta edad, háblelo con el pediatra.

- Sigue teniendo reflejo de Moro después de los 4 meses

- Parece no responder ante los sonidos fuertes

- No le llaman la atención sus manos a los 2 meses

- No sonríe ante el sonido de su voz a los 2 meses

- No sigue con los ojos los objetos en movimiento entre los 2 y los 3 meses

- No agarra y sostiene objetos a los 3 meses

- No sonríe a las personas a los 3 meses

- No sostiene bien la cabeza a los 3 meses

- No intenta estirarse y agarrar juguetes entre los 3 y 4 meses

- No balbucea entre los 3 y 4 meses

- No se lleva objetos a la boca a los 4 meses

- Comienza a balbucear pero no intenta imitar ninguno de los sonidos que usted hace a los 4 meses

- No empuja hacia abajo con las piernas cuando se le apoyan los pies sobre una superficie firme a los 4 meses

- Tiene dificultad para mover uno o ambos ojos en todas las direcciones

- Se le cruzan los ojos la mayor parte del tiempo (es normal que esto ocurra de vez en cuando durante los primeros meses)

- No presta atención a las caras nuevas o parece asustarse mucho con las caras o entornos nuevos

- Sigue teniendo el reflejo tónico del cuello entre los 4 y 5 meses

este caso es volver a ponerlo con cuidado en la cuna y tomarse un pequeño "recreo". Es sumamente importante que resista la tentación de sacudir o golpear a su bebé de cualquier manera. El peligro de sacudir a su bebé es que dicha sacudida podría

Para los abuelos

Como abuelo o abuela, su rol puede ser particularmente importante en las vidas no solo del nieto recién nacido y de sus padres sino también en las de los demás niños de la familia. Asegúrese de brindar mucha atención a los niños mayores, que podrían sentirse un poco dejados de lado con toda la atención que se le presta al bebé. Puede actuar como "suplente" cuando los nuevos padres se estén adaptando a su bebé planificando algunas actividades especiales solo para usted y los hermanos mayores del bebé. Por ejemplo, haga un tiempo para los hermanos con lo siguiente:

- **Idas a la tienda u otras actividades**

- **Paseos en auto**

- **Ratos de estímulo adecuados con música o lectura de cuentos**

- **Quedarse a dormir en casa de la abuela**

Tal como sugerimos en otras partes del libro (consultar páginas 189, 291 y 514), puede desempeñar otros roles importantes para ayudar a su hija o hijo a adaptarse al nuevo integrante de la familia. Ayúdelos con la limpieza, las compras y demás mandados. Al mismo tiempo, sin entrometerse demasiado, transmita parte de su propia sabiduría y certeza acerca del cuidado infantil, tal vez explicándoles lo normal que es el llanto, el color de las deposiciones, las pequeñas erupciones u otros cambios en el color de la piel y una serie de otros acontecimientos de los primeros meses. Por ejemplo, habrá ocasiones en que los nuevos padres se sientan frustrados, como cuando el bebé llora demasiado y es difícil consolarlo. Ofrezca apoyo y ánimo a los padres y deles un respiro, si fuera posible, sacando al bebé a dar un paseo en su carrito. Los comentarios y la ayuda de los abuelos pueden tener un efecto que calma y "salva la vida" a los nuevos padres.

provocarle un daño grave. Esta situación de "bebé sacudido" es una forma de abuso infantil que sigue siendo un problema en todo el mundo. Si las dificultades con el llanto siguen siendo un problema, hable al respecto detalladamente con su pediatra; él podrá darle otras ideas sobre cómo atravesar estos episodios. Asegúrese de compartir estas nuevas técnicas para tranquilizar a su bebé con su proveedor de cuidados infantiles, quien sin dudas sentirá una frustración similar ante el llanto inconsolable.

Con el tiempo disminuirán los períodos de necesidad aguda de su bebé y podrá entretenerse solo durante más tiempo. En parte, esto se debe a que usted está aprendiendo a prever y a ocuparse de varios de sus problemas antes de que se sienta incómodo. Pero también su sistema nervioso estará madurando y, como resultado, podrá sobrellevar mejor por sí solo el estrés de todos los días. Con un mayor control sobre su cuerpo, podrá hacer más cosas para divertirse y consolarse y experimentará menos frustraciones. Los períodos en los que parece sumamente difícil de satisfacer probablemente no desaparezcan por completo durante algunos años, pero a medida que se torne más activo será más fácil distraerlo. En última instancia debe aprender a superar estos berrinches por sí solo.

Durante estos primeros meses, no se preocupe por malcriar a su bebé con demasiada atención. Obsérvelo atentamente y responda de inmediato cuando lo necesite. Tal vez no pueda calmarlo cada vez, pero nunca está de más demostrarle cuánto lo quiere. De hecho, cuanto más inmediata y sistemáticamente consuele a su bebé cuando esté inquieto durante los primeros seis meses, tendrá menos probabilidades de ser muy demandante cuando sea mayor. A esta edad necesita consuelo con frecuencia, para sentirse seguro de sí mismo y de usted. Al ayudarlo a establecer este sentido de seguridad ahora, está sentando las bases para la confianza y la seguridad que le permitirán separarse de usted gradualmente y convertirse en una persona independiente y fuerte.

Cuidados básicos

Alimentación

Lo ideal es que su bebé siga con su dieta exclusiva de leche materna hasta los 4 a 6 meses de edad. La mejor manera de controlar si su bebé está comiendo lo suficiente es asegurarse de que su crecimiento sea adecuado. Su médico medirá su peso, su talla y el perímetro cefálico en cada visita. La mayoría de los bebés seguirán pidiendo alimento a demanda durante el día y la noche. La cantidad promedio que consuma en una instancia de alimentación aumentará gradualmente, de 4 a 5 onzas (120 a 150 ml) durante el segundo mes a entre 5 y 6 onzas (150 a 180 ml) hacia los 4 meses, pero estas cantidades varían según cada bebé y cada instancia de alimentación. Su consumo diario debería variar entre 25 y 30 onzas (750 y 900 ml) para cuando tenga 4 meses. Normalmente, esta cantidad satisfará todas sus necesidades nutricionales a esta edad.

Pero si su bebé parece estar constantemente hambriento después de lo que usted considera instancias de alimentación adecuadas, consulte a su pediatra a ver qué recomienda. Cuando un bebé amamantado no aumenta de peso, es posible que el suministro de leche de la madre haya disminuido. Si el suministro de leche alguna vez fue adecuado pero ha mermado recientemente, esta disminución podría estar vinculada con el reintegro de mamá al trabajo sin extraerse leche correctamente o un aumento del estrés de la madre, intervalos de sueño más grandes en el bebé o varios otros factores. Se pueden usar varias técnicas para aumentar el suministro de leche y la ingesta de la misma por parte del bebé. Intente aumentar la frecuencia con la que el bebé se alimenta y use un extractor de leche para incrementar la producción. No obstante, si su suministro de leche le sigue preocupando, vuelva a mencionárselo a su médico o consulte con un asesor en lactancia certificado.

En general debe evitar comenzar a darle alimentos sólidos al bebé antes de los 6 meses de edad, y claramente nunca antes de los 4 meses. Cuando le dé alimentos sólidos, hágalo con una cuchara. No obstante, colocar una cuchara en la boca del bebé antes de los 4 meses podría hacer que saque la lengua, lo que es normal a esta edad, y los padres o cuidadores podrían confundir esta conducta con un rechazo o disgusto por la comida. Entre los 4 y 5 meses de edad, esta sacada de lengua desaparecerá y para los 6 meses el bebé podrá mover una pequeña cantidad de comida sólida, hecha puré, desde el frente de la boca hasta la parte de atrás y tragarla. Pero si su bebé parece resistirse a los alimentos sólidos, evítelos durante un par de semanas y vuelva a intentar. Si el problema persiste, hable con su pediatra para asegurarse de que esta resistencia no sea un signo de algún problema. (Para obtener más información acerca de la introducción de los alimentos sólidos, consultar las páginas 241 a 244 en el Capítulo 8).

Aún sin agregar nada a la dieta de su bebé, es probable que note un cambio en sus deposiciones durante estos meses. Ahora sus intestinos pueden retener más y absorber una mayor cantidad de nutrientes de la leche, por lo que es probable que sus heces sean más sólidas. El reflejo gastrocólico (consultar *Deposiciones*, página 67) también está disminuyendo, por lo que ya no debería tener una deposición después de cada comida. De hecho, entre los 2 y los 3 meses, la frecuencia de las deposiciones tanto en bebés amamantados como en bebés alimentados con fórmula podría disminuir drásticamente; algunos bebés amamantados tal vez solo tengan una deposición cada tres a cuatro días, y unos pocos bebés amamantados perfectamente saludables lo hacen solo una vez por semana. Mientras su bebé esté comiendo bien, aumente de peso y sus heces no sean demasiado duras o secas, no hay motivo para alarmarse por esta disminución de frecuencia.

Sueño

A los 2 meses, su bebé estará más alerta y sociable y pasará más tiempo despierto durante el día. Mientras tanto, la capacidad de su estómago va creciendo y por eso necesitará comer con menos frecuencia. Como resultado, es posible que comience a saltearse una de las comidas a mitad de la noche. Aproximadamente a los 3 meses, la mayoría de los bebés (pero no todos) duermen sistemáticamente durante toda la noche (entre 6 y 8 horas ininterrumpidas).

Su bebé deberá ser colocado boca arriba al irse a dormir.

Recuerde: a esta edad, su hijo debe dormir boca arriba (pero asegúrese de ponerlo de a ratos "panza abajo" mientras esté despierto, ya que esto es bueno para su desarrollo físico normal). Consulte en el Capítulo 35 (páginas 857 a 870) la información detallada sobre el sueño.

Hermanos

Alrededor del segundo mes, si bien puede que se haya acostumbrado a tener un nuevo bebé en la casa, es posible que sus hijos mayores todavía estén luchando por adaptarse. En especial si el bebé es su segundo hijo, probablemente el primero se sienta triste por no ser el centro de atención de la familia.

Puede que a veces su hijo mayor demuestre su frustración contestando de mala manera, haciendo algo que sabe que no debe o literalmente gritando para llamar la atención. También es posible que tenga una regresión, que comience de repente a mojar la cama otra vez o que tenga accidentes durante el día pese a haber aprendido a usar el baño hace ya meses. Recuerde, la atención "negativa" no existe. El niño preferirá que lo castiguen por portarse mal antes que sentirse ignorado. Pero esto puede rápidamente transformarse en un círculo vicioso de más y más conductas inadecuadas asociadas con la constante exigencia de más atención. Una forma importante de revertir este ciclo negativo es "atraparlo portándose bien". Elógielo por jugar solo o por leer un libro; esto hará que aumenten las probabilidades de que vuelvan a ocurrir estas actividades la próxima vez que esté

Invite a los hermanos mayores a jugar con el bebé.

Fije normas claras y coherentes, como por ejemplo no cargar nunca al bebé sin permiso.

buscando que le presten atención. También puede ser útil que cada uno de los padres se tome un tiempo a solas con él cada día. Además, probablemente deba escoger contra qué luchar. Si sospecha que su hijo está haciendo algo para llamar la atención que no es nocivo ni peligroso (lloriquear, por ejemplo), es probable que, al ignorar esa conducta, el niño busque otra manera de llamar la atención.

No obstante, si su hijo mayor descarga su frustración sobre el bebé (quitándole el biberón o incluso pegándole), es probable que deba tomar medidas directas. Siéntelo y háblele, y prepárese para escuchar cosas como "Ojalá nunca hubiera venido ese bebé". Intente tener en cuenta este y sus demás sentimientos cuando lo enfrente. Tranquilícelo diciéndole que lo sigue queriendo muchísimo, pero explíquele con firmeza que no debe hacer daño al bebé. Haga un esfuerzo adicional para incluirlo en todas las actividades familiares y anímelo a interactuar con el recién nacido. Hágalo sentir como un "niño grande" importante asignándole tareas específicamente relacionadas con el bebé como cargar el bolso pañalero, guardar juguetes, ayudar a vestir al bebé o ser la persona a cargo de que las visitas y demás personas se laven las manos antes de cargar a "su" bebé. Al mismo tiempo, fije normas claras y coherentes, como por ejemplo no cargar nunca al bebé sin permiso.

Juguetes y actividades adecuadas para su bebé de 1 a 3 meses

- Imágenes o libros con patrones de alto contraste
- Móviles variados y brillantes
- Sonajeros
- Cante a su bebé
- Póngale distintos tipos de música en cajas de música, reproductores de MP3, CD, discos o cassettes

Estimulación del crecimiento del cerebro del bebé: De 1 a 3 meses de edad

- Ofrézcale una nutrición saludable a medida que crezca; llévelo a los controles pediátricos periódicos y vacúnelo en tiempo y forma en un centro de atención médica regular.

- Bríndele contacto físico cálido en forma sistemática (abrazos, contacto piel con piel y cuerpo contra cuerpo) para establecer el sentido de seguridad y bienestar de su bebé. Háblele o cántele mientras lo viste, baña y alimenta, cuando juega, camina y conduce. Use frases sencillas y alegres y diríjase al bebé por su nombre. Responda a los gestos, las caras y los sonidos que el bebé haga.

- Preste atención a los ritmos y estados de ánimo de su bebé. Aprenda a leer sus señales y respóndale cuando esté molesto al igual que cuando esté feliz. No es posible malcriar a los bebés.

- Proporciónele objetos coloridos de distintas formas, tamaños y texturas con los que pueda jugar. Muéstrele libros de imágenes para niños y fotografías de la familia.

- A esta edad, su cara es por lejos el objeto visual más interesante para el bebé. Juegue con él al escondite ("¿Dónde está? ¡Acá está!").

- Si usted habla otro idioma, háblelo en casa.

- Evite someter a su bebé a experiencias estresantes o traumáticas, ya sean físicas o psicológicas.

- Asegúrese de que las demás personas que cuidan y supervisan a su bebé entiendan la importancia de formar una relación cariñosa y reconfortante con su hijo y que además proporcionen cuidados coherentes.

Observación de la salud

Un recién nacido puede enfermarse mucho, muy rápido, por lo que si su bebé tiene menos de 3 meses y tiene una temperatura de 100.4 °F (38 °C) o más, llame al pediatra. Los siguientes problemas médicos son particularmente comunes entre los 2 y 4 meses de edad. Si le preocupa que su bebé tenga alguna de estas afecciones siendo menor de 2 meses, comuníquese con su pediatra. Revise en la Parte II de este libro otras enfermedades y afecciones que ocurren durante la infancia.

DIARREA (consultar también *Diarrea*, página 530). Si su bebé ha sufrido un episodio de vómitos seguido por diarrea un par de días después, probablemente tenga una infección viral en el tracto intestinal. Si está amamantando, es probable que su pediatra le sugiera seguir haciéndolo como de costumbre. Si está alimentando al bebé con fórmula, podrá seguir haciéndolo en la mayoría de los casos. Tal vez le recomienden usar una fórmula con lactosa "reducida" durante algunos días antes de volver a la fórmula original si la diarrea persistiera. En algunos casos es posible que el pediatra le recomiende limitar la ingesta de su bebé a una solución especial que contenga electrolitos (p. ej. sal y potasio) y azúcar. Esto se debe a que la diarrea a veces puede "lavar" las enzimas necesarias para digerir de manera adecuada y eficaz el azúcar de la leche con fórmulas basadas en leche de vaca.

INFECCIONES DE OÍDO (consulte también *Infecciones del oído medio,* página 662). Si bien las infecciones de oído son más comunes en los bebés más grandes, de vez en cuando ocurren en bebés menores de 3 meses. Los bebés tienen tendencia a sufrir infecciones de oído porque el tubo que conecta los conductos nasales con el oído medio es muy corto y hace que sea fácil que el virus causante de un resfrío en los conductos nasales se propague hacia el oído. La infección viral en el oído medio puede entonces tener una infección bacteriana adicional. Cuando esto ocurra, su pediatra examinará a su bebé y le diagnosticará una verdadera infección de oído medio.

El primer signo de una infección en el oído suele ser irritabilidad, en especial por la noche. La infección también puede provocar fiebre. Si el examen de oído realizado por el pediatra confirma la presencia de una infección, es probable que el médico recomiende administrar paracetamol (acetaminofén) líquido al bebé en una dosis adecuada. (*No* le dé aspirina; podría causarle un grave trastorno cerebral llamado síndrome de Reye; consultar la página 549). Es posible que además el pediatra le recete un tratamiento con antibióticos, aunque si su hijo no tiene fiebre o no está gravemente enfermo puede que no sean necesarios. Si bien las infecciones de oído pueden ser causadas por bacterias o virus, los antibióticos solo tratan las infecciones bacterianas y, por consiguiente, tal vez el pediatra no los recomiende si no está convencido que se trata de una infección bacteriana.

INFECCIONES OFTÁLMICAS (consultar *Infecciones oftálmicas,* página 728). Todo signo de infección oftálmica como por ejemplo hinchazón, enrojecimiento o secreción en los ojos durante las primeras semanas de vida puede ser potencialmente grave, pero ciertamente no siempre es ese el caso. Por ejemplo, puede que haya una secreción y lágrimas (en general sin enrojecimiento) si un conducto lagrimal estuviera bloqueado, lo que podría preparar el terreno para una posterior infección oftálmica.

REGURGITACIÓN (REFLUJO GASTROESOFÁGICO) (consultar la página 550). Esta afección ocurre cuando el contenido del estómago vuelve al esófago (el tubo a través del cual se transportan alimentos y líquidos desde la garganta hasta el estómago). El reflujo (tal es como se lo llama) ocurre cuando el esfínter (el músculo responsable de impedir que el contenido del estómago vuelva al esófago) se relaja en un momento equivocado o, con menos frecuencia, cuando es demasiado débil y por eso permite que los alimentos o los líquidos fluyan hacia arriba, en dirección al lugar de donde vinieron. Debido a esta inmadurez del esfínter, todos los bebés tienen cierto grado de reflujo, aunque dicho grado disminuye con el tiempo en la mayoría de los niños. No obstante, en ciertos casos, se convierte en un problema que podría requerir del asesoramiento del pediatra.

Las investigaciones recientes muestran que el reflujo gastroesofágico crónico es más común en los niños de lo que se creía y que puede comenzar desde la temprana infancia. Es posible que un bebé con esta afección vomite poco después de comer, tenga períodos de tos, se torne irritable, le cueste tragar, arquee la espalda y tenga bajo peso. Regurgitar/vomitar es común en la primera infancia en alrededor de la mitad de los bebés menores de 6 meses que vomitan y alrededor del 5% de los bebés de 12 meses de edad. Para minimizar el problema, deténgase para hacer eructar al bebé varias veces durante una instancia de alimentación y al final de la misma. Como la afección puede empeorar cuando el bebé esté acostado boca arriba, intente mantenerlo en posición vertical durante aproximadamente media hora después de cada comida. Debido a la preocupación sobre el SIDS (síndrome de muerte súbita del lactante) cuando los bebés duermen, no lo coloque en posición decúbito ventral (boca abajo) para dormir o para ayudarlo con los síntomas de reflujo, salvo que así lo recomiende un especialista en casos de bebés con reflujo muy grave. La manera más segura en la que puede dormir su bebé es siempre boca arriba. Recuerde... "a dormir boca arriba".

Un bebé con reflujo gastroesofágico debería ser evaluado por un pediatra o un gastroenterólogo pediátrico. En ciertos casos es posible que su médico recomiende espesar la fórmula del bebé o la leche materna para ayudar a reducir la cantidad de reflujo. En otros casos, tal vez sugiera cambiar a una fórmula de proteína hidrolizada (pregunte a su médico qué tipo comprar) y luego vea si los síntomas mejoran una o dos semanas después. Si su bebé tiene alergia a la leche de vaca, este cambio de fórmulas podría ayudar. En casos en los que su bebé no esté reteniendo suficiente alimento como para aumentar de peso debidamente, o si estuviera muy incómodo, también es posible que le receten medicamentos.

Ciertos casos de vómitos durante los primeros meses de edad podrían ser causados por *estenosis pilórica*, una afección en la que existe un estrechamiento de la abertura que conecta el estómago con el intestino delgado, provocando vómitos contundentes y un cambio en los patrones de las deposiciones. Si a su pediatra le preocupara que su bebé pudiera tener estenosis pilórica, indicará hacerle una ecografía y, si fuera necesario, lo referirá para hacerse un tratamiento. (Consultar también *Vómitos, estenosis pilórica*, páginas 549 a 552).

ERUPCIONES Y AFECCIONES CUTÁNEAS. Muchas de las erupciones que se observan durante el primer mes pueden persistir hasta el segundo o tercer mes de vida. Además, podría aparecer un eccema en cualquier momento después del primer mes. El eccema o dermatitis atópica (consultar también *Eccema*, página 560) es una afección cutánea que puede provocar piel seca y escamosa y, a menudo, parches rojos, por lo general en la cara, en el pliegue de los codos y detrás de las rodillas. En bebés pequeños, los codos y las rodillas son las ubicaciones más comunes. Los parches pueden variar de pequeños y leves a extremadamente pruriginosos, lo que podría hacer que un bebé esté irritable. Pida a su pediatra que le recomiende un tratamiento, que podría variar según la gravedad de la afección y podría incluir lociones, cremas o ungüentos de venta libre o recetados (use solo los productos de venta libre, si su médico los recomienda específicamente, dado que probablemente le indique los productos que sean más eficaces). En el caso de los bebés que solo tienen eccema ocasional y leve (parches pequeños), puede que considere que no se necesita tratamiento.

Para evitar la recidiva de esta afección, asegúrese de usar solo los jabones más neutros y sin fragancia para lavar a su bebé y su ropa, y solo vístalo con ropa suave (nada de lana ni tejidos ásperos). No lo bañe más de 3 veces por semana, dado que los baños frecuentes podrían resecarle la piel aún más. (Si su médico considera que algunos alimentos podrían disparar el eccema de su hijo, en particular cuando ya comenzó a comer sólidos, tal vez le recomiende evitarlos). Para obtener más información acerca del eccema, consultar las páginas 560 a 562.

INFECCIONES POR VIRUS SINCICIAL RESPIRATORIO (RSV) (consultar *Bronquiolitis,* página 595). El RSV es la causa más común de infección en las vías respiratorias bajas de bebés y niños pequeños y es uno de los varios virus que provocan resfríos en los niños. Al infectar los pulmones y los pasajes respiratorios, suele ser responsable de bronquiolitis y neumonía en niños menores de 1 año. De hecho, la mayor incidencia de enfermedad por RSV ocurre en bebés de 2 a 8 meses de edad. El RSV también es el motivo más común de hospitalización entre bebés menores de 1 año.

El RSV causa una infección sumamente contagiosa que ocurre con mayor frecuencia durante los meses de otoño a primavera. Causa síntomas tales como goteo o congestión nasal, con o sin dolor de garganta, tos leve y, a veces, fiebre. La infección puede permanecer en la nariz o afectar los oídos y propagarse al tracto respiratorio inferior, causando bronquiolitis. Los síntomas de bronquiolitis incluyen respiración anormalmente rápida y sibilancias.

Si su bebé nació prematuro o si tiene enfermedad pulmonar crónica, corre mayor riesgo de padecer una infección por RSV grave. Los bebés prematuros suelen tener pulmones subdesarrollados y tal vez no hayan recibido suficientes anticuerpos de su madre para ayudarlos a combatir el RSV si debieran enfrentarlo.

Puede reducir las probabilidades de que su bebé desarrolle una infección más grave por RSV de las siguientes maneras:

- Haga que la gente se lave las manos con agua tibia y jabón antes de cargar y abrazar a su bebé

- Reduzca el contacto directo con personas que tengan goteo nasal u otra enfermedad. No obstante, aunque esté resfriada, siga amamantando para proporcionar al bebé nutrición y anticuerpos protectores

- En la mayor medida posible, limite el tiempo que pasen los hermanos con el bebé cuando estén resfriados (y asegúrese de que se laven las manos con frecuencia)

- Mantenga a su bebé alejado de áreas donde haya mucha gente, como centros comerciales y elevadores, donde tendrá contacto directo con gente que podría estar enferma

- Evite fumar alrededor de su bebé, ya que el humo de segunda mano podría aumentar su susceptibilidad a una infección grave por RSV

Si su pediatra determina que el bebé ha desarrollado bronquiolitis u otra infección por RSV, podría recomendar un tratamiento sintomático como alivio de la congestión nasal con un aspirador nasal o gotas nasales de solución salina suave. La neumonía o bronquiolitis graves podrían requerir de hospitalización para administrar oxígeno humidificado y medicamentos que ayuden a su hijo a respirar más fácilmente. (Para obtener más información acerca de las infecciones por RSV, consultar *Bronquiolitis*, página 595).

INFECCIONES RESPIRATORIAS ALTAS (consulte también *Resfríos/Infección respiratoria alta*, página 659). Muchos bebés tienen su primer resfrío durante estos meses. La lactancia materna ofrece cierta inmunidad, pero no es bajo ningún concepto una protección total, en especial si otro miembro de la familia tiene una enfermedad respiratoria. La infección puede propagarse fácilmente a través de las gotas de la respiración en el aire o por contacto manual. (La exposición a temperaturas frías o corrientes, por otra parte y al contrario de lo que suele creerse, no causan resfríos). Lavarse las manos, taparse la boca al estornudar o toser y abstenerse de besar cuando esté resfriada reducirá la propagación de virus a otros; al mismo tiempo, tenga en cuenta que no podrá evitar la propagación de todos los resfríos, ya que la gente puede propagar la mayor parte de los virus incluso antes de desarrollar síntomas.

La mayoría de las infecciones respiratorias en los bebés pequeños son leves y provocan tos, goteo nasal y temperatura apenas elevada, pero muy rara vez provocan fiebre. No obstante, el goteo nasal podría ser problemático para un bebé. No se puede sonar la nariz, por lo que la mucosidad bloquea los conductos nasales. Antes de los 3 o 4 meses de edad, un bebé no respira bien por la boca, por lo que esta obstrucción de la nariz le causa más molestias que a los niños más grandes. Una nariz congestionada, además, suele interrumpir el sueño porque hace que los bebés se despierten cuando no pueden respirar bien. También podrían interferir con la alimentación, ya que los bebés deben interrumpir la succión para respirar por la boca.

Si hay congestión e interfiere con la capacidad de su bebé para beber y respirar con comodidad, intente usar una pera de goma para succionar el moco de la nariz, en especial antes de comer y cuando esté evidentemente obstruida. Póngale algunas gotas de solución salina normal (recetada por su pediatra) en la nariz en primer lugar, para diluir la mucosidad; esto hará que sea más fácil succionar. En primer lugar, apriete la pera; luego introduzca la punta **suavemente** en la fosa nasal y suelte lentamente la pera. (Advertencia: Una succión demasiado vigorosa o frecuente podría causar una mayor hinchazón de los delicados tejidos nasales). Si bien el paracetamol (acetaminofén) podría bajar la temperatura elevada y calmarlo si está irritable, solo se le puede administrar a un bebé en este grupo etario *exclusivamente* por recomendación del pediatra. *No use aspirina.* (Consultar *Síndrome de Reye*, página 549; *Medicamentos,* página 768). Afortunadamente, en el caso de la mayoría de los resfríos y las infecciones respiratorias altas, los bebés no necesitan consultar al médico. No obstante, debe llamarlo si ocurriera algo de lo siguiente:

- Tos persistente

- Pérdida de apetito y rechazo de varias instancias de alimentación

- Fiebre: *Comuníquese con su pediatra siempre que un bebé menor de 3 meses tenga una temperatura rectal de 100.4 °F (38 °C) o más*

- Irritabilidad excesiva

- Somnolencia inusual o dificultad para despertarse

Actualización de vacunas

Su bebé debe recibir la vacuna contra la hepatitis B poco después de nacer y antes de ser dado de alta del hospital y una vez más al menos 4 semanas después de la primera dosis.

A los 2 meses, y nuevamente a los 4 meses, su bebé debe recibir las siguientes:

- Vacuna DTaP

- Vacuna inactivada contra la poliomielitis

- Vacuna Hib

- Vacuna antineumocócica

- Vacuna contra el rotavirus

(Para obtener información detallada, consultar la página 81 y el Capítulo 31, *Vacunas*).

Control de seguridad

Caídas

■ Nunca deje al bebé en un asiento para bebés sobre una mesa, silla ni ninguna otra superficie por encima del nivel del suelo.

■ Nunca deje a su bebé sin supervisión sobre una cama, sofá, cambiador o silla. Cuando compre un cambiador, busque uno con barandas de 2 pulgadas (o más). Para evitar una caída grave, no lo ubique cerca de una ventana. (Para obtener más información acerca de los cambiadores, consulte las páginas 477 y 478).

■ En todos los tipos de equipo, use siempre las correas o barras de seguridad.

Quemaduras

■ Nunca cargue a su bebé mientras esté fumando, bebiendo un líquido caliente o cocinando junto a una cocina o un horno caliente.

■ Nunca permita a nadie fumar cerca de su bebé.

■ Antes de colocar a su bebé en la tina, revise siempre antes la temperatura del agua con la parte interna de la muñeca o del antebrazo. Además, llene la tina (o el lavabo) con agua (y pruebe después la temperatura) antes de poner al bebé en el agua. Para evitar quemaduras, la temperatura más alta en el grifo no puede superar los 120 °F (48.9 °C).

■ Nunca caliente la leche de su bebé (o más adelante su comida) en un horno microondas. Mézclela bien y pruebe la temperatura antes de servir.

Asfixia

■ Revise periódicamente todos los juguetes en busca de piezas pequeñas que pudieran salirse o quebrarse. Busque también bordes filosos, que pueden ser peligrosos.

■ Para este grupo etario, no adjunte un juguete a la cuna, ya que el bebé podría tirarlo hacia abajo o enredarse en él.

~ 8 ~

De los 4 a los
7 meses de edad

ESTOS MESES SON gloriosos, tanto para usted como para el bebé. A medida que surge su personalidad, su risa, sus sonrisitas y el gozo de estar con usted y todo lo que ve a su alrededor son una maravilla cada día. Para él, cada día presenta nuevas sorpresas y nuevos logros, y para usted hay una sensación cada vez más intensa de lo especial que es esta experiencia.

Para cuando su bebé cumpla 4 meses, probablemente tenga una rutina diaria de alimentación, siestas, baños y dormir por la noche. Esta rutina le proporcionará una predictibilidad que ayudará a su bebé a sentirse seguro a la vez que le permite a usted administrar su tiempo y sus actividades. No obstante, el cronograma debe ser flexible para permitir la diversión espontánea. Las caminatas breves cuando finalmente sale el sol en un día sombrío, una visita inesperada de los abuelos a la hora del almuerzo o una excursión familiar al zoológico o al parque son todas excusas maravillosas para salir de la rutina. Estar abierta a los impulsos hará que su vida juntos sea más disfrutable y ayudará a su bebé a aprender a adaptarse a todos los cambios que enfrentará en el futuro.

Por ahora, los cambios más importantes suceden en su interior. Este es el período en el que aprenderá a coordinar sus aptitudes de percepción incipientes (el uso de los sentidos como la visión, el tacto y la audición) y sus aptitudes motrices en aumento para desarrollar destrezas como agarrar, darse vuelta, sentarse y posiblemente hasta gatear. Este control evidente sobre sus aptitudes motrices incipientes se extenderá a cada parte de su vida. En vez de reaccionar principalmente por reflejo, como lo hizo durante los primeros meses, ahora elegirá qué hacer y qué no hacer. Por ejemplo, como recién nacido succionaba casi todo lo que se le ponía en la boca, pero ahora, definitivamente, tiene sus cosas favoritas. Si bien en el pasado apenas miraba un juguete nuevo extraño, ahora se lo lleva a la boca, lo manipula y explora cada una de sus cualidades.

Ahora su bebé podrá comunicar mejor sus emociones y deseos y los expresará con frecuencia. Por ejemplo, llorará no solo cuando tenga hambre o esté incómodo sino también cuando quiera otro juguete o cambiar de actividad.

Tal vez descubra que su bebé de 5 o 6 meses también llora a veces cuando usted sale de la habitación o cuando de repente se enfrenta a un extraño. Esto se debe a que está desarrollando un fuerte apego con usted y las demás personas que suelen cuidarlo. Ahora la asocia con su propio bienestar y puede distinguirla entre otras personas. Aunque no llore por usted, señalará esta nueva conciencia al estudiar con curiosidad y atención la cara de un extraño. Hacia los 8 o 9 meses, es probable que objete abiertamente cuando un extraño se acerque demasiado. Esto señala el comienzo de una etapa normal del desarrollo conocida como ansiedad ante extraños.

No obstante, durante estos meses previos a que la ansiedad ante extraños se instale a pleno, es probable que su hijo atraviese un período en el que se convertirá en un personaje encantador, sonriendo y jugando con cada persona que conozca. Su personalidad florecerá a pleno e incluso las personas que lo conozcan por primera vez notarán muchos de sus rasgos de carácter únicos. Aproveche su sociabilidad para que se familiarice con las personas que ayudarán a cuidarlo en el futuro como niñeras, familiares o el personal de la guardería. Esto no garantizará que el período de ansiedad ante extraños sea fácil, pero ayudará a calmar las aguas.

También durante estos meses aprenderá, si no lo ha hecho antes, que no existe una fórmula para criar a un niño ideal. Tanto usted como su bebé son únicos, como también lo es la relación entre ambos. Por lo tanto, lo que sirva para un bebé tal vez no funcione en otro. Tendrá que descubrir lo que resulta en su caso mediante prueba y error. Puede que el hijo de su vecina se quede dormido fácilmente y duerma durante toda la noche pero que su hijo necesite que lo acunen y mimen más tiempo antes de acostarlo por las noches y de nuevo a mitad de la noche. Tal vez su primer hijo necesitaba que lo acunara y mimara mucho y su segundo hijo prefiera pasar más tiempo solo. Estas preferencias individuales no necesariamente indican que su crianza es "correcta" o "incorrecta"; simplemente significan que cada bebé es único.

Durante estos primeros meses y años, logrará conocer los rasgos individuales de su hijo y desarrollará patrones de actividad e interacción especialmente diseñados para él. Si se mantiene flexible y abierto a sus rasgos especiales, él la ayudará a dirigir sus acciones como madre en la dirección correcta. (Consultar también los comentarios sobre *temperamento* en la página 238 de este capítulo).

Crecimiento y desarrollo

Apariencia física y crecimiento

Entre los 4 y los 7 meses, su bebé seguirá aumentando entre 1 y 1¼ libras (0.45 a 0.56 kg) por mes, aproximadamente. Para cuando cumpla 8 meses, probablemente pese dos veces y media lo que pesó al nacer. Sus huesos también seguirán creciendo a un ritmo rápido. Como resultado, durante estos meses su talla aumentará unas 2 pulgadas (5 cm) y su perímetro cefálico aumentará aproximadamente 1 pulgada (2.5 cm).

El peso y la talla específicos de su hijo no son tan importantes como su ritmo de crecimiento. Para este momento ya debería haber determinado en qué lugar de la curva de crecimiento incluida en el Anexo se encuentra su hijo. Siga graficando sus medidas a intervalos regulares para asegurarse de que siga creciendo al mismo ritmo. Si descubre que comienza a seguir una curva diferente o que aumenta de peso o de talla de manera inusualmente lenta, háblelo con su pediatra.

Movimiento

Durante los primeros 4 meses, su bebé consolidó el control muscular necesario para mover los ojos y la cabeza de modo tal que le permita seguir los objetos interesantes. Ahora se enfrentará a un desafío aún mayor: sentarse. Lo logrará de a poco, a medida que los músculos de la espalda y el cuello se fortalezcan gradualmente y desarrolle un mejor equilibrio del tronco, la cabeza y el cuello. En primer lugar aprenderá a levantar la cabeza y sostenerla mientras se encuentra acostado boca abajo. Puede fomentar esto acostándolo boca abajo y extendiendo sus brazos hacia adelante; luego, sostenga un sonajero u otro juguete atractivo frente a él para llamarle la atención y alentarlo a mantener la cabeza levantada y mirarla. Esta es, además, una buena manera de revisar su audición y su visión.

Una vez que pueda levantar la cabeza, su bebé comenzará a empujarse hacia arriba apoyado en los brazos y a arquear la espalda para levantar el pecho. Esto fortalece la parte superior de su cuerpo para que pueda mantenerse estable y derecho al sentarse. Al mismo tiempo puede balancearse sobre la panza, patear con las piernas y "nadar" con los brazos. Estas aptitudes, que suelen aparecer alrededor de los 5 meses, son necesarias para darse vuelta y gatear. Hacia fines de este período, es probable que pueda darse vuelta en ambas direcciones, si bien la edad en la que los bebés pueden hacer esto suele variar. La mayoría de los niños primero se dan vuelta estando boca abajo, para quedar boca arriba, y luego en dirección opuesta, aunque es perfectamente normal que lo hagan en la secuencia opuesta.

Una vez que el bebé esté lo suficientemente fuerte como para levantar el pecho, puede ayudarlo a practicar cómo sentarse. Sosténgalo o apóyele la espalda con almohadas o en la esquina de un sillón a medida que aprende a tener equilibrio. Pronto aprenderá a hacer el "trípode", inclinándose hacia adelante extendiendo los brazos para equilibrar la parte superior del cuerpo. Los juguetes brillantes e interesantes que se le pongan delante le darán algo en qué concentrarse mientras adquiere equilibrio. Puede que pase algún tiempo antes de que pueda hacer maniobras para quedar sentado sin su ayuda, pero para cuando tenga entre 6 y 8 meses, si lo sienta, mantendrá la posición sin inclinarse hacia adelante sobre los brazos. Luego podrá descubrir todas las cosas maravillosas que puede hacer con las manos a medida que ve al mundo desde este nuevo punto de vista.

Para el mes 4, su bebé puede llevarse a la boca objetos interesantes con facilidad. Durante sus próximos 4 meses, comenzará a usar los dedos y los pulgares juntos para aplicar un agarre tipo manopla o garra, o un movimiento de rastrillo y logrará recoger muchas cosas. No desarrollará el agarre tipo pinza, usando el índice y el pulgar, hasta que tenga más o menos 9 meses, pero entre el sexto y el octavo mes aprenderá cómo pasar los objetos de una mano a otra, cómo darlos vuelta de un lado a otro y a ponerlos al revés.

Hitos del movimiento para su bebé de 4 a 7 meses

- Se gira en ambos sentidos (de boca arriba a boca abajo y al revés)
- Se sienta, primero apoyándose en las manos y luego sin apoyo
- Sostiene todo su peso sobre las piernas
- Intenta alcanzar objetos con una mano
- Pasa objetos de una mano a otra
- Utiliza un agarre de rastrillo (no tipo pinza)

A medida que mejore su coordinación, su bebé descubrirá partes de su cuerpo que no sabía que existían. Acostado boca arriba ahora se puede agarrar los pies y los dedos de los pies, y llevárselos a la boca. Es posible que, mientras le cambia el pañal, estire la mano para tocarse los genitales. Cuando esté sentada puede que se golpee la rodilla o el muslo. A través de estas exploraciones descubrirá muchas sensaciones nuevas e interesantes. También comenzará a comprender la

Juguetes adecuados para un bebé de 4 a 7 meses

- Espejo irrompible
- Pelotas blandas, incluyendo algunas que hagan sonidos suaves y agradables
- Juguetes texturados que emitan sonidos
- Juguetes que tengan algo que permita agarrarlos con los dedos
- Juguetes musicales como campanillas, maracas o panderetas (asegúrese de que no se suelte ninguna de las piezas)
- Sonajeros transparentes que permiten ver las piezas que hacen ruido
- Revistas viejas con imágenes brillantes para mostrarle
- Libros para bebés con páginas de cartón, tela o vinilo

función de cada parte del cuerpo. Por ejemplo, cuando le apoye sus recién descubiertos pies en el piso, es probable que primero enrolle los deditos y acaricie la alfombra o el piso de madera, pero pronto descubrirá que puede usar los pies y las piernas para practicar la "caminata" o simplemente para rebotar. ¡Atención! Todas estas son preparaciones para los siguientes hitos fundamentales: gatear y ponerse de pie.

Visión

A medida que su bebé trabaja en sus importantes destrezas motoras, ¿se ha dado cuenta lo atentamente que mira todo lo que hace? La concentración con la que se estira a coger un juguete podría recordarle a un científico ensimismado en una investigación. Es obvio que su buena visión está desempeñando un rol clave en su desarrollo motriz y cognitivo temprano. De manera conveniente, sus ojos se vuelven plenamente funcionales justo cuando más los necesita.

Si bien su bebé podía ver cuando nació, su aptitud visual total tardó meses en desarrollarse totalmente. Recién ahora puede distinguir tonalidades sutiles de rojos, azules y amarillos. No se sorprenda si nota que prefiere el rojo o el azul antes que otros colores; estos parecen ser los favoritos entre muchos bebés de esta edad. La mayoría de los bebés también gustan de patrones y formas cada vez más complejos a medida que crecen. Esto es algo a tener en cuenta cuando salga a comprar libros de ilustraciones o afiches para la habitación de su hijo.

Para cuando tenga 4 meses, el rango de visión de su bebé habrá aumentado a varios pies (metros) o más, y seguirá ampliándose hasta que, en el entorno de los 7 meses, su visión estará casi madura. Al mismo tiempo, aprenderá a seguir los movimientos con los ojos cada vez más rápido. Durante los primeros meses, cuando usted echaba a rodar una pelota por la habitación, no podía coordinar los ojos lo

Hacia los 4 meses, su bebé comenzará a notar no solo la forma en la que habla sino también los sonidos individuales que usted hace.

suficientemente bien como para seguirla, pero ahora podrá seguir el camino de los objetos en movimiento con facilidad. A medida que mejora su coordinación entre las manos y los ojos, también podrá agarrar estos objetos.

Un móvil colgado sobre la cuna o frente a un asiento "saltarín" del bebé es una manera ideal de estimular la visión de un bebé pequeño. No obstante, alrededor de los 5 meses, su bebé se aburrirá rápidamente y buscará otras cosas para mirar. También a esta edad es posible que se siente y podría tirar hacia abajo el móvil o enredarse en él. *Es por esto que debe retirar los móviles de las cunas o corrales ni bien su bebé puede ponerse de pie o mantenerse en posición vertical.* Otra forma de mantener el interés visual de su bebé es mantenerlo en movimiento: por la casa, por la cuadra, yendo a la tienda o saliendo en excursiones especiales. Ayúdelo a encontrar cosas para mirar que nunca antes haya visto, y nombre cada una de ellas en voz alta, para que la escuche.

Un espejo es otra fuente de fascinación infinita para los bebés de esta edad. La imagen reflejada cambia constantemente y, lo que es aún más importante, responde directamente a los movimientos del niño. Esta es la pista que le dice que la persona en el espejo es él mismo. Tal vez su bebé tarde un poco en darse cuenta de esto, pero probablemente lo registre durante este período.

Entonces, en general, la conciencia visual de su hijo debe aumentar claramente durante estos 4 meses. Mire cómo responde cuando le presenta nuevas formas,

Hitos visuales de su bebé de 4 a 7 meses

- **Desarrolla totalmente la visión del color**

- **Madura su visión a distancia**

- **Mejora su capacidad de seguir con la vista los objetos en movimiento**

colores y objetos. Si no parece interesado en mirar cosas nuevas o si uno o ambos ojos se desvían hacia adentro o hacia afuera, infórmelo a su pediatra. (Consultar también el Capítulo 25, *Ojos*).

Desarrollo del lenguaje

Su bebé aprende el lenguaje en etapas. Desde el nacimiento, recibe información sobre el lenguaje al escuchar a la gente emitiendo sonidos y mirando cómo se comunican las personas entre sí. Al principio lo que más le interesa es el tono y el volumen de su voz. Cuando le hable de un modo que lo tranquilice, dejará de llorar porque escucha que quiere consolarlo. Por el contrario, si grita enojada, es probable que llore porque su voz le está diciendo que algo está mal. Hacia los 4 meses, comenzará a notar no solo la forma en la que habla sino también los sonidos individuales que usted hace. Escuchará las vocales y las consonantes y comenzará a darse cuenta del modo en que se combinan en sílabas, palabras y frases.

Además de recibir sonidos, su bebé también los ha producido desde el principio, primero en forma de llantos y después como gorgoritos. Alrededor de los 4 meses, comenzará a balbucear usando muchos de los ritmos y características de su lengua materna. Si bien podría sonar incomprensible, si lo escucha atentamente escuchará que su voz sube y baja como si estuviera haciendo una afirmación o haciendo una pregunta. Anímelo hablándole durante el día. Cuando diga una sílaba reconocible, repítasela y diga algunas palabras sencillas que contengan ese sonido. Por ejemplo, si su sonido del día es "ba", preséntele las palabras "baño", "bata", "barco" y la canción infantil "Baa, Baa, Black Sheep".

Su participación en el desarrollo del lenguaje de su hijo se tornará aún más importante después de 6 o 7 meses, cuando comience a imitar activamente los sonidos del habla. Hasta ese momento, es posible que repita un sonido durante todo un día o incluso durante varios días a la vez sin probar otro. Pero ahora se volverá mucho más receptivo a los sonidos que le escucha hacer e intentará seguir su ejemplo. Por lo tanto, enséñele sílabas y palabras sencillas como "bebé", "gato", "perro", "vamos", "quema", "frío" y "andar", así como "mamá" y "papá". Si bien es posible que pase hasta un año o más antes de que usted pueda interpretar sus balbuceos, su bebé puede entender muchas de sus palabras mucho antes de su primer cumpleaños.

Si no balbucea o imita ningún sonido para su séptimo mes, esto podría indicar un problema en su audición o en el desarrollo del lenguaje. Un bebé con pérdida parcial de audición se puede alterar por los ruidos fuertes o dar vuelta la cabeza en dirección del ruido e incluso responder a su voz. Pero le costará imitar el habla. Si su hijo no balbucea ni produce una variedad de sonidos, alerte al pediatra. Si tuvo infecciones de oído frecuentes, tal vez tenga restos de líquido en el oído interno y esto podría interferir con su audición.

Hitos del lenguaje de su bebé de 4 a 7 meses

- **Responde a su propio nombre**

- **Comienza a responder ante el "no"**

- **Distingue las emociones por el tono de voz**

- **Responde al sonido haciendo sonidos**

- **Utiliza la voz para expresar alegría y disgusto**

- **Balbucea consonantes en cadena**

Para estudiar la audición de un bebé muy pequeño se usa un equipo especial. Todos los recién nacidos deben someterse a pruebas de pérdida de audición. Sus observaciones son el sistema de advertencia precoz que le dice si se necesitan más pruebas. Si sospecha que hay un problema, puede pedir al pediatra que lo refiera a un especialista en audición infantil.

Desarrollo cognitivo

Durante los primeros 4 meses de su bebé, ¿usted dudaba de que en efecto entendiera gran parte de lo que ocurría a su alrededor? Esta reacción de los padres no es sorprendente. Después de todo, si bien usted sabía cuando estaba cómodo e incómodo, probablemente mostraba pocos signos de estar realmente pensando. Pero los estudios muestran que, desde el minuto en que nacen, está aprendiendo acerca del mundo que lo rodea, pese a que tal vez eso no sea aparente para usted o para los demás. Ahora, a medida que su memoria y su capacidad de atención aumentan, usted comenzará a ver evidencias de que no solo está absorbiendo información sino que, además, la está aplicando a sus actividades cotidianas.

Durante este período, uno de los conceptos más importantes que refinará es el principio de causa y efecto. Es probable que se encuentre con esta noción por accidente en algún momento entre los 4 y los 5 meses. Tal vez mientras patea el colchón note que la cuna tiembla. O quizá se dé cuenta de que su sonajero hace ruido cuando lo golpea o lo sacude. Una vez que entienda que él puede causar estas reacciones interesantes, seguirá experimentando otras formas de hacer que las cosas sucedan.

Su bebé descubrirá rápidamente que algunas cosas, como las campanas y las llaves, hacen sonidos interesantes cuando se las mueve o sacude. Cuando golpea

Cuando golpee ciertas cosas sobre la mesa o las tire al piso, provocará una cadena de respuestas de su audiencia.

ciertas cosas sobre la mesa o las tira al piso, provocará una cadena de respuestas de su audiencia, incluyendo caras cómicas, quejidos y otras reacciones que podrían llevar a la reaparición (o a la desaparición) del objeto. Antes de transcurrido mucho tiempo, comenzará a tirar cosas intencionalmente para verla recogerlas. Por más que esto puede resultar molesto en ocasiones, es una forma importante para él de aprender sobre la causa y efecto y su capacidad personal de influir sobre su entorno.

Es importante que dé a su hijo los objetos que necesita para estos experimentos y que lo anime a probar sus "teorías". Pero asegúrese de que todo lo que le dé para jugar sea irrompible, liviano y lo suficientemente grande como para que no pueda tragárselo. Si se le acaban los juguetes habituales o si dejan de interesarle, las cucharas de plástico o madera, los vasos irrompibles y las tapas de frascos o tazones y las cajas son infinitamente entretenidas y no tienen costo.

Otro descubrimiento importante que hará su bebé hacia el final de este período es que los objetos siguen existiendo aunque estén fuera de su vista; este principio se llama permanencia de los objetos. Durante sus primeros meses, asumía que el mundo consistía solo de las cosas que podía ver. Cuando usted salía de la habitación, asumía que se había esfumado; al volver, usted era una nueva persona para él. De manera muy similar, cuando escondía un juguete bajo un trapo o una caja, pensaba que había desaparecido para siempre y no se molestaba en buscarlo. Pero en algún momento después de los 4 meses, comienza a darse cuenta de que el mundo es más permanente de lo que pensaba. Usted es la misma persona que lo saluda cada mañana. Su osito de peluche en el piso es el mismo que estaba junto a él en la cama la noche anterior. El bloque que usted escondió bajo la lata al final no se había esfumado. Al jugar juegos de escondite como "¿Dónde está? ¡Acá está!" y observar a la gente y las cosas a su alrededor que vienen y van, su bebé seguirá aprendiendo acerca de la permanencia de los objetos durante varios meses.

Hitos cognitivos de su bebé de 4 a 7 meses

- **Encuentra objetos parcialmente ocultos**
- **Explora con las manos y la boca**
- **Se esfuerza por conseguir objetos que están fuera de su alcance**

Desarrollo emocional

Entre los 4 y los 7 meses, es probable que su bebé atraviese un drástico cambio de personalidad. Al principio de este período podría parecer relativamente pasivo y preocupado por obtener suficiente comida, sueño y afecto. Pero a medida que aprende a sentarse, a usar las manos y a moverse por sus alrededores, es probable que se sienta cada vez más seguro y preste más atención al mundo exterior. Estará ansioso por estirar las manos y tocar todo lo que ve, y si no puede manejarse solo, exigirá su ayuda gritando, dando golpes o tirando el objeto que tenga más a mano. Una vez que vaya al rescate, probablemente se olvide de lo que estaba haciendo y se concentre en usted sonriendo, riéndose, balbuceando e imitándola durante varios minutos de corrido. Si bien se aburre rápido incluso con el juguete más interesante, nunca se cansa de su atención.

Los aspectos más sutiles de la personalidad de su bebé se determinan en gran parte por su constitución o su temperamento. ¿Es bullicioso o tranquilo? ¿Despreocupado o fácilmente irritable? ¿Obstinado u obediente? En gran parte, estos son rasgos de carácter innatos. Tal como todos los niños tienen tamaños y formas diferentes, también son diferentes sus temperamentos. Sus rasgos de carácter únicos incluyen sus niveles de actividad, su persistencia y su capacidad de adaptación al mundo que los rodea, y estos rasgos se convertirán cada vez más evidentes durante estos meses. No necesariamente todas sus características personales le resultarán disfrutables todo el tiempo, en especial cuando su decidido hijo de 6 meses esté gritando frustrado intentando ir tras el gato de la familia. Pero a la larga, lo mejor para ambos es adaptarse a su personalidad natural. Y como el temperamento de su bebé es real y la afecta directamente a usted y al resto de la familia, es importante que lo entienda lo más posible.

El "estilo de conducta" de su hijo incluso afecta el modo en que lo cría y cómo se siente respecto a usted misma. Por ejemplo: un niño complaciente, de temperamento apacible, probablemente la haga sentirse más competente como madre que uno que esté constantemente de mal humor.

Como probablemente ya habrá descubierto, algunos bebés de esta edad son "fáciles", tranquilos y predecibles, mientras que otros son mucho más difíciles. Los bebés de carácter fuerte y nervioso necesitan una dosis adicional de paciencia y una orientación apacible. Por lo general, no se adaptan a los entornos cambiantes tan fácilmente como los bebés más tranquilos y se tornarán cada vez más molestos si se los obliga a moverse o a hacer cosas antes de que estén listos. En gran medida, le irá mejor si intenta adaptarse al temperamento de su hijo en vez de cambiarlo. Puede reducir las tensiones de criar a un bebé reconociendo y aceptando su temperamento en vez de resistirlo o trabajar contra él.

El lenguaje y los mimos a veces logran maravillas para calmar los nervios de un niño irritable. Distraerlo podría ayudar a redirigir su energía. Por ejemplo, si grita porque no le devuelve el juguete que tiró por décima vez, póngalo en el piso para que pueda alcanzar el juguete él mismo.

El niño tímido o "sensible" también necesita atención especial, en particular si tiene hijos más bulliciosos en la casa que lo opaquen. Cuando un bebé es tranquilo y poco exigente, es fácil asumir que está contento. Si no sonríe o ríe mucho, puede que pierda interés en jugar con él. Pero un bebé de este tipo a menudo necesita contacto personal aún más que los demás niños. Es posible que se sienta agobiado con facilidad y necesite que le enseñe a ser enérgico e involucrarse en las actividades que lo rodean. ¿Cómo debe hacer esto? Dele mucho tiempo para acostumbrarse a una situación en particular y asegúrese de que las demás personas se le acerquen lentamente. Déjelo mantenerse al margen antes de intentar involucrarlo directamente con otros niños. Una vez que se sienta seguro, poco a poco se volverá más receptivo a las personas que lo rodean.

Observación de la salud del desarrollo

Como cada bebé se desarrolla en su propia manera particular, es imposible decir con exactitud cuándo o cómo su hijo perfeccionará una habilidad determinada. Los hitos del desarrollo que se mencionan en este libro le otorgan una idea general de los cambios que puede esperar, pero no se alarme si el desarrollo de su bebé toma un camino levemente diferente. No obstante, alerte a su pediatra si su bebé exhibe alguno de los siguientes síntomas de posible retraso del desarrollo para este rango de edad.

- **Parece muy rígido y tiene los músculos contraídos**
- **Parece muy laxo, como una muñeca de trapo**
- **La cabeza aún se cae hacia atrás cuando se le coloca el cuerpo en posición sentada**
- **Intenta alcanzar objetos con una sola mano**

- Rechaza las caricias y abrazos

- No demuestra afecto a la persona que lo cuida

- Parece no gustarle estar entre las personas

- Uno o ambos ojos se desvían constantemente hacia adentro o hacia afuera

- Lagrimea o tiene secreción ocular persistente o es sensible a la luz

- No responde a los sonidos que lo rodean

- Le cuesta llevarse objetos a la boca

- No gira la cabeza para localizar los sonidos a los 4 meses

- No se da vuelta en ninguna dirección (de boca arriba a boca abajo o al revés) entre los 5 y los 7 meses

- Parece inconsolable por la noche después de los 5 meses

- No sonríe espontáneamente a los 5 meses

- No se puede sentar con ayuda a los 6 meses

- No se ríe ni emite chillidos de alegría a los 6 meses

- No se estira activamente para alcanzar objetos a los 6 o 7 meses

- No sigue los objetos con ambos ojos a distancias cercanas (1 pie o 30 cm) ni más lejanas (6 pies o 180 cm) a los 7 meses

- No soporta algo de peso en las piernas a los 7 meses

- No intenta llamar la atención con sus acciones a los 7 meses

- No balbucea a los 8 meses

- No demuestra interés en los juegos de escondite a los 8 meses

Además, informe a su pediatra si tiene alguna inquietud acerca del desarrollo emocional de su bebé. Su pediatra podrá ayudarla si sabe que hay problemas, pero esas inquietudes a menudo pueden ser difíciles de detectar en una visita de rutina al consultorio. Es por eso que es importante que llame la atención del médico y le comunique lo que le inquieta y que describa lo que observa día a día. Anote las cosas para no olvidarlas. Y esté tranquila porque, con tiempo y paciencia, algunos rasgos de su personalidad que le gustaría poder cambiar evolucionarán por sí solos. Mientras tanto, disfrútelo tal cual es.

Hitos sociales y emocionales de su bebé de 4 a 7 meses

- **Le gusta el juego social**

- **Le interesan las imágenes del espejo**

- **Responde a las expresiones de emoción de las demás personas y a menudo se muestra alegre**

Cuidados básicos

Presentación de alimentos sólidos

Se recomienda la alimentación exclusiva con leche materna hasta los 6 meses de edad. En el entorno de los 6 meses, puede comenzar a agregar alimentos sólidos. Los bebés nacen con un reflejo de sacar la lengua. Debido a este reflejo, el bebé pequeño empujará la lengua contra una cuchara o cualquier otra cosa que le introduzca en la boca, incluyendo la comida. La mayoría de los bebés pierden este reflejo aproximadamente a los 4 o 5 meses; espere a que desaparezca y ese será un buen momento para comenzar a darle alimentos sólidos. Hable con su pediatra en el control de los 4 meses para ver cuándo considera que su bebé debería comenzar a comer alimentos sólidos.

Una vez que decida comenzar, puede empezar con alimentos sólidos en la comida del día que resulte más aceptable para usted y para su bebé. No obstante, recuerde que a medida que crezca querrá comer con los demás integrantes de la familia. Para minimizar las probabilidades de asfixia, asegúrese de que su bebé esté sentado derecho cuando le presente alimentos sólidos. Si llora o se da vuelta cuando intenta alimentarlo, no lo obligue. Es más importante que ambos disfruten la hora de comer que el comenzar a comer estos alimentos en una fecha específica. Vuelva a amamantarlo o a darle el biberón exclusivamente durante un par de semanas y luego vuelva a intentarlo.

Use siempre una cuchara para dar alimentos sólidos a su bebé, salvo que el pediatra le haya recomendado espesar la fórmula porque el bebé tiene reflujo gastroesofágico (regurgita el contenido del estómago). Algunos padres intentan poner alimentos sólidos en un biberón o un alimentador de bebés con chupón, pero alimentar a un bebé de esta manera puede aumentar drásticamente la cantidad de alimento que ingiere en cada comida y causarle un aumento de peso excesivo. Además, es importante que su bebé se acostumbre al proceso de comer: sentarse, comer bocados con una cuchara, descansar entre un bocado y otro y dejar de comer cuando esté satisfecho. Estas primeras experiencias ayudarán a su hijo a aprender buenos hábitos de alimentación para toda la vida.

Incluso las cucharas estándar para bebés podrían ser demasiado anchas para un bebé tan pequeño, pero una cucharita de café podría servir. El uso de una cuchara para bebés recubierta de goma también es una buena opción y puede evitar lesiones. Comience con media cucharada o menos, y háblele durante el proceso ("Mmm, ¿ves qué rico está esto?"). Es probable que las primeras veces no sepa qué hacer. Tal vez se muestre confundido, frunza la nariz y pase la comida de un lado a otro de la boca o directamente la rechace. Esta es una reacción comprensible si tenemos en cuenta lo distintas que han sido sus comidas hasta este momento.

Una forma de que sea más fácil la transición a los alimentos sólidos es darle un poco de leche materna primero, luego pasar a cucharaditas no muy llenas de comida y terminar con más leche materna. Esto evitará que se sienta demasiado frustrado cuando tenga mucha hambre y vinculará la satisfacción de amamantarse con esta nueva experiencia de alimentarse con una cuchara.

Sin importar lo que haga, la mayoría de las primeras comidas sólidas acabarán fuera de la boca, en la cara y en el babero, por lo que deberá aumentar el tamaño de sus comidas muy gradualmente, comenzando con un par de cucharaditas, hasta que entienda la idea de tragar sólidos.

¿Qué alimentos debe darle? Por tradición, lo primero que se suele presentar son los cereales de grano único. No obstante, no existe evidencia médica de que la presentación de alimentos sólidos en un determinado orden sea una ventaja para su bebé. Si bien muchos pediatras recomendarán comenzar con las verduras antes de las frutas, no hay una investigación que respalde el hecho de que su bebé vaya a desarrollar un rechazo por las verduras ni una alergia si le da la fruta antes que la verdura.

A muchos bebés les gusta comer cereales. Puede usar cereales de bebé premezclados, de frasco, o las variedades secas a las que se les agrega fórmula, leche materna o agua. Los cereales preparados son prácticos, pero los secos tienen más hierro y se puede variar la consistencia según las preferencias del bebé. Cualesquiera que sean los que elija, asegúrese de que estén hechos para bebés. Esto le asegura que contengan los nutrientes adicionales que su bebé necesita a esta edad y no tengan sal ni otras cosas agregadas.

Si su bebé se ha alimentado principalmente con leche materna, es probable que se beneficie al comer carne para bebés en puré, que contiene hierro y zinc. Estos nutrientes son de fácil absorción y son necesarios en el entorno de los 6 meses de edad.

Dé a su bebé un alimento nuevo por vez y espere por lo menos 3 a 5 días antes de darle otro. Después de cada comida nueva, preste atención a respuestas tales como diarrea, erupción o vómitos. Si algo de esto ocurriera, elimine el alimento sospechoso de la dieta hasta haber consultado al pediatra. En un plazo de 2 a 3 meses, la dieta diaria de su bebé deberá incluir leche materna, cereales, verduras, carnes, huevos y frutas, distribuidos en tres comidas. También es importante tener en cuenta que como los alimentos enlatados para adultos en general contienen sal y conservantes agregados no se deben dar a los bebés.

Una vez que su bebé ya se siente solo puede comenzar a darle comida para que coma con la mano y así aprenda a alimentarse. La mayoría de los bebés puede empezar a aprender a alimentarse solos alrededor de los 8 meses de edad. Asegúrese de que todo lo que le dé sea blando, fácil de tragar y que esté cortado en trocitos con los que no pueda ahogarse. Los ñames, batatas, frijoles verdes, arvejas, pollo en cubitos o carne bien cocidos y pequeños trocitos de pan o galletas integrales son buenos ejemplos. A esta edad, no le dé ningún alimento que requiera masticación, aunque ya tenga dientes.

Cuando dé alimentos sólidos a su bebé, no lo alimente directamente del frasco; es preferible que lo haga con un platito en el cual haya colocado una porción de la comida del frasco. Esto evitará que el frasco de comida se contamine al introducir bacterias de la boca del bebé. La porción que quede en el plato también deberá desecharse, no guardarse.

¿Qué hacer si desea alimentar a su bebé con comida fresca en vez de enlatada o deshidratada? En este caso, use una licuadora o un procesador de alimentos, o simplemente pise los alimentos blandos con un tenedor. Todo debe ser blando, sin sal, estar bien cocido y no tener condimentos. Las verduras frescas cocidas y las frutas en compota son lo más sencillo de preparar. Si bien puede alimentar a su bebé con bananas crudas pisadas, todas las demás frutas deberán cocinarse hasta que estén blandas. Refrigere inmediatamente todos los alimentos que no use y luego revíselos bien para detectar cualquier signo que indique que está estropeado antes de dárselo al bebé. A diferencia de los alimentos comerciales, los que usted prepara no están libres de bacterias, por lo que se estropearán más rápido.

La opción más saludable para beber, además de la leche materna o la fórmula, es el agua. La American Academy of Pediatrics recomienda no dar jugo de frutas a bebés menores de 6 meses, ya que no ofrece beneficios nutricionales a los bebés de este grupo etario. Después de esta edad, los bebés podrán tomar cantidades limitadas de jugo cada día, pero esto no ofrece beneficios nutricionales respecto a la fruta entera. No se debe dar jugo de frutas a los bebés como tratamiento para la deshidratación ni para controlar la diarrea. Si le da jugos de fruta a los bebés y a los niños pequeños podría acostumbrarlos a tomar bebidas dulces y esto podría conducir a un aumento de peso excesivo.

Si su bebé se ve sediento entre las comidas, amamántelo o, después de los 6 meses, ofrézcale pequeños sorbos de agua adicional. Acostumbrar a su bebé al sabor del agua es un hábito saludable para toda la vida. Durante los meses de calor, cuando su hijo pierde líquido a través del sudor, ofrézcale agua 2 o más veces por día. Si vive en una zona donde el agua está fluorada, es posible que estas instancias en las que la beba lo ayuden además a evitar caries en el futuro.

Para cuando su bebé tenga 6 o 7 meses, es probable que se siente lo suficientemente bien como para usar una silla alta a la hora de comer. Para asegurarse de que esté cómodo, el asiento de la silla debe estar cubierto con un almohadón removible y lavable, para que pueda limpiar la comida que probablemente se acumule allí. Además, cuando vaya a comprar una silla alta, busque una con bandeja desmontable de bordes levantados. (Consultar las recomendaciones de seguridad en la página 485). Los bordes ayudarán a evitar que los platos y la comida se caigan durante las sesiones de alimentación más bulliciosas de su bebé. La bandeja desmontable se puede llevar derecho al fregadero para limpiarla y esta es una característica que seguramente valorará durante los próximos meses. (De todos modos, ¡puede que haya días en los que la única solución sea poner la silla entera bajo la ducha para una limpieza completa!).

A medida que la dieta de su hijo se amplía y comienza a alimentarse más periódicamente, hable con el pediatra sobre sus necesidades nutricionales personales. Los malos hábitos de alimentación que se establecen en la infancia pueden provocar problemas de salud más adelante.

Su pediatra la ayudará a determinar si su bebé está sobrealimentado, si no está comiendo lo suficiente o si está comiendo demasiado del tipo de comidas incorrecto. Al familiarizarse con el contenido calórico y nutricional de lo que come, puede asegurarse de que esté consumiendo una dieta adecuada. Tenga presentes los hábitos alimentarios de los demás integrantes de la familia. A medida que su bebé coma cada vez más "comidas de mesa" (esto suele comenzar entre los 8 y los 10 meses en cantidades similares a los de la comida de bebé), imitará la forma en la que usted come, incluyendo el uso del salero y el consumo de bocadillos salados y alimentos procesados. Tanto por el bien de su bebé como por el suyo, reduzca al mínimo el consumo de sal y lleve una dieta saludable, rica en nutrientes.

¿Qué pasa si le preocupa que su bebé *ya* tenga sobrepeso? Incluso cuando los bebés son pequeños, algunos padres ya se preocupan de que estén aumentando demasiado de peso. Por un lado, hay un aumento de la obesidad infantil y todas las posibles complicaciones que esto implica (como la diabetes) y por consiguiente está bien ser sensibles al problema independientemente de la edad de su hijo. Hay cierta evidencia que indica que los bebés alimentados con biberón aumentan de peso más rápido que los amamantados, tal vez porque algunos padres instan a su bebé a terminar el biberón. **No obstante, *no permita que la ansiedad que le produce una posible obesidad la lleve a alimentar a su bebé de manera insuficiente durante el primer año.*** Obtenga asesoramiento del pediatra antes de hacer ajustes a la dieta. Durante estos meses de crecimiento rápido, su bebé necesita el equilibrio adecuado de grasas, carbohidratos y proteínas. Ni bien comience a dar alimentos sólidos a su hijo, sus heces se volverán más sólidas y de color más variable. Debido a los azúcares y grasas agregadas, también tendrán un olor mucho más fuerte. Las arvejas y otras verduras verdes tal vez cambien el color de las heces a verde oscuro; las remolachas tal vez lo cambien a rojo. (Las remolachas a veces también vuelven roja la orina). Si las comidas no están coladas, es posible que en sus heces encuentre trocitos de alimentos no digeridos, en especial cascarillas de arvejas o maíz y cáscara de tomate u otras verduras. Todo esto es perfectamente normal. No obstante, si las heces están sumamente blandas, acuosas o llenas de mucosidad, tal vez signifique que el tubo digestivo está irritado. Si este fuera el caso, consulte al pediatra para determinar si su bebé o niño tiene un problema digestivo.

Suplementos alimentarios

Si bien la American Academy of Pediatrics recomienda que amamante a su bebé durante los primeros 12 meses de vida, la leche materna no contiene suficiente vitamina D como para prevenir la deficiencia de dicha vitamina, lo cual podría provocar enfermedades tales como raquitismo (la forma grave de la deficiencia de vitamina D, caracterizada por un ablandamiento de los huesos). Pese a que la luz solar estimula la piel para que elabore vitamina D, todos los niños deben usar pantalla solar, gorros y ropa de protección cuando estén al aire libre, y esto evita que la piel elabore la vitamina.

Como resultado, la American Academy of Pediatrics recomienda que los bebés amamantados y algunos bebés alimentados con fórmula reciban vitamina D complementaria, comenzando poco después del nacimiento. Se recomiendan suplementos de vitamina D de 400 UI (unidades internacionales [contenidos en un complejo multivitamínico que contenga las vitaminas A, C y D o vitamina D sola]) por día. Hable con su pediatra sobre cuánta vitamina D necesita su bebé.

¿Qué ocurre con el hierro? Durante los primeros 4 a 6 meses, su bebé amamantado no necesita hierro adicional. El hierro que tenía en el organismo al nacer fue suficiente para atravesar su fase inicial de crecimiento. Pero ahora las reservas se están agotando y su necesidad de hierro aumenta a medida que se acelera su crecimiento. Si tuvo complicaciones durante el embarazo, como una diabetes, complicaciones al nacer, como bajo peso, o si su bebé es pequeño para su edad gestacional, es posible que exista la necesidad adicional de administrarle un complemento de gotas de hierro; pida asesoramiento a su pediatra. La American Academy of Pediatrics considera que los bebés no amamantados o que solo son parcialmente amamantados deben recibir una fórmula fortificada con hierro desde el nacimiento hasta los 12 meses de edad. No fomentamos el uso de fórmulas para bebés con bajo contenido de hierro, ya que no contienen el hierro suficiente para respaldar el crecimiento y desarrollo adecuados de un bebé. Afortunadamente, una vez que comienza a alimentar a su bebé con alimentos sólidos, también recibirá hierro de las carnes, los cereales para bebé fortificados con hierro y las verduras verdes. Por ejemplo, 4 cucharadas al ras de cereal fortificado, diluido con leche materna o fórmula, proporcionan una buena fuente de hierro; la carne es otra muy buena fuente de hierro. (Consultar también *Suplementos para bebés amamantados y alimentados con biberón*, página 125).

Sueño

La mayoría de los bebés de esta edad necesitan al menos dos siestas por día, una a media mañana y otra a mediodía. Algunos bebés podrían dormir una tercera siesta por la tarde. En general, lo ideal es dejar que su bebé duerma tanto como desee, salvo que le cueste dormirse a la hora habitual de irse a la cama por las noches. Si esto se volviera un problema, despiértelo antes de su siesta de la tarde.

Como su hijo ahora está más alerta y activo, es posible que le cueste serenarse al final del día. Es útil implementar una rutina sistemática para la hora de ir a dormir. Haga pruebas a ver qué funciona mejor, teniendo en cuenta las actividades del resto de la familia y el temperamento de su bebé. Un baño tibio, un masaje, mecerlo, un cuento o una canción de cuna y amamantarlo o darle un biberón son todas cosas que ayudarán a relajarlo y a ponerlo en actitud de irse a la cama. *Recuerde comenzar estas actividades antes de que el bebé esté demasiado cansado.* A la larga asociará estas actividades con la hora de dormir y eso ayudará a que se relaje y se tranquilice.

Ponga al bebé en la cuna cuando aún esté despierto, para que aprenda a dormirse por sí solo. Acuéstelo despacio, dígale buenas noches en voz baja y salga de la habitación. Si llora, vaya a verlo y dígale algunas palabras de consuelo; luego, vuelva a salir de la habitación. A medida que pasen los días, préstele cada vez menos atención durante la noche.

Si los padres realizan lo mismo sistemáticamente todas las noches, la mayoría de los bebés lloran cada vez menos y es más probable que aprendan a consolarse a sí mismos. Consultar el Capítulo 35 para obtener más información sobre el sueño.

Dentición

La dentición suele comenzar durante estos meses. Los dos dientes frontales (incisivos centrales), ya sean de arriba o de abajo, suelen aparecer primero, seguidos por los dientes frontales del lado opuesto. Los primeros molares llegan a continuación, seguidos de los caninos o colmillos.

El momento de la dentición varía mucho. Si su hijo no tiene ningún diente hasta después de esta franja etaria, no se preocupe. El momento podría estar determinado por caracteres hereditarios y eso no significa que algo ande mal.

La dentición *de vez en cuando* puede causar irritabilidad leve, llanto, fiebre de baja temperatura (no más de 101 °F o 38.3 °C), babeo excesivo y deseos de masticar algo duro. Más a menudo, las encías alrededor de los dientes nuevos se inflamarán y estarán sensibles. Para aliviar las molestias de su bebé, intente frotarle o masajearle suavemente las encías con un dedo. Los mordedores también son útiles, pero deben estar hechos de goma sólida. (Los mordedores que se congelan tienden a quedar demasiado duros y hacen más daño de lo que ayudan). No es necesario ni útil usar analgésicos ni medicamentos que se frotan en las encías, ya que desaparecen de la boca del bebé en pocos minutos. Ciertos medicamentos que se frotan en las encías del niño incluso pueden ser nocivos si se usan y el niño traga demasiada cantidad. Si su hijo parece sentirse particularmente mal o si tiene una fiebre de más de 101 °F (38.3 °C), probablemente no se deba a la dentición y tiene que consultar al pediatra.

¿Cómo debe limpiar los dientes nuevos? Simplemente cepíllelos con un cepillo de dientes suave para niños cuando comience a verle los dientes. Para prevenir las caries, nunca deje que su bebé se quede dormido con el biberón en la boca, ni a la hora de la siesta ni por la noche. Al evitar esta situación, impedirá que la leche se acumule alrededor de los dientes creando un caldo de cultivo para las caries.

Columpios y corrales

Muchos padres descubren que los columpios mecánicos, en especial los que tienen accesorios de cuna, pueden calmar a un bebé que está llorando cuando nada más parece funcionar. Si usa uno de estos dispositivos, revise el límite de peso o las edades recomendadas en el dispositivo. Use solo columpios que se apoyen con

Estimulación del crecimiento del cerebro del bebé: De 4 a 7 meses de edad

Durante este momento de su corta vida ocurren muchas conexiones dentro del cerebro de su bebé que se reflejan en sus conductas, como mostrar un apego fuerte con usted y otras personas que suelen cuidarlo, llorar cuando usted sale de la habitación o cuando se le acerca de repente un extraño o llorar cuando quiere un juguete en particular o cambiar de actividad. Le interesa cada vez más el mundo que lo rodea y puede comunicar mejor sus emociones y deseos; todo esto mientras desarrolla nuevas aptitudes como agarrar, darse vuelta y sentarse.

Sin estimular en exceso a su bebé, intente hacer estas actividades para ayudarlo a fortalecer las conexiones de su cerebro en desarrollo:

- **Ofrézcale un entorno estimulante y seguro donde pueda comenzar a explorar y moverse con libertad.**

- **Bríndele contacto físico cálido en forma sistemática (abrazos, contacto piel con piel y cuerpo contra cuerpo) para establecer el sentido de seguridad y bienestar de su bebé.**

- **Preste atención a los ritmos y estados de ánimo de su bebé. Respóndale cuando esté molesto al igual que cuando está feliz.**

- **Háblele y cántele mientras lo viste, baña y alimenta, cuando juega, camina y conduce. Tal vez no comprenda el lenguaje, pero a medida que lo escuche todo el tiempo, se desarrollarán sus aptitudes de lenguaje. Verifique con su pediatra si su bebé pareciera no escuchar los sonidos o si no imita sus palabras.**

- **Haga que su hijo participe en charlas cara a cara. Imite sus sonidos para demostrar interés.**

- **Léale libros todos los días. Le encantará el sonido de su voz, y antes de que transcurra mucho tiempo disfrutará de mirar las imágenes y "leer" solo.**

- **Si usted habla otro idioma, háblelo en casa.**

- **Participe en movimientos rítmicos junto a su hijo, como bailar juntos al ritmo de la música.**

- **Evite someter a su bebé a experiencias estresantes o traumáticas, ya sean físicas o psicológicas.**

■ Presente su hijo a otros niños y a sus padres; este es un período muy especial para los bebés. Sea sensible a las señales que indican que está listo para conocer gente nueva.

■ Anime a su hijo a estirarse para alcanzar los juguetes. Dele bloques para construir y juguetes blandos que estimulen la coordinación entre el ojo y la mano y su motricidad fina.

■ Asegúrese de que las demás personas que cuidan y supervisan a su bebé entiendan la importancia de formar una relación cariñosa y reconfortante con su hijo.

■ Inste a su hijo a empezar a dormir por períodos largos durante la noche; si necesita consejos sobre este paso importante en el desarrollo de su bebé, consulte al pediatra.

■ Pase un tiempo cada día jugando con su hijo en el piso.

■ Si otras personas van a cuidar de su hijo, elija servicios de cuidados infantiles de calidad que sean afectuosos, receptivos, educativos y seguros. Realice visitas frecuentes al cuidador de su hijo o a la guardería y comparta sus ideas sobre los cuidados positivos.

firmeza en el piso, no los que se cuelgan y quedan suspendidos de los marcos de las puertas. Además, no use un columpio durante más de media hora dos veces al día; si bien puede que tranquilice a su bebé, pero no es un sustituto de su atención. Sujete a su bebé correctamente con el arnés de seguridad en todo momento.

Una vez que su bebé comience a moverse de manera independiente, tal vez deba comenzar a usar un corral (también llamado patio de juegos portátil). Pero incluso antes de que gatee o camine, un corral ofrece un lugar protegido donde puede acostarse o sentarse al aire libre, al igual que en habitaciones donde no tenga una cuna o un moisés. (Consultar las recomendaciones específicas en *Corrales*, página 487). Asegúrese de que el corral o el columpio que está pensando comprar no haya sido retirado del mercado por los fabricantes. Consulte en el sitio web de la Consumer Product Safety Commission (www.cpsc.gov) qué productos han sido retirados del mercado por sus fabricantes.

Comportamiento

Disciplina

A medida que su bebé adquiere más movimiento y se vuelve más curioso, es natural que se vuelva también más seguro. Esto es fantástico para su autoestima y deberá fomentarlo lo más posible. No obstante, cuando quiera hacer algo peligroso o que interrumpa al resto de la familia, deberá intervenir.

Durante los primeros 6 meses, más o menos, la mejor manera de lidiar con este tipo de conflictos es distraerlo con un juguete o una actividad alternativa. La disciplina estándar no funcionará hasta que aumente su capacidad de recordar (memoria), alrededor del final del séptimo mes. Solo entonces podrá utilizar una variedad de técnicas para desalentar las conductas indeseables.

Cuando finalmente comience a disciplinar a su hijo, nunca debe hacerlo en forma brusca. Recuerde que disciplina significa enseñar o instruir, no necesariamente castigar. A menudo el abordaje más exitoso es simplemente recompensar la conducta deseada y omitir las recompensas cuando no se comporta de la manera deseada. Por ejemplo, si llora sin motivo aparente, asegúrese de que no tenga nada a nivel físico; luego, cuando deje de llorar, recompénselo con atención adicional, palabras cariñosas y abrazos. Si vuelve a empezar, espere un poco más antes de prestarle atención y emplee un tono de voz firme cuando le hable. Esta vez, no lo recompense con atención adicional ni abrazos.

El objetivo principal de la disciplina es enseñar límites al niño, así que intente ayudarlo a entender exactamente lo que está haciendo mal cuando rompe una regla. Si nota que está haciendo algo que no está permitido, como tirarle del pelo, hágale saber que está mal diciendo tranquilamente "no", deteniéndolo y redireccionando su atención hacia una actividad aceptable.

Comentarios para los abuelos

Como abuelo o abuela, le encantará ver a su nieto desarrollarse. Durante este tiempo de su vida (de los 4 a los 7 meses) seguirá descubriendo el mundo que lo rodea y tiene más destrezas físicas y habilidades cognitivas para involucrarse en su entorno y disfrutarlo.

A medida que las vistas y los sonidos adquieren más significado para su nieto, y entre abundantes risas, estos son meses fantásticos para ambos. Las sonrisas, el juego interactivo y el reconocimiento de objetos, sonidos, personas y nombres familiares formarán parte de estos meses de descubrimiento. Su visión mejora, la transferencia de una mano a otra es más eficiente y su curiosidad es imparable. Asegúrese de reforzar estos hitos tempranos del aprendizaje que van ocurriendo a medida que pasa el tiempo.

En este momento, además, su nieto está empezando a moverse. Aunque este es un período maravilloso de la vida, deberá prestar especial atención cuando comience a sentarse. Si bien se sentará derecho con más frecuencia, también es probable que se caiga hacia uno u otro lado.

Como abuelo tiene un importante rol a desempeñar, y puede aprovecharlo al máximo (disfrutando el tiempo que pase con su nieto y estimulando su desarrollo) tomando las siguientes medidas:

■ Siga las iniciativas de su hija o hijo respecto a las actividades que puede hacer con su nieto, añadiendo algunas cosas propias especiales cuando sea adecuado. Los nombres especiales que compartan ("Bela", "Abu Juan"), los lugares a donde solo ustedes dos van y libros o música que compartan pueden ser elementos únicos de las experiencias que compartan juntos. Tenga en cuenta también invitar a otros abuelos y nietos para compartir un rato de vez en cuando; esto puede ser algo especial para su propio nieto.

■ Cuando compre regalos para su nieto, elija libros adecuados para la edad, al igual que juguetes que fomenten el juego creativo.

■ Póngase a disposición como niñera con la mayor frecuencia posible cuando su hijo o hija se lo pidan. Estos momentos que pase a solas con su nieto serán momentos especiales que atesorará para siempre. Llévelo a pasear (al parque o al zoológico) y, a medida que pasen los años, ayúdelo a desarrollar pasatiempos que puedan llevar a cabo juntos.

■ A medida que atraviese este momento de su vida captará mejor cómo es el temperamento de su nieto. Es inevitable que compare a quién se parece realmente entre los miembros de la familia. Comenzarán a surgir algunas de sus propias preferencias y rechazos y lo mejor es respetarlos. Si su nieto es particularmente bullicioso y activo, tal vez necesite tener más paciencia que de costumbre, en algunas ocasiones, para disfrutar plenamente su compañía. Dele algo de espacio y permítale ser quien es, pero refrénelo si se sale demasiado de los límites. Lo mismo se aplica a un niño tímido: no espere que deje de lado su timidez en el momento en que usted aparezca. Disfrútelo tal como es.

■ El cambio de pañales suele ser un ejercicio de control del "gusanito contorsionista" y posiblemente necesite de todas sus fuerzas para evitar que el bebé ruede hacia el piso. Suele ser buena idea usar la cama o el piso en vez de un cambiador; recuerde mantener cerca y al alcance de su mano todo lo necesario para cambiarle el pañal.

■ En lo que respecta a la disciplina, hable con los padres del bebé y asegúrese de que su propio punto de vista coincida con los deseos de los padres.

■ Tenga en cuenta la posibilidad de invertir en una cuna y otros tipos de mobiliario para su hogar adecuados para su nieto. Una silla alta realmente le resultará práctica si de vez en cuando (o con frecuencia) el bebé se queda a comer en su casa. Un carrito y un asiento de seguridad para el automóvil también podrían ser muy útiles. Y mantenga algunos medicamentos de uso cotidiano en casa (para casos de fiebre, eritema del pañal, etc.) y algunos juguetes que le gusten.

■ Ahora su nieto come de manera más regular y hacia fines de este período comerá alimentos sólidos (p. ej. cereal para bebés y purés de verdura, fruta y carne). Le reiteramos que cuando cuide a su nieto siga las pautas de los padres respecto a qué y cuándo darle de comer. Si están dentro del menú del bebé, permítale explorar sus propias versiones de las "comidas de bebé" como fruta, puré de verduras y carnes. No use alimentos enlatados para adultos. Evite darle trozos de alimentos que sean demasiado grandes y puedan provocarle asfixia. Si su nieto aún se amamanta, tenga algo de leche materna congelada en su congelador.

■ Su nieto ya debería dormir toda la noche, por lo que las ocasiones en las que se quede a pasar la noche deberían ser más disfrutables y causar menos trastornos en sus propios horarios. Cuando pase la noche en su casa, usted y su cónyuge pueden turnarse y ver quién cubrirá el turno de primera hora de la mañana si el bebé se despierta antes de lo que usted se despertaría normalmente.

■ Haga que su hogar sea un entorno seguro para su nieto. Siga las pautas del Capítulo 15 para convertir su hogar en una casa a prueba de bebés, desde poner todos los medicamentos fuera de la vista y del alcance hasta asegurarse de que no haya fósforos en ningún lugar donde el bebé pudiera alcanzarlos.

■ En determinados momentos, que su nuevo nieto y sus hermanos se queden en su casa al mismo momento podría ser demasiado para usted. Intente cuidar a un pequeño a la vez, en especial al principio. Al hacer esto, podrá personalizar la situación: hacer las actividades que acostumbra a la vez que ofrece el tan necesitado alivio que su hija o hijo necesita, para que pueda concentrar sus energías en el o los niños que le quedan en casa. Su rol constante y valioso en la ayuda a su hija o hijo para que se convierta en la mejor madre o padre que pueda ser, sigue siendo el propósito fundamental de todo lo que usted hace.

■ Puede fomentar el desarrollo de su nieto ahora y en el futuro sacando fotos y filmando películas familiares, creando álbumes de fotografías y escribiendo historias familiares (junto con fotos viejas y nuevas).

Si su hijo está tocando algo o intentando ponerse en la boca algo que no debe, retírele la mano suavemente mientras le dice que este objeto en particular no se puede tocar. Pero como quiere animarlo a tocar *otras* cosas, evite decir "No se toca". Otras frases más específicas, como "No te comas las flores" o "No se comen las hojas" transmitirán el mensaje sin confundirlo.

Nunca confíe en la disciplina para mantener seguro a su hijo. Todos los productos químicos de la casa (p. ej. jabones, detergentes) deben guardarse fuera del alcance de los niños, ya sea en un lugar alto o en placares con tranca. La temperatura del agua de la casa debe revisarse cuando sale del grifo. La temperatura más caliente del agua en el grifo no debe ser superior a 120 °F (48.9 °C) para evitar quemaduras. En muchos casos puede ajustar su calentador de agua para evitar que supere esta temperatura. Debe prestar especial atención mientras cocina, plancha la ropa o usa otras fuentes de calor.

Como todavía es relativamente fácil modificar su conducta a esta edad, este es un buen momento para establecer su autoridad y un sentido de coherencia. No obstante, tenga cuidado de no reaccionar exageradamente. Todavía no tiene la edad suficiente como para portarse mal intencionalmente y no entenderá si lo castiga o si levanta la voz. Puede que se confunda e incluso que se sobresalte cuando le digan que no debe hacer o tocar algo. En cambio, mantenga una actitud tranquila, firme, coherente y cariñosa. Si aprende ahora que usted tiene la última palabra, la vida será mucho más cómoda para ambos más adelante, cuando por naturaleza se vuelva más obstinado. Recuerde que se necesitarán muchas, pero muchas repeticiones de las mismas acciones para que un bebé aprenda lo que se espera que aprenda.

Hermanos

Si su bebé tiene un hermano mayor, puede que comience a ver cada vez más signos de rivalidad en esta etapa, en particular si la diferencia de edad es de menos de 2 años. Anteriormente el bebé era más dependiente, dormía mucho y no necesitaba su atención constante. Pero ahora que se está volviendo más demandante, deberá racionar su tiempo y energía de modo tal de tener suficiente para cada hijo en particular y para todos juntos.

Puede que su hijo mayor todavía sienta celos por tener que compartir su atención con el bebé. Una forma de darle un poco de atención adicional a su hijo mayor es apartar ciertas tareas especiales de "hermano mayor" que no involucren al bebé. Al hacer esto pasarán un tiempo juntos y harán las tareas del hogar. Asegúrese de decirle al niño cuánto valora esta ayuda.

También puede ayudar en las relaciones entre hermanos incluyendo al hijo mayor en actividades con el bebé. Si los dos cantan una canción o leen un cuento, al bebé le gustará escucharlos. El hijo mayor también puede ayudar a cuidar al bebé en cierto grado, ayudándola a la hora del baño o de cambiar los pañales. Pero, salvo que su hijo tenga al menos 12 años de edad, no lo deje solo con el bebé, aunque esté intentando ayudar. Es más fácil que a los niños más chicos se les caiga el bebé o lo lastimen sin darse cuenta de lo que están haciendo.

Para obtener más información, consulte la sección titulada *Hermanos* en el Capítulo 7 (*Desde el mes hasta los 3 meses de edad*). Muchos de los mismos temas y pautas que se describen allí se aplican también a los niños de entre 4 y 7 meses.

Observación de la salud

No se sorprenda si su bebé padece su primer resfrío o infección de oído poco después de cumplir 4 meses. Ahora que puede agarrar objetos entrará en contacto físico con muchas más cosas y personas, por lo que tendrá muchas más probabilidades de contraer enfermedades contagiosas.

La primera línea de defensa es mantener a su bebé alejado de toda persona que sepa que está enferma. Tenga especial cuidado de las enfermedades infecciosas tales como la gripe, el RSV, la varicela o el sarampión (consultar *Varicela,* página 834 y *Sarampión,* página 841). Si alguien de su grupo de juego tiene alguna de estas enfermedades, mantenga a su hijo fuera del grupo hasta estar segura de que no haya nadie más infectado. Pero recuerde que los niños y adultos contagian un día, más o menos, antes de tener síntomas, por lo que es imposible evitar algunas exposiciones.

Su hijo y los antibióticos

Los antibióticos son uno de los medicamentos más poderosos e importantes que se conocen. Cuando se usan correctamente pueden salvar vidas, pero cuando se usan de modo indebido de hecho pueden hacer daño a su hijo.

La mayoría de las infecciones son causadas por dos tipos de gérmenes: virus y bacterias. Los virus causan todos los resfríos y la mayoría de las toses. No existen medicamentos eficaces contra el resfrío común. Los antibióticos nunca curan las infecciones virales comunes. Su hijo se recupera de estas infecciones virales comunes cuando la enfermedad completa su proceso. *No se deben usar antibióticos para tratar las infecciones virales.*

Los antibióticos se pueden usar para tratar infecciones bacterianas, pero algunas cepas de bacterias se han vuelto resistentes a determinados antibióticos. Si su hijo está infectado con una bacteria resistente tal vez necesite un antibiótico distinto o incluso necesite recibir tratamiento en el hospital con medicamentos más fuertes administrados por vena (vía intravenosa [por IV]). Hay unas pocas cepas nuevas de bacterias que ya son intratables. Para proteger a su hijo contra las bacterias resistentes a los antibióticos, úselos solo cuando el pediatra haya decidido que podrían ser eficaces, ya que el uso reiterado o inadecuado de los antibióticos contribuye con el aumento de los virus y las bacterias resistentes.

■ ¿Cuándo se necesitan los antibióticos? ¿Cuándo no se necesitan?

Estas preguntas complicadas las responderá mejor su pediatra, ya que la respuesta dependerá del diagnóstico específico. Si cree que su hijo podría necesitar tratamiento, comuníquese con el pediatra.

- *Infecciones de oído:* A veces requieren antibióticos.

- *Infecciones sinusales:* Son muy poco frecuentes a esta edad, en gran parte porque los senos paranasales en sí son sumamente pequeños. Solo porque el moco de su hijo sea amarillo o verde eso no significa que tenga una infección bacteriana. Es normal que el moco, o la mucosidad, se vuelva espeso y cambie de color durante un resfrío viral.

- *Bronquitis:* Rara vez los niños necesitan antibióticos para la bronquitis.

- *Resfríos:* Los resfríos son causados por virus y a veces pueden durar dos semanas o más. Los antibióticos antibacterianos no surten efecto sobre los resfríos. Es probable que su pediatra tenga sugerencias en cuanto a las medidas de confort que se aplican mientras el resfrío sigue su curso.

- *Gripe:* Una vez que su hijo llegue a los 6 meses de edad, será lo suficientemente grande como para recibir su propia vacuna estacional contra la gripe. Hasta entonces, los demás miembros de la familia (padres y hermanos mayores) deben recibir su vacuna para proteger al bebé. Existen medicamentos antivíricos para esta infección, pero no todos son adecuados para recién nacidos y niños muy pequeños.

A veces, las infecciones virales pueden derivar en infecciones bacterianas. Mantenga informado a su pediatra si la enfermedad empeora o dura mucho tiempo para que pueda proporcionar el tratamiento adecuado según sea necesario.

Si le recetan un antibiótico, asegúrese de que su hijo tome toda la ronda indicada, aunque se esté sintiendo mejor antes de que se terminen todas las píldoras o el líquido. Nunca guarde antibióticos para más adelante ni permita que otros miembros de la familia usen una receta que no se hizo para ellos.

Sin importar cómo intente proteger a su bebé, por supuesto que habrá ocasiones en las que se enferme. Esta es una parte inevitable del crecimiento y ocurrirá con más frecuencia a medida que tenga más contacto directo con otros niños. No siempre es fácil darse cuenta cuando un bebé está enfermo pero hay ciertos signos que le darán pistas. ¿Se ve pálido o tiene ojeras? ¿Se muestra menos enérgico o más irritable que de costumbre? Si tiene una enfermedad infecciosa es probable que tenga fiebre (consultar el capítulo 27, *Fiebre*) y tal vez esté perdiendo peso debido a la disminución del apetito, diarrea o vómitos. Algunas infecciones renales o pulmonares difíciles de detectar también pueden evitar que los bebés aumenten de peso. A esta edad, una pérdida de peso podría significar que el bebé tiene algún problema digestivo, como alergia al trigo o a la proteína de la leche (ver *Enfermedad celíaca*, página 526, *Alergia a la leche*, página 566) o que carece de las enzimas digestivas necesarias para digerir determinados alimentos sólidos. Si sospecha que su hijo podría estar enfermo pero no puede identificar el problema exacto, o si le preocupa algo de lo que está ocurriendo, llame a su pediatra y describa los síntomas que le preocupan.

Las siguientes enfermedades son las que ocurren de manera más común a esta edad. (Todas se describen en la Parte II de este libro).

Bronquiolitis
(consultar la página 595)

Diarrea
(consultar la página 530)

Dolor de garganta
(consultar la página 673)

Resfriados
(consultar la página 659)

Dolor de oído/Infección de oído
(consultar la página 662)

Vómitos
(consultar la página 549)

Conjuntivitis
(consultar la página 728)

Fiebre
(consultar la página 763)

Crup
(consultar la página 600)

Neumonía
(consultar la página 605)

Actualización de vacunas

A los 4 meses, su bebé debe recibir:

- Segunda vacuna DTaP

- Segunda vacuna contra la poliomielitis

- Segunda vacuna contra la Hib (*Haemophilus influenzae* tipo b)

- Segunda vacuna antineumocócica

- Segunda vacuna contra la hepatitis B (se puede administrar entre el mes y los 4 meses)

- Segunda vacuna contra el rotavirus (se puede administrar tan pronto como 4 semanas después de la primera dosis)

Y a los 6 meses:

- Primera dosis de la vacuna contra la gripe si se está en la temporada de gripe; la segunda dosis se administra un mes después

- Tercera vacuna DTaP

- Tercera vacuna contra la poliomielitis (que se puede administrar entre los 6 y los 18 meses)

- Tercera vacuna antineumocócica

- Tercera vacuna contra la Hib (dependiendo del tipo de vacuna administrada para la primera y segunda dosis)

- Tercera vacuna contra la hepatitis B (se puede administrar entre los 6 y los 18 meses)

- Tercera vacuna contra el rotavirus (dependiendo del tipo de vacuna, una requiere dos dosis y la otra, tres)

Control de seguridad

Asientos de seguridad para el automóvil

- Coloque y sujete a su bebé en un asiento de seguridad para bebés antes de arrancar el auto. Debe estar equipado con un arnés de cinco puntas. Cuando su hijo alcanza el peso o la altura máximos que admite su asiento de seguridad para el automóvil orientado hacia atrás (revise las etiquetas o instrucciones para encontrar estos límites), deberá usar un asiento de seguridad para el auto convertible, donde puedan viajar niños mirando hacia atrás. Podrá elegir usar un asiento de seguridad para automóvil convertible orientado hacia atrás desde el nacimiento; esto es seguro mientras el asiento contenga a su bebé correctamente.

- El asiento trasero es el lugar más seguro para que viajen todos los niños. No coloque nunca un asiento de seguridad orientado hacia atrás en el asiento delantero de un vehículo con bolsa de aire en el asiento del pasajero.

Ahogamiento

- Nunca deje a un bebé solo en una tina ni cerca de una pileta de agua, ni por un momento y sin importar lo superficial que sea. Los bebés pueden ahogarse en unas pocas pulgadas de agua. Los asientos de bebé para baño o los aros de soporte no sustituyen la supervisión adulta. Practique la supervisión táctil manteniendo al bebé al alcance de su mano siempre que esté en el agua o cerca de ella.

Caídas

- Nunca deje al bebé sin supervisión en sitios altos como sobre una mesa, un cambiador o cerca de las escaleras. Si se cae y parece estar actuando de manera anormal, en cualquier sentido, llame de inmediato al pediatra.

Quemaduras

- Nunca fume ni coma, beba o transporte cosas calientes mientras carga a un bebé.

- Mantenga todos los líquidos calientes, como el café y el té, fuera del alcance del bebé.

- Evite quemaduras asegurándose de que la temperatura más caliente en el grifo no sea superior a 120 °F (48.9 °C).

Asfixia

- Nunca dé a un bebé alimentos ni objetos pequeños que pudieran causarle asfixia. Todos los alimentos deben estar pisados, triturados o lo suficientemente blandos como para tragar sin masticar.

~ 9 ~

De los 8 a los
12 meses de edad

DURANTE ESTOS MESES su bebé adquiere cada vez más movimiento y esto es un acontecimiento que los emocionará y desafiará a ambos. Poder moverse de un lugar al otro le otorga a su hijo una maravillosa sensación de poder y control: su primera experiencia de verdadera independencia física. Y si bien esto es sumamente estimulante para él, también es aterrador, ya que llega en el momento donde tal vez esté molesto por separarse de usted. Por más ansioso que esté por andar solo y explorar los confines más lejanos de sus dominios, es probable que llore si al irse la pierde de vista o si usted se va demasiado lejos de él.

Desde su punto de vista, la movilidad de su bebé es fuente de una preocupación considerable, además de un gran orgullo. Gatear y caminar son señales de que ese está desarrollando en tiempo y forma, pero estos logros también significan que mantenerlo seguro será un trabajo de tiempo completo. Si aún no ha asegurado su casa a prueba de niños, hágalo ahora.

(Consultar el Capítulo 15 sobre seguridad). A esta edad su bebé no tiene el concepto de peligro y la memoria que retiene sus advertencias es limitada. La única forma de protegerlo de los cientos de peligros de su hogar es asegurar los armarios y cajones, colocar los objetos peligrosos y los valiosos fuera de su alcance y hacer inaccesibles las habitaciones peligrosas, como el baño, salvo que el bebé esté supervisado.

Al asegurar su casa a prueba de niños, además, dará a su bebé una mayor sensación de libertad. Después de todo, serán pocos los lugares a los que no pueda llegar, por lo que puede permitirle realizar sus propios descubrimientos sin intervenir ni ayudarlo. Estos logros personales promoverán su autoestima incipiente. Incluso usted puede pensar en formas de facilitarlos, como por ejemplo:

1. Llene un armario o cajón de cocina que esté a baja altura con objetos seguros y permita que su bebé lo descubra por sí solo.

2. Almohadille los bordes de una mesa de centro o de un sofá, o considere la posibilidad de contar con un otomano de bordes suaves y permítale levantarse y desplazarse.

3. Equipe su hogar con cojines de formas y tamaños variados y permítale experimentar las distintas formas en las que se puede mover por encima y alrededor de ellos.

Saber cuándo guiar a un niño y cuándo dejarlo hacer cosas por sí mismo es parte del arte de ser padres. A esta edad, su hijo es sumamente expresivo y le dará las pistas que necesita para decidir cuándo intervenir. Cuando se frustre en vez de sentirse desafiado, por ejemplo, no lo deje luchando solo. Si está llorando porque la pelota se atascó debajo del sofá, fuera de su alcance, o si logró pararse pero no se puede sentar, necesita su ayuda. No obstante, en otros momentos, es importante dejarlo resolver sus propios problemas. No deje que su impaciencia le haga intervenir más de lo absolutamente imprescindible. Tal vez le resulte tentador dar de comer a su bebé de 9 meses, por ejemplo, porque es más rápido y se ensucia menos que si lo deja comer solo. No obstante, eso también lo priva de la posibilidad de aprender una valiosa destreza nueva. Cuantas más oportunidades le dé para descubrir, probar y fortalecer sus nuevas capacidades, más confiado y aventurero será.

Crecimiento y desarrollo

Apariencia física y crecimiento

Su bebé seguirá creciendo rápidamente durante estos meses. El típico varón de 8 meses pesa entre 17.5 y 22 libras (8 a 10 kg). Las niñas tienden a pesar media libra menos. Para el primer cumpleaños, el niño promedio habrá triplicado el peso con el que nació y medirá entre 28 y 32 pulgadas (71 a 81 cm) de altura. El crecimiento de la cabeza se hace un poco más lento entre los 8 y los 12 meses comparado con los primeros 6 meses. El tamaño típico de la cabeza a los 8 meses es de 17½ pulgadas (44.5 cm) de circunferencia; al año, es de 18 pulgadas (46 cm). Cada bebé crece a su propio ritmo; no obstante, debe controlar las curvas de peso y talla de su hijo en las tablas de crecimiento del Anexo para asegurarse de que esté siguiendo el patrón establecido en sus primeros 8 meses.

Cuando su hijo se pare por primera vez, tal vez le sorprenda su postura. La panza sobresaldrá, las nalgas también y la espalda tendrá cierta inclinación hacia adelante. Puede que se vea inusual, pero esta postura es perfectamente normal desde el momento en que comienza a pararse hasta que desarrolla un sentido de equilibrio seguro en algún momento del segundo año.

Tal vez los pies de niño también le parezcan un poco raros. Cuando se acuesta boca arriba puede que los dedos de los pies apunten hacia adentro, con una apariencia similar a lo que se denomina "dedos de paloma". Esta condición es común y suele desaparecer hacia los 18 meses. Si persistiera, el pediatra le enseñará algunos ejercicios de pies o piernas para que haga con su bebé. Si el problema fuera grave, es posible que el pediatra lo refiera a un traumatólogo pediátrico. (Consultar *Dedos de paloma*, página 828).

Cuando su hijo dé sus primeros pasos tambaleantes, tal vez note una apariencia bastante diferente; puede que los pies apunten hacia afuera. Esto se debe a que los ligamentos de las caderas todavía están tan flojos que las piernas giran naturalmente hacia afuera. Durante los primeros 6 meses de su segundo año, los ligamentos se tensarán y los pies deberán apuntar hacia adelante casi rectos.

A esta edad, los pies de su hijo parecerán planos, por que el arco está oculto por una "almohadilla" de tejido adiposo. En un plazo de 2 a 3 años, esta grasa desaparecerá y el arco quedará a la vista.

A esta edad, los pies de su hijo parecerán planos, por que el arco está oculto por una "almohadilla" de tejido adiposo. En un plazo de 2 a 3 años, esta grasa desaparecerá y el arco quedará a la vista.

Movimiento

A los 8 meses, es probable que su bebé se siente sin apoyo. Aunque tal vez se caiga de lado de vez en cuando, por lo general se sostendrá con los brazos. A medida que los músculos del tronco se fortalezcan, también comenzará a inclinarse hacia adelante para recoger juguetes. Al final descubrirá cómo darse vuelta para ponerse boca abajo y volver a incorporarse hasta quedar sentado.

Ahora, cuando esté acostado sobre una superficie plana, su bebé estará en constante movimiento. Cuando esté boca abajo arqueará el cuello para poder mirar a su alrededor, y cuando esté boca arriba se agarrará los pies (o cualquier otra cosa que tenga cerca) y se los llevará a la boca. Pero no se conformará con quedarse acostado de espaldas durante mucho tiempo. Ahora puede darse vuelta según lo desee y cambiar de posición en un santiamén. Esto puede ser particularmente peligroso mientras le cambian los pañales, por lo que tal vez desee retirar su cambiador y usar en cambio el piso o una cama, desde donde es menos probable que se caiga. Nunca lo deje solo, ni por un instante, en ningún momento.

Toda esta actividad fortalece los músculos para gatear, una destreza que se suele dominar entre los 7 y los 10 meses. Durante un tiempo puede que simplemente se hamaque apoyado en las manos y las rodillas. Como tiene los músculos de los brazos mejor desarrollados que los de las piernas, puede que incluso se impulse hacia atrás en vez de hacia adelante. Pero con tiempo y práctica descubrirá que, al afirmarse en las rodillas y hacer fuerza, se puede impulsar hacia adelante por la habitación y en dirección al objetivo escogido.

Algunos niños nunca gatean. En cambio, usan métodos de movimiento alternativos, como arrastrarse sentados o reptar panza abajo. Siempre y cuando su bebé aprenda a coordinar cada lado del cuerpo y use cada uno de los brazos y piernas de igual forma, no hay de qué preocuparse. Lo importante es que pueda explorar el entorno por sí solo y fortalecer su cuerpo preparándose para caminar. Si siente que su hijo no se está moviendo con normalidad, comente su preocupación al pediatra.

¿Cómo puede alentar a su hijo a gatear? Intente presentarle objetos curiosos dejándolos apenas fuera de su alcance. A medida que se vuelve más ágil, arme caminos con obstáculos en miniatura con almohadas, cajas y cojines de sillones para que gatee por encima y entre ellos. Únase al juego escondiéndose detrás de uno de los obstáculos y sorprendiéndolo diciendo "¡pica!". No obstante, nunca deje a su bebé sin supervisión entre estas cosas. Si se cae entre las almohadas o debajo de una caja, tal vez no logre salir de ahí. Esto seguramente lo asuste e incluso podría ahogarse.

Las escaleras son otro camino con obstáculos predefinido, pero potencialmente peligroso. Si bien su bebé debe aprender a subir y bajar escaleras, no debe permitirle jugar en ellas solo en este momento de su vida. Si tiene una escalera en su casa, es probable que se dirija directo a ella cada vez que tenga la posibilidad; coloque un portón firme tanto en la parte superior de la escalera como en la parte inferior para impedirle el acceso. (Para ver un tipo de portón seguro de tipo horizontal, consultar la página 485).

Para sustituir las escaleras reales, permita a su bebé practicar cómo subir y bajar escalones en escaleras armadas con bloques de espuma resistentes o cajas de cartón firmes y forradas de tela. Alrededor del año de edad, cuando su bebé se haya convertido en un gateador competente, enséñele a bajar las escaleras hacia atrás. Puede que dé algunos tumbos antes de entender la lógica de bajar con los pies hacia adelante en vez de la cabeza; practiquen en escalones alfombrados y permítale subir solo algunos. Si no hay escaleras alfombradas en su casa, permítale perfeccionar esta destreza cuando visite alguna casa donde sí las haya.

Aunque gatear hace una enorme diferencia en la forma en la que su bebé ve el

Pronto logrará mantenerse erguido y en movimiento hasta que usted lo atrape, varios pasos después.

mundo y lo que puede hacer, no espere que se conforme con eso por mucho tiempo. Verá a todo el mundo caminando a su alrededor y eso es lo que querrá hacer él también. En preparación para este gran paso, se parará cada vez que pueda, si bien cuando recién comienza tal vez no sepa como volver a sentarse. Si llora pidiéndole ayuda, muéstrele con su cuerpo cómo flexionar las rodillas para que pueda volver a sentarse en el piso sin caerse. Enseñarle esta destreza le ahorrará muchas visitas adicionales a su habitación por las noches, cuando esté parado en la cuna y llore porque no sabe cómo sentarse.

Una vez que su bebé se sienta seguro estando de pie, intentará dar algunos pasos aferrándose a algo como apoyo. Por ejemplo, cuando sus manos no estén disponibles, se trasladará a lo largo de los muebles. Asegúrese de que lo que sea que use como apoyo no tenga bordes filosos y esté bien afirmado o fijado con seguridad al piso para que no se le caiga encima.

A medida que mejora su equilibrio, de vez en cuando se soltará, agarrándose para sostenerse cuando se sienta caer. La primera vez que siga avanzando solo, sus pasos serán temblorosos. Al principio tal vez solo dé un paso antes de dejarse caer, ya sea por sorpresa o por alivio. No obstante, pronto logrará mantenerse erguido y en movimiento hasta que usted lo atrape, varios pasos después. Por más milagroso que parezca, la mayoría de los niños avanzan de estos primeros pasos a un andar bastante confiado en cuestión de días.

Si bien ambos se sentirán emocionados por este espectacular acontecimiento, a veces se sentirá angustiada, en especial cuando se tropiece y se caiga. Pero aunque se esfuerce por brindarle un entorno seguro y suave, es casi imposible evitar los golpes y los moretones. Tómese estos accidentes con naturalidad. Ofrezca un abrazo rápido o una palabra de consuelo y envíe al pequeño al ruedo una vez más. Si usted no se perturba en exceso por estas caídas, él tampoco lo hará.

En esta etapa, o incluso antes, muchos padres comienzan a usar un andador. Al contrario de lo que sugiere su nombre, estos dispositivos no ayudan en el proceso de aprender a caminar. De hecho eliminan el deseo de caminar. Y para peor, suponen un grave peligro porque se pueden dar vuelta con facilidad cuando el niño se choca contra un obstáculo como un juguete pequeño o una alfombra pequeña. Los niños en andadores tienen además más probabilidades de caerse por las escaleras y meterse en lugares peligrosos que de no tener andador estarían fuera de su alcance. Por estos motivos, **la American Academy of Pediatrics insta enfáticamente a los padres a no usar andadores para bebés.**

Son mejores elecciones un andador fijo o un centro de actividades. No tienen ruedas sino asientos que giran y rebotan. También puede tener en cuenta obtener un vagón de remolque resistente o un "autito infantil para empujar". Asegúrese de que el juguete tenga una barra que el bebé pueda empujar y que tenga contrapeso para que no se dé vuelta cuando tire de él con la fuerza de su cuerpo.

A medida que su bebé comience a caminar afuera, necesitará zapatos para proteger sus pies. Deben ser cerrados, cómodos y flexibles, con suelas antideslizantes para evitar que se resbale, y tener espacio para el crecimiento del pie, las zapatillas

Hitos de movimiento para su bebé de 8 a 12 meses

■ Se sienta sin ayuda

■ Gatea hacia adelante sobre la panza, impulsándose con brazos y piernas

■ Adopta una posición en 4 patas

■ Se arrastra apoyado en las manos y las rodillas, sosteniendo el tronco con ellas

■ Cambia de posición, de estar sentado a gatear o quedar acostado boca abajo

■ Logra ponerse de pie

■ Camina agarrándose de los muebles

■ Queda parado momentáneamente sin apoyo

■ Puede que camine un par de pasos sin apoyo

deportivas son una elección ideal. Su hijo no necesita cuñas, plantares, contrafuertes altos, talones reforzados, arcos especiales ni otros accesorios designados para dar forma y sostén al pie, ya que no se ha demostrado su beneficio para los niños típicos. Los pies le crecerán muy rápido durante estos meses y los zapatos deberán seguirle el ritmo. Su primer par de zapatos probablemente le dure de 2 a 3 meses, pero deberá comprobar que le queden bien al menos una vez por mes durante este período formativo. Lo mejor suele ser que un profesional capacitado en las necesidades específicas de los pies de los niños pruebe los zapatos a su hijo.

Los primeros pasos de muchos bebés ocurren alrededor de su primer cumpleaños, aunque es perfectamente normal que los niños comiencen a caminar un poco antes o un poco después. Al principio, su hijo caminará con los pies bien separados para mejorar su tambaleante sentido de equilibrio. Durante esos primeros días y semanas es posible que comience a caminar muy rápido y se caiga cuando intente detenerse. A medida que adquiera más confianza, aprenderá a detenerse y a cambiar de dirección. Antes de que pase mucho tiempo podrá agacharse para recoger algo y volver a ponerse de pie. Cuando alcance este nivel de logros, sentirá un enorme placer al jugar con juguetes de arrastre, cuanto más ruidosos mejor.

Destrezas de manos y dedos

Los logros más drásticos de su bebé en estos meses serán el dominio del gateo, pararse y caminar, pero no pase por alto todas las cosas maravillosas que está aprendiendo a hacer con las manos. Al principio de este período todavía acerca las cosas con un agarre de "rastrillo", pero hacia fines del mismo agarrará con precisión prensando entre el pulgar y los dedos índice o mayor. Lo encontrará practicando este movimiento de pinza en cualquier objeto pequeño, desde motas de polvo hasta cereales, e incluso puede que intente chasquear los dedos si le enseña cómo hacerlo.

A medida que el bebé aprende a abrir los dedos cuando lo desea, disfrutará encantado al dejar caer y arrojar cosas. Si deja juguetes pequeños en la bandeja de su sillita alta o en su corral, los arrojará lejos y llamará en voz alta para que alguien se los recoja, así puede hacerlo otra vez. Si arroja objetos duros, como bloques, puede que cause algún daño y es probable que aumente notoriamente el nivel de ruido en su casa. Su vida será un poco más tranquila si lo redirige hacia objetos más blandos, como pelotas de varios tamaños, colores y texturas. (Incluya algunos con cuentas o cascabeles adentro, para que hagan ruido cuando rueden). Una actividad que no solo es divertida sino que le permite observar las destrezas en desarrollo de su hijo es sentarse en el piso y arrojarle una pelota grande rodando hacia él. Al principio la palmeará aleatoriamente, pero eventualmente aprenderá a golpearla para que vuelva hacia usted rodando.

Con esta coordinación mejorada, su bebé podrá ahora investigar los objetos que encuentra con mayor detenimiento. Los recogerá, sacudirá, golpeará y los pasará de una mano a otra. Le llamarán particularmente la atención los juguetes con partes móviles: ruedas que giran, palancas que se pueden mover, bisagras que abren y cierran. Los orificios también son fascinantes, porque puede meter los dedos en ellos y, cuando adquiera un poco más de destreza, tirará cosas por allí.

Los bloques son otros juguetes preferidos a esta edad. De hecho, nada motiva más a un bebé para gatear como una torre que espera que la derrumben. Hacia fines de este período, puede que su hijo incluso comience a construir sus propias torres apilando un bloque sobre otro.

Hitos de destrezas de manos y dedos para su bebé de 8 a 12 meses

- Emplea el agarre tipo pinza
- Golpea un cubo contra otro
- Introduce objetos en un recipiente
- Saca objetos de un recipiente
- Suelta las cosas voluntariamente
- Toca las cosas con el dedo índice
- Intenta dibujar garabatos

Desarrollo del lenguaje

Hacia fines del primer año, su bebé comenzará a comunicarle lo que desea señalando, gateando o haciendo gestos hacia su objetivo. Además, imitará muchos de los gestos que ve hacer a los adultos cuando hablan. No obstante, esta comunicación no verbal es solo una medida temporal mientras aprende cómo poner sus mensajes en palabras.

¿Ha notado que los gorgoritos, balbuceos y chillidos de los primeros meses ahora dieron lugar a sílabas reconocibles como "ba", "da", "ga" y "ma"? Incluso es posible que su hijo se tropiece más bien por accidente con palabras tales como "mamá" y "hola", y cuando usted se emociona el bebé se dará cuenta de que dijo algo significativo. Antes de que pase mucho tiempo, comenzará a usar "mamá" para llamarla a usted o para llamar su atención. A esta edad, también es posible que diga "mamá" durante el día simplemente para practicar la palabra. No obstante, en última instancia, usará las palabras solo cuando quiera comunicar su significado.

Aunque ha estado hablando con su bebé desde el nacimiento, ahora entiende más elementos del lenguaje y, por consiguiente, sus conversaciones adoptarán un nuevo significado. Es probable que entienda mucho más de lo que usted sospecha antes de poder decir alguna o muchas palabras. Por ejemplo, mire cómo responde cuando menciona un juguete favorito que está del otro lado de la habitación. Si mira hacia él, le está diciendo que entiende. Para ayudarlo a aumentar su comprensión, siga hablándole lo más que pueda. Dígale lo que está ocurriendo a su alrededor, en particular mientras lo baña, lo cambia y lo alimenta. Use un lenguaje simple y específico: "Te estoy secando con la toalla azul grande. ¡Qué suavecita se siente!". Nómbrele los juguetes y objetos que le son familiares e intente ser lo más consistente posible, es decir, si hoy le dice gato a la mascota familiar, no le diga minino mañana.

Los libros de imágenes pueden mejorar todo este proceso al reforzar su comprensión incipiente de que todo tiene un nombre. Elija libros con páginas

Bebés bilingües

Si habla un segundo idioma en su casa, no se preocupe porque su hijo se confunda al escuchar dos idiomas. Millones de familias estadounidenses no solo hablan inglés sino también otro idioma en sus vidas diarias. Las investigaciones y la experiencia de los padres demuestran que cuando los niños quedan expuestos a dos idiomas (o incluso más) a muy temprana edad, en particular cuando escuchan ambos idiomas constantemente, son capaces de aprender ambos idiomas en forma simultánea. Sí, durante el desarrollo normal del lenguaje del niño tendrá más dominio de uno u otro idioma y, en ocasiones, puede que incorpore palabras de un idioma cuando esté hablando el otro. Pero con el tiempo, ambos idiomas le resultarán diferenciables y distintos, y podrá comunicarse en ambos. (Algunos estudios sugieren que si bien puede que entienda ambos idiomas, hablará uno mejor que el otro durante un tiempo).

Claramente debe alentar a su hijo a convertirse en bilingüe. Es un elemento de valor y una destreza que lo beneficiará durante el resto de su vida. En general, cuanto más pequeño sea cuando le presentan ambos idiomas, mejor los aprenderá. En comparación, puede que le resulte un poco más difícil aprender el segundo idioma si se le presenta durante los años preescolares, solo después de haber aprendido a hablar exclusivamente el primer idioma.

grandes de cartón, tela o vinilo que el bebé pueda dar vuelta por sí solo. Además, busque ilustraciones sencillas pero coloridas de cosas que su hijo reconocerá.

Ya sea que le esté leyendo o hablando con él, ofrézcale abundantes oportunidades para que participe. Haga preguntas y espere una respuesta. O permítale llevar la voz cantante. Si dice "gaagaagaa", repítalo y vea lo que hace. Sí, estos intercambios pueden parecer insignificantes, pero le dicen a su bebé que la comunicación es un proceso de ida y vuelta y que es un participante bienvenido. Prestar atención a lo que dice también la ayudará a identificar las palabras que él entiende y hará más probable que reconozca las primeras palabras que el bebé dice.

Estas primeras palabras, por cierto, no suelen ser en un español correcto. Para su hijo, una "palabra" es cualquier sonido que refiere constantemente a la misma persona, al mismo objeto o al mismo evento. Por lo tanto, si dice "lem" cada vez que quiere leche, debe tratar a "lem" con todo el respeto que merece una palabra legítima. No obstante, cuando le responda, use la palabra "leche" y, al final, él mismo se corregirá.

Hay una enorme variación en la edad en la cual los niños comienzan a decir palabras reconocibles. Algunos tienen un vocabulario de dos a tres palabras para el momento de su primer cumpleaños. Lo más probable es que el discurso de su bebé a los 12 meses conste de una serie de palabras incomprensibles que tienen el tono y las variaciones del discurso inteligible. Mientras esté experimentando con sonidos cuya intensidad, tono y calidad varíen, se estará aprontando para hablar. Cuanto más le responda como si estuviera hablando, más estimulará su necesidad de comunicarse.

Hitos del lenguaje para su bebé de 8 a 12 meses

- **Presta cada vez más atención a lo que se habla**
- **Responde a solicitudes verbales sencillas**
- **Responde ante el "no"**
- **Usa gestos simples, como mover la cabeza hacia uno y otro lado para decir "no"**
- **Balbucea con inflexión**
- **Dice "papá" y "mamá"**
- **Usa exclamaciones como "¡oh oh!"**
- **Intenta imitar palabras**

Desarrollo cognitivo

Un bebé de 8 meses siente curiosidad por todo, pero también tendrá una capacidad de atención muy limitada y pasará rápidamente de una actividad a la siguiente. El tiempo máximo que pasará con un juguete será de 2 a 3 minutos y luego pasará a otra cosa. Hacia los 12 meses, estará dispuesto a sentarse durante hasta 15 minutos con algo particularmente interesante para jugar, pero la mayor parte del tiempo seguirá siendo un cuerpo en movimiento y no debe esperar que sea diferente.

Irónicamente, aunque las jugueterías rebosan de juguetes, mostrando una cosa cara tras otra, los juguetes que más fascinan a los niños de esta edad son objetos comunes de la casa como cucharas de madera, cajas de huevos y recipientes de plástico de todas las formas y tamaños. A su bebé le interesarán en particular las cosas que difieren un poco de lo que ya conoce, por lo que si se aburre de la caja de avena con la que estaba jugando, puede renovar su interés poniéndole una pelotita adentro o convirtiéndola en un juguete de arrastre atándole una cuerda corta. Estos pequeños cambios lo ayudarán a aprender a detectar las pequeñas diferencias entre lo que le resulta familiar y lo que no. Además, cuando elija cosas para jugar, recuerde que los objetos demasiado parecidos a los que ya ha visto le llamarán la atención por un momento y serán dejados de lado, mientras que las cosas que le resulten demasiado extrañas podrían ser confusas o asustarlo. Busque en cambio objetos y juguetes que gradualmente lo ayuden a ampliar sus horizontes.

A menudo su bebé no necesitará su ayuda para descubrir objetos que caigan dentro de esta tierra media de novedad. De hecho, en cuanto pueda gatear, saldrá a la búsqueda de nuevas cosas para conquistar. Revisará sus cajones, vaciará cestos de basura, saqueará los armarios de la cocina y realizará experimentos elaborados en todo lo que encuentre. (Asegúrese de que no haya nada que pueda lastimarlo en esos recipientes y vigílelo siempre que esté involucrado en estas actividades). No se cansará jamás de dejar caer, hacer rodar, arrojar, sumergir o agitar objetos para descubrir cómo se comportan. Esto podría parecerle un juego aleatorio, pero es la forma en la que su hijo descubre cómo funciona el mundo. Como todo buen científico, está observando las propiedades de los objetos y a partir de sus observaciones desarrollará ideas sobre las formas (algunas cosas ruedan y otras no), texturas (hay cosas que pueden ser ásperas, suaves o lisas) y tamaños (algunas cosas caben dentro de otras). Incluso comenzará a entender que algunas cosas son comestibles y otras no, aunque todavía se llevará todo a la boca solo para estar seguro. (Una vez más, asegúrese de que no haya nada peligroso en los alrededores que se pueda meter en la boca).

Sus constantes observaciones durante estos meses también lo ayudan a entender que los objetos existen incluso cuando están fuera de su vista. Este concepto se llama permanencia de los objetos. A los 8 meses, cuando usted esconda un juguete debajo de una bufanda, levantará la bufanda y buscará el juguete que está debajo: una respuesta que no hubiera ocurrido 3 meses atrás. No obstante, si intenta esconder el juguete debajo de la bufanda y sacarlo cuando no esté mirando, su bebé de 8 meses

Variaciones del juego "¿Dónde está? ¡Acá está!"

Las variaciones posibles del juego de escondite "¿Dónde está? ¡Acá está!" son infinitas. A medida que su hijo se torna más móvil y alerta, crea juegos que le permiten ponerse a la cabeza. Aquí incluimos algunas sugerencias.

1. Enrolle un paño suave alrededor de la cabeza del bebé y pregunte: "¿Dónde está el bebé?". Una vez que entienda el juego, se quitará el paño y aparecerá sonriendo.

2. Con el bebé acostado boca arriba enfrentado a usted, levántele ambas piernas juntas ("¡Arriba, arriba, arriba!") hasta esconder su cara con las piernas del bebé. Luego sepárele las piernas: "¡Cucú!". Cuando entienda la idea, moverá las piernas solo. (Este es un juego ideal para la hora de cambiar el pañal).

3. Escóndase detrás de una puerta o un mueble, dejando un brazo o un pie como pista. Estará encantado de ir a buscarla.

4. Túrnese con su bebé y "escondan" la cabeza debajo de una toalla grande, permitiéndole quitar la toalla, volviendo a ponerle la toalla sobre la cabeza y quitándosela.

quedará perplejo. Hacia los 10 meses, estará tan seguro de que el juguete aún existe que seguirá buscándolo. Para ayudar a su bebé a aprender sobre la permanencia de los objetos, juegue al escondite con él ("¿Dónde está? ¡Acá está!"). Al cambiar de una variación de este juego a otra, mantendrá su interés casi indefinidamente.

A medida que se acerca su primer cumpleaños, su hijo tendrá cada vez más conciencia no solo de que las cosas tienen nombres sino de que además tienen funciones particulares. Usted verá cómo se incorpora esta nueva conciencia en su juego como una forma muy primitiva de la fantasía. Por ejemplo, en vez de tratar un teléfono de juguete como un objeto interesante para masticar, tocar con el dedo y golpear, se lo llevará a la oreja tal como ha visto que usted hace. Puede fomentar actividades de desarrollo importantes como esta ofreciéndole accesorios sugerentes, como un cepillo de pelo, un cepillo de dientes, un vaso o una cuchara, y ser una espectadora entusiasta de sus representaciones.

Hitos cognitivos para su bebé de 8 a 12 meses

- Explora objetos de muchas maneras diferentes (sacude, golpea, arroja, deja caer)
- Encuentra las cosas ocultas con facilidad
- Mira la imagen correcta cuando se nombra el objeto
- Imita gestos
- Comienza a usar los objetos correctamente (bebe de un vaso, se cepilla el pelo, marca los números de un teléfono, escucha en el auricular)

Desarrollo cerebral

Tal como leyó en este capítulo y en los que lo preceden, los primeros meses de la vida de su bebé son fundamentales para su desarrollo cerebral. El entorno al que lo expone y las experiencias que vive en este período de su vida ejercerán una influencia poderosa en la forma en la que crece su cerebro.

Todos los días tendrá oportunidades de cultivar el cerebro de su hijo. Puede proporcionarle estímulo intelectual simplemente hablándole y animándolo a decir las palabras que está aprendiendo. Puede ofrecerle un entorno cómodo y seguro donde explorar el mundo que lo rodea. Puede proporcionarle juguetes sencillos que desafíen el desarrollo de su cerebro. Pueden jugar a juegos que fomenten el esfuerzo de la memoria.

En el recuadro incluido a continuación encontrará algunas sugerencias que puede usar día a día, a medida que su bebé avanza desde los 8 hacia los 12 meses de edad. Realmente pueden hacer una diferencia en la vida de su hijo y no solo ahora, sino que construirán una base sólida para el crecimiento cerebral en años venideros.

Estimulación del crecimiento del cerebro del bebé: De los 8 a los 12 meses de edad

- Háblele y cántele mientras lo viste, baña y alimenta, cuando juega, camina y conduce, tal como le hablaría a un adulto; consulte a su pediatra si el bebé no parece responder a los sonidos o si no está desarrollando sílabas y palabras.

- Preste atención a los ritmos y estados de ánimo de su bebé. Respóndale cuando esté molesto al igual que cuando esté feliz.

- Su bebé estará muy sintonizado con usted y con las demás personas con las que se encuentre. Su capacidad de responder ante sus emociones es una parte importante de este período del desarrollo. Entre los 8 y los 9 meses de edad, literalmente puede leer su cara y entender las emociones, lo que recalca la necesidad de controlar las emociones fuertes.

- Aliente a su bebé a jugar con bloques y juguetes blandos, lo que lo ayuda a desarrollar la coordinación entre la mano y los ojos, las destrezas de motricidad fina y un sentido de competencia.

- Ofrézcale un entorno estimulante y seguro donde pueda comenzar a explorar y moverse.

- Bríndele contacto físico cálido en forma sistemática (abrazos, contacto piel con piel y cuerpo contra cuerpo) para establecer el sentido de seguridad y bienestar de su hijo.

- Lea a su bebé todos los días.

- Si usted habla otro idioma, háblelo en casa.

- Intente asegurarse de que su bebé no resulte expuesto a eventos que pudieran alterarlo o abrumarlo ni a nada con contenido dirigido a niños más grandes o a adultos.

- Jueguen a juegos como los de escondite o hacer tortitas con las palmas para estimular la capacidad de memoria de su bebé.

- Presente su hijo a otros niños y a sus padres.

- Ofrézcale juguetes adecuados para su edad y su etapa del desarrollo, que sean seguros y poco costosos. No es necesario que los juguetes sean caros; los objetos comunes que se encuentran en la casa servirán perfectamente. Recuerde: es mucho más importante dar más atención a su hijo que más juguetes.

- Enseñe a su bebé a hacer "chao" con la mano y a mover la cabeza para decir "sí" y "no".

- Asegúrese de que las demás personas que cuidan y supervisan a su bebé entiendan la importancia de formar una relación cariñosa y reconfortante con él.

- Respete las molestias periódicas de su bebé en torno a personas que pudieran no ser sus cuidadores primarios.

- Pase un tiempo cada día jugando con su hijo en el piso.

- Elija servicios de guardería de calidad con un entorno afectuoso, receptivo, educativo y seguro. Realice visitas frecuentes al cuidador de su hijo o a la guardería y comparta sus ideas sobre los cuidados positivos.

Desarrollo emocional

Durante estos meses puede que a veces su hijo parezca ser dos bebés diferentes. En primer lugar está el que es abierto, afectuoso y extrovertido con usted. Pero también está el ansioso, pegajoso y que se asusta fácilmente en torno a personas u objetos que no le resultan familiares. Es posible que algunas personas le digan que su hijo es temeroso o tímido porque lo está "malcriando", pero no les crea. Sus patrones de conducta ampliamente diversos no son causados por usted ni por su estilo de crianza: ocurren porque ahora, por primera vez, es capaz de darse cuenta de la diferencia entre situaciones familiares y extrañas. En todo caso, las ansiedades predecibles de este período son una evidencia de la relación saludable que tiene con usted.

La ansiedad alrededor de los desconocidos suele ser uno de los primeros hitos emocionales que alcanza un bebé. Podría pensar que algo anda mal cuando este hijo

Las ansiedades predecibles de este período son una evidencia de la relación saludable entre usted y su hijo.

Hitos sociales y emocionales para su bebé de 8 a 12 meses

- Se muestra tímido o ansioso ante extraños

- Llora cuando la madre o el padre se van

- Le gusta imitar a las personas cuando juega

- Muestra preferencias específicas por determinadas personas y juguetes

- Somete a prueba las respuestas de los padres a sus acciones durante las comidas (¿Qué hace usted cuando el niño rechaza un alimento?)

- Somete a prueba las respuestas de los padres a su conducta (¿Qué hace si llora cuando usted sale de la habitación?)

- Puede que sienta miedo en algunas situaciones

- Prefiere a la madre o a su cuidador habitual sobre todas las demás personas

- Repite sonidos o gestos para llamar la atención

- Se alimenta solo usando los dedos

- Extiende el brazo o la pierna para ayudar cuando lo visten suyo que a los 3 meses interactuaba tranquilamente con personas que no conocía ahora comienza a tensionarse cuando los desconocidos se le acercan demasiado. Esto es normal a esta edad y no debe preocuparse. Incluso parientes y niñeras que lo cuidan con frecuencia y con quienes su bebé solía sentirse cómodo ahora podrían provocar que se esconda o llore, en especial si se le aproximan súbitamente.

Más o menos al mismo tiempo se volverá mucho más apegado y le costará separarse de usted. Este es el comienzo de la ansiedad por separación. Justo cuando se está empezando a dar cuenta de que cada objeto es único y permanente, descubrirá también que solo hay una mamá. Cuando esté fuera de su vista, el bebé sabrá que usted está en algún lado pero no con él, y esto le causará una gran angustia. Tendrá tan poco sentido del tiempo que no sabrá cuándo regresará, ni si regresará en efecto. Una vez que crezca un poco más, sus recuerdos de experiencias anteriores lo reconfortarán cuando usted no esté y será capaz de anticipar un reencuentro. Pero por ahora solo está consciente del presente, por lo que cada vez que sale de su vista, incluso para ir al la habitación de al lado, se quejará y llorará. Cuando lo deje con otra persona es posible que llore como si se le fuera a romper el corazón. A la hora de acostarse, se negará a dejarla irse a dormir y puede que se despierte buscándola a mitad de la noche.

¿Cuánto tiempo debe esperar que dure esta ansiedad por separación? Suele alcanzar la intensidad máxima entre los 10 y los 18 meses, para luego ir atenuándose durante la segunda mitad del segundo año. De algunas maneras, esta fase del desarrollo emocional de su hijo será particularmente tierna para ambos mientras que, de otras, será dolorosa. Después de todo, su deseo de estar con usted es un signo del apego a su primer y más grande amor: usted, su mamá. La intensidad del sentimiento de su bebé cuando se arroja a sus brazos es irresistible, en especial cuando se da cuenta de que nadie, incluido su propio hijo, volverá a pensar que usted es tan perfecta como a esta edad. Por otra parte, es posible que se sienta sofocada por su pegoteo constante, a la vez que sentirá culpa siempre que lo deje llorando por usted. Afortunadamente, esta montaña rusa emocional acabará por pasar, junto con su ansiedad por separación. Pero, mientras tanto, intente que su partida no sea tan relevante. Aquí incluimos algunas sugerencias que pueden ayudar.

1. Su bebé es más susceptible a la ansiedad por separación cuando está cansado, hambriento o enfermo. Si sabe que va a salir, programe su partida de modo que ocurra luego de que haya dormido y comido. E intente quedarse con él lo más posible cuando esté enfermo.

2. No haga mucha alharaca cuando se vaya. En cambio, haga que la persona que se queda con el bebé cree una distracción (un juguete nuevo, una visita al espejo, un baño). Luego, diga adiós y váyase rápidamente.

3. Recuerde que sus lágrimas se calmarán pocos minutos después de su partida. Los arrebatos del bebé son para su beneficio, para persuadirla de quedarse. Cuando usted esté fuera de su vista, pronto redirigirá su atención a la persona que se queda con él.

Familiarizar a su bebé con una niñera

¿Su bebé tendrá una nueva niñera durante unas horas? Siempre que sea posible, permita que el niño conozca a esta persona nueva mientras usted aún esté ahí. Lo ideal es que la niñera pase un rato con el niño durante varios días consecutivos antes de que los deje solos. Si esto no fuera posible, tómese una o dos horas para dedicárselas a este período de familiarización antes de salir.

Durante este primer encuentro, la niñera y su bebé deberán ir conociéndose muy gradualmente, siguiendo estos pasos:

1. Sostenga al bebé sobre su regazo mientras conversa con la niñera. Preste atención a las pistas que indiquen que su bebé se siente cómodo antes de que la niñera haga contacto visual con él. Espere hasta que el bebé la mire o juegue tranquilamente solo.

2. Haga que la niñera hable al bebé mientras usted lo carga en su regazo. Todavía no debe intentar agarrar ni tocar al niño.

3. Una vez que el bebé se sienta cómodo con la conversación, póngalo en el piso con uno de sus juguetes favoritos, frente a la niñera. Invite a la niñera a acercarse lentamente y jugar con el juguete. A medida que el bebé comience a aceptarla, usted podrá retirarse gradualmente.

4. Vea qué sucede cuando usted sale de la habitación. Si su bebé no se da cuenta de que usted se fue, la presentación ha salido bien.

Puede implementar esta forma de presentación con todas las personas que no hayan visto al bebé en los últimos días, inclusive familiares y amigos. Los adultos a menudo abruman a los bebés de esta edad al acercarse y hacer ruidos raros, o lo que es aún peor, intentar sacarlos de los brazos de la madre. Cuando esto ocurra, debe intervenir. Explique a estas personas bien intencionadas que su bebé necesita tiempo para acostumbrarse a los extraños y que es más probable que responda bien si proceden lentamente.

4. Ayúdelo a aprender a sobrellevar la separación a través de breves sesiones de práctica en casa. La separación será más sencilla cuando él la inicie, por lo que cuando gatee hacia otra habitación (una que esté preparada a prueba de bebés), no lo siga de inmediato; espere un par de minutos. Cuando tenga que ir a otra habitación por algunos segundos, dígale a dónde va y que ya regresa. Si se inquieta, llámelo en vez de volver corriendo junto a él. Poco a poco aprenderá que no ocurrirá nada cuando usted se va, y lo que es igual de importante, que usted siempre regresa cuando dijo que lo haría.

5. Si lleva a su hijo a la casa de una niñera o a una guardería, no lo deje y se vaya de inmediato. Pase algunos minutos jugando con él en este nuevo entorno. Cuando se vaya, asegúrele que regresará más tarde.

Si su hijo tiene un apego fuerte y saludable con usted, es probable que su ansiedad por separación ocurra antes que en otros bebés y la superará más rápido. En vez de resentir su actitud posesiva durante estos meses, mantenga la calidez y el buen humor tanto como pueda. A través de sus acciones le está mostrando cómo expresar y devolver el amor. Esta es la base emocional en la que confiará en los años venideros.

Desde el principio ha considerado que su bebé es una persona única con rasgos de carácter y preferencias específicas. Él, sin embargo, solo tiene una vaga noción de sí mismo como persona separada de usted. Ahora su sentido de identidad comienza a florecer. A medida que desarrolla un sentido de sí mismo como persona individual cada vez mayor, también se volverá cada vez más consciente de usted como persona aparte.

Uno de los signos más claros de su propia conciencia de sí mismo es la forma en la que el bebé se mira al espejo a esta edad. Hasta los 8 meses aproximadamente tratará al espejo como otro objeto fascinante. Tal vez, pensaba, el reflejo era otro bebé, o quizá fuera una superficie mágica de luces y sombras. Pero ahora sus respuestas cambiarán, indicando que entiende que una de las imágenes es la suya. Mientras mire el espejo, por ejemplo, es probable que toque una mancha en su nariz o que se tire de un mechón de pelo suelto. Puede reforzar su sentido de identidad jugando a distintos juegos con el espejo. Cuando se estén mirando al espejo juntos, tóquele distintas partes del cuerpo: "Esta es la nariz de María. Esta es la nariz de mami". O muévanse dentro y fuera del espejo, jugando al escondite con los reflejos. También puede hacer caras y mencionar en voz alta las emociones que está representando.

A medida que pasan los meses y el concepto de individualidad de su hijo se torna más seguro, le costará menos conocer a personas extrañas y separarse de usted. Además, se volverá más seguro. Antes solo podía contar con que el bebé fuera relativamente obediente siempre y cuando se sintiera cómodo. Pero ahora, casi siempre querrá que las cosas se hagan a su manera. Por ejemplo, no se sorprenda si rechaza ciertos alimentos u objetos cuando se los ponga delante. Además, a medida que adquiere más movimiento, con frecuencia se encontrará diciéndole

Juguetes adecuados para su bebé de 8 a 12 meses

- Juguetes de apilar en distintos tamaños, formas y colores

- Vasos, baldes y demás recipientes irrompibles

- Espejos irrompibles de varios tamaños

- Juguetes para el baño que floten, echen agua o contengan agua

- Bloques de construcción grandes

- "Cajas con actividades" que se empujen, abran, chillen y se muevan

- Juguetes de apretar

- Muñecas y títeres grandes

- Autos, camiones y otros vehículos de juguete hechos de plástico flexible, sin bordes filosos ni partes removibles

- Pelotas de todos los tamaños (pero no tan pequeñas como para que le quepan en la boca)

- Libros de cartón con imágenes grandes

- Cajas de música, juguetes musicales y reproductores de CD y MP3 aptos para niños

- Juguetes de arrastrar y empujar

- Teléfonos de juguete

- Tubos de papel, cajas vacías, revistas viejas, cajas de huevos, botellas de agua de plástico vacías (sin tapa ni tapón, ya que estos podrían representar un riesgo de asfixia)

"no" para advertirle que se aleje de las cosas que no debe tocar. Pero incluso aunque ya entienda la palabra, es probable que toque de todos modos. Espere: esto es solo un preámbulo de las luchas de poder que vendrán.

Observación de la salud del desarrollo

Cada bebé se desarrolla en su propia manera, por lo que es imposible decir con exactitud cuándo su hijo perfeccionará una habilidad determinada. Si bien los hitos del desarrollo que se mencionan en este libro le otorgan una idea general de los cambios que puede esperar a medida que su hijo crece, no se alarme si el desarrollo de su bebé toma un camino levemente diferente. Alerte a su pediatra si su bebé exhibe alguno de los siguientes síntomas de *posible* retraso del desarrollo en el rango de edad de 8 a 12 meses.

- **No gatea**
- **Arrastra un lado del cuerpo al gatear (durante más de un mes)**
- **No se mantiene de pie cuando se lo sostiene**
- **No busca las cosas que usted esconde mientras él está mirando**
- **No dice ninguna palabra suelta (ni "mamá" ni "papá")**
- **No aprende a usar gestos tales como saludar con la mano o sacudir la cabeza para asentir o negar**
- **No señala objetos ni imágenes**

También es posible que su bebé comience a tener miedo a objetos y situaciones que solían no perturbarlo. A esta edad, es común el miedo a la oscuridad, a los truenos y a los electrodomésticos ruidosos como las aspiradoras. Más adelante podrá atenuar estos miedos al hablar sobre ellos pero, por ahora, la única solución es eliminar la fuente del miedo en la medida en que sea posible: Ponga un luz nocturna en su habitación o pase la aspiradora cuando el bebé no esté cerca. Y cuando no pueda protegerlo de algo que le da miedo, intente prever su reacción y manténgase cerca para poder consolarlo. Tranquilícelo pero mantenga la calma para que entienda que usted no está asustada. Si lo tranquiliza cada vez que escucha un trueno o el ruido de un avión que pasa cerca de la casa, su miedo desaparecerá gradualmente hasta que con solo mirarla se sienta seguro.

Cuidados básicos

Alimentación

A esta edad, su bebé necesita entre 750 y 900 calorías por día, y entre 400 y 500 de ellas deben provenir de la leche materna o de la fórmula (alrededor de 24 oz. [720 ml] por día). Pero no se sorprenda si su apetito no es tan grande ahora como lo era durante los primeros 8 meses. Esto se debe a que el ritmo de crecimiento se está haciendo más lento y además tiene muchas actividades nuevas e interesantes que lo distraen.

En el entorno de los 8 meses, querrá comenzar a darle comidas para bebés más grandes ("junior foods"). Estas son un poco más gruesas que las comidas coladas y vienen en frascos más grandes, por lo general de entre 6 y 8 onzas (180 - 240 ml). Requieren de más masticación que las comidas de bebé. También puede ampliar la dieta de su bebé incluyendo alimentos blandos como yogur, avena, puré de banana pisado con tenedor, papas o incluso puré de verduras pisado más grueso o con grumos. Los huevos (incluidos los revueltos) son una fuente excelente de proteínas, al igual que el queso cottage, el yogur griego y la palta. Como siempre, preséntele un alimento por vez y luego espere de 3 a 5 días antes de probar algo nuevo para asegurarse de que su hijo no tenga una reacción alérgica.

Entre los 8 y 9 meses, a medida que aumenta la capacidad de su bebé para usar las manos, dele una cuchara propia y permítale jugar con ella a la hora de comer. Una vez que haya descubierto cómo sostenerla, introdúzcala en la comida y permítale intentar alimentarse solo. No tenga grandes expectativas al principio, ya que es probable que acabe con más comida en el piso y en la silla alta que en la boca. Poner un nailon debajo de la silla ayudará a minimizar lo que deba limpiar.

Tenga paciencia y resista la tentación de quitarle la cuchara. No solo necesita practicar sino también saber que usted confía en su capacidad de alimentarse. Por un tiempo tal vez desee alternar bocados de su cuchara con bocados de una cuchara que usted sostenga. Una vez que el bebé logre sistemáticamente llevarse la cuchara a la boca (lo que tal vez no ocurra hasta después de su primer cumpleaños), puede que desee llenar por él la cuchara para reducir el lío y el desperdicio, pero permítale alimentarse solo.

Durante las primeras semanas en las que se alimente solo, es posible que la cosa marche mejor cuando realmente tenga hambre y le interese más comer que jugar. Si bien ahora su bebé come tres comidas diarias, al igual que el resto de la familia, puede que no quiera exponer a las demás personas que están cenando a esta conducta de alimentación algo desordenada. Muchas familias acuerdan dar al

Objetos transicionales

Casi todo el mundo conoce al personaje Linus, de Charles Schulz, y su mantita. La arrastra a donde quiera que vaya, masticando una de las puntas o acurrucándose con ella cuando las cosas se complican. Los objetos acompañantes como las mantitas son parte del sistema de apoyo emocional que todo niño necesita durante sus primeros años.

Es posible, por supuesto, que su hijo no elija una mantita. Puede que prefiera un juguete blando o incluso el borde de satén de la bata de mamá. Las probabilidades indican que hará su elección entre los 8 y 12 meses y conservará el objeto durante años. Cuando esté cansado, lo ayudará a dormirse. Cuando esté separado de usted, lo tranquilizará. Cuando esté asustado o molesto, lo reconfortará. Cuando esté en un lugar extraño, lo ayudará a sentirse como en casa.

Estas cosas especiales que reconfortan se llaman objetos transicionales, porque ayudan a los niños a hacer la transición emocional de la dependencia a la independencia. En parte, funcionan porque generan una buena sensación: Son suaves, blanditos y agradables al tacto. También son eficaces debido a su familiaridad. El a veces llamado "trapito" tiene el olor de su hijo, y le recuerda la comodidad y seguridad de su propia habitación. Le hace sentir que todo va a estar bien.

Pese a los mitos en su contra, los objetos transicionales no son un signo de debilidad ni de inseguridad y no hay motivo para impedir que su hijo tenga uno. De hecho, un objeto transicional puede ser tan útil que querrá ayudarlo a elegir uno e incorporarlo en su ritual para la hora de dormir.

Puede hacerse la vida más fácil usted misma y tener dos objetos acompañantes idénticos. Hacer esto le permitirá lavar uno mientras el otro está en uso, evitando a su bebé (y a usted misma) una potencial crisis emocional y un trapito muy destartalado. Si su bebé elige una manta grande como objeto acompañante, puede convertirlo fácilmente en dos cortándola a la mitad. El niño tiene escasa noción de tamaño y no notará el cambio. Si ha escogido un juguete, intente encontrar otro idéntico lo antes posible. Si no empieza a rotarlos pronto, es probable que su hijo rechace al segundo porque se siente demasiado nuevo y extraño.

A menudo los padres se preocupan porque los objetos transicionales promueven que el niño se chupe el dedo pulgar y, de hecho, a veces es así (aunque no siempre). Pero es importante recordar que chuparse el pulgar u otro dedo es una forma normal y natural para un niño pequeño de reconfortarse a sí mismo. Gradualmente dejará de lado tanto el objeto transicional como el dedo que se chupa, a medida que madure y encuentre otras formas de sobrellevar el estrés.

bebé la mayor parte de su comida con anticipación y luego dejarlo ocuparse de comer con la mano algunas cosas sanas mientras las demás personas comen.

Las comidas para bebés que se comen con la mano incluyen trocitos de verduras al vapor o frutas blandas como bananas, pasta integral bien cocida, trocitos de pan de trigo integral, pollo, huevos revueltos o cereales integrales. Intente ofrecerle una amplia selección de sabores, formas, colores y texturas, pero esté siempre atenta a que no se asfixie al morder un trozo que sea demasiado grande para tragar. (Consultar *Asfixia*, página 691). Además, como es probable que trague sin masticar, nunca le ofrezca a un niño pequeño pedazos de mantequilla de maní, trozos grandes de verduras crudas, nueces enteras, uvas enteras, palomitas de maíz, arvejas crudas, apio, goma de mascar, caramelos duros ni otros alimentos

Durante las primeras semanas en las que se alimente solo, es posible que la cosa marche mejor cuando realmente tenga hambre y le interese más comer que jugar.

Muestra de menú de un día para su bebé de 8 a 12 meses

1 taza = 8 onzas (240 ml)
4 onzas = 120 ml
6 onzas = 180 ml

DESAYUNO
¼ - ½ taza de cereales o huevo pisado o revuelto
¼ - ½ taza de fruta, en cubitos (si su hijo come solo)
4 a 6 onzas de leche materna o fórmula

BOCADILLO
4 a 6 onzas de leche materna, fórmula o agua
¼ taza de queso o verduras cocidas en cubitos

ALMUERZO
¼ - ½ taza de yogur, queso cottage o carne
¼ - ½ taza de verduras amarillas o anaranjadas
4 a 6 onzas de leche materna

BOCADILLO
1 galleta integral entera o galleta para la dentición
¼ taza de yogur o de fruta en cubitos (si el niño come solo)
agua

CENA
¼ taza de carne blanca, carne roja o tofu
¼ - ½ taza de verduras verdes
¼ taza de pasta o arroz integral, o papa
¼ taza de fruta en cubitos o en puré
4 a 6 onzas de leche materna o fórmula

ANTES DE IRSE A DORMIR
6 a 8 onzas de leche materna, fórmula o agua (si toma leche, dele agua o cepíllele
los dientes después).

duros y redondos; además, observe siempre a su hijo mientras coma. Los perros calientes, las uvas o los trozos de palitos de queso o de carne ("perros calientes para bebés") pueden provocar asfixia, por lo que siempre deben cortarse a lo largo y luego en pedacitos más pequeños antes de dárselos a un niño de esta edad.

Destete: transición del pecho al biberón

Las madres destetan a sus bebés por varios motivos. El proceso del destete comienza cuando el bebé come por primera vez algo que no sea leche materna.

En todo caso, debe seguir amamantándolo hasta que tenga al menos 1 año de edad. Luego del año, le puede dar leche de vaca entera o al 2 % (con grasas reducidas). Muchos bebés amamantados nunca usan un biberón sino que pasan directamente a beber de un vasito con boquilla o con pajita más o menos a esta edad. Si tiene pensado comenzar a alimentarlo con biberón, ya sea con fórmula o leche materna, tal vez sea más complicado si nunca antes le dio biberón a su bebé. Puede que lo rechace las primeras veces, en especial si es la mamá quien intenta dárselo. A esta edad asocia a su mamá con el amamantamiento, por lo que es comprensible si se siente confundido y molesto ante un cambio repentino de la rutina. Puede que las cosas funcionen mejor si lo alimenta el papá u otro miembro de la familia y mamá permanece fuera de la habitación. Después de acostumbrarse a la idea, mamá podrá encargarse de alimentarlo, pero el bebé debe recibir muchos abrazos, caricias y ánimo para compensar el contacto piel con piel que ha perdido. Como ya dijimos, a esta edad puede saltearse el biberón y pasar directamente a un vasito con boquilla o pajita que contenga leche materna y, posteriormente, leche de vaca.

Una vez que su bebé haya aprendido a tomar un biberón o un vasito de vez en cuando debería ser relativamente fácil destetarlo si desea hacerlo. No obstante, el tiempo necesario para destetar a un bebé varía según las necesidades emocionales y físicas tanto del niño como de la madre. Si su bebé se adapta bien al cambio y usted está lista para la transición, puede hacer un cambio total en una o dos semanas. Durante los primeros dos días, sustituya una instancia de alimentación al pecho por un biberón o un vasito de fórmula por día. (No se extraiga leche durante este tiempo). El tercer día, utilice el biberón o el vasito para dos instancias de alimentación. Para el quinto día, podrá pasar a entre tres y cuatro instancias de alimentación con biberón o vasito.

Una vez que haya dejado de amamantarlo totalmente, la producción de leche materna cesará rápidamente. Mientras tanto, si se le congestionaran los senos, puede que deba extraerse la leche durante dos o tres días para aliviar las molestias. El destete gradual, eliminando una instancia de alimentación por vez, ayudará a minimizar la congestión de los senos. En una semana, las molestias deberían desaparecer.

Muchas mujeres prefieren destetar más despacio, incluso cuando sus bebés cooperan plenamente. Amamantar ofrece una cercanía entre la madre y el hijo que es difícil de imitar de cualquier otra manera y es entendible que se muestre reacia a renunciar a dicha intimidad. En este caso, puede seguir ofreciéndole una combinación de leche materna y/o fórmula hasta que cumpla el año de edad, y leche materna y leche entera o al 2 % (con grasas reducidas) en un vasito después del año. Algunos bebés pierden interés por amamantarse entre los 9 y los 12 meses o cuando aprenden a beber de un vasito. Es importante que recuerde que esto no es un rechazo personal sino que es un signo de la creciente independencia de su hijo. En otras ocasiones, los bebés más grandes atraviesan un período en el que rechazan el pecho, lo que a menudo se denomina huelga de lactancia. Luego, sin previo aviso y sin motivo, comienzan a amamantarse nuevamente como si nada hubiera cambiado. La lactancia materna puede continuar como parte de la alimentación de rutina más allá del primer año de vida.

Transición al uso de un vasito

Se le puede dar un vasito con pajita o con boquilla en cualquier momento después de los 6 meses de edad. Para los bebés amamantados podría ser más sencillo pasar a usar un vasito que un biberón. Para comenzar, dé a su bebé un vasito de entrenamiento que tenga dos manijas y una tapa hermética con pico, o un vasito con

Puede que pasen hasta 6 meses antes de que su bebé esté dispuesto a tomar todo su líquido en un vasito.

pajita. Cualesquiera de estas opciones minimizará los derrames mientras el bebé experimenta las distintas maneras de sostener (y muy probablemente arrojar) el vaso.

Al principio ponga solo un poquito de agua en el vaso y ofrézcaselo en una sola comida durante el día. Muéstrele cómo maniobrarlo hasta su boca e inclinarlo para poder beber. No obstante, no se desanime si el bebé trata al vasito como si fuera un juguete durante varias semanas; esto ocurre en la mayoría de los casos. Tenga paciencia hasta que finalmente logre beber la mayor parte del líquido, o sorberlo por la pajita sin que le chorree por el mentón o sin que el vasito salga volando por la habitación. Una vez que entienda cómo funciona el vasito, ponga leche materna o fórmula en él para que se acostumbre a beber leche de un recipiente que no sea un biberón.

Beber con un vasito tiene ventajas: Mejora la coordinación entre la mano y la boca de su hijo y comenzará a prepararlo para el proceso de destete, que suele ocurrir cerca de esta edad. Recuerde, la American Academy of Pediatrics considera que la lactancia materna es la mejor fuente de nutrición para los bebés por lo menos hasta su primer cumpleaños. Pero a medida que realiza la transición paulatina hacia el consumo de otros tipos de líquidos, las señales de que su bebé está listo para beber de un vasito serán las siguientes:

1. Mira a su alrededor mientras se amamanta o toma el biberón

2. Juega con el pezón en la boca sin succionar

3. Intenta bajarse de su regazo antes de terminar de comer

Incluso en las mejores circunstancias, es probable que el destete no ocurra de un día para otro. Puede que pasen hasta 6 meses antes de que su bebé esté dispuesto a tomar todo su líquido en un vasito. Aún así, puede comenzar el proceso y avanzar gradualmente, guiándose por el interés y la disposición del bebé. Es probable que al principio le resulte más fácil sustituir el biberón o el pecho por un vasito en la comida de mediodía. Una vez que se adapte a este cambio, intente hacer lo mismo en la mañana. Probablemente la comida antes de irse a dormir sea la última que cambie, por una buena razón: Su bebé se ha acostumbrado a esta fuente de consuelo y calma nocturna, y tardará algún tiempo en renunciar a ella. Si duerme toda la noche y no se despierta con hambre, físicamente no necesita la nutrición adicional del amamantamiento o el biberón a la hora de irse a dormir. Si este fuera el caso, podrá eliminar el hábito en etapas, sustituyendo primero el biberón de la hora de irse a dormir por agua en vez de leche y luego pasar a darle agua en un vasito.

Es posible que durante este proceso se vea tentada de poner leche en su biberón para ayudarlo a dormirse, pero no lo haga. Si se duerme mientras lo alimenta, la leche se acumulará alrededor de los dientes y esto podría provocar la formación de caries en los dientes que le están saliendo; esta afección se conoce como caries del biberón del bebé o caries de la primera infancia. Para peor, beber estando acostado boca arriba puede contribuir con infecciones en el oído medio, ya que el líquido podría pasar al oído medio a través de la trompa de Eustaquio.

La alimentación con biberón prolongada tiene una desventaja más: El biberón puede transformarse en un objeto acompañante, en particular si el bebé lo conserva después del año de edad. Para evitar esto, no le permita cargar un biberón ni beber de uno mientras esté jugando. Restrinja el uso del biberón al momento de alimentarse, cuando esté sentado o lo estén cargando. En los demás momentos, ofrézcale un vasito. Si nunca lo deja llevarse el biberón, no se dará cuenta ni siquiera que existe la opción de llevarlo consigo. No ceda una vez que haya tomado esta decisión; sea coherente, de lo contrario el bebé podría confundirse y exigir nuevamente el biberón mucho después de haber sido "oficialmente" destetado.

Sueño

A los 8 meses, es probable que su bebé todavía duerma dos siestas habitualmente: una a media mañana y la otra a media tarde. También es probable que duerma entre 10 y 12 horas por noche sin necesidad de comer a mitad de la noche. Pero tenga presente los posibles problemas que podrían esperarle: A medida que se intensifica la ansiedad por separación, en los próximos meses, puede que comience a resistirse a irse a dormir y se despierte con más frecuencia buscándola.

Durante este difícil período, tal vez deba experimentar varias estrategias diferentes para encontrar las que ayuden a su bebé a dormir. Por ejemplo, algunos niños se van a dormir más fácilmente si su puerta queda abierta (para así poder escucharla); otros desarrollan hábitos de consuelo como chuparse el pulgar o mecerse. Tal como mencionamos anteriormente, también es posible que su hijo adopte una mantita o animal de peluche especial como objeto de transición que lo reconfortará cuando usted no esté cerca. Cualquier cosa que sea segura, suave y que se pueda abrazar, acariciar o chupar servirá. Puede alentar a su hijo a usar un objeto de transición proporcionándole una mantita liviana o un juguete blando.

Aquí incluimos algunas sugerencias adicionales para ayudar a que esta etapa pase más rápido. En primer lugar, no haga nada que recompense a su bebé por llamarla en medio de la noche. Acuda a su lado para confirmar que esté bien y dígale que estará cerca si realmente la necesita, pero no encienda la luz, no lo acune ni camine cargándolo. Puede ofrecerle un trago de agua, pero no lo alimente y, definitivamente, no lo lleve a su cama. Si está sufriendo ansiedad por separación, llevarlo a su cama solo hará que le resulte más difícil regresar a la cuna.

Cuando vaya a ver cómo está, intente dejarlo lo más cómodo posible. Además, asegúrese de que no esté enfermo. Algunos problemas, como las infecciones de oído o el crup, pueden ocurrir de repente durante la noche. Una vez que se asegure de que no hay signos de enfermedad, revísele el pañal y no lo cambie salvo que haya tenido una deposición o que esté extremadamente mojado. Cámbielo tan rápido como pueda, con luz tenue, y vuelva a ponerlo en la cuna boca arriba. Antes de salir de la habitación, susurre algunas palabras reconfortantes diciéndole que es de noche y es hora de dormir. Si sigue llorando espere unos minutos, vuelva y consuélelo un ratito. Este período puede ser sumamente difícil para los padres. Después de todo es emocional y físicamente agotador escuchar llorar a su hijo y es probable que responda con una combinación de emociones. Pero recuerde: su conducta no es deliberada. Por el contrario, está reaccionando a las ansiedades y el estrés que son naturales a su edad. Si mantiene la calma y sigue un patrón coherente de una noche a la siguiente, pronto podrá dormirse solo. Mantenga este objetivo en vista mientras lucha con las noches de "entrenamiento". Al final de cuentas, si lo hace, ambos podrán tener una vida mucho más sencilla. Consultar el Capítulo 35 para obtener más información sobre el sueño.

Conducta

Disciplina

El deseo de exploración de su bebé es casi imposible de satisfacer. Como resultado querrá tocar, probar y manipular todo lo que pueda agarrar. En el proceso, está destinado a encontrar el camino hacia lugares y situaciones que están prohibidos. Si bien esta curiosidad es fundamental para su desarrollo en general y no debe combatirse innecesariamente, no se le puede permitir poner en peligro su seguridad ni que rompa objetos valiosos. Ya sea que esté investigando los quemadores de la estufa o arrancando las plantas de su cantero, debe ayudarlo a detener estas actividades.

Tenga en cuenta que la forma en la que maneje estos primeros incidentes serán la base de la futura disciplina. Aprender a no hacer algo que desea mucho es un primer paso importantísimo rumbo al autocontrol. Cuanto mejor aprenda esta lección ahora, menos tendrá que intervenir los próximos años.

¿Cuál es su mejor estrategia? Tal como sugerimos anteriormente, la distracción suele ser eficaz ante una conducta indeseable. La memoria de su bebé sigue siendo de corto alcance y, por consiguiente, puede cambiar su foco de concentración con una resistencia mínima. Si se dirige a donde no debe, no es imprescindible que le diga "no". Usar esa palabra en exceso le quitará importancia a la larga. En cambio, levántelo y diríjalo hacia algo con lo que pueda jugar. Busque una alternativa que lo mantenga interesado y activo sin aplastar su curiosidad natural.

Debe reservar la disciplina seria para las situaciones en las que las actividades de su hijo pudieran exponerlo a un peligro real, por ejemplo jugar con cables de electricidad. Este es el momento para decir "no" con firmeza y apartarlo de esa situación. Pero no espere que aprenda la lección solo por un par de incidentes. Debido a su memoria de corto alcance, deberá repetir la escena una y otra vez antes de que acabe reconociendo y respondiendo a sus instrucciones. Nunca confíe en que un bebé de esta edad evite el peligro, sin importar con cuánta frecuencia lo haya corregido. Encuentre un lugar donde pueda jugar en forma segura, una zona sin "No" donde todo sea lo más seguro posible.

Para mejorar la eficacia de su disciplina, la coherencia es absolutamente fundamental. Asegúrese de que todos los responsables de cuidar a su bebé entiendan lo que el niño puede y no puede hacer. Mantenga las reglas al mínimo, preferentemente limitadas a situaciones que son potencialmente peligrosas para el niño. Luego, asegúrese de que escuche un "no" cada vez que se adentre en territorio prohibido.

La inmediatez es otro componente importante de la buena disciplina. Reaccione ni bien vea a su bebé dirigiéndose hacia el problema, no 5 minutos después. Si retrasa su reprimenda, no entenderá por qué está enojada y la lección quedará perdida. Del mismo modo, no lo consuele demasiado rápido luego de regañarlo. Sí, es posible que llore, a veces tanto sorprendido como angustiado, pero espere un par de minutos antes de consolarlo. De lo contrario, no sabrá si efectivamente hizo algo malo.

En el próximo capítulo describiremos algo más detalladamente la importancia de abstenerse de dar nalgadas o golpear a su hijo de cualquier manera al implementar disciplina. Sin importar la edad de su hijo ni la conducta que haya tenido, el castigo físico nunca es una forma adecuada de respuesta. Las nalgadas solo enseñan al niño a actuar con agresividad cuando está molesto. Sí, puede que libere algo de su propia frustración de manera temporal y por el momento tal vez crea que sirvió para algo. Pero esta *no* es una forma eficaz de disciplinar a su hijo y definitivamente no le está enseñando ninguna manera alternativa de actuar. También socava la comunicación eficaz entre los dos, además de debilitar el sentido de seguridad del bebé.

¿Cuál es la alternativa? La American Academy of Pediatrics recomienda usar las técnicas del "tiempo fuera" en vez de nalgadas: deberá poner al niño que se haya comportado mal en un lugar tranquilo durante algunos minutos, alejado de las demás personas, la televisión, los artefactos electrónicos y los libros. Cuando el tiempo fuera haya acabado, explíquele exactamente por qué su conducta fue inaceptable. (Para obtener más información acerca de las nalgadas y formas más adecuadas de aplicar disciplina, consultar la página 248).

A medida que refine sus propias habilidades disciplinarias, no pase por alto la importancia de responder de manera positiva a la *buena* conducta de su bebé. Este tipo de reacción es igual de importante para ayudarlo a aprender autocontrol. Si duda antes de tocar la estufa, note esta contención y dígale lo contenta que está. Dele un abrazo cuando haga algo bueno por otra persona. A medida que crezca, su buena conducta dependerá, en gran parte, de su deseo de complacerla. Si logra que capte ahora cuánto valora usted las cosas buenas que él hace, es menos probable que se porte mal solo por llamar su atención.

A algunos padres les preocupa malcriar a un bebé de esta edad por prestarle demasiada atención, pero no debe preocuparse por eso. Entre los 8 y los 12 meses, la capacidad de su bebé para ser manipulador es limitada. Debe asumir que cuando llora no es para provocar un efecto sino porque tiene necesidades reales que no se están satisfaciendo.

Estas necesidades se tornan poco a poco más complejas y, a medida que esto ocurra, notará más variantes en el llanto de su bebé y en la forma en la que usted reacciona a dichos llantos. Por ejemplo, saldrá corriendo cuando escuche el gemido desgarrador que significa que ocurrió algo realmente malo. En contraste, podrá terminar lo que está haciendo antes de responder al llanto estridente que significa "quiero que vengas". También es probable que pronto reconozca un llanto amortiguado y quejumbroso que significa algo como "podría dormirme en este momento si me dejaran en paz". Al responder correctamente al mensaje escondido en el llanto de su bebé le hará saber que sus necesidades son importantes pero que solo responderá a los llamados que merecen su atención.

Por otra parte, es probable que en ocasiones no pueda descifrar exactamente por qué llora el bebé. En estos casos, tal vez ni él mismo sepa lo que le molesta. La mejor respuesta es que lo reconforte, combinada con técnicas de consuelo que él escoja para sí mismo. Por ejemplo, intente cargarlo mientras se abraza a su animal de peluche favorito o a su mantita especial, o tómese un tiempo para jugar a algo o leer un cuento juntos. Ambos se sentirán mejor cuando él esté animado. Recuerde que su necesidad de atención y afecto es tan real como su necesidad de comida y pañales limpios.

Hermanos

A medida que su bebé adquiera más movilidad podrá jugar mejor con sus hermanos y esos hermanos por lo general estarán encantados de cooperar. A Los niños mayores, en especial a los de entre 6 y 10 años, generalmente les gusta mucho construir torres para que el bebé de 8 meses las destruya. O prestar un dedo al bebé de 11 meses que está aprendiendo a caminar. Un bebé de esta edad puede ser un maravilloso compañero de juegos para sus hermanos.

No obstante, si bien la movilidad del bebé puede convertirlo en un participante más activo en los juegos con sus hermanos, también hará más probable que invada el territorio privado de los hermanos. Es posible que esto vulnere su incipiente sentido de propiedad y privacidad y puede representar un riesgo de seguridad grave para el bebé ya que los juguetes de los niños más grandes suelen contener piezas pequeñas que son fáciles de tragar. Puede asegurarse de que todos estén protegidos ofreciendo a los hermanos mayores un lugar cerrado donde pueden mantener o jugar con sus pertenencias sin temor de una "invasión del bebé".

Un bebé de esta edad puede ser un maravilloso compañero de juegos para sus hermanos.

Además, ahora que el bebé puede estirarse y agarrar casi todo lo que tiene a la vista, compartir es otro asunto del que deberá ocuparse. Los niños menores de 3 años simplemente no son capaces de compartir sin que los adultos los inciten constantemente y, en la mayoría de los casos, es necesaria una intervención directa. En la medida de lo posible intente eludir el problema alentando a ambos niños a jugar con sus propios juguetes, aunque lo estén haciendo uno junto al otro. Cuando jueguen juntos, sugiera que miren libros o escuchen música, que se arrojen una pelota rodando de ida y de vuelta o que jueguen a juegos de escondite; dicho de otro modo, actividades que requieran de una colaboración limitada.

Abuelos

Esta edad de la infancia (entre los 8 y los 12 meses) es una etapa fantástica para disfrutar de su nieto. Está mucho más activo físicamente y tiene más expresiones de lenguaje y entusiasmo emocional. No obstante, los bebés de esta edad también podrían experimentar ansiedad ante los extraños y puede que se muestren reacios a ir con la abuela y el abuelo con entusiasmo. No lo tome como algo personal, es parte normal del proceso de desarrollo. Simplemente manténgase cerca y siga brindando todo el amor y la atención que siempre ofreció, pero no sienta que debe hacer un esfuerzo extraordinario en medio de estos episodios de retraimiento del bebé. Tenga paciencia y esta aparente actitud huraña se resolverá con el tiempo.

En sus actividades con su nieto puede aprovechar su evolución del desarrollo en las siguientes áreas.

GATEO. Acérquese al piso con su nieto lo más que el físico le permita. Este "tiempo en el piso" es divertido y genera una buena sensación al bebé. Se mostrará encantado si usted se ofrece como objetivo hacia el cual gatear o como objeto de exploración.

No obstante, recuerde revisar el piso atentamente para detectar posibles riesgos, ya que los bebés recogerán todos los objetos que queden a su alcance y se los pondrán en la boca.

APTITUDES DE MOTRICIDAD FINA. Desarrolle su propia serie de "juegos" de motricidad fina con su nieto, por ejemplo abrir y cerrar cosas, arrojar y guardar juegos y juguetes y abrir y cerrar cerrojos. Espere que ocurran muchísimas repeticiones, ya que los bebés parecen no cansarse de hacer lo mismo una y otra vez.

LENGUAJE. Lea libros y escuche música con su nieto. Mientras tanto, mantenga un lenguaje interactivo. Si habla un idioma diferente al que está aprendiendo su nieto, no tema hablarle al niño en su idioma. (Confirme que sus padres estén de acuerdo). Para obtener más información sobre los bebés bilingües, consultar la página 268.

CUIDADOS BÁSICOS. En lo que respecta a la alimentación y el sueño, las rutinas sistemáticas son importantes para este grupo etario. Tenga en su casa comidas para bebés grandes ("junior foods"). También puede establecer los "menús especiales de la abuela" que su nieto llegue a esperar encontrar en su casa. Cuando el bebé se esté quedando en su casa, las horas de la siesta y de dormir por la noche deben mantenerse lo más parecidas a las de su propia casa. Los cambios de rutina a veces confunden a los bebés.

SEGURIDAD. Siga en su propia casa los puntos de verificación de seguridad que se describen al final de este capítulo para asegurar el bienestar de su nieto. Mantenga cerrados los portones en las partes superior e inferior de las escaleras. Coloque cubiertas suaves y protectoras alrededor de los bordes filosos o redondeados. No use andadores. Además, como los bebés de esta edad pueden tener una naturaleza fuerte y son escurridizos, el cambio de pañales, en lo posible, debe ser una tarea de dos personas; cámbiele el pañal sobre un piso alfombrado o un sofá, para minimizar el riesgo de que su nieto se retuerza y caiga del cambiador. Mientras esté cambiando al bebé intente distraerlo con algo que pueda manipular.

Actualización de vacunas

Al año de edad (o en los meses inmediatamente posteriores al primer cumpleaños de su bebé) deberá recibir la vacuna SPR contra el sarampión, las paperas y la rubéola (vacuna triple viral). Esta vacuna protegerá al bebé contra tres enfermedades graves que pueden causar fiebre, erupción y otros síntomas y conducir potencialmente a complicaciones graves (neumonía en niños con sarampión y trastornos de audición en niños con paperas). La recomendación vigente es que su hijo reciba la primera vacuna SPR entre los 12 y los 15 meses de edad.

La primera dosis de la vacuna contra la varicela (V) debe administrarse entre los 12 y los 15 meses de edad si el bebé es susceptible a la enfermedad, es decir, si aún no ha tenido varicela. Las vacunas combinadas más nuevas tienen SPR y V y se administran en una sola inyección; no obstante, debido al mayor riesgo de convulsión febril al administrarla al año de edad, muchos pediatras usan esta vacuna a los 4 años de edad y no al año.

Además, entre los 6 y los 18 meses de edad se administrará la tercera vacuna contra la hepatitis B y al año (o poco después) se administrará la primera vacuna contra la hepatitis A.

La cuarta vacuna antineumocócica, que protege a su hijo contra la neumonía, la meningitis, la septicemia y algunas infecciones de oído también se administra entre los 12 y los 18 meses de edad.

Control de seguridad

Asientos de seguridad para el automóvil

- Coloque y sujete a su bebé en un asiento de seguridad aprobado y debidamente instalado antes de arrancar el auto. La American Academy of Pediatrics recomienda que los niños viajen en asientos de seguridad orientados hacia atrás hasta los 2 años de edad o hasta que hayan alcanzado el peso y altura máximos permitidos por el fabricante de su asiento de seguridad. Es importante que haya asientos debidamente instalados en TODOS los autos en los que viaje su bebé, inclusive en los de quienes le brindan cuidados, los abuelos y todos los autos que usted posea. Hay otros elementos de los asientos de seguridad para el automóvil que debe tener presente por lo que, para obtener más información, consulte la página 491 del Capítulo 15.

Caídas

- Use portones en las partes superior e inferior de las escaleras y en las entradas a las habitaciones con muebles u otros objetos a los que el bebé pudiera treparse o que tengan bordes filosos o duros contra los que pudiera golpearse.

- No permita que un bebé se trepe a una silla de base angosta con respaldo con listones, ya que el niño intentará treparse a los "escalones" y la silla se dará vuelta, provocándole lesiones en la cabeza y, posiblemente, fracturas de piernas o brazos.

- No use un andador para bebés. Un centro de actividades fijo es una opción mucho más segura.

Quemaduras

■ Nunca fume ni transporte líquidos o alimentos calientes cerca del bebé ni mientras lo cargue. Cuando deba manipular líquidos o alimentos calientes, ponga a su bebé en un lugar seguro como la cuna, un corral o una silla alta.

■ Nunca deje recipientes con líquidos o alimentos calientes cerca de los bordes de las mesas o encimeras, ni en superficies bajas como mesitas de centro.

■ No permita que su bebé gatee cerca de estufas calientes, calentadores que estén apoyados en el piso ni trampillas de salida del vapor de calderas.

Ahogamiento

■ Nunca deje solo a su bebé en la tina ni cerca de recipientes con agua como baldes, piscinas para niños, piscinas grandes, lavabos o inodoros abiertos. Vacíe todos los recipientes con agua inmediatamente después de usarlos. Si tiene una piscina instale un cerco de 4 lados de por lo menos 4 pies (1.2 m) de altura que separe totalmente la casa de la piscina.

Envenenamiento y asfixia

■ Nunca deje objetos pequeños en el área por donde gatee su bebé.

■ No dé a su bebé trozos de alimentos duros ni ningún alimento blando que se le pudiera atascar en la tráquea como perros calientes y uvas.

■ Guarde todos los medicamentos y los productos de limpieza en un lugar alto y fuera de su alcance.

■ Use pasadores de seguridad en cajones y armarios donde guarde objetos que puedan ser peligrosos para su hijo. Lo ideal es guardar estas cosas en armarios trancados altos y fuera del alcance de los niños, si fuera posible.

~ 10 ~

Su bebé de 1 año

SU BEBÉ HA cumplido 1 año y se convierte en un niño pequeño que gatea vigorosamente, que comienza a caminar o lo intenta e incluso puede que hasta hable un poco. A medida que adquiera cada vez más independencia, los días de adoración incuestionable y su dependencia de usted estarán contados.

Es posible que darse cuenta de esto la entristezca y la emocione a la vez, además de ponerla algo nerviosa al pensar en los futuros choques de voluntades entre ambos. De hecho, puede que ya esté teniendo muestras de estos choques. Por ejemplo, intente quitarle algo y gritará en protesta. Si lo aleja de una puerta batiente peligrosa, probablemente regrese allí rápidamente ignorando sus advertencias. Ofrézcale uno de sus platos favoritos, como cereales y bananas, y puede que lo rechace inesperadamente. Estos son sus primeros experimentos con el control: probar sus límites y descubrir los suyos propios.

La exploración de los límites definidos bajo sus normas y los límites físicos y de desarrollo propios ocuparán gran parte del tiempo de su hijo durante los próximos años. Afortunadamente, estas pruebas comienzan lentamente, dándole a ambos tiempo para adaptarse a la independencia emergente. Como niño pequeño que recién está aprendiendo a caminar, le interesará muchísimo descubrir cómo se ve el mundo desde una posición vertical. No obstante, esta curiosidad seguramente lo lleve a exponerse a situaciones prohibidas. Recuerde: no está intentando ser travieso a propósito. Todavía depende mucho de usted para que le muestre lo que está bien y lo que no, y se dirigirá a usted con frecuencia en busca de reafirmación y seguridad.

Pero a medida que se sienta más confiado apoyado sobre sus piernas, comenzará a mostrar más signos de seguridad. Hacia los 18 meses es probable que su palabra favorita sea "no", y cerca de los 2 años puede que haga berrinches cuando le pida que vaya con usted y no quiera hacerlo.

Su pequeño además mostrará más signos de posesividad con sus pertenencias y las personas cercanas a él. Al verlo cargar a otro bebé probablemente reaccione con una explosión de llanto. Si otro niño agarra un juguete atractivo, es probable que se involucre en un forcejeo para recuperar la posesión del juguete. En pocos meses, a medida que aumenta su vocabulario, "mío" se convertirá en otra de sus palabras favoritas.

Por ahora su vocabulario sigue siendo limitado pese a estar expandiéndose muy rápido. Entiende la mayor parte de lo que usted le dice, siempre que le hable con palabras claras y sencillas, y es probable que usted pueda descifrar parte de lo que él le diga. Por más que le cueste creerlo, en un año van a tener conversaciones fluidas.

Crecimiento y desarrollo

Apariencia física y crecimiento

Hacia el final del primer año, el ritmo de crecimiento de su bebé comenzará a ser más lento. Desde ahora y hasta su próxima aceleración del crecimiento (que ocurrirá al principio de la adolescencia), su peso y altura aumentarán de manera constante pero no tan rápido como en los primeros meses de vida. Como bebé es probable que haya aumentado 4 libras (1.8 kg) en 4 meses o menos, pero durante todo el segundo año es probable que su aumento de peso total sea de entre 3 y 5 libras (1.4 a 2.3 kg). Siga graficando las medidas de su hijo cada algunos meses en las tablas de crecimiento de las páginas 878 a 885 del Anexo para asegurarse de que, en general, esté siguiendo la curva de crecimiento normal. Como verá, ahora existe un rango mucho más amplio de "normalidad" que durante los primeros meses.

A los 15 meses, la niña promedio pesa alrededor de 23 libras (10.5 kg) y mide casi 30.5 pulgadas (77 cm), mientras que el varón promedio pesa unas 24.5 libras (11 kg) y mide 31 pulgadas (78 cm). Durante los 3 meses siguientes, cada uno de ellos aumentará aproximadamente 1 libra y ½ (0.7 kg) y crecerá alrededor de una pulgada (2.5 cm). A los 2 años, las niñas medirán unas 34 pulgadas (alrededor de 86 cm) y pesarán 27 libras (12.2 kg) y los varones alcanzarán las 34 pulgadas y ½ (87.5 cm) y casi 28 libras (12.6 kg).

El crecimiento de la cabeza de su bebé también será drásticamente más lento durante el segundo año. Si bien es probable que el perímetro cefálico solo aumente alrededor de 1 pulgada (2.5 cm) en un año, para los 2 años de edad habrá obtenido aproximadamente el 90 % del tamaño de su cabeza adulta.

No obstante, es probable que el aspecto de su niño cambie más que su tamaño. A los 12 meses todavía se veía como un bebé, pese a que tal vez ya caminara y dijera algunas palabras. Su cabeza y su abdomen todavía eran las partes más grandes de su cuerpo, la panza sobresalía cuando estaba erguido y las nalgas, en comparación, parecían pequeñas, al menos cuando estaba sin pañales. Los brazos y piernas eran relativamente cortos y blandos más que musculares y la cara tenía un contorno suavemente redondeado.

Todo esto cambiará a medida que se torne más activo, desarrolle los músculos y pierda parte de su grasa de bebé. Los brazos y las piernas se alargarán gradualmente y los pies comenzarán a apuntar hacia adelante cuando camine en vez de a los lados. Su cara se tornará más angular y la quijada quedará mejor definida. Hacia su segundo cumpleaños será difícil recordar cómo se veía cuando era bebé.

Movimiento

Si su bebé no comenzó a caminar antes de su primer cumpleaños, deberá hacerlo dentro de los próximos 6 meses. De hecho, el perfeccionamiento de esta destreza será el mayor logro físico de su segundo año. Aunque ya haya comenzado a caminar, puede que tarde un mes entero o dos antes de poder ponerse de pie y comenzar a moverse sin dificultades y sin apoyo. No obstante, no espere que se levante de la manera que usted lo hace. En cambio, su técnica consistirá en abrir las manos apoyadas sobre el piso, enderezar los brazos y levantar el trasero a la vez que endereza sus piernas. Finalmente, mientras endereza las piernas, enderezará el ángulo formado en su cintura y saldrá caminando.

Al principio en verdad da pasos, lo que es bastante diferente a la marcha madura. En vez de dar pasos largos, abrirá las piernas separándolas, con los pies apuntando hacia afuera, y se moverá de lado a lado a medida que avanza. Por más lento y laborioso que pueda parecer el proceso al principio, adquirirá velocidad en muy poco tiempo. De hecho, no se sorprenda si muy pronto debe correr para seguirle el ritmo.

Las caídas, por supuesto, son parte inevitable de estos primeros pasos. En particular caminar sobre superficies desparejas seguirá siendo un desafío durante algún tiempo. Al principio se tropezará en las más pequeñas irregularidades, como una arruga en la alfombra o una inclinación hacia otra habitación. Pasarán meses antes de que pueda subir y bajar escaleras o dar vuelta las esquinas sin caerse.

Además, al principio, no pretenda que use las manos mientras camina. Si bien usará los brazos para equilibrarse (flexionados y sostenidos a nivel de los hombros en posición de "guardia"), el uso de las manos para trasladar o recoger un juguete o jugar con el mismo no ocurrirá durante un tiempo. Después de que haya estado caminando durante 2 o 3 meses, no obstante, tendrá todo el proceso bajo control: No solo se agachará para recoger y llevar un juguete al otro lado de la habitación sino que podrá empujar o tirar de un vagón de juguete, caminar de lado o hacia atrás e incluso lanzar una pelota mientras camina.

Alrededor de 6 meses después de dar los primeros pasos, el estilo de andar de su bebé se volverá mucho más maduro. Mantendrá los pies juntos mientras se mueve, lo que hará que su marcha sea mucho más firme. Con su ayuda incluso es posible que suba y baje escaleras. No obstante, cuando intente hacerlo solo, gateará apoyado en las manos y las rodillas y bajará de a un escalón, de espaldas y apoyado en la barriga. Pronto emprenderá sus primeras corridas, con el cuerpo rígido y hacia adelante, si bien es probable que no corra bien hasta el tercer año. Hacia su segundo cumpleaños, su hijo podrá moverse con mucha eficiencia. ¡Y pensar que hace tan solo un año apenas podía caminar!

Hitos del movimiento antes de los 2 años

- Camina solo
- Arrastra juguetes detrás suyo mientras camina
- Carga juguetes grandes o varios juguetes mientras camina
- Comienza a correr
- Se para en puntas de pie
- Patea una pelota
- Trepa y se baja de los muebles sin ayuda
- Sube y baja escaleras agarrándose para sostenerse

Destrezas de manos y dedos

Dadas todas las habilidades de motricidad gruesa que está dominando su hijo de 1 año, es fácil pasar por alto los cambios más sutiles en su capacidad de usar las manos tanto solas como en coordinación con sus ojos. Estas nuevas destrezas le permitirán tener mucho más control y precisión al examinar objetos e intentar nuevos movimientos. También ampliará mucho su capacidad de explorar y aprender acerca del mundo que lo rodea.

A los 12 meses, sigue siendo un desafío para él recoger objetos muy pequeños entre el pulgar y el dedo índice, pero hacia mediados del segundo año esta tarea le resultará sencilla. Observe cómo manipulará los objetos pequeños según lo desee, explorando todas las formas en las que puede combinarlos y cambiarlos. Es posible que algunos de sus juegos favoritos incluyan:

- Construir torres de hasta 4 bloques y luego derribarlas

- Tapar y destapar cajas u otros recipientes

- Recoger pelotas u otros objetos en movimiento

- Girar perillas y dar vuelta páginas

- Poner clavijas redondas en sus agujeros

- Garabatear y pintar

Estas actividades no solo lo ayudarán a desarrollar las habilidades de sus manos sino que además le enseñarán conceptos espaciales como "adentro", "sobre", "debajo" y "alrededor". A medida que se acerca a los dos años y mejora su coordinación física, podrá probar juegos más complejos tales como:

- Plegar papel (si le muestra cómo hacerlo)

- Poner clavijas cuadradas grandes en los orificios correspondientes (lo cual es mucho más difícil que hacerlo con clavijas redondas porque implica hacer coincidir los ángulos)

- Apilar hasta 5 o 6 bloques

- Desarmar juguetes y volver a armarlos

- Hacer formas con masa para modelar

Hitos de destrezas de manos y dedos antes de los 2 años

- **Garabatea espontáneamente**
- **Da vuelta un recipiente para desparramar su contenido**
- **Construye torres de 4 o más bloques**
- **Puede que use una mano con más frecuencia que la otra**

Hacia su segundo cumpleaños, su pequeño tal vez demuestre con claridad su tendencia a ser diestro o zurdo. No obstante, muchos niños no muestran esta preferencia durante varios años. Otros niños son ambidiestros y pueden usar ambas manos igual de bien. Puede que nunca definan una preferencia clara. No hay motivo para presionar al pequeño a usar una u otra mano ni apresurar el proceso natural que lo lleva a definir esta preferencia.

Desarrollo del lenguaje

A principios del segundo año, súbitamente parecerá que su niño pequeño comienza a entender todo lo que le dice. Le anunciará que es hora de almorzar y estará esperando junto a su silla alta. Le dirá que perdió un zapato y él lo buscará. Al principio, su rápida respuesta podría parecer algo inusual. ¿Realmente entendió o lo estoy soñando? Quédese tranquila: no está delirando. Está desarrollando sus aptitudes de lenguaje y comprensión justo en el momento adecuado.

Es probable que este enorme salto en el desarrollo altere la forma en la que usted le habla y cómo conversa con otras personas cuando él esté cerca. Por ejemplo, puede editar conversaciones que tengan lugar cuando él esté escuchando, tal vez deletreando palabras que prefiere que no entienda (como p. ej. "¿Paramos a tomar un H-E-L-A-D-O?"). Al mismo tiempo es probable que le entusiasme más hablar con él, dado que es tan receptivo.

Es probable que se encuentre usando menos "lenguaje de bebés", dado que ya no necesita de monólogos agudos entonados como una canción para llamar su

Hitos del lenguaje antes de los 2 años

- Señala objetos o imágenes cuando se los nombran ("¿Dónde está el...?")

- Usa los nombres de personas y objetos familiares y de partes del cuerpo ("¿Qué es eso?" "¿Quién es ese?")

- Dice varias palabras sueltas (entre los 15 y los 18 meses)

- Usa frases simples (entre los 18 y los 24 meses)

- Usa oraciones de 2 a 4 palabras

- Sigue instrucciones simples

- Repite palabras que escuchó en una conversación

atención. En cambio, pruebe hablarle despacio y en forma clara usando palabras simples y frases cortas. Enséñele los nombres correctos de los objetos y las partes del cuerpo y deje de usar sustitutos tiernos como p. ej. "cerditos" cuando se refiera a los dedos de los pies. Al brindarle un buen modelo de lenguaje lo ayudará a aprender a hablar con el mínimo de confusión.

La mayoría de los niños pequeños dominan al menos cincuenta palabras habladas hacia el final del segundo año y pueden poner dos palabras juntas para formar una frase corta, si bien hay diferencias entre los niños. Incluso entre aquellos con audición e inteligencia normales, algunos no hablan mucho durante el segundo año. Los varones en general desarrollan sus destrezas de lenguaje en forma más lenta que las niñas. Cuando sea que su hijo comience a hablar, es probable que sus primeras palabras incluyan los nombres de personas familiares, sus posesiones favoritas y las partes de su cuerpo. Tal vez usted sea la única persona que comprenda estas primeras palabras, ya que omitirá o cambiará determinados sonidos. Por ejemplo, es probable que diga correctamente los primeros sonidos consonantes (*b, d, t*) y vocales (*a, e, i, o, u*) pero que el final de la palabra no sea claro. O tal vez sustituya los sonidos más difíciles por otros que pueda pronunciar, como *d* o *b*.

Con el tiempo y con la ayuda de sus gestos aprenderá a entender lo que está diciendo. Bajo ningún concepto ridiculice sus errores de lenguaje. Dele todo el tiempo que necesite para terminar de decir lo que desea sin apresurarlo y luego respóndale pronunciando la palabra correctamente ("¡Muy bien, es una pelota!"). Si tiene paciencia y se muestra receptiva, la pronunciación del niño mejorará gradualmente.

Hacia mediados de año usará algunos verbos activos, como "ir" y "saltar" y palabras de dirección como "arriba", "abajo", "adentro" y "afuera". Para su segundo cumpleaños habrá dominado las palabras "yo" y "tú", y las usará todo el tiempo.

Al principio hará su propia versión de una frase entera combinando una sola palabra con un gesto o un gruñido. Puede que señale con el dedo y diga "pelota": será su forma de decirle que quiere que eche a rodar la pelota con él. O tal vez forme una pregunta diciendo "¿Afuera?" o "¿Arriba?", levantando la voz al final. Pronto comenzará a combinar verbos o preposiciones con sustantivos para realizar afirmaciones como "pelota arriba" o "tomar leche" y preguntas como "¿qué es eso?". Hacia fines del año, o poco después de ello, comenzará a usar frases de dos palabras.

Desarrollo cognitivo

Al observar a su bebé jugando, ¿notó cómo se concentra en todo lo que hace? Cada juego o tarea es una propuesta de aprendizaje, y reunirá todo tipo de información sobre cómo funcionan las cosas. Ahora podrá usar los datos que ya adquirió para tomar decisiones y encontrar soluciones a los desafíos relacionados con el juego. No obstante, solo le interesará resolver los problemas adecuados para su nivel de desarrollo y aprendizaje; si le da un juguete que le fascinaba a los 11 meses probablemente se retire, aburrido. O sugiérale un juego demasiado complicado y se opondrá. Le atraerán en especial los dispositivos mecánicos como los juguetes de cuerda, los interruptores, los botones y las perillas. Tal vez a usted le resulte difícil darse cuenta exactamente lo que el niño puede manejar a esta edad y lo que no, pero a él no le costará mucho decidir. Ofrézcale una amplia gama de actividades y él elegirá las que le resulten desafiantes pero no totalmente fuera de sus posibilidades.

La imitación es una gran parte de su proceso de aprendizaje a esta edad. En vez de simplemente manipular objetos del hogar, como hizo durante su primer año, realmente usará un cepillo en su pelo, balbuceará al teléfono, girará el volante de su auto de juguete y empujará hacia adelante y hacia atrás. Al principio él será el único involucrado en estas actividades, pero poco a poco incluirá a otros participantes. Puede que le cepille el pelo a su muñeca, que le "lea" un libro, que le ofrezca algo de beber a un compañero de juegos o que le ponga el teléfono de juguete en su oreja. Como la imitación es una parte tan importante de su conducta y de su aprendizaje, tal vez ahora más que nunca debe ser consciente de las conductas de las que está dándole ejemplo. Recuerde, lo que dice o hace puede ser reproducido (causándole gran placer o consternación) una y otra vez a medida que

Hitos cognitivos antes de los 2 años

- Encuentra objetos incluso cuando están escondidos bajo dos o tres capas
- Comienza a clasificar por formas y colores
- Comienza a jugar juegos de representación

el niño juega y aprende. En este momento los hermanos mayores son cruciales. Esta conducta de imitación se da entre los pequeños y sus hermanos mayores. Este es un momento ideal para aprovechar estas señales naturales del desarrollo.

Mucho antes de su segundo cumpleaños, su pequeño será excelente jugando al escondite, recordando dónde se encuentran objetos ocultos mucho después de perderlos de vista. Si usted se guarda en el bolsillo la pelota o la galleta mientras él está jugando, es probable que usted lo olvide, ¡pero él no!

A medida que domina el juego del escondite, también entenderá mejor la cuestión de separarse de usted. Tal como sabe que un objeto oculto está en algún lugar aunque no pueda verlo, ahora reconocerá que usted siempre regresa, incluso cuando se aleja durante todo un día. Si en efecto le muestra a dónde va cuando lo deja, como por ejemplo a trabajar o a la tienda, formará una imagen mental de usted en ese lugar. Esto podría hacer que la separación le resulte aún más sencilla.

A esta edad, su pequeño es en gran parte el director: le hará saber qué rol desea que usted desempeñe en sus actividades. A veces le traerá un juguete para que pueda ayudarlo a hacerlo funcionar y otras veces se alejará de usted para intentar estar solo. A menudo, cuando sabe que está haciendo algo especial, hará una pausa y esperará que usted lo aplauda. Al responder a estas indicaciones, le proporcionará el apoyo y el aliento que necesita para seguir aprendiendo.

También debe proporcionarle el criterio que todavía le falta. Sí, ahora entiende cómo funcionan ciertas cosas, pero como no puede darse cuenta de cómo una cosa afecta a otra, aún no logra comprender plenamente la noción de las consecuencias. Por lo tanto, si bien tal vez entienda que su vagón de juguete rodará cuesta abajo, no puede predecir lo que ocurrirá cuando aterrice en medio de la calle transitada que está al final del camino. Si bien sabe que las puertas se abren y se cierran, no sabe que tiene que evitar que la mano le quede atrapada en ella. Y aunque haya descubierto eso de la peor manera una vez, no debe asumir que aprendió su lección. Lo más probable es que no asocie su dolor con la cadena de eventos que condujeron a él y seguramente no recuerde esta secuencia la próxima vez. Hasta que desarrolle su propio sentido común, necesitará que lo vigile para mantenerlo seguro.

Desarrollo social

Su pequeño desarrollará una imagen muy específica de su mundo social, amigos y conocidos. Él está en el centro, y si bien puede que usted esté cerca, lo que más le preocupará es dónde están las cosas en relación con sí mismo. Sabe que existen otras personas y le interesan vagamente, pero no tiene idea de lo que piensan o lo que sienten. En lo que a él respecta, todo el mundo piensa como él.

Como puede imaginar, su visión del mundo (técnicamente algunos expertos la llaman egocéntrica o centrada en sí mismo) a menudo hace que le resulte difícil jugar con otros niños en un sentido verdaderamente social. Jugará junto a ellos y competirá por los juguetes, pero no le resulta fácil jugar a juegos en los que deba cooperar con otros. Le gustará mirar a otros niños y estar alrededor de ellos, en especial si son un poco mayores. Es probable que los imite o los trate como trata a

los muñecos, por ejemplo intentando cepillarles el pelo, pero suele sorprenderse y resistirse cuando los demás intentan hacerle lo mismo a él. Puede que les ofrezca juguetes o algo de comer pero se molestará si aceptan lo que ofrece.

Compartir es un término sin significado para un niño de esta edad. Todo niño pequeño cree que solo él es quien merece el protagonismo. Lamentablemente, la mayoría

Hitos sociales antes de los 2 años de edad

- ■ Imita la conducta de los demás, en especial de adultos y niños mayores
- ■ Cada vez más consciente de sí mismo como ser aparte de los demás
- ■ Cada vez más entusiasta respecto a la compañía de otros niños

de ellos son tan seguros como egocéntricos, y la competencia por juguetes y atención suele acabar en una explosión de golpes y lágrimas. ¿Cómo puede minimizar el combate cuando los "amigos" de su hijo están en casa? Intente proporcionar abundantes juguetes para todos y prepárese para oficiar de árbitro.

Tal como sugerimos anteriormente, es posible que su hijo también comience a mostrarse posesivo con los juguetes que sabe que le pertenecen. Si otro niño siquiera toca el juguete es probable que corra a su lado y se lo quite. Intente tranquilizar a su hijo diciéndole que el otro niño "solo está mirando el juguete" y que "está bien

Identificación de género

Si reuniera a un grupo de bebés de 1 año, los vistiera a todos iguales y los soltara en una plaza, ¿podría diferenciar a los varones de las niñas? Probablemente no, porque salvo por pequeñas variaciones de tamaño hay muy pocas diferencias entre los sexos a esta edad. Los niños y las niñas desarrollan sus destrezas más o menos al mismo ritmo (aunque las niñas tienden a hablar antes que los varones) y disfrutan de las mismas actividades. Algunos estudios han descubierto que los varones son más activos que las niñas, pero las diferencias son prácticamente insignificantes en estos primeros años.

Aunque los padres en general tratan a los varones y a las niñas de manera muy similar a esta edad, suelen fomentar el uso de distintos juguetes y juegos según el sexo. Pero, fuera de la tradición, no existen fundamentos para incitar a las niñas a jugar con muñecas y a los varones con camiones. Si se los deja solos, los niños de ambos sexos se ven igualmente atraídos a todos los juguetes, y se debería permitirles jugar con una variedad de juguetes que pudieran interesarles.

A propósito, los niños pequeños aprenden a identificarse como varones o niñas asociándose con otros miembros de su propio sexo. Pero este proceso tarda años. Vestir a su hija solo con prendas con volantes o llevar a su hijo a partidos de béisbol no hará una gran diferencia a esta edad. Lo que importa es el amor y el respeto que brinde a su hijo como persona, independientemente de su sexo. Esto sentará las bases de una buena autoestima.

que juegue un rato con eso". Pero reconózcale también: "sí, es tu juguete, y no te lo va a quitar". Tal vez sea útil seleccionar un par de objetos particularmente preciados y decir que nadie puede jugar con ellos. A veces esto ayuda a los niños pequeños a tener cierto control sobre su mundo y los hace menos posesivos respecto a sus demás posesiones.

Como los niños de esta edad tienen tan poca conciencia de los sentimientos de los demás, pueden tener respuestas muy físicas ante los niños de su entorno. Incluso cuando solo están explorando o demostrando afecto, es posible que le metan un dedo en el ojo al otro niño o que lo golpeen demasiado fuerte. (Lo mismo ocurre con la forma en la que tratan a los animales). Cuando están molestos puede que golpeen o abofeteen al otro niño sin darse cuenta de que le están haciendo daño. Por este motivo, esté atenta siempre que su bebé esté cerca de otros compañeros de juego y retírelo ni bien ocurra este tipo de agresión física. Dígale "No se pega" y redirija la atención de todos los niños a un juego más amigable.

Masturbación

A medida que su pequeño explora las muchas partes de su cuerpo, naturalmente descubrirá sus genitales. Como tocarlos le producirá sensaciones agradables, lo hará a menudo cuando no tenga puesto el pañal. Si bien es posible que esto vaya acompañado de una erección del pene en los varones, no es una experiencia sexual ni emocional para los pequeños. Simplemente se siente bien. No hay motivo para desalentarlo, preocuparse ni llamar la atención al respecto. Si expresa una reacción negativa fuerte cuando el niño se toque los genitales, estará sugiriéndole que esas partes del cuerpo tienen algo malo o negativo. Incluso puede que interprete eso como si ocurriera algo malo o negativo con él. Espere hasta que sea lo suficientemente mayor para enseñarle acerca de la privacidad y el pudor. Por ahora, acepte esta conducta como parte de la curiosidad normal.

Afortunadamente su pequeño también mostrará esta autoconciencia en modos menos agresivos. A los 18 meses podrá decir su nombre. Más o menos al mismo momento, identificará su reflejo en el espejo y comenzará a exhibir un mayor interés en cuidar de sí mismo. A medida que se acerque a los 2 años podrá cepillarse los dientes y lavarse las manos si le muestran cómo hacerlo. También ayudará a vestirse y, en especial, a desvestirse. Muchas veces por día lo encontrará ocupado en quitarse los zapatos y las medias, incluso en medio de una tienda o en el parque.

Debido a que su pequeño es un gran imitador, estará aprendiendo importantes destrezas sociales de la manera en la que usted maneja los conflictos entre ambos. Dé ejemplo de la forma en que las palabras y el escuchar pueden, al menos de vez en cuando, usarse para resolver conflictos ("Sé que quieres bajarte y caminar, pero

El niño tímido

Algunos niños son naturalmente temerosos ante las personas y situaciones nuevas. Se retraen, observan y esperan antes de unirse a una actividad de grupo. Si lo presionan para intentar algo diferente, se resistirá, y cuando se enfrente a alguien nuevo, se pegará a usted. Para los padres que intentan fomentar la osadía y la independencia, esta conducta podría resultar muy frustrante. Pero desafiarlo o ridiculizarlo solo hará que el niño tímido se sienta más inseguro.

La mejor solución es permitir a su hijo moverse a su propio ritmo. Dele el tiempo que necesite para adaptarse a las situaciones nuevas y permítale que se tome de su mano cuando necesite consolidar su confianza. Si usted acepta esta conducta tal como ocurra, es menos probable que las demás personas lo ridiculicen y el niño desarrollará la confianza en sí mismo mucho más rápido. Si continúa este tipo de conducta, coméntelo con su pediatra. Podrá darle algunos consejos individuales y podrá, si fuera necesario, transferirlo a un psicólogo pediátrico o a un psiquiatra infantil.

debes sostener mi mano para que pueda saber que estás seguro"). Como imitador, también participará con ganas en todo lo que usted esté haciendo por la casa. Ya sea que esté leyendo el periódico, barriendo el piso, cortando el césped o preparando la cena, él querrá "ayudar". Si bien probablemente tarde más tiempo con él ayudando, intente convertir el momento en un juego. Si está haciendo algo en lo que él no puede ayudar porque es peligroso o porque está apurada, busque otra "tarea" que *sí* pueda hacer. Por supuesto, no desaliente estos fantásticos impulsos de ayudar. Ayudar, al igual que compartir, es una destreza social vital; cuanto antes la desarrolle, más agradable será la vida para todos.

Desarrollo emocional

Su hijo de un año oscilará constantemente entre una independencia feroz y el pegoteo con usted. Ahora que puede caminar y hacer cosas por sí solo, tiene el poder de alejarse de usted y probar sus nuevas destrezas. Pero, al mismo tiempo, todavía no está totalmente cómodo con la idea de que es una persona individual, separada de usted y de todo el resto del mundo. En especial cuando esté cansado, enfermo o asustado, querrá que usted esté ahí para reconfortarlo y repeler la soledad.

Es imposible predecir cuándo le dará la espalda y cuándo vendrá corriendo en busca de refugio. Puede parecer que cambia de un momento a otro o tal vez se vea más maduro e independiente durante varios días antes de, repentinamente, sufrir una regresión. También es posible que esto le haga sentir emociones mezcladas: Si bien habrá momentos en los que se siente fantástico tener a su bebé de vuelta, con seguridad habrá otros momentos en los que sus escándalos y quejas son lo último que necesite. Algunas personas llaman a este período la primera adolescencia. Refleja algunos de los sentimientos mezclados acerca de crecer y dejarla, y es absolutamente normal. Recuerde que la mejor manera de ayudarlo a recuperar la compostura es darle atención y tranquilidad cuando los necesita. Rezongarlo diciéndole que "actúe como un niño grande" solo lo hará sentir y actuar más inseguro y necesitado.

El niño agresivo

Algunos niños son naturalmente agresivos en formas que comienzan a aparecer durante el segundo año. Quieren hacerse cargo y controlar todo lo que ocurre a su alrededor. Cuando no obtienen lo que quiere, es probable que dirijan su energía a una conducta violenta como patear, morder o pegar.

¿Esta descripción se adapta a su pequeño? De ser así, deberá observarlo atentamente y poner límites firmes y coherentes. Ofrézcale varias formas positivas de hacer salir su energía, a través del juego físico y el ejercicio. Pero, cuando esté con otros niños, supervíselo atentamente para evitar problemas graves y asegúrese de elogiarlo cuando logre terminar una sesión de juegos sin causar problemas.

En algunas familias, los arranques de agresividad de un pequeño se consideran un presagio de futura delincuencia. Al creer que deben tratar con mano dura esta conducta ni bien aparece, los padres castigan al niño dándole nalgadas o golpeándolo. Sin embargo, los niños de esta edad copian a sus padres. Por consiguiente, un niño tratado de esta manera puede comenzar a creer que esta es la forma correcta de manejar a las personas cuando no le gusta su conducta, por lo que esta reacción podría justamente reforzar su agresividad hacia los demás (exactamente lo opuesto de lo que los padres pretendían). La mejor manera de enseñar a su hijo a contener sus impulsos agresivos es estar atento y enseñarle con anticipación cuál es la conducta esperada, elogiarlo por jugar bien con los demás y ser firme y coherente cuando se porte mal. Además, dele un buen ejemplo a imitar a través de su propia conducta y la de los hermanos. (Consultar también *Ira, agresividad y mordidas*, página 575). A veces se necesita algo más que palabras para corregir la mala conducta de un niño pequeño. Considere la posibilidad de aplicar un tiempo fuera.

Las separaciones breves de los padres probablemente ayuden a su pequeño a ser más independiente. Todavía siente cierta ansiedad por la separación y es probable que arme lío cuando usted se vaya, aunque sea por unos minutos. Pero la protesta será breve. Lo más probable es que usted se altere más que él por esta separación, pero intente que el niño no lo sepa. Si él creyera que su escándalo tiene probabilidades de lograr que usted se quede, seguirá haciendo escándalo en ocasiones similares en el futuro. Por más tentador que pueda ser "escabullirse" en silencio, de hecho podría volverse más pegado a usted porque, si hiciera eso, él nunca sabrá cuándo va a desaparecer otra vez. En cambio, dele un beso antes de irse y prométale que regresará. Y cuando regrese, salúdelo con entusiasmo y dedíquele toda su atención durante un rato antes de pasar a otras tareas o asuntos. Cuando su hijo entienda que usted siempre regresa y que lo sigue amando, se sentirá más seguro.

Cuidados básicos

Alimentación y nutrición

Es probable que note una caída drástica del apetito de su pequeño después de su primer cumpleaños. De repente se vuelve quisquilloso con la comida, da vuelta la cara luego de unos pocos bocados o se niega a sentarse a la mesa a la hora de comer. Uno pensaría que debería comer más ahora que es tan activo, pero este

Estimulación del crecimiento cerebral del niño: 1 año

- Su hijo aprende a través de las interacciones sociales y el juego. El aprendizaje ocurre en el transcurso de relaciones seguras, estables y cariñosas. Si un niño tiene miedo todo el tiempo, aprenderá muy poco.

- Elija juguetes que fomenten la creatividad. Al elegir juguetes sencillos, fomentará el desarrollo de la imaginación en el niño.

- Aliéntelo a jugar con bloques y juguetes blandos, lo que ayuda a su hijo a desarrollar la coordinación entre la mano y los ojos, las destrezas de motricidad fina y un sentido de competencia.

- Bríndele contacto físico cálido en forma sistemática (abrazos, contacto piel con piel y cuerpo contra cuerpo) para establecer el sentido de seguridad y bienestar de su pequeño. Evite usar la comida como recompensa; en cambio, elógielo y abrácelo por portarse bien.

- Preste atención a los ritmos y estados de ánimo de su hijo. Respóndale cuando esté molesto al igual que cuando esté feliz. Aliéntelo y apóyelo, aplicando una disciplina firme cuando corresponda pero sin gritar ni pegarle; ofrézcale pautas coherentes.

- Háblele o cántele mientras lo viste, baña y alimenta, cuando juega, camina y conduce, tal como le hablaría a un adulto. Hable despacio y dele tiempo al niño para responder. Intente no responderle con un "ajá", porque el niño se dará cuenta de que no lo está escuchando; en cambio, amplíe sus respuestas basándose en las frases de su hijo.

- Sea coherente y predecible; establezca rutinas para la hora de comer, las siestas y la hora de ir a la cama por la noche.

- Desarrolle asociaciones de palabras nombrando los objetos y actividades de todos los días.

- Lea a su hijo a diario. Elija libros que fomenten tocar y señalar objetos y léale rimas, anuncios y cuentos de nanas.

- Si usted habla otro idioma, háblelo en casa.

- Ponga a su hijo música divertida, tranquila y melódica.

- Escuche las preguntas de su hijo y respóndalas. Además, hágale preguntas para estimular los procesos de toma de decisiones.

- Comience a explicarle acerca de la seguridad con palabras sencillas, por ejemplo, hágale sentir el calor que emite la estufa para enseñarle el significado y el peligro de las cosas calientes.

- Asegúrese de que las demás personas que cuidan y supervisan a su hijo entiendan la importancia de formar una relación cariñosa y reconfortante con él.

- Aliente a su hijo a mirar libros y dibujar.

- Ayude a su hijo a usar palabras para describir sus emociones y para expresar sentimientos tales como alegría, felicidad, enojo y miedo ("contento", "enojado" y "triste").

- Pase un tiempo cada día jugando con su hijo en el piso.

- Elija servicios de guardería de calidad con un entorno afectuoso, receptivo, educativo y seguro. Realice visitas frecuentes al cuidador de su hijo o a la guardería y comparta sus ideas sobre los cuidados positivos.

- Si fuera posible, evite las "experiencias negativas de la infancia" (consultar las páginas xxxiv a xxxvii de la Introducción) y otras causas de estrés crónico que podrían afectar de manera negativa el desarrollo cerebral.

cambio tiene un buen motivo. Su ritmo de crecimiento es más lento y en realidad ahora no necesita tanto alimento.

Su pequeño necesita alrededor de 1000 calorías por día para satisfacer sus necesidades de crecimiento, energía y buena nutrición. Si alguna vez hizo una dieta de 1000 calorías, sabe que esto no es mucha comida. Pero su hijo estará bien con eso, dividido en tres comidas pequeñas y dos bocadillos por día. No cuente con que siempre coma de esa manera, no obstante, porque los hábitos de alimentación de los niños pequeños son erráticos e impredecibles de un día al siguiente. Puede que coma todo lo que esté a la vista a la hora del desayuno pero casi nada durante el resto del día. O tal vez coma solo su alimento favorito durante 3 días seguidos y luego lo rechace rotundamente. También puede que coma 1000 calorías un día y que luego coma mucho más o menos por 1 o 2 días. Las necesidades de su hijo variarán, dependiendo de su nivel de actividad, su ritmo de crecimiento y su metabolismo.

La hora de comer no debe convertirse en una pelea de lucha libre para lograr que su hijo coma una dieta balanceada. Cuando rechaza la comida que preparó no la está rechazando a usted, por lo que no debe tomarlo como algo personal. Además, cuanto más lo obligue a comer, menos probable será que cumpla con la orden. A cambio ofrézcale una selección de alimentos nutritivos cada vez que se siente a comer y déjelo elegir lo que desea. Varíe lo más posible los sabores y las consistencias.

Si rechaza todo, puede intentar guardar el plato para más tarde, cuando tenga hambre. No obstante, no le permita llenarse con galletas o dulces luego de rechazar su comida, ya que eso solo fomentará su interés en los alimentos con calorías vacías (aquellos con alto contenido de calorías pero un contenido relativamente bajo de nutrientes importantes, como vitaminas y minerales) y disminuirá su apetito para cuando deba consumir los alimentos nutritivos. Por difícil que le resulte creerlo, la dieta de su hijo se equilibrará con el paso de varios días si le ofrece una gama amplia de alimentos sanos y no lo presiona a comer uno en particular en algún momento dado. La tarea de los padres es ofrecer alimentos nutritivos y adecuados en los momentos indicados, y su pequeño debe decidir cuánto comerá. Cuando los padres intentan controlar la cantidad que el pequeño come obligándolo a vaciar su plato, es posible que el niño no aprenda a autorregularse. Esto puede llevar a que coma constantemente e ignore los signos de saciedad, provocando obesidad. También puede hacer que los pequeños se nieguen a comer más alimentos, lo que resultará en poco aumento de peso.

Su pequeño necesita alimentos de los mismos 4 grupos básicos de nutrición que usted:

1. Carne, pescado, aves de corral, huevos

2. Productos lácteos

3. Frutas y verduras

4. Cereales, pan y pasta integrales, papas y arroz

Observación de la salud del desarrollo

Como cada niño se desarrolla a su propio ritmo, es imposible decir con exactitud cuándo el suyo perfeccionará una habilidad determinada. Los hitos del desarrollo que se mencionan en este libro le otorgan una idea general de los cambios que puede esperar a medida que su hijo crece, pero no se alarme si el desarrollo toma un camino levemente diferente. No obstante, alerte a su pediatra si exhibe alguno de los siguientes signos de retraso del desarrollo para su rango de edad.

- No camina a los 18 meses

- No logra desarrollar un patrón de caminata maduro, de talón a punta, después de varios meses de haber comenzado a caminar, o camina exclusivamente en puntas de pie

- No dice al menos 15 palabras a los 18 meses

- No usa frases de 2 palabras a los 2 años

- No parece conocer la función de objetos comunes del hogar (cepillo de pelo, teléfono, timbre, tenedor, cuchara) a los 15 meses

- No imita acciones ni palabras hacia el final de este período

- No sigue instrucciones simples a los 2 años

- No puede empujar un juguete con ruedas a los 2 años

Cuando planifique el menú de su hijo, recuerde que el colesterol y otras grasas son muy importantes para su crecimiento y desarrollo normales, por lo que no debe restringirlas durante este período. La grasa debe ser la fuente de más o menos la mitad de las calorías consumidas por los bebés y niños pequeños. Cuando su hijo cumpla los 2 años podrá ir reduciendo gradualmente el consumo de grasa (reduciéndolo a alrededor de un tercio de las calorías diarias hacia los 4 a 5 años). Si bien no debe perder de vista el hecho de que la obesidad infantil es un problema creciente, los niños necesitan grasa en la dieta durante el segundo año de vida. Si mantiene la ingesta calórica de su hijo en el entorno de las 1000 calorías por día, no debería preocuparse por sobrealimentarlo ni por ponerlo en riesgo de aumentar demasiado de peso.

En esta etapa se desarrollan las preferencias de alimentación que tendrá cuando adulto.

Hitos emocionales antes de los 2 años

- Demuestra una independencia cada vez mayor

- Comienza a exhibir conductas desafiantes, en particular con los adultos con quienes se siente cómodo

- Cada vez ocurren más episodios de ansiedad por separación hacia mediados de año, pero luego van atenuándose

Para su primer cumpleaños, su hijo debe poder tolerar la mayoría de los alimentos que sirva al resto de la familia, pero con algunas precauciones. En primer lugar, asegúrese de que la comida esté lo suficientemente fría como para no quemarle la boca. Pruebe usted misma la temperatura, porque él comenzará a comer sin pensar en la temperatura. Además, no debe darle alimentos demasiado condimentados, salados, con mucha mantequilla ni endulzados. Estas adiciones impiden que su hijo experimente el sabor natural de los alimentos y podrían ser perjudiciales para su buena salud a largo plazo. Los niños pequeños parecen ser más sensibles que los adultos a estos sabores y es posible que rechacen los alimentos muy condimentados.

Su pequeño todavía puede asfixiarse con trozos de comida lo suficientemente grandes como para bloquear la tráquea. Tenga en cuenta que los niños no aprenden a masticar con movimiento de trituración hasta que tienen alrededor de 4 años. Asegúrese de que todo lo que le dé a su pequeño esté pisado o cortado en trocitos pequeños y fáciles de masticar. Nunca le ofrezca nueces enteras, uvas enteras (córtelas a la mitad o en cuartos), tomates cherry (salvo que estén cortados en cuartos), zanahorias, palomitas de maíz, semillas (p. ej. semillas procesadas de calabaza o girasol), perros calientes enteros o en trozos grandes, bastones de carne o caramelos duros (incluidos los frijoles de gelatina u ositos de goma) o pedazos de mantequilla de maní (puede untarla bien sobre una galleta o pan). Los perros calientes y las zanahorias en particular deben cortarse en cuatro, a lo largo, y luego rebanarse para obtener trocitos pequeños. Además, asegúrese de que su pequeño coma solo mientras está sentado y supervisado por un adulto. Si bien puede que quiera hacer todo a la vez, "comer en movimiento" o mientras habla aumenta el riesgo de asfixia. Enséñele lo antes posible a terminar un bocado antes de hablar.

Para el momento de su primer cumpleaños, o poco después, su pequeño debe beber sus líquidos en vaso. Ahora necesita menos leche, ya que obtiene la mayor parte de sus calorías de los alimentos sólidos.

SUPLEMENTOS ALIMENTARIOS. Si ofrece a su hijo selecciones de cada uno de los 4 grupos básicos de alimentos y le permite experimentar con una amplia variedad de sabores, colores y texturas, debería llevar una dieta balanceada con abundantes vitaminas. Incluso es posible que algunas vitaminas, como las solubles en grasa (A y D),

Juguetes adecuados antes de los 2 años de edad

- Libros de cartón con imágenes grandes e historias sencillas
- Libros y revistas con fotos de bebés
- Bloques
- Juguetes para meter unos dentro de otros
- Clasificadores de formas y tableros de clavijas sencillos
- Rompecabezas para principiantes
- Juegos que fomenten el juego de representación (cortadora de césped, juegos de cocina y escobas de juguete)
- Juguetes para cavar (balde, pala, rastrillo)
- Muñecas de todos los tamaños
- Autos, camiones, trenes
- Recipientes irrompibles de todas formas y tamaños
- Juguetes para el baño (botes, recipientes, juguetes flotantes que chillen)

representen riesgos; se almacenan en los tejidos cuando se consumen en exceso, y en niveles muy altos podrían enfermar a su hijo. Las dosis altas de minerales tales como el zinc y el hierro, consumidas durante un largo tiempo, también pueden tener efectos negativos.

No obstante, para algunos niños, la suplementación podría ser importante. Su hijo podría necesitar suplementos de vitaminas o minerales si las prácticas alimentarias de su familia limitan los grupos de alimentos que están a su disposición. Por ejemplo, si en su casa son estrictamente vegetarianos, y no consumen huevos ni productos lácteos (lo cual no es una dieta recomendable para los niños), es probable que necesite suplementos de vitaminas B_{12} y D, además de riboflavina y calcio. El raquitismo, por ejemplo, es una enfermedad en la que los huesos se ablandan y está asociada con una ingesta inadecuada de vitamina D y una exposición reducida al sol. Consulte a su médico acerca de los suplementos necesarios y las cantidades. (Consultar la información sobre suplementos de vitamina D en la página 125).

- Pelotas de todas formas y tamaños

- Juguetes para empujar y arrastrar

- Juguetes para el aire libre (toboganes, columpios, areneros)

- Triciclo para principiantes

- Juegos de conexión (cadenas, cuentas para enhebrar grandes, con forma de *S*)

- Animales de peluche

- Teclado y otros instrumentos musicales para niños

- Crayones grandes

- Teléfono de juguete

- Espejos irrompibles de todos los tamaños

- Ropa para disfrazarse

- Cucharas de madera, revistas viejas, cestos, cajas y tubos de cartón, otros elementos similares seguros e irrompibles que "encuentre" por la casa (p. ej. cacerolas y sartenes)

La deficiencia de hierro ocurre entre algunos niños pequeños y puede llevar a una anemia (una afección que limita la capacidad de la sangre para transportar oxígeno). En algunos casos el problema es alimentario. Los niños menores de 3 años deben recibir al menos 15 miligramos de hierro por día en su comida pero muchos no lo reciben. (Consultar la tabla de fuentes de hierro en la página 319). Beber grandes cantidades de leche podría conducir a una anemia por deficiencia de hierro, ya que el niño estará menos interesado en otros alimentos, algunos de los cuales son fuentes potenciales de hierro.

Si su hijo bebe entre 24 y 32 onzas (720 a 960 ml) de leche al día o menos, no tiene nada de qué preocuparse. Si bebe mucho más que eso y no logra hacerlo comer más alimentos ricos en hierro, consulte a su pediatra respecto a la adición de un suplemento de hierro a su dieta. Mientras tanto, siga dándole las gotas de vitamina D (600 UI por día después del año) si toma menos de 32 onzas (960 ml) de leche por día y ofreciéndole una amplia variedad de alimentos ricos en hierro

Dejar el biberón

Los bebés que duermen con un biberón con leche, jugo, refrescos u otros líquidos azucarados corren un alto riesgo de padecer caries. Se recomienda que dejen por completo el biberón cuando tienen alrededor de 1 año de edad, y ni que hablar para cuando tienen 18 meses. Cuanto antes comience a eliminar el biberón, más fácil será la tarea. Si está amamantando, lo ideal es evitar el biberón por completo. La alimentación en vaso puede presentarse tan pronto como a los 6 meses, y para el año deberá dominarla. Siempre que su bebé esté bebiendo en un vaso, no necesitará tomar líquidos de un biberón. Si debe darle biberón, limite el contenido a agua sola. Lamentablemente, lograr que su hijo deje el biberón podría no ser tan fácil como suena. Para ayudar con todas estas cosas, elimine primero el biberón de mitad del día, luego el de la nochecita y luego el de la mañana; deje para lo último el biberón de la hora de dormir, pero recuerde que solo debe contener agua. Si su bebé no quiere tomar el biberón con agua al principio, lentamente y durante un breve período, diluya la fórmula u otros contenidos con agua de modo que, pasadas una o dos semanas, el biberón contenga *solo* agua.

Es fácil acostumbrarse a usar el biberón para reconfortar a un niño o ayudarlo a dormir. Pero a esta edad ya no necesita nada de beber ni de comer durante la noche. Si todavía lo alimenta a esas horas, debe dejar de hacerlo. Incluso aunque pida un biberón y lo beba sediento, las instancias de alimentación durante la noche son más un mimo que una necesidad nutricional. Pronto el biberón se convierte en una muleta y le impide aprender a volver a dormirse solo. Si solo llora un ratito, intente dejarlo que se duerma llorando. Luego de un par de noches, probablemente se olvide del biberón. Si esto no ocurriera, consulte al pediatra y lea en este libro las demás secciones sobre el sueño. (Consultar, por ejemplo, las páginas 216 y 245).

A propósito, es aceptable que ofrezca a su pequeño algo de beber o un bocadillo saludable *antes de ir a la cama* siempre y cuando le cepille los dientes después de beber o comer. De hecho, podría ayudarlo a dormirse. Una breve sesión de amamantamiento, un poco de leche de vaca u otro líquido e incluso algo de fruta u otro alimento nutritivo servirán el propósito. Si el bocadillo fuera un biberón, vaya poco a poco haciendo la transición a un vasito.

Cualquiera que sea el bocadillo, haga que su hijo lo termine y luego límpiele los dientes con un paño suave, una gasa o un cepillo de dientes. Esto se puede hacer incluso cuando el niño esté durmiendo en su regazo. Si no quita la comida o el líquido de los dientes de su bebé después de comer permitirá que los residuos queden en los dientes durante toda la noche y podría fomentar la formación de caries. Si necesita que lo reconforten para dormirse, permítale usar un juguete blandito, una mantito o el pulgar, pero nunca un biberón que no sea de agua sola.

Reducción del consumo de golosinas

A casi todo el mundo le gustan las golosinas, naturalmente, y su pequeño no es la excepción. Tal como ocurre con los demás seres humanos, nació con gusto por el azúcar y ya es bastante sensible a las distintas concentraciones de dulzura. Ofrézcale una batata y una papa horneadas, y elegirá siempre la batata. Si le da a elegir entre la batata y una galleta, ganará la galleta. Esté tranquila: no es culpa suya que se lance directo a los caramelos y al helado cuando usted preferiría que comiera un trozo de queso. Pero es su responsabilidad limitar su acceso a los dulces y ofrecerle una dieta compuesta principalmente de alimentos más nutritivos que promuevan el crecimiento y no las caries.

para que, con el tiempo, no necesite el suplemento. Para obtener más información sobre la vitamina D, consultar la página 125 en el Capítulo 4.

Afortunadamente, cuando los dulces estén fuera de la vista, su hijo no se acordará de ellos: no tenga dulces en casa o escóndalos. Evite también agregar azúcar a su comida y no haga del postre un evento de todos los días. En cuanto a los bocadillos, en vez de darle bocadillos dulces o grasosos, permítale comer pequeñas porciones de alimentos saludables como fruta, pan y galletas integrales y queso. Dicho de otro modo, comience a fomentar los buenos hábitos alimentarios que pueden durar toda la vida.

EL NIÑO COME SOLO. A los 12 meses, su bebé se estaba acostumbrando a beber en vaso y a alimentarse con una cuchara y con los dedos. Para los 15 meses, tendrá mucho más control, se llevará la comida a la boca con una relativa facilidad cuando lo desee y la arrojará por la habitación cuando eso le parezca más divertido. Podrá llenar su cuchara y llevársela a la boca sistemáticamente, aunque a veces la inclinará hacia el lado equivocado y volcará la comida a último momento. Es fundamental usar platos, vasos y tazas irrompibles ya que estos utensilios también pueden salir volando cuando el niño se aburra de su contenido. Dicha conducta debe desalentarse mediante un regaño firme y volviendo a colocar los utensilios en el lugar adecuado. Si estas conductas persisten, tenga en cuenta la posibilidad de sacarlo de la sillita alta y esperar hasta la próxima hora de comer.

Para los 18 meses, su pequeño podrá usar una cuchara, un tenedor y un vaso o taza irrompibles cuando lo desee, pero puede que no siempre tenga ganas. Habrá ocasiones en

Asegúrese de que su pequeño coma solamente estando sentado y supervisado por un adulto.

Muestra de menú de un día para un niño de 1 año

Este menú está planeado para un niño de 1 año que pese aproximadamente 21 libras (9.5 kg).

1 cucharadita = 1/3 cucharada = 5 ml
1 cucharada = ½ onza = 15 ml
1 taza = 8 onzas = 240 ml
1 onza = 30 ml

DESAYUNO

½ taza de cereal de desayuno fortificado con
    hierro o 1 huevo cocido
¼ a ½ taza de leche entera o al 2 % (con o sin
    cereal)
La fruta se puede agregar al cereal o comerse
    sola
½ banana en rodajas
2 o 3 fresas en rodajas

BOCADILLO

1 tostada o muffin integral con 1 o 2 cucharadas de queso crema o mantequilla
    de maní, o yogur con fruta picada
½ taza de leche entera o al 2 %

ALMUERZO

½ sándwich de pavo o pollo en rodajas, atún,
    ensalada de huevo o mantequilla de maní
½ taza de verduras verdes cocidas
½ taza de leche entera o al 2 %

BOCADILLO

1 a 2 onzas de queso en cubitos o en hebras, o 2 a 3 cucharadas de fruta o bayas
1 taza de leche entera o al 2 %

CENA

2 a 3 onzas de carne cocida, molida o en cubitos
½ taza de verduras amarillas o anaranjadas, cocidas
½ taza de pasta o arroz integral, o papa
½ taza de leche entera o al 2 %

las que preferirá hacer dactilopintura con el pudín o convertir el plato en un avión. Algunos niños superan esta conducta caótica a la hora de comer cerca de su segundo cumpleaños; en dicho momento de hecho puede que se molesten cuando derraman algo o si se ensucian un poco las manos con comida. No obstante, otros seguirán siendo muy desordenados a la hora de comer hasta tiempo después de cumplir los 3 años.

FUENTES DE HIERRO

Excelentes

Carnes rojas	Melaza residual
Cereal de salvado fortificado	

Buenas

Hamburguesa	Camarones	Papas asadas con cáscara	Damascos deshidratados
Carne de res magra	Frankfurter	Frijoles blancos	Pasas de uva
Pollo	Huevo, yemas	Frijoles rojos	Pasas de ciruela, jugo de pasas de ciruela
Atún	Espinaca, hojas de mostaza	Brotes de soja	Fresas
Jamón	Espárragos	Guisantes partidos	Jugo de tomate

Adecuadas

Arroz enriquecido	Aguacate (palta)	Brócoli	Guisantes (arvejas)
Pasta enriquecida, fideos	Jugo de arándanos	Tomate	Tocino
Pan enriquecido	Naranja	Zanahorias	Mantequilla de maní
Banana	Manzana	Frijoles verdes	

NUESTRA POSICIÓN

EL SOBREPESO Y LA OBESIDAD INFANTIL son actualmente un emergencia de salud nacional. La obesidad conduce a vidas más cortas, peor calidad de vida y muchos problemas médicos crónicos, gran parte de los cuales ahora comienzan durante la infancia. En la actualidad tememos que la próxima generación de niños viva vidas más cortas que sus padres debido a los efectos de la obesidad a largo plazo. No obstante, se pueden hacer muchas cosas para abordar el problema de la obesidad y prevenirlo, y cuanto antes podamos comenzar, mejor será. Los pequeños ajustes (respecto a nuestro abordaje de temas tales como la comida, la alimentación, la actividad física, etc.) en un niño pequeño podrían prevenir muchos desafíos de salud futuros. Esto no quiere decir que sea fácil, ya que hoy en día la opción saludable no es siempre la más sencilla, ¡pero ciertamente vale la pena! Anteriormente era común pensar que los niños superarían su sobrepeso o que al crecer adelgazarían, pero ahora lo más frecuente es que esto no ocurra. De hecho, en las últimas 2 décadas, los índices de obesidad se han *duplicado* entre los niños y *triplicado* entre los adolescentes en Estados Unidos. La obesidad afecta a todos nuestros sistemas corporales y puede conducir a problemas de salud potencialmente graves que incluyen diabetes, hipertensión arterial, apnea del sueño e insuficiencia hepática, entre otros. También puede causar tensiones psicológicas asociadas con el hecho de que los niños se sienten diferentes a sus compañeros, lo que puede provocar depresión, ansiedad y baja autoestima.

La American Academy of Pediatrics cree que hacer pequeños cambios al comienzo puede prevenir toda una vida de complicaciones en cuanto a la obesidad infantil, y que ambos padres y los pediatras pueden tomar medidas para ayudar a los niños a mantener y alcanzar un peso saludable. Su pediatra debe controlar el peso y el ritmo de aumento de peso de su hijo desde la primera infancia en adelante. El índice de masa corporal (IMC) y el percentil de IMC son indicadores de cómo puede su pediatra asegurarse de que su hijo tenga un peso saludable para su edad, sexo y altura. Un IMC en el percentil 85 o superior entra en la categoría de sobrepeso, mientras que un IMC en el percentil 95 o superior define la categoría de obesidad. (Consultar las *Tablas de crecimiento*, en el Anexo). Estas categorías son básicamente categorías de riesgo para problemas médicos actuales y futuros, y cuanto más alto sea el IMC (por encima del percentil 85), mayor será el riesgo. La AAP ha respaldado recientemente las tablas de crecimiento infantil de la Organización Mundial de la Salud. Esto significa que el IMC puede ahora controlarse ni bien nace un niño. ¡De ninguna manera queremos que un bebé baje de peso! Pero estas tablas de crecimiento pueden ofrecer más confianza respecto a que su bebé o niño pequeño esté creciendo bien y no necesite fórmula ni suplementos adicionales. Esta puede ser una confirmación particularmente útil si le preocupa que su hijo esté inquieto por no comer lo suficiente.

Algunos niños tienen más tendencia a aumentar peso adicional debido a sus antecedentes familiares (que pueden incluir cosas tales como genética, un metabolismo más lento y costumbres familiares respecto al tipo y la cantidad de alimentos que se consumen), pero en casi todos los casos los cambios saludables respecto a los alimentos y el aumento de la actividad física pueden ayudar a mejorar el peso de su hijo. Fomente que su hijo lleve un estilo de vida activo en casa, en la guardería y en la escuela para iniciarlo en el camino a la salud para toda la vida. Hable con el pediatra sobre formas de desarrollar hábitos de alimentación saludables que puedan comenzar en la primera infancia, como minimizar o eliminar el jugo y ofrecer una variedad de alimentos saludables, en especial verduras y frutas, y seguir con estos hábitos durante toda la infancia. Desde el comienzo, inste a su hijo a consumir una variedad de alimentos saludables y permítale decidir cuándo se siente satisfecho. No olvide que las preferencias de sabores pueden cambiar con el tiempo y tal vez su hijo necesite probar 10 veces un alimento nuevo antes de que le guste. Elija para él bocadillos saludables que incluyan verduras, frutas, productos lácteos con bajo contenido graso y cereales integrales. Hágalo sentarse a la mesa y piense en apagar la televisión. Los estudios han demostrado que los niños que miran demasiada televisión tienen más tendencia al sobrepeso porque:

1. El tiempo que pasan ante la televisión y otras pantallas reduce el tiempo en el que podría estar corriendo, saltando e interactuando con otras personas.

2. Los niños tienden a comer más cuando están mirando la televisión.

3. A menudo se ven expuestos a comerciales que producen deseos de comer alimentos no saludables.

Estas son algunas de las razones por las cuales la Academia recomienda que los niños menores de 2 años no miren televisión y que los niños de más edad no miren más de 2 horas por día. Además, intente mantener la hora de comer libre de medios electrónicos y pantallas. Con la televisión apagada, las comidas pueden ser un excelente momento para conversaciones familiares. (Consultar el capítulo *Medios de comunicación*, página 813). Mantener abiertos los canales de comunicación con sus hijos durante toda su etapa escolar puede ser una buena protección. Las caminatas y actividades físicas en familia también son una excelente oportunidad de hablar con sus hijos. Los padres tienen un enorme impacto no solo en las elecciones de alimentos de su pequeño para el resto de la vida sino también sobre otros factores que pueden contribuir con la obesidad o prevenirla. Piense en educar con el ejemplo: si usted lleva un estilo de vida saludable, es mucho más probable que su hijo también lo haga.

Preparación para dejar los pañales

A medida que su hijo se acerca a los 2 años de edad, usted comenzará a pensar sobre el momento en que deje los pañales. Tal vez esté pensando en enviarlo a una guardería o a un programa preescolar que le exige saber usar el baño solo. No obstante, antes de lanzar su campaña, sepa que dejar los pañales y aprender a usar el baño solo suele ser más fácil y se logra más rápido cuando su hijo es más grande. Sí, el entrenamiento temprano es posible, pero no necesariamente es lo preferible. Incluso puede que ejerza una presión innecesaria sobre su pequeño. Tal vez no tenga el control necesario de los intestinos o de la vejiga o las aptitudes motrices necesarias para quitarse la ropa rápido y de manera confiable antes de usar el baño.

Muchos niños están listos para dejar los pañales después de su segundo cumpleaños (los varones por lo general un poco después que las niñas), pero tal vez su pequeño esté listo antes.

Si su pequeño parece listo, pase a la página 356 para ver detalles. Aunque aún no esté listo, puede familiarizarlo con el proceso dejando a mano la bacinilla y explicándole, con palabras muy sencillas, cómo funciona. También puede considerar elegir palabras que usará en casa como "pis" y "caca" para familiarizarlo con lo que está ocurriendo. Pronto él sabrá decirle después que haya hecho una o ambas cosas. Si bien no es un signo de que esté totalmente listo para dejar los pañales, es un primer paso. A medida que crezca también podría tener en cuenta mostrarle a dónde va la caca de sus pañales y permitirle descargar la cisterna del inodoro. Cuanto más familiarizado esté con el proceso, menos temor y confusión sentirá cuando comience el entrenamiento.

Sueño

A veces resulta tentador darse por vencida y dejar que su hijo caiga dormido cuando lo supere el agotamiento. Pero al hacerlo lo único que logrará es que sea más difícil establecer una rutina para dormir, y esto es muy importante tanto para las siestas como para el sueño nocturno. En cambio, mire el reloj para ver cuándo muestra signos de tener sueño y haga de ésta la hora habitual para ir a la cama. Defina un ritual para la hora de ir a dormir y coméntelo con su pequeño. Ya sea que incluya un baño, un cuento o una canción, la rutina debe terminar con el niño tranquilo, pero despierto, en la cuna, listo para el beso de buenas noches que le dará antes de salir de la habitación. Si llora constantemente, use los métodos descritos en los Capítulos 9 y 35 para enseñarle a dormirse solo.

Lamentablemente, la resistencia a la hora de ir a dormir no es la única batalla que tendrá con su hijo relacionada con el sueño. ¿Recuerda la primera vez que durmió toda la noche cuando era bebé y creyó que habían acabado los problemas? Como madre de un niño pequeño, ahora sabe la verdad: Puede que pasen unos días, semanas o incluso meses en los que duerme toda la noche y luego comenzará a despertarse casi con tanta frecuencia como cuando era recién nacido.

Un cambio de rutina es una causa común por la que se despiertan por la noche. Cambiar de habitación o de cama, perder un juguete o mantita favoritos, salir de viaje y estar fuera de casa o una enfermedad son todos factores que podrían trastornar su sueño. Todos estos son motivos válidos para que se despierte, pero no para sacarlo de la cuna ni llevarlo a la habitación de los padres. Debe volver a dormirse, aunque eso implique que llore un poquito al principio. Las estrategias detalladas en el Capítulo 35 siguen siendo aplicables.

¿Pero qué pasa si su pequeño está acostumbrado a recibir mucha atención durante la noche? Si este fuera el caso, deberá volver a entrenarlo de a poco.

Digamos que comenzó a darle leche cuando se despierta. Es hora de cambiar primero por agua y, poco después, dejar de ofrecerle de beber. Si lo ha estado cargando, limítese a calmarlo solo con la voz, a cierta distancia. Por sobre todas las cosas, no se enoje si sigue protestando. Muéstrese amable aunque se mantenga firme. No es fácil, pero a la larga mejorará tanto el sueño del niño como el suyo. Consultar el Capítulo 35 para obtener más información sobre el sueño.

Conducta

Disciplina

Tener un niño pequeño es una experiencia aleccionadora y representa nuevos desafíos, aventuras y oportunidades de realización. Antes de que su hijo naciera, o incluso cuando era bebé, era fácil para usted mirar al hijo de otra persona en medio de un berrinche y decir: "mi hijo nunca hará eso". Ahora se da cuenta de que hay ocasiones en las que los niños actúan de manera inesperada. Puede guiar a su hijo y enseñarle lo correcto, y la mayor parte del tiempo eso funcionará. Pero no puede obligarlo a actuar exactamente como usted lo desea: Por lo tanto, enfrente los hechos: Habrá ocasiones en las que el niño ingobernable que todo el mundo mire será el suyo.

A esta edad, su pequeño tiene una idea limitada de lo que quiere decir "bueno" y "malo", y no comprende con totalidad el concepto de normas o advertencias. Puede que usted diga: "si le jalas la cola al gato, te morderá", pero para él eso no tiene sentido alguno. Incluso puede que "sé bueno con el gatito" tampoco le quede claro. Por lo tanto, ya sea que salga corriendo hacia la calle o que dé vuelta la cara cuando la abuela va a darle un beso, no se está portando mal deliberadamente ni esas acciones significan que ha fracasado como madre. Simplemente está actuando según los impulsos del momento. Se necesitarán años de guía firme pero amable antes de que comprenda plenamente lo que espera de él y que tenga el autocontrol necesario para cumplir con esas expectativas.

Muchas personas piensan que disciplinar es castigar. De hecho, disciplina significa enseñar o instruir, y si bien los castigos pueden formar parte de la misma, el amor es un aspecto mucho más importante de la disciplina. El afecto y el cuidado forman el núcleo de su relación con su hijo y cumplen un rol muy fuerte en la formación de su conducta. Su amor y respeto le enseñarán a que le importen tanto los demás como él mismo. Su propio ejemplo diario de honestidad, dedicación y confianza le enseñará a volverse honesto, dedicado y confiable. Además, el control que demuestra al ayudarlo a aprender a distinguir lo que está bien de lo que está mal le servirá de modelo para la autodisciplina que desarrollará posteriormente. En resumen, si quiere que se comporte bien, deberá actuar de la misma manera respecto a él.

Si estuviera llevando un registro, querrá que las muestras de afecto superen ampliamente los castigos y las críticas. Incluso un abrazo o beso rápido, o un poco de juegos de lucha bien intencionados, reafirmarán a su hijo el amor que siente por él. Y el día que su pequeño esté metiéndose en un lío tras otro y se sienta particularmente impaciente con él, asegúrese de hacer un esfuerzo especial cuando se comporte bien para darle un abrazo y decirle que está haciendo un buen trabajo. "Atrápelo" portándose bien lo más seguido posible. En especial durante este segundo año, complacerlo a usted es muy importante para su pequeño; el elogio y la atención son recompensas poderosas que pueden motivarlo a obedecer las normas razonables que usted dispuso para él.

Es importante tener expectativas realistas respecto a la conducta de su hijo. Deben reflejar su propio temperamento y su personalidad, no sus fantasías. Puede que sea mucho más activo e inquisitivo de lo que a usted le gustaría, pero insistir en que pase mucho rato en el corral o atrapado en su sillita alta solo lo harán sentir más resistencia y frustración.

Incluso si su pequeño es un niño "modelo", aún tiene que aprender qué esperar. Decirle las cosas una vez no transmitirá el mensaje. Deberá aprender mediante prueba y error (por lo general varios errores) antes de entender la norma.

Si usted es madre soltera, tal vez se enfrente a desafíos únicos relacionados con su situación de vida, intentando manejar los problemas de conducta de un niño por sí sola. Pero siempre hay formas de minimizar el estrés que a veces podría sentir, desde el uso de recursos disponibles para obtener ayuda para cuidar a su hijo hasta mantener su propio sentido del humor lo más que pueda. (Consultar también *Familias monoparentales* en la página 754 del Capítulo 26). Un recordatorio importante más: Si le exige demasiado a su hijo a tan temprana edad, se sentirá frustrada y él se sentirá herido y desconcertado. Haga las cosas más sencillas para ambos estableciendo ciertas prioridades y luego elaborando gradualmente su lista de reglas. Dé preferencia a los límites que lo mantengan seguro. A medida que los pequeños aprenden a caminar (entre los 9 y los 16 meses de edad), la seguridad debe ser el tema de disciplina más importante, dándole la libertad de explorar de manera segura a la vez que se asegura de que haya cerrojos a prueba de niños en los armarios que contengan fuentes u ollas pesadas. Asegúrese también de que entienda que está prohibido pegar, morder y patear. Una vez que domine estas reglas, podrá prestar atención a la conductas molestas, como gritar en público, arrojar comida, escribir en la pared y quitarse la ropa en momentos inesperados. Planee esperar a los próximos años para ocuparse de los puntos más delicados de la conducta social respetuosa. Es demasiado pedir a un niño de 18 meses que sea amable cuando la abuela lo besa en un momento en el que preferiría estar jugando afuera.

A esta edad, como su pequeño no entiende todo lo que usted dice, lo justo es eliminar la mayor cantidad de tentaciones posible. Necesita libertad para explorar. Llenar su casa de elementos que "no se tocan" lo privará de esta libertad y creará más restricciones de las que puede asimilar. Además, se sentirá frustrado. Si bien no puede eliminar el horno, puede guardar bajo llave la vajilla y poner las plantas de la casa fuera de su alcance. La redirección es otra técnica importante a esta edad. En vez de decir "no" constantemente cuando quiera jugar con el tomacorriente, y luego lidiar con el posterior e inevitable ataque de gritos, sálgale al paso con un libro o involúcrelo en un juego con bloques. Prever cada uno de sus movimientos puede ser agotador pero es un precio bajo a pagar para mantenerlo seguro y contento.

Para evitar futuras conductas no deseadas, preste atención adicional a su bebé cuando esté cansado, enfermo o se encuentre en un entorno poco familiar; dicho de otro modo, cuando sea más probable que se sienta estresado. Además, intente mantener su propia rutina lo más flexible que sea posible para que no sienta más presión. Si los dos se encuentran en la tienda a la hora de la siesta, no se sorprenda si hace una escena.

Pese a todos sus intentos para evitarlo, a veces su bebé quebrantará una o dos de sus diez reglas principales. Cuando esto ocurre, alértelo con los gestos de su cara y con su tono de voz de reprobación. Luego, llévelo a otro lugar. A veces esto será suficiente, pero con la misma frecuencia se necesitarán otras medidas. Lo mejor es tomar una decisión ahora sobre estas respuestas, mientras está tranquila y su hijo es pequeño. De lo contrario, en caliente, o cuando se vuelva naturalmente más travieso en los próximos años, usted quedará más propensa a perder la paciencia y hacer algo que lamente.

He aquí un pacto importante que puede hacer consigo misma. *Jamás* recurra a castigos que lastimen física o emocionalmente a su hijo. Si bien es necesario que le haga saber que algo está mal, eso no significa que deba causarle dolor. Las nalgadas, las bofetadas, los golpes, las sacudidas y los gritos hacen mucho más mal que bien a los niños de cualquier edad. Estas son algunas de las principales razones por las cuales esto es cierto.

1. Incluso si logra que el niño deje de portarse mal en el momento, también le enseña que está bien pegar y gritar cuando se está molesto o enojado. Piense en una madre golpeando afanosamente a su hijo mientras le grita: "¡Ya te he dicho que no pegues!". Es absurdo, ¿verdad? Pero también es trágicamente común y tiene un resultado igual de trágico: Los niños que son golpeados suelen convertirse en golpeadores, ya que aprendieron que la violencia es una manera aceptable de expresar enojo y resolver conflictos. Recuerde: los niños pequeños imitarán todo lo que usted haga.

2. Los castigos corporales pueden hacer daño a su hijo. Si una nalgada no funciona, muchos padres golpearán con más fuerza cuanto más enojados y frustrados se sientan.

3. El castigo corporal hace que el niño se sienta enojado y resentido con los padres. En vez de desarrollar una autodisciplina, es mucho más probable que el niño intente responderle a los padres continuando con la mala conducta, pero sin que lo atrapen.

4. El castigo corporal presta al niño una forma muy extrema de atención. Si bien es desagradable e incluso doloroso, le dice al niño que ha logrado llamar la atención de sus padres. Si la madre o el padre suelen estar muy ocupados o preocupados para prestarle demasiada atención, es posible que el niño decida que la mala conducta y el castigo posterior valen la pena para llamar la atención de los padres.

El castigo corporal provoca daños emocionales tanto a los padres como al niño. Es la forma menos eficaz de aplicar disciplina. Entonces, si las nalgadas y los gritos están mal, ¿qué abordaje debe adoptar? Por más difícil que sea, la mejor manera de tratar con el pequeño que se porta mal es aislarlo por un rato. Nada de atención. Nada de juguetes. Nada de diversión. Esta estrategia, conocida como tiempo fuera, funciona de la siguiente manera:

1. Le ha dicho a su pequeño que no abra la puerta del horno, pero insiste.

2. Sin levantar la voz, vuelva a decir con firmeza: "No. No abras la puerta del horno" y levántelo de espaldas a usted.

3. Comience este "entrenamiento de tiempo fuera" sobre su regazo, con el niño mirando hacia adelante. Sosténgalo hasta que se quede callado y quieto.

Las claves para esta forma de disciplina, o cualquier otra, son la constancia y la tranquilidad. Por más difícil que sea, intente responder inmediatamente cada vez que su hijo quebranta una regla importante, pero no permita que la irritación la supere. Si usted es como la mayoría de los padres, no siempre tendrá éxito, pero un desliz ocasional no será tan grave. Tan solo intente ser lo más consistente posible.

Cuando sienta que está perdiendo la compostura, respire hondo, cuente hasta diez y, si fuera posible, consiga a otra persona para cuidar a su hijo para poder salir de la habitación. Recuérdese que usted es mayor y debe ser más inteligente que su pequeño. Usted sabe que, a esa edad, no está intentando molestarla ni avergonzarla a propósito; mantenga su ego fuera del asunto. Al final, cuanta más autodisciplina ejerza, más eficaz será al disciplinar a su hijo. Recuerde: la están mirando e imitando.

Cómo sobrellevar los berrinches

Mientras está afanosamente planificando las reglas y regulaciones según las cuales debe vivir su pequeño, él está intentando dominar su propio destino y es inevitable que choquen de vez en cuando. El primer signo de esta colisión llegará cuando su niño de un año sacuda la cabeza a ambos lados y enfáticamente diga "¡no!" después de que le haya pedido hacer algo. Hacia finales del año, estas protestas podrían haberse convertido en ataques de gritos o berrinches con todas las letras, durante los cuales se tira boca arriba al piso, aprieta los dientes, patalea y grita, golpea los puños en el piso e incluso es posible que aguante la respiración. Por más difícil que le resulte tolerar estas escenas, son una forma normal (y hasta saludable) en la que su pequeño maneja los conflictos a esta edad.

Mire la situación desde su punto de vista. Como todos los niños pequeños, él cree que el mundo gira a su alrededor. Está intentando ser independiente y la mayor parte del tiempo usted lo está alentando a ser fuerte y seguro. No obstante,

Prevención de berrinches

(Consultar también *Berrinches,* página 587).

Cuando se trata de disciplina, usted tiene varias ventajas claras sobre su hijo. En primer lugar, como sabe que es inevitable que haya conflictos entre usted y su hijo (e incluso es probable que hasta pueda predecir qué asuntos podrían generarlos), debe planear su estrategia con anticipación a fin de evitar las fricciones lo más posible.

Use las siguientes pautas como ayuda para minimizar los berrinches de su hijo, tanto en cantidad como en intensidad. Asegúrese de que todos quienes cuiden de él entiendan y sigan sistemáticamente estas normas.

1. Cuando le pida a su pequeño que haga algo, emplee un tono de voz amable y exprese su pedido como si fuera una sugerencia en vez de una orden. También es útil decir "por favor" y "gracias".

2. No reaccione exageradamente cuando el niño responda "no". Es probable que, durante bastante tiempo, su respuesta automática a *cualquier* solicitud o instrucción sea "no". ¡Incluso dirá que "no" al helado y al pastel en esta etapa! Lo que en realidad quiere decir es algo como: "Me gustaría tener esto bajo control, por lo que diré que no hasta que lo piense bien o hasta que me dé cuenta si hablas en serio". En vez de saltarle encima, responda a su desafío oculto repitiendo su solicitud con calma y en voz clara. No lo castigue por decir "no".

3. Elija con cuidado las cosas por las que vale la pena pelear. El niño no hará un berrinche salvo que usted lo presione antes; por lo tanto, no lo presione salvo que sea por un motivo que valga la pena. Por ejemplo, mantenerlo bien sujeto con los cinturones en el asiento para el auto cuando el vehículo está en movimiento es algo prioritario. Asegurarse de que coma las arvejas antes que el puré de manzana no lo es. Entonces, mientras él esté diciendo "no" a todo, durante todo el día, usted solo dirá "no" pocas veces al día, cuando sea absolutamente necesario.

4. No ofrezca opciones cuando no las hay y no negocie. Los asuntos tales como el baño, la hora de irse a la cama y no jugar en la calle no son negociables. No se merece una galleta de más ni un paseo a la plaza por colaborar en el cumplimiento de estas normas. El soborno solo le enseñará a romper las normas siempre que usted se olvide de darle la recompensa convenida.

5. Siempre que sea posible, ofrézcale opciones limitadas. Déjele escoger el pijama que usará, el cuento que leerá y los juguetes con los que jugará. Si

fomenta su independencia en estas áreas, será mucho más probable que cumpla con lo que debe cuando sea importante.

6. Prevea las situaciones que probablemente provoquen un berrinche y evítelas siempre que sea posible. Si siempre hace una escena en la tienda, haga arreglos para dejarlo con alguien que lo cuide las próximas veces que vaya a hacer la compra. Si uno de sus compañeros de juegos parece alterarlo e irritarlo, separe a los niños durante algunos días o semanas y vea si la dinámica mejora cuando sean más grandes.

7. Recompense su buena conducta con muchos elogios y atención. Aunque tan solo se siente con él mientras mira libros, su compañía le demuestra que usted aprueba esta actividad tranquila.

8. Mantenga el sentido del humor. Si bien no es buena idea reírse de su niño mientras patalea y grita (eso solo lo provoca más), podría ser muy terapéutico reírse al respecto y hablar del tema con amigos o familiares adultos cuando el niño no esté escuchando.

alguna que otra vez, cuando está intentando hacer algo que desea mucho hacer, usted lo saca del lugar o le pide que haga otra cosa. No puede entender por qué se pone usted en su camino ni puede decirle verbalmente cuánto le molesta. La única manera en la que puede expresar su frustración es haciendo una escena.

Entonces, las explosiones son prácticamente inevitables y el temperamento general de su hijo marcará el tono de la mayoría de ellas. Si se adapta fácilmente, es despreocupado, en general positivo y se distrae fácilmente, puede que nunca patalee ni grite. En cambio, puede que haga pucheros, que diga "no" o simplemente se lance en dirección opuesta cuando usted intente guiarlo. La negatividad está presente, pero es discreta. Por otra parte, si su hijo ha sido muy activo, intenso y persistente desde bebé, es probable que canalice esa intensidad en sus berrinches. Deberá recordarse a sí misma una y otra vez que esto no es bueno ni malo y no tiene nada que ver con sus habilidades como madre. Su hijo no está intentando frustrarla a propósito, sino que simplemente está atravesando una etapa normal del desarrollo que pronto pasará (aunque tal vez no tan pronto como usted desearía).

Aquí incluimos algunos puntos importantes a tener en cuenta acerca de los berrinches.

■ **Puede que le resulte** más fácil sobrellevar las explosiones de su pequeño si las asume como actuaciones. Esto le ayudará a recordar lo que debe hacer para detenerlas: concretamente, eliminar la audiencia. Como usted es la única

NUESTRA POSICIÓN

LA AMERICAN ACADEMY OF PEDIATRICS se opone enfáticamente a que se golpee a un niño, por el motivo que fuera. Las nalgadas jamás se recomiendan; los niños podrían resultar lastimados físicamente por padres que los golpean. Si la nalgada fuera un acto espontáneo, los padres deberán, posteriormente, explicar por qué lo hicieron, la conducta específica que la provocó y cuán enojados estaban. También sería bueno que pidieran disculpas al niño por perder el control. Esto suele ayudar al pequeño a entender y aceptar la nalgada, y le da un ejemplo de cómo resolver algo que hicieron mal.

Siempre que los padres golpean a un niño, podría debilitarse la relación de confianza que el niño necesita para prosperar. Sin embargo, a menudo los niños pequeños frustran a sus padres. Estas son algunas alternativas: En primer lugar, ponga a su bebé en la cuna u otro lugar seguro mientras recobra el control. Llame a un amigo, a un pariente o a su pareja para que la apoyen o aconsejen. Si esto no ayuda, pida consejo al pediatra de su hijo.

audiencia que le importa a su hijo, salga de la habitación. Si la sigue, dígale que es hora de tiempo fuera y póngalo en su corral. Además, si patea o muerde en algún momento del berrinche, póngalo en tiempo fuera inmediatamente. Si bien es normal para él intentar este tipo de conducta súper agresiva, no debe dejarlo salirse con la suya.

■ **Cuando el berrinche** ocurre fuera de casa, es mucho más difícil mantenerse tranquilo. En especial cuando están en público, no puede dejarlo e irse a otra habitación. Y como está atrapada y avergonzada, es mucho más probable que le dé una nalgada o pierda la paciencia con él. Pero eso no va a funcionar mejor aquí que en casa, y tiene la desventaja agregada de hacerla ver aún peor de lo que se ve su hijo. En vez de reaccionar con ira o dejarlo hacer lo que quiera (dado que ambas reacciones solo fomentarán los berrinches), llévelo con calma a un baño o afuera, al auto, para que pueda terminar con su escena alejado de los espectadores. Además, a veces, cuando están en público, un abrazo fuerte que lo inmovilice y una voz tranquilizante calmarán y harán callar a este tipo de niños.

■ **Cuando el berrinche** o el tiempo fuera acaban, no insista en hablar del tema. En cambio, si la explosión fue provocada por algo que usted pidió, vuelva a hacerlo con calma. Mantenga la compostura y la determinación y pronto el niño se dará cuenta de que hacer una escena es una pérdida de tiempo para ambos.

■ **Es posible que aguante** la respiración durante un berrinche grande. A veces esto podría durar el tiempo suficiente como para provocarle un brevísimo desmayo. Esto puede ser muy atemorizante cuando ocurre, pero se despertará en 30 a 60 segundos. Simplemente manténgalo seguro y protegido durante este breve episodio e intente no reaccionar exageradamente, ya que esto tiende a reforzar la conducta de aguantar la respiración durante el berrinche. Si no lo refuerza, este tipo de actividad suele desaparecer luego de un breve período.

Relaciones familiares

Como su pequeño es tan egocéntrico, sus hermanos mayores podrían encontrarlo agotador. No solo consume la mayor parte de su tiempo y atención sino que, cada vez con más frecuencia, invadirá deliberadamente el territorio y las posesiones de sus hermanos. Cuando lo echen, probablemente responderá con un berrinche. Incluso si los hermanos mayores se mostraban tolerantes y afectuosos con él cuando era bebé, ahora seguramente exhiban sentimientos antagónicos hacia el niño, al menos de vez en cuando.

Establecer reglas de lo que está fuera del alcance a fin de proteger la privacidad de los niños mayores la ayudará a mantener la paz; además, debe reservarse un tiempo para pasar con ellos. Sin importar lo grandes que sean, todos sus hijos quieren su afecto y su atención. Ya sea que se estén preparando para el picnic del jardín de infantes, planificando un proyecto de ciencias de 2.º grado, haciendo pruebas para entrar al equipo de fútbol de la secundaria o estresados por una cita para la graduación, la necesitarán tanto como la necesita su pequeño.

Si el hermano mayor tiene menos de 3 años, la rivalidad puede llegar a ser mucho más intensa. (Ver *Rivalidad entre hermanos*, página 751). Los celos que se sienten normalmente se intensifican por el egocentrismo; además, no tiene la capacidad de razonamiento para sobrellevarlos. A menudo los sentimientos de celos no se manifiestan como enojo directo hacia un bebé sino como enojo y una actitud belicosa respecto a usted por no prestarle tanta atención como cree que merece. Y si no está recibiendo atención suficiente por hacer las cosas "bien" (jugar tranquilo solito), no tendrá reparos en hacerlo enojar (saltando en el sillón, mordiendo o saliendo disparado hacia el tomacorriente). Recuerde, la atención "negativa" a un niño pequeño no existe: toda la atención es buena. A veces prefieren que se enoje con ellos en vez de sentirse ignorados (lo cual, por cierto, es el motivo por el cual el tiempo fuera puede ser tan eficaz). La manera de salir de este círculo vicioso (de hacer una escena para llamar la atención seguido de atención negativa por hacer una escena) es descubrirlo portándose bien y elegir por qué vale la pena enojarse. Si hace un buen esfuerzo por elogiarlo por su buena conducta (al "atraparlo" siendo bueno), la siguiente vez que quiera llamar la atención agarrará un libro en vez de saltar sobre el sillón. Al limitar sus luchas a los errores atroces (morder o pegar) y problemas de seguridad (jugar con el tomacorriente), limitará la cantidad de atención negativa que está proporcionando. Si está segura de que está haciendo algo solo para llamar la atención (como saltar arriba del sillón), al ignorar esa conducta probablemente se detenga e intente otra cosa (recuerde, está buscando atención). Pese a su impulso de independencia, en muchas ocasiones por día querrá tener la atención que le está dando al bebé, y no tiene intención de esperar su turno.

Es importante comenzar a preparar a su hijo pequeño antes de que llegue el nuevo bebé. Reconocerá los cambios muy al principio del embarazo, así que no intente esconderle nada. Cuando pregunte, dígale que es un nuevo bebé que nacerá, pero no haga énfasis en que será un hermano. De lo contrario, esperará un compañero de juegos en vez de un bebé. Además, intente no hacer demasiado énfasis en la llegada del nuevo hermano mucho antes del parto; a su hijo le preocupan solo los hechos que ocurren en el futuro cercano.

Por más tentador que pueda ser enseñarle a usar solo el baño antes de que llegue el nuevo bebé, para no tener a dos hijos con pañales al mismo tiempo, no vale la pena si tiene que presionar al niño para que aprenda. (Consultar el Capítulo 1, página 36). Es probable que esos esfuerzos fracasen y el estrés adicional genere un resentimiento contra el nuevo bebé. Si es preciso hacer grandes cambios, como cambiarlo de habitación, hágalo mucho tiempo antes de la fecha probable de parto del bebé. Cuanta menos presión ejerza sobre su hijo pequeño en el momento en que llegue el bebé, mejor les irá a todos.

Después de que el recién nacido llegue a casa, incluya a su hijo mayor lo más posible en sus actividades con el bebé. Si bien no es posible confiar en dejarlo solo con el bebé, invítelo a "ayudar" mientras usted alimenta, baña, cambia y viste al nuevo hermano. Aproveche las siestas del bebé para pasar un rato sola con su niño, y haga énfasis en lo importante que él es para usted y para el bebé.

También es fundamental reconocer que no podrá satisfacer las necesidades de ambos niños en todo momento, en particular si está sola. Cuando se esté sintiendo particularmente abrumada, aplique la premisa "divide y reinarás": entregue uno de los niños a su cónyuge, a un familiar o a un amigo cercano mientras se ocupa del otro. Si fuera posible, haga arreglos para que su hijo mayor salga a paseos especiales durante este tiempo, aunque tan solo lo lleven al parque o al zoológico. Si los niños consiguen estos recreos ocasionales para no estar juntos, todos se sentirán menos competitivos y un poco más cómodos.

Actualización de vacunas

Entre los 12 y los 15 meses, su pequeño necesitará dosis de refuerzo de las vacunas Hib y antineumocócica conjugadas. Estas vacunas ayudan a prevenir la meningitis, la neumonía y las infecciones articulares causadas por *Haemophilus influenzae* tipo b y varias cepas de bacterias *Streptococcus pneumoniae*. Durante estos meses su pequeño también deberá recibir su primera vacuna SPR (contra el sarampión, las paperas y la rubéola), la vacuna contra la varicela y la vacuna contra la hepatitis A. Entre los 12 y los 18 meses, su pequeño también necesitará:

- La cuarta dosis de la vacuna DTaP (que se puede administrar tan pronto como a los 12 meses pero que se recomienda para entre los 15 y los 18 meses de edad)

- La tercera dosis de la vacuna contra la polio (si aún no se la dieron)

- La cuarta dosis de *pneumococcus*

- La cuarta dosis de Hib

- La segunda dosis de la vacuna contra la hepatitis A, administrada al menos 6 meses después de la primera dosis

Control de seguridad

Seguridad al dormir

- Mantenga el colchón de la cuna en la posición más baja.

- La cuna no debe tener objetos que su pequeño pueda usar para apilar y treparse para salir de ella.

- Si su hijo ya puede treparse y salir de la cuna, cámbielo a una cama baja.

- La cuna debe estar alejada de todas las ventanas, cortinas y cables de electricidad y de otro tipo.

- Asegúrese de que todos los gimnasios de cuna, los móviles y demás se hayan retirado de la cuna.

Seguridad de los juguetes

- No proporcione a su pequeño ningún juguete que deba enchufarse en un tomacorriente.

Un mensaje para los abuelos

Ustedes tienen un rol constante a desempeñar en la crianza y el desarrollo de su nieto. Pese a que deben volver a acondicionar su casa a prueba de niños en su carácter de abuelos (consultar el Capítulo 15), son muchas las cosas maravillosas que los nietos pueden hacer con los abuelos. Durante este período de su corta vida, estas son algunas de las actividades en las que pueden participar y algunas de las cosas a tener en cuenta mientras lo hacen:

APTITUDES MOTRICES

Ayuden a su nieto a practicar aptitudes que coincidan con sus propios gustos y preferencias. Por ejemplo:

- **Involúcrenlo en actividades físicas por la casa (como barrer, preparar la comida u ordenar cosas) en las que puedan ayudarlo para asegurarse de que tenga éxito y se mantenga seguro.**

- **Creen e inicien juegos y ejercicios al aire libre que puedan disfrutar juntos.**

HITOS COGNITIVOS

Para ayudar con el desarrollo cognitivo de su nieto:

- **Léanle libros especiales.**

- **Pongan música y canten con él.**

- **Ayúdenlo cuando comience a aprender los números.**

- **Jueguen a juegos como el escondite y "¿Dónde está? ¡Acá está!".**

- **Mezclen los juegos de fantasía con juegos reales.**

DESARROLLO SOCIAL

- **Alienten a su nieto a interactuar con sus pares, teniendo en cuenta que la conducta egocéntrica es normal para esta edad.**

- **No reaccionen exageradamente ante el egoísmo del niño o su falta de consideración por los sentimientos de los demás. Simplemente insistan en que debe ser sensible ante los sentimientos de los otros niños.**

- Tengan en cuenta que este período de egocentrismo prácticamente habrá terminado para cuando cumpla 3 años.

- Fomenten su autoestima siempre que sea posible, pero no a costa de los demás.

DESARROLLO EMOCIONAL

- Digan reiteradamente a su nieto lo especial que es para ustedes. Díganle lo importante que es para ustedes el tiempo que pasan juntos.

- No reaccione exageradamente a los cambios de humor que atraviesa, en un momento pegajoso, luego independiente y luego desafiante.

- No refuercen su agresividad si se torna abusivo. Fijen límites pero no lo contengan físicamente ni lo castiguen. Lean la sección sobre el crecimiento cerebral de los niños a esta edad (página 309). Sigan sus propias inclinaciones respecto a las actividades o áreas que pueden promover este desarrollo.

- No le proporcione un juguete para montar que sea motorizado.

- No le proporcione un juguete con ninguna parte pequeña ni con bordes filosos. Limítese a juguetes diseñados para niños pequeños, no para niños mayores.

Seguridad en el agua

- No deje nunca a su pequeño, *ni siquiera por un par de segundos,* sin supervisión cuando esté en el agua o cerca de ella. Esto incluye tinas, lavabos, piscinas para niños, piscinas de natación, estanques de peces, tinas de hidromasaje, jacuzzis, lagos o el mar.

Seguridad en el auto

- El lugar más seguro para que viajen todos los niños es su asiento de seguridad para el automóvil instalado en el asiento trasero del vehículo.

- Nunca permita que el pequeño salga de su asiento de seguridad para el auto mientras el vehículo esté en movimiento.

■ Nunca lo deje solo en el auto, ni siquiera aunque esté trancado y en la entrada de su casa.
(Consultar también la sección sobre asientos de seguridad para el automóvil en las páginas 491 a 499 del Capítulo 15).

Seguridad en el hogar

■ Proteja todas las ventanas abiertas con sistemas de seguridad o barreras para ventanas que su pequeño no pueda empujar ni abrir de modo alguno. Los mosquiteros no evitan las caídas desde las ventanas.

■ Asegúrese de que todos los tomacorrientes tengan una tapa de seguridad. Si fuera posible, bloquee el acceso a tomacorrientes con muebles o con tapas para tomacorrientes que no representen un riesgo de asfixia. Además, asegúrese de que todos los armarios que contengan productos de limpieza u otros artículos peligrosos tengan cerrojos de seguridad.

■ Instale interruptores de circuitos con conexión a tierra donde corresponda, por lo general en la cocina y en los baños, para evitar una electrocución.

■ Mantenga los cables de electricidad fuera de su alcance.

■ No debe haber armas de fuego en el hogar de ningún niño. La mejor manera de proteger a los niños de las lesiones relacionadas con armas de fuego es eliminar las armas de los hogares y las comunidades. Si tiene un arma, es fundamental que la guarde descargada en un estuche bajo llave, con las municiones también guardadas bajo llave en otro sitio.

■ Mantenga todos los medicamentos y bolsos fuera de su alcance.

Seguridad al aire libre

■ Instale trancas en las puertas, barreras y alarmas para evitar que su hijo acceda a piscinas, entradas de autos y calles sin su conocimiento. Es especialmente fundamental que las piscinas sean totalmente inaccesibles mediante la instalación de una cerca de 4 lados que separe completamente la piscina de la casa y del resto del patio.

■ Agarre bien a su hijo cuando estén cerca de calles, estacionamientos y entradas de automóviles, incluso en vecindarios tranquilos.

■ Instale cercas u otro tipo de barreras para asegurarse de que el niño permanezca dentro del perímetro cuando esté jugando afuera y quede alejado de la calle, las piscinas y otros peligros.

■ Asegúrese de que haya arena, viruta de madera u otras superficies blandas debajo de los equipos de juego para exteriores.

■ Preste especial atención siempre que usted u otra persona estén saliendo marcha atrás del garaje o de una entrada para autos. Asegúrese de saber dónde está su hijo y de que no pueda salir corriendo y cruzarse en el camino del vehículo.

■ Mantenga su vehículo cerrado con llave cuando no lo esté usando, para que el niño no pueda entrar. Incluso sin arrancar el motor, podría mover los cambios del auto y hacer que comience a rodar, o podría asfixiarse por el calor o insolarse.

~ 11 ~

Su hijo de 2 años

AHORA su hijo pasa de la primera infancia a los años preescolares. Durante este tiempo, su crecimiento físico y su desarrollo motriz serán más lentos pero puede esperar ver algunos cambios intelectuales, sociales y emocionales enormes. Crecerá su vocabulario, intentará aumentar su independencia respecto a los demás miembros de la familia y, al descubrir que la sociedad tiene ciertas reglas que se espera que cumpla, comenzará a desarrollar cierto autocontrol real.

Estos cambios presentarán un desafío emocional tanto para usted como para su hijo. Después de todo, esta etapa se conoce como "los terribles 2 años", cuando una de cada dos palabras parece ser un "no". Este período parecerá un combate constante entre su permanente dependencia de usted y su necesidad de afirmar su independencia. Puede que oscile entre estos extremos, pegoteándose a usted cuando intenta dejarlo y corriendo en la dirección opuesta cuando quiere que le obedezca. Puede que se encuentre echando de menos al bebé adorable que solía ser, al mismo tiempo que lo insta a comportarse como un "niño grande". No es de asombrarse que de vez en cuando pierdan la paciencia el uno con el otro.

Pero, por otra parte, este es también un período de alegría e independencia nueva para su hijo de 2 años. Su lenguaje aumenta y florece su capacidad de ser una "persona real". Juega a más juegos, se entretiene a sí mismo más seguido durante períodos más extensos que antes y su imaginación se expande al contar cuentos e involucrarse con quienes lo rodean.

Al reconocer y aceptar estos cambios, con todo lo positivo y lo negativo, será más fácil para ambos atravesar los años que vendrán, que serán agitados. En gran parte a través de las respuestas que tenga para con él, el aliento y el respeto que le demuestre, la valoración de sus logros, el cariño y la seguridad que le ofrezca, aprenderá a sentirse cómodo, capaz y especial.

Estos sentimientos ayudarán en años futuros cuando vaya a la escuela y conozca gente nueva. Lo más importante es que lo harán sentirse orgulloso de sí mismo como persona.

Crecimiento y desarrollo

Apariencia física y crecimiento

Si bien el ritmo de crecimiento de su preescolar se hará más lento entre el segundo y el tercer cumpleaños, de todos modos seguirá con su notable transformación física de bebé a niño. El cambio más drástico ocurrirá en sus proporciones corporales. Siendo bebé tenía una cabeza relativamente grande y brazos y piernas cortos; ahora el crecimiento de la cabeza será más lento, de ¾ pulgadas (2 cm) solo durante el segundo año a entre ¾ y 1¼ pulgadas (2 a 3 cm) durante los siguientes 10 años. Al mismo tiempo aumentará su altura, principalmente debido a las piernas y, hasta cierto punto, el resto de su cuerpo crecerá rápidamente. Con estos cambios en los ritmos de crecimiento, su cuerpo y sus piernas se verán mucho más proporcionados.

La grasa de bebé que hacía que su pequeño fuera tan adorable durante los primeros meses de vida desaparecerá poco a poco durante estos años preescolares. El porcentaje de grasa, que llegó al punto máximo al año, disminuirá constantemente a alrededor de la mitad de la original para su quinto cumpleaños. Note cómo los brazos y las piernas se vuelven más delgados y la cara menos redonda. Incluso la grasa que tenía debajo de los arcos de los pies, que hasta ahora le daban apariencia de pies planos, desaparecerá.

Su postura también cambiará durante este período. Su aspecto regordete y de bebé en la etapa preescolar se debía en parte a su postura, en particular a su abdomen protuberante y a la parte inferior de la espalda que estaba curvada hacia adentro. Pero a medida que mejora su tono muscular y su postura se vuelve más erguida, desarrollará una apariencia más elongada, delgada y fuerte.

Si bien ahora esto ocurrirá con más lentitud, su hijo seguirá creciendo constantemente. Los preescolares crecen, en promedio, 2 pulgadas y ½ (6 cm) y aumentan unas 4 libras (2 kg) al año. Grafique la estatura y el peso de su hijo en las tablas de crecimiento del Anexo para comparar su ritmo de crecimiento con el promedio para esta edad. Si notara un lapso pronunciado en el crecimiento, coméntelo con el pediatra. Probablemente le diga que no debe preocuparse mucho, ya que algunos niños sanos simplemente no crecen tan rápido durante el segundo y el tercer año de vida como sus compañeros.

Con menor frecuencia, esta pausa en el crecimiento durante el período preescolar podría indicar otra cosa, tal vez un problema de salud crónico como enfermedad renal o hepática o una infección recurrente. En casos excepcionales, el crecimiento lento podría deberse a un trastorno en una de las glándulas hormonales o a complicaciones gastrointestinales de algunas enfermedades crónicas. El pediatra tendrá en cuenta todas estas cosas al examinar a su hijo.

Cuando su hijo tenga 2 años de edad no se sorprenda si come menos de lo que cree que debería. Los niños necesitan menos calorías en este momento porque crecen más despacio. Pero pese a estar comiendo menos, igual puede mantenerse bien nutrido siempre y cuando ponga a su disposición una variedad de alimentos saludables. Fomente el consumo de bocadillos saludables y comience a definir hábitos alimentarios sólidos y saludables. Al mismo tiempo, si lo notara demasiado preocupado por la comida y pareciera estar aumentando demasiado de peso, hable con su pediatra sobre formas que la ayuden a controlar el peso del niño. Las conductas de alimentación tempranas pueden influir en el riesgo de obesidad que correrá durante toda su vida, por lo que controlar el peso de su hijo en la infancia es tan importante como en cualquier otra etapa de la vida.

Movimiento

A esta edad, parecerá que su hijo estará constantemente en movimiento: corriendo, pateando, trepando, saltando. Su rango de atención, que nunca fue muy amplio, podría ahora parecer aún más limitado. Intente probar un juego con él e inmediatamente cambiará a otro. Diríjase hacia un lugar y rápidamente él se desviará hacia otro. Esta racha de energía entre los 2 y los 3 años ciertamente la mantendrá en marcha. Pero no se desanime: este nivel de actividad fortalecerá el cuerpo del niño y desarrollará su coordinación.

En los meses por venir, el corretear de su hijo será más tranquilo y coordinado. Además aprenderá a patear y a dirigir el movimiento de una pelota, subir y bajar escaleras solo sosteniéndose y sentarse solo con confianza en una silla de tamaño para niños. Con un poquito de ayuda, incluso podrá pararse en un solo pie.

Mire caminar a su hijo de 2 años y verá cómo dejó de lado el andar rígido con piernas separadas de un pequeño preescolar y la reemplazará con un movimiento más adulto, de talón a pie. En el proceso, se ha vuelto mucho más experto en maniobrar su cuerpo, capaz de caminar hacia atrás y dar vuelta las esquinas que no sean demasiado pronunciadas. También puede hacer otras cosas a medida que

Hitos del movimiento para su hijo de 2 años

- **Trepa bien**

- **Sube y baja escaleras alternando los pies**

- **Patea una pelota (usando zapatos cerrados, que son más seguros que las chancletas)**

- **Corre con facilidad**

- **Pedalea en el triciclo (asegúrese de que use un casco)**

- **Se inclina hacia adelante con facilidad sin caerse**

se mueve, como usar las manos, hablar y mirar a su alrededor.

No se preocupe por buscar actividades que ayuden a su hijo a desarrollar sus destrezas motrices. Es probable que él pueda hacerlo por sí mismo. Cuando pueda unirse a la diversión, tenga en cuenta que los niños de esta edad adoran jugar a andar "a caballito", rodar sobre colchonetas, tirarse por toboganes pequeños y trepar (con ayuda) sobre vigas de equilibrio a nivel del suelo. Cuantas más corridas y trepadas incluyan los juegos, mejor.

Si puede, disponga de momentos específicos del día en los que el niño pueda salir a correr, jugar y explorar. Esto ayudará a minimizar los daños y el desgaste del interior de la casa y de sus nervios. Además, será más seguro para el niño correr al aire libre que toparse con paredes y muebles dentro de la casa. Mientras esté al aire libre permítale usar el patio, la plaza de juegos o el parque, lo que esté más disponible y sea más seguro para él. Pero tenga presente que como el autocontrol y el criterio del niño están considerablemente más atrasados que sus destrezas motrices, deberá vigilarlo y dar prioridad a la seguridad y la prevención de lesiones en todo momento.

Destrezas de manos y dedos

A los 2 años, su hijo podrá manipular objetos pequeños con facilidad. Dará vuelta las páginas de un libro, construirá una torre de 6 bloques de altura, se sacará los zapatos y abrirá una cremallera grande. Además coordinará los movimientos de la muñeca, los dedos y las palmas de las manos tan bien que podrá abrir el picaporte de una puerta, desenroscar la tapa de un frasco, usar la taza con una mano y quitarle el envoltorio a los dulces.

Hitos de destrezas de manos y dedos para su hijo de 2 años

- Hace trazos verticales, horizontales y circulares con lápices o crayones
- Da vuelta las páginas de un libro de a una por vez
- Construye una torre de 6 bloques
- Sostiene un lápiz en la posición correcta para escribir
- Enrosca y desenrosca tapas de frascos, tornillos y tuercas
- Da vuelta los pestillos giratorios

Uno de sus logros principales este año será aprender a "dibujar". Dele un crayón y vea lo que sucede: Colocará el pulgar de un lado y el resto de los dedos del otro y, de manera torpe, intentará extender el dedo índice o del medio hacia la punta del crayón. Por más torpe que este agarre pudiera parecer, le otorgará suficiente control para crear sus primeras obras de arte usando trazos barridos en sentido vertical y circular.

Afortunadamente, el juego tranquilo de su hijo a esta edad será mucho más concentrado de lo que era a los 18 meses, cuando le interesaba hacer todo. Su espectro de atención es más amplio, y ahora que puede dar vuelta las páginas será un participante activo cuando miren libros o revistas juntos. También le interesarán actividades tales como dibujar, construir o manipular objetos, por lo que los bloques y los juegos de armar con piezas de encastre podrían mantenerlo entretenido durante largos períodos. Y si lo deja solo con una caja de crayones no tóxicos o un juego de dactilopinturas, florecerán sus impulsos creativos.

Desarrollo del lenguaje

Su hijo de 2 años no solo entiende la mayor parte de lo que le dice sino que, además, habla con un vocabulario que aumenta rápidamente y consta de 50 palabras o más. En el transcurso de este año se graduará de las frases de 2 o 3 palabras ("Tomar jugo", "Mami quiero galleta") a frases con 4, 5, y hasta 6 palabras ("¿Dónde está la pelota, papi?", "La muñeca se sienta a upa"). También está comenzando a usar pronombres (yo, tú, nosotros, ellos) y entiende el concepto de "mío" ("Quiero mi taza", "Veo a mi mamá"). Preste atención a cómo está usando el lenguaje también para describir ideas e información y para expresar sus necesidades físicas o emocionales y sus deseos.

Comparar las habilidades verbales de su preescolar con las de otros niños de su edad es parte de la naturaleza humana, pero debe intentar evitarlo. En este momento, hay más variación en el desarrollo del lenguaje que en cualquier otra área. Si bien algunos preescolares desarrollan aptitudes de lenguaje a un ritmo constante, otros parecen dominar las palabras de manera despareja. Y algunos niños son por naturaleza más habladores que otros. Esto no quiere decir que los niños más verbales sean necesariamente más listos o estén más adelantados que los callados; ni siquiera significa que tienen vocabularios más ricos. De hecho, el niño callado podría saber la misma cantidad de palabras pero ser más selectivo a la hora de decirlas. Como regla general, los varones comienzan a hablar más tarde que las niñas, pero esta variación (como la mayoría de las demás antemencionadas) tiende a emparejarse cuando los niños llegan a la edad escolar.

Sin ningún tipo de instrucción formal, tan solo escuchando y practicando, su hijo dominará muchas de las reglas gramaticales básicas para cuando ingrese a la escuela. Puede ayudarlo a enriquecer su vocabulario y sus aptitudes de lenguaje incorporando la lectura a su rutina diaria. A esta edad puede seguir el hilo de una historia y entenderá y recordará muchas ideas e información que se presentan en los libros. Aún así, como tal vez le cueste permanecer sentado mucho rato, los

Hitos del lenguaje para su hijo de 2 años

- Sigue una orden de dos o tres partes, como p. ej.: "Ve a tu habitación y trae el osito y el perro"
- Reconoce e identifica casi todos los objetos e imágenes comunes
- Entiende la mayoría de las oraciones
- Entiende las relaciones físicas ("sobre", "dentro", "debajo")
- Usa frases de 4 y 5 palabras
- Puede decir su nombre, su edad y su sexo
- Usa pronombres (yo, tú, nosotros, ellos) y algunos plurales (autos, perros, gatos)
- Los extraños pueden entender la mayor parte de lo que dice

libros que le lea deben ser cortos. Para mantener su atención, elija libros orientados a actividades que lo insten a tocar, señalar y nombrar objetos o a repetir ciertas frases. Hacia fines de este año, a medida que sus aptitudes de lenguaje avancen, también se divertirá con poemas, juegos de palabras o bromas que jueguen con el lenguaje repitiendo sonidos graciosos o usando frases sin sentido.

No obstante, para algunos niños, este proceso del desarrollo del lenguaje no ocurre sin complicaciones. De hecho, alrededor de uno de cada 10 a 15 niños tiene dificultades con la comprensión del lenguaje y con el habla. En algunos niños las causas del problema son una dificultad de audición, bajo nivel de inteligencia, falta de estímulo verbal en casa o antecedentes familiares de retrasos en el habla. Sin embargo, en la mayoría de los casos, la causa se desconoce. Si su pediatra sospecha que su hijo tiene dificultades con el lenguaje, llevará a cabo un examen físico exhaustivo y una prueba de audición y, si fuera necesario, lo derivará a un especialista en habla y lenguaje o a un especialista en primera infancia para realizar más evaluaciones. La detección temprana y la identificación de retrasos en el lenguaje o trastornos de audición son de fundamental importancia para que el tratamiento pueda comenzar antes de que el problema interfiera con el aprendizaje en otras áreas. Salvo que usted y su pediatra identifiquen la dificultad y hagan algo al respecto, su hijo podría tener problemas constantes en el aprendizaje escolar.

Desarrollo cognitivo

Recuerde la etapa en la que su hijo era un bebé y los primeros meses de su etapa preescolar. En esa época aprendía acerca del mundo tocando, mirando, manipulando

Hitos cognitivos para su hijo de 2 años

- Hace funcionar los juguetes mecánicos
- Encuentra la coincidencia entre un objeto que tiene en la mano o que está en la habitación con una imagen en un libro
- Juega a juegos de representación con muñecas, animales y personas
- Clasifica objetos por forma y por color
- Completa rompecabezas de 3 o 4 piezas
- Entiende el concepto de "dos"

y escuchando. Ahora, como niño de 2 años, el proceso de aprendizaje se ha vuelto más reflexivo. Su entendimiento del lenguaje está aumentando y está empezando a formarse imágenes mentales de cosas, acciones y conceptos. También puede resolver algunos problemas en su cabeza, realizando procesos mentales de prueba y error en vez de tener que manipular los objetos físicamente. Y a medida que se desarrollen su memoria y sus aptitudes intelectuales, comenzará a entender conceptos temporales sencillos tales como "Puedes jugar *después* de terminar de comer".

Su hijo está además comenzando a comprender la relación entre los objetos. Por ejemplo, podrá hacer coincidir formas similares cuando le ofrezca juguetes para clasificar formas y rompecabezas sencillos. También comenzará a reconocer el propósito de los números al contar objetos, en especial del número 2. Y a medida que se desarrolla esta comprensión de causa y efecto se interesará mucho más en dar cuerda a los juguetes y en encender y apagar las luces y los artefactos.

Asimismo se dará cuenta de que el juego de su preescolar se está volviendo más complejo. Lo que más llamará la atención es que comenzará a encadenar distintas actividades para crear una secuencia lógica. En vez de pasar aleatoriamente de un juguete a otro, es probable que primero ponga a una muñeca en la camita y luego la arrope. O tal vez simule alimentar a varias muñecas, una después de la otra. Durante los próximos años creará secuencias más largas y elaboradas de juegos de simulación y representará gran parte de su rutina diaria, desde levantarse por la mañana hasta bañarse e irse a la cama por la noche.

Si tuviéramos que señalar la mayor limitación intelectual a esta edad sería el sentimiento de su hijo de que todo lo que ocurre en su mundo es el resultado de algo que él hizo. Al creer esto se torna muy difícil que entienda correctamente conceptos tales como la muerte, el divorcio o la enfermedad sin sentir que él tuvo algo que ver con eso. Por lo tanto, si los padres se separan o un familiar se enferma, los niños suelen sentirse responsables. (Consultar el comentario al respecto en el Capítulo 26, *Problemas familiares*).

Razonar con su hijo de 2 años suele ser difícil. Después de todo, su punto de vista es extremadamente sencillo. Todavía confunde a menudo la fantasía con la realidad salvo que esté jugando activamente a un juego de simulación. Por lo tanto, durante esta etapa, asegúrese de elegir con cuidado sus palabras: Los comentarios que le parecen graciosos o chistosos, como "Si sigues comiendo cereal vas a explotar", de hecho podrían causarle pánico, dado que el niño no sabe que usted está bromeando.

Desarrollo social

Por naturaleza, los niños de esta edad pueden estar más preocupados por sus propias necesidades e incluso actuar de modo egoísta. A menudo se niegan a compartir algo que les interesa y no interactúan con facilidad con otros niños, incluso cuando están jugando uno junto al otro, salvo que sea para comunicar a un compañero de juegos que quieren un juguete u objeto. En ocasiones la conducta de su hijo podría molestarle, pero si observa con más atención verá que todos los demás preescolares del grupo de juego probablemente estén actuando de la misma manera.

A los 2 años, los niños ven al mundo casi exclusivamente a través de sus propias necesidades y deseos. Como todavía no entienden cómo podrían sentirse otras personas en la misma situación, asumen que todos piensan y sienten exactamente igual que ellos. Y en los casos puntuales en los que se dan cuenta de que se han pasado del límite es posible que no puedan controlarse. Por estos motivos, es inútil intentar moldear la conducta de su hijo con frases tales como "¿Te gustaría si ella te hiciera eso a ti?". Guárdese estos comentarios hasta que su hijo sea más grande; entonces sí podrá entender de verdad cómo piensan y sienten otras personas y será capaz de responder a ese tipo de razonamiento.

Hitos sociales para su hijo de 2 años

- Imita a los adultos y a sus compañeros de juegos
- Demuestra espontáneamente su afecto a los compañeros de juegos que le resultan familiares
- Puede esperar su turno en los juegos
- Entiende los conceptos de "mío" y "de él/de ella"

Como la conducta de su hijo de 2 años parece estar exclusivamente centrada en sí mismo, también es posible que usted se preocupe porque sea malcriado o esté fuera de control. Lo más probable es que sus temores no tengan fundamento y superará esta fase en su debido momento. Los niños sumamente activos y agresivos que empujan y tiran al piso a los demás son tan "normales" como los tranquilos y tímidos que parecen nunca demostrar sus pensamientos y sentimientos.

Irónicamente, a pesar de que lo que más le interesa a su hijo es él mismo, gran parte de su tiempo de juego lo pasará imitando los modales y las actividades de otras personas. La imitación y la simulación son los juegos favoritos a esta edad. Entonces, mientras su hijo de 2 años acuesta a dormir al osito o alimenta a la muñeca, es posible que lo escuche usando exactamente las mismas palabras y tono de voz que usted usa cuando le dice que se duerma o que coma las verduras. Sin importar cuánto se resista a sus instrucciones en otro momento, cuando pasa a jugar en el rol de padre, lo imita con exactitud. Estas actividades lúdicas lo ayudan a aprender cómo es estar en el lugar de otra persona, y sirven como ensayos valiosos para futuros encuentros sociales. También ayudarán a valorar la importancia de ser un buen modelo a seguir demostrando que los niños a menudo hacen lo que nosotros hacemos, no lo que les decimos.

La mejor manera de que su hijo de 2 años aprenda cómo comportarse alrededor de las demás personas es permitirle hacer muchas pruebas. No permita que su

Mantener los berrinches a raya

La frustración, el enojo y los berrinches ocasionales son inevitables para todos los niños de 2 años. Como madre debería permitir que su niño en edad preescolar exprese sus emociones pero, al mismo tiempo, intente ayudarlo a canalizar su enojo alejándolo de las conductas violentas o demasiado agresivas. Aquí incluimos algunas sugerencias.

1. Cuando vea que su hijo está empezando a alterarse, intente desviar su energía y su atención a una nueva actividad que sea más aceptable.

2. Si no puede distraer a su preescolar, ignórelo. Siempre que reaccione a uno de sus arrebatos, de la manera que sea, estará recompensando su conducta negativa con la atención adicional. Incluso regañarlo, castigarlo o intentar razonar con él podría alentarlo a seguir con su escena.

3. Si está en un lugar público donde su conducta la está avergonzando, simplemente apártelo sin discutir ni hacer alboroto. Espere a que se calme antes de regresar o continuar con sus actividades.

4. No emplee castigos corporales para disciplinar a su hijo. Si lo hace, él podría asumir que la agresión es una forma aceptable de respuesta cuando no logra lo que quiere.

5. Si el berrinche incluye golpes, mordiscos o cualquier otra conducta potencialmente dañina, no puede ignorarlo. Pero reaccionar exageradamente no ayudará a su hijo. En cambio, dígale de inmediato y en forma clara que no debe comportarse así y llévelo a un sitio donde esté solo por algunos minutos. No es capaz de entender explicaciones complicadas, por lo que no intente razonar con él. Simplemente asegúrese de que entienda lo que estaba haciendo mal e imponga la consecuencia en ese momento y en ese lugar. Si espera una hora, no podrá vincular el castigo con el "crimen" (consultar *Berrinches*, página 587).

6. Limite y controle lo que ve en televisión. (Consultar *Medios de comunicación*, página 813). Es posible que los niños preescolares se comporten de manera más agresiva si ven programas violentos en la televisión.

Hiperactividad

Según los estándares de los adultos, muchos niños de 2 años parecen "hiperactivos". Pero es totalmente normal que un niño de esta edad prefiera correr, saltar y trepar que caminar lentamente o sentarse quieto. También es posible que hable tan rápido que cueste entenderlo y puede que le preocupe su poca capacidad de atención, pero tenga paciencia. Este exceso de energía suele disminuir cuando llega a la edad escolar.

Si bien el nivel de energía es alto, tiene más sentido que los padres se adapten y no que intenten obligar al niño a bajar el ritmo. Si su preescolar es "movedizo", adapte sus expectativas en consecuencia. No espere que se mantenga sentado durante una reunión comunitaria larga o al salir a comer a un restaurante. Si lo lleva de compras, esté preparada para moverse al ritmo del niño y no al suyo. En general, evite someterlo a situaciones de encierro donde sabe que ambos se sentirán frustrados y ofrézcale abundantes oportunidades de liberar su exceso de energía a través de juegos que involucren correr, saltar, trepar y lanzar o patear pelotas.

Sin una orientación firme, la energía de un niño muy activo puede fácilmente convertirse en una conducta agresiva o destructiva. Para evitar esto debe establecer normas claras y lógicas y hacer que se cumplan sistemáticamente. También puede fomentar más conductas de bajo perfil elogiándolo siempre que juegue tranquilamente o mire un libro durante más de un par de minutos seguidos. Otra cosa que ayuda es mantener sus rutinas para la hora de irse a la cama, comer, bañarse y dormir la siesta lo más regulares que sea posible, para que tenga noción de la estructura de su día.

Algunos niños preescolares tienen problemas de hiperactividad y una capacidad de atención limitada que pueden ser graves o persistir más allá de los años preescolares. Estos problemas ameritan un tratamiento especial solo si interfieren significativamente con las actividades preescolares, el desempeño preescolar o las conductas sociales. (Consultar *Hiperactividad y el niño que se distrae fácilmente*, página 583). Si sospecha que su hijo podría estar teniendo dificultades en estas áreas, pida a su pediatra que lo evalúe.

conducta relativamente antisocial le quite las ganas de participar juntos de grupos de juego. Al principio tal vez sea inteligente limitarse a grupos de 2 o 3 niños. Y si bien es posible que deba controlar atentamente sus actividades para asegurarse de que nadie se lastime ni se enfade demasiado, deberá dejar que los niños se manejen solos lo más posible. Deben aprender a jugar unos con otros, no con los padres de cada uno.

La educación temprana de alta calidad ofrece oportunidades estructuradas a diario para interactuar con otros niños en un ambiente seguro. A medida que se acerque a los 3 años, su hijo podría comenzar a desarrollar amistades reales. Invitar a jugar a estos nuevos amigos ofrece una excelente oportunidad para que desarrolle sus aptitudes sociales.

Trastornos del espectro autista

En los últimos años ha aumentado la conciencia respecto a los trastornos del espectro autista (TEA), en un momento en el que ha habido un notable aumento de la cantidad de casos diagnosticados de esta afección en niños pequeños. Cuando un niño tiene un TEA, es probable que tenga dificultades de comunicación y con las aptitudes sociales.

Los pediatras reconocen que cuanto antes se identifique el TEA, más rápidamente se puede comenzar un programa de intervención enfocado en los síntomas del niño. Es por eso que debe ser consciente de los signos de advertencia precoz de un TEA y hablar con el pediatra si sospecha de la presencia de alguno. Estos los síntomas pueden incluir:

- **Dificultad para hacer contacto visual o mantenerlo**
- **Carencia, retraso o pérdida de lenguaje**
- **Ausencia de respuesta a una sonrisa y otra expresión facial de los padres**
- **Movimientos corporales reiterativos (como aleteo con las manos o balanceo)**
- **Ausencia de juegos de simulación o uso de juguetes de maneras inusuales y repetitivas**
- **Dificultad para demostrar preocupación (empatía) por los demás**

La American Academy of Pediatrics recomienda realizar una evaluación de TEA cuando los niños tienen entre 18 y 24 meses de edad y a cualquier edad cuando usted o su pediatra estén preocupados por la posible presencia de problemas del desarrollo. Recuerde que los niños se desarrollan a su propio ritmo pero hay hitos del desarrollo generales ante los cuales usted y su médico deben estar atentos en el rango de edad de los 2 a los 3 años, cuando los niños comienzan a hablar más y a desarrollar aptitudes de juego con otros niños.

Para obtener más información acerca del TEA, consultar las páginas 636 a 642.

Desarrollo emocional

Es muy difícil seguir los altibajos del estado de ánimo de un niño de 2 años. En un momento dado, está sonriente y amable; al siguiente, está huraño y lloroso, a menudo sin motivo aparente. No obstante, estos cambios de humor son tan solo parte del crecimiento. Son signos de los cambios emocionales que ocurren cuando su hijo se esfuerza por asumir el control de sus acciones, impulsos, sentimientos y cuerpo.

A esta edad, su hijo desea explorar el mundo y buscar aventura. Como

Observación de la salud del desarrollo

Los hitos del desarrollo que se mencionan en este libro le otorgan una idea general de los cambios que puede esperar a medida que su hijo crece, pero no se alarme si su desarrollo toma un camino levemente diferente. No obstante, consulte a su pediatra si su hijo exhibe alguno de los siguientes síntomas de posible retraso del desarrollo para este rango de edad.

- **Se cae con frecuencia y tiene dificultad para subir y bajar escaleras**
- **Babea constantemente o habla de un modo muy poco claro**
- **No logra construir una torre de más de 4 bloques**
- **Le cuesta manipular objetos pequeños**
- **No puede comunicarse en frases cortas**
- **No participa en juegos de simulación**
- **No puede entender instrucciones simples**
- **Muestra poco interés en los otros niños**
- **Le cuesta muchísimo separarse de la madre**
- **Contacto visual malo**
- **Interés limitado en los juguetes**

resultado, pasará la mayor parte de su tiempo probando límites: los propios, los suyos y los de su entorno. Lamentablemente, aún carece de muchas de las habilidades necesarias para lograr todo lo que necesita hacer en forma segura, y a menudo necesitará que usted lo proteja.

Cuando traspasa un límite y lo retiran o retienen, a menudo reacciona con enojo y frustración, posiblemente con un berrinche o un ataque de ira. Incluso es posible que se defienda golpeando, mordiendo o pateando. A esta edad no tiene mucho control sobre sus impulsos emocionales, por lo que el enojo y la frustración tienden a surgir de repente en forma de llanto, golpes o gritos. Es la única manera que tiene de manejar las difíciles realidades de la vida. Incluso puede que haga una escena que, sin querer, lo lastime o lastime a otras personas. Todo esto es parte de tener 2 años.

¿Alguna niñera o pariente le dijo alguna vez que su hijo nunca se porta mal cuando uno de ellos lo cuida? No es poco común que los preescolares se comporten como ángeles cuando usted no está, porque no confían lo suficiente en las demás personas como para probar sus límites. Pero, con usted, su preescolar estará

Hitos emocionales para su hijo de 2 años

- **Expresa su afecto abiertamente**
- **Expresa una amplia gama de emociones**
- **Se opone a los cambios importantes en la rutina**

dispuesto a probar cosas que podrían ser peligrosas o difíciles, porque sabe que usted lo rescatará si se mete en problemas.

Cualquiera sea el patrón de protesta que haya desarrollado hacia finales de su primer año es probable que dure un tiempo más. Por ejemplo, cuando esté por dejarlo con la niñera, es posible que se enoje y haga un berrinche anticipando la separación. O tal vez se queje o gimotee y se pegue a usted. Tal vez simplemente quede apagado y en silencio. Cualquiera sea su conducta, intente no reaccionar exageradamente regañándolo o castigándolo. La mejor táctica es tranquilizarlo antes de irse diciéndole que volverá y, cuando regrese, elogiarlo por haber tenido paciencia mientras no estuvo. Consuélese pensando en que las separaciones serán mucho más sencillas para cuando tenga 3 años.

Cuanto más confiado y seguro se sienta su pequeño de 2 años, más probable será que sea independiente y tenga buena conducta. Puede ayudarlo a desarrollar estos sentimientos positivos alentándolo a comportarse de manera más madura. A estos efectos, fije constantemente límites razonables que le permitan explorar y poner en práctica su curiosidad, fijando los límites en las conductas peligrosas o antisociales. Con estas pautas, comenzará a darse cuenta de lo que es aceptable y lo que no. Reiteramos: la clave es ser constante. Elógielo siempre que juegue de buena manera con otro niño o cuando coma solo, se vista o se desvista sin ayuda o cuando usted lo ayude a comenzar una actividad y él la termine solo. A medida que usted haga eso, el niño comenzará a sentirse bien por sus logros y respecto a sí mismo. Con la autoestima en aumento, también desarrollará una imagen de sí mismo como alguien que se comporta de determinada manera, la manera que usted ha incentivado, y la conducta negativa irá desapareciendo.

Como los niños de 2 años normalmente expresan una amplia gama de emociones, esté preparado para cualquier cosa, desde fascinación hasta ira. No obstante, debe consultar al pediatra si su hijo se ve demasiado pasivo o retraído, si siempre está triste o si es demasiado demandante y se muestra insatisfecho la mayor parte del tiempo. Estos podrían ser signos de depresión causada por algún tipo de estrés oculto o por problemas biológicos. Si su médico sospecha de una depresión, es probable que transfiera a su hijo para una consulta con un profesional de la salud mental.

Cuidados básicos

Alimentación y nutrición

Para los 2 años, su hijo deberá hacer tres comidas saludables al día más uno o dos bocadillos. Puede comer la misma comida que el resto de la familia. Con sus aptitudes de lenguaje y sociales mejoradas, se convertirá en un participante activo a la hora de comer si le permiten comer con todos los demás. No se obsesione con las cantidades ni convierta la hora de comer en una batalla. No obstante, preste atención a la adopción de hábitos alimentarios saludables y a la realización de elecciones de alimentación saludables como familia. Sentarse en familia a la hora de comer también es el comienzo de un buen hábito.

Afortunadamente, las habilidades para alimentarse de su hijo ya se habrán vuelto relativamente "civilizadas". A los 2 años puede usar la cuchara, beber de un vaso con una sola mano y comer solo, con la mano, una amplia variedad de comidas. Pero si bien puede comer correctamente, todavía está aprendiendo a masticar y tragar bien y podría engullir la comida cuando esté apurado por seguir jugando. Es por eso que el riesgo de asfixia es alto; evite los siguientes alimentos que podrían tragarse enteros y obstruir la tráquea.

Perros calientes (salvo que estén cortados a lo largo y luego en rodajitas)	Cucharadas de mantequilla de maní
Frutos secos enteros (en especial maní)	Zanahorias crudas enteras
Caramelos redondos y duros o goma de mascar	Cerezas crudas con carozo
	Apio crudo
Uvas enteras	Malvaviscos

Lo ideal es asegurarse de que su hijo coma de cada uno de los cuatro grupos básicos de alimentos cada día:

1. Carne, pescado, aves de corral, huevos
2. Leche, queso y otros productos lácteos
3. Frutas y verduras
4. Cereales integrales, papas, arroz, productos elaborados con harina

No obstante, no se alarme si no cumple con este ideal. Muchos preescolares se rehúsan a comer determinados alimentos, o durante largos períodos insisten en comer solo una o dos cosas favoritas. Cuanto más luche con su hijo respecto a sus preferencias de alimentación, más decidido estará a desafiarla. Tal como sugerimos anteriormente, si le ofrece alimentos variados y le permite elegir, acabará por consumir una dieta balanceada por sí solo. Es posible que le interesen más los alimentos saludables si los puede comer él solo. Por lo tanto, siempre que sea posible, ofrézcale cosas que pueda comer con la mano (p. ej. fruta fresca o verduras crudas o cocidas además de zanahorias y apio) en vez de alimentos blandos que requieran de un tenedor o una cuchara para comerlos.

SUPLEMENTOS ALIMENTARIOS. Es muy raro que los suplementos vitamínicos (excepto vitamina D o hierro) sean necesarios para los preescolares que consuman una dieta variada. No obstante, el hierro suplementario podría ser necesario si su hijo come muy poca carne, cereales fortificados con hierro o verduras con mucho contenido de hierro. Las grandes cantidades de leche (más de 32 oz. [960 ml] por día) también podrían interferir con la correcta absorción del hierro, incrementando así el riesgo de una deficiencia de hierro. Su hijo debe beber 16 onzas (480 ml) de leche de bajo contenido graso o descremada por día. Esto le proporcionará la mayor parte del calcio que necesita para el crecimiento de los huesos sin interferir con su apetito por otros alimentos, en particular los que le proporcionan hierro.

Muestra de menú de un día para un niño de 2 años

Este menú está planeado para un niño de 2 años que pese aproximadamente 27 libras (12.5 kg).

1 cucharadita = 1/3 cucharada = 5 ml
1 cucharada = ½ onza = 15 ml
1 onza = 30 ml
1 taza = 8 onzas = 240 ml

DESAYUNO

½ taza de leche descremada o de bajo
    contenido graso
½ taza de cereal fortificado con hierro o
    ½ rebanada de tostada de trigo integral
1/3 taza de fruta (p. ej. banana, melón
    cantalupo o fresas)
1 huevo

BOCADILLO

4 galletas con queso o hummus
    o ½ taza de fruta picada o bayas
½ taza de agua

ALMUERZO

½ taza de leche descremada o de bajo contenido graso

½ sándwich: 1 rebanada de pan de trigo integral,
    1 onza de carne, 1 rebanada de queso, verduras
    (palta, lechuga o tomate)

2 o 3 bastones de zanahoria (cortados o cocidos) o
    2 cucharadas de otra verdura amarilla o verde

½ taza de bayas o 1 galleta de avena pequeña (½ oz) de bajo contenido graso

BOCADILLO

½ taza de leche descremada o de bajo contenido graso

½ manzana (en rodajas), 3 pasas de ciruela, 1/3 taza de
    uvas (picadas) o ⅛ naranja

CENA

½ taza de leche descremada o de bajo
    contenido graso

2 onzas de carne

1/3 taza de pasta o arroz integrales, o papa

2 cucharadas de verduras

Un suplemento de vitamina D de 400 UI por día es importante para los niños que no suelen estar expuestos a la luz solar, que consumen menos de 32 onzas (960 ml) al día de leche fortificada con vitamina D o que no toman un suplemento multivitamínico diario que contenga al menos 400 UI de vitamina D. Esta cantidad de vitamina D previene el raquitismo.

Dentición e higiene oral

Hacia los 2 años y medio, su hijo deberá tener los 20 dientes de leche, incluyendo los segundos molares, que suelen salir entre los 20 y los 30 meses de edad. Es probable que los dientes permanentes no comiencen a salir hasta que tenga 6 o 7 años, aunque es bastante normal que aparezcan un poco antes o un poco después de esta época. Durante este proceso de "dentición", es posible que su hijo sufra algunos signos y síntomas entre los que se incluyen malestar estomacal, irritabilidad, fiebre baja, etc. Si bien la dentición no causa lo antemencionado, se recomienda que consulte con el pediatra de su hijo si la afección persistiera. Algunos niños, durante la dentición, podrían tener irritación en las encías y reaccionar a esto masticando cosas. Por lo tanto, podría ser útil lavar y mantener limpios los mordedores y demás cosas que el niño pudiera manipular, para así reducir el riesgo de infección. Tal como puede imaginar, el principal problema dental entre los preescolares es la caries. Alrededor de uno de cada 10 niños de 2 años ya tiene una o más caries; para los 3 años, el 28 % de los niños las tienen y, para los 5 años, casi el 50 % de los niños tienen caries. Muchos padres asumen que las caries en los dientes de leche no importan porque se caerán de todos modos. Pero eso no es cierto. Las caries en los dientes de leche pueden afectar negativamente los dientes permanentes y conducir a futuros problemas dentales.

La mejor manera de proteger los dientes de su hijo es enseñarle buenos hábitos de higiene dental. Con la dirección correcta adoptará rápidamente la buena higiene oral como parte de su rutina diaria. No obstante, si bien puede que sea un participante entusiasta, aún no tendrá el control ni la concentración para cepillarse los dientes solo. Deberá supervisarlo y ayudarlo para que el cepillo quite toda la placa (la sustancia blanda y pegajosa con contenido de bacterias que se acumulan en los dientes provocando caries). Además, esté atenta a zonas con puntos marrones o blancos, ya que podrían ser los primeros signos de caries.

Al llegar a esta edad debe ayudar a su hijo a lavarse los dientes 2 veces por día con un cepillo de dientes de tamaño adecuado para niños que tenga cerdas suaves. Hay cepillos diseñados para las diferentes necesidades de los niños a todas las edades, lo que le permite seleccionar un cepillo que sea adecuado para su hijo. A esta edad debe empezar a usar una cantidad de pasta dental con flúor (que ayuda a prevenir las caries) del tamaño de una arveja. Si a su hijo no le gusta el sabor de la pasta de dientes, pruebe con otro sabor o use solo agua. Además, intente enseñar a su hijo a no tragar, aunque a esta edad suelen ser aún demasiado pequeños como para aprender a enjuagarse y escupir. Tragar demasiada pasta de dientes con flúor puede provocar la aparición de puntos blancos o marrones en los dientes permanentes de su hijo.

Escuchará todo tipo de consejos sobre si el mejor movimiento de cepillado es de arriba a abajo, hacia delante y hacia atrás o en círculos. En realidad, la dirección no importa. Lo importante es limpiar bien cada diente, arriba y abajo, adentro y afuera. Aquí es donde encontrará resistencia de parte de su hijo, ya que probablemente solo se concentre en los dientes frontales que puede ver. Tal vez le ayude convertir este momento en un juego de "buscar los dientes escondidos". Por cierto, un niño no se puede cepillar los dientes sin ayuda hasta que tiene entre 6 y 8 años de edad. Por lo tanto, asegúrese de supervisarlo o de cepillarlo usted misma si fuera necesario.

Además del cepillado de dientes habitual, la dieta de su hijo desempeñará un rol fundamental en su salud dental. Y, por supuesto, el azúcar es el gran villano. Cuanto más tiempo estén los dientes del niño expuestos al azúcar, y cuanto más frecuentemente ocurra esto, mayor será el riesgo de tener caries. Los alimentos con "azúcar pegajosa", como los caramelos masticables, caramelos de crema de leche ("toffee"), goma de mascar y frutas deshidratadas, en particular cuando el azúcar permanece en la boca y baña sus dientes durante horas, podrían causar daños graves. Asegúrese de cepillar siempre los dientes de su hijo después de que coma algo azucarado. Además, no permita que su hijo consuma ningún líquido azucarado en un vasito con boquilla durante un período prolongado. Durante las visitas de control regulares, el pediatra revisará los dientes y las encías de su hijo para asegurarse de que estén sanos. Si notara algún problema, es probable que lo transfiera a un odontólogo pediátrico o a un odontólogo general interesado en el tratamiento de la salud dental de los niños. Tanto la American Academy of Pediatrics como la Academia Americana de Odontología Pediátrica recomiendan que todos los niños consulten a un odontólogo pediátrico y tengan un dentista de cabecera al año de edad, por lo que esperamos que su hijo ya esté asistiendo al odontólogo.

Como parte de su revisión dental, el odontólogo se asegurará de que todos los dientes se estén desarrollando con normalidad y que no haya ningún problema odontológico; además, le hará recomendaciones sobre la higiene adecuada. También es posible que aplique una solución de flúor tópica para ofrecer protección adicional contra las caries. Si vive en una zona donde el agua no está fluorada, es posible que le recete gotas o tabletas masticables de flúor a su preescolar. Para obtener más orientación sobre los suplementos de flúor, debe hablar con el pediatra y consultar la página 127.

Entrenamiento para dejar los pañales

Para cuando su hijo tenga dos años, probablemente esté deseosa de lograr que deje los pañales. La presión para lograr ese objetivo podría ser particularmente intensa si usted quiere que el niño ingrese a un programa preescolar o de guardería que exige que el niño haya dejado los pañales. Esté advertida desde ya que presionarlo antes de tiempo, cuando aún no esté listo, de hecho podría prolongar el proceso.

En general no causará ningún daño si comienza el entrenamiento antes de los 18 meses, siempre y cuando mantenga el realismo de sus expectativas respecto al éxito de su hijo y no lo castigue si le cuesta seguir instrucciones o si tiene accidentes. No obstante, la mayoría de los expertos piensa que el entrenamiento para dejar los pañales es más exitoso si se retrasa hasta que el mismo niño sea capaz de controlar la mayor parte del proceso. Los estudios indican que muchos niños que comienzan el entrenamiento antes de los 18 meses no logran completarlo totalmente hasta los 4 años. En contraste, la mayoría de los que comienzan alrededor de los 2 años están totalmente entrenados antes de su tercer cumpleaños. La edad promedio para terminar el entrenamiento es de un poco más de 2 años y medio.

Para que un preescolar logre aprender con éxito a ir solo al baño, debe poder sentir la necesidad de ir, comprender lo que esa sensación significa y luego poder verbalizar que necesita ayuda para llegar al baño y usarlo efectivamente. Esperar hasta que su hijo esté verdaderamente listo hará que la experiencia sea mucho más rápida y agradable para todas las personas involucradas.

Además, es muy probable que el entrenamiento para dejar los pañales no tenga éxito hasta que su hijo supere la negatividad y resistencia extremas que suelen ocurrir al principio de la primera infancia. Debe querer dar este gran paso. Estará listo cuando parezca que tiene ganas de complacerla e imitarla pero además desee volverse más independiente. Como necesita ser independiente, es importante evitar las luchas de poder, que siempre retrasan el entrenamiento. La mayoría de los niños llegan a esta etapa en algún momento entre los 18 y los 24 meses, pero también es normal que ocurra un poco después. A menudo, cuando el niño esté listo para dejar los pañales, dará ciertas pistas verbales como "quiero un pañal limpio" o "quiero hacer pis", aunque su pañal ya esté sucio o mojado. Esta conciencia indica que su hijo está listo para aprender a ir al baño solo.

Una vez que su hijo esté listo para comenzar este proceso, las cosas deben suceder sin problemas siempre que usted mantenga una actitud relajada y no lo presione. Elogie sus éxitos y ni siquiera mencione sus errores en el proceso. Castigarlo o hacerlo sentir mal cuando tiene un "accidente" solo agregará una tensión innecesaria que perjudicará su progreso. Mantenga una actitud positiva y jamás lo critique si las cosas no salen siempre bien.

¿Cómo debe presentar a su hijo el concepto de ir al baño? La mejor manera es permitirle que vea a otros miembros de la familia, de su mismo sexo si fuera posible. Además, háblele a menudo acerca del proceso.

Durante las primeras semanas, permítale sentarse en la bacinilla totalmente vestido mientras le habla acerca del inodoro, para qué sirve y cuándo debe usarse.

El primer objetivo es que aprenda a hacer caca. Por lo general, cuando hay una deposición también se orina, por lo que al principio es difícil para el niño separar ambos procesos. No obstante, una vez que se logra el control de los intestinos, la mayoría de los niños (en especial las niñas) rápidamente los relacionan. Los varones, por lo general, vacían la vejiga sentados pero, poco a poco, pasan a orinar de pie, en particular luego de observar a niños más grandes o a su padre hacerlo así.

El primer paso en la capacitación es conseguir una bacinilla y ponerla en la habitación del niño o en el baño más cercano o práctico. Luego, haga lo siguiente:

1. Durante las primeras semanas, permítale sentarse en la bacinilla totalmente vestido mientras le habla acerca del inodoro, para qué sirve y cuándo debe usarse.

2. Cuando ya se siente por voluntad propia, permítale intentarlo sin pañal. Muéstrele cómo mantener los pies bien apoyados en el piso ya que esto será importante cuando tenga que movilizar los intestinos. Asegúrese de que la bacinilla se incorpore a su rutina, aumentando cada vez más el tiempo que pasa sentado en ella, de una a varias veces por día.

3. Cuando esté cómodo con este patrón, intente cambiarle el pañal mientras esté sentado y eche el contenido del pañal sucio en la bacinilla sobre la que se sienta para mostrarle cuál es el verdadero propósito de la misma.

4. Una vez que su hijo haya entendido cómo funciona el proceso, es probable que le interese más usar la bacinilla correctamente. Para fomentar esto, permítale jugar cerca de la bacinilla sin el pañal y recuérdele que debe usarla cuando lo necesite. Seguramente lo olvide o erre al principio, pero no se muestre decepcionada. En cambio, espere hasta que tenga éxito y recompénselo con emoción y elogios.

5. Cuando ya esté usando la bacinilla regularmente, pase poco a poco de los pañales a la ropa interior de entrenamiento durante el día. En este momento, la mayoría de los varones aprenden a orinar en un inodoro común imitando al padre o a los niños más grandes. Tanto las niñas como los varones pueden usar los inodoros comunes con asientos de entrenamiento incorporados.

Tal como ocurre con la mayoría de los niños, es probable que su preescolar tarde un poco más en completar el entrenamiento para retener esfínteres durante la hora de la siesta y la noche. Aún así, fomente estos pasos junto con el entrenamiento durante el día y haga aún más énfasis una vez que use la bacinilla habitualmente. El mejor abordaje es alentar a su hijo a usar la bacinilla inmediatamente antes de irse a la cama y ni bien se despierta. Tenga presente que algunos niños no logran pasar la noche sin hacerse pis hasta que tienen 5 o 6 años de edad. Puede usar ropa interior de entrenamiento común o desechable en vez de los pañales que solía usar anteriormente, para que su hijo pueda notar la diferencia. Sí, ocurrirán algunos

A la hora de ir a la cama, ponga a su hijo en el humor adecuado para dormir jugando tranquilamente o leyéndole un cuento agradable.

accidentes, pero si pone una sábana de plástico debajo de la de tela reducirá al mínimo lo que deba limpiar. Tranquilice a su preescolar diciéndole que a todos los niños les ocurren estos accidentes y elógielo siempre que se despierte de la siesta o por la mañana sin haberse hecho pis. Dígale además que si se despierta a mitad de la noche y necesita ir al baño puede ir solo o llamarla para que lo ayude.

Su objetivo es hacer que todo este proceso sea lo más positivo y natural y menos amenazante que sea posible para que no tema hacer el esfuerzo por sí solo. Si el pis a la hora de la siesta o por la noche sigue siendo un problema constante un año después de haber completado el entrenamiento para ir al baño durante el día, hable del tema con su pediatra.

Sueño

Cuando su hijo llega a los 2 años de edad, es probable que duerma entre 9 y 13 horas por día. La mayoría de los niños de esta edad aún necesitan dormir la siesta, por lo que la siesta de 2 horas es común.

A la hora de acostarse por la noche, su hijo probablemente esté bastante familiarizado con su ritual para irse a dormir. Ahora ya sabe que, a determinada hora cada día, se cambia de ropa para ponerse el pijama, se cepilla los dientes, escucha un cuento y se lleva su mantita, juguete o muñeco de peluche a la cama. Si cambia esta rutina, es probable que se queje o incluso que le cueste dormirse.

No obstante, incluso con una rutina para la hora de dormir completamente predecible, algunos niños se resisten a irse a acostar. Si aún duermen en cuna, es posible que lloren cuando los dejen solos o incluso que se bajen de ella para ir a

Transición de la cuna a la cama

Comience a usar una cama en vez de la cuna para cuando su hijo mida 35 pulgadas (89 cm). Realizar la transición a una cama común o de "niño grande" puede ser difícil por dos motivos. En primer lugar, está acostumbrado a que los lados de la cuna lo mantengan sobre el colchón. Comenzar la transición pasándolo a un colchón pequeño (como el de su cuna o un colchón de una plaza) en el piso tiene sentido, porque es probable que, de todos modos, ruede y se caiga de la cama; lo mejor es que ya esté en el piso. Luego de un tiempo se puede cambiar el colchón de la cuna con un colchón más grande (aunque lo ponga en el piso) y, más adelante, ponerlo en altura sobre el marco que desee. La cama puede ser una cama para niños o, si se sintiera cómodo en una cama más grande, está bien pasarlo a una cama de tamaño regular. La segunda dificultad de la transición a una cama grande implica lograr que se quede en la cama. Tenga en cuenta la posibilidad de usar una baranda para mantenerlo seguro mientras esté en la cama. Como mínimo deberá adaptar su habitación para que quede a prueba de niños; tal vez deba poner un portón en la puerta para evitar que deambule por la casa de noche. Consultar más información sobre seguridad en el Capítulo 15.

buscar a mamá y papá. Si ya pasaron a dormir a una cama, puede que se levanten una y otra vez, insistiendo en que no están cansados (aunque claramente estén agotados) o pidiendo unirse a lo que sea que esté ocurriendo en la casa.

Para dar a un niño de estos un sentimiento de control, permítale tomar tantas decisiones como sea posible a la hora de irse a la cama, por ejemplo qué pijamas usar y qué cuento quiere escuchar. Además, deje una luz de noche y permítale dormir con sus objetos acompañantes (consultar *Objetos de transición*, página 282) para ayudarlo a suavizar su ansiedad por separación. Si sigue llorando después de que usted se va, dele varios minutos (10 minutos, por ejemplo) para que deje de llorar por sí solo antes de regresar para volver a arroparlo; luego, vuelva a salir por varios minutos y repita el proceso. No lo regañe pero tampoco refuerce su conducta alimentándolo o quedándose con él.

Cuando su hijo se despierta porque tuvo una pesadilla, la mejor respuesta es cargarlo y reconfortarlo. Déjelo que le cuente el sueño si es que puede, y quédese con él hasta que esté lo suficientemente tranquilo como para volver a dormirse. Su hijo tendrá pesadillas con más frecuencia cuando esté angustiado o sometido a estrés. Si tiene pesadillas a menudo, vea si puede determinar qué es lo que le preocupa para poder aliviar su angustia. Por ejemplo, si está teniendo pesadillas durante el período en el que lo están entrenando para ir al baño solo, no lo presione tanto para que use el inodoro. Intente además hablar con él (hasta donde sea posible) sobre las cosas que le molestan. Algunas de sus angustias podrían incluir separarse de usted, el rato que pasa en la guardería o cambios en el hogar. Hablar a veces puede ayudar a evitar que se acumulen estos sentimientos de tensión. Si su

Algunas reglas de oro de la disciplina para preescolares

Ya sea usted una persona estricta respecto a la disciplina o tenga un abordaje más flexible, las pautas que se incluyen a continuación la ayudarán a formar una estrategia de disciplina que, en última instancia, los beneficiará a ambos. Recuerde: su hijo de 2 años está ocupado aprendiendo las reglas, ¡no tiene intención de portarse mal!

1. Fomente y recompense siempre la buena conducta y castigue la mala. Siempre que tenga la opción, elija el camino positivo. Por ejemplo, digamos que su hijo de 2 años se dirige hacia la estufa: debe intentar distraerlo con una actividad segura en vez de esperar que se meta en problemas. Y cuando note que ha elegido en forma independiente hacer algo aceptable en vez de portarse mal, felicítelo por tomar la decisión correcta. Al demostrarle que está orgullosa de él, lo hará sentirse bien consigo mismo y lo animará a comportarse de la misma manera en el futuro.

2. Establezca reglas que ayuden a su hijo a controlar su impulsividad y a comportarse correctamente en entornos sociales sin que ello afecte su impulso de independencia. Si sus reglas son demasiado restrictivas, puede que tema explorar por sí solo o probar nuevas habilidades.

3. Tenga siempre en cuenta el nivel de desarrollo de su hijo cuando fije límites y no espere más de lo que es capaz de lograr. Por ejemplo, un niño de 2 años (o uno de 3) no puede controlar el impulso de tocar cosas que le atraen, por lo que es poco realista esperar que no toque los exhibidores de la tienda o de la juguetería.

4. Fije el castigo acorde al nivel de desarrollo de su hijo. Por ejemplo, si decide enviar a su preescolar a su habitación porque se portó mal, no lo deje ahí durante más de 5 minutos, ya que si lo deja más tiempo se olvidará por qué está ahí. Si prefiere razonar con él, mantenga una conversación simple y práctica. Jamás use expresiones hipotéticas como: "¿Te gustaría si yo te hiciera eso a ti?". Ningún preescolar puede entender este tipo de razonamiento.

5. No cambie las reglas ni los castigos aleatoriamente. Con eso solo logrará confundir al niño. A medida que crezca es natural que espere que muestre una conducta más madura, pero cuando cambie las reglas en ese momento, explíquele por qué. Por ejemplo, puede tolerar que le tire de la ropa para llamarle la atención cuando tiene 2 años, pero para cuando tiene 4 años querrá que el niño encuentre formas más maduras de abordarla. Una vez

que tome la decisión de cambiar una regla, explíqueselo antes de comenzar a imponerla.

6. Asegúrese de que todos los adultos de la casa y los demás cuidadores estén de acuerdo y entiendan los límites y castigos empleados para disciplinar a su hijo. Si uno de los padres dice que algo está bien y el otro lo prohíbe, el niño se sentirá confundido. A la larga descubrirá que puede lograr lo que quiere poniendo a un adulto contra el otro, lo que les complicará la vida ahora y en el futuro. Puede evitar este juego presentando un frente unido.

7. Recuerde que usted es un ejemplo a seguir fundamental para su hijo. Cuanto más equilibrada y controlada sea su conducta, más probable será que su hijo se moldee a su imagen. Si, por otra parte, lo golpea o le da nalgadas cada vez que rompe una regla, le está enseñando que está bien resolver los problemas mediante la violencia.

hijo mira televisión, escoja con cuidado los programas para evitar las pesadillas. Hasta los programas que le parecen inocentes podrían contener imágenes que lo asustan. (Consultar *Medios de comunicación*, página 813).

Tiempo fuera

Si bien no puede ignorar las conductas peligrosas o destructivas, puede decidir imponerle un tiempo fuera. Las bases para usarlo pueden comenzar relativamente pronto, entre los 18 y los 24 meses, enseñándole a su hijo que ese tiempo fuera significa que debe estar en silencio y quieto. Luego puede incorporar tiempos para pensar y estar en silencio y tranquilos más largos, a medida que el niño crezca.

Como esta es una destreza que debe aprenderse, la técnica tiene más éxito con los niños de 3 años (y también con los de 4 años), quienes en general saben cuando hicieron algo muy malo y entienden que es por eso que los están disciplinando. Debe usarse solo en ocasiones especiales (por eso debe elegir por qué vale la pena luchar) e ir acompañado de un **NO** bien firme.

El tiempo fuera funciona de la siguiente manera:

1. Haga que su hijo se siente en una silla o vaya a un lugar aburrido donde no haya distracciones. Al hacer esto lo estará separando de su mala conducta y le estará dando tiempo para tranquilizarse.

2. Explíquele brevemente qué es lo que está haciendo y por qué. Dígale que lo ama pero que su conducta fue inadmisible. Nada de sermones largos. Al principio, cuando los niños son pequeños, el tiempo fuera acaba en cuanto se tranquilizan.

3. Dé por terminado el tiempo fuera una vez que estén en silencio y quietos. Esto refuerza la idea de que el tiempo fuera implica silencio y quietud.

4. Una vez que hayan aprendido a calmarse, una buena regla de oro es un minuto por cada año de edad que tenga el niño.

5. Cuando acabe el tiempo fuera, debe haber un "tiempo de inclusión" en el cual le dará mucha atención positiva cuando haga lo correcto. Dígale qué es lo que espera para la próxima vez. Por ejemplo: "la próxima vez que te enojes con tu primo, usa las palabras".

A la hora de ir a la cama, ponga a su preescolar en el humor adecuado para dormir jugando tranquilamente con él o leyéndole un cuento agradable. La música relajante también podría ayudarlo a calmarse mientras se queda dormido, y una luz de noche lo tranquilizará si se despierta. Consultar el Capítulo 35 para obtener más información sobre el sueño.

Extinción

La extinción es una técnica de disciplina que da mejores resultados con los niños de 2 y 3 años, aunque también puede ser útil durante los años escolares. La idea es ignorar al niño sistemáticamente siempre que rompa una determinada regla. Como puede imaginar, este método debe emplearse en casos de mala conducta irritante o indeseable pero no peligrosa ni destructiva; estas últimas requieren del abordaje más directo e inmediato que ya comentamos.

La "extinción" funciona de la siguiente manera.

1. Defina con exactitud lo que el niño está haciendo mal. ¿Está gritando para llamar la atención en público? ¿Se cuelga de usted cuando está intentando hacer otra cosa? Sea bien específica respecto a la conducta y a las circunstancias en las que ocurre.

2. Lleve un control de la frecuencia con la que su hijo hace esto y qué hace usted en respuesta. ¿Intenta tranquilizarlo? ¿Deja de hacer lo que está

haciendo para prestarle atención? De ser así, lo está alentando involuntariamente a seguir portándose mal una y otra vez.

3. Siga llevando la cuenta de la frecuencia de su mala conducta cuando comience a ignorarla. Recuerde, la clave es ser constante. Incluso si todas las personas en la tienda la miran incrédulas, no demuestre a su hijo que lo está escuchando gritar. Siga haciendo lo que está haciendo. Al principio es probable que haga escenas más intensas y frecuentes que sometan a prueba su fuerza de voluntad, pero a la larga se dará cuenta de que está actuando en serio. Sea fuerte y, lo más importante, ignore la mala conducta. Si cede ante el arrebato, es probable que refuerce la conducta que está intentando eliminar.

4. Cuando su hijo actúe correctamente en una situación donde habitualmente se porta mal, asegúrese de elogiarlo. Si, en vez de gritar cuando usted se niega a comprarle un dulce, le habla en voz normal, elógielo por actuar como un niño grande.

5. Si logra extinguir la mala conducta por un tiempo y luego reaparece, vuelva a comenzar el proceso. Es probable que no le lleve tanto tiempo la segunda vez.

Disciplina

¿Cuál es el mayor desafío al que se enfrentan los padres durante este año y los inmediatamente posteriores? Sin lugar a dudas, es la disciplina. Tal como puede ver, su hijo desarrollará la capacidad de controlar sus impulsos de una manera muy gradual. A los 2 años de edad (y habitualmente hasta los 3 años), seguirá siendo sumamente físico, haciendo berrinches, empujando y peleando para salirse con la suya. La mayoría de estas reacciones son muy impulsivas: si bien no planea comportarse de esta manera, todavía no se puede controlar. Ya sea que lo entienda o no a nivel consciente, el objetivo fundamental de su mala conducta es encontrar no solo sus límites, sino también los de sus padres.

El modo en que elija establecer y hacer respetar estos límites es un asunto muy personal. Algunos padres son bastante estrictos y castigan a sus hijos siempre que incumplen una norma de la casa; otros son más indulgentes y prefieren razonar a castigar. Cualquiera sea el abordaje que escoja, para que funcione debe estar acorde al temperamento de su hijo y, además, debe sentirse lo suficientemente cómoda como para emplearlo sistemáticamente. Encontrará otras sugerencias útiles en *Algunas reglas de oro de la disciplina para preescolares* en las páginas 361 y 362.

Relaciones familiares
Un nuevo bebé

Durante este año, si decide tener otro bebé, es de esperar que su preescolar reciba esta noticia con un importante nivel de celos. Después de todo, a esta edad todavía no entiende el concepto de compartir tiempo, pertenencias ni afecto. Tampoco está ansioso por que otra persona se convierta en el centro de atención de la familia.

La mejor manera de minimizar sus celos es comenzar a prepararlo varios meses antes de que nazca el nuevo bebé. Si lo entiende, puede permitirle ayudar al salir a comprar las cosas necesarias para el bebé o ayudar a preparar la casa o la habitación.

Estimulación del crecimiento cerebral del niño: Su hijo de 2 años

Los 2 años son un momento importante de la vida de su hijo y del desarrollo de su cerebro. Tal como describimos anteriormente, es probable que el crecimiento físico de su hijo sea más lento en esta etapa, pero su cerebro y su crecimiento intelectual avanzan a toda velocidad. Tal como hizo el esfuerzo de estimular su crecimiento cerebral desde el nacimiento, debe seguir haciéndolo durante este año fundamental. Aquí incluimos algunas sugerencias:

- **Fomente el juego creativo, la construcción y el dibujo. Ofrézcale el tiempo y las herramientas para aprender jugando.**

- **Preste atención a los ritmos y estados de ánimo de su hijo. Respóndale cuando esté molesto al igual que cuando esté feliz. Aliéntelo y apóyelo, aplicando una disciplina firme cuando corresponda pero sin gritar, pegarle ni sacudirlo. Ofrézcale pautas y reglas coherentes.**

- **Bríndele contacto físico cálido en forma sistemática (abrazos, contacto piel con piel y cuerpo contra cuerpo) para establecer el sentido de seguridad y bienestar de su hijo.**

- **Háblele o cántele mientras lo viste, baña y alimenta, cuando juega, camina y conduce, tal como le hablaría a un adulto. Hable despacio y dele tiempo al niño para responder. Intente no responderle con un "ajá", porque el niño se dará cuenta de que no lo está escuchando; en cambio, amplíe sus respuestas basándose en las frases de su hijo.**

- Lea a su hijo a diario. Elija libros que fomenten tocar y señalar objetos y léale rimas, anuncios y cuentos de nanas.

- Si usted habla otro idioma, háblelo en casa.

- Presente a su hijo distintos instrumentos musicales (pianos de juguete, tambores, etc.). Las aptitudes musicales pueden influir sobre las habilidades matemáticas y de resolución de problemas.

- Ponga a su hijo música tranquila y melódica.

- Escuche las preguntas de su hijo y respóndalas.

- Pase un rato a solas con su hijo cada día.

- Ofrezca a su hijo opciones sencillas en situaciones adecuadas durante el día (¿Mantequilla de maní o queso? ¿Camiseta roja o amarilla?).

- Ayude a su hijo a usar las palabras para describir sus emociones y para expresar sentimientos tales como alegría, felicidad, enojo y miedo.

- Limite el tiempo que su hijo pasa mirando televisión y videos; evite las caricaturas violentas. Controle lo que su hijo mira y hable con él sobre los programas. No use la televisión como niñera.

- Promueva las experiencias sociales fuera de casa, como los programas preescolares y los grupos de juegos, donde su hijo pueda jugar e interactuar con otros niños.

- Reconozca con frecuencia las conductas deseables (p. ej.: "me encanta cuando los dos juegan juntos").

- Asegúrese de que las demás personas que cuidan y supervisan a su hijo entiendan la importancia de formar una relación cariñosa y reconfortante con él.

- Pase un tiempo cada día jugando con su hijo en el piso.

- Elija guarderías de calidad (tal vez desee tener en cuenta a la Asociación Nacional para la Educación de Niños Pequeños [NAEYC]); realice visitas frecuentes al cuidador de su hijo o a la guardería y comparta sus ideas sobre los cuidados positivos.

Si su hospital ofrece una clase de preparación para hermanos, llévelo durante el último mes del embarazo para que pueda ver dónde nacerá el bebé y a dónde podrá ir a visitar a mamá. Hablen sobre cómo será tener un nuevo miembro de la familia, lo divertido e importante que es ser un hermano mayor y cómo podrá ayudar a su hermanito.

(Consultar *Preparación de sus otros hijos para la llegada del bebé,* página 34).

Una vez que el bebé esté en casa, anime a su preescolar a ayudar y a jugar con el recién nacido (después de lavarse las manos, por supuesto), pero no lo obligue. Si demuestra interés, dele algunas tareas que lo hagan sentir como hermano mayor, por ejemplo alcanzarle un pañal o una mantita para el bebé y escoger la ropa o los juguetes del baño del bebé. Y cuando usted esté jugando con el bebé, invítelo

a participar y muéstrele cómo cargar y mover al bebé. No obstante, asegúrese de que entienda que no debe hacer estas cosas salvo que usted u otro adulto estén presentes. Recuerde reservar un tiempo especial para pasarlo a solas con los hermanos mayores.

La adoración del héroe

¿Su preescolar tiene hermanos mayores? De ser así, es probable que comience a percibir signos de adoración del héroe alrededor de los 2 años de edad. Ante los ojos del niño pequeño, los hermanos mayores no hacen nada mal. Son modelos a seguir perfectos: personas fuertes e independientes que todavía juegan como niños.

Ante los ojos de su hijo pequeño, los hermanos mayores no hacen nada mal.

Este tipo de relación tiene elementos positivos y negativos. Es probable que su preescolar siga a su hermano mayor cual si fuera un perrito faldero. Esto le dará a usted un poco de libertad, y suele ser divertido para ambos niños durante un rato. Pero antes de que pase mucho tiempo, su hijo mayor querrá recuperar su libertad y esto seguramente cause la decepción, y tal vez lágrimas o mala conducta, del pequeño. No obstante, depende de usted asegurarse de que la situación no llegue al punto en el que el hermano mayor ya no lo reciba de buena gana. Si no interviene, la relación entre los niños se volverá tensa.

Si el niño mayor tiene 8 años o más, es probable que ya tenga una vida bastante independiente con amigos y actividades fuera de casa. Si surgiera la oportunidad, su preescolar seguirá a su hermano a donde quiera que vaya. No debe permitir esto salvo que el niño mayor lo desee o que usted también vaya con ellos y pueda impedir que el pequeño se convierta en una plaga. Si el niño mayor tiene edad suficiente como para cuidar al pequeño, recompénselo por cuidar al hermano mientras usted sale; esto hará que no sienta resentimiento.

Un mensaje para los abuelos

El tercer año de la vida de un niño, que abarca los llamados "terribles 2 años", suele ser un desafío para los padres y, por lo tanto, también para los abuelos. Un niño de esta edad está mostrando una mayor actividad física, mayores cambios de humor, berrinches frecuentes o conductas demandantes, además de probar los límites de todos los adultos.

Como abuelos tal vez hayan olvidado cómo son los niños de 2 años; después de todo, ya han pasado muchos años desde que sus propios hijos atravesaron esta edad. Estas son algunas pautas a tener en cuenta cuando pasen tiempo con su nieto de 2 años (si bien algunos de estos pasos es más fácil decirlos que aplicarlos).

- **Hagan un esfuerzo por "mantener la buena onda". No reaccionen exageradamente ante los arrebatos. Intenten tomárselos con calma y darse cuenta de que gran parte de esta conducta está diseñada para provocarles una reacción. Mantengan una respuesta flexible pero firme y amable.**

- **Sean constantes con la forma en la que abordan la disciplina y asegúrense de que coincida con el estilo disciplinario de los padres del niño. *Jamás empleen castigos físicos.***

- **Refuercen las buenas conductas con elogios y felicitaciones. Den el ejemplo de la forma en que les gustaría que se comporte su nieto.**

- **Intenten fomentar el autocontrol.**

■ **Sean cariñosos siempre.**

■ **Reconozcan que los niños de esta edad son muy egocéntricos (es decir, piensan principalmente en sí mismos y no en las demás personas de su vida), por lo que no se tomen la falta de interés como algo personal. Esto es normal en un niño de 2 años y no durará para siempre.**

El entrenamiento para ir solo al baño será uno de los logros más importantes de su nieto a esta edad. Hablen con los padres respecto a la etapa del entrenamiento en la que se encuentra y cómo pueden reforzar lo que ya lograron, en particular cuando lo estén cuidando un sábado por la tarde o cuando se quede con ustedes durante el fin de semana. Si pasa tiempo en su casa, compren algunas prendas de ropa interior de entrenamiento adicionales y tengan una bacinilla idéntica a la que acostumbra usar en casa.

La seguridad en su casa sigue siendo importante, por lo que asegúrense de que esté adaptada "a prueba de niños". Consulte las especificaciones en el Capítulo 15. Tengan especial cuidado con los medicamentos. Jamás los dejen fuera de su lugar y a disposición de sus ojos y dedos curiosos; pónganlos fuera de su alcance en un lugar seguro que recordarán. Intenten dejar los medicamentos allí incluso después de que el niño se vaya, para que su hogar siga siendo seguro en caso de que lleguen para una visita rápida e inesperada. Esto es aún más importante si no pueden "destrabar" las tapas a prueba de niño y optaron por poner sus píldoras en otro tipo de recipientes. Cuando los medicamentos no están en recipientes a prueba de niños, el curioso niño de 2 años podrá abrirlos con facilidad, por lo que rogamos que tengan especial atención en este caso.

Finalmente, recuerden siempre poner a su nieto en un asiento de seguridad para el automóvil en cada viaje en auto que realicen.

Las presiones y rivalidades entre hermanos son inevitables, pero si hay un equilibrio sano entre la camaradería y la independencia el vínculo entre sus hijos se fortalecerá y contribuirá con la autoestima de ambos. A través de su hermano mayor, su preescolar adquirirá un sentido de valores familiares y un anticipo de cómo es ser un "niño grande". Mientras tanto, el niño mayor descubrirá lo que se siente al ser un héroe en su propia casa.

Ser un modelo de rol para un hermano menor es una gran responsabilidad, por supuesto, y si le llama la atención a su hijo mayor sobre este asunto es posible que provoque una mejoría en su conducta. No obstante, si usted considera que el niño está siendo una mala influencia para su hermano menor, no tiene más opción que separarlos cuando se esté portando mal. De lo contrario, su preescolar lo imitará y pronto adquirirá los malos hábitos. No avergüence a su hijo mayor castigándolo delante del preescolar, pero asegúrese de que el más pequeño entienda la diferencia entre "buena" y "mala" conducta.

Visita al pediatra

A partir de los 24 meses de edad, su hijo deberá ir al pediatra para un examen de rutina dos veces al año. Además de las pruebas de evaluación que se realizaban durante los primeros exámenes, es posible que le realicen los siguientes análisis de laboratorio.

- Un *análisis de sangre* para controlar la presencia de envenenamiento por plomo, el nivel colesterol y de hemoglobina (proteína que transporta oxígeno en los glóbulos rojos).

- Un *análisis de orina* para el control de infecciones y enfermedades renales y metabólicas; solo se justifica en niños que tengan síntomas. Si los resultados del primer análisis de orina fueran normales, es probable que no se repita el análisis en visitas futuras salvo que haya síntomas de una infección de las vías urinarias o problemas relacionados.

- Es posible que le hagan una *prueba cutánea de tuberculosis*, dependiendo del riesgo de posible exposición a la enfermedad.

Actualización de vacunas

Para los 2 años de edad, su hijo deberá haber recibido la mayoría de las vacunas de la infancia. Entre estas se incluyen:

- la serie contra la hepatitis B

- la serie de vacunas Hib contra la *Haemophilus influenzae* tipo b

- la serie de vacunas contra el neumococo

- las primeras tres dosis de la vacuna contra la poliomielitis

- las primeras cuatro dosis de la DTaP (difteria, tétanos y tos ferina [pertussis])

- la primera dosis de la vacuna SPR (contra sarampión, paperas y rubéola)

- dos dosis de la vacuna contra la hepatitis A

- dos o tres dosis de la vacuna contra el rotavirus (dependiendo del tipo de vacuna administrada para la primera y segunda dosis)

- la vacuna contra la varicela

Una vez a año, a partir de los 6 meses de edad, su hijo debe recibir también la vacuna contra la gripe. También recuerde que su hijo debe recibir refuerzos de las vacunas DTaP, SPR y contra la varicela al ingresar a la escuela primaria o entre los 4 y 6 años de edad.

Control de seguridad

Su preescolar ahora puede correr, saltar y aprender a andar en triciclo. Su curiosidad natural lo llevará a explorar muchas cosas nuevas, incluyendo algunos lugares peligrosos. Lamentablemente, su autocontrol y su capacidad para rescatarse aún no están totalmente desarrollados y, por eso, todavía necesita que lo supervisen atentamente. (Consultar el Capítulo 15 para obtener más información sobre la seguridad).

Caídas

- Tranque todas las puertas que dirijan a zonas peligrosas y esconda las llaves.

- Instale portones en las escaleras y protectores de ventanas.

Quemaduras

- Manténgalo alejado de los electrodomésticos de cocina, las planchas y los calentadores de pared o de piso (revise las funciones de seguridad en los calentadores modernos y en los de casas antiguas).

- Bloquee el acceso a tomacorrientes con muebles o use tapas para tomacorrientes que no representen un riesgo de asfixia.

- Mantenga los cables de electricidad fuera de su alcance.

- Instale detectores de humo y manténgalos en funcionamiento.

Intoxicaciones

- Mantenga todos los medicamentos en recipientes a prueba de niños, bajo llave en sitios altos y fuera de la vista y del alcance. Asegúrese de que el cierre a prueba de niños esté siempre trancado.

- Guarde los productos de limpieza y los medicamentos en sus envases originales en un armario con llave.

- Ponga a la vista el número de teléfono de Poison Help (línea de ayuda para intoxicaciones, 1-800-222-1222) junto a cada teléfono de la casa y en la lista de contactos de su teléfono celular. Este número puede usarse en cualquier lugar de Estados Unidos.

Seguridad en el automóvil

- Supervise atentamente a su hijo siempre que esté jugando afuera. No le permita jugar cerca del garaje ni en la entrada de los autos donde podrían salir o entrar vehículos. Muchos niños mueren cuando una persona, por lo general un miembro de la familia, los atropella con el auto. La mayoría de los vehículos tiene grandes puntos ciegos que impiden ver a un niño si el auto está retrocediendo o moviéndose. Mantenga los vehículos cerrados con llave cuando no los esté usando, para que el niño no pueda entrar sin permiso.

- Use asientos de seguridad para autos aprobados y debidamente instalados. Cuando superen los límites de altura o peso para viajar orientado hacia atrás en sus asientos convertibles, los niños deberán viajar orientados hacia delante en un asiento para auto equipado con un arnés de cinco puntas durante el mayor tiempo posible o hasta que lleguen al peso o la altura máxima permitida por el fabricante del asiento. Recuerde: nunca debe llevar a su hijo en el asiento delantero, ni siquiera en viajes cortos. Los airbags no son compatibles con los niños pequeños; si se viera involucrada en un choque que activase los airbags, su pequeño podría sufrir graves lesiones. Póngalo siempre en el asiento de seguridad para el auto, en el asiento trasero. Lo ideal es ubicarlo en el medio de dicho asiento. No obstante, cualquier lugar del asiento trasero es seguro si se puede instalar con firmeza el asiento de seguridad para el auto. Jamás le permita desabrocharse el cinturón de seguridad ni salir del asiento de seguridad para el auto mientras el vehículo esté en movimiento.

- Nunca deje a su hijo solo en el auto, ni siquiera cuando esté trancado y en la entrada de su casa.

~ 12 ~

Su hijo de 3 años

CON EL tercer cumpleaños de su hijo se habrán terminado oficialmente los "terribles 2 años" y comenzarán oficialmente los "años mágicos". Se trata de un período de aproximadamente 2 años (los 3 y 4 años) durante el cual el mundo de su hijo estará dominado por la fantasía y una intensa imaginación. Ya no es un bebé ni un niño pequeño; se está volviendo más independiente y, al mismo tiempo, más receptivo ante los demás niños. Esta es una edad ideal para comenzar con la escuela o con un grupo de juegos organizado, donde pueda ampliar sus destrezas a la vez que aprende a socializar.

Durante este tiempo, su hijo madurará en muchos aspectos, incluyendo ir al baño solo y aprender a cuidar su cuerpo correctamente. Como ahora puede controlar y dirigir sus movimientos, podrá jugar a juegos y deporte más organizados. También ha dominado las reglas básicas del lenguaje y ha acumulado un vocabulario impresionante que aumentará a diario a medida que experimenta con las palabras. El lenguaje además tendrá un rol importante en su conducta, en cuanto aprende a expresar sus deseos y sentimientos verbalmente en vez de a través de acciones físicas tales como agarrar, pegar o llorar. Ayudarlo a organizar sus nuevas destrezas para que se sienta seguro y capaz es una de las formas más importantes en las que puede guiar su autodisciplina durante este período.

Su relación con su hijo cambiará drásticamente durante esta época. Desde el punto de vista emocional ahora es capaz de verla como una persona aparte, con sentimientos y necesidades que está comenzando a comprender. Cuando usted está triste es posible que le demuestre cierta compasión o se ofrezca a solucionarle los problemas. Si usted se enoja con otra persona, puede que anuncie que él también "odia" a esa persona. A esta edad siente un enorme deseo de complacerla, y sabe que debe hacer determinadas cosas y comportarse de determinada manera a fin de lograrlo. Al mismo tiempo, sin embargo, quiere complacerse a sí mismo, por lo que a menudo intentará negociar con usted: "Si hago esto por ti, ¿harás esto por mí?". En ocasiones en las que simplemente querrá que se comporte como usted lo desea, este intento de negociación puede resultar irritante, pero es una señal saludable de independencia y muestra que tiene un claro sentido de justicia.

Crecimiento y desarrollo

Apariencia física y crecimiento

El cuerpo de su hijo debería seguir perdiendo la grasa de bebé y adquiriendo músculo durante este tiempo, dándole un aspecto más fuerte y maduro. Los brazos y las piernas se volverán más esbeltos y el torso más estrecho y ahusado. En algunos niños, el aumento de estatura ocurrirá mucho más rápido que el aumento de peso y músculo, por lo que tal vez comiencen a verse bastante delgados y frágiles. Pero esto no significa que no estén saludables ni que algo ande mal: ese tipo de niños se "rellenarán" gradualmente a medida que se desarrollen sus músculos.

En general, el crecimiento de un preescolar comenzará a ser más lento gradualmente durante este año y en los posteriores, de un aumento de peso en el entorno de las 5 libras (2.3 kg) y de altura de unas 3½ pulgadas (8.9 cm) durante el tercer año para luego disminuir a alrededor de 4½ libras (2 kg) y 2½ pulgadas (6.4 cm) durante el quinto año. No obstante, después de los 2 años, los niños de la misma edad pueden variar de tamaño y peso notablemente, por lo que intente no pasar demasiado tiempo comparando las medidas de su hijo con las de sus compañeros de juegos. Siempre que mantenga su propio ritmo de crecimiento individual, no hay nada de qué preocuparse.

Mida a su hijo dos veces al año y registre sus medidas en las tablas de crecimiento del Apéndice, en las páginas 878 a 883. Si su peso pareciera estar aumentando más rápido que su altura, podría acumular sobrepeso; si su altura no aumentara en absoluto en un período de 6 meses, podría tener un problema de crecimiento. En cualquiera de los casos, debe hablar del tema con el pediatra.

También la cara de su hijo madurará durante estos años. La longitud de su cráneo aumentará levemente y la mandíbula inferior se verá más pronunciada. Al mismo tiempo, se ensanchará la mandíbula superior para hacer lugar para los dientes permanentes. Como resultado, la cara efectivamente se volverá más grande y sus rasgos más diferenciados.

Movimiento

A los 3 años, su preescolar ya no necesita concentrarse en la mecánica de ponerse de pie, correr, saltar o caminar. Ahora, sus movimientos son bastante ágiles, ya sea que esté yendo hacia adelante, hacia atrás o subiendo y bajando escaleras. Mientras camina se para erguido, con los hombros hacia atrás y la panza para dentro sostenida por firmes músculos abdominales. Usa un movimiento regular de talón-punta, dando pasos del mismo largo, ancho y velocidad. También puede andar en triciclo con gran facilidad.

No obstante, no todo llega tan fácil todavía. Es posible que su hijo todavía necesite hacer un esfuerzo consciente al pararse en puntas de pie o en un pie, al levantarse desde una posición de cuclillas o al atrapar una pelota. Pero si mantiene los brazos extendidos y rígidos hacia delante, puede atrapar una pelota grande y lanzar una más pequeña con la mano por lo alto con bastante facilidad.

Probablemente su hijo de 3 años siga siendo tan activo como cuando tenía 2 pero seguramente, a esta edad, le interesen más los juegos estructurados. En vez de correr sin dirección o revolotear de una actividad a otra, es probable que ande en triciclo o juegue en el arenero durante largos períodos de tiempo. También es posible que disfrute de juegos activos como la mancha, lanzar y atrapar o jugar a la pelota con otros niños.

Puede que su preescolar parezca estar en constante movimiento la mayor parte del tiempo. Esto se debe a que usa el cuerpo para transmitir pensamientos y emociones que todavía no puede describir a través del lenguaje. Mover el cuerpo también lo ayuda a entender muchas palabras y conceptos nuevos. Por ejemplo, si empieza a hablar sobre un avión, es probable que extienda los brazos como alas y "vuele" por la habitación. Si bien por momentos este nivel de actividad podría ser irritante y distraerla, es parte necesaria de su proceso de aprendizaje y su diversión.

Como el autocontrol, el criterio y la coordinación de su hijo todavía están en vías de desarrollo, la supervisión de un adulto sigue siendo imprescindible para evitar lesiones. No obstante, es un error estar demasiado pendientes del niño. Es inevitable que sufra algunos golpes y moretones, e incluso son necesarios para ayudarlo a descubrir sus límites respecto a la actividad física. Como regla general, podrá dejarlo solo habitualmente cuando esté jugando en su habitación. Jugará a su propio ritmo, intentando únicamente las tareas que están dentro de su capacidad. Su preocupación

Hitos del movimiento para su hijo de 3 años

- Salta alternando los pies y se para en un pie durante hasta 5 segundos

- Sube y baja escaleras sin apoyarse

- Patea una pelota hacia adelante

- Lanza un pelota por lo alto

- Atrapa las pelotas que le arrojan rebotando, la mayoría de las veces

- Se mueve hacia adelante y hacia atrás con agilidad

y atención deberán reservarse para situaciones en las que esté entre otros niños, cerca de equipos o máquinas peligrosas y, en especial, cerca del tráfico. Es posible que otros niños lo inciten o tienten para hacer cosas peligrosas, mientras que las máquinas, los equipos y el tránsito desafiarán su capacidad de predecir las acciones o la velocidad. Y todavía no puede predecir las consecuencias de acciones tales como salir corriendo detrás de una pelota donde hay tráfico o meter la mano entre los rayos del triciclo, por lo que deberá protegerlo en estas situaciones.

Destrezas de manos y dedos

A los 3 años de edad su hijo está desarrollando el control muscular y la concentración necesarias para dominar muchos movimientos de precisión de los dedos y las manos. Notará que ahora puede mover cada uno de los dedos en forma independiente o todos juntos, lo que significa que en vez de agarrar el crayón con el puño cerrado podrá sostenerlo como un adulto, con el pulgar de un lado y el resto de los dedos del otro. Ahora podrá trazar un cuadrado, copiar un círculo o garabatear libremente.

Como su conciencia espacial se ha desarrollado bastante, es además más sensible a las relaciones entre los objetos, por lo que organizará con mucho cuidado sus juguetes mientras juega y controlará la forma en la que sostiene los utensilios y herramientas para realizar tareas específicas. Este aumento de la sensibilidad y el control le permitirá construir una torre de 9 o más cubos, verter agua de una jarra a un vaso (usando las dos manos), desabotonarse la ropa, probablemente introducir botones grandes en sus ojales y usar un tenedor para alimentarse en forma independiente, volcando entre el plato y la boca solo de vez en cuando.

Además está sumamente interesado en descubrir lo que puede hacer con utensilios tales como tijeras y papel y con materiales como la masa de modelar, las pinturas y los crayones. Ahora tiene la habilidad de manipular estos objetos y está comenzando a experimentar el modo de usarlos para hacer otras cosas. Al principio jugará aleatoriamente con materiales para manualidades, tal vez identificando el producto final solo después de que esté terminado. Por ejemplo, al mirar sus garabatos tal vez decida que parecen un perro. Pero pronto esto cambiará y decidirá lo que desea hacer antes de comenzar a trabajar en ello. Este cambio de abordaje lo motivará a desarrollar aún más precisión en el movimiento y el uso de las manos.

Entre las actividades tranquilas que pueden mejorar las habilidades manuales de su hijo se incluyen:

- Construir con bloques

- Armar rompecabezas sencillos (de 4 o 5 piezas grandes)

- Jugar con tableros de clavijas

- Enhebrar cuentas grandes de madera

- Colorear con crayones o tizas

- Construir castillos de arena

- Verter agua en recipientes de varios tamaños

- Vestir y desvestir muñecos con ropa que tenga cierres grandes, broches y lazos

Hitos de destrezas de manos y dedos para su hijo de 3 años

- **Copia formas cuadradas**
- **Dibuja una persona con 2 a 4 partes corporales**
- **Usa tijeras**
- **Dibuja círculos y cuadrados**
- **Comienza a copiar algunas letras mayúsculas**

Puede alentar a su hijo a usar las manos enseñándole a usar algunas herramientas de adultos. Se emocionará al poder pasar a usar un destornillador de verdad, un martillo liviano, un batidor de huevos o herramientas de jardín. Deberá supervisarlo atentamente, por supuesto, pero si le permite ayudar mientras usted trabaja se sorprenderá de cuánto trabajo puede hacer por sí solo.

Desarrollo del lenguaje

A los 3 años de edad su hijo debe tener un vocabulario activo de 300 palabras o más. Podrá hablar en oraciones de 3 o 4 palabras e imitará la mayoría de los sonidos del discurso de los adultos. A veces parecerá que conversa constantemente, un fenómeno que a veces la perturbará pero que es fundamental para que el niño aprenda nuevas palabras y adquiera experiencia para usarlas y pensar con ellas. El lenguaje le permite expresar sus pensamientos y, cuanto más avanzada sea su capacidad de hablar y entender las palabras, más herramientas tendrá para pensar, crear y hablarle a usted al respecto.

Debe poder ver cómo usa el lenguaje su hijo para ayudarlo a entender y a participar en las cosas que ocurren a su alrededor. Por ejemplo, puede nombrar los objetos más familiares y preguntar libremente "¿Qué es esto?" cuando no pueda llamar algo por su nombre. Usted puede ayudarlo a ampliar su vocabulario proporcionándole palabras adicionales que tal vez ni siquiera pida. Por ejemplo, si señala un auto y dice "auto grande", usted puede responder: "Sí, ese es un auto grande gris. Mira qué brillante es la superficie". O si está ayudándola a recoger flores, describa cada una de las que él recoja: "Esta es una hermosa margarita blanca y amarilla, y ese es un geranio rosado".

También puede ayudarlo a usar palabras para describir cosas e ideas que no

Tartamudeo

A muchos padres les produce ansiedad el tartamudeo de su hijo, a pesar de que dicha preocupación suele ser injustificada. Después de todo, es bastante común que los niños repitan sílabas, sonidos o palabras de vez en cuando o que duden entre palabras cuando tienen alrededor de 2 o 3 años de edad. La mayoría jamás se da cuenta de que están hablando mal y lo superan al crecer, sin necesidad de ninguna ayuda especial. Solo cuando este patrón persiste durante un tiempo prolongado (más de 2 a 3 meses) e interfiere con la comunicación se considera realmente un tartamudeo.

Aproximadamente 1 de cada 20 niños preescolares tartamudea en algún momento, a menudo entre los 2 y los 6 años de edad, cuando se comienza a desarrollar el lenguaje, con una incidencia tres veces mayor entre varones que entre niñas. La causa se desconoce. A algunos niños les cuesta aprender el tiempo y el ritmo normales del lenguaje, pero la mayoría carece de problemas médicos o del desarrollo. El tartamudeo podría aumentar cuando un niño está ansioso, cansado, enfermo o cuando se emociona e intenta hablar demasiado rápido. Algunos niños tartamudean cuando aprenden demasiadas palabras nuevas a la vez. En otras ocasiones, las ideas del niño van más rápido que su habla y pierde el hilo de lo que estaba diciendo a mitad de la oración. Repetir un sonido o una palabra le permite ponerse a tiro. En algunos niños que tartamudean, es posible que aumente el tono de voz cuando repiten sílabas o sonidos, o tal vez abran la boca para hablar y no salga ningún sonido durante unos momentos.

Cuanto más frustrado se sienta un niño respecto a su tartamudeo, más problemas tendrá con él. Por consiguiente, el mejor abordaje que pueden adoptar los padres es simplemente ignorar el tartamudeo. Escuche cuando el niño hable, pero no lo corrija. No lo interrumpa ni termine las oraciones por él, y déjele claro a través del lenguaje corporal que le interesa escuchar lo que está diciendo. Al mismo tiempo, puede dar un buen ejemplo hablando tranquila y correctamente y usando un lenguaje simple cuando se dirija a él. También podría ser útil que haga más lento el ritmo general de su casa, incluyendo la velocidad en la que usted y los demás miembros de la familia hablan; su propio ritmo más lento al hablar será más útil que decirle a su hijo que debe hablar más despacio.

Además debe reservar tiempo cada día para relajarse, jugar y conversar tranquilamente con su hijo, dándole toda su atención sin distracciones y dejándolo elegir las actividades que harán juntos. Puede fomentar su autoestima y su confianza elogiándolo por todas las actividades que realiza correctamente sin llamar la atención a sus dificultades del habla. No le demuestre que está molesta, frustrada ni avergonzada por su tartamudeo (evite decirle cosas como "¡Habla más despacio!", "Dilo de nuevo, pero más claro" o "¡Relájate!") y demuéstrele que lo acepta. Haga énfasis en las cosas que hace bien. En un entorno de aceptación, la ansiedad asociada con el tartamudeo se verá reducida, y eso ayudará al niño a superar el problema. Con su apoyo es muy probable que logre superar su verdadero problema de tartamudeo antes de comenzar la escuela.

Cuando el tartamudeo de un niño es grave, tal vez sea necesaria la intervención de un terapeuta del habla (logopeda) para evitar un problema a largo plazo. Si su hijo repite con frecuencia sonidos o partes de palabras, se cohíbe y muestra signos evidentes de tensión (p. ej. tics faciales o muecas), dígaselo al pediatra. Infórmele también acerca de cualquier antecedente familiar de tartamudeo grave. Es probable que la transfiera a un especialista en habla y lenguaje.

Hitos del lenguaje para su hijo de 3 años

- **Entiende el concepto de "igual" y "diferente"**
- **Ha dominado algunas reglas gramaticales básicas**
- **Habla en oraciones de 5 a 6 palabras**
- **Habla con la claridad suficiente como para que los extraños lo entiendan**
- **Cuenta historias**

puede ver. Cuando esté describiendo el "monstruo" con el que soñó, por ejemplo, pregúntele si el monstruo estaba enojado o si era amable. Pregúntele de qué color era el monstruo, dónde vive y si tiene amigos. Esto no solo ayudará a su hijo a usar palabras para expresar sus pensamientos sino que también podría ayudarlo a superar su miedo a imágenes tan extrañas y atemorizantes.

Su hijo de 3 años todavía está aprendiendo a usar pronombres tales como "yo", "mío" y "tú". Por más sencillas que parezcan estas palabras, son ideas difíciles de comprender porque indican dónde termina su cuerpo, sus posesiones o su autoridad y comienzan los de otra persona. Y para complicar aún más la cosa, los términos cambian según quién esté hablando. A menudo usará su nombre en vez de decir "yo" o "a mí". O, cuando hable con usted, puede que diga "mami" en vez de "tú". Si intenta corregirlo (p. ej. sugiriendo que diga "Yo quiero una galletita"), solo logrará confundirlo más, porque pensará que está hablando de usted misma. En cambio, use los pronombres correctamente cuando usted hable. Por ejemplo diga: "Quiero que vengas" en vez de: "Mami quiere que vengas". Esto no solo lo ayudará a aprender el uso correcto de estas palabras sino que además lo ayudará a establecer el sentido de que usted es una persona aparte de su rol como mami.

A esta edad, su hijo debe hablar lo suficientemente claro como para que incluso los extraños entiendan la mayor parte de lo que dice. Aún así, puede que pronuncie mal hasta la mitad de los sonidos que emplea al hablar. Por ejemplo, puede que use *d* en vez de *r* ("datón," "duido," "dojo"), *i* en vez de *r* a mitad de palabra ("peio," "agaiar", "caine"), o *t* cuando los sonidos combinados con esa letra le cuesten ("ten" en vez de "tren", "tes" en vez de "tres"). Los sonidos *b, p, m, w* y *j* recién comenzarán a aparecer a mitad de este año y puede que tarde meses en perfeccionar su uso.

Si las habilidades lingüísticas de su hijo se retrasan o están mal desarrolladas y además demostró conductas tales como retraimiento social o movimientos repetitivos, deberá llevarlo con un especialista para realizarle una evaluación diagnóstica de autismo o trastornos del espectro autista (TEA). Cuanto antes se detecte y trate un TEA, mayor será la probabilidad de que su hijo funcione conforme

Si la pregunta es "¿Por qué el perro no puede hablarme?", puede invitar a su hijo a investigar la respuesta en un libro acerca de los perros.

a su potencial máximo. (Para obtener más información sobre el TEA, consultar las descripciones de este trastorno y su manejo en las páginas 349 y 636).

Desarrollo cognitivo

Su hijo de 3 años pasará la mayor parte del tiempo en que está despierto cuestionando todo lo que ocurre a su alrededor. Le encanta preguntar: "¿Por qué tengo que...?" y prestará mucha atención a sus respuestas siempre y cuando sean sencillas y concretas. No sienta que debe explicar sus normas en su totalidad; él todavía no entiende ese tipo de razonamiento y, de todos modos, no le interesa. Si intenta mantener este tipo de conversación "seria", lo verá mirar fijamente al vacío o redirigir su atención a cosas más entretenidas como un juguete del otro lado de la habitación o un camión que pasa por la ventana. En cambio, decirle que haga algo "porque te hace bien" o "para que no te lastimes" tendrá más sentido para él que una explicación detallada.

Las preguntas de "por qué" más abstractas del niño podrían ser más difíciles, en parte porque le hará cientos cada día y además porque algunas no tienen respuesta, al menos no una respuesta que usted conozca. Si la pregunta es "¿Por qué brilla el sol?" o "¿Por qué el perro no puede hablarme?", puede responder que no lo sabe o invitarlo a buscar la respuesta en un libro acerca del sol o de los perros. Asegúrese de tomarse en serio estas preguntas. Cuando lo hace, ayuda a ampliar el conocimiento de su hijo, alimenta su curiosidad y le enseña a pensar con más claridad.

Cuando su hijo de 3 años se enfrente a desafíos de aprendizaje específicos, verá que su razonamiento es más bien unilateral. Aún no logra ver un mismo asunto desde dos perspectivas ni puede resolver problemas que requieran que tenga en cuenta más de un factor a la vez. Por ejemplo, si usted toma dos vasos de agua

Hitos cognitivos para su hijo de 3 años

- **Nombra correctamente algunos colores**
- **Entiende el concepto de contar y puede que sepa algunos números**
- **Aborda los problemas desde un punto de vista único**
- **Comienza a tener una noción más clara del tiempo**
- **Sigue órdenes de 3 partes**
- **Recuerda partes de un cuento**
- **Entiende el concepto de igual y diferente**
- **Se involucra en juegos de fantasía**

iguales y vierte uno en un recipiente corto y ancho y otro en un recipiente alto y delgado, es probable que el niño diga que el recipiente alto contiene más agua que el corto. Aún cuando vea los dos vasos iguales desde el principio y la vea a usted verter el agua, dará la misma respuesta. Según su lógica, el recipiente alto es "más grande" y, por lo tanto, debe contener más. A alrededor de los 7 años los niños finalmente logran entender que deben tener en cuenta varios aspectos de un problema antes de llegar a una respuesta.

Alrededor de los 3 años de edad, el sentido de tiempo de su hijo se volverá mucho más claro. Ahora sabrá cuál es su propia rutina diaria y se esforzará por descifrar las rutinas de los demás. Por ejemplo, puede que espere con ansias al cartero que llega casi todos los días, pero que se sienta perplejo cuando se dé cuenta de que la basura se recoge un solo día de la semana. Entenderá que, de vez en cuando, ocurren eventos especiales como fiestas tradicionales y cumpleaños, pero aún cuando pueda decirle cuántos años tiene en realidad carece de un sentido real de la duración de un año.

Pero si tiene alguna pregunta o preocupación respecto al desarrollo de su hijo de 3 años, debe hablar al respecto con el pediatra. Si está de acuerdo en que existe un motivo de preocupación, transferirá a su hijo a otros profesionales para que le hagan pruebas.

Desarrollo social

A los 3 años, su hijo será mucho menos egoísta que a los 2 años. Además dependerá menos de usted, lo que señala que su propio sentido de identidad es más fuerte y seguro. Ahora, de hecho, jugará con otros niños interactuando en vez de simplemente jugar uno junto al otro. En el proceso, reconocerá que no todos piensan igual que él y que cada uno de sus compañeros de juego tiene muchas características únicas, algunas atractivas y otras no. También lo verá preferir a algunos niños sobre otros y comenzar a desarrollar amistades con ellos. A medida que forja estas amistades descubrirá que él también tiene cualidades especiales que lo hacen querible: esta es una revelación que le dará un impulso fundamental a su autoestima.

Hay más buenas noticias acerca del desarrollo de su hijo a esta edad: A medida que se torna más consciente y sensible ante los sentimientos y acciones de los demás, paulatinamente dejará de competir y aprenderá a colaborar cuando juegue con sus amigos. Podrá esperar su turno y compartir juguetes en grupos pequeños, aunque no lo haga todo el tiempo. En vez de agarrar sus cosas, lloriquear o gritar para obtener algo, la mayoría de las veces las pedirá amablemente. Como resultado, puede esperar una conducta menos agresiva y sesiones de juego más tranquilas. A menudo, los niños de 3 años pueden solucionar sus propias disputas turnándose o intercambiando juguetes.

No obstante, y en particular al principio, deberá fomentar este tipo de colaboración. Por ejemplo, podría sugerir que "use sus palabras" para manejar los problemas en vez de emprender acciones violentas. Recuérdele también que cuando dos niños comparten un juguete cada uno de ellos tiene su turno. Sugiera formas de llegar a una solución sencilla cuando él y otro niño quieran el mismo juguete, tal vez tomando el primer turno o buscando otro juguete u otra actividad. Esto no siempre funciona, pero vale la pena intentarlo. Además, ayúdelo con las palabras adecuadas para describir sus sentimientos y deseos de modo que no se sienta frustrado. Sobre todo, dé el ejemplo de cómo sobrellevar pacíficamente los conflictos. Si usted tiene un carácter explosivo, intente atenuar sus reacciones en presencia del niño. De otro modo, imitará su conducta siempre que esté sometido a estrés.

Sin importar lo que usted haga, no obstante, en ocasiones el enojo o la frustración de su hijo se volverán físicos. Cuando eso ocurra, impida que lastime a los demás y, si no se calma rápido, aléjelo de los demás niños. Háblele sobre sus sentimientos e intente determinar por qué está tan molesto. Hágale saber que entiende y acepta sus sentimientos pero deje en claro que agredir físicamente a otro niño no es una buena manera de expresar estas emociones.

Ayúdelo a ver la situación desde el punto de vista del otro niño recordándole ocasiones en las que le pegaron o le gritaron a él y luego sugiera formas más pacíficas de resolver sus conflictos. Finalmente, una vez que entienda lo que hizo mal (pero no antes), indíquele que pida disculpas al otro niño. No obstante, el simple hecho de decir "lo siento" podría no ayudar a su hijo a corregir su conducta; también debe saber por qué está pidiendo disculpas. Puede que no lo entienda de inmediato, dele tiempo. Para cuando tenga 4 años, estas explicaciones comenzarán a tener cierto sentido para él.

De hecho, los intereses normales de los niños de 3 años ayudarán a mantener al mínimo las peleas. Pasarán gran parte de su tiempo de juego en actividades de fantasía, que tienden a incluir más colaboración que el juego concentrado en juguetes o juegos organizados. Como probablemente ya haya observado, su preescolar y sus compañeros de juegos disfrutarán de asignarse distintos roles para luego emprender un juego elaborado de representación usando objetos imaginarios o de la casa. Este tipo de juego los ayuda a desarrollar destrezas sociales importantes tales como esperar su turno, prestar atención, comunicarse (tanto a través de acciones y expresiones como de palabras) y a responder a las acciones del otro. Y aún hay otro beneficio: Dado que el juego de simulación permite a los niños adoptar el rol que desean (incluyendo el de superhéroes o el hada madrina), también los ayuda a explorar ideas sociales más complejas.

Al observar el juego de roles que ocurra durante los juegos de representación de su hijo, podrá ver que está comenzando a identificarse con su propio sexo. Mientras juegan a la casita, será natural que los varones adopten el rol del padre y las niñas el de la madre, reflejando las diferencias que hayan notado en sus propias familias y en el mundo que los rodea. A esta edad también es posible que su hijo esté fascinado con su padre, sus hermanos mayores u otros varones del vecindario, mientras que su hija sentirá interés por su madre, las hermanas mayores y otras niñas.

Las investigaciones demuestran que algunas de las diferencias de desarrollo y de conducta que típicamente distinguen a los varones de las nenas están determinadas biológicamente. Por ejemplo, el niño preescolar promedio tiende a ser más agresivo mientras que las niñas suelen ser más verbales. No obstante, es más probable que la mayoría de las características relacionadas con el género a esta edad se formen a través de las influencias culturales y familiares. Aunque ambos padres trabajen y compartan equitativamente las responsabilidades de la familia, su hijo seguirá encontrando roles convencionales masculinos y femeninos en la televisión, en revistas y libros, en marquesinas y en las familias de amigos y vecinos. Por ejemplo, la publicidad, los regalos de parientes bien intencionados y los comentarios de aprobación de adultos y otros niños instarán a su hija a jugar con muñecas. Mientras tanto, a los varones se los suele alejar de las muñecas (aunque a la mayoría les gusta jugar con ellas durante sus primeros años) y se favorecen los juegos más bruscos y los deportes. A menudo, a las niñas a quienes les gusta jugar a juegos bruscos se les llama "machonas" o "marimachos", pero a los varones que juegan de esa forma se les llama fuertes o seguros. No es sorprendente que los niños presientan la aprobación o desaprobación de estas etiquetas y adapten su conducta en consecuencia. Por consiguiente, para cuando ingresan al jardín de infantes, las identidades de género de los niños están bien definidas.

Los niños de esta edad suelen llevar este proceso de identificación al extremo. Es posible que las niñas insistan en usar vestidos, pintarse las uñas y maquillarse para ir a la escuela o a la plaza. Probablemente los varones sean presumidos,

Hitos sociales para su hijo de 3 años

- **Le interesan las experiencias nuevas**
- **Coopera con otros niños**
- **Juega a la "mamá" o al "papá"**
- **Sus juegos de fantasía son cada vez más creativos**
- **Se viste y desviste solo**
- **Negocia soluciones a conflictos**
- **Es más independiente**

demasiado seguros y lleven consigo su pelota, bate o camión preferido a donde quiera que vayan. Esta conducta refuerza su sentido de ser varón o mujer.

A medida que su hijo desarrolla su propia identidad durante estos primeros años, seguramente experimente actitudes y conductas de ambos sexos. Casi nunca hay un motivo para desalentar dichos impulsos, salvo cuando el niño se resista o rechace enérgicamente los estándares culturales establecidos. Por ejemplo, si su hijo desea usar vestidos todos los días o si su hija solo quiere usar pantalones cortos deportivos como su hermano mayor, permita que la fase pase sin más salvo que sea inadecuado para un evento específico. No obstante, si el niño insistiera, hable del tema con el pediatra.

También es posible que su hijo imite ciertos tipos de conductas que los adultos consideran sexuales, como el coqueteo o flirteo. Si es demasiado dramático y expresivo puede que le preocupen estos aspectos y movimientos "sugerentes", pero a menudo el aspecto sugerente es solo la forma adulta de percibir la situación, mientras que el niño tan solo está jugando y no es consciente de sus acciones. A esta edad no tiene intenciones sexuales maduras y su amaneramiento es meramente una mímica lúdica; no se preocupe. Si, no obstante, su imitación de conductas sexuales es demasiado explícita o indica de otra forma que efectivamente podría haber estado expuesto en persona a actos sexuales, deberá hablarlo con el pediatra dado que podría ser un signo de abuso sexual o de influencia de medios de comunicación o juegos de video inadecuados.

Para ver más información sobre el modo en que los medios podrían afectar a su hijo, consulte el Capítulo 32.

Desarrollo emocional

La intensa vida de fantasía de su hijo de 3 años lo ayudará a explorar y aceptar una amplia gama de emociones, desde el amor y la dependencia hasta la ira, la protesta y el miedo. No solo adoptará varias identidades sino que a menudo asignará cualidades y emociones de seres vivos a objetos inanimados como un árbol, un reloj, un camión o la luna. Pregúntele por qué sale la luna de noche, por ejemplo, y es posible que le responda: "Para saludarme".

De vez en cuando, es de esperar que su preescolar le presente a uno de sus amigos imaginarios. Algunos niños tendrán un único amigo imaginario durante tanto como 6 meses; otros cambian de amigo imaginario cada día, y otros jamás tienen uno o prefieren en cambio a una mascota imaginaria. No tema que estos amigos imaginarios sean una señal de soledad ni de un trastorno emocional; de hecho son una forma muy creativa a través de la cual su hijo prueba distintas actividades, líneas de conversación, conductas y emociones.

También notará que, a lo largo del día, su preescolar va y viene libremente entre la fantasía y la realidad. En ocasiones estará tan ensimismado en su mundo imaginario que no podrá darse cuenta de dónde termina y comienza la realidad. Incluso es posible que su experiencia lúdica se vuelque a la vida real. Una noche llegará a la mesa para cenar convencido de que es Pulgarcito; otro día es posible que llegue llorando porque escuchó un cuento de fantasmas que cree que es real.

Si bien es importante que tranquilice a su hijo cuando esté asustado o alterado por un incidente imaginario, preste atención de no menospreciarlo ni burlarse de él. Esta etapa del desarrollo emocional es normal y necesaria, y no debe desalentarla. Por sobre todas las cosas, jamás haga bromas sobre "encerrarlo si no come la cena" o "dejarlo solo si no se apura". Es muy probable que le crea y se sienta aterrado durante el resto del día o más tiempo.

De vez en cuando, intente unirse a su hijo en sus juegos de fantasía. Al hacer esto, puede ayudarlo a encontrar nuevas maneras de expresar sus emociones e incluso de resolver algunos problemas. Por ejemplo, puede sugerir "llevar a la

Observación de la salud del desarrollo

Como cada niño se desarrolla a su propia manera particular, es imposible decir con exactitud cuándo perfeccionará una habilidad determinada. Los hitos del desarrollo que se mencionan en este libro le otorgan una idea general de los cambios que puede esperar a medida que su hijo crece, pero no se alarme si su desarrollo toma un camino levemente diferente. No obstante, alerte a su pediatra si su hijo exhibe alguno de los siguientes síntomas de posible retraso del desarrollo para este rango de edad.

- No puede lanzar una pelota por lo alto
- No puede saltar en el lugar
- No puede andar en triciclo
- No puede agarrar un crayón entre el pulgar y el índice
- Le cuesta hacer garabatos
- No puede apilar 4 bloques
- Sigue colgándose de sus padres o llora cada vez que lo dejan
- No demuestra interés en juegos interactivos
- Ignora a los demás niños
- No responde a las personas ajenas a su familia
- No se involucra en juegos de fantasía
- Se resiste a vestirse, dormir y usar el inodoro
- Reacciona abruptamente sin controlarse a sí mismo cuando está enojado o molesto
- No puede copiar un círculo
- No usa oraciones de más de 3 palabras
- No usa "yo" y "tú" correctamente

muñeca a la escuela" para ver cómo se siente respecto a ir al preescolar. No obstante, no insista en participar de estas fantasías. Parte de lo disfrutable de la fantasía es poder controlar esos dramas imaginarios, por lo que si usted le da una idea para un juego de representación, apártese y permítale hacer lo que se le ocurra. Si luego él le pide que participe, hágalo discretamente. Permita que el mundo imaginario sea el único lugar donde *él* lleve la voz cantante.

Hitos emocionales para su hijo de 3 años

■ **Imagina que muchas imágenes no familiares podrían ser "monstruos"**

■ **Se ve a sí mismo como persona integral con cuerpo, mente y sentimientos**

■ **A menudo no distingue entre fantasía y realidad**

De vuelta en la vida real, dígale a su preescolar que está orgullosa de su nueva independencia y de su creatividad. Hable con él, escuche lo que tenga para decir y demuéstrele que sus opiniones importan. Siempre que sea posible, ofrézcale opciones: en los alimentos que coma, la ropa que use y los juegos a los que jueguen juntos. Al hacer esto le dará un sentimiento de importancia y lo ayudará a aprender a tomar decisiones. No obstante, ofrézcale opciones sencillas. Cuando vaya a un restorán, por ejemplo, limite sus opciones a dos o tres cosas. De otro modo podría sentirse abrumado y no podrá decidir. (Un paseo a la heladería o a la tienda de yogur congelado que ofrezca varios sabores podría ser una agonía si no le limita las opciones).

¿Cuál es el mejor abordaje? Pese a lo que ya dijimos, una de las mejores maneras de nutrir su independencia es mantener un control bastante firme en todos los aspectos de su vida, mientras que al mismo tiempo se le permite cierta libertad. Hágale saber que usted sigue estando a cargo y no espere que él tome grandes decisiones. Cuando su amigo lo rete a treparse a un árbol y él tenga miedo, le reconfortará que usted le diga que no y así no tener que admitir sus miedos. A medida que conquista muchas de sus primeras ansiedades y se torna más responsable de sus propias decisiones, usted naturalmente le dará más control. Mientras tanto, es importante que él se sienta seguro.

Cuidados básicos

Alimentación y nutrición

Como preescolar, su hijo deberá tener una actitud saludable frente a la comida. Lo ideal es que a esta edad ya no utilice el hecho de comer (o de no comer) para mostrarse desafiante, ni que confunda la comida con amor o cariño. En general (aunque seguramente no siempre), verá el comer como una respuesta natural al hambre y a las comidas como una experiencia social agradable.

Pese al entusiasmo general de su preescolar por comer, es probable que todavía tenga preferencias muy específicas de alimentos, algunas de las cuales podrían variar de un día para otro. Es probable que su hijo devore un alimento en particular un día y que al día siguiente rechace el plato con el mismo alimento. Puede que pida la misma comida durante varios días seguidos y luego insista en que no le gusta más. Por más irritante que sea que dé vuelta la cara ante un plato que el día anterior había devorado, es una conducta normal para un preescolar y lo mejor es no transformarla en un problema. Permítale comer las demás cosas que haya en su plato o que elija otra cosa para comer. Mientras elija comidas que no sean demasiado azucaradas, grasosas o saladas, no ponga objeciones. No obstante, anímelo a probar nuevos alimentos saludables ofreciéndole cantidades bien pequeñas para probar, sin insistirle que se coma toda una porción de un alimento que no le resulta familiar.

Como madre, su tarea es asegurarse de que el preescolar tenga opciones de alimentos saludables en todas las comidas. Si tiene opciones saludables en la mesa del comedor, permítale tomar la decisión respecto a qué comer (y cuánto). Si es muy selectivo o caprichoso a la hora de comer (p. ej. si se niega a comer las verduras), no se desanime ni se frustre. Siga dándoselos aunque reiteradamente dé vuelta la cara ni bien los vea. Antes de que pase mucho tiempo podría cambiar de opinión y desarrollar el gusto por alimentos que antes ignoraba. Este es el período en el que se refuerzan o definen los hábitos de alimentación y el consumo de bocadillos saludables.

Recuerde que no es necesario que las comidas sean muy elaboradas para ser nutritivas. Si tiene solo unos minutos para preparar una comida, pruebe con un sándwich de pavo, una porción de frijoles verdes, una manzana y un vaso de leche descremada o con bajo contenido de grasas. Un almuerzo sencillo como este requiere menos tiempo de preparación que ir en auto a la ventanilla de despacho de un restorán de comidas rápidas, y es mucho más sano.

A propósito, la publicidad de la televisión podría ser un grave obstáculo para la buena alimentación de su preescolar. Algunos estudios demuestran que los niños que miran más de 22 horas semanales de televisión (más de 3 horas de pantalla por día) tienen una mayor tendencia a volverse obesos. Los niños de esta edad son sumamente receptivos a la publicidad de cereales azucarados y golosinas, en especial después de haber visitado otras casas donde se sirven estos alimentos. La obesidad es un problema creciente entre los niños de Estados Unidos. Por este motivo, debe ser consciente de los hábitos de alimentación de su hijo, tanto en casa como fuera de ella, y controlarlos para asegurarse de que esté comiendo lo más sano posible.

Después del entrenamiento para dejar los pañales

Para los 3 años de edad muchos niños ya están totalmente entrenados para usar solos el baño, aunque de más pequeño tal vez su hijo haya usado una bacinilla en vez del inodoro. Pero ahora, en la preparación previa al inicio de la educación preescolar, se debe acostumbrar a usar el inodoro tanto en casa como en otros sitios.

En la etapa preescolar, los varones pequeños comienzan a copiar a sus padres, amigos o hermanos mayores y se quedarán de pie mientras orinan.

Si la bacinilla no está en el baño, llévela al baño que más utiliza. Si su hijo todavía no está listo para "ir al baño solo", esto lo ayudará a establecer esa rutina. Cuando se haya adaptado totalmente a la bacinilla, consiga un asiento infantil para el inodoro y proporciónele una caja firme o un taburete para que pueda subirse y bajarse solo. Esto le brindará además una superficie sobre la cual apoyar los pies mientras usa el inodoro. Una vez que haya completado y realizado voluntariamente la transición de la bacinilla al inodoro, elimine la bacinilla.

Los varones pequeños en general se sientan para orinar al principio del entrenamiento para ir solos al baño, pero en la etapa preescolar comenzarán a copiar a sus padres, amigos o hermanos mayores y se quedarán de pie mientras orinan. A medida que su hijo aprende a hacer esto, asegúrese de que además levante el asiento del inodoro de antemano. Más vale que se prepare para limpiar más de lo habitual alrededor de la taza del inodoro durante cierto tiempo, ya que es muy probable que no tenga buena puntería por un buen rato. (Nota: Asegúrese de que el asiento del inodoro permanezca en su sitio al levantarlo; los asientos que se caen han provocado lesiones).

Fuera de casa, enseñe a su hijo a reconocer los carteles de los baños y anímelo a usar baños públicos siempre que sea necesario. Al principio deberá acompañarlo y ayudarlo (aunque para cuando llegue al quinto año debería sentirse lo suficientemente cómodo como para manejarse solo). No obstante, siempre que sea posible, un adulto o un niño mayor deberán acompañarlo o, al menos, esperar del otro lado de la puerta.

También debe aprender que, en ocasiones, deberá usar las instalaciones cuando estén disponibles, incluso antes de tener muchas ganas. Al hacer esto, las salidas, y en especial los viajes en auto, serán mucho más agradables. Sin embargo, a veces no habrá un baño disponible cuando se necesite realmente, por lo que tal vez deba llevar consigo una bacinilla.

Durante todo el proceso que acabamos de describir, deberá ayudar a su hijo en el baño al principio, ya sea en casa o fuera de ella. Planifique no solo ayudarlo a limpiarse sino también a vestirse y desvestirse. No obstante, antes de que empiece a ir a la escuela, es útil enseñarle a manejarse totalmente solo, en especial si irá a una escuela donde se espera que los niños estén totalmente entrenados para usar solos el baño desde el comienzo. El varón debe aprender a bajarse los pantalones (si tiene cintura elástica) o usar el cierre delantero. Para que este procedimiento sea lo más sencillo posible, vista a su hijo con ropa que se pueda quitar fácilmente sin ayuda. Si bien los enteritos, por ejemplo, podrían ser muy prácticos para otras cosas, a los niños les resulta muy difícil ponérselos y quitárselos sin ayuda. En el caso de los niños de ambos sexos, los pantalones largos o cortos con elásticos en la cintura son, en general, la ropa más práctica a esta edad. Un vestido con ropa interior de cintura elástica funcionará igual de bien para las niñas.

Si su hijo va a comenzar la educación preescolar podrían surgir otras situaciones. Una muy común ocurre cuando el niño intenta aguantar las ganas de orinar debido a la emoción de jugar con otros niños y acaba teniendo un accidente. Las experiencias de este tipo forman parte del crecimiento. Jamás castigue a un niño que se encuentre en estas circunstancias; sepa que lo superará en cuanto vaya creciendo.

Mojar la cama

Todos los niños pequeños de vez en cuando mojan la cama en el proceso de entrenamiento para no usar pañales por la noche. Además, incluso después de que su preescolar pueda mantenerse seco por la noche durante varios días o semanas, puede que comience a mojar la cama otra vez, quizá en respuesta al estrés o a algunos cambios que sucedan en su entorno. Cuando esto ocurra, no lo convierta en un problema. Simplemente vuelva a ponerle los pañales de entrenamiento por las noches durante un tiempo pero no como castigo sino como forma de mantener las sábanas secas. A medida que el estrés disminuya, dejará de mojar la cama. No obstante, si esto continuara, consulte a su pediatra.

La mayoría de los niños que exhiben un patrón constante de mojar la cama nunca se mantuvieron secos sistemáticamente durante la noche. Algunos podrían tener vejigas inusualmente pequeñas y, a los 3 años (e incluso hasta los 4 o 5 años en algunos niños), no podrán pasar toda la noche sin orinar. En otros casos, los procesos necesarios para el control exitoso de la vejiga podrían tardar más tiempo en desarrollarse y puede que los niños no se den cuenta cuando tienen la vejiga llena ni se despierten para ir al baño.

Si su preescolar moja persistentemente la cama, es probable que el problema desaparezca gradualmente cuando madure. No se recomienda darle medicamentos durante los años preescolares ni se deberá castigarlo ni ridiculizarlo. No está mojando la cama a propósito; en general esto simplemente indica que duerme profundamente. Limitar su consumo de líquidos y despertarlo para ir al baño probablemente no ayuden mucho con el problema, pero si lo tranquiliza y le dice que estos accidentes "no son gran cosa" podría ayudarlo a sentir menos vergüenza. Además, asegúrese de que entienda que mojar la cama no es su culpa y que probablemente deje de hacerlo cuando sea más grande. Si hay antecedentes familiares de personas que mojaban la cama, dígaselo también para quitarle un poco de peso de encima. Si siguiera mojando la cama después de los 5 años, es posible que el pediatra le recomiende uno de varios programas de tratamiento. (Consultar *Problemas de incontinencia urinaria o enuresis*, página 780).

Si un niño que está totalmente entrenado para ir solo al baño desde hace más de 6 meses de repente comienza a mojar la cama otra vez, puede que exista una causa física o emocional subyacente. Tal como mencionamos anteriormente, quizá el estrés de la vida de su hijo esté contribuyendo con esta situación o quizá esta sea su reacción ante la llegada de un nuevo bebé en la familia, una mudanza a un nuevo vecindario o un divorcio. Si tiene accidentes frecuentes durante el día y la noche, si "se le escapa" pis constantemente o si se queja de ardor o dolor al orinar, tal vez tenga una infección en las vías urinarias u otro problema médico. En cualesquiera de estos casos, consulte al pediatra tan pronto como sea posible.

Sueño

Para muchos padres, la hora de ir a la cama del niño es la parte más desafiante del día. Es más probable que esto sea difícil si tiene hermanos que se quedan levantados hasta más tarde. Lo más probable es que el pequeño se sienta excluido y tema "perderse de algo" si el resto de la familia está levantada y él ya está durmiendo. Estos sentimientos son comprensibles y no está mal permitir cierta flexibilidad en su hora de ir a la cama. Pero recuerde que la mayoría de los niños de esta edad necesitan por lo menos de 10 a 12 horas de sueño cada noche. ¿Y qué ocurre con la siesta en este grupo etario? Para cuando los niños llegan a los 3 años de edad, la mayoría (alrededor del 90 %) todavía duerme la siesta todos los días. La siesta típica de los niños de 3 años dura entre 1 y 2 horas, dependiendo del niño.

La mejor manera de preparar a su preescolar para dormir es implementar una rutina para la hora de irse a la cama. Por ejemplo, léale un cuento. Cuando termine el cuento y haya dicho buenas noches, no lo deje seguir haciendo tiempo ni lo deje convencerla de que se quede con él hasta que se duerma. Debe acostumbrarse a hacer eso él solo. Tampoco lo deje jugar rudo ni involucrarse en un proyecto de juego que dure mucho tiempo justo antes de la hora de ir a la cama. Cuanto más tranquila y reconfortante sea la actividad previa a la hora de ir a la cama, mejor y más fácilmente se dormirá.

Si bien la mayoría de los preescolares duerme toda la noche, algunos se levantan varias veces para controlar su entorno y luego volverse a dormir. No obstante, tal vez haya algunas noches en las que los sueños muy activos de su hijo lo despierten. Estos sueños intensos suelen reflejar la forma en la que visualizó algunos de los eventos del día. Podrían reflejar algún impulso, sentimiento agresivo o temor interno que surge solo a través de estas imágenes o sueños atemorizantes.

Para cuando sea un poquito mayor (alrededor de los 5 años o más adelante) podrá entender mejor que estas imágenes son solo sueños. Pero como preescolar todavía necesitará que lo tranquilicen diciéndole que no son reales. Cuando se despierte a mitad de la noche asustado y llorando, pruebe abrazarlo, hablar sobre el sueño y quedarse con él hasta que se tranquilice. Para su propia tranquilidad, no olvide que solo se trata de pesadillas y que no es un problema grave.

Para ayudar más a su hijo a superar los terrores nocturnos, puede leerle cuentos sobre los sueños y dormir. A medida que hablen juntos sobre estos cuentos, entenderá mejor que todo el mundo sueña y que no debe tener miedo de sus sueños. Pero asegúrese siempre de que los libros mismos no lo asusten. (Para obtener más información acerca de las pesadillas y los terrores nocturnos, consultar las páginas 421 a 423).

Ahora, ¿qué ocurre con los casos en los que está seguro de que su hijo no tiene una pesadilla ni terrores nocturnos pero no obstante se despierta y la llama? Simplemente tranquilícelo diciéndole que todo está bien, vuelva a acostarlo y retírese. No lo recompense por despertarla dándole comida o llevándolo a la habitación de mamá. Consultar el Capítulo 35 para obtener más información sobre el sueño.

Disciplina

Como padres, uno de los mayores desafíos es enseñar al niño cuáles son las conductas aceptables y cuáles no. Este tipo de aprendizaje es un proceso que no ocurrirá de un día para otro, pero lo ha estado haciendo desde que el niño era muy pequeño. Todo este tiempo ha sido (y debe seguir siendo) coherente en cuanto a sus expectativas respecto a su conducta. Debe establecer reglas claras y guiarse por ellas.

A esta edad, la mala conducta de su hijo tiende a ser más consciente de lo que era antes. Cuando era más pequeño sus actos estaban guiados por la curiosidad y el intento de encontrar y poner a prueba sus límites; ahora que es preescolar, su mala conducta podría ser menos inocente. Por ejemplo, un niño de 3 años cuya madre está embarazada o cuyos padres se separaron podría reaccionar haciendo algo que sabe bien que está prohibido. Tal vez no entienda las emociones que lo llevan a romper las reglas, pero claramente se da cuenta de que las está rompiendo.

Para desalentar dicha conducta, ayude a su hijo a aprender a expresar sus emociones a través de las palabras en vez de mediante acciones violentas o detestables. La madre cuyo hijo le pega podría decir: "¡Basta! Estás muy enojado. Dime por qué". Si se niega a detenerse, puede que sea necesario un tiempo fuera (consultar en la página 362 los comentarios sobre el tiempo fuera).

A veces su hijo no podrá explicarle su enojo y dependerá de usted ayudarlo. Esto podría ser una verdadera prueba de habilidad y paciencia, pero vale la pena. Por lo general, el problema será bastante evidente si examina la situación desde el punto de vista del niño. La madre embarazada que acabamos de describir, por ejemplo, puede sugerir: "Estás muy enojado, pero mami te va a ayudar a sentirte mejor". Este abordaje tendrá más éxito si fomenta constantemente que su hijo hable sobre sus problemas y sentimientos.

Deberá tener paciencia al fijar los límites. Describa la conducta indeseable que ha tenido su hijo y dígale que debe dejar de hacerlo. Mantenga las cosas simples: "No le pegues a tu hermano. No está bien".

Los niños ponen a prueba las reglas, en particular cuando se trata de reglas nuevas. Pero si mantiene la coherencia y repite la regla nueva en los momentos indicados durante algunos días, recibirá el mensaje y lo aceptará.

(Para obtener más información acerca de la disciplina, consultar las páginas 323 y 364, así como también la descripción de la "extinción" en la página 363).

Preparación para la escuela

El jardín de infantes suele considerarse el comienzo "oficial" de la escuela. Pero muchos niños le tomarán el gusto a la escuela mucho antes, a través de programas preescolares o de guarderías grupales que aceptan niños desde los 2 o 3 años. En general, estos programas no están diseñados para comenzar con la educación académica o formal de su hijo, pero lo ayudarán a acostumbrarse a la idea de salir de casa durante un rato cada día y le presentarán la idea de aprender en grupo.

Un buen centro preescolar está diseñado para que su hijo esté listo para el momento en que llegue a la edad de entrar al jardín de infantes, y si sus programas cotidianos están alineados con el nivel de desarrollo de su hijo y ofrecen apoyo emocional, el niño tendrá una transición más sencilla al jardín de infantes cuando llegue el momento. Además será más probable que goce de un mayor éxito escolar en los años venideros. El centro preescolar le dará la oportunidad de mejorar sus aptitudes sociales al conocer a otros niños y adultos y jugar con ellos, además de presentarle reglas más formales que las que tal vez haya dispuesto usted en casa. Un programa preescolar podría ser de particular beneficio si su hijo no tiene muchas oportunidades de conocer a otros niños o adultos, si tiene talentos inusuales o si tiene problemas de desarrollo que se beneficiarían al recibir atención especial.

Además de estas ventajas para su hijo, un programa preescolar o de guardería podría ayudarla a usted a cubrir algunas de sus propias necesidades. Tal vez esté volviendo a trabajar o tenga un nuevo bebé en casa. A lo mejor solo desea tener unas horas para usted cada día. En esta etapa del desarrollo de su hijo, la separación puede ser buena para ambos.

Si nunca antes pasó mucho tiempo separada de su hijo, puede que se sienta triste o culpable por esta nueva separación. También puede que se sienta un poco celosa si el niño se vuelve apegado a su maestra preescolar, en especial si, en un momento de ira, insiste en que le gusta más la maestra que usted. Pero seamos realistas: Sabe muy bien que la maestra no puede sustituirla a usted así como el centro preescolar no puede sustituir la vida hogareña de su hijo. Estas nuevas relaciones lo ayudan a aprender que existe una gran cantidad de gente amable además de su familia. Esta es una lección importante que debe aprender a medida que se prepara para el mundo mucho más amplio de la escuela primaria.

Cuando sienta punzadas de tristeza, culpa o celos, recuerde que estas separaciones estructuradas ayudarán a su hijo a ser más independiente, experimentado y maduro y que además le brindan a usted un tiempo valioso para dedicarse a sus propios intereses y necesidades. Al final, este tiempo de separación de hecho fortalecerá el vínculo entre usted y su hijo.

Lo ideal es que cada programa preescolar ofrezca a los niños un entorno seguro y estimulante supervisado por adultos atentos y comprensivos. Al mismo tiempo, la comunidad en general debe ser sensible y respaldar la necesidad de educación de alta calidad para la primera infancia. Lamentablemente, no todos los programas preescolares cumplen con los requisitos básicos para ofrecer un entorno excelente para los niños pequeños.

¿Cómo distinguir los buenos de los malos? Estas son algunas características a tener en cuenta:

1. La escuela debe tener objetivos manifiestos con los que usted esté de acuerdo. Un buen centro preescolar intenta ayudar a los niños a adquirir confianza en ellos mismos, a volverse más independientes y a desarrollar destrezas interpersonales. Tenga cuidado con los programas que afirman enseñar destrezas académicas o "acelerar" el desarrollo intelectual de los niños. Desde el punto de vista del desarrollo, la mayoría de los niños en edad preescolar aún no están listos para comenzar con la educación formal. Presionarlos solo logrará quitarle la diversión al aprendizaje y disminuir su interés por aprender. Si sospecha que su hijo está listo para asumir más desafíos educativos, pida al pediatra que lo evalúe o que lo transfiera a un especialista en desarrollo infantil. Si las pruebas respaldan sus sospechas, busque un programa que fomente su curiosidad y talentos naturales sin presionarlo respecto al rendimiento.

2. En el caso de un niño con necesidades especiales, como ser discapacidades del lenguaje o auditivas, problemas de conducta o del desarrollo, comuníquese con el

Un programa preescolar podría ser de particular beneficio si su hijo no tiene muchas oportunidades de conocer a otros niños o adultos.

director de educación especial de su sistema escolar local para que la refiera a los programas adecuados en su área. Muchos programas de vecindario no están equipados para proporcionar terapia u orientación especial y podrían hacer que su hijo se sienta "atrasado" o fuera de lugar entre los demás niños.

3. Busque programas que ofrezcan clases con grupos relativamente pequeños. Los niños de entre 1 y 3 años funcionan mejor en clases de entre 8 y 10 niños con atenta supervisión de los adultos. Para cuando su hijo tenga 4 años necesitará de una supervisión un poco menos directa y, en consecuencia, podría pasar bien en un grupo de hasta 16. Estos son los estándares dispuestos por la American Academy of Pediatrics en lo que refiere a la proporción entre niños y personal:

EDAD	MÁXIMA PROPORCIÓN ENTRE NIÑOS Y PERSONAL	TAMAÑO MÁXIMO DEL GRUPO
13 a 30 meses	4:1	8
31 a 35 meses	5:1	10
Niños de 3 años	7:1	14
Niños de 4 años	8:1	16

4. Las maestras y asistentes deben estar capacitadas en desarrollo o educación de la primera infancia. Sospeche de las escuelas con un índice sumamente alto de rotación de personal. Esto podría dar una mala imagen de la escuela sobre el interés que genera entre los buenos maestros y, además, hace que sea difícil encontrar a personas que sepan algo acerca de las maestras que trabajan actualmente en el lugar.

5. Asegúrese de estar de acuerdo con los métodos disciplinarios que se emplean. La fijación de límites debe ser firme y sistemática pero no desalentar la necesidad de cada niño de explorar el mundo. Las reglas deben reflejar el nivel de desarrollo de los niños incluidos en el programa y las maestras deben brindar apoyo y ayuda sin reprimir la creatividad y el aprendizaje independiente.

6. Debe ser bienvenida para observar a su hijo en cualquier momento. Si bien las idas y venidas de los padres podrían interrumpir la rutina diaria, esta actitud abierta le reafirma que el programa es coherente y que la escuela no tiene nada que ocultar.

7. La escuela y sus patios deben estar totalmente equipados a prueba de niños. (Consultar el Capítulo 15 sobre cómo mantener seguro al niño). Asegúrese de que en todo momento haya un adulto presente que sepa primeros auxilios básicos, incluyendo resucitación cardiopulmonar (RCP, técnicas de respiración y estimulación cardíaca de emergencia para revivir a una persona que haya dejado de respirar o cuyo corazón haya dejado de latir) y cómo ocuparse de un niño que se esté asfixiando.

8. Debe existir una política clara respecto a las enfermedades entre los niños. En general, los niños con fiebre deben ser excluidos del grupo siempre que la fiebre esté acompañada de cambios de conducta o síntomas de enfermedad que podrían requerir de la atención de un médico. Al mismo tiempo, tenga en cuenta que la presencia de fiebre sin otros síntomas no debe impedir que un niño participe de las actividades de la guardería, ya que la fiebre por sí sola no tiene relevancia particular respecto al contagio de la enfermedad a otros niños.

9. La higiene es muy importante para minimizar la propagación de enfermedades infecciosas entre los niños. Asegúrese de que haya lavabos a la altura de los niños y que se anime a los pequeños a lavarse las manos cuando corresponda, en especial después de ir al baño y antes de comer. Si la escuela acepta niños que todavía no saben ir solos al baño, es absolutamente necesario que cuente con un área para cambiar pañales aislada del lugar de actividad de los niños y de las áreas donde comen, para controlar la propagación de enfermedades infecciosas.

10. Asegúrese de estar de acuerdo con la filosofía del programa en general. Averigüe de antemano cómo afecta al plan de estudios la filosofía de la escuela y decida si es la correcta para su familia. Muchos centros preescolares están vinculados con iglesias, sinagogas u otras organizaciones religiosas. En general no es necesario que los niños sean miembros de la congregación para poder asistir al programa, pero podrían verse expuestos a determinados rituales relacionados con la fe.

Para obtener más información acerca de guarderías y programas preescolares, consultar el Capítulo 14.

Viajar con su preescolar

A medida que su hijo crece y se vuelve más activo, viajar será un mayor desafío. Su hijo de 3 años estará inquieto cuando lo restrinjan a un asiento y, dada su terquedad cada vez más intensa, es probable que proteste de manera escandalosa cuando usted insista en que se quede quieto. Por cuestiones de seguridad, debe mantenerse firme. Si le ofrece suficientes distracciones es posible que se olvide de la inquietud. Los trucos específicos para viajar varían un poco según el medio de transporte.

VIAJES EN AUTO. Incluso en los viajes más cortos, su hijo debe permanecer en su asiento de seguridad para auto. (Consultar en *Asientos de seguridad para el automóvil*, página 491, las pautas de selección e instalación de los asientos para auto). La mayoría de los accidentes automovilísticos ocurren en un radio de 5 millas del hogar y a velocidades inferiores a 25 millas (40 km) por hora, por lo tanto no puede haber excepciones a la regla. Si su hijo protesta, niéguese a arrancar el auto hasta que tenga los cinturones puestos. Si está conduciendo y se escapa del asiento, deténgase hasta que vuelva a estar sujeto.

VIAJES EN AVIÓN. Cuando viaje en avión con un niño pequeño, escoja un vuelo directo siempre que sea posible para reducir al mínimo el tiempo de viaje y tenga en cuenta volar a la hora de la siesta de su hijo o durante la noche ("red eye"). Informe siempre de antemano a la aerolínea que viaja con uno o más niños. Es posible que se hagan arreglos especiales respecto a los asientos. No olvide empacar alimentos y bocadillos saludables, porque aunque la aerolínea sirva comidas es posible que a su pequeño no le gusten. No pida sentarse en la fila de una salida de emergencia ya que la cambiarán de lugar, dado que su hijo no es capaz de realizar los procedimientos de emergencia necesarios.

Recientemente, los procedimientos de seguridad en los aeropuertos se han vuelto más estrictos. Asegúrese de llegar con tiempo de sobra para pasar con su familia por los puntos de verificación de seguridad. La Administración Federal de Aviación (FAA) recomienda que cuando viaje con niños pequeños debe prever contar con más tiempo de lo habitual para negociar respecto a la seguridad. Recuerde que todos los equipos relacionados con los bebés (incluyendo cochecitos, asientos de seguridad para automóvil, sillitas de bebé y juguetes) deben ser inspeccionados visualmente y pasar a través de una máquina de rayos X. Es probable que le pidan que pliegue los equipos infantiles cuando lleguen a la cinta de rayos X, para que todos puedan atravesar el proceso de inspección más rápido.

Para la seguridad de su hijo, vístalo con colores brillantes al viajar, a fin de poder detectarlo más fácilmente entre la multitud. Póngale una tarjeta en el bolsillo que tenga escritos el nombre del niño (y el suyo), su número de teléfono (incluido el celular), su dirección y su itinerario de viaje. Tenga consigo una fotografía actualizada de su hijo. (Si fuera posible, sáquele una foto con el teléfono celular el mismo día del vuelo, vistiendo la ropa que está usando el día del viaje). También es buena idea llevar una muda de ropa en su bolso en caso de que sea necesario cambiar al niño en el avión.

Si bien es lógico pedir para embarcar antes que el resto de la gente cuando viaja con un bebé, tenga en cuenta que embarcar antes con un niño pequeño o un preescolar podría no ser una buena idea si cree que su hijo se pondrá inquieto cuanto más tiempo esté en el avión.

Una de las ventajas de viajar por aire es que usted y su hijo pueden caminar un poco en el avión cuando se apaga el cartel de "Ajustar los cinturones". Este es el mejor antídoto contra la inquietud, en especial si se encuentran con otro preescolar en los pasillos.

Para entretener a su hijo en el asiento, lleve una serie de libros y juguetes similares a los que empacaría para un viaje en auto.

Visita al pediatra

Su preescolar debe ser examinado por el pediatra una vez por año. Ahora que puede seguir instrucciones y comunicarse mejor, se pueden llevar a cabo procedimientos de evaluación que antes no eran posibles. En particular, su madurez permitirá que se le realicen pruebas de audición y visión más precisas. El pediatra revisará los dientes y las encías de su hijo durante las visitas de rutina, aunque su hijo debe seguir concurriendo a consultas con un odontólogo para niños para someterse a exámenes odontológicos de rutina (para cuando tienen 3 años, el 28 % de los niños tiene al menos una caries y, para cuando tienen 5, casi el 50 % tiene caries, por lo que la atención odontológica es importante).

Especial para los abuelos

Un niño de 3 años ya se parece más a una persona real. A medida que eso sucede, su relación entre abuelos y nieto se volverá más significativa y única y presentará muchas oportunidades de crecimiento adicional a ambos.

La edad entre los 3 y los 5 años suele conocerse como "los años mágicos" en los niños. Se están volviendo más sociables, participan en más juegos de simulación y fantasía y es probable que tengan un "amigo imaginario" durante un tiempo. Como abuelos, su rol es participar de sus actividades, jugar con él, disfrutar de su mente creativa en acción y desarrollar con él sus escenarios de juego favoritos a los que puedan regresar siempre que estén juntos. Háganse tiempo para tener aventuras en su casa o cerca de ella que les permitan interactuar con él. Por ejemplo:

- **Llévenlo al zoológico o al acuario; a su nieto le gustará mucho ese tipo de actividad a esta edad.**

- **Visiten un museo y "piérdanse".**

- **Vayan juntos a una plaza segura con juegos que le permitan ejercitar muchos de sus grupos musculares mientras lo cargan, lo abrazan y lo atrapan.**

- **Asistan a conciertos y obras de teatros para niños, que son breves (duran alrededor de una hora) y son una excelente manera de introducirlo a la música y al teatro.**

- **Ofrézcanse como voluntarios para leer en la clase del preescolar de su nieto.**

Asegúrese de seguir todas las reglas y consejos para viajes que aparecen en este capítulo.

Actualización de vacunas

Durante los años preescolares de su hijo, usted y su pediatra deben trabajar juntos para asegurarse de que su hijo tenga las vacunas actualizadas. Consulte en la tabla de la página 876 un panorama general de las vacunas que debería haber recibido durante los primeros 3 años de vida. Es probable que su médico recomiende darle las vacunas que le faltan conforme a un cronograma de "puesta al día" aprobado por la American Academy of Pediatrics y otras organizaciones médicas.

Control de seguridad

Caídas

Asegúrese de proteger contra caídas desde las siguientes estructuras:

- Juegos de patio y plaza: Cuide a su hijo cuando use toboganes y barras trepadoras. No permita que su hijo use juegos de patio o de una plaza que no tengan debajo una superficie amortiguadora como virutas de madera, goma triturada, arena o tapetes de goma.

- Triciclos: Evite los triciclos inestables y use el tipo que permita al niño estar cerca del piso. Use un casco para bicicleta que le calce bien a su hijo y que tenga una etiqueta de certificación de la Comisión de Seguridad de Productos para el Consumidor. No permita que su hijo ande en triciclo en la calle.

- Escaleras: Siga usando los portones en las partes superior e inferior de las escaleras.

- Ventanas: Siga usando protectores de ventanas en el segundo piso y más arriba.

Quemaduras

- Mantenga los fósforos, encendedores y objetos calientes fuera del alcance de su hijo. Instale detectores de humo en su casa y manténgalos en funcionamiento.

Seguridad en el automóvil

- Si su hijo alcanza el peso y la altura máximas admitidas por su asiento de seguridad para el automóvil (consultar la recomendación del fabricante), es probable que necesite un asiento de seguridad que pueda utilizarse hasta que tenga más altura y peso. La mayoría de los asientos de seguridad para auto convertibles, tres en uno y combinados tienen límites de peso de 65 libras (28.5 kg) o más enfrentados hacia delante, lo que debería ser apto para casi todos los niños de esta edad. Un arnés de 5 puntas es mucho más seguro que una silla elevadora siempre y cuando su hijo esté dentro de los límites de peso y altura.

- Su hijo pequeño no está seguro en la cercanía de los autos. Manténgalo alejado de los sitios donde haya autos. Las entradas de automóviles y las calles tranquilas pueden ser peligrosas, ya que a veces ocurren lesiones cuando los autos retroceden sobre un niño que está jugando en la acera o en la entrada y el conductor no puede verlo. Mantenga los vehículos cerrados con llave cuando no los esté usando, para que el niño no pueda entrar sin permiso.

■ No permita que los niños anden en triciclo en la calle ni cerca del tráfico; no les permita andar por las entradas de automóviles en dirección a la calle.

Ahogamiento

■ Nunca deje a su preescolar sin vigilancia cerca del agua, incluso si ha tomado lecciones de natación y tiene ciertas habilidades para nadar. (Consultar en el Capítulo 15, páginas 509 y 510, las pautas sobre cuándo ofrecer lecciones de natación a su hijo).

■ Las lecciones de natación no ofrecen protección contra el ahogamiento a los niños de ninguna edad. Siga implementando una supervisión táctil (que un adulto esté al alcance de la mano en todo momento) siempre que su hijo esté en el agua o cerca de ella.

■ Si tiene piscina en casa, asegúrese de que esté rodeada de una cerca de cuatro lados con un portón que se cierre y tranque automáticamente.

~ 13 ~

Su hijo de 4 y 5 años

EL TIEMPO PASA RÁPIDO y, antes de que se dé cuenta, su hijo habrá cumplido 4 y luego 5 años. Es probable que descubra que su niño de 3 años, que era bastante tranquilo, se ha convertido en un dínamo lleno de energía, impulsivo, mandón, belicoso y con una conducta en general fuera de lugar. Tal vez le recuerde los padecimientos y tribulaciones que atravesó cuando tenía 2 años, pero ahora, a los 4, está tomando rumbos diferentes. Si bien puede que parezca que sale disparado en todas las direcciones a la vez, está aprendiendo de todas estas experiencias. Al final, todo esto cejará (justo cuando pensaba que ya no aguantaría un día más) y poco a poco emergerá un niño más seguro y tranquilo, en el entorno del quinto cumpleaños.

Mientras tanto, esta es una edad difícil de manejar. Cada día presenta un nuevo desafío al cual enfrentarse. Los altibajos emocionales lo harán parecer seguro y presumido en un momento e inseguro y quejoso al siguiente. Además, los niños de 4 años se acostumbran a algunas de sus rutinas y no querrán cambiar por temor a no saber qué hacer. Esta fijación revela parte de la inseguridad que sienten durante estos meses.

Su conducta fuera de lugar se observa también en el lenguaje que emplean. Les gusta usar palabras inadecuadas y les encanta mirar su cara cuando las dicen. El uso de estas palabras se debe más a la obtención de una respuesta suya que a cualquier otro motivo; no reaccione con exageración.

Esta máquina de energía suya tiene poca noción de la propiedad. Para él, todas las cosas son suyas. No obstante, los niños de 4 años no son ladrones ni mentirosos. Simplemente creen que el hecho de tener una cosa implica que les pertenece.

También es evidente durante esta época la tremenda racha de ideas creativas que surgen de la mente y la boca de los niños. Los "monstruos" con los que hablaron en la escuela o el "dragón" que los ayudó a cruzar la calle representan los cuentos normales que relatan los niños de entre 4 y 5 años. Reflejan el hecho de que los niños de esta edad están intentando distinguir la realidad de la fantasía, y su fantasía a veces se sale un poco de control. Toda esta conducta y todas estas ideas ayudarán a su hijo a sentar una base firme desde donde emerger al mundo del jardín de infantes.

De hecho, cerca de su quinto cumpleaños su "bebé" estará listo para enfrentar la escuela "de verdad": la principal ocupación de la infancia. Este paso gigantesco demuestra que es capaz de comportarse dentro de los límites esperados por la escuela y la sociedad y que tiene las habilidades necesarias para asumir desafíos de aprendizaje cada vez más complejos. También significa que está preparado para separarse de usted cómodamente y seguir adelante solo. Ahora no solo puede compartir y demostrar preocupación por los demás, sino que también ha aprendido a valorar a los amigos (tanto niños como adultos) ajenos a su familia.

Desarrollo

Movimiento

Su preescolar tiene ahora la coordinación y el equilibrio de un adulto. Mírelo caminar y correr con pasos largos, balanceados y confiados, subir y bajar escaleras sin tomarse del pasamanos, pararse en puntas de pie, girar en círculos e impulsarse solo en un columpio. Además tiene la fuerza muscular suficiente para realizar actividades desafiantes tales como dar volteretas y dar un salto largo sin tomar impulso. Será difícil determinar quién está más emocionado por su progreso, si usted o él.

En su entusiasmo por demostrar lo capaz e independiente que es, a menudo el niño echará a correr por delante de usted cuando salgan a caminar. Sus habilidades motrices, no obstante, todavía escapan a su entendimiento, y por eso deberá recordarle con frecuencia que debe esperar y tomarla de la mano para cruzar la calle. La misma necesidad de vigilancia es igual de importante siempre que esté

Hitos del movimiento de su hijo de 4 y 5 años

- **Se para en un solo pie durante 10 o más segundos**
- **Salta y da "saltos mortales"**
- **Se columpia y trepa**
- **Puede que sea capaz de saltar alternando los pies**

cerca del agua. Aunque sepa nadar es probable que no pueda hacerlo del todo bien ni sistemáticamente. Y, en caso de que se hunda accidentalmente, es probable que se asuste y se olvide de cómo mantenerse a flote. Por eso, nunca lo deje solo en una piscina ni en el agua de la playa, ni siquiera por un momento.

Destrezas de manos y dedos

La coordinación y la capacidad para usar las manos de su hijo de 4 años ya están completamente desarrolladas. Como resultado, se está volviendo apto para cuidar de sí mismo. Ahora puede cepillarse los dientes y vestirse prácticamente sin ayuda e incluso podría aprender a atarse los cordones de los zapatos.

Vea cómo usa las manos con mucho más cuidado y atención cuando dibuja. Decidirá con anticipación lo que quiere crear y procederá a hacerlo. Sus figuras humanas podrían tener cuerpo o no y puede que las piernas salgan desde la cabeza. Pero ahora tendrán ojos, nariz y boca y, lo que es más importante para su hijo, son personas.

Debido a este control cada vez mayor que tiene sobre sus manos, las manualidades en general ahora le resultan más emocionantes. Puede que entre sus actividades favoritas se incluyan:

Hitos de destrezas de manos y dedos de su hijo de 4 y 5 años

- **Copia triángulos y otros patrones geométricos**
- **Dibuja a una persona con cuerpo**
- **Dibuja algunas letras**
- **Se viste y se desviste sin ayuda**
- **Usa el tenedor, la cuchara y (a veces) un cuchillo de mesa**
- **En general se ocupa de sus propias necesidades al ir al baño**

- Escribir y dibujar, sosteniendo el papel con una mano y el lápiz o el crayón con la otra

- Trazar y copiar patrones geométricos como una estrella o un rombo

- Juegos de naipes y de mesa

- Pintar con un pincel y con los dedos

- Hacer formas con masa para modelar

- Recortar y pegar (con tijeras seguras para niños de punta roma)

- Construir estructuras complejas con muchos bloques

Este tipo de actividades no solo le permitirá usar y mejorar muchas de sus aptitudes emergentes sino que además descubrirá la diversión de crear. Además, debido al éxito que sentirá con estas actividades, aumentará su autoestima. Incluso es posible que note el surgimiento de ciertos "talentos" a través de su trabajo, pero a esta edad no es recomendable empujarlo en una dirección en particular. Simplemente asegúrese de ofrecerle una amplia gama de oportunidades para que pueda practicar todas sus habilidades. Tomará la dirección que más le guste.

Desarrollo del lenguaje

A los 4 años, las aptitudes de lenguaje de su hijo florecerán. Ahora podrá pronunciar la mayoría de los sonidos del idioma inglés, salvo las siguientes excepciones: *f, v, s* y *z*, que

Hitos del lenguaje de su hijo de 4 y 5 años

- Recuerda parte de un cuento

- Habla en oraciones de más de 5 palabras

- Utiliza el tiempo verbal futuro

- Cuenta historias más largas

- Dice su nombre y su dirección

probablemente le sigan resultando difíciles hasta los 5 años y medio aproximadamente, y puede que aún no domine del todo *sh, l, th* y *r* hasta los 6 años o después.

Para esta época el vocabulario de su preescolar se habrá ampliado a alrededor de 1500 palabras y aumentará otras 1000, más o menos, en el transcurso de este año. Ahora puede relatar cuentos elaborados usando oraciones relativamente complejas de hasta 8 palabras. Y le contará no solo las cosas que le ocurren o las cosas que quiere, sino que además le hablará de sus sueños y fantasías.

No obstante, no se sorprenda si alguna de las palabras que usa no son las que quiere escuchar. Después de todo, ya ha aprendido lo poderosas que son las palabras y explorará con entusiasmo ese poder, para bien o para mal. Por consiguiente, si su hijo de 4 años es como la mayoría, será muy mandón de a ratos, tal vez ordenándoles a usted y a su cónyuge que "dejen de hablar" o dirá a sus compañeros que "vengan ahora mismo". Para ayudar a contrarrestar esto, enseñe a su hijo a decir "por favor" y "gracias" y cuándo usar estas palabras. Pero también revise la forma en la que usted y los demás adultos de la familia se dirigen a él y cómo se hablan entre sí. Lo más probable es que repita muchas de las órdenes que escucha más a menudo.

También es probable que su hijo aprenda muchas malas palabras a esta edad. Desde su punto de vista, estas son las palabras más poderosas de todas. Escucha a los adultos decirlas cuando están más enojados o en las situaciones más emocionales, y siempre que él las usa provoca una reacción interesante. ¿Cuál es la mejor manera de detener esta conducta? Dé un buen ejemplo y haga un esfuerzo consciente por no usar estas palabras, aunque esté estresada. Además, intente minimizar el uso de estas palabras por parte de su hijo sin llamar demasiado la atención al respecto. Probablemente no tenga idea de lo que estas palabras quieren decir; simplemente disfruta de su energía.

Tal vez note que su hijo usa las palabras como insultos cuando está molesto. Ciertamente esto es preferible antes que la violencia física, aunque le resulte bastante perturbador. No obstante, recuerde que cuando su hijo usa estas palabras, también está perturbado. Si le dice "¡Te odio!", lo que realmente quiere decir es "Estoy muy enojado y quiero que me ayudes a ordenar mis sentimientos". Si se enoja y le grita, solo logrará hacerlo sentir más herido y confundido. En cambio,

Aprender a leer

¿A su hijo le interesa aprender los nombres de las letras? ¿Mira libros y revistas por sí solo? ¿Le gusta "escribir" con un lápiz o un bolígrafo? ¿Escucha atentamente cuando le lee cuentos? Si la respuesta es sí, puede que esté listo para aprender las destrezas básicas de lectura. Si no es así, es como la mayoría de los escolares y tardará un año o dos más en desarrollar las destrezas de lenguaje, la percepción visual y la memoria necesarias para comenzar con la lectura formal.

Si bien unos pocos niños de 4 años realmente desean aprender a leer y comenzarán a reconocer algunas palabras familiares, no es necesario que presione a su hijo para hacerlo. Aunque tenga éxito al darle este empujón inicial, tal vez no mantenga el impulso cuando comience la escuela. Algunos lectores precoces pierden la ventaja ante los demás niños durante el segundo o tercer grado, cuando los demás alumnos adquieren las mismas destrezas básicas.

El hecho más crucial que determina si a un alumno le irá bien o mal en la escuela es el entusiasmo del propio niño y no cuán agresivamente lo presionaron desde el principio. Los padres deben hacer que aprender a leer sea divertido y no forzar a su hijo. Es más importante fomentar el entusiasmo de su hijo por aprender que la edad en la que el niño efectivamente aprende a leer.

¿Cuál es el abordaje más exitoso del aprendizaje temprano? Permita que su hijo marque su propio ritmo y se divierta con lo que esté haciendo. No lo obligue a hacer ejercicios con letras, números, colores, formas o palabras. En cambio, fomente su curiosidad y sus tendencias para que explore solo. Léale libros que le gusten pero no lo obligue a aprender las palabras. Proporciónele experiencias educativas pero asegúrese de que también sean entretenidas.

Cuando su hijo esté listo para aprender las letras y a leer, hay muchas herramientas valiosas para ayudarlo: libros, rompecabezas, juegos, canciones, programas de televisión educativos e incluso algunos de los juegos de video, de computadora y DVD más recientes adecuados para su edad. Pero no espere que el niño haga el trabajo solo. Usted también debe involucrarse. Si está mirando un programa de televisión educativo, por ejemplo, siéntese con él y hablen sobre los conceptos y la información que se están presentando. Si está jugando con un programa de computadora, juegue con él para asegurarse de que sea adecuado para sus habilidades. Si el juego le resulta demasiado frustrante, tal vez disminuya su entusiasmo y se pierda todo el sentido. El aprendizaje activo en un entorno cálido y con apoyo es la clave del éxito.

mantenga la calma y dígale que en realidad sabe que no la odia. Luego dígale que está bien que se sienta enojado y hablen de las cosas que provocaron este arrebato. Intente darle las palabras que le permitan decirle cómo se siente.

Si los insultos que elige son leves, la mejor respuesta tal vez sea una broma. Por ejemplo, supongamos que la llama "bruja mala"; puede reírse y responderle: "Sí, y ahora voy a hervir una olla de alas de murciélago y ojos de sapo. ¿Quieres comer conmigo?". Este tipo de humor es una forma excelente de apaciguar tanto el enojo del niño como el suyo.

Por supuesto que hay veces en las que no es necesario que su preescolar diga algo ofensivo para colmar su paciencia: su charla constante puede lograr eso igual de rápido. Una solución en esos momentos es redirigir su energía verbal. Por ejemplo, en vez de dejarlo repetir sin parar rimas infantiles sin sentido, enséñele algunos versos o canciones humorísticas o tómese el tiempo de leerle algunos poemas. Esto lo ayudará a prestar más atención a las palabras que dice y fomentará que aprecie también el lenguaje escrito.

Desarrollo cognitivo

Para los 4 años, su hijo está empezando a explorar muchos conceptos básicos que le enseñarán más detalladamente en la escuela. Por ejemplo, ahora entiende que el día se divide en mañana, tarde y noche, y que hay distintas estaciones. Para cuando tiene 5 años y va a ingresar al jardín de infantes, es posible que sepa algunos días de la semana y que cada día se mide en horas y minutos. También es posible que entienda las ideas esenciales de contar, el alfabeto, las relaciones de tamaño (grande frente a pequeño) y los nombres de las formas geométricas.

Hay muchos libros infantiles buenos que ilustran estos conceptos, pero no se sienta obligada a apresurar las cosas. Aprender estas cosas antes de tiempo no le otorga ninguna ventaja y si se sintiera presionado a aprender ahora de hecho es posible que se resista a aprender cuando vaya a la escuela.

El mejor abordaje es ofrecer al niño una amplia gama de oportunidades de aprendizaje. Por ejemplo, esta es la edad perfecta para presentarle los zoológicos y los museos, si aún no lo ha hecho. Muchos museos tienen secciones especiales diseñadas para niños donde pueden experimentar el proceso de aprendizaje en forma activa.

Al mismo tiempo, debe respetar sus intereses y talentos especiales. Si su hijo parece muy artístico, llévelo a museos y galerías de arte o permítale probar una clase de arte preescolar. Además, si conoce a algún artista, lleve al niño a visitarlo para que pueda ver cómo es un estudio. Si lo que más le interesan son las máquinas y los dinosaurios, llévelo al museo de historia natural, ayúdelo a aprender a construir maquetas y proporciónele kits de armado que le permitan crear sus propias máquinas. Independientemente de cuáles sean sus intereses, puede usar libros para ayudar a responder sus preguntas y ampliar aún más sus horizontes.

Hitos cognitivos de su hijo de 4 y 5 años

- **Puede contar 10 o más objetos**
- **Nombra correctamente al menos 4 colores**
- **Entiende mejor el concepto de tiempo**
- **Sabe acerca de cosas que se usan todos los días en la casa (dinero, comida, electrodomésticos)**

Entonces, a esta edad, su hijo debe descubrir la alegría de aprender para poder estar automotivado cuando comience su educación formal.

También descubrirá que, además de explorar ideas prácticas, su hijo de 4 años probablemente haga muchas preguntas "universales" sobre temas tales como el origen del universo, la muerte y morir y la composición del sol y del cielo. Ahora es, por ejemplo, cuando escuchará la típica pregunta: "¿Por qué el cielo es celeste?". Al igual que muchos otros padres, es probable que le cueste responder estas preguntas, sobre todo en un lenguaje simple que su hijo entienda. Cuando deba lidiar con estos asuntos, no invente las respuestas; en cambio, confíe en los libros para niños que se ocupan de estos temas. En su biblioteca local o en una librería podrían recomendarle libros adecuados para la edad que lo ayudarán.

Desarrollo social

Para los 4 años de edad, su hijo debe tener una vida social activa llena de amigos e incluso puede que tenga un "mejor amigo" (por lo general de su mismo sexo, aunque no siempre es así). Lo ideal es que tenga amigos en el vecindario o en su preescolar a quienes vea habitualmente.

¿Pero qué ocurre si su hijo no está inscrito en un preescolar y no vive cerca de otras familias? ¿Y qué hay si los niños del vecindario son demasiado grandes o demasiado pequeños para él? En estos casos, deberá hacer arreglos para tener sesiones de juego con otros preescolares. Los parques, patios de juegos y programas de actividades preescolares ofrecen excelentes oportunidades para conocer a otros niños.

Una vez que su preescolar haya encontrado compañeros de juego que parezcan gustarle, debe tomar cierta iniciativa para fomentar su relación. Anímelo a invitar a estos amigos a su casa. Es importante que él "muestre" su casa, su familia y sus posesiones a los demás niños. Esto lo ayudará a adquirir un sentido de orgullo de sí mismo. Por cierto, para generar este orgullo no es necesario que su casa sea lujosa ni que esté llena de juguetes caros; tan solo debe ser cálida y acogedora.

Hitos sociales de su hijo de 4 y 5 años

- **Quiere agradar a sus amigos**

- **Quiere ser como sus amigos**

- **Tiende a aceptar más las reglas**

- **Le gusta cantar, bailar y actuar**

- **Muestra más independencia e incluso puede que vaya solo a visitar al vecino de al lado**

Es importante reconocer que, a esta edad, sus amigos no son solo compañeros de juego. También ejercen una influencia activa sobre el pensamiento y la conducta del niño. Querrá desesperadamente ser igual que ellos, incluso en las ocasiones en las que las acciones de los amigos contradicen las reglas y estándares que usted enseñó a su hijo desde que nació. Ahora se da cuenta de que hay otros valores y opiniones además de los suyos y podría someter a prueba este descubrimiento exigiendo cosas que usted jamás le permitió: determinados juguetes, alimentos, ropa o permiso para mirar determinados programas de televisión.

No se desespere si la relación entre usted y su hijo cambia radicalmente en vista de estas nuevas amistades. Por ejemplo, tal vez sea grosero con usted por primera vez en la vida. Cuando le diga que haga algo que no tiene ganas de hacer es posible que de vez en cuando la mande a callar ("¡cállate!") o incluso que la insulte y diga malas palabras. Por más difícil que sea de aceptar, esta insolencia de hecho es un signo positivo de que está aprendiendo a desafiar la autoridad y probando los límites de su independencia. Una vez más, la mejor manera de lidiar con esto es expresar su desaprobación, y tal vez desee hablar con él sobre lo que realmente quiere decir o siente. Cuanto más emocionalmente reaccione, más lo alentará a seguir comportándose mal. Pero si el abordaje calmo no funciona, e insiste en responderle de mala manera, un tiempo fuera es la forma más eficaz de castigo (consultar la página 362).

Tenga en cuenta que pese a que su hijo está explorando los conceptos de lo que es bueno y lo que es malo a esta edad, sigue teniendo una noción de moralidad sumamente simplificada. Por consiguiente, cuando obedece las reglas estrictamente, no necesariamente se debe a que las entiende o está de acuerdo con ellas sino más bien porque quiere evitar que lo castiguen. En su cabeza, las consecuencias son lo que importan, no las intenciones. Cuando rompe algo valioso, por ejemplo, es probable que asuma que es un niño malo, ya sea que lo haya hecho a propósito o sin querer. Pero es preciso enseñarle la diferencia entre los accidentes y la mala conducta.

Para ayudarlo a aprender esta diferencia, debe separarlo a él como persona de su conducta. Cuando haga o diga algo que amerite un castigo, asegúrese de que entienda que lo está castigando por algo específico que hizo y no porque es "malo". En vez de decirle que es malo, descríbale específicamente lo que hizo mal, separando claramente a la persona de la conducta. Por ejemplo, si está molestando a un hermano menor, explíquele que está mal hacer sentir mal a otra persona en vez de tan solo decirle: "Eres malo". Cuando haga algo mal por accidente, reconfórtelo y dígale que entiende que fue sin querer. Intente no alterarse, de lo contrario pensará que está enojada con él en vez de estar enojada por lo que hizo.

También es importante asignar a su hijo preescolar tareas que sepa que puede llevar a cabo y luego elogiarlo cuando las hace bien. Está listo para asumir responsabilidades sencillas como ayudar a poner la mesa o a limpiar su habitación. Cuando hagan paseos familiares, explíquele que espera que se porte bien y felicítelo cuando así lo haga. Además de las responsabilidades, ofrézcale abundantes oportunidades de jugar con otros niños y dígale lo orgullosa que se siente cuando comparte con otro niño o le presta ayuda.

Finalmente, es importante reconocer que la relación con los hermanos mayores puede ser particularmente desafiante, en especial si el hermano es entre 3 y 4 años mayor. A menudo su hijo de 4 años querrá hacer todo lo que hace su hermano mayor y, con la misma frecuencia, su hijo mayor rechazará esa intromisión. Es probable que le cause rechazo la intromisión en su espacio, entre sus amigos, en su ritmo más osado y agitado y, en especial, en su habitación y sus cosas. A menudo usted se convertirá en la mediadora de estas reyertas. Es importante buscar un punto intermedio. Permita a su hijo mayor tener su propio tiempo, su independencia y sus actividades y espacio personales, pero fomente también instancias de juegos en colaboración en el momento y el lugar que sean adecuados. Las vacaciones familiares son oportunidades fantásticas de resaltar los aspectos positivos de la relación entre hermanos y, al mismo tiempo, permitir que cada uno tenga sus propias actividades y momentos especiales.

Desarrollo emocional

Tal como cuando tenía 3 años, la vida de fantasía de su hijo de 4 años seguirá siendo muy activa. No obstante, ahora está aprendiendo a distinguir entre la realidad y la ilusión, y podrá ir y venir entre ambos mundos sin confundirlos tanto.

Observación de la salud del desarrollo

Como cada niño se desarrolla a su propia manera particular, es imposible predecir con exactitud cuándo perfeccionará su preescolar una habilidad determinada. Los hitos del desarrollo que se mencionan en este libro le otorgarán una idea general de los cambios que puede esperar a medida que su hijo crece, pero no se alarme si su desarrollo toma un camino levemente diferente. No obstante, alerte a su pediatra si su hijo exhibe alguno de los siguientes síntomas de posible retraso del desarrollo para este rango de edad.

- Exhibe una conducta sumamente temerosa o tímida

- Exhibe una conducta sumamente agresiva

- No logra separarse de sus padres sin grandes protestas

- Se distrae fácilmente y no logra concentrarse en ninguna actividad durante más de 5 minutos

- Muestra poco interés en jugar con los otros niños

- Se niega a responder a las personas en general o solo responde de modo superficial

- Rara vez utiliza la fantasía o la imitación durante sus juegos

- Parece infeliz o triste la mayor parte del tiempo

- No se involucra en una variedad de actividades

- Evita a los demás niños y adultos o se muestra indiferente

- No expresa una amplia gama de emociones

- Tiene problemas para comer, dormir o ir al baño

- No puede distinguir entre la fantasía y la realidad

- Parece inusualmente pasivo

- No entiende órdenes de dos partes que usan preposiciones ("Pon el vaso sobre la mesa"; "Recoge la pelota que está debajo del sillón")

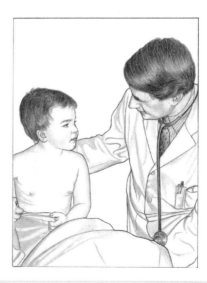

- No puede decir correctamente su nombre y su apellido

- No usa plurales ni el tiempo verbal pasado correctamente al hablar

- No habla sobre sus actividades y experiencias diarias

- No logra construir una torre de 6 a 8 bloques

- Parece incómodo al sostener un crayón

- Tiene dificultad para quitarse la ropa

- No puede cepillarse bien los dientes

- No se puede lavar y secar las manos

A medida que los juegos de simulación se vuelven más avanzados, no se sorprenda si los niños experimentan con juegos de representación que involucren alguna forma de violencia. Los juegos de guerra, de matar dragones e incluso juegos como la "mancha" entran en esta categoría. Algunos padres prohíben a sus hijos jugar con armas de juguete compradas en la tienda y luego los descubren recortando, pegando y creando armas de cartón o simplemente apuntando con el dedo y gritando "bang, bang". Los padres no deben entrar en pánico ante estas actividades. Esto no es una evidencia de que esos niños sean "violentos". El niño no tiene idea de lo que significa matar ni morir. Para él, las armas de juguete son una manera inocente y entretenida de ser competitivos e incentivar su autoestima.

Si quiere un indicador de la confianza en sí mismo que está desarrollando su hijo, escuche la forma en la que habla con los adultos. En vez de retraerse, como posiblemente hiciera a los 2 o 3 años, ahora probablemente se muestre amable, conversador y curioso. También es probable que se muestre particularmente sensible a los sentimientos de los demás, tanto adultos como niños, y le guste hacer que la gente se sienta feliz. Cuando vea que están heridos o tristes, mostrará compasión y preocupación. Esto probablemente se exprese como un deseo de abrazar o "besar al herido", porque esto es lo que él más desea cuando le duele algo o está triste.

A los 4 o 5 años, su preescolar también comenzará a mostrar un ávido interés en la sexualidad básica, tanto en la propia como en la del sexo opuesto. Tal vez pregunte de dónde vienen los bebés y acerca de los órganos involucrados en la reproducción y la excreción. Probablemente quiera saber en qué son diferentes los cuerpos de los varones y de las niñas. Cuando la confronte con este tipo de preguntas, responda con términos sencillos pero correctos. Por ejemplo, un niño de 4 años no necesita conocer los detalles del coito, pero debe sentirse en la libertad de hacer preguntas sabiendo que recibirá respuestas directas y exactas.

Junto con este aumento de interés respecto a la sexualidad también es probable que juegue con sus genitales e incluso que se muestre interesado en los genitales de

Hitos emocionales de su hijo de 4 y 5 años

- **Tiene conciencia de la sexualidad**

- **Logra distinguir entre fantasía y realidad**

- **A veces es demandante y a veces voluntarioso y colaborador**

otros niños. Estas no son actividades sexuales adultas sino signos de curiosidad normal que no justifican regaños ni castigos.

¿En qué punto deben los padres poner límites a dicha exploración? Esto es, en realidad, una cuestión de familia. Probablemente lo mejor sea no reaccionar exageradamente ante esto a esta edad, ya que es normal si ocurre con moderación. No obstante, los niños deben aprender lo que es socialmente adecuado y lo que no. Entonces, por ejemplo, tal vez decida decir a su hijo:

- El interés en los órganos genitales es saludable y natural.

- La desnudez y el juego sexual en público no son aceptables.

- Nadie, ni siquiera los amigos y familiares cercanos, pueden tocarle sus "partes privadas". Las excepciones a esta regla son los médicos y enfermeros, durante los exámenes físicos, y los propios padres cuando están intentando descubrir la causa de un dolor o molestia que esté sintiendo en el área genital.

Más o menos en este mismo momento, puede que su hijo se sienta fascinado con el padre del sexo opuesto. Es de esperar que una niña de 4 años compita con su madre por la atención de su padre, tal como un varón competirá por la atención de su madre. Esta conducta, denominada edípica, es una parte normal del desarrollo de la personalidad a esta edad y desaparecerá por sí sola, con el tiempo, si los padres se la toman con calma. No es necesario sentirse amenazado ni celoso por ella.

Cuidados básicos

Estilo de vida saludable

A medida que su hijo atraviesa los años preescolares, este es un momento de prestar especial atención a la adopción de un estilo de vida saludable para toda la familia y fomentar que su hijo se acostumbre a tener hábitos saludables. El estilo de vida al que se acostumbre entre los 4 y los 5 años probablemente influya sobre las decisiones de salud que tome por el resto de su vida. Esto implica ser consciente de la comida que consume y la cantidad de ejercicio que hace.

Los pediatras están más alertas que nunca ante el creciente número de niños con sobrepeso. Su médico ha ido haciendo un seguimiento de la talla y el peso de su hijo desde que nació y podrá calcular si el niño pesa más de lo que debería. Afortunadamente, hay muchas medidas que puede tomar para reducir las probabilidades de su hijo de volverse obeso y de mantenerlo por el camino de una vida saludable.

Piense un poco en la actividad física de la vida de su hijo. Si bien sigue siendo un torbellino de energía interminable, mucha de esa energía suele desperdiciarse. Muchos preescolares pasan varias horas por día frente al televisor o a la pantalla de la computadora en vez de estar jugando al aire libre. De hecho, los niños de hoy en día solo realizan una cuarta parte de la actividad que solían realizar sus abuelos a diario.

Ya sea que su niño de 4 a 5 años tenga o no sobrepeso, deberá asegurarse de que la actividad física se convierta en una prioridad en su vida y que siga siendo así. Estos años preescolares son un momento en el que el niño debe estar desarrollando

Muestra de menú de un día para un preescolar

Este menú está planeado para un niño de 4 años que pese aproximadamente 36 libras (16.5 kg)

1 cucharadita = 1/3 cucharada = 5 mililitros
1 cucharada = ½ onza = 15 mililitros
1 onza = 30 mililitros
1 taza = 8 onzas = 240 mililitros

DESAYUNO

½ taza de leche descremada o de bajo
    contenido graso
½ taza de cereal integral
4 a 6 onzas o ½ taza de melón cantalupo,
    fresas o banana

BOCADILLO

½ taza de leche descremada o de bajo
    contenido graso
½ taza de frutas tales como melón, banana
    o frutos rojos
½ taza de yogur

ALMUERZO

½ taza de leche descremada o de bajo contenido graso

1 sándwich: 2 rebanadas de pan integral con 1 a 2 onzas de carne y queso, vegetales y aderezo (si fuera necesario) o mantequilla de maní o de almendra (y jalea si fuera necesaria)

¼ taza de una verdura amarilla o verde

BOCADILLO

1 cucharadita de mantequilla de maní o de almendra con 1 rebanada de pan integral o 5 galletas integrales, queso en hebras o fruta cortada

CENA

½ taza de leche descremada o de bajo contenido graso

2 onzas de carne magra, pescado o pollo

½ taza de pasta o arroz integral, o papa

¼ taza de verduras

Si su familia desea incluir margarina, mantequilla o aderezo para ensalada como una opción de acompañamiento en cualquier comida, elija versiones con bajo contenido graso o más saludables, si fuera posible, y solo dé 1 o 2 cucharaditas a su hijo.

sus aptitudes motrices, mejorando su coordinación, jugando y haciendo deportes con más destreza. Debe asegurarse de que tenga acceso a equipos de juegos adecuados para su edad, como pelotas y bates de plástico que harán que hacer ejercicio sea divertido y algo que espere hacer con ansias. Por supuesto que estos períodos de juego deben ser supervisados; deberá mantenerlo alejado de situaciones peligrosas como salir corriendo hacia la calle tras una pelota.

Haga un esfuerzo por transformar el tiempo en familia en una actividad físicamente activa. Un domingo de tarde, en vez de ir al cine, lleve a toda la familia a dar una caminata en las colinas cerca de casa. O salgan a remontar cometas en un parque, a jugar a la mancha o a lanzar la pelota.

En cuanto a mirar televisión, la American Academy of Pediatrics recomienda limitar el tiempo que su hijo pasa delante de la televisión a no más de entre una y dos horas por día, y eso incluye el tiempo que pasa jugando a la computadora y a juegos de video para entretenerse. Esto implicará menos tiempo de sillón y más tiempo dedicado a jugar a cosas que lo mantengan físicamente activo. Recuerde limitar lo que su hijo ve a contenidos educativos y no violentos. Y, siempre que sea posible, miren televisión juntos y hablen sobre lo que ven. (Consultar *Medios de comunicación*, página 813).

Alimentación y nutrición

La buena nutrición es una parte importante del estilo de vida saludable de su hijo. Los restaurantes de comida rápida pueden ser tentadores dado su bajo costo y su practicidad, pero actualmente existen muchas alternativas aceptables a las cosas de muchas calorías y poco valor nutritivo que contienen esos menús. Durante los años preescolares, su hijo debería estar comiendo las mismas cosas que el resto de la familia, haciendo énfasis en las cosas con valor nutricional. Esto incluye verduras y frutas frescas, productos lácteos (leche, yogur, queso) descremados o de bajo contenido graso, carnes magras (pollo, pavo, pescado, hamburguesa magra) y cereales y pan integrales. Al mismo tiempo, limite o elimine la comida chatarra de la dieta de su hijo y elimine también las bebidas azucaradas. Como los lácteos son parte importante de la dieta de su hijo, si la única manera de que su hijo tome leche es dándole leche saborizada, quédese tranquilo

¿Cuánto es suficiente?

A muchos padres les preocupa si sus hijos están comiendo lo suficiente o no. Estas son algunas pautas para ayudarla a asegurarse de que su hijo coma lo suficiente pero no demasiado.

1. Su hijo no necesita el mismo tamaño de porción que un adulto. Ofrezca porciones pequeñas y solo debe repetir si lo pide. Un tamaño de porción típico debe ser la mitad de una porción de adulto. Para muchas comidas, eso es aproximadamente el tamaño de la palma de la mano del niño. Aquí presentamos algunas porciones aceptables "de tamaño para niños".

1 cucharadita = 5 ml	1 cucharada = 15 ml
1 onza = 30 ml	1 taza = 8 onzas = 240 ml
4 a 6 onzas de leche o jugo	½ taza de cereales
½ taza de queso cottage o yogur	2 onzas de pollo
Hamburguesa de 2 onzas	1 cucharadita de margarina,
1 rebanada de tostada	mantequilla, o aderezo
4 cucharadas de verduras	

2. En general, limite los bocadillos a 2 por día. Elija cosas saludables en vez de ofrecerle alimentos poco saludables como sodas, dulces, bollos o cosas

saladas y grasosas. Siempre que sean sanos, puede darle 2 bocadillos por día. Más de 2 bocadillos al día podría estropearle el apetito para las comidas principales. Los bocadillos no saludables expondrán a sus dientes a un mayor riesgo de padecer caries durante un período de tiempo largo. Para minimizar el riesgo de caries y el exceso de calorías, confíe en alimentos nutritivos para bocadillos como los mencionados a continuación. Tenga en cuenta que a menudo el niño deberá probar una docena de veces antes de desarrollar el gusto por un alimento no familiar:

fruta	tostada o galletas integrales
bastones de zanahoria, apio o pepino	(con mantequilla de frutos
(puede mojarlos en aderezo ranch	secos saludables)
con bajo contenido graso	muffins de salvado con bajo
o en hummus)	contenido graso
yogur	queso en hebras

En ocasiones especiales, su hijo podrá comer postres o una golosina, pero elija galletas de avena con bajo contenido graso u otros elementos de bajo contenido graso siempre que sea posible.

3. No use los alimentos como recompensa por un buen comportamiento.

4. Asegúrese de que su hijo realmente esté hambriento o sediento cuando le pida comida o bebida. Si lo que en verdad quiere es atención, háblele o juegue con él pero no use la comida para calmarlo.

5. No le permita comer mientras juega, escucha cuentos o mira televisión. Si le permite hacerlo, esto lo conducirá a comer "sin darse cuenta" y comerá incluso después de sentirse lleno.

6. Aprenda a contar las calorías de los alimentos que come con más frecuencia y controle cuántas calorías consume en un día promedio. El total de calorías diarias para un niño de 4 a 5 años debe ser de entre 900 y 1500, o alrededor de 40 calorías por libra (500 g) de peso corporal.

7. No se preocupe si la ingesta de alimentos de su hijo es irregular. Un día tal vez parezca comerse todo lo que llega a sus manos y al día siguiente tal vez ponga mala cara ante cualquier alimento. Cuando se niegue a comer, tal vez no esté hambriento porque ese día realizó menos actividad que el día anterior. Tenga en cuenta también la posibilidad de que esté usando la comida como medio para ejercer control. En especial durante el período en el que se muestra negativo ante casi todo, seguramente se resista a sus esfuerzos por alimentarlo. Cuando esto ocurra, no lo obligue a comer. Esté tranquila que no morirá de hambre y rara vez perderá peso, si es que lo pierde. No obstante, si una disminución notoria del apetito continúa

durante más de una semana o si tiene otros signos de enfermedad como fiebre, náuseas, diarrea o pérdida de peso, consulte al pediatra.

8. Su hijo necesita beber alrededor de 2 tazas (16 oz. o 480 ml) de leche descremada o baja en grasas por día para satisfacer su necesidad de calcio. La leche es un alimento importante, principalmente debido a su contenido de calcio y vitamina D. No obstante, demasiada leche podría quitarle el apetito y no comerá otros alimentos importantes.

porque las investigaciones demuestran que el consumo de leche, ya sea saborizada o común, no afecta en forma adversa las mediciones de índice de masa corporal de los niños. Además, las leches saborizadas pueden ayudar a su hijo a cumplir con sus porciones recomendadas diarias de lácteos. El informe de 2006 de la AAP sobre la optimización de la salud ósea recomienda consumir leches saborizadas, quesos y yogures descremados o de bajo contenido graso, con cantidades mínimas de azúcar agregado, para cumplir con las recomendaciones de calcio para los niños. Los postres como helado y pastel están bien de vez en cuando, pero ciertamente no deben ser algo de todos los días. Preste atención al tamaño de las porciones, en particular si su hijo tiene sobrepeso: para los niños de 4 y 5 años, las porciones deben ser más chicas que las porciones para adultos que usted y su cónyuge están comiendo.

Si bien los niños de 3 años suelen ser mañosos a la hora de comer, es posible que esa conducta se prolongue durante los 4 años de edad también, aunque el niño mayor se expresará más abiertamente respecto a sus preferencias. Se pondrá más insistente respecto a negarse a comer determinados alimentos. Sus necesidades nutricionales son las mismas que hace un año atrás pero tal vez tenga respuestas emocionales impredecibles a los alimentos que se le pongan delante. Tal vez le

El lavado de manos también es una parte importante de un estilo de vida saludable.

responda de mala manera e incluso puede que insulte y diga malas palabras si no le gusta la comida que le sirven, pero si le pone en el plato comidas bien balanceadas, tendrá suficientes opciones sanas que lo mantendrán saludable.

A esta edad, su hijo debería ser una buena compañía a la hora de comer y estar listo para aprender los modales básicos en la mesa. Para los 4 años ya no agarrará el tenedor ni la cuchara en el puño porque ahora puede sostenerlos como un adulto. Con las debidas indicaciones también puede aprender el uso correcto de un cuchillo de mesa. Puede enseñarle además otros modales para la mesa como no hablar con la boca llena, usar la servilleta en vez de la manga para limpiarse la boca y no pasar el brazo por encima del plato de otra persona. Si bien es necesario explicar estas reglas, es mucho más importante enseñarlas con el ejemplo; se comportará tal como vea que se comporta el resto de la familia. Además, desarrollará mejores modales en la mesa si tienen la costumbre familiar de comer todos juntos. Haga que al menos una comida al día sea la hora familiar especial y agradable, y haga que su hijo ponga la mesa o ayude de alguna otra manera en la preparación de la comida.

Intente controlar el tiempo que su hijo mira televisión y su exposición a la publicidad. La publicidad de la televisión, aún cuando le proporcionen las mejores explicaciones de los mensajes comerciales cuando se miran, podría ser un grave obstáculo para la buena alimentación de su preescolar. Algunas investigaciones muestran que el tiempo que se pasa delante de la pantalla está asociado con la obesidad. Los niños de 4 y 5 años son sumamente receptivos a la publicidad de cereales azucarados y golosinas, en especial después de haber visitado otras casas donde se sirven estos alimentos. Pero reiteramos: la obesidad es un problema creciente entre los niños de Estados Unidos. Por este motivo, debe ser consciente de los hábitos de alimentación de su hijo, tanto en casa como fuera de ella, y controlarlos para asegurarse de que esté comiendo de la forma más saludable que sea posible.

Para combatir las influencias poco saludables, mantenga su casa lo más saludable posible. Abastézcase con productos ricos en nutrientes, con bajo contenido de sodio, azúcar y grasa. Eventualmente se acostumbrará a los alimentos saludables, ricos en nutrientes, que lo hacen menos susceptible a la tentación de los alimentos más azucarados, salados o grasientos.

Sueño

Si su hijo está teniendo problemas con el sueño nocturno, a menudo resulta útil establecer rutinas de preparación antes de la hora de irse a dormir. Es posible que un niño de 4 años responda positivamente a un cronograma que incluya un baño, cepillarse los dientes y un cuento para la hora de dormir, seguidos de un momento en el que se apagan las luces. También puede intentar que su hijo se duerma más temprano; tal vez descubra que las dificultades para dormir de noche cesan cuando el niño está menos cansado y malhumorado. Durante esta época irá desapareciendo de a poco la necesidad de su hijo de dormir siestas.

Otro problema a la hora de dormir por las noches en este grupo etario son los terrores nocturnos. Ocasionalmente, su preescolar estará en la cama, aparentemente despierto y alterado, tal vez gritando y gesticulando, con los ojos bien abiertos y aterrorizado, pero no le responderá. En este caso, no está despierto ni tiene una pesadilla. En cambio, usted estará presenciando algo llamado terror nocturno (o terror del sueño), una forma misteriosa y, para los padres, angustiante de conducta del sueño que es común durante la edad preescolar y los primeros años escolares. Lo típico es que el niño se duerma sin problemas pero se despierta pocas horas después, con los ojos bien abiertos y aterrorizado. Puede que señale objetos imaginarios, patee, grite, vocifere ("¡No, no!", "¡No puedo!") y, en general, será imposible consolarlo. Para los padres estas experiencias son particularmente perturbadoras porque el niño se ve y se comporta sumamente diferente a como es habitualmente. (Estos episodios son mucho más perturbadores para los padres que para el niño que los padece). Lo único que puede hacer en esta situación es abrazar al niño para evitar que se lastime. Tranquilícelo: "Estás bien. Mamá y papá están aquí". Mantenga las luces tenues y hable suavemente. Luego de entre 10 y 30 minutos de esto, se calmará y volverá a dormirse. A la mañana siguiente, no recordará nada de lo ocurrido.

Algunos niños tal vez tengan solo un episodio de terrores nocturnos mientras que otros los experimentan varias veces. No obstante, no es típico que vuelvan a ocurrir con frecuencia ni durante un período prolongado. En casos de terrores nocturnos muy frecuentes, los medicamentos para dormir recetados por el pediatra podrían ser útiles, pero la mejor estrategia parecería ser esperar a que pasen. Como algunos niños tienen terrores nocturnos cuando están demasiado cansados, intente acostar a su hijo unos 30 minutos antes de lo habitual y vea si la frecuencia de los episodios disminuye. En todo caso, desaparecerán naturalmente cuando el niño crezca. Para obtener más información sobre los terrores nocturnos, consultar el cuadro de texto de la página 423.

Salvo que un preescolar esté muy cansado, probablemente se niegue a irse a dormir.

Cómo diferenciar una pesadilla de un terror nocturno

A veces es difícil darse cuenta de la diferencia entre una pesadilla y un terror nocturno. Esta tabla debería ayudar.

	Pesadilla	Terror nocturno
Apariencia y comportamiento	Sueño atemorizante; puede que el niño se despierte asustado y llorando.	Gritos, llanto e inquietud durante el sueño; podría parecer parcialmente despierto, ansioso y agitado.
¿A qué edad empieza?	Con frecuencia ocurre antes en niños pequeños o mayores de 3 años.	Podría comenzar entre los 4 y 5 años (o a veces después).
Momento de los episodios	A menudo en la segunda parte de la noche, durante el sueño profundo.	Sobre todo mientras duerme pero no sueña; episodios que comienzan dentro de las 2 horas posteriores a la hora de acostarse y duran entre 5 y 15 minutos; ocurren con más frecuencia cuando el niño tiene fiebre o se alteran sus rutinas de sueño.
Vuelta a dormir	Podría tener dificultad para volver a dormirse a causa de la ansiedad.	Vuelve a dormirse rápidamente.
Recuerdo de la experiencia	Es posible que recuerde el sueño y hablar al respecto.	No recuerda el episodio.
Problemas subyacentes	No asociadas con problemas emocionales pero tal vez reflejen temores internos que emergen en los sueños.	No asociados con problemas emocionales.
Manejo	Despierte y reconforte a su hijo; háblele para aliviar la tensión que pudiera estar molestándole; evite que mire televisión antes de la hora de irse a dormir.	Los tratamientos con medicamentos no son eficaces; intente acostar al niño un rato antes para evitar que se canse demasiado.
A largo plazo	Hable con el pediatra si el niño se queja de tener pesadillas todas las noches.	La mayoría de los niños superan la etapa de los terrores nocturnos al crecer.

Adaptado de *Healthy Sleep Habits, Healthy Child (Sueño saludable, hábitos saludables, niño saludable)* de Marc Weissbluth, MD, FAAP.

Disciplina

Para los 4 años, su preescolar probablemente ya tenga cierto control sobre sus respuestas emocionales impredecibles pero todavía no podrá manejar sus sentimientos ni su rebeldía. Por consiguiente, es posible que a esta edad desobedezca abiertamente las reglas familiares y que, tal como mencionamos anteriormente, le responda de mala manera o lo insulte usando malas palabras. A menudo se portará mal solo para molestarla y ver su respuesta. Por más irritante y vergonzosa que sea esta conducta, rara vez es un signo de enfermedad emocional y suele desaparecer en la edad escolar si adopta una postura relajada al respecto.

Esto no quiere decir que permita que su hijo la controle o la intimide. Aunque usted no lo crea, ni siquiera él desea eso. Por el contrario, espera que lo contenga cuando se salga demasiado de los límites, tal como asume que lo protegerá cuando haga algo peligroso.

Una técnica de disciplina es la implementación obligatoria de los tiempos fuera.

Mentiras

Las mentiras son muy comunes a esta edad. Los preescolares mienten por varios motivos. A veces es porque tienen miedo de un castigo, tal vez porque se dejaron llevar por sus fantasías o quizá porque están imitando conductas que ven en los adultos. Antes de castigar a su hijo por no decir la verdad, asegúrese de entender sus motivos.

Cuando esté mintiendo para evitar el castigo, es probable que haya quebrantado una de las reglas de la casa. Por ejemplo, es posible que haya dañado algo que no debería haber tocado. O tal vez haya sido demasiado rudo y haya hecho daño a uno de sus compañeros. En cualquier caso, llegó a la conclusión de que lo que hizo es más grave que una mentira. Si quiere que confiese, debe ayudarlo a entender que la mentira es la peor fechoría. Guarde su enojo y los castigos para las ocasiones en las que oculte la verdad, y en vez de acusarlo cuando sospeche que hizo algo mal, diga algo como: "Esto está roto. ¿Qué habrá pasado?". Si confiesa, mantenga la calma y la tranquilidad y dele un castigo más leve que si insistiera en mentir. De esta manera tendrá menos miedo de decir la verdad la próxima vez.

Inventar cuentos es algo totalmente diferente a mentir. Esto suele ser tan solo una expresión de la imaginación de su hijo en funcionamiento y no hace daño a nadie. Solo se convierte en un problema si usted o su hijo ya no pueden distinguir la verdad de la fantasía. Si bien un cuento no requiere de un castigo, sí amerita una lección. Cuéntele la historia de "Pedro y el lobo" y explíquele lo peligroso que puede ser que siga inventando cosas. (Por ejemplo, ¿qué pasaría si se lastimara o se enfermara y usted no supiera si creerle o no?). Deje en claro que decir la verdad es lo mejor para él.

Cuando las mentiras de su hijo sean una copia de su conducta, lo mejor que puede hacer para detenerlo es eliminar el ejemplo. Cuando su hijo la escucha diciendo "mentiras piadosas" probablemente no entienda que lo hace para manejarse con más tacto o en un esfuerzo por evitar herir los sentimientos de otras personas. Todo lo que sabe es que no está diciendo la verdad, por lo que se siente libre para mentir él también. Puede intentar enseñarle la diferencia entre las mentiras directas y las mentiras piadosas, pero lo más probable es que no entienda mucho. Tendrá más probabilidades de tener éxito si cambia su comportamiento.

Después del tiempo fuera, repase junto a su hijo por qué tuvo que sentarse a pensar. Otra técnica es la pérdida de privilegios. Sin embargo, no utilice nunca amenazas vacías ni recurra al abuso físico. Debe enseñarle cuál conducta es aceptable y cuál no. La única manera que tiene de aprender a ponerse sus propios límites más adelante es que usted ahora le imponga límites razonables. Si usted se mantiene firme y coherente, él se volverá más seguro. También es importante generar oportunidades de autonomía. Por ejemplo, si van a salir a hacer un mandado, pregunte a su hijo si desea usar un suéter o una chaqueta y pídale que la ayude a elegir o encontrar la prenda. En la tienda, pídale que le ayude a encontrar en qué lugar de la góndola se encuentra el producto que está buscando.

Al decidir los límites que establece, tenga en cuenta que muchas de las estrategias que usó cuando era más pequeño también son adecuadas ahora. Sigue siendo importante recompensar la buena conducta con más frecuencia de lo que se castiga la mala conducta y evitar los castigos corporales. Y sigue siendo esencial manejar la mala conducta en tiempo y forma y con justicia, sin esperar demasiado como para que el niño se olvide de por qué está siendo disciplinado. Ahora más que nunca también necesita darle ejemplo de una conducta adecuada, controlando sus emociones (intente no reaccionar exageradamente), eligiendo cuidadosamente las palabras que usa (etiquete la conducta y no al niño) y empleando palabras (pero no violencia) para hablar sobre las emociones y para resolver las disputas. Asegúrese de compartir sus estrategias de disciplina con los cuidadores de su hijo para que el niño reciba mensajes coherentes y formas de disciplina adecuadas.

Para obtener información sobre la disciplina en preescolares, consulte la sección titulada *Disciplina* en la página 394, que también se aplica en gran parte a los niños de 4 y 5 años.

Preparación para el jardín de infantes

El jardín es un punto de inflexión muy importante para su hijo. Aunque haya asistido al preescolar, se esperará que sea mucho más maduro cuando ingrese a la escuela primaria, y se le darán más responsabilidades y más independencia. La escuela "común" es además un entorno social mucho más amplio y confuso de lo que jamás haya conocido. Pese a que tal vez su clase no sea más grande que la del preescolar, puede que pase parte del día con otros niños mayores, de otras clases. Por eso debe estar preparado emocionalmente no solo para las tareas del jardín de infantes sino también para el desafío de ser uno de los más pequeños en una escuela grande.

A medida que su hijo se acerca a la edad escolar, puede comenzar a prepararlo hablándole sobre ir al jardín de infantes. Explíquele cómo cambiará su rutina cuando comience la escuela y hágalo participar en la elección de la ropa para ir a la escuela. También será útil que de vez en cuando pasen por la escuela, en auto o caminando, e incluso que entren y le muestre el salón de clases para que vea de primera mano qué puede esperar. Muchas escuelas abren sus salones antes de que empiecen las clases para que puedan ir los padres con sus hijos y presentárselos a la maestra. Toda esta preparación ayudará a generarle entusiasmo y a reducir su ansiedad por dar su siguiente gran paso lejos de casa.

Antes de empezar la escuela su hijo debe someterse a un exhaustivo examen físico. (En muchos estados es obligatorio). Su médico evaluará la visión, la audición y el desarrollo físico general del niño, asegurándose de que tenga las vacunas necesarias y dándole cualquier refuerzo de vacuna que necesite. (Consultar el Capítulo 31, *Vacunas*, y el calendario de vacunaciones en el Anexo). Dependiendo de la ley estatal y la probabilidad de exposición, puede que también le haga una prueba de tuberculosis y análisis de laboratorio de rutina en el consultorio o que la envíe a un laboratorio externo para otras pruebas.

En la mayoría de los sistemas escolares, se acepta a los niños en el jardín de infantes basándose en su edad, a menudo con una fecha límite muy rígida como pauta general. Si bien este abordaje funciona bien para la mayoría de los niños, no

El jardín es un punto de inflexión muy importante para su hijo.

es perfecto. Los ritmos de desarrollo varían tanto que un niño podría estar listo para la escuela a los 4 años mientras que otro no estará lo suficientemente maduro hasta los 6 años.

Si tiene dudas respecto a que su hijo esté listo, y está yendo al preescolar, su maestra podrá ayudarla con esto. Lo ha visto en acción con otros niños y debería poder decirle si está listo para una experiencia en un salón de clases, más estructurada. Hay pruebas de desarrollo que se pueden hacer a su hijo para ayudar a determinar si cuenta con las aptitudes necesarias para que le vaya bien en el jardín de infantes. Su pediatra puede ayudarle a hacer los arreglos necesarios para dichas pruebas. Estas pruebas también pueden ser útiles si considera que su hijo está adelantado para esta edad y desea que comience la escuela antes de lo habitual.

Muchos sistemas de escuelas públicas realizan pruebas de evaluación de preescolares a todos los niños en edad de concurrir al jardín de infantes para evaluar cuán listos están para la escuela y, en ciertos casos, permitir a los niños comenzar la escuela cuando son un poquito mayores. Estas pruebas de aptitudes del desarrollo suelen realizarse en la escuela durante la primavera o el verano anteriores al ingreso programado del niño al jardín de infantes. Al mismo tiempo, el personal de enfermería

de la escuela podría reunir información acerca de la salud del niño, asegurándose de que esté totalmente vacunado y tal vez examinando la audición y visión también.

Salvo que haya evidencia de que su hijo rendirá muy mal, la mejor prueba será un período de prueba cuando comience la escuela. Si surgiera un problema importante respecto a su progreso durante el año escolar, deberá tomarse una decisión respecto a su promoción. Esta decisión se basará en gran parte en su capacidad de aprender, seguir instrucciones y rutinas y relacionarse con los demás niños además de con la maestra.

Charlas sobre la intimidación (bullying)

Ya sea en el preescolar o en la plaza de juegos, la intimidación puede ser un hecho real para muchos preescolares. La intimidación ocurre cuando un niño molesta a otro y puede ocurrir en el preescolar o en el vecindario (en plazas o parques). El niño que es el objetivo suele ser más pequeño o débil y se siente indefenso cuando se enfrenta a una intimidación que puede ser física (golpes, empujones, patadas, intentos de ahorcarlo), verbal (burlas, provocaciones, palabras de odio) o social (que lo excluyan de las actividades).

Cuando los niños son intimidados, suelen tener miedo de ir al preescolar. Tal vez les cueste prestar atención en la escuela y se quejen de tener dolor de cabeza o de estómago.

Asegúrese de que su hijo entienda que la intimidación no es culpa suya. Háblele sobre las formas en las que puede mantenerse seguro cuando lo someten a esta conducta agresiva. Estas son algunas estrategias que suelen ser eficaces si su hijo las usa:

- **Mirar al intimidador, o matón, directamente a los ojos.**

- **Pararse erguido y mantener la calma.**

- **Alejarse del lugar.**

- **Decir (con voz segura) cosas tales como "No me gusta lo que estás haciendo" o "Agradecería que no me hables así".**

Haga que su hijo practique estos abordajes en casa para que cuando necesite aplicarlos, le surjan más naturalmente. Además, hágale saber que cuando ocurre una intimidación, puede pedir ayuda a un adulto. Al mismo tiempo, debe informar a las maestras del preescolar y a los cuidadores del patio de juegos que está ocurriendo una intimidación y pídales que ayuden a detenerla si ven que ocurre. Cuando usted no esté cerca, debe haber otro adulto que pueda hacer guardia y proteger la seguridad de su hijo.

Ahora, ¿qué ocurre si su hijo es el intimidador o el matón? ¿Qué ocurre si está intimidando a los demás niños del preescolar o del vecindario?

Debe tomar medidas para detener este comportamiento lo antes posible. La intimidación es algo que hay que tomarse muy en serio, y este es el momento de cambiar esa conducta inaceptable, antes de que las cosas empeoren. Aquí incluimos algunas pautas:

- **Marque límites constantes a la conducta agresiva de su hijo. Asegúrese de que su hijo entienda que la intimidación jamás es aceptable.**

- **Sea un ejemplo positivo. Muestre a su hijo que puede obtener lo que necesita sin amenazar a los demás niños ni burlarse de ellos.**

- Cuando deba disciplinar a su hijo por esta conducta, utilice abordajes no físicos, como p. ej. una pérdida de privilegios. Asegúrese de que su hijo entienda por qué es inadmisible esta conducta.

- Si le está costando ponerle punto final a la conducta de intimidación de su hijo, busque la ayuda de una maestra, un consejero o un pediatra.

Visita al pediatra

Debe continuar llevando a su preescolar al pediatra una vez al año para que lo revise. El médico confirmará que su hijo tenga las vacunas al día. Entre los 4 y 6 años se administran las dosis de refuerzo contra la polio, la difteria, el tétanos, la tos ferina, el sarampión, las paperas, la rubéola y la varicela. Muchos estados las exigen antes de comenzar el jardín de infantes. (Para ver un calendario de las vacunaciones recomendadas, consultar el Anexo).

AUDICIÓN. Alrededor de los 4 años, su hijo puede hablar lo suficientemente bien como para describir los distintos sonidos. Es posible que su pediatra sugiera una prueba de audición exhaustiva para su hijo usando tonos a distintas frecuencias. Esta prueba debe repetirse cada uno o dos años o con más frecuencia si se encuentran problemas de audición.

VISIÓN. A los 4 y 5 años, su hijo puede entender instrucciones y cooperar lo suficientemente bien como para hacerle una prueba de visión formal. A esta edad su agudeza visual debe ser de 20/30 o mejor. Más importante que la visión absoluta en cada ojo es cualquier diferencia en la agudeza visual entre los dos ojos. Si sospecha de algún problema, deberá llevarlo a consulta con un oftalmólogo pediátrico.

Control de seguridad

A lo largo de todo este libro se incluyen recomendaciones para mantener a su hijo seguro tanto en casa como fuera de ella. El Capítulo 15 en particular está dedicado a la seguridad en varias áreas, incluyendo la seguridad en las plazas de juegos, en bicicletas y triciclos y en su propio patio trasero.

Estas son algunas pautas específicamente aplicables a los niños de 4 y 5 años:

■ Mientras aprende a andar en bicicleta, su hijo debe usar *siempre* un casco. Cuando compre una bicicleta, compre al mismo tiempo un casco. Dé un buen ejemplo usando su propio casco cada vez que ande en bicicleta.

■ Jamás permita a su hijo andar en bicicleta en la calle. Es demasiado pequeño para andar en la calle en forma segura.

■ Si su hijo sale disparado hacia la calle, correrá peligro de ser golpeado por un auto. Acompañe a su hijo a jugar en el parque o en la plaza de juegos. Enséñele la importancia de detenerse en el bordillo de la acera y de jamás cruzar la calle sin la compañía de un adulto. No obstante, tenga en cuenta que su hijo tal vez no recuerde esta regla de seguridad y deberá vigilarlo atentamente cuando estén cerca de una calle.

■ Si bien a esta edad su hijo puede aprender a nadar, *nunca* lo deje nadar solo, aunque parezca capaz de hacerlo. Su hijo nunca debe jugar cerca de una masa de agua (un lago, un arroyo, una piscina o el mar) salvo que haya un adulto cerca y observándolo en todo momento.

■ Siempre que esté en una embarcación con su hijo, asegúrese de que use un chaleco salvavidas. Enséñele que nunca debe zambullirse al agua a menos que un adulto haya verificado la profundidad del agua.

■ Enseñe a su hijo que nunca debe jugar con fósforos ni encendedores o mecheros, y asegúrese de jamás dejar estos objetos fuera de lugar en la casa donde el niño pueda acceder a ellos.

Para obtener información adicional sobre la seguridad, consultar el Capítulo 15, página 471.

Viajes con su hijo

Los choques en auto son el mayor peligro para la vida y el bienestar de su hijo. Una colisión o una frenada repentina, incluso cuando su auto esté andando lentamente, pueden causar lesiones devastadoras. Es por eso que su hijo todavía debe viajar en un asiento de seguridad para auto con un arnés de 5 puntas. El asiento trasero sigue siendo el lugar más seguro para que su hijo viaje.

En especial cuando emprendan un viaje en auto largo con su hijo de 4 o 5 años, es menos probable que su hijo se resista a estar confinado a un asiento de seguridad para el automóvil si hace que los viajes sean divertidos. Aquí incluimos algunas sugerencias que la ayudarán a pasar el tiempo.

- Hablen sobre lo que ven por el camino. Pregunte a su hijo qué ve por su ventana. Destaque las vistas interesantes. Cuando comience a aprender los colores, las letras y los números, pídale que los identifique en carteles y vallas publicitarias. Recuerde, no obstante, mantener los ojos en la ruta.

- Tenga en el auto una variedad de libros de imágenes y juguetes pequeños y livianos, al alcance del asiento de seguridad del niño.

- Tenga en el auto canciones o cuentos para niños. Anime a su hijo a cantar al ritmo de sus melodías favoritas.

- Para viajes más largos, lleve consigo una cajita llena de materiales para actividades adecuadas a la edad, como libros para colorear o de actividades, crayones, papel, pegatinas o muñecas de papel. (No permita el uso de tijeras en el auto, ya que podrían ser peligrosas en caso de una frenada repentina). Lleve también los CD y DVD favoritos del niño, con canciones para cantar, rimas u otras actividades entretenidas y familiares.

- Deténgase al menos cada 2 horas para tomarse un descanso del viaje. Esto permitirá a su hijo estirarse, tal vez comer un bocadillo e ir al baño.

- Si su hijo tiene tendencia a sentirse mal por el movimiento del auto, puede ser de ayuda darle una dosis adecuada de medicamentos contra los mareos que no le den sueño media hora antes de subirse al auto. (Consultar *Mareo por movimiento,* página 788).

El viaje será más agradable y cómodo para todos si sigue varias reglas adicionales sistemáticamente, donde quiera que esté.

- Nunca deje a un niño solo en el auto, ni siquiera por un minuto.

- No permita gritos, golpes, mordiscos ni ruidos fuertes.

- No permita que los niños toquen las manillas de las puertas del auto. Tal vez sea útil usar la tranca de seguridad para niños, si su auto la tuviera.

- Recuerde a los niños que deben ser considerados con las demás personas que viajan en el auto.

Especial para los abuelos

A medida que pasan tiempo con su nieto, es probable que noten algunos cambios en su personalidad cuando pase de tener 4 años a tener 5 y ser más independiente. Puede que ponga a prueba su autoridad, se muestre agresivo, sea mandón y, a veces, diga malas palabras por "imitación". Pero no teman. Mantengan la calma y sepan que esta etapa es solo una más en el camino para obtener un mayor dominio sobre su entorno. Disciplínenlo con firmeza pero no en forma ruda, y no reaccionen exageradamente ante el lenguaje que les resulte sorprendente y quizás hasta ofensivo.

Durante este período de la corta vida de su nieto, también estará desarrollando redes sociales más amplias y algunos "mejores amigos". Pueden ampliar aún más esta red si puede localizar a otros niños que vivan cerca para cuando él los visite, en particular si se quedará por un par de días (o más). Programen algunas citas de juegos con esos otros niños de sus vecinos o amigos, así como también con primos que vivan cerca.

¿Qué pasa si viven a muchas millas de su nieto y no pueden visitarlo con frecuencia? Hay muchas estrategias para abuelos a larga distancia, que sacan ventaja del hecho de que los niños de esta edad ya hablan bastante. Aquí incluimos algunas sugerencias.

- **El teléfono es una opción obvia. Fijen un horario habitual en el que su nieto pueda contar con que lo llamen. Durante estas llamadas telefónicas, hablen sobre las actividades del niño. Háganle preguntas sobre qué está haciendo y quiénes son sus amigos. Las actividades preescolares y sus "eventos" suelen ser lo primero que le viene a la cabeza. Tomen notas para mencionar a sus amigos o sus lugares especiales por su nombre en conversaciones posteriores.**

- **Si no logran ver a su nieto muy a menudo, y tanto usted como sus hijos tienen computadora o un teléfono inteligente con acceso a internet, pueden comunicarse por videoconferencia. Tan solo verse vale más que mil palabras. No obstante, recuerden que los niños de 4 años podrían no entender que ustedes no están en la habitación ni en ningún lugar cercano. Es probable que un adulto deba explicarle cómo es que puede ver a la abuela aunque en realidad está lejos.**

- **A los niños les *encanta* recibir cartas o correos electrónicos (usando la cuenta de los padres) periódicos. Envíenle tarjetas y regalitos graciosos de los viajes que realicen; esto puede mantener una conexión real.**

- **Intercambiar fotos y videos familiares puede ser muy significativo.**

■ Llamen para cantarle el "feliz cumpleaños" y envíen una tarjeta que llegue en ocasiones especiales y festivas cuando no puedan estar ahí. Es importante hacer algún contacto en las celebraciones especiales.

■ A pesar de la distancia, las visitas deben ser una prioridad. Por más importantes que sean las sugerencias que anteceden, nada sustituye la presencia real junto a su nieto. Aunque solo sea por un fin de semana, el contacto reiterado y la familiaridad son claves para una relación significativa tanto para el nieto como para los abuelos.

~ 14 ~

Educación inicial y guarderías

¿QUIÉN CUIDARÁ a su hijo durante las horas en la que usted no esté en casa? Tarde o temprano es seguro que se enfrentará a esta pregunta. Ya sea que necesite a alguien que cuide a su hijo algunas horas por semana o 9 horas al día, querrá sentir confianza en la persona que lo haga. Pero encontrar a la cuidadora o al equipo de cuidadores adecuado para hacerse cargo de su hijo puede ser un gran desafío. Su prioridad principal debe ser asegurar el bienestar de su hijo, y esa debe ser la premisa primordial al seleccionar la fuente del cuidado infantil. Este capítulo ofrece sugerencias para que su búsqueda sea más sencilla. También incluye pautas para prevenir, reconocer y resolver problemas cuando ya haya hecho su elección.

El aspecto más importante de encontrar una buena guardería es juzgar la calidad del programa de guardería y el carácter y las aptitudes de la cuidadora involucrada con su hijo. Casi 6 de cada 10 familias usan cuidados de guardería en el hogar o fuera del hogar. Los padres también eligen compartir el cuidado entre ellos o contar con la ayuda de parientes u otras personas que cumplan la función. Algunos niños participan en más de un tipo de arreglo de cuidados de guardería en distintos momentos del día o de la semana. Si quien cuida a su hijo no es un miembro de su familia, lo más probable es que se haya reunido con esta persona pocas veces antes de confiarle a su hijo. (Muchos cuidadores son mujeres, aunque no todos). Aún así, querrá sentir la mayor confianza posible respecto a su elección como si se tratara de un miembro de su familia. Aunque es imposible estar totalmente seguro respecto a cualquier persona bajo estas circunstancias, puede aprender mucho acerca de las cuidadoras al observarlas trabajando durante un par de días y verificando cuidadosamente sus referencias. Confíe su hijo a alguien solo después de haberse tomado el tiempo de observarlo junto a su hijo y a otros niños y sienta confianza en sus aptitudes y su dedicación.

Además de las pautas de este capítulo sobre la búsqueda, evaluación y selección de cuidados de guardería, encontrará una lista de verificación titulada *¿Es este el lugar correcto para mi hijo?* en la página 886 del Anexo. Le ayudará a elegir cuidados apropiados y de alta calidad.

Qué buscar en un proveedor de cuidados: Pautas para el niño pequeño y en edad preescolar

(Para los bebés, consultar el Capítulo 6, página 183).

Los niños prosperan cuando los cuidan, en un entorno seguro y saludable, adultos solidarios que demuestran un cálido afecto y que los ayudan a aprender, interactuar y encontrar soluciones a la vez que los protegen contra las elecciones que podrían causarles daño. La siguiente lista describe varias cosas que debe buscar cuando esté observando a alguien que podría hacerse cargo de cuidar a su hijo. Dentro de este capítulo aparecen sugerencias más específicas, pero recuerde que son pautas generales. Se aplican a todos los cuidados, dentro y fuera del hogar, incluyendo niñeras, nanas y maestras durante el preescolar y los primeros años de la escuela primaria. Además, tenga estos mismos criterios en mente cuando juegue con su hijo o supervise pequeños grupos de niños.

Un buen cuidador hará lo siguiente:

- Escuchará atentamente a los niños y observará su conducta.

- Fijará límites razonables para los niños y los mantendrá sistemáticamente.

- Dirá a los niños por qué hay ciertas cosas que no están permitidas y ofrecerá alternativas aceptables.

Nunca confíe su hijo a nadie hasta que se haya tomado el tiempo de observarlo junto a su hijo y a otros niños.

- Manejará situaciones difíciles a medida que surjan y antes de que se salgan de control.

- Anticipará los problemas e intervendrá precozmente para evitarlos.

- Respetará las promesas que le hizo a los niños.

- Se unirá al juego de los niños sin interrumpir su actividad.

- Facilitará las transiciones que pudieran ser estresantes para los niños.

- Alentará a los niños a pensar en sus propias ideas antes de ofrecer sugerencias.

- Recompensará los esfuerzos de los niños y aliviará sus "dolores" con un gesto afectuoso, como un abrazo o un golpecito en la espalda.

- Hablará con naturalidad y conversará con los niños sobre lo que están haciendo.

- Ayudará a los niños a alentarse unos a otros pidiéndoles que compartan sus logros.

- Animará a los niños a completar proyectos, incluso si tardan más de lo programado originalmente.

- Limitará las conversaciones entre adultos delante de los niños.

- Demostrará respeto por las ideas y decisiones de los niños.

- Evitará ofrecer opciones a los niños cuando no las haya.

- Permitirá que los niños cometan errores y aprendan de ellos (siempre y cuando hacerlo no implique peligro).

Opciones de cuidados

Además de las sugerencias generales que acabamos de mencionar, seguramente deba identificar sus necesidades y deseos específicos. Antes de reunirse con los potenciales cuidadores y entrevistarlos, la lista de preguntas que necesita responder debe incluir lo siguiente:

- **¿Dónde** quiero que esté mi hijo durante el día? ¿En casa? ¿En la casa de otra persona? ¿En una guardería? Si los cuidados tendrán lugar fuera de casa, ¿qué tan lejos? ¿Qué otros miembros de la familia o amigos estarán cerca de mi hijo?

- **¿Qué días** y en qué horarios necesito o quiero que lo cuiden cada semana?

- **¿Cómo** organizaré el transporte de mi hijo hacia y desde el programa? Si la cuidadora necesita transporte de día o de noche, ¿cómo manejaré eso?

- **¿Qué arreglos de respaldo** puedo hacer? ¿Cómo manejaré los días en los que mi hijo esté enfermo o cuando la cuidadora de mi hijo no esté disponible debido a una enfermedad o a problemas personales? ¿Cuáles son los arreglos para los días feriados, el verano y las vacaciones?

- **¿Qué es lo que puedo** pagar, siendo realista?

- **¿Qué tamaño de programa** deseo para mi hijo? ¿Cuánta interacción en grupo deseo para mi hijo?

- **¿Cuánta estructura** y cuánto estímulo deseo para mi hijo?

- **¿Qué calificaciones** quiero que tengan los cuidadores?

- **¿Cómo** deseo que disciplinen a mi hijo?

■ **¿Qué otras condiciones básicas** me harían sentir cómoda al dejar a mi hijo con otra persona?

Si bien la mayoría de los niños pequeños en Estados Unidos participan en algún tipo de guardería o cuidado infantil, casi la cuarta parte de estos cuidados son prestados por parientes, sobre todo las abuelas. No solo muchos abuelos cuidan de los niños durante parte del día, sino que cada vez más están involucrados en llevar y traer a los niños hacia y desde los lugares donde les brindan otro tipo de cuidados infantiles.

Si tiene familiares o amigos dispuestos a cuidar de su hijo y que vivan cerca, pregúntese si se sentiría cómoda con eso y si estarían dispuestos a brindar cuidados de medio tiempo (tal vez algunas horas al día o 2 o 3 días a la semana), ya sea regularmente o como respaldo en caso de que fallen otros arreglos. Tenga en cuenta también, cuando sea posible, que ofrecer un pago por estos servicios hace que el arreglo sea más justo y genera un incentivo adicional para que la persona en quien confía para cuidar a su hijo la ayude.

Otras opciones incluyen que alguien vaya a su casa o llevar a su hijo a la casa de otra persona o a una guardería. Sus recursos financieros, la edad y las necesidades de su hijo y sus propias preferencias de crianza la ayudarán a decidir cuál es la mejor opción.

Recuerde que su hijo crecerá y se desarrollará rápidamente y que la opción que sea correcta hoy podría no ser la mejor opción en el futuro. Siga reevaluando las necesidades de su hijo y qué tan adecuados serán los arreglos actuales de cuidado infantil con el paso del tiempo.

Aquí incluimos algunas sugerencias a tener en cuenta cuando decida entre cuidados en el hogar, cuidados en el hogar de la cuidadora o una guardería:

Cuidados en el hogar/niñera

Si se reintegra a trabajar mientras su hijo es aún un bebé, una opción de cuidado infantil (a menudo más costosa) podría ser que alguien vaya a su casa, ya sea que se retire cuando usted llegue o que viva permanentemente en la casa. Como esta persona no necesitará contar con una licencia, hay algunas cosas importantes a tener en cuenta que deben formar parte de su evaluación y del proceso de contratación.

■ Verifique las referencias.

■ Realice una verificación de antecedentes, si fuera posible.

■ Pida antecedentes laborales documentados (preferentemente de los últimos 5 años).

■ Pregunte cuál es su punto de vista respecto a la disciplina, los horarios, la alimentación, el consuelo y la oferta de actividades adecuadas. Determine si su enfoque coincide con su estilo de crianza y si es indicado para su hijo. Asegúrese de que esta persona comparta su filosofía sobre cómo reaccionar al llanto excesivo de su hijo, cómo responder cuando tiene un accidente o qué hacer cuando no duerme. (Compartir este tipo de información corresponde, sin importar el tipo de entorno en el que cuiden de su hijo).

¿CÓMO ENCONTRAR UNA CUIDADORA QUE VENGA A MI CASA?

■ Pida recomendaciones a sus amigos.

■ Busque o coloque avisos en periódicos (en especial en publicaciones locales para padres).

■ Diríjase a una agencia de colocaciones.

DESPUÉS DE ELEGIR UNA CUIDADORA QUE VAYA A SU CASA

■ Convengan un período de prueba de al menos una semana en el cual usted pueda estar en casa y observar a la cuidadora trabajando bajo su supervisión.

■ En los días y semanas posteriores, controle atentamente el desempeño de la persona a quien contrate.

VENTAJAS DE LOS CUIDADOS EN EL HOGAR

1. Su hijo permanecerá en un entorno familiar y recibirá atención y cuidados personalizados.

2. No estará expuesto a las enfermedades ni a las conductas negativas de otros niños.

3. Cuando su hijo esté enfermo no tendrá que faltar al trabajo ni hacer otros arreglos para cuidar de él.

4. La cuidadora podrá hacer algunas tareas livianas del hogar y preparar la comida para la familia. Si esta es una de sus expectativas, déjelo en claro desde el principio.

5. No deberá preocuparse por el transporte de su hijo salvo que quiera que la cuidadora lo lleve a pasear.

DESVENTAJAS DE LOS CUIDADOS EN EL HOGAR

1. Tal vez le cueste encontrar a alguien dispuesta a aceptar el salario, los beneficios y el confinamiento de trabajar en su casa, o tal vez los costos de los cuidados en el hogar calificados le resulten prohibitivos.

2. Como usted será considerada un empleador, deberá cumplir con los requisitos de salario mínimo, seguro social y declaración de impuestos. Además debe proporcionar seguro médico a su empleada si no tuviera otra cobertura.

3. La presencia de una cuidadora podría afectar la privacidad de su familia, en especial si vive en su casa.

4. Como su cuidadora estará sola con su hijo la mayor parte del tiempo, no tiene manera de saber exactamente cómo realizará su trabajo.

5. Es posible que su cuidadora no siempre tenga ayuda de respaldo disponible para las ocasiones en las que no se sienta bien, tenga una crisis familiar o quiera tomarse vacaciones. Usted será responsable de conseguir un reemplazo.

6. Es probable que su cuidadora tenga menos capacitación inicial o permanente en desarrollo infantil y cuestiones de salud y seguridad tales como CPR, primeros auxilios y administración de medicamentos. CPR y primeros auxilios son destrezas que la cuidadora *debe* aprender. Tenga en cuenta inscribirla en una clase de estas destrezas que salvan vidas y ofrézcase a pagarla.

Un mensaje para los abuelos

Como abuelos, es posible que se conviertan en las personas que proporcionan cuidados de medio tiempo a su nieto a veces, tal vez en uno o dos días fijos durante la semana o durante algunas horas de vez en cuando. Por lo tanto, muchas de las pautas de este capítulo corresponderán a su función de cuidadores. Las recomendaciones acerca del mejor entorno para el niño, cuestiones de seguridad, necesidades especiales y el tamaño del grupo (si cuidan a más de un niño) deben tenerse en cuenta.

Como abuelos, su rol es único e importante. Ustedes no son solo otros niñeros. Tienen un vínculo fundamental, proporcionando la continuidad entre las generaciones que su nieto llegará a entender y respetar. Aprovechen las ventajas de este rol insustituible. Su relacionamiento con su nieto y presentarle a él el mundo de los abuelos es una experiencia particularmente valiosa. Atesórenla. Aprovechen al máximo esos días especiales en los que sean los niñeros y ofrézcanse para hacerlo habitualmente si pudieran. Compartan historias con su nieto (y léanle regularmente).

A veces, tal vez no puedan ser quienes en efecto proporcionan los cuidados a su nieto pero, en cambio, lo llevarán e irán a recoger a una guardería o a la casa de la niñera. Pueden asegurarse de transportarlo en forma segura, en un asiento de seguridad para auto adecuado, y ofrecer otro par de ojos para evaluar la calidad del centro o de la niñera, lo que ayudará a los padres de su nieto a sentirse seguros de su propia elección del entorno de cuidado para el niño.

Como saben, los tiempos han cambiado pero el amor y el cuidado siguen siendo los ingredientes universales y eternos para ayudar a los niños a prosperar. Aprendan sobre los nuevos descubrimientos médicos ocurridos desde que ustedes criaron a sus hijos pidiendo a los padres de su nieto que compartan información con ustedes. La profesión médica ha aprendido mucho sobre cómo acostar a dormir a los niños en forma segura boca arriba y sobre los medicamentos de venta libre más seguros para las enfermedades, además de muchas otras cosas. Aprender cosas nuevas nos mantiene jóvenes.

Por cierto, si aceptaron la responsabilidad de recoger o llevar a su nieto a horarios regulares, preséntense ante la persona responsable del lugar y proporciónenle su número de teléfono como persona de contacto. Y recuerden que al conducir con su nieto deben asegurarse de que esté correctamente sujeto en un asiento de seguridad para automóvil en todo momento. En su casa, asegúrense de guardar sus medicamentos personales bajo llave y fuera de la vista y del alcance de los niños para que su nieto no pueda tomarlos.

Guarderías en casas de familia

Muchas personas ofrecen cuidados informales en su casa a pequeños grupos de niños, a menudo mientras cuidan además de sus propios hijos o nietos. Algunas ofrecen cuidados nocturnos, cuidado de niños enfermos o cuidado de niños con necesidades especiales. Las guarderías en casas de familia suelen ser menos caras y más flexibles que las guarderías formales. Una guardería en casa de familia pequeña generalmente cuenta con menos de 6 niños y una cuidadora. Las guarderías en casas de familia grandes pueden tener hasta 12 niños y una cuidadora y una asistente.

Las guarderías en casas de familia pueden ser licenciadas, registradas o no reguladas. Siempre es mejor buscar un entorno que esté licenciado. (Las regulaciones de licenciamiento varían según el estado y se pueden encontrar en sitios como el Centro Nacional de Recursos para la Salud y Seguridad en el Cuidado de Niños, www.nrckids.org).

SOBRE LA ELECCIÓN DE UNA GUARDERÍA EN CASA DE FAMILIA

- Observe el trabajo de la cuidadora.

- Preste atención a los signos de cuidados de buena calidad, como el cambio de pañales higiénicos y las medidas de seguridad.

En una guardería en casa de familia, su hijo podrá involucrarse más en muchas de las mismas actividades domésticas que encontrará en su propia casa.

- Pida referencias.

- Revise la certificación y el cumplimiento con las licencias.

- Observe el hogar para asegurarse de que sea seguro.

- Averigüe cuántos niños tiene inscritos la proveedora y a qué horas.

- Consulte sobre arreglos sustitutos en caso de que la proveedora se enferme o no pueda brindar cuidados.

- Solicite información sobre los planes de la cuidadora para situaciones de emergencia.

- Pregunte a la proveedora de cuidados qué capacitación tiene.

- Pregunte si el programa de la proveedora está acreditado por la Asociación Nacional de Cuidado de Niños.

¿CÓMO ENCUENTRO UNA GUARDERÍA EN CASA DE FAMILIA?

- Pida recomendaciones a sus amigos.

- Busque o coloque avisos en periódicos (en especial en publicaciones locales para padres).

- Comuníquese con una agencia local de recursos y referencias: www.naccrra.org o con Child Care Aware al 1-800-424-2246.

DESPUÉS DE ELEGIR UNA GUARDERÍA EN CASA DE FAMILIA

- Controle la adaptación de su hijo y observe atentamente las interacciones entre la cuidadora y su hijo.

- Mantenga abiertas las líneas de comunicación para abordar cualquier problema que pudiera surgir.

VENTAJAS DE LAS GUARDERÍAS EN CASAS DE FAMILIA

1. En las guarderías en casas de familias con buen ambiente hay una proporción favorable entre niños y adultos. En general, la cantidad total de niños por adulto no debe ser de más de unos 3 niños por cada adulto si alguno de los niños es menor de 24 meses. (Consultar en la página 397 información adicional sobre las proporciones óptimas entre niños y personal).

2. Su hijo tendrá las comodidades de estar en un hogar y puede participar en muchas de las mismas actividades domésticas que encontraría en su casa.

3. Su hijo recibirá estimulación social proveniente de sus compañeros de juegos (cuando haya otros niños presentes).

4. Las guarderías en casas de familia tienen el potencial de ser relativamente flexibles, por lo que a menudo se pueden hacer arreglos especiales para satisfacer los intereses y necesidades individuales de su hijo.

5. Su hijo podría tener más atención personalizada y tiempo tranquilo.

6. Su hijo podría estar expuesto a menos enfermedades infecciosas o a menos conductas negativas de otros niños.

DESVENTAJAS DE LAS GUARDERÍAS EN CASAS DE FAMILIA

1. No puede observar lo que le ocurre a su hijo en su ausencia. Si bien muchos proveedores organizan cuidadosamente actividades que son adecuadas para los niños, otros usan el televisor como niñera, permitiendo incluso que los niños miren programas no apropiados para ellos.

2. Muchos proveedores de cuidados en guarderías en casas de familia trabajan sin supervisión ni asesoramiento de otros adultos.

3. La cuidadora podría compartir el cuidado de su hijo con parientes, novios u otras personas que tal vez no puedan brindar cuidados de alta calidad.

Centros de guardería

Los centros de guardería también pueden llamarse centros de cuidados diurnos, centros de desarrollo infantil, escuelas de guardería, preescolares y otros nombres similares. Estas instituciones suelen brindar cuidados para niños en un edificio no residencial con salones para niños de distintos grupos etarios. La mayoría de los centros están licenciados y cuidan a niños desde el nacimiento hasta los 6 años de edad. De los aproximadamente 12 millones de niños que reciben cuidados de guardería en EE. UU., alrededor de 9 millones de ellos están en centros licenciados y, por consiguiente, alrededor del 25 % de los niños reciben cuidados en centros y entornos no licenciados ni regulados. Los centros demuestran un mayor compromiso con la calidad al participar en el proceso de acreditación.

Hay varios tipos de centros de guardería, entre los que se destacan los siguientes:

- *Cadena de centros*, que ofrecen una amplia variedad de programas y actividades muy atractivas para los niños. Como son cadenas y funcionan bajo el control de una gerencia general, algunas no ofrecen ninguna variación ni dan lugar a la creatividad individual en sus operaciones.

- *Centros independientes con fines de lucro*, que dependen de las tarifas de matrícula para pagar sus gastos generales y suelen obtener una ganancia mínima para sus propietarios. Como muchos de estos programas se forman en torno a un par de personas dedicadas, pueden ser excelentes siempre que dichas personas permanezcan activamente involucradas en las operaciones diarias.

- *Centros sin fines de lucro*, que a veces están vinculados con instituciones religiosas, centros comunitarios, universidades o agencias de servicio social; también pueden ser instituciones de constitución independiente. Algunos tienen acceso a financiación pública adicional, lo que permite ofrecer cuotas con descuento a familias de recursos más bajos. Todo ingreso obtenido que sobre luego de cubrir los gastos vuelve a volcarse al programa, lo que beneficia directamente a los niños.

- *Head Start* es un programa de desarrollo infantil nacional para niños desde el nacimiento hasta los 5 años que ofrece servicios para promover el desarrollo académico, social y emocional además de proporcionar servicios sociales, de salud y de nutrición a familias que califiquen según sus ingresos.

- *Programas pre-jardín de infantes financiados por el estado* para niños de 4 años, que cuentan con financiación total o parcial de agencias de educación estatales. Funcionan en escuelas o bajo la dirección de agencias de educación estatales y locales.

¿CÓMO ENCUENTRO UN CENTRO DE GUARDERÍA?

- **Los centros de guardería** suelen figurar en Internet o en la guía telefónica.

- **Pida a su pediatra** o a otros padres que tengan hijos en guarderías que le recomienden un centro.

- **Póngase en contacto con la agencia de salud o bienestar de su comunidad** o con una organización local o nacional de recursos y referencias, como Child Care Aware, en www.childcareaware.org o por el 1-800-424-2246.

VENTAJAS DE LOS CENTROS DE GUARDERÍA

1. Suele haber más información disponible sobre ellos, ya que la mayoría de los centros están regulados por agencias de licenciamiento.

2. Muchos centros tienen programas estructurados diseñados para satisfacer las necesidades de desarrollo de los niños.

3. La mayoría de los centros cuenta con varios cuidadores, por lo que no dependerá de la disponibilidad de una única persona.

4. Las personas que trabajan en estos centros cumplen con requisitos educativos de mayor nivel y tienden a estar mejor supervisadas que otros cuidadores en otros entornos.

5. Algunos centros tal vez le permitan hacer arreglos para menos horas o días de asistencia si usted solo trabaja medio horario.

6. Muchos centros fomentan la participación de los padres para que pueda ayudar a mejorar el centro mientras su hijo esté matriculado.

DESVENTAJAS DE LOS CENTROS DE GUARDERÍA

1. Las regulaciones de los centros de guardería varían ampliamente según el tipo de centro.

2. Es probable que los buenos programas tengan listas de espera para la admisión porque tienen mucha demanda.

3. Debido a la cantidad de niños atendidos en este tipo de programa, es posible que su hijo reciba atención menos personalizada que en un programa más pequeño.

La elección final

Cuando tenga en cuenta un entorno de cuidado infantil en particular, debe conocer todas las reglas y prácticas que afectarán a su hijo. Si el programa es lo suficientemente formal como para tener un manual impreso, esto podría responder muchas de sus preguntas. De lo contrario, pregunte al director del programa lo siguiente (algunas de estas cosas se aplican también a las guarderías en casas de familia). Consulte también *¿Es este el lugar correcto para mi hijo?* en el Anexo como ayuda para elegir cuidados adecuados y de alta calidad.

1.   ¿Cuáles son los requisitos de contratación de los miembros del personal? (Las regulaciones podrían variar según el estado). En muchos programas buenos, los cuidadores deben tener al menos dos años de universidad, aprobar los requisitos mínimos de salud y recibir las vacunas básicas. Lo ideal es que tengan algo de instrucción en desarrollo de la primera infancia y, tal vez, que tengan hijos propios. En general los directores deben tener un diploma universitario o muchos años de experiencia que los califique como expertos tanto en desarrollo infantil como en administración. Los miembros del personal también tienen que tener capacitación en CPR y primeros auxilios.

2.   ¿Cuántos miembros del personal hay disponibles por cada niño? Si bien algunos niños necesitan atención sumamente personalizada y otros funcionan bien con una supervisión menos directa, la regla general a seguir es: cuanto más pequeño sea el niño, más adultos debe haber en cada grupo. Cada niño se asignará a una cuidadora como la persona responsable primaria de su cuidado, y esa cuidadora deberá proporcionar la mayor parte del cuidado personal de ese niño (p. ej. alimentarlo, cambiarle los pañales, acostarlo a dormir).

Cuanto más pequeño sea el niño, más adultos debe haber en cada grupo.

3. ¿Cuántos niños hay en cada grupo? En general, los grupos más pequeños ofrecen a los niños una mejor posibilidad de interactuar y aprender unos de otros. Si bien suele ser mejor que haya menos niños por adulto, existe una proporción deseable máxima y un tamaño de grupo para cada categoría de edad. No obstante, las proporciones designadas varían según el estado y algunos buenos centros no alcanzan las proporciones ideales entre niños y personal. (Una vez más, la tabla *¿Es este el lugar correcto para mi hijo?* en la página 886 del Anexo proporciona estos detalles).

4. ¿Hay algún problema con los cambios frecuentes de personal? De ser así, eso podría sugerir que existen problemas con la operación del centro. Lo ideal es que la mayor parte de las cuidadoras haya estado en el programa durante varios años, ya que la continuidad es un rasgo de preferencia. Lamentablemente, el recambio de personal en esta profesión es un problema por varios motivos, incluyendo los salarios bajos.

5. ¿Se prohíbe fumar a las cuidadoras, incluso al aire libre? Esto es importante para la salud de su hijo.

6. ¿Se exige a las cuidadoras tener las vacunas al día, incluyendo la vacuna contra la gripe?

7. ¿Cuáles son los objetivos del programa? Algunos son muy organizados e intentan enseñar nuevas destrezas a los niños o intentan cambiar o modelar su conducta y sus creencias. Otros son muy relajados y hacen énfasis en ayudar a los niños a desarrollarse a su propio ritmo. Y hay otros que están entre uno y otro tipo. Decida lo que desea para su hijo y asegúrese de que el programa que elija satisfaga sus deseos. Evite los que no ofrezcan atención o apoyo personalizados para su hijo.

8. ¿Cuáles son los procedimientos de admisión? Los programas de guardería de calidad exigen información relevante sobre los antecedentes de cada niño. Esté preparado para que le hagan preguntas muy específicas sobre las necesidades individuales, el nivel de desarrollo y el estado de salud. También es posible que le pregunten acerca de sus propios deseos respecto a la crianza y sobre los demás niños de su familia.

9. ¿Los proveedores de cuidados de guardería tienen una licencia válida y un certificado sanitario reciente? ¿Hacen regir las exigencias de salud y vacunación a los niños del programa? Las vacunas estándar y los controles médicos periódicos deben ser obligatorios para todos los niños y miembros del personal.

10. ¿Cómo se manejan las enfermedades? Se debe informar a los padres si un miembro del personal o un niño contraen una enfermedad contagiosa importante (no un simple resfrío sino enfermedades relevantes como varicela o hepatitis). Además, el programa debe contar con una política clara respecto a los niños enfermos. Debe saber cuándo mantener a su hijo en casa y cómo responderá el centro si se enferma durante el día.

11. ¿Cuáles son los costos? ¿Cuánto deberá pagar para comenzar y con qué frecuencia debe pagar las cuotas? ¿Qué cubren los pagos, específicamente? ¿Deberá pagar cuando su hijo se ausente por enfermedad o vacaciones familiares?

12. ¿Qué ocurre en un día típico? Lo ideal es que haya una mezcla de actividad física y momentos de tranquilidad. Algunas actividades deben estar orientadas al grupo y otras deben ser personalizadas. Deben dedicarse horarios para las comidas y la hora de la merienda. Si bien es preferible que exista cierta estructura, también debe haber lugar para el juego libre y los eventos especiales.

13. ¿Cuánta participación de los padres es de esperar? Algunos programas dependen mucho en la participación de los padres, mientras que otros solicitan muy poca participación. Por lo menos, los programas de calidad recibirán con gusto sus opiniones y le permitirán visitar a su hijo durante el día. Si la escuela mantiene una política de puertas cerradas durante todo el día o parte del mismo, típicamente por motivos educativos, asegúrese de sentirse cómoda con esta práctica.

14. ¿Cuáles son los procedimientos generales? Un programa bien organizado debe tener reglas y regulaciones claramente definidas acerca de:

- Horas de funcionamiento

- Transporte de niños

- Excursiones

- Comidas y meriendas, ya sea que las proporcionen los padres o que se preparen en el lugar

- Administración de medicamentos y primeros auxilios

- Evacuaciones de emergencia

- Notificación de inasistencias del niño

- Cancelaciones por motivos climáticos

- Retiro de los niños del programa

- Suministros o equipo que deben proporcionar los padres

- Arreglos para dormir, en especial para los bebés

- Celebraciones especiales

- Cómo pueden los padres comunicarse con el personal durante el día y la noche

- Exclusión de los niños mientras estén enfermos con determinadas enfermedades

- Seguridad para garantizar que todos quienes ingresen al centro, incluidas las áreas de juegos al aire libre, sean evaluados por el personal de la guardería, que no entren extraños al edificio y que los adultos familiares que estén actuando raro no ingresen a ninguna de las áreas de guardería, ni exteriores ni interiores

Una vez que haya recibido este tipo de información básica, debe hacer un recorrido por el edificio y el predio, en horario de trabajo, para ver cómo interactúan las cuidadoras con los niños. Sus primeras impresiones son de particular importancia, ya que influyen sobre todas las gestiones futuras con el programa. Si percibe calidez y una actitud cariñosa para con los niños, es probable que se sienta cómodo dejando a su hijo en ese lugar. Si ve que una empleada da una nalgada o restringe a uno de los pequeños con demasiada fuerza, deberá replantearse la posibilidad de enviar allí a su hijo, aunque ese sea el único signo de conducta abusiva que presencie.

Intente observar la rutina diaria, prestando atención a la forma en la que está organizado el día y qué actividades se planifican para los niños. Observe cómo se prepara la comida y averigüe con qué frecuencia se alimenta a los niños. Verifique con qué frecuencia llevan a los niños al baño o le cambian los pañales. Mientras recorre el centro o la guardería en casa de familia verifique además si se cumplen las normas básicas de salud y seguridad:

- Las instalaciones están limpias y razonablemente ordenadas (sin desalentar el juego de los niños).

- Hay suficiente equipamiento de juegos y está en buen estado.

- El equipo es adecuado para las aptitudes de desarrollo de los niños del programa.

- Los niños son supervisados atentamente cuando se trepan a los juegos, cuando juegan a la lucha o cuando juegan con bloques (que a veces se convierten en proyectiles) y otros juguetes potencialmente peligrosos.

- Los alimentos se almacenan de manera adecuada y, si la comida se prepara en el lugar, que sea nutritiva.

- Las áreas donde se manipulan alimentos están claramente separadas de los baños y las áreas para cambiar pañales.

Siestas en las guarderías

El síndrome de muerte súbita del lactante (SMSL) ha recibido mucha atención en años recientes, y muchos padres ahora saben la importancia de acostar a un bebé a dormir boca arriba para minimizar el riesgo de SMSL. Obviamente, debe seguirse esta misma precaución en las guarderías, donde ocurre el 20 % del total de casos de SMSL; esto es una cifra desproporcionadamente alta. Si bien la American Academy of Pediatrics enfatiza la importancia de acostar a los niños boca arriba para reducir la incidencia del SMSL en las guarderías, no todos los estados de Estados Unidos tienen reglamentaciones de licenciamiento que obligan a las guarderías a acostar a los niños boca arriba.

Si su bebé va a dormir la siesta en su guardería, debe hablar del tema con las cuidadoras antes de tomar la decisión final sobre un centro. Asegúrese de que la guardería que elija siga este procedimiento sencillo. (Para obtener más información acerca del SMSL, consultar la página 195).

Otras recomendaciones importantes sobre la siesta: Para los niños más grandes, asegúrese de que la ropa de cama esté limpia y sea hipoalergénica.

Hay información adicional sobre la seguridad de las cunas disponible en las páginas 31 a 33.

■ Las áreas para cambiar pañales se limpian e higienizan antes y después de usarlas con cada niño.

Los lavabos para lavado de manos están disponibles siempre que sean necesarios y no solo los usan los niños sino también los miembros del personal durante las siguientes ocasiones:

Mientras haga el recorrido de la guardería en un centro o en una casa de familia, verifique también que se cumplan los estándares básicos de salud y seguridad.

- Al llegar para comenzar el día

- Al pasar a un niño de un grupo de cuidados infantiles a otro

- Antes y después de comer o tocar alimentos o superficies de preparación de alimentos

- Antes y después de administrar medicamentos

- Antes y después de jugar en agua que será usada por más de una persona

- Después de cambiar pañales

- Después de ir al baño o de ayudar a los niños a usar el baño

- Después de manipular cualquier fluido corporal como secreción nasal, sangre, vómitos, saliva o heridas

- Después de jugar en areneros

- Después de manipular basura

- Se evitan las bacinillas (o asientos de entrenamiento) a fin de reducir el riesgo de propagación de gérmenes que causan diarrea

- Se supervisa a los niños mirándolos y escuchándolos en todo momento, incluso cuando duermen la siesta.

Una vez que se sienta satisfecha respecto a que un programa en particular proporcionará a su hijo un entorno seguro, cariñoso y saludable, permita al niño probarlo en su presencia. Observe cómo interactúan los cuidadores y su hijo y asegúrese de que todos ustedes se sientan cómodos con la situación.

Establecer una relación con los proveedores de guardería

Por el bien de su hijo, debe desarrollar una buena relación con las personas que lo cuiden en su ausencia. Cuanto mejor se lleve con la cuidadora, más cómodo se sentirá su hijo al interactuar con ambos. Cuanto mejor se comunique con la cuidadora en lo que respecta a su hijo, más continuidad tendrá el cuidado del niño durante el día.

Una forma de construir esta relación es hablando con la cuidadora, aunque sea brevemente, cada vez que se va o regresa a buscar a su hijo. Si ocurrió algo emocionante o preocupante durante las primeras horas de la mañana, podría reflejarse en la conducta de su hijo durante el resto del día; es por eso que la cuidadora debe estar al tanto de lo ocurrido. Comparta las situaciones estresantes de la familia, tanto buenas como malas, por ejemplo que esperan el nacimiento de un nuevo hermano o que hay una enfermedad en la familia.

Cuando llega para llevárselo a casa, deberán informarle acerca de cualquier evento importante que haya ocurrido en su ausencia, desde un cambio en los patrones de deposiciones o alimentación hasta una nueva forma de jugar o los primeros pasos. Además, si muestra síntomas de una enfermedad en evolución, debe hablar con la cuidadora sobre la situación y ponerse de acuerdo sobre qué hacer si los síntomas empeoran.

Puede que se desarrolle una rivalidad entre usted y la cuidadora por el afecto de su hijo y por el control de su conducta. Por ejemplo, es posible que escuche: "qué raro, nunca me hace eso" cuando el niño se porta mal. No se lo tome demasiado en serio: los niños suelen guardar su peor conducta para las personas en quienes más confían.

Si trata a las cuidadoras como socias, sentirán que usted las respeta y, probablemente, demuestren más entusiasmo con relación al cuidado de su hijo. Estas son algunas maneras de reafirmar a diario este sentido de sociedad.

- **Muestre a la cuidadora** algo que su hijo haya hecho en casa o hable sobre cosas que haya hecho que sean particularmente graciosas o interesantes. Explique que compartir este tipo de información es importante para usted y fomente la comunicación de ida y vuelta.

- **Ofrezca un trato cortés básico** a los cuidadores de su hijo.

- **Proporcione materiales y** sugerencias para proyectos especiales que los cuidadores podrían realizar con su hijo o con el grupo, o pregunte si hay alguna forma en la que pueda ayudar con las actividades ya planeadas.

- **Ayude antes** de dejar a su hijo pasando algunos minutos preparándose en el nuevo lugar. Si está en un centro de guardería, ayúdelo a arreglar sus cosas y a unirse a una actividad. Si lo cuidan en casa, involúcrelo en una actividad antes de irse. Asegúrese de que su hijo siempre sepa que usted se está yendo. Diga adiós antes de desaparecer, pero váyase sin prolongar la despedida. No se "escabulla".

- **Ayude a planificar y** llevar adelante actividades especiales con la cuidadora.

Periódicamente, usted y la cuidadora también deben tener largas charlas para repasar el progreso de su hijo, conversar sobre cualquier problema y planificar cambios futuros en el cuidado de su hijo. Programe estas conversaciones extendidas para un momento en el que no esté apurada por llegar a otro sitio, cuando la cuidadora de su hijo no esté ocupada cuidando a otros niños y ambas estén en un

Consejos para la transición

Comenzar el día podría ser un desafío. Aquí incluimos algunas sugerencias para que su separación en la guardería sea un poco más sencilla para ambos.

Etapa del desarrollo de su hijo	Su respuesta
0 a 7 meses Durante la primera infancia, su bebé fundamentalmente necesita amor, cariño y buenos cuidados básicos para satisfacer sus necesidades físicas.	Si bien este período podría ser un tiempo difícil de separación para usted, los bebés pequeños en general harán una transición a manos de una cuidadora (que sea siempre la misma) en prácticamente cualquier entorno. Tenga paciencia durante este período inicial de adaptación.
7 a 12 meses Por esta época suele ocurrir la ansiedad ante extraños. De repente puede que su bebé parezca reacio a quedarse con alguien que no sea de su familia. También es posible que el entorno poco familiar de una guardería lo altere.	Si fuera posible, no comience con la guardería durante este período y, si lo hiciera, comience paulatinamente. Si su hijo ya está en un programa, tómese algo de tiempo adicional cada día antes de decir adiós. Invente un breve ritual de despedida, tal vez dejándolo sostener a su animal de peluche favorito. Diga adiós y váyase tranquilamente. Por encima de todo, sea constante día a día.
12 a 24 meses Esta es la etapa en la que la ansiedad por separación llega al máximo y a su hijo le cuesta más que usted se vaya. Puede que crea que no regresará y que llore y se cuelgue de usted cuando intente irse.	Sea comprensiva pero firme y persistente. Tranquilícelo diciéndole que regresará cuando haya acabado de trabajar o de hacer sus mandados. Una vez que se haya ido no reaparezca salvo que esté preparada para quedarse o llevar a su hijo a casa.

sitio sin distracciones. Si fuera posible, haga arreglos para que otra persona cuide a su hijo mientras conversan. Tómense el tiempo suficiente para hablar sobre todos los hechos y las opiniones que ambas tienen en mente y pónganse de acuerdo sobre objetivos y planes específicos.

A la mayoría de los padres esta conversación les resulta más sencilla si previamente hacen una lista de los temas importantes. Además debe comenzar la conversación en tono positivo, hablando sobre algunas de las cosas que le complacen de lo que hace la cuidadora. Luego, pase a ocuparse de las preocupaciones que pudiera haber. Luego de expresar lo que piensa, pregunte qué opina y escuche atentamente. Recuerde: pocas cosas son estrictamente "buenas" o "malas" en lo que respecta a la crianza de los niños, y la mayoría de las situaciones tienen varios abordajes "correctos". Mantenga la mente abierta y sea flexible durante la conversación. Cierre la charla con un plan de acción específico y de comunicación de seguimiento. Ambas se sentirán más cómodas si logran algo concreto con la reunión, aunque solo sea una decisión de seguir en el mismo rumbo por uno o dos meses más.

Resolución de conflictos

Asumamos que eligió con mucho cuidado una guardería. ¿Qué ha de esperar ahora?

Muchos padres están complacidos con la guardería escogida. No obstante, siempre que 2 o más personas comparten la responsabilidad de un niño, suelen surgir conflictos. En muchos casos es posible resolver un desacuerdo respecto al cuidado del niño simplemente conversando acerca del problema. Tal vez descubra que el conflicto no es más que un mal entendido o una mala interpretación de la situación. Otras veces, en especial cuando son varias las personas involucradas en el cuidado de su hijo, puede que necesite un abordaje más organizado para resolver los problemas. La siguiente estrategia detallada puede ayudar.

Cuanto mejor se lleve con la cuidadora, más cómodo se sentirá su hijo al interactuar con ambas.

1. Defina el problema claramente. Asegúrese de entender quiénes están involucrados, pero evite echar culpas. Por ejemplo, ¿qué ocurre si a su hijo lo mordieron o si muerde a otros niños de la guardería? Averigüe qué cuidadoras estaban cerca en el momento. Pregunte qué observaron y concentre su atención en las medidas realistas que se pueden tomar para prevenir o reducir las probabilidades de futuros incidentes. Tal vez pueda sugerir una manera alternativa en la cual podrían responder las cuidadoras si el incidente volviera a ocurrir.

2. Escuche las ideas de todos para encontrar otras soluciones posibles.

3. Acuerden un plan de acción específico con límites de tiempo definidos con claridad y tareas para cada uno de los cuidadores, incluida usted.

4. Tengan en cuenta todo lo que puede salir mal en el plan que crearon y decidan cómo se podrían evitar o manejar estos problemas si ocurrieran.

5. Pongan el plan en acción.

6. Vuelvan a reunirse en un momento específico para decidir si el plan está funcionando o no. Si no está funcionando, repitan el proceso para decidir los cambios que deben hacerse.

Qué hacer cuando su hijo está enfermo

Si su hijo es como la gran mayoría, se enfermará más de una vez, ya sea que vaya o no a una guardería. En la mayoría de los casos estas enfermedades serán resfríos u otras infecciones respiratorias, que tienden a ocurrir con más frecuencia entre el principio del otoño y el final de la primavera. En ocasiones puede que contraiga una infección justo después de otra y que esté enfermo durante semanas. Si ambos padres tienen trabajos de tiempo completo, esto podría ser un gran problema y causar mucho estrés, ya que a menudo uno de los padres deberá quedarse en casa con el niño enfermo.

Incluso los niños que solo parecen estar levemente enfermos podrían ser enviados a casa por la guardería si hubiera un buen motivo y sobre la base de las buenas políticas. Un niño enfermo podría contagiar y puede transmitir su enfermedad a otro niño. Además, un niño enfermo podría necesitar más cuidado y atención personalizada de los que podría proporcionarle razonablemente el centro o programa de guardería sin interferir con el cuidado de los demás.

A menudo los estados tienen regulaciones que de hecho exigen a los programas de guardería enviar a casa a los niños enfermos. Esto es lógico, en particular cuando un niño tiene fiebre y se muestra enfermo, estornuda o tose, tiene vómitos o diarrea, ya que es bajo estas circunstancias que se propagan a los demás las enfermedades contagiosas. El objetivo final es que su hijo obtenga la atención que necesita y limitar la propagación de enfermedades infecciosas en el entorno de guardería.

Lo ideal es que pueda quedarse en casa cuando su hijo esté enfermo. No obstante, puede que a veces esta opción sea especialmente difícil, cuando no imposible. Asegúrese de hablar de antemano con su empleador para ver qué arreglos se pueden hacer en caso de que su hijo esté enfermo. Puede sugerir trabajar en forma virtual desde su casa y llevarse consigo el trabajo o intentar identificar de antemano a compañeros de trabajo que pudieran cubrirla cuando surja esta situación. Los cónyuges, otros miembros de la familia y amigos de confianza podrían ayudar a cuidar a su hijo.

Si su trabajo y el empleador de su cónyuge exigen la asistencia a tiempo completo, deberá hacer otros arreglos para cuando su hijo se enferme. Algunos días podrá hacer arreglos de cuidado alternativo, preferentemente de manera que tanto el cuidador como el entorno le resulten familiares. Si confía en un pariente o contrata a una niñera para que se quede con el niño, asegúrese de que el cuidador entienda la naturaleza de la enfermedad y cómo debe tratarla.

Si su hijo necesita algún medicamento, confirme cuáles son las políticas de su proveedor de cuidados de guardería respecto a la administración de medicamentos a los niños y obtenga siempre instrucciones escritas del pediatra para entregar a la cuidadora. No espere que su cuidadora siga sus instrucciones sin una autorización del pediatra. Además, tanto los medicamentos recetados como los de venta libre deben tener una etiqueta de la farmacia con el nombre del niño, la dosis del medicamento y la fecha de vencimiento. Administrar un medicamento a un niño es una gran responsabilidad y puede ser un desafío importante para los cuidadores. Debe solicitarse solo cuando sea necesario.

La cuidadora de su hijo deberá saber por qué se le administra el medicamento, cómo debe guardarse y administrarse (en qué dosis, cada cuánto tiempo y durante cuánto tiempo), a qué efectos secundarios debe estar atenta y qué hacer si ocurren. Una vez más, todo esto debe ponerse por escrito. Explique que el medicamento no debe disfrazarse como alimento ni describirse como si fuera una golosina; en cambio, su hijo debe saber qué es el medicamento y por qué debe tomarlo. Pida a la cuidadora que registre la hora en la que administra cada dosis.

Si su hijo está en una guardería, debe estar preparada para firmar un formulario de consentimiento que autorice al personal a administrar el medicamento. Además, es de esperar que le envíen los medicamentos de su hijo a casa cada tarde (ya que, en general, las regulaciones no les permiten conservar medicamentos en la guardería de un día para el otro).

En unas pocas comunidades hay servicios que se especializan en el cuidado de niños enfermos de poca gravedad. Estos incluyen los siguientes:

PROGRAMAS BASADOS EN EL HOGAR

- Guarderías en casas de familia que estén equipadas para cuidar tanto de niños enfermos como de niños sanos. Si un niño se enferma en uno de esos programas, podrá seguir asistiendo a un área apartada del mismo si fuera necesario. No todas las infecciones son contagiosas.

- Guarderías en casas de familia que solo cuidan a niños enfermos. Algunas de ellas están asociadas con centros de guardería para niños sanos.

- Agencias o guarderías que ofrecen cuidadoras que pueden trabajar en su hogar.

PROGRAMAS BASADOS EN CENTROS

- Centros de guardería comunes que cuentan con miembros del personal capacitados para cuidar de niños enfermos en el entorno de guardería habitual pero separados del grupo principal de niños sanos.

- Centros que ofrecen una "habitación para sentirse mejor" a los niños enfermos, con una cuidadora asignada al lugar.

- Centros de guardería para niños enfermos específicamente dedicadas a cuidar a niños enfermos.

En los programas para niños enfermos, las cuidadoras adaptan el nivel de actividad a la capacidad de participación del niño, y los niños reciben muchos mimos y atención personal. Estos programas deben prestar atención adicional a la higiene, tanto de las cuidadoras como de los niños. Las instalaciones y los equipos, en especial los juguetes, deben limpiarse bien y con frecuencia. En ciertas ocasiones tal vez sea necesario contar con juguetes descartables, dependiendo de la naturaleza de las enfermedades involucradas. Un pediatra y un consultor de salud pública deben estar de guardia para cada centro de guardería para niños enfermos.

Control de enfermedades infecciosas

Siempre que los niños se reúnen en grupos aumenta su riesgo de enfermarse. Los bebés y niños pequeños resultan particularmente afectados, ya que es de esperar que se lleven los juguetes y las manos a la boca, lo que hace que sea aún más fácil la propagación de enfermedades infecciosas.

Si bien es imposible para los adultos mantener en perfectas condiciones de higiene los juguetes y demás objetos de la guardería, son muchas las precauciones y prácticas que pueden ayudar a controlar la propagación de infecciones. Los programas de guardería deben tener sumo cuidado con el mantenimiento de la buena higiene. Los niños y las maestras deben tener fácil acceso a lavabos. Es preciso recordar a los niños que deben lavarse las manos después de ir al baño y ayudarlos si fuera necesario. Los miembros del personal también deben lavarse las manos en los momentos mencionados anteriormente en este capítulo y, en especial, después de cambiar pañales. Tanto las manos de la cuidadora como las del niño deberán limpiarse con una toallita húmeda después de retirar el pañal sucio, y luego ambos deben lavarse las manos al final de la rutina del cambio de pañal. El lavado de manos después de sonar o limpiar narices y antes de manipular alimentos o superficies de preparación de alimentos también reduce significativamente la propagación de infecciones.

Si una guardería cuida a bebés, niños pequeños y niños que ya van solos al baño, cada uno de estos grupos debe contar con un área separada, cada una con su propio lavabo accesible para lavarse las manos. El centro y todo el equipamiento deben limpiarse al menos una vez al día. Los cambiadores e inodoros se deben lavar y desinfectar.

Como padres pueden ayudar a controlar la propagación de enfermedades en la guardería de su hijo manteniéndolo en casa cuando tenga una enfermedad contagiosa o necesite atención adicional. Además, notifique a su cuidadora ni bien alguna persona en su familia reciba el diagnóstico de una enfermedad en particular y solicite que se alerte a todos los padres cuando cualquier niño del programa tenga una enfermedad infecciosa grave o sumamente contagiosa.

Las vacunas pueden reducir muchísimo los brotes de enfermedades infecciosas graves. Los centros deben exigir que los niños estén vacunados (en las edades adecuadas) contra la hepatitis B, el rotavirus, la difteria, el tétanos, la tos ferina, la polio, la gripe, la *Haemophilus influenzae* tipo b, el neumococo, el sarampión, las paperas, la rubéola, la hepatitis A y la varicela (también está disponible la vacuna antimeningocócica para determinados niños de alto riesgo). También deben controlarse las vacunas de las cuidadoras de su hijo y, si hubiera alguna duda, deberán administrarse las vacunas adecuadas.

Recuerde: enseñar a su hijo hábitos de higiene y lavado de manos adecuados hará que tenga menos probabilidades de propagar enfermedades. Finalmente, instrúyase acerca de las enfermedades más comunes en entornos de guardería para saber qué esperar y cómo responder si ocurren en el centro al que concurre su hijo. Entre ellas se incluyen las siguientes:

Resfríos y gripe

Los niños que concurren a guarderías típicamente padecen entre 7 y 9 resfríos por año en promedio y tienen más probabilidades de contagiarse estas infecciones que los niños que reciben cuidados en casa. Afortunadamente, las probabilidades de contraer algunas de las enfermedades más graves o de padecer complicaciones asociadas con el resfrío común pueden reducirse al vacunar a los niños tal como se mencionó anteriormente. En los centros de guardería se deben desinfectar con frecuencia los juguetes, las mesas, los picaportes de las puertas y demás superficies que se tocan con las manos.

Los resfríos se propagan por contacto directo o cercano con las secreciones bucales y nasales de una persona infectada o al tocar objetos contaminados. En las guarderías se puede enseñar a los niños a lavarse las manos con frecuencia y, cuando eso no es posible, a "ponerle el hombro a los estornudos" al estornudar contra la parte superior del brazo en vez de en sus manos. También se les debe enseñar cómo desechar correctamente los pañuelos desechables y a no compartir vasos ni cubiertos. (Para obtener más información acerca de resfríos y gripe, consultar las páginas 659 a 662 y las páginas 602 a 605, respectivamente).

Infección por citomegalovirus (CMV) y parvovirus

El citomegalovirus y el parvovirus por lo general no causan ninguna enfermedad en niños o adultos (o solo causan una enfermedad leve). No obstante, estos virus pueden ser peligrosos para una mujer embarazada que no sea inmune a ellos, porque a veces una infección puede provocar otra grave en su hijo en gestación. La infección se puede transmitir a través del contacto directo con los fluidos corporales (lágrimas, orina, saliva). Afortunadamente, la mayoría de las mujeres ya son inmunes a estas enfermedades, pero si está embarazada, tiene un hijo que va a una guardería o si usted misma trabaja en una guardería en casa de familia o en un centro de guardería, correrá un mayor riesgo de exposición al CMV y al parvovirus y debe hablar al respecto con su obstetra.

Enfermedades diarreicas

El niño promedio tiene uno o dos episodios de diarrea por año. Estas enfermedades se pueden propagar con facilidad en centros de guardería y guarderías en casas de familia. Si su hijo tiene diarrea no lo lleve a la guardería salvo que todas sus deposiciones puedan controlarse usando el inodoro. Los niños con heces blandas o líquidas que usan pañales o que no pueden asegurarse de que todas sus deposiciones acaben en el inodoro no deben estar en la guardería salvo que su pediatra haya determinado que la causa no es infecciosa. Si tiene un forma leve de la enfermedad, entonces varios días sin ir a la guardería deberían minimizar las probabilidades de que contagie a otros niños. Pero si se sospechara de un caso más grave, tal vez sea necesario identificar el agente responsable (bacterias, virus o parásitos) antes de que el niño se reintegre. (Consultar *Diarrea,* página 530).

Infecciones en la piel y los ojos

La conjuntivitis, el impétigo, los piojos, la tiña, la sarna y el herpes labial son problemas comunes entre los niños pequeños (sobre los piojos y la tiña hablaremos en detalle más adelante). Estas afecciones de la piel y las membranas mucosas se pueden propagar al tocar a una persona sobre el área afectada. El personal de la guardería deberá avisarle si alguno de los niños del programa tuviera alguno de estos problemas para que pueda estar atenta a los síntomas en su hijo. Si aparecieran síntomas, comuníquese con su pediatra para un diagnóstico precoz y un posible tratamiento. (Consultar *Infecciones en los ojos,* página 728, *Impétigo,* página 841, *Tiña,* página 846, *Sarna,* página 849, *Herpes simple* [herpes labial], página 670).

Pediculosis

Los piojos son insectos pequeños, de color marrón (de menos de 1/8 de pulgada [3 mm] de largo) que viven de la sangre que extraen del cuero cabelludo. Si bien las familias y las cuidadoras suelen alterarse mucho cuando hay piojos, no transmiten enfermedades. No obstante pueden causar síntomas tales como picazón en el cuero cabelludo o en el cuello.

Los piojos se contagian por contacto directo con el pelo infectado. La infección en el pelo se puede controlar usando medicamentos que matan los piojos y liendres. Después de que un niño haya recibido tratamiento, podrá volver a la guardería, donde entrará en contacto con otros niños. (Consultar también *Pediculosis*, página 839).

Virus de hepatitis A

Debido al éxito de la vacuna contra la hepatitis A, esta infección es menos común en entornos de guardería de lo que solía ser.

Si un niño que concurre a la guardería tuviera hepatitis A, que es una infección viral en el hígado, podría propagarla con facilidad a otros niños y cuidadoras. En bebés y niños preescolares, la mayoría de las infecciones son asintomáticas o causan síntomas leves y no específicos. Los niños de más edad que estén infectados tal vez solo tengan una fiebre leve, náuseas, vómitos, diarrea o ictericia (color amarillento en la piel). No obstante, los adultos que contraigan esta enfermedad suelen experimentar estos síntomas con mucha más virulencia.

La hepatitis se puede controlar con inyecciones de gammaglobulina, pero antes de que alguien se dé cuenta de que existe el problema puede que se contagien varios miembros del personal y padres. (Consultar *Hepatitis*, página 542).

Virus de hepatitis B

Los bebés reciben la vacuna contra la hepatitis B poco después de nacer, para protegerlos contra este virus. El virus puede contraerse durante el parto, de una madre infectada, o después del nacimiento, por exposición a sangre infectada, p. ej. durante un pinchazo de aguja. Este tipo de exposición a la sangre rara vez ocurre en un entorno de guardería; por consiguiente, no hay necesidad de excluir de la guardería a un niño con infección por hepatitis B. (Consultar también las descripciones de la hepatitis B y su vacuna en las páginas 542 a 545).

Virus de la inmunodeficiencia humana (VIH)/SIDA

El VIH (el virus del SIDA) puede producir una infección crónica grave, y los niños contraen el VIH a través de sus madres infectadas durante la gestación o el parto. El VIH también se puede transmitir de un niño a otro a través del pasaje de sangre de un niño infectado al cuerpo de alguien no infectado. No es necesario restringir la participación de un niño infectado con VIH en la guardería pensando que esto protegerá a los demás, dado que el riesgo de transmisión del VIH en este entorno es sumamente bajo cuando se emplean las precauciones estándar para sangre y fluidos corporales.

Si ocurriera una lesión que sangra, la cuidadora deberá ponerse guantes y lavar la herida, administrar primeros auxilios y colocar una venda. Deberán lavarse y desinfectarse todas las superficies o prendas de ropa contaminadas con sangre. El hipoclorito de sodio diluido mata al VIH.

Además, como la leche materna puede transmitir el VIH y otros virus, asegúrese de que la guardería tenga implementados procedimientos para evitar que se alimente a un niño con la leche de la madre de otro niño. Si ocurriera algún incidente de ese tipo, la situación deberá manejarse conforme a las normas nacionales descritas en *Caring for Our Children* ("El cuidado de nuestros niños", publicado por el Centro Nacional de Recursos de Salud y Seguridad en Guarderías y Educación Inicial: http://nrc.uchsc.edu). (Consultar también las descripciones del VIH en las páginas 630 a 634).

Tiña

La tiña es una infección fúngica levemente contagiosa que causa parches rojos y circulares con bordes elevados. En el cuero cabelludo, la tiña puede provocar áreas tipo parches con escamas similares a la caspa. La tiña se contagia por contacto directo entre las personas al compartir peines, cepillos, toallas o ropa de cama. Para controlar la infección, se debe tratar a los niños con medicamentos en forma precoz. Una vez comenzado el tratamiento, los niños pueden regresar a la guardería. (Consultar también *Tiña*, página 846).

Prevención de lesiones y promoción de la seguridad en los autos

Muchas lesiones que ocurren en casa o en las guarderías son predecibles y evitables. Estos problemas se describieron anteriormente, en las páginas 447 a 452, en las secciones sobre la evaluación y selección de guarderías para su hijo. La seguridad para niños (y adultos) dentro de los autos y en torno a ellos es un tema de especial preocupación. El centro debe tener puntos bien marcados para dejar y recoger a los niños, donde tanto niños como adultos estén protegidos del tránsito de la calle; deben colocarse carteles como p. ej. NIÑOS JUGANDO en las áreas donde se dejan y recogen los niños, como también en las calles cercanas. El centro jamás debe permitir que un niño permanezca en estas áreas ni en ninguna otra donde los autos entren y salgan, salvo que vayan a recogerlo o a dejarlo y esté acompañado de un adulto. Tampoco se debe permitir jamás que los niños se paren detrás de los vehículos que podrían moverse y pasarles por arriba. Tenga en cuenta además que los adultos podrían necesitar ayuda al tener que ocuparse de más de un niño en el auto. Tampoco se deben dejar los autos encendidos y siempre hay que conducir muy despacio.

Si su hijo comparte un viaje de ida a la guardería o de vuelta desde ella, asegúrese de que los demás conductores tengan buenos registros de conducción y estén utilizando los asientos de seguridad para automóvil adecuados para todos los niños en sus vehículos. El conductor debe revisar el vehículo para asegurarse de que todos estén debidamente sujetos con un cinturón de seguridad antes de arrancar y que todos se hayan bajado del vehículo antes de trancarlo en el lugar de estacionamiento. Los

Seguridad en cadenas de transporte compartido

Si su hijo viaja en una cadena de transporte compartido, debe ser tan responsable por cada uno de los niños en el auto como lo es por su propio hijo. Esto quiere decir asegurarse de que todos estén correctamente sujetos en asientos de seguridad para auto adecuados para su tamaño, no sobrecargar su vehículo, disciplinar a los niños que desobedezcan las normas de seguridad y comprobar que su seguro cubra a todos quienes viajan a bordo. Además, asegúrese de que usted y los demás conductores respeten las siguientes precauciones, muchas de las cuales se aplican incluso cuando usted, su cónyuge u otro miembro de la familia (p. ej. un abuelo) esté transportando solo a su hijo hacia la guardería.

- Recoja y deje a los niños solo en el bordillo o en una entrada para autos donde los niños estén protegidos de los demás vehículos. Deberá dejarlos del mismo lado de la calle donde se encuentra la escuela para evitar tener que cruzar la calle con ellos en áreas transitadas. Hay demasiadas colisiones entre vehículos y peatones que involucran a niños que cruzan la calle donde no hay un paso para peatones o un guardia para cruces específicamente.

- Si fuera posible, haga que los padres de cada niño u otro adulto responsable de cada niño lo sujete en el auto y lo saque del asiento al llegar a casa.

- Pase la supervisión directa de todos los niños a uno de sus padres o a un miembro del personal de la guardería.

- Cierre y tranque todas las puertas de los autos pero solo después de verificar que los dedos y los pies estén adentro.

- Abra las ventanillas de los acompañantes apenas unas pulgadas y tranque todas las ventanas eléctricas y controles de puertas desde el asiento del conductor, si fuera posible.

- Recuerde a los niños las reglas de seguridad y la conducta adecuada antes de arrancar.

- Planee sus rutas a fin de minimizar el tiempo de viaje y evitar las condiciones peligrosas.

- Si algún niño del grupo se saliera de control o se comportara mal, deténgase. Si algún niño causara problemas sistemáticamente, hable con sus padres al respecto y exclúyalo de la cadena de transporte compartido hasta que su conducta mejore.

- Tenga a mano la información de contacto de emergencia para cada niño que viaje en el auto.

- Lo ideal es equipar cada vehículo con un extintor de incendios y un botiquín de primeros auxilios.

- Asegúrese de que ningún niño quede en el auto sin un adulto que lo supervise.

autobuses y camionetas escolares también deben cumplir con las medidas que garantizan la seguridad de los niños mientras son transportados (consultar la página 465).

Si su guardería incluye natación, asegúrese de que se sigan las precauciones correspondientes. Toda piscina, lago, arroyo o estanque que los niños vayan a usar deberán ser controlados antes por las autoridades de salud pública. Si la piscina se encuentra en la guardería o cerca de ella, deberá estar totalmente rodeada por una cerca a prueba de niños de al menos 4 pies (1 m 22 cm) de altura, de 4 lados, con un portón con tranca que se cierre automáticamente y que separe por completo al centro de la piscina. Por motivos de higiene y seguridad, deben evitarse las piscinas portátiles para niños.

Cuidado de niños con necesidades especiales

Si su hijo tiene una discapacidad del desarrollo o una enfermedad crónica, no permita que eso lo mantenga alejado del preescolar o de la guardería. De hecho, una guardería de calidad podría hacerle mucho bien. Es probable que se beneficie del contacto social, del ejercicio físico y de las variadas experiencias de un programa de grupo. Si bien la mayoría de las necesidades especiales de salud incluyen asma y alergias, puede que haya una amplia variedad de problemas de desarrollo y conducta que también entren dentro de esta categoría.

El tiempo que su hijo pase en la guardería también le hará bien a usted. Atender a un niño con necesidades especiales suele exigir muchísimo tiempo, energía y emociones. El desafío es encontrar un programa que fomente actividades infantiles normales y que, al mismo tiempo, satisfaga sus necesidades especiales; no obstante, hay muchos más programas disponibles que en el pasado.

NUESTRA POSICIÓN

PARA GARANTIZAR LA SEGURIDAD de los niños mientras son transportados a la escuela, la American Academy of Pediatrics recomienda enérgicamente que todos los niños viajen con sistemas de retención adecuados para su edad y debidamente asegurados en todos los vehículos automotores.

Desde hace mucho tiempo, la AAP tiene la posición de que los autobuses escolares nuevos deben tener sujeciones de seguridad. Los padres deben trabajar junto a los distritos escolares para fomentar que cada autobús nuevo esté equipado con cinturones de seguridad de regazo y hombro que además puedan acomodar asientos de seguridad para automóviles, sillas elevadoras y sistemas de arneses. Los distritos escolares deben proporcionar asientos de seguridad para autos adecuados para el peso y la altura y sistemas de retención para todos los niños en edad preescolar; estos sistemas incluyen sillas elevadoras con un cinturón de 3 puntas.

Cuando los distritos tienen implementadas políticas sobre el uso de los cinturones de seguridad, los niños tienden a comportarse mejor y es menos probable que distraigan al conductor.

Seguridad del transporte escolar

Ya sea que usted y su hijo confíen en un autobús o en vehículos alternativos (como camionetas) para llevarlo a la escuela, al preescolar o a la guardería, deben tomarse medidas de seguridad específicas para protegerlo en ese viaje diario. El recuadro de la página 464, *Nuestra posición*, describe la enfática recomendación de la American Academy of Pediatrics sobre el uso de cinturones de regazo y hombro en los autobuses escolares. Asegúrese además de que su hijo entienda que en el autobús escolar debe hacer lo siguiente:

- **Permanecer sentado sin moverse jamás por el autobús una vez que haya encontrado un asiento y se haya sentado.**

- **Estar siempre donde el conductor del autobús pueda verlo.**

- **Seguir las instrucciones del conductor.**

- **Hablar tranquilamente con sus compañeros para que el conductor pueda concentrarse.**

- **No sacar jamás las manos, libros ni otros objetos por la ventana.**

La seguridad también es importante no solo mientras su hijo está en el autobús sino *antes* de subir y *después* de bajarse en la escuela o en casa. Por ejemplo, debe:

- **Caminar hasta la parada del autobús junto a usted o a otro adulto responsable.**

- **Llegar a la parada 5 minutos antes de la llegada que el autobús para no tener que apresurarse.**

- **Esperar a que el autobús se detenga antes de acercarse para subir.**

- **Avisar al conductor si se le cayó algo cerca del autobús; no debe intentar recogerlo por sí mismo hasta después de haber avisado al conductor.**

- **Tomarse su tiempo al subir y bajar del autobús.**

- **Mirar hacia ambos lados para ver el tráfico antes de cruzar la calle: a la izquierda, a la derecha y nuevamente a la izquierda.**

(Para ver otras pautas sobre seguridad en el auto, consultar la página 372).

La ley federal (la Ley de Educación de Personas con Discapacidad [Individuals with Disabilities Education Act, IDEA], anteriormente conocida como la Ley sobre Niños Discapacitados) exige a todos los estados desarrollar programas de educación especial para niños preescolares (de 3 a 5 años) con discapacidades del desarrollo.

Esta ley también ofrece a los estados la opción de desarrollar programas de educación especial para bebés y niños pequeños con discapacidades o retrasos del desarrollo. Los padres deben consultar con su pediatra o su departamento estatal de educación o salud acerca de la disponibilidad de estos programas de intervención temprana.

Lista de verificación de seguridad durante el recorrido

La próxima vez que recorra el centro de guardería o la guardería en casa de familia de su hijo, use la siguiente lista de verificación para asegurarse de que las instalaciones sean seguras, estén limpias y en buen estado. Si hubiera un problema con algún punto de la lista, plantéeselo a la directora o cuidadora y realice un seguimiento posterior para asegurarse de que se haya corregido.

Interiores de todos los programas de guardería

- Los pisos son lisos, están limpios y tienen superficie antideslizante.
- Los medicamentos, los productos de limpieza y las herramientas están guardadas bajo llave y fuera de la vista y del alcance de los niños.
- El botiquín de primeros auxilios está bien abastecido y fuera del alcance de los niños.
- Los alféizares, las paredes y los techos están limpios y en buen estado, sin pintura descascarada ni yeso dañado. (Los alféizares de las ventanas son las zonas más peligrosas en cuanto al envenenamiento por plomo).
- Los niños no quedan jamás sin supervisión.
- Los tomacorrientes están cubiertos con tapas a prueba de niños que no representan un peligro de asfixia.
- Las luces eléctricas están en buen estado, sin cables deshilachados ni colgantes.
- Se tiene especial cuidado con las pilas que quedan tiradas por ahí, en particular las pilas en forma de botón que pueden ser muy dañinas para el tracto gastrointestinal si se tragan.
- Los caños de la calefacción y los radiadores están fuera del alcance o cubiertos de modo que los niños no puedan tocarlos.
- Pregunte si el agua caliente está programada a 120 °F (48.9 °C) o menos para reducir el riesgo de una quemadura.
- No hay plantas venenosas ni enfermedades portadores de enfermedades (p. ej. tortugas o iguanas).

- Los botes de basura están tapados.

- Las salidas están marcadas con claridad y es fácil llegar a ellas.

- No se permite fumar en el centro de guardería.

- Las ventanas del segundo piso o superiores tienen protección para evitar caídas y todas las cuerdas de persianas o cortinas están fuera del alcance de los niños. Si fuera posible, lo ideal es usar productos para ventanas sin cordones.

- Las goteras se reparan en tiempo y forma y el moho se trata adecuadamente.

Exteriores de los programas de guardería

- El terreno no tiene basura, objetos filosos ni heces de animales.

- Los equipos de juegos son lisos, están bien afirmados, no tienen óxido, astillas ni esquinas filosas. Todos los tornillos y pernos están tapados u ocultos.

- El equipo para patios de juegos exteriores está montado sobre superficies que absorben impactos hasta una distancia de al menos 6 pies (1 m 80 cm) alrededor de todos los lados del equipo. Las superficies del patio de deben tener al menos 12 pulgadas (30 cm) de viruta de madera, mantillo, arena, gravilla u otro material que absorba impactos debajo y alrededor de las áreas donde es más probable que ocurran caídas (debajo de barras para monos y toboganes).

- Los asientos de los columpios son livianos y flexibles y no hay ganchos abiertos ni en forma de S.

- Los toboganes tienen escalones anchos, planos y estables con buenas huellas, bordes redondeados sobre los lados para evitar caídas y un área plana al final del tobogán para hacer más lenta la caída de los niños.

- Los toboganes de metal están a la sombra.

- Los areneros se cubren cuando no se están usando.

- Las barreras a prueba de niños mantienen a los niños alejados de las áreas peligrosas.

Programas para bebés y niños pequeños

- Los juguetes no contienen plomo ni tienen signos de pintura desprendida, óxido ni piezas pequeñas que pudieran quebrarse. (El peso o la suavidad del material podrían darle la pauta de que los juguetes están hechos de plomo).

- Las sillitas altas tienen bases anchas y correas de seguridad.

- No se permite que los pequeños caminen por el lugar con biberones ni que se lleven el biberón a la cama.

- No se usan andadores para bebés.

- Las cunas, los patios de juegos portátiles y las camas cumplen con los estándares de seguridad.

- No se usan productos retirados del mercado ni productos viejos con partes rotas o faltantes. Puede enterarse sobre los productos retirados del mercado entrando en el sitio web de la Comisión de Seguridad de Productos para el Consumidor: www.cpsc.gov. Los cuidadores se pueden suscribir a las alertas por correo electrónico de la CPSC que les avisará cuando algún juguete u otro producto para niños sea retirado del mercado.

Comience la búsqueda con su pediatra preguntándole cuál es el mejor tipo de programa de grupo para que su hijo participe. Pídale que le dé referencias de centros adecuados. Su pediatra puede ayudarla a elaborar un "plan de cuidados" personalizado para abordar las necesidades de cuidados de salud especiales de su hijo y ayudar a sus proveedores de servicios de guardería a entender lo que su hijo necesita. Si bien puede que haya un solo sitio adecuado en algunas comunidades más pequeñas, en otras comunidades tendrá varios para elegir. El que elija debe cumplir con los mismos requisitos básicos descritos anteriormente en este capítulo para otros programas de guardería, más lo siguiente:

1. El programa debe incluir a niños con y sin enfermedades crónicas y necesidades especiales, hasta donde sea posible. Relacionarse con compañeros que se desarrollan de manera típica ayuda a un niño con discapacidad a sentirse más relajado y seguro

Si su hijo tiene una discapacidad del desarrollo o una enfermedad crónica, no permita que eso lo mantenga alejado de la guardería.

a nivel social y le ayuda a formar su autoestima. Este arreglo también beneficia a los niños de desarrollo típico y a los que no tienen necesidades de salud especiales al enseñarles a ver más allá de las diferencias superficiales y ayudarlos a desarrollar la sensibilidad y el respeto por todas las personas.

2. El personal debe estar capacitado para proporcionar la atención específica que su hijo necesita. Parte de las necesidades de entrenamiento se pueden especificar en el plan de cuidado de su hijo.

3. El programa debe tener al menos un consultor médico que sea activo en el desarrollo de políticas y procedimientos que afectan el tipo de necesidad especial presente entre los niños del grupo. Su propio pediatra también debe desempeñar un rol activo. Autorice a sus proveedores de cuidados de guardería a hacer preguntas y comentar los problemas con su pediatra.

4. Es preciso alentar a todos los niños para ser tan independientes como su capacidad se lo permita, dentro de los límites de lo seguro. Solo se le deben restringir las actividades que pudieran ser peligrosas para ellos o que estuvieran prohibidas por orden médica.

5. El programa debe ser lo suficientemente flexible como para adaptarse a variaciones leves en las capacidades de los niños. Por ejemplo, esto podría incluir la alteración de algunos equipos o instalaciones para los niños con dificultades físicas o con trastornos visuales o auditivos.

6. El programa debe ofrecer equipos y actividades especiales para satisfacer las necesidades especiales de los niños, como p. ej. tratamientos respiratorios para niños con asma. El equipo debe estar en buen estado y el personal debe estar capacitado para hacerlo funcionar correctamente.

7. El personal debe estar familiarizado con el estado médico y de desarrollo de cada niño. El personal debe ser capaz de reconocer los síntomas y determinar cuándo el niño necesita atención médica.

8. Si el programa incluye excursiones o actividades fuera del centro, el personal debe estar capacitado para transportar con seguridad a los niños con necesidades especiales.

9. El personal debe saber cómo comunicarse con el médico de cada niño en caso de emergencia y estar calificado para administrar cualquier medicamento de emergencia que sea necesario. La planificación de emergencia debe especificarse en el plan de cuidados del niño.

Estas son recomendaciones muy generales. Como las necesidades especiales varían tanto, es imposible decirle con más precisión cómo determinar el mejor programa para su hijo. Si tiene problemas para decidir entre los programas que le sugirió su pediatra, vuelva a visitarlo y hable con él sobre lo que le preocupa. Trabajará junto a usted para tomar la decisión correcta.

Cualesquiera sean las necesidades especiales de su hijo, el modo en que lo cuidarán cuando usted no esté es una decisión importante. La información que acaba de leer debería ser de ayuda. No obstante, recuerde que usted conoce a su hijo mejor que nadie: confíe sobre todo en sus necesidades e impresiones al elegir o cambiar el tipo de cuidado infantil.

~ 15 ~

Cómo mantener seguro a su hijo

LA VIDA DIARIA ESTÁ llena de peligros que están muy bien disfrazados para los niños: objetos filosos, muebles inestables, grifos de agua caliente al alcance de la mano, ollas sobre cocinas encendidas, jacuzzis, piscinas y calles transitadas. Cuando llegamos a la vida adulta ya aprendimos a deambular por este campo minado tan bien que ya no pensamos en las tijeras y las cocinas como peligros potenciales. Para proteger a su hijo de los peligros que encontrará dentro y fuera del hogar, debe ver el mundo como él lo hace y reconocer que el niño aún no puede distinguir lo caliente de lo frío ni lo filoso de lo romo.

Mantener físicamente seguro a su hijo es su responsabilidad más básica y durará para siempre. Las lesiones no intencionales son la causa número uno de muerte y discapacidad en los niños mayores de 1 año. Cada año ocurren más de 6 millones de visitas de niños al departamento de emergencias debido a lesiones no intencionales y más de 4000 menores de 15 años mueren. Tal como es de esperar, los accidentes automovilísticos son responsables de una gran parte de las lesiones y muertes.

Muchos niños resultan lesionados y mueren a causa de los equipos diseñados específicamente para que ellos usen. En un reciente período de 12 meses, las lesiones relacionadas con las sillitas altas para comer provocaron la concurrencia de casi 10 000 niños al hospital. En 2001, los juguetes causaron más de 200 000 lesiones en niños menores de 15 años lo suficientemente graves como para necesitar tratamiento en salas de emergencia de hospitales. Hasta las cunas han sido responsables de alrededor de 32 muertes por año.

Estas cifras son preocupantes, pero podemos evitar muchas lesiones. En el pasado las lesiones se denominaban "accidentes" porque parecían impredecibles e inevitables. Hoy en día sabemos que las lesiones no son hechos aleatorios. Al entender cómo crece y se desarrolla un niño y el riesgo de lesiones en cada etapa del desarrollo, los padres pueden tomar precauciones que evitarán la mayoría de estas lesiones, si no todas.

Por qué se lesionan los niños

Cada una de las lesiones de la infancia se compone de 3 elementos: los factores relacionados con el niño, el objeto que causa la lesión y el entorno en que ocurre. Para mantener seguro a su hijo, debe ser consciente de los tres elementos.

Empecemos por el niño. Su edad hace una enorme diferencia en el tipo de protección que necesita. El bebé de 3 meses que está sentado balbuceando en un asiento de seguridad para automóvil necesita una supervisión bastante diferente a la de un bebé de 10 meses que ya comenzó a caminar o un niño pequeño que aprendió a trepar. Por eso, en cada etapa de la vida de su hijo, debe pensar dos veces en los peligros presentes y en lo que puede hacer para eliminarlos. Una y otra vez, a medida que su hijo crezca, debe preguntarse: ¿Qué tan lejos puede llegar, y a qué velocidad? ¿Qué tan alto puede alcanzar? ¿Qué objetos llaman su atención? ¿Qué puede hacer hoy que no podía hacer ayer? ¿Qué hará mañana que no puede hacer hoy?

Durante los primeros 6 meses de vida, puede garantizar la seguridad de su hijo al no dejarlo solo nunca, ni siquiera por un momento, en una situación peligrosa como sobre una cama o un cambiador desde donde pueda caerse. A medida que crece, creará sus propios peligros, tal vez rodando o gateando fuera de la cama al principio y luego metiéndose en sitios donde no debe para finalmente buscar cosas que tocar y probar que podrían ser peligrosas.

A medida que su hijo comience a deambular, ciertamente deberá decirle que "no" cada vez que se acerque a algo potencialmente peligroso, pero en realidad no entenderá el significado de su mensaje. Muchos padres encuentran que el período que va entre los 6 y los 18 meses es sumamente frustrante porque aparentemente el niño no aprende cuando se lo reprende. Aunque le diga 20 veces al día que no se acerque al inodoro, cada vez que usted se dé vuelta, volverá al baño. A esta edad, su hijo no está siendo voluntariamente desobediente; lo que ocurre es, simplemente, que su memoria no está lo suficientemente desarrollada como para recordar su advertencia la siguiente vez que se sienta atraído por el objeto o actividad prohibida. Lo que parece travesura es, de hecho, su forma de probar y volver a probar la realidad: la forma habitual en la que aprenden los niños de esta edad.

El segundo año también es riesgoso para los niños porque sus habilidades físicas superan su capacidad de entender las consecuencias de sus acciones. Si bien el criterio de su hijo mejorará, su noción de peligro no será lo suficientemente intensa y su autocontrol no estará lo suficientemente desarrollado como para poder detenerse una vez que detecte algo interesante. En esta etapa le interesarán incluso las cosas que no ve, por lo que su curiosidad podría llevarlo hacia el estante inferior de su refrigerador, al armario de los medicamentos y debajo del lavabo, para tocar e incluso tal vez probar cosas.

Los niños pequeños son imitadores extraordinarios, por lo que tal vez intenten probar el medicamento tal como vieron que mamá lo hace, o que jueguen con una cuchilla de afeitar como lo hace papá. Lamentablemente, su noción de causa y efecto no es tan avanzada como sus habilidades motrices. Sí, es probable que su hijo se dé cuenta de que jalar del cable hizo que la plancha se le cayera sobre la cabeza, pero aún faltan meses para que sea capaz de prever muchas consecuencias similares.

Gradualmente, entre los 2 y los 4 años de edad, su hijo desarrollará una noción más madura de sí mismo como persona que hace que las cosas ocurran: mueve un interruptor, por ejemplo, y se enciende la luz. Si bien este pensamiento a la larga ayudará a los niños a evitar situaciones peligrosas, a esta edad son tan egocéntricos que probablemente solo vean su propia participación en la acción. Un niño cuya pelota sale rodando a la calle solo pensará en recuperarla y no en el peligro de que un auto lo atropelle.

Los riesgos de este tipo de pensamiento son evidentes. Y los riesgos están compuestos por algo que los expertos denominan pensamiento mágico, que significa que, a esta edad, un niño se comporta como si sus deseos y expectativas efectivamente controlasen lo que ocurre. Por ejemplo, un niño de 4 años podría encender un fósforo porque quiere crear la hermosa hoguera que vio en la televisión la noche anterior. Probablemente no se le ocurra que el fuego podría salirse de control, pero incluso aunque se le ocurriera, podría descartar la idea porque no es su idea de lo que *debería* suceder.

Este tipo de pensamiento mágico egocéntrico es absolutamente normal a esta edad. Pero debido a eso, debe tener el doble de cuidado en lo relacionado con la seguridad de su hijo hasta que supere esta etapa. No puede pretender que su hijo de entre 2 y 4 años entienda totalmente que sus acciones pueden tener consecuencias nocivas para sí mismo o para los demás. Por ejemplo, es posible que le arroje arena a un compañero de juegos, en parte porque le divierte y en parte porque desea que sea divertido. De cualquier manera, le resultará difícil entender que a su amigo no le gusta el juego.

Por todos estos motivos, debe definir y hacer cumplir sistemáticamente las reglas relacionadas con la seguridad durante los primeros años de la etapa preescolar. Explíquele los motivos detrás de estas reglas: "No puedes arrojar piedras porque lastimarás a tu amigo"; "Jamás salgas corriendo a la calle porque podría atropellarte un auto". Pero no espere que estas razones persuadan a su hijo ni que recuerde las reglas sistemáticamente. Repita la regla cada vez que su hijo esté a punto de romperla hasta que entienda que las acciones no seguras son siempre inaceptables. Para la mayoría de los niños, serán necesarias decenas de repeticiones antes de que recuerde siquiera las reglas de seguridad más fundamentales. Tenga paciencia. Además, aunque parezca entender, es demasiado pequeño para asumir que siempre seguirá las reglas. Asegúrese de vigilarlo atentamente.

Es posible que el temperamento de su hijo también determine su vulnerabilidad. Los estudios sugieren que los niños que son extremadamente activos e inusualmente curiosos sufren bastantes lesiones. En ciertas etapas del desarrollo, es probable que su hijo sea testarudo, que se frustre fácilmente, que sea agresivo o no pueda concentrarse; todas estas son características asociadas con las lesiones. Por lo tanto, cuando note que su hijo está teniendo un mal día o está atravesando una fase difícil, preste especial atención: Es en esas ocasiones cuando hay más probabilidades de que someta a prueba las reglas de seguridad, incluso las que habitualmente cumple.

Como no puede cambiar la edad de su hijo y tiene poca influencia sobre su temperamento básico, la mayor parte de sus esfuerzos por prevenir las lesiones debe concentrarse en los objetos y los alrededores. Al diseñar un entorno en el que los peligros obvios se hayan eliminado, puede permitir que su hijo pequeño tenga la libertad necesaria para explorar.

Algunos padres sienten que no necesitan adaptar sus hogares a prueba de niños porque pretenden supervisar a sus hijos atentamente. Y, de hecho, con vigilancia constante *se pueden* evitar la mayoría de las lesiones. Pero ni siquiera los padres más conscientes pueden cuidar a un niño en todo momento. La mayoría de las lesiones no ocurren cuando los padres están alertas y en su mejor momento, sino cuando están estresados. A menudo se asocian con lesiones las siguientes situaciones:

- Hambre y cansancio (p. ej. la hora previa a la cena)

- Embarazo de la madre

- Enfermedad o muerte en la familia

- Cambio del cuidador habitual del niño

- Tensión entre los padres

- Cambios repentinos en el entorno, como la mudanza a un nuevo hogar o salir de vacaciones

Todas las familias sufren al menos una de estas tensiones en algún momento. Adaptar el hogar a prueba de niños elimina o reduce las oportunidades de lesión de modo tal que incluso cuando esté distraída momentáneamente (por ejemplo si suena el teléfono o el timbre) su hijo tendrá menos probabilidades de encontrar situaciones y objetos que puedan dañarlo.

Las siguientes páginas incluyen consejos sobre cómo minimizar los peligros dentro y fuera del hogar. La intención es alertarla de los peligros, en particular aquellos que, a simple vista, podrían parecer inofensivos, de modo que pueda tomar las precauciones adecuadas que mantengan seguro a su hijo y le den la libertad necesaria para crecer feliz y sano.

Seguridad dentro del hogar

Cada una de las habitaciones

Su estilo de vida y la distribución de las habitaciones de su hogar determinarán cuáles son las habitaciones que deben adaptarse a prueba de niños. Examine cada habitación donde su hijo pasa algún tiempo. (En el caso de la mayoría de las familias, esto significa toda la casa). Es tentador excluir un comedor formal o la sala que permanecen tras puertas cerradas cuando no se usan, pero recuerde que las habitaciones prohibidas para su hijo serán las que más deseará explorar ni bien tenga la edad suficiente. Todas las áreas que no estén adaptadas a prueba de niños necesitarán vigilancia adicional de su parte, incluso si sus entradas suelen estar trancadas o bloqueadas.

Como mínimo la habitación de su hijo debe ser un lugar donde todo sea lo más seguro que sea posible.

La habitación del bebé

CUNAS. En general su bebé no estará vigilado cuando esté en la cuna, por lo que debe ser un entorno absolutamente seguro. Las caídas son las lesiones más comúnmente asociadas con las cunas, pese a ser las más fáciles de prevenir. Es más probable que los niños se caigan de la cuna cuando el colchón está demasiado alto para su peso o no se baja lo suficiente a medida que crecen.

Si usa una cuna más nueva (una fabricada después de junio de 2011), estará avalada por normas de seguridad que prohíben la fabricación o venta de cunas con barandas removibles. Es muy probable que una cuna más vieja no cumpla con las normas de seguridad vigentes, en especial si tiene una baranda lateral removible. Si fuera posible, lo ideal es usar una cuna más nueva que cumpla con los estándares de seguridad vigentes.

Sin importar la antigüedad de la cuna, inspecciónela atentamente en busca de las siguientes características:

- Los barrotes no deben estar separados por más de 2⅜ pulgadas (6 cm) para que la cabeza del niño no pueda quedar atrapada entre ellos. Los barrotes demasiado separados pueden permitir que el niño pase entre ellos las piernas y el cuerpo, pero la cabeza quedará atrapada y esto podría causarle la muerte.

- Ni la cabecera ni los pies de la cuna deben tener aberturas recortadas decorativas, ya que la cabeza o los miembros de su hijo podrían quedar atrapados en ellas.

- Si la cuna tiene postes en las esquinas, deben estar nivelados con los paneles de la cabecera y de los pies o ser sumamente altos (como los postes de una cama con baldaquino). La ropa y los listones podrían quedar atrapados en postes altos de las esquinas y estrangular a un bebé.

- Todos los tornillos, pernos, tuercas, piezas de plástico y demás partes deben estar presentes y ser originales. Nunca cambie piezas originales por cosas compradas en la ferretería; las piezas de repuesto deben obtenerse con el fabricante. Deben estar muy bien colocadas para evitar que la cuna se desarme; la actividad del niño podría hacer que la cuna se derrumbe dejándolo atrapado y asfixiándolo.

- Antes de cada armado y una vez por semana en adelante, inspeccione la cuna para detectar daños en las piezas, uniones flojas, piezas faltantes o bordes filosos. No use una cuna si alguna pieza faltara o estuviera rota.

Puede evitar otros peligros en la cuna respetando las siguientes pautas:

1. El colchón debe ser del mismo tamaño que la cuna para que no queden espacios donde se tranquen brazos, cuerpos o piernas. Si logra introducir más de 2 dedos entre el colchón y los lados o extremos de la cuna, esa combinación de cuna y colchón no debe usarse.

2. Si compra un colchón nuevo, quite y destruya todo el material plástico en el que viene envuelto, ya que podría asfixiar a un niño.

3. Antes de que su bebé pueda sentarse, baje el colchón de la cuna a un nivel desde el cual no pueda caerse ni al inclinarse sobre un lado ni al intentar pasar por arriba del lado. Fije el colchón en la posición más baja antes de que su hijo aprenda a pararse. Las caídas más comunes ocurren cuando un bebé intenta treparse para salir de la cuna; cambie a su hijo de cama cuando mida 35 pulgadas (89 cm) de altura o cuando la altura de la baranda lateral sea de menos de 3/4 de su altura total (aproximadamente a la altura de la línea de los pezones).

4. En una cuna más vieja con un lado removible o un portón removible, el lado de la cuna que desciende debe estar al menos a 9 pulgadas (23 cm) por encima del soporte del colchón en su posición más baja para evitar que el bebé se caiga. Los lados elevados de la cuna deben tener al menos 26 pulgadas (66.04 cm) por encima del soporte del colchón en su posición más baja. Asegúrese de que la tranca que sostiene levantado el lado sea firme y que su hijo no pueda destrabarla. Deje siempre los lados levantados cuando su hijo esté en la cuna. Si es posible, tenga en cuenta la posibilidad de cambiar la vieja cuna por una nueva que cumpla con las normas de seguridad vigentes.

5. Revise la cuna periódicamente para asegurarse de que no haya bordes ásperos ni esquinas puntiagudas en las partes metálicas y que no haya astillas ni grietas en la madera. Si nota marcas de dientes en la baranda, cubra la madera con una tira de plástico (disponibles en la mayoría de las tiendas de muebles para niños).

6. No use cojines de protección en las cunas. No hay evidencia de que eviten lesiones y hay un riesgo probable de asfixia, estrangulación o atrapamiento. Las muertes de bebés en sus cunas se han asociado con los cojines de protección. Además, los bebés pueden usar los cojines de protección como objetos de ayuda para trepar y así caerse.

7. Las almohadas, colchas, edredones, mantitas de piel de cordero, animales de peluche y demás objetos blandos no se deben colocar dentro de la cuna. Se han ahogado bebés en la cuna con ese tipo de objetos.

8. Si cuelga un móvil sobre la cuna del bebé, asegúrese de que esté sujeto con firmeza a las barandas laterales. Cuélguelos lo suficientemente altos como para que el bebé no pueda tirar de ellos y quítelos cuando pueda levantarse con sus manos y rodillas o cuando cumpla 5 meses, lo que ocurra primero.

9. Los gimnasios de cuna no son recomendables ya que los bebés y los niños pequeños podrían lastimarse al caerse hacia adelante sobre el gimnasio o jalar del gimnasio tirándoselo sobre su cuerpo.

10. Para evitar las caídas más graves e impedir que los niños queden atrapados en los cordones que cuelgan de las persianas o cortinas de la ventana y se ahorquen, no coloque la cuna ni ninguna otra cama de niños cerca de una ventana. La Comisión de Seguridad de Productos para el Consumidor recomienda usar revestimientos de ventanas sin cordones si fuera posible.

CAMBIADORES. Si bien un cambiador hace que sea más fácil vestir al bebé y cambiarle los pañales, las caídas desde una superficie alta pueden ser graves. No confíe solo en su vigilancia para evitar caídas; también debe tener en cuenta las siguientes recomendaciones.

1. Elija un cambiador fuerte y estable, con una baranda de 2 pulgadas (5 cm) en los 4 lados.

2. La parte superior acolchada del cambiador debe ser cóncava, de modo que el medio sea levemente más bajo que los lados.

3. Abroche la correa de seguridad pero no confíe solo en ella para mantener seguro a su hijo. Siempre tenga una mano sobre su bebé. Nunca deje a un niño sin vigilancia sobre un cambiador ni siquiera por un momento, aunque esté con la correa abrochada.

4. Mantenga los elementos necesarios para cambiar los pañales al alcance de la mano, pero fuera del alcance de su hijo, para no tener que dejar a su bebé para obtenerlas. Nunca lo deje jugar con un frasco de polvo para bebés. Si lo abriera y lo agitara es probable que inhale partículas de polvo y esto puede lastimarle los pulmones.

5. Si usa pañales desechables, guárdelos fuera del alcance de su hijo y cúbralos con ropa cuando los esté usando. Los niños podrían asfixiarse si rasgaran trozos de la cubierta de plástico y las tragasen.

CUCHETAS. Pese a que a algunos niños les encantan, las cuchetas representan varios peligros graves: El niño de la cucheta superior podría caerse y el niño de la cucheta inferior podría lastimarse si la cucheta superior se derrumbara. Las cuchetas podrían estar mal construidas o armadas, causando graves defectos estructurales. O un colchón que no calza correctamente podría atrapar a su hijo. Si pese a estas advertencias elige usar cuchetas, tome las siguientes precauciones:

1. No permita que un niño menor de 6 años duerma en la cucheta de arriba. No tendrá la coordinación necesaria para subirse con seguridad o para evitar caerse.

2. Coloque las camas en una esquina de la habitación para tener paredes en dos lados. Esto ofrece apoyo adicional y bloquea 2 de los posibles 4 sitios por los que podría caerse.

3. No coloque las camas junto a una ventana. Esto ayudará a evitar que los niños se caigan por la ventana o se ahorquen con los cordones que cuelgan de las persianas o cortinas de las ventanas. La CPSC recomienda usar revestimientos de ventanas sin cordones si fuera posible.

4. Asegúrese de que el colchón superior calce justo y no sea posible que se deslice por el borde del marco. Si hubiera un hueco, su hijo podría quedar atrapado y asfixiarse.

5. Instale una escalera en la cucheta superior. Use una luz nocturna para que su hijo pueda ver la escalera.

6. Instale una baranda en la cucheta superior. El espacio entre el listón lateral y la baranda no debe ser de más de 3 pulgadas y ½ (8 y ¾ cm). Asegúrese de que su hijo no pueda rodar por debajo de la baranda cuando el colchón de la cucheta superior esté comprimido por el peso de su cuerpo. Si la cabeza se le trancase debajo de la baranda podría asfixiarse o estrangularse. Para evitar esto tal vez necesite un colchón más grueso.

7. Revise los soportes debajo del colchón superior. Por debajo del colchón pasan alambres o listones y deben sujetarse en su sitio por ambos extremos. Un colchón que solo esté sostenido por el marco de la cama o que esté sobre listones no sujetos podría derrumbarse.

8. Si separa las cuchetas y las convierte en 2 camas individuales, asegúrese de quitar todas las clavijas o conectores.

9. Para evitar caídas y que la cama se derrumbe, no permita que los niños salten ni jueguen bruscamente en ninguna de las camas.

10. Elija cuchetas con una etiqueta que declare que cumplen con la Norma ASTM F1427-07 para asegurarse de que estén diseñadas y construidas para ser lo más seguras posible.

Cocina

La cocina es una habitación tan peligrosa para los niños pequeños que algunos expertos recomiendan excluirlos de allí. Esta es una regla difícil de cumplir porque los padres pasan mucho tiempo en ese lugar y la mayoría de los niños pequeños quieren estar en el lugar de la acción. Mientras esté con usted en la cocina, siéntelo en una silla alta o en el corral para que pueda mirarla y mirar a las demás personas en la habitación. Si estuviera en una silla alta, debe estar sujetado en forma segura y donde usted lo vea. Mantenga una caja o cajón de juguetes con elementos seguros con los que pueda jugar en la cocina y entretenerse. Puede eliminar los peligros más graves tomando las siguientes precauciones.

1. Los limpiadores fuertes, la lejía, el lustrador de muebles, el jabón para lavavajillas y otros productos peligrosos deben guardarse en un armario alto, bajo llave y no quedar a la vista. Si debe guardar algunos productos debajo del fregadero, compre una tranca de seguridad a prueba de niños que se trabe automáticamente cada vez que cierra el armario. (Las encontrará en la mayoría de las ferreterías, tiendas de artículos para bebés y tiendas por departamentos). Nunca transfiera sustancias peligrosas a recipientes que parezcan recipientes de alimentos, ya que esto podría tentar a un niño para probarlos.

2. En la cocina, mantenga los cuchillos, tenedores, tijeras y demás objetos filosos separados de los utensilios de cocina "seguros" y en un cajón trancado. Guarde los utensilios para cortar como procesadores de alimentos fuera del alcance o en un armario bajo llave.

3. Desenchufe los electrodomésticos cuando no los esté usando para que su hijo no pueda encenderlos. No permita que los cables de electricidad queden colgando donde su hijo pueda alcanzarlos y jalar de ellos, posiblemente tirándose encima un artefacto pesado.

4. Gire siempre las asas de las ollas hacia la parte de atrás de la cocina para que su hijo no logre llegar a ellas y agarrarlas. Siempre que deba caminar con líquidos calientes (una taza de café, un cuenco de sopa) asegúrese de saber dónde está su hijo para no tropezarse con él. No intente cargar al niño al mismo tiempo.

5. Cuando vaya a comprar un horno, elija uno que tenga buena aislación para proteger a su hijo del calor en caso de que toque la puerta del horno. Además, nunca deje la puerta del horno abierta.

6. Si tiene una cocina a gas, gire las perillas hasta dejarlas firmes en la posición de apagado y, si fueran fáciles de quitar, hágalo cuando no esté cocinando para que su hijo no pueda encender la cocina. Si no se pueden quitar con facilidad, use cubiertas para perillas resistentes a los niños y bloquee el acceso a la cocina lo más posible.

7. Mantenga los fósforos fuera del alcance y de la vista.

8. No caliente los biberones en el microondas. El líquido se calienta en forma despareja, por lo que tal vez haya partes de leche lo suficientemente calientes como para quemar la boca a su bebé cuando beba. Además, algunos biberones que se calientan de más han explotado al sacarlos del microondas.

9. Tenga un extintor de incendios en la cocina. (Si su casa tiene más de un piso, coloque un extintor en cada piso, en un sitio que recuerde).

10. No use imanes de refrigerador pequeños con los que su bebé pudiera asfixiarse o que pudiera tragarse.

11. Además de los electrodomésticos y demás artefactos de la cocina, asegúrese de que los utensilios y el detergente u otros productos de limpieza en la cocina o el lavadero estén fuera del alcance de los niños pequeños, ya que podrían resultar tentadores. Esos productos podrían ser sumamente peligrosos si se tragasen o inhalasen.

Baño

La forma más sencilla de evitar lesiones en el baño es hacer que esta habitación sea inaccesible para su hijo salvo que esté acompañado de un adulto. Esto tal vez implique instalar una tranca en la puerta, a la altura del alcance de un adulto, o una cerradura en la parte superior de la puerta, para que el niño no pueda entrar al baño cuando usted no esté cerca. Además, asegúrese de que todas las trancas puedan destrabarse desde afuera, en caso de que su hijo se quede trancado.

Las sugerencias que se proporcionan a continuación evitarán lesiones cuando su hijo esté usando el baño.

1. Los niños pueden ahogarse en unas pocas pulgadas de agua, por eso *jamás deje a un niño pequeño solo en la tina, ni por un momento.* Practique la supervisión táctil manteniendo al bebé al alcance de su mano siempre que esté en el agua o cerca de ella, como en una tina o en una piscina. Si no puede ignorar el timbre o el teléfono, envuelva a su hijo en una toalla y llévelo con usted cuando vaya a responder. Se *desaconsejan* enfáticamente los asientos y anillos para el baño; no evitarán que el niño se ahogue si lo deja sin atención. Nunca deje agua en la tina cuando no la esté usando.

2. Use tiras antideslizantes en el piso de la tina. Ponga una cubierta acolchonada sobre el grifo para que su hijo no se lastime si se golpea la cabeza contra él.

3. Acostúmbrese a cerrar la tapa del inodoro y use una tranca para tapa de inodoro. Un pequeño curioso que intente jugar en el agua puede perder el equilibrio, caerse y ahogarse. La cabeza de un niño pequeño tiene un peso desproporcionado y tal vez no logre sacarla del agua.

4. Para evitar quemaduras, la temperatura más alta en el grifo no debe superar los 120 °F (48.9 °C). En muchos casos puede ajustar su calentador de agua. Cuando su hijo tenga edad suficiente para abrir el grifo, enséñele a abrir el agua fría antes que la caliente.

5. Guarde todos los medicamentos en envases con tapas de seguridad. No obstante, recuerde que estas tapas son *resistentes* a los niños, no a prueba de niños. Por esta razón, guarde todos los medicamentos y cosméticos en un armario cerrado con llave. No guarde la pasta de dientes, jabones, champús ni otros elementos de uso frecuente en el mismo armario. En cambio, guárdelos en un armario de difícil acceso equipado con trancas o cerraduras de seguridad.

6. Si usa artefactos eléctricos en el baño, en especial secadores de pelo y afeitadoras, asegúrese de desenchufarlos y guardarlos en un armario con cerradura de seguridad cuando no estén en uso. Todos los tomacorrientes de pared del baño deben tener un circuito especial para desconectarse automáticamente a fin de reducir las probabilidades de lesión por descarga eléctrica en caso de que un electrodoméstico cayera en el lavabo o en el agua de la tina. Es mejor aún usarlos en otra habitación donde no haya agua. Pida a un electricista que revise los tomacorrientes de su baño y que instale tomacorrientes de seguridad con interruptores de circuito con descarga a tierra GFCI si fuera necesario.

Garaje y sótano

Los garajes y sótanos tienden a ser lugares donde se guardan herramientas y sustancias químicas potencialmente mortales. Mantenga trancadas las puertas de los garajes, con puertas de cierre automático, y deje en claro que la habitación está estrictamente prohibida. Para minimizar los riesgos en caso de que los niños obtengan acceso al garaje y al sótano:

1. Guarde pinturas, barnices, diluyentes, pesticidas y fertilizantes en un armario o casillero cerrado con llave. Asegúrese de que estas sustancias siempre estén guardadas en sus envases originales etiquetados.

2. Guarde las herramientas en un área segura, fuera del alcance y bajo llave. Esto incluye elementos filosos como serruchos. Asegúrese de que las herramientas eléctricas estén desenchufadas y guardadas bajo llave cuando termine de usarlas.

3. No permita que su hijo juegue cerca del garaje ni en la entrada de los autos donde podrían salir y entrar vehículos. Muchos niños mueren cuando una persona, por lo general un miembro de la familia, los atropella sin querer con el auto al dar marcha atrás. La mayoría de los vehículos tiene grandes puntos ciegos que impiden ver a un niño incluso aunque esté mirando atentamente los espejos.

4. Si la puerta de su garaje funciona a control remoto, asegúrese de que su hijo no esté cerca de la puerta antes de abrirla o cerrarla. Mantenga el control remoto fuera de su alcance y fuera de la vista. Asegúrese de que el mecanismo inversor automático esté debidamente ajustado.

5. Si por algún motivo debe guardar un refrigerador o congelador que no está en uso, quítele la puerta para que no sea posible que un niño quede atrapado si se metiera adentro.

Todas las habitaciones

Hay ciertas reglas de seguridad y medidas de prevención que se aplican a todas las habitaciones. Las siguientes salvaguardas contra los peligros comunes del hogar no solo protegerán a su hijo pequeño sino a toda su familia.

1. Instale detectores de humo por toda la casa, al menos uno en cada nivel y afuera de los dormitorios. Revíselos todos los meses para asegurarse de que estén funcionando. Lo ideal es usar detectores de humo con baterías de larga duración, pero si no estuvieran disponibles cámbielas todos los años en una fecha que recuerde. Diseñe un plan de escape en caso de incendios y practíquelo para estar preparados en caso de que ocurra una emergencia.

2. Ponga tapones o tapas de seguridad que no representen un riesgo de asfixia en todos los tomacorrientes que no se usen, para que su hijo no pueda meter el dedo ni un juguete en los agujeros. Si su hijo no puede mantenerse alejado de los tomacorrientes, bloquee el acceso a ellos con muebles. Mantenga los cables de electricidad fuera de su alcance y de su vista.

3. Para evitar resbalones, alfombre las escaleras siempre que sea posible. Asegúrese de que la alfombra esté bien sujeta en los bordes. Cuando su hijo esté aprendiendo a gatear y a caminar, instale portones de seguridad en las partes superior e inferior de las escaleras. Evite los portones estilo acordeón donde podría quedar atrapado un brazo o el cuello.

4. Determinadas plantas de interior pueden ser perjudiciales. La línea de ayuda para intoxicación (1-800-222-1222) o www.poisonhelp.hrsa.gov tendrá una lista o la descripción de las plantas a evitar. Tal vez desee prescindir de las plantas de interior o, por lo menos, mantener todas las plantas de interior fuera del alcance.

5. Revise constantemente los pisos para encontrar objetos pequeños que un niño pudiera tragarse como ser monedas, botones, cuentas, alfileres y tornillos. Esto es particularmente importante si alguien en la casa tiene un pasatiempo que involucre elementos pequeños, o si hay niños mayores que tengan objetos pequeños.

6. Si tiene pisos de madera, no deje que su hijo corretee con medias pero sin zapatos. Las medias hacen que los pisos resbaladizos sean aún más peligrosos.

7. La Comisión de Seguridad de Productos para el Consumidor recomienda usar revestimientos de ventana sin cordones en todas las casas donde haya niños. Si los revestimientos de sus ventanas tienen cordones, sujételos en accesorios de sujeción instalados en el piso que los mantengan tirantes o enróllelos alrededor de las agarraderas de pared para mantenerlos fuera del alcance. Use dispositivos de tope de seguridad en los cordones. Deberá cortar los cordones con lazos y colocarles borlas de seguridad. Los niños podrían estrangularse si se dejan sueltos.

8. Preste atención a las puertas que comunican habitaciones. Las puertas de vidrio son particularmente peligrosas porque el niño podría toparse contra ellas; déjelas abiertas y sujetas si puede hacerlo. Las puertas batientes pueden tirar al piso a un niño pequeño y las puertas plegables pueden pellizcarle los deditos; si tiene alguna de ellas, tenga en cuenta quitarlas hasta que su hijo sea lo suficientemente mayor como para entender cómo funcionan.

9. Revise los muebles de su casa para que no queden muebles con bordes duros y esquinas afiladas que pudieran lastimar a su hijo si se cae contra ellos. (Las mesitas de centro son particularmente peligrosas). Si fuera posible, mueva ese mueble fuera de las zonas transitadas, en particular cuando su hijo esté aprendiendo a caminar. También puede comprar esquinas acolchadas y bordes protectores que se adhieren a los muebles.

10. Pruebe la estabilidad de los muebles grandes, como las lámparas de pie, las bibliotecas y los soportes de televisores. Ponga las lámparas de pie detrás de otros muebles y sujete las bibliotecas y soportes de televisor a la pared. Pueden ocurrir muertes y lesiones cuando los niños se trepan, se caen o se apoyan contra los muebles grandes. Sujete los televisores a la pared o a un soporte estable y bajo diseñado para sostenerlos; han fallecido niños aplastados al caerse un televisor.

11. Mantenga las computadoras fuera del alcance para que su hijo no pueda tirárselas encima. Los cables deben estar fuera de la vista y del alcance.

12. Abra las ventanas desde arriba si fuera posible. Si debe abrirlas desde abajo, instale sistemas de seguridad operables en las ventanas que solo un adulto o un niño mayor puedan operar desde adentro. Un mosquitero no es lo suficientemente resistente como para evitar una caída. Jamás ponga sillas, sofás, mesas bajas ni nada donde un niño pudiera treparse delante de una ventana. Al hacerlo le proporciona acceso a la ventana y genera la posibilidad de una caída grave.

13. Jamás deje bolsas de plástico tiradas por la casa y no guarde ropa ni juguetes de los niños en ellas. Las bolsas de la tintorería son particularmente peligrosas. Anúdelas antes de tirarlas para que su hijo no pueda meterse en ellas gateando ni ponérselas sobre la cabeza. Incluso un pedacito que se rasgue podría convertirse en un peligro potencial de asfixia.

14. Piense en el peligro potencial de todo lo que tire a la basura. Todos los recipientes para la basura donde se tiren elementos peligrosos, por ejemplo comida en mal estado, hojas de afeitar desechadas o pilas, deben tener una tapa a prueba de niños o mantenerse fuera del alcance de los niños.

15. Para evitar quemaduras, revise las fuentes de calor. Los hogares, las estufas a leña y los calentadores a queroseno deben tener pantallas de protección para que su hijo no se acerque. Revise los calentadores eléctricos fijos, los radiadores e incluso las rejillas de ventilación de las calderas de aire caliente para ver cuán calientes están cuando están encendidas. Esas cosas también deben tener pantalla.

16. No debe tener armas de fuego en la casa ni en el entorno de un niño. Si debe tener un arma en la casa, manténgala descargada y bajo llave. Guarde bajo llave las municiones en un lugar aparte. Si su hijo juega en otras casas, pregunte si hay armas en el lugar y, de ser así, cómo se guardan. (Consultar también *Nuestra posición* a continuación).

17. El alcohol puede resultar muy tóxico para un niño pequeño. Guarde todas las bebidas alcohólicas en un armario trancado con llave y recuerde vaciar todas las bebidas no terminadas inmediatamente.

NUESTRA POSICIÓN

LA FORMA MÁS EFICAZ de prevenir lesiones relacionadas con las armas de fuego en los niños es no tener armas en los hogares ni en las comunidades. La American Academy of Pediatrics apoya fervientemente la legislación para el control de las armas. Creemos que las revistas sobre armas de asalto y municiones de alta capacidad deben prohibirse.

Recomendamos además que las armas y sus municiones estén reguladas, que se implementen restricciones sobre la tenencia de armas y que la cantidad de armas en poder de particulares se reduzca. Se deben eliminar las armas de fuego de los entornos donde viven y juegan niños, pero si no es así, *deben* guardarse bajo llave y descargadas. Las prácticas de almacenamiento seguro pueden reducir el riesgo de muerte o lesión, pero las armas de fuego cargadas, las descargadas y las municiones representan un grave peligro para los niños.

Equipo para bebés

Durante los últimos 30 años, la Comisión de Seguridad de Productos para el Consumidor ha adoptado un rol activo en la fijación de normas que garanticen la seguridad de los equipos fabricados para niños y bebés. Como muchas de esas normas entraron en vigencia a principios de los años 70, debe prestar especial atención a la seguridad de los muebles elaborados antes de entonces. Las siguientes pautas serán de ayuda para seleccionar el equipo para bebés más seguro posible, ya sea usado o nuevo, y utilizarlo correctamente.

Sillas altas

Las caídas son el riesgo más grave asociado con las sillas altas. Para minimizar el riesgo de caída de su hijo:

1. Elija una silla con base ancha para que no trastabille si alguien se topa contra ella.

2. Si la silla es plegable, asegúrese de que el dispositivo de tranca esté firme cada vez que lo coloque.

3. Sujete a su hijo con las correas de seguridad del hombro, la cintura y la ingle siempre que se siente en la sillita. Jamás deje que se ponga de pie en la sillita alta.

4. No coloque la sillita alta cerca de una encimera o mesa ni cerca de un objeto caliente o peligroso. El niño podría empujar con suficiente fuerza contra estas superficies como para dar vuelta la sillita.

Portón seguro de tipo horizontal con listones de $2_{3/8}$ pulgadas (6 cm) de separación

5. Nunca deje a un niño pequeño sin atención en una sillita alta ni permita que los niños mayores se trepen ni jueguen con ella, ya que esto podría hacer que se dé vuelta la sillita.

6. Una silla alta que se engancha en una mesa *no* es un sustituto de una más sólida. Pero si planea usar este tipo de silla cuando sale a comer o de viaje, busque una que se tranque en la mesa. Asegúrese de que la mesa sea lo suficientemente pesada como para aguantar el peso de su hijo sin inclinarse. Además, verifique si los pies del niño llegan a tocar los apoyos de la mesa. Si puede hacer fuerza contra ella, podrá destrancar el asiento de la mesa.

7. Revise que todas las tapas o tapones de los caños de la silla estén colocados con firmeza y no se puedan sacar; estos podrían ser peligros de asfixia.

Asientos para bebés

Los asientos para bebés no son asientos de seguridad para automóvil, por lo que no se aplican todas las mismas reglamentaciones, y deben contar con la etiqueta que establezca que cumplen con la normativa de seguridad. Tenga cuidado al elegir un asiento para bebé. Verifique las pautas de peso que ofrece el fabricante y no use el asiento cuando su bebé haya superado el peso indicado. Aquí hay otras pautas de seguridad a seguir.

1. Nunca deje a un bebé sin atención en un asiento para bebés.

2. Nunca use un asiento para bebés como sustituto de un asiento de seguridad para el automóvil. Los asientos para bebés solo están diseñados para sostener sentado a un bebé a fin de que pueda ver, jugar o comer con más facilidad.

3. Use siempre la correa de seguridad y el arnés cuando el bebé esté en el asiento.

4. Elija un asiento con un marco exterior que permita al bebé sentarse bien adentro. Asegúrese de que la base sea ancha para que sea difícil que se dé vuelta.

5. Mire la parte de abajo del asiento para bebés para ver si está cubierto de material antideslizante. Si no lo está, corte piezas de goma finas y péguelas a la base para que sea menos probable que el asiento se deslice cuando esté sobre una superficie lisa.

6. Los padres deben retirar al bebé del asiento cuando lo cambien de lugar para evitar que se caiga o sufra otras lesiones.

7. Las lesiones más graves asociadas con los asientos para bebés ocurren cuando el bebé se cae de una superficie alta como una mesa, un sillón o una silla. Incluso los bebés pequeños pueden hacer tambalear un asiento o una canastilla sobre una superficie y caerse, sufriendo traumatismos de cráneo y otras lesiones. Por lo tanto, no ponga el asiento por encima de nivel del piso. Para impedir que un bebé activo y movedizo dé vuelta el asiento, colóquelo sobre un área alfombrada cerca suyo y lejos de muebles con bordes filosos. Los asientos para bebés podrían darse vuelta también si se colocan sobre superficies blandas como camas o muebles tapizados; estos no son sitios seguros para colocar asientos para bebés.

8. Nunca coloque a un bebé en un asiento para bebés ni en un asiento de seguridad para automóvil sobre el techo de un auto ni detrás de uno, ni siquiera por un momento.

Corrales

La mayoría de los padres confían en los corrales como un lugar seguro donde poner a un bebé cuando mamá o papá no pueden mirarlo en todo momento. No obstante, los corrales también pueden ser peligrosos bajo ciertas circunstancias. Para evitar accidentes:

1. Elija un corral que tenga una etiqueta que exprese el cumplimiento de la norma ASTM F406, una norma de seguridad que ayudará a garantizar que esté diseñado y construido para prevenir lesiones. Esta norma es obligatoria para todos los corrales nuevos.

2. Nunca deje bajo uno de los lados de un corral de malla. Un bebé que ruede dentro del bolsillo que forma la malla floja puede quedar atrapado y asfixiarse.

3. No ate juguetes a los lados ni en la parte superior de un corral, ya que un bebé o un niño pequeño podrían enredarse en ellos.

4. Si su corral tiene un cambiador elevado, quítelo siempre cuando el niño esté en el corral de modo tal que no quede atrapado ni se estrangule en el espacio entre el cambiador y la baranda lateral del corral.

5. Cuando su hijo pueda pararse solo, retire todas las cajas y juguetes grandes del corral que pudiera usar como ayuda para trepar y salir de él.

6. Los niños que están cortando dientes a menudo arrancan con los dientes trozos del vinilo o plástico que cubren los pasamanos de las barandas, por lo que deberá revisarlas periódicamente en busca de partes rasgadas y orificios. Si las partes rasgadas son pequeñas, repárelas con cinta de tela resistente; si fueran más grandes, tal vez deba cambiar los pasamanos de las barandas.

7. Asegúrese de que la malla del corral no tenga partes rasgadas, agujeros ni hebras sueltas, y que las aberturas sean de menos de ¼ pulgada (0.6 cm) de ancho para que su hijo no pueda quedar atrapado en ellas. La malla debe estar unida con firmeza al pasamanos de la baranda y a la base. Si se usan grapas no debe faltar ninguna, no debe haber ninguna floja ni a la vista. Los barrotes de los corrales de madera no deben estar separados por más de 2³∕₈ pulgadas (6 cm) para que la cabeza del niño no pueda quedar atrapada entre ellos.

8. Los cerramientos circulares hechos de una cerca de estilo acordeón son sumamente peligrosos porque las cabezas de los niños podrían quedar atrapadas en las aberturas en forma de rombo y en el borde en forma de V de la parte superior del portón. No use nunca ese tipo de cerramientos, ni bajo techo ni al aire libre.

Andadores

La American Academy of Pediatrics no recomienda el uso de andadores para bebés. Los niños pueden caerse por las escaleras y es común que ocurran lesiones en la cabeza. Los andadores no ayudan a un niño a aprender a caminar y pueden retrasar el desarrollo motriz normal. Son mejores elecciones un andador fijo o un centro de actividades. No tienen ruedas sino asientos que giran y rebotan. También puede tener en cuenta un vagón de remolque resistente o un "autito infantil para empujar". Asegúrese de que el juguete tenga una barra que el bebé pueda empujar y que tenga contrapeso para que no se dé vuelta cuando lo empuje con la fuerza de su cuerpo.

Chupetes

Los chupetes no lastimarán a su bebé. De hecho, hay cierta evidencia que dice que los chupetes podrían ayudar a reducir el riesgo de síndrome de muerte súbita del lactante (SMSL) al acostar a su bebé a dormir. No obstante, para lograr la máxima seguridad, aplique los siguientes consejos al dar un chupete a su bebé:

1. No use la parte superior de un biberón con su tetina como si fueran un chupete, ni siquiera aunque los una con cinta adhesiva. Si el bebé succiona fuerte, es posible que la tetina se salga del anillo y lo asfixie.

2. Compre chupetes que no se desarmen. Si tiene dudas, pida a su pediatra que le haga una recomendación.

3. La pieza protectora entre la tetina y el aro debe ser por lo menos de 1½ pulgadas (3.8 cm) de ancho para que el bebé no pueda meterse todo el chupete en la boca. Además, la pieza protectora debe estar hecha de plástico duro con orificios de ventilación.

4. Nunca ate un chupete a la cuna ni alrededor del cuello o la mano de su hijo. Esto es muy peligroso y podría causar lesiones graves e incluso la muerte.

5. Con el tiempo, los chupetes se deterioran. Inspecciónelos periódicamente para ver si la goma está decolorada o rasgada. De ser así, cámbielos.

6. Respete el rango de edad recomendado de cada chupete, ya que los niños mayores pueden a veces meterse un chupete para recién nacidos entero en la boca y asfixiarse.

Cajas y baúles para juguetes

Una caja para juguetes puede ser peligrosa por dos motivos: Un niño podría quedar atrapado adentro, o tal vez una tapa con bisagras podría caerse sobre la cabeza o el cuerpo del niño mientras busca un juguete. Si fuera posible, guarde los juguetes en estantes abiertos para que el niño pueda acceder a ellos con facilidad. Si no tiene otra opción que usar una caja para juguetes:

1. Busque una que no tenga tapa o elija una que tenga una tapa removible y liviana o puertas o paneles deslizables. Los deditos pueden quedar fácilmente atrapados y lastimarse bajo tapas y entre puertas y paneles deslizables.

2. Si usa una caja para juguetes con una tapa con bisagras, asegúrese de que tenga un soporte para la tapa que la mantenga abierta en cualquier ángulo. Si su caja de juguetes no tiene ese tipo de soporte, instálele uno o quítele la tapa.

3. Busque una caja para juguetes con bordes y esquinas redondeados y acolchonados, o agregue usted misma el acolchado para que su hijo no se lastime si se cayera contra ella.

4. De vez en cuando los niños quedan atrapados dentro de las cajas de juguetes, por lo que debe asegurarse de que su caja tenga orificios de ventilación o un espacio entre la tapa y la caja. No tape los orificios colocando la caja apoyada contra una pared. Asegúrese de que la tapa no se tranque.

Juguetes

La mayoría de los fabricantes de juguetes se esmeran para intentar producir juguetes seguros, pero no siempre pueden prever la forma en la que un niño usará o abusará de sus productos. En 2011, según se calcula, se trataron unas 252 000 lesiones relacionadas con juguetes en las salas de emergencia de los hospitales de EE. UU. De todas estas, el 36 % (91 600) involucró a niños menores de 5 años. Si su hijo se lastima por un producto poco seguro o si desea denunciar una lesión relacionada con un producto, entre en www.saferproducts.gov. La Comisión de Seguridad de Productos para el Consumidor lleva un registro de las quejas e inicia retiros del mercado de los juguetes peligrosos, por lo que su llamada telefónica podría proteger no solo a su hijo sino también a otros niños.

Cuando elija o use juguetes, respete siempre las siguientes pautas de seguridad.

1. Haga que todos los juguetes de su hijo sean adecuados para su edad y sus capacidades. Siga las pautas del fabricante incluidas en el envase.

2. Los sonajeros, que probablemente sean los primeros juguetes de su bebé, deben tener al menos 1⅝ pulgadas (4 cm) de ancho. La boca y la garganta de un bebé son muy flexibles, por lo que uno más pequeño podría provocar asfixia. Además, ningún sonajero debe tener partes que se quiten.

3. Todos los juguetes deben estar hechos de materiales resistentes que no se rompan ni quiebren ni siquiera cuando un niño los arroje lejos o los golpee.

4. Revise los juguetes de apretar para asegurarse de que el chifle no se salga del juguete.

5. Antes de dar a su hijo un animal de peluche o una muñeca, cerciórese de que los ojos y demás partes estén fijados con firmeza y revíselos periódicamente. Quite todos los listones. No permita que su hijo use el chupete ni ninguna otra cosa que venga junto a una muñeca y sea lo suficientemente pequeña como para tragarse.

6. Tragar o inhalar piezas pequeñas de juguetes son peligros graves para los niños pequeños. Inspeccione atentamente los juguetes para encontrar piezas pequeñas que pudieran atascarse en la boca y la garganta del niño. Busque juguetes etiquetados para niños menores de 3 años, porque deben cumplir con las pautas federales que exigen que no tengan piezas pequeñas que pudieran tragarse o inhalarse.

7. Los juguetes con imanes pequeños son particularmente peligrosos para los niños pequeños. Si se tragara más de un imán, puede que se atraigan entre sí dentro del cuerpo del niño y causar obstrucción intestinal, perforaciones e incluso la muerte. Mantenga los juguetes con imanes pequeños alejados de los niños.

8. Los juguetes con piezas pequeñas comprados para niños más grandes deben guardarse fuera del alcance de los más pequeños. Inculque a sus hijos mayores la importancia de recoger todas las piezas de esos juguetes cuando acaben de jugar con ellos. Debe verificar que no haya elementos peligrosos para su bebé por ahí. Tenga en cuenta restringir el uso de estos juguetes a una pequeña área o a sitios a los que el bebé no pueda acceder.

9. No deje que el niño juegue con globos; podría inhalar uno si intentase inflarlo. Si un globo revienta, asegúrese de recoger y desechar todos los pedazos rotos. Los globos de Mylar son una opción más segura que los globos de látex.

10. Para evitar quemaduras y choques eléctricos, no proporcione a los niños pequeños (menores de 10 años) un juguete que deba enchufarse en un tomacorriente. En cambio, compre juguetes que funcionen a pila. Asegúrese de que la tapa de la batería esté bien ajustada en un receptáculo que requiera de un destornillador u otra herramienta para abrirlo, a fin de evitar que una pila suelta se convierta en un peligro de asfixia.

11. Inspeccione atentamente los juguetes con piezas mecánicas en busca de resortes, engranajes o bisagras que puedan atrapar los dedos, el pelo o la ropa de un niño.

Cómo denunciar los productos inseguros

Si se entera de un producto inseguro usado por niños, o si su propio hijo sufre una lesión relacionada con un producto en particular, denúncielo ante la Comisión de Seguridad para el Consumidor (CPSC), en www.saferproducts.gov. Su denuncia es importante para ayudar a la CPSC a identificar productos peligrosos que podrían necesitar una investigación más profunda o un potencial retiro del mercado.

12. Para evitar cortes, revise los juguetes antes de comprarlos y así cerciórese de que no tengan bordes filosos o piezas puntiagudas. Evite los juguetes con piezas hechas de vidrio o plástico rígido que puedan quebrarse o romperse.

13. No permita a su hijo jugar con juguetes muy ruidosos, incluidos juguetes de apretar con chillidos inesperadamente agudos. Los niveles de ruido de 100 decibeles o más pueden dañar la audición.

14. Los juguetes con proyectiles como las pistolas de dardos o las hondas no son adecuados para los niños porque pueden causar lesiones en los ojos con gran facilidad. No entregue jamás a su hijo un juguete que dispare nada, excepto agua.

Seguridad fuera del hogar

Aunque cree el entorno perfecto para su hijo dentro de casa, pasará mucho tiempo fuera de ella en lugares donde los alrededores sean algo menos controlables. Obviamente, su supervisión personal seguirá siendo la protección más valiosa. No obstante, incluso un niño bien supervisado estará expuesto a muchos peligros. La información que sigue le mostrará cómo eliminar muchos de estos peligros y reducirá el riesgo de que su hijo se lastime.

Asientos de seguridad para el automóvil

Cada año, mueren más niños de entre 1 y 19 años por accidentes automovilísticos que por cualquier otra causa. Muchas de estas muertes se pueden prevenir si los niños están correctamente sujetos. Al contrario de lo que algunas personas creen, el regazo de uno de los padres es, de hecho, el lugar más peligroso donde puede viajar un niño. Si ocurriera un accidente, una frenada repentina o un volantazo, no podrá sostener bien a su hijo y su cuerpo aplastará el del niño cuando usted sea lanzado contra el tablero y el parabrisas. Ni siquiera el adulto más fuerte puede seguir sosteniendo a un niño

Asiento de seguridad para el automóvil
orientado hacia atrás solamente

mientras sufre las fuerzas masivas de un choque. Lo más importante que puede hacer para mantener seguro a su hijo dentro del auto es comprar, instalar y usar un asiento de seguridad para autos aprobado, adecuado para la edad y el tamaño de su hijo cada vez que viaje en el auto.

Los asientos de seguridad para autos son obligatorios por ley en los 50 estados, el Distrito de Columbia y los territorios anexos de EE. UU. Lamentablemente, los estudios muestran sistemáticamente que muchos padres no los usan correctamente. Los errores más comunes incluyen colocación de los asientos de seguridad para autos enfrentados de manera incorrecta (es decir, lo colocan hacia adelante demasiado pronto), no mantener a su hijo en un asiento de seguridad para auto durante el tiempo suficiente, colocar los asientos enfrentados hacia atrás delante de un airbag, no colocarle las correas o no ajustar al niño correctamente al asiento, no sujetar en forma segura el asiento de seguridad al asiento del vehículo, no usar una silla elevadora para los niños más grandes y permitir que los niños viajen en el asiento delantero. Además, algunos padres no usan el asiento de seguridad para auto en viajes cortos. No son conscientes de que la mayoría de los choques mortales ocurren dentro de un radio de 5 millas (8 km) de su hogar y a una velocidad de menos de 25 millas (40 km) por hora. Por todos estos motivos, los niños siguen estando en riesgo. No es suficiente tener un asiento de seguridad para automóvil: debe usarlo correctamente, cada vez, en el asiento trasero.

Elección de un asiento de seguridad para el automóvil

Aquí incluimos algunas pautas que puede usar como ayuda para seleccionar un asiento de seguridad para el automóvil.

1. La American Academy of Pediatrics publica anualmente una lista de asientos de seguridad para automóvil disponibles: "Asientos de seguridad para el automóvil: Guía para las familias" ("Car Safety Seats: A Guide for Families"), que puede encontrar en línea en www.healthychildren.org/carseatlist.

2. Ningún asiento es "el más seguro" ni el "mejor". El "mejor" asiento de seguridad para automóvil es el que se adapte mejor al tamaño y al peso de su hijo, que se pueda instalar correctamente en el auto y que se use correctamente en cada viaje.

3. El precio no siempre hace una diferencia. Los precios más altos pueden implicar funciones adicionales que pueden o no hacer más fácil el uso del asiento.

4. Cuando encuentre un asiento que le guste, pruébelo. Ponga a su hijo en el asiento y ajuste los arneses y hebillas. Asegúrese de que calce bien en su auto y que los arneses sean fáciles de ajustar cuando el asiento esté instalado en el automóvil.

5. Antes de llevarse a casa su bebé desde el hospital, el personal del hospital lo observará en su asiento de seguridad para el automóvil a fin de cerciorarse de que la posición semirreclinada no le provoque una frecuencia cardíaca baja, bajo nivel de oxígeno ni ningún otro problema respiratorio. Si el pediatra recomienda que su bebé necesita estar acostado durante los viajes, use una cama para autos a prueba de choques. Si fuera posible, un adulto debe viajar en el asiento trasero junto a su bebé para observarlo atentamente.

Silla elevadora de posición con el cinturón

6. Los niños con problemas de salud especiales tal vez necesiten otros sistemas de sujeción. Hable de esto con el pediatra. Hay más información disponible sobre el traslado seguro de niños con necesidades de salud especiales en el Programa de Seguridad Automotriz, por teléfono al 1-317-274-2977 o al 1-800-543-6227 o en su sitio web, http://www.preventinjury.org/Special-Needs-Transportation.

Asiento de seguridad orientado hacia delante

7. No use un asiento de seguridad para automóvil que sea demasiado viejo. Busque la fecha de fabricación en la etiqueta. Muchos fabricantes recomiendan que los asientos se usen solo durante 6 años. Busque en el manual de instrucciones la fecha de vencimiento; también podrá encontrarla en una etiqueta pegada en el asiento o grabada en la carcasa de plástico. Con el paso del tiempo y la exposición al calor y al frío, las piezas del asiento de seguridad para automóvil pueden debilitarse, por lo que es importante no usar un asiento una vez que pase la fecha de vencimiento del fabricante.

8. Si un asiento de seguridad para automóvil estuvo involucrado en un choque moderado o grave, podría haberse debilitado y no deberá usarse, aunque se vea bien. Los asientos que hayan estado involucrados en un choque menor tal vez se puedan seguir usando con seguridad. Un choque se considera menor si el vehículo se puede alejar del choque conduciéndolo, si la puerta más cercana al asiento de seguridad no resultó dañada, si nadie dentro del vehículo se lastimó, si no se activaron los airbags y si no hay ningún daño visible en el asiento de seguridad. Algunos fabricantes siguen recomendando cambiar el asiento incluso después de un choque menor, por lo que debe llamar al fabricante del asiento si tiene preguntas acerca de la seguridad de su asiento. No use un asiento si no conoce bien su procedencia.

9. Lo mejor es usar un asiento de seguridad para automóvil nuevo. Si elige un asiento de seguridad para automóvil usado, asegúrese de estar absolutamente seguro de que jamás haya estado involucrado en un choque, que tenga todas las etiquetas e instrucciones y que ese modelo no haya sido retirado del mercado por el fabricante.

10. No use un asiento de seguridad para automóvil que no tenga una etiqueta con la fecha de fabricación y el nombre del asiento o el número de modelo. Sin ellos, no podrá averiguar si el asiento fue retirado del mercado.

11. No use un asiento de seguridad para automóvil si no viene con instrucciones. Las necesita para saber cómo usar el asiento. No confíe en las instrucciones del dueño anterior. Obtenga una copia del manual de instrucciones de parte del fabricante antes de usar el asiento.

12. No utilice un asiento de seguridad para automóvil que tenga rajaduras en el marco del asiento o al que le falten piezas.

13. Registre su asiento de seguridad para automóvil con el fabricante, para que le informen de inmediato en caso de un retiro del mercado. Si no tiene la tarjeta de registro que viene con el asiento, puede registrar el asiento en el sitio web del fabricante o llamando a su departamento de atención al cliente.

14. Puede averiguar si su asiento de seguridad para automóvil fue retirado del mercado llamando al fabricante o a la línea directa de seguridad vehicular del Departamento de Transporte al 1-888-DASH2-DOT (1-888-327-4236) de 8 a. m. a 10 p. m. ET, de lunes a viernes. Esta información también está disponible en el sitio web de la Administración Nacional de Seguridad del Tránsito en Carreteras: www.nhtsa.gov/Safety/CPS. Si se hubiera retirado e asiento del mercado, asegúrese de seguir las instrucciones para arreglarlo u obtener las piezas necesarias.

Tipos de asientos de seguridad para automóvil

Bebés/niños pequeños

Todos los bebés y niños pequeños deben viajar en asientos de seguridad orientados hacia atrás hasta al menos los 2 años de edad o hasta que hayan alcanzado el peso o la estatura máximos permitidos por el fabricante del asiento de seguridad. Esta es la forma más segura de viajar, por lo que lo mejor para su hijo es viajar orientado hacia atrás hasta que alcance el límite de peso o altura dispuestos por el fabricante. Para muchos niños, esto podría ocurrir bastante después del segundo cumpleaños.

Niños pequeños/preescolares

Todos los niños de 2 años de edad en adelante y los menores de 2 años que sean demasiado grandes para sus asientos orientados hacia atrás deberán usar un asiento de seguridad orientado hacia adelante con un arnés de 5 puntas todo el tiempo que sea posible, hasta que alcancen el peso y altura máximos permitidos por el fabricante del asiento de seguridad.

Niños en edad escolar

Todos los niños cuyo peso o estatura estén por encima del límite de sus asientos orientados hacia adelante deben utilizar una silla elevadora ajustada con el cinturón hasta que el cinturón de seguridad del automóvil les calce bien, lo que suele suceder cuando el niño alcanza aproximadamente los 4 pies y 9 pulgadas de estatura (1 m 45 cm) y tengan entre 8 y 12 años de edad.

Niños mayores

Cuando los niños tienen la edad y el tamaño suficientes para usar los cinturones de seguridad del automóvil solos, siempre deben usar cinturones de regazo y hombro para una protección óptima. Todos los niños menores de 13 años deben estar sujetos en los asientos traseros de los vehículos para su óptima protección.

Chalecos de viaje

Un chaleco de viaje podría ser una buena opción mientras viaje si su auto o taxi solo tuviera cinturones de regazo. Los chalecos de viaje están diseñados para niños de entre 20 y 168 libras (9 y 76 kg) y pueden ser una alternativa a los asientos tradicionales orientados hacia adelante. Son útiles en un vehículo que tenga cinturones de seguridad únicamente para el regazo en el asiento de atrás o para niños cuyo peso haya excedido el permitido por los asientos de seguridad tradicionales. Estos chalecos podrían requerir una amarra superior.

Instalación de un asiento de seguridad para automóvil

1. Lea el manual del propietario de su vehículo para obtener información importante sobre cómo instalar correctamente el asiento de seguridad para automóvil.

2. El lugar más seguro para que viajen todos los niños es el asiento trasero del vehículo. Evite llevar a más niños de los que pueda sujetar de forma segura en el asiento trasero.

3. No coloque nunca a un niño en un asiento de seguridad orientado hacia atrás en el asiento delantero de un vehículo con bolsa de aire o airbag en el asiento del pasajero. Todos los autos nuevos tienen airbags. Cuando se utilizan junto al cinturón de seguridad, los airbags son muy buenos para proteger a los niños mayores y a los adultos. Sin embargo, son muy peligrosos cuando se usan con asientos de seguridad para automóvil orientados hacia atrás. Si su auto tiene un airbag para el asiento del pasajero, los niños que viajen en asientos enfrentados hacia atrás *deben* hacerlo en el asiento trasero. Incluso en un choque a velocidad baja, el airbag puede inflarse, pegarle al asiento de seguridad y causar lesiones cerebrales graves y la muerte. Los niños pequeños que viajan en asientos de seguridad para automóvil orientados hacia atrás también corren riesgo de sufrir lesiones a causa del airbag. Recuerde que *todos* los niños menores de 13 años están más seguros en el asiento trasero.

4. Los asientos de seguridad para auto deben instalarse con los cinturones de seguridad del vehículo o con el sistema LATCH (*Lower Anchors and Tethers for Children* [anclajes inferiores y correas de sujeción para niños]). El sistema LATCH tiene anclajes inferiores ubicados en la unión entre el respaldo y el cojín del asiento y correas de sujeción ubicadas en el estante que se encuentra detrás del asiento (en automóviles tipo sedán) o en el techo, el suelo o la parte de atrás del respaldo (en la mayoría de las minivans, los vehículos todoterreno y los automóviles de cinco puertas). Los sistemas son igualmente seguros pero, en algunos casos, podría ser más fácil instalar un asiento de manera más firme con el sistema LATCH.

5. Coloque el asiento orientado en la dirección correcta para el tamaño y la edad de su hijo. Dirija el cinturón de seguridad o correa LATCH por el recorrido correcto en el asiento de seguridad para el automóvil (revise las instrucciones para asegurarse) y jale de él con fuerza. Antes de cada viaje, revise el asiento de seguridad para asegurarse de que esté instalado con la firmeza necesaria tirando de él desde el lugar donde lo atraviesa el cinturón de seguridad o la correa LATCH. No debe moverse más de una pulgada de lado a lado o hacia la parte delantera del auto.

6. Si la cabeza de su bebé cae hacia adelante, es probable que el asiento no esté lo suficientemente reclinado. Incline el asiento hacia atrás hasta que quede reclinado en el ángulo correcto según las instrucciones del fabricante. Es posible que su asiento tenga un indicador de reclinado para ayudar a determinar si el ángulo es el correcto y un adaptador incorporado para este fin. Si no es así, puede acuñarlo con un elemento acolchado firme, como ser una toalla enrollada, debajo de la base delantera del asiento.

7. Si el broche del cinturón de seguridad queda justo en el lugar donde el cinturón se dobla para rodear el asiento de seguridad tal vez sea imposible ajustarlo lo suficiente. Si no puede ajustar bien el cinturón, pruebe otra posición en el auto o tenga en cuenta la posibilidad de usar el sistema LATCH si estuviera disponible.

8. Muchos cinturones de regazo y hombro permiten a los pasajeros moverse con libertad incluso cuando están abrochados. Lea el manual del propietario de su auto para ver si los cinturones de seguridad se pueden trancar en posición o si necesitará usar un clip de tranca. Los clips de tranca vienen incluidos con todos los asientos de seguridad para automóvil nuevos. (Algunos tienen trancas incorporadas en vez de clips de tranca). En muchos casos, el cinturón de seguridad se puede trancar en el lugar tirando del cinturón de hombro todo hacia afuera y volviendo luego a introducirlo en el retractor. Lea las instrucciones para obtener información sobre cómo usar el clip de tranca o la tranca misma si fuera necesario.

9. Algunos cinturones de regazo necesitan un clip de tranca de resistencia superior especial que puede obtener con el fabricante del vehículo. Para obtener más información, revise el manual del propietario de su auto.

10. Antes de usar el sistema LATCH, repase la información de las instrucciones del asiento de seguridad para automóvil y del vehículo, incluyendo los límites de peso para los anclajes y accesorios inferiores y qué posiciones de asiento se pueden usar para la instalación con el sistema LATCH. Revise el manual de instrucciones del vehículo para asegurarse de no unir las correas a un puerto de amarre de carga u otro punto de unión que no sea un anclaje de correa.

11. Siempre deben usarse correas con los asientos de seguridad orientados hacia adelante. La mayoría de los anclajes se encuentran en el borde interior de la ventana trasera, en la parte de atrás del respaldo del vehículo o en el piso o techo del vehículo. Las correas ofrecen protección adicional, ya que impiden que el asiento de seguridad se dispare hacia adelante en un choque. Todos los autos, minivans y camionetas nuevos están obligados a tener anclajes para correas para sujetar las partes superiores de los asientos de seguridad. Si su vehículo fue fabricado antes de septiembre de 2000, tal vez sea posible que el concesionario le instale anclajes para correas, cosa que en general se hace sin costo.

12. Para obtener información específica sobre la instalación de su asiento de seguridad, consulte a un técnico certificado en seguridad de niños pasajeros (CPS, por sus siglas en inglés). Hay una lista de técnicos certificados en CPS disponible por estado o código postal en www.seatcheck.org o en http://cert.safekids.org. También está a disposición una lista de estaciones de inspección atendidas por técnicos certificados en CPS en Internet, en www.nhtsa.dot.gov/. También se puede acceder a la información por teléfono a través de la línea directa de seguridad vehicular del Departamento de Transporte, 1-888-DASH2-DOT (1-888-327-4236), de 8 a. m. a 10 p. m. ET, de lunes a viernes.

Uso del asiento de seguridad para automóvil

1. Un asiento de seguridad para automóvil puede proteger a su hijo solo si está bien sujeto en él *siempre* que viaje en el auto, sin excepción, desde el primer viaje a casa desde el hospital. Ayude a su hijo a formar para toda la vida el hábito de abrocharse el cinturón usando *siempre* usted misma su propio cinturón. Si tiene 2 autos, compre 2 asientos o transfiera el asiento al auto en el que viajará su hijo. Recuerde no colocar un asiento de seguridad para automóvil orientado hacia atrás en el asiento delantero si tuviera un airbag. El lugar más seguro para que viajen todos los niños es el asiento trasero.

2. Lea y siga las instrucciones del fabricante del asiento de seguridad para el auto y téngalas siempre junto al asiento. Si pierde las instrucciones, llame o escriba al fabricante y pida una nueva copia. En muchos casos es posible descargar las instrucciones desde el sitio web del fabricante.

3. La mayoría de los niños pasan por una etapa en la que protestan siempre que los ponen en el asiento de seguridad para el automóvil. Explique con firmeza que no puede conducir hasta que todo el mundo esté bien sujeto. Luego, respalde sus palabras con acciones.

4. Asegúrese de usar las ranuras de arnés correctas para el niño. Cuando viaje orientado hacia atrás, las correas del arnés deben quedar a la altura de los hombros del niño o por debajo de ese nivel. Cuando viaje orientado hacia adelante, deben quedar a la altura de los hombros o por encima de ese nivel. Algunos asientos no tienen ranuras; en cambio, las correas del arnés se mueven hacia arriba y hacia abajo mediante algún otro mecanismo. Lea las instrucciones para ver cómo y dónde ajustar la altura de la correa del arnés.

5. Asegúrese de que las correas del arnés queden ajustadas contra el cuerpo del niño. Vista a su bebé con ropa que permita que las corras pasen entre sus piernas. Mantenga las correas ajustadas para asegurarse de que sujetarán a su hijo con firmeza; si puede pellizcar un pliegue de cincha entre los dedos, están demasiado flojas. Asegúrese de que las correas queden planas y no estén retorcidas.

6. Si fuera necesario impedir que su recién nacido se encorve, rellene los lados del asiento y la parte que queda detrás de la correa de la entrepierna con pañales enrollados o con mantitas livianas. No utilice accesorios que vayan detrás del bebé ni entre el bebé y las correas del arnés; esto podría hacer que las correas no sujeten correctamente al bebé en un choque. No use nunca accesorios salvo que hayan venido con el asiento de seguridad para el auto o que estén específicamente permitidos por las instrucciones del fabricante.

7. Cuando haga frío, vista a su bebé con capas finas en vez de ropa muy gruesa y arrópelo con mantas *después* de ajustar bien las correas del arnés. No use sacos o bolsas para bebés que tengan capas que vayan por debajo del bebé.

8. Cuando haga calor, ponga una toalla cubriendo el asiento cuando deje el auto al sol. Antes de poner a su hijo en el asiento, toque la tela y la hebilla de metal con la mano para asegurarse de que no estén calientes.

9. Sin importar lo breve que sea el mandado que haga, **jamás deje a un bebé ni a un niño solo en el auto.** Podría sentir demasiado calor o demasiado frío muy rápido, incluso cuando la temperatura exterior parezca agradable, o tal vez se asuste y entre en pánico cuando se dé cuenta de que está solo. En ocasiones en las que fueron dejados solos en un auto en climas calurosos, algunos niños han muerto por hipertermia (sobrecalentamiento). Cualquier niño solo en un auto puede ser el blanco de un secuestro o, si se tratara de un niño grande, podría sentir la tentación de jugar con cosas tales como un encendedor de cigarrillos, las ventanas eléctricas o la palanca de cambios, lo que podría provocarle lesiones graves o la muerte. Todo padre o madre, sin importar cuánto ame a su hijo o lo atento que sea, es capaz de olvidar al niño en el auto. Tome medidas para evitar esto incorporando recordatorios visuales o revisiones en su rutina:

- Ponga algo que necesitará cuando llegue a destino, como su bolso o su maletín, en el asiento trasero, para así tener que abrir la puerta trasera para cogerlo.

- Ponga un juguete de peluche grande en el asiento de seguridad del auto cuando su hijo no esté en el auto y ponga el juguete en el asiento delantero donde lo vea cuando su hijo viaje en el asiento.

- Pida a la persona responsable de cuidar a su hijo que la llame si el niño no llega a la hora esperada.

- Preste especial atención cuando haya un cambio en la rutina habitual; el riesgo de olvidar a un niño es mayor durante una alteración de este tipo.

- Tranque su auto y ponga el freno de estacionamiento cuando no lo esté usando, para que los niños no puedan entrar. Han ocurrido muertes por hipertermia en niños que entraron a jugar a un auto.

10. Use siempre su propio cinturón de seguridad. Además de dar un buen ejemplo, reducirá su propio riesgo de sufrir una lesión o morir en un choque en un 60 %.

11. Los niños crecerán y les quedarán chicas sus sillas elevadoras, a menudo entre los 8 y los 12 años. Pueden usar el cinturón de seguridad solo cuando les calce bien sobre huesos fuertes, lo que significa que el cinturón de regazo calza bien abajo y ajustado sobre los muslos, el cinturón de hombro atraviesa el pecho en diagonal a la mitad y pueden sentarse bien contra el respaldo del asiento, con las rodillas flexionadas sobre el borde sin encogerse y permanecer en esa posición durante todo el viaje.

Seguridad de los airbags

Un airbag puede salvar su vida. Sin embargo, los airbags y los niños pequeños no se mezclan. La siguiente información la ayudará a mantener su seguridad y la de sus hijos. (Vale la pena repetir esta información).

- El lugar más seguro para que viajen todos los bebés y niños hasta los 13 años de edad es el asiento trasero del vehículo.

- No coloque nunca un asiento de seguridad orientado hacia atrás en el asiento delantero de un vehículo con airbag. Su hijo podría sufrir una lesión grave o morir por el impacto del airbag contra el respaldo del asiento de seguridad para automóvil.

- Todos los bebés y niños pequeños deben viajar en asientos de seguridad orientados hacia atrás hasta al menos los 2 años de edad o hasta que hayan alcanzado la estatura o el peso máximos fijados por el fabricante. La forma más segura de que viajen es orientados hacia atrás, por lo que lo mejor es que así lo hagan durante el mayor tiempo posible.

- Todos los niños deben estar debidamente sujetos en asientos de seguridad para automóvil o en sillas elevadoras adecuadas para su edad y tamaño.

- Los airbags mejoran la seguridad de su auto. No obstante, tenga en cuenta que los niños pequeños, así como también los demás niños, deben viajar en el asiento trasero.

- Los airbags laterales mejoran la seguridad para los adultos en choques de impacto lateral. Cuando los niños viajan junto a los airbags laterales, es

Mantenga a su hijo contento y seguro en la ruta

Por más que se esfuerce por cumplir con el uso del asiento de seguridad para el auto y el uso del cinturón de seguridad, su hijo podría resistirse a estar sujeto a medida que se hace mayor. Estos son algunos consejos para mantenerlo ocupado y contento, además de seguro, mientras el auto esté en movimiento.

DEL NACIMIENTO A LOS 9 MESES

- **Asegúrese de que su recién nacido esté cómodo** acolchonando los lados de su asiento de seguridad para el auto con mantitas livianas si fuera necesario para evitar que se encorve.

- **También si fuera necesario, coloque un pañal de tela pequeño o una mantita liviana** enrollados entre la correa de la ingle y su bebé, para evitar que la parte inferior de su cuerpo se deslice demasiado hacia adelante.

- **Si la cabeza de su bebé se cae hacia adelante, revise** dos veces para ver si el asiento está lo suficientemente reclinado. Siga las instrucciones del fabricante sobre cómo lograr el ángulo de reclinamiento adecuado.

9 A 24 MESES

- **A los niños de esta edad les encanta trepar y tal vez deseen desesperadamente salir del asiento de seguridad para el automóvil.** Si esto describe a su hijo, recuerde que esto es tan solo una fase. Tal como mencionamos anteriormente, con voz tranquila pero firme insista en que se quede en su asiento siempre que el auto esté en la calle. Hágale saber que el auto no se moverá salvo que todo el mundo tenga abrochados los cinturones y manténgase firme si intenta escaparse del asiento. Mantenga ajustadas las correas del arnés y el broche del arnés a nivel del pecho para que le resulte más difícil escaparse.

- **Entretenga a su pequeño hablándole o cantando con él** mientras conduce. No obstante, nunca haga estas cosas hasta el punto en que distraiga su atención al conducir.

24 A 36 MESES

- **Haga que viajar en auto sea una experiencia de aprendizaje** al hablar de las cosas que el niño ve por la ventana, siempre que esto no la distraiga al conducir.

- **Anime a su hijo a poner el cinturón de seguridad a sus animales de juguete o a sus muñecas** y háblele sobre lo seguro que estará su juguete ahora que tiene puesto el cinturón.

PREESCOLARES

- Refiérase a la seguridad como una conducta de "grandes" y elogie a su hijo cada vez que se abroche voluntariamente el cinturón.

- Anime a su hijo a aceptar el asiento de seguridad para el auto o la silla elevadora proponiéndole roles imaginarios como el de un astronauta, un piloto de avión o de auto de carreras.

- Explíquele por qué es importante el asiento de seguridad para el auto: "Si tuviéramos que detenernos de repente, las correas evitarán que te golpees la cabeza".

- Muéstrele libros e imágenes con mensajes sobre la seguridad.

- Use siempre el cinturón de seguridad y asegúrese de que todos quienes viajen en el auto se lo pongan también.

fundamental que estén sujetos en la posición correcta. Lea en el manual de su asiento de seguridad las pautas acerca de la colocación del asiento de seguridad junto a un airbag lateral y consulte en el manual de propietario de su vehículo las recomendaciones que corresponden a su vehículo.

- Todos los pasajeros deben usar los cinturones de seguridad correctamente en todo momento para proporcionar la mejor protección.

Niños en torno a los autos

Desde que son pequeños, enséñeles a los niños a no caminar ni jugar en la calle ni en la entrada para autos. Los niños pequeños no están seguros cerca de la calle y no deben jugar cerca de ella. Si bien tienen la habilidad de llegar a caminos y calles, no tienen la habilidad de reconocer que las calles y los autos son peligrosos. Los niños se mueven rápido y de manera impulsiva. Son curiosos. No obstante les cuesta ver a los autos en su visión periférica, localizar sonidos y entender el tránsito y el significado de sus carteles y señales. No pueden juzgar la velocidad a la que vienen los vehículos ni la distancia a la que se encuentran. Súmele a esto el hecho de que los conductores podrían estar realizando varias tareas a la vez que conducen y no estar prestando atención a pequeños que pudieran salir corriendo a la calle: esto es un desastre en potencia.

Si los niños están cerca de la calle es necesaria una supervisión activa para que usted pueda intervenir rápidamente si su hijo sale disparado hacia la calle para recuperar una pelota o si corre tras un niño más grande o un adulto.

Para evitar lesiones por vehículos que dan marcha atrás, no deben jugar en entradas de automóviles, callejones ni jardines adyacentes sin cercas. Los padres deben recordar el gran punto ciego que queda detrás de un vehículo (en especial en

NUESTRA POSICIÓN

LOS 50 ESTADOS exigen que los niños viajen en asientos de seguridad para automóvil. La American Academy of Pediatrics exhorta que todos los recién nacidos dados de alta en los hospitales se vayan a casa en asientos de seguridad para autos especiales para bebés. La AAP ha dispuesto pautas para asientos de seguridad para automóvil para bebés de bajo peso, entre las que se incluyen viajar en un asiento orientado hacia atrás y sostener al bebé con muchos elementos acolchonados alrededor de los lados y por fuera del sistema de arneses. A medida que el niño crece, se recomienda tener un asiento de seguridad para el auto que sea convertible.

Los bebés y los niños pequeños siempre deben viajar en asientos de seguridad para el automóvil, preferentemente en el asiento trasero, porque es más seguro. No use nunca un asiento de seguridad orientado hacia atrás en el asiento delantero de un vehículo con airbag en el asiento del pasajero. Ni un bebé ni un niño deben viajar jamás en brazos de un adulto. Los niños de 12 años de edad o menos deben viajar en el asiento trasero.

Los niños de más edad deben usar sillas elevadoras hasta que el cinturón de seguridad del vehículo les quede bien. Esto significa que el niño debe poder sentarse bien contra el respaldo del asiento, con las rodillas flexionadas, el cinturón de hombro atravesando el pecho en diagonal a la mitad, el cinturón de regazo calzado bien abajo y ajustado sobre los muslos y permanecer en esa posición durante todo el viaje.

vehículos más grandes y altos) y la necesidad de dar toda la vuelta alrededor del auto antes de subirse y arrancar el motor. Los adultos deben saber dónde están los niños antes de dar marcha atrás con un vehículo.

Canastillas para bebés, mochilas para transportar bebés contra el pecho y en la espalda y arneses

Las mochilas para transportar bebés contra el pecho y en la espalda son muy populares. Para la comodidad y seguridad de su bebé, y las suyas, siga estas pautas al comprar y usar elementos para transportar al bebé.

1. Los bebés prematuros o con problemas respiratorios no deben transportarse en mochilas para la espalda ni en otro dispositivos en posición vertical, ya que podría costarles más respirar.

2. Algunos arneses permiten que el cuerpo de su bebé adopte forma de C, lo que aumenta mucho el riesgo de parecer problemas respiratorios. Si usa un arnés, asegúrese de que el cuello del bebé esté derecho y que el mentón no esté presionado contra el pecho.

3. En cualquier tipo de elemento para transportar al bebé verifique con frecuencia y asegúrese de que la boca y la nariz del bebé no estén bloqueadas por tela ni por su cuerpo y que nada restrinja el flujo de aire. La CPSC advierte sobre el peligro de asfixia para los bebés, en particular aquellos menores de 4 meses, que son transportados en arneses para bebés. Cuando se usan arneses para bebés para el transporte, es importante asegurarse de que la cabeza del bebé esté levantada y por encima de la tela, que la cara esté visible y que la nariz y la boca no estén obstruidas.

4. Lleve con usted a su bebé cuando vaya a comprar el elemento para transportarlo; así podrá escogerlo de acuerdo con el tamaño del bebé. Asegúrese de que el elemento para transportarlo le sostenga la espalda y que los orificios de las piernas sean lo suficientemente pequeños como para que no pueda deslizarse por ellos. Busque materiales resistentes.

5. Si compra una mochila, asegúrese de que el marco de aluminio esté forrado de modo que su bebé no se lastime si se golpea contra él.

6. Revise periódicamente la mochila para comprobar que no tenga rasgones ni roturas en las costuras y los cierres.

7. Cuando use un elemento para transportar al bebé, asegúrese de agacharse flexionando las rodillas, y no la espalda, si necesita recoger algo. De lo contrario, el bebé podría caerse y usted podría lastimarse la espalda.

8. Los bebés de más de 5 meses podrían ponerse muy inquietos en el elemento transportador, por lo que deberá seguir usando las correas de sujeción. Algunos niños enrollarán los pies contra el marco o contra su cuerpo, cambiando la distribución de su peso. Debe cerciorarse de que su hijo esté sentado correctamente antes de caminar.

Cochecitos

Busque las características de seguridad y tome las siguientes precauciones.

1. Si cuelga juguetes en una hilera atravesando el cochecito, sujételos de manera bien segura para que no se caigan sobre el bebé. Quite esos juguetes ni bien el bebé pueda sentarse o ponerse en cuatro patas.

2. Los cochecitos deben tener frenos fáciles de operar. Use los frenos siempre que esté detenida y asegúrese de que su hijo no pueda alcanzar la palanca de liberación. Un freno que tranca dos ruedas proporciona una medida de seguridad adicional.

3. Elija un cochecito con base ancha para que no se dé vuelta.

4. Los dedos de los niños pueden quedar atrapados en las bisagras que pliegan el cochecito; mantenga a su hijo a una distancia segura cuando lo abra y lo cierre. Asegúrese de que el cochecito esté bien trancado al estar abierto antes de poner en él a su hijo. Compruebe que los dedos de su bebé no lleguen a las ruedas del cochecito.

5. No cuelgue bolsas ni otras cosas de las asas del cochecito, ya que podrían hacer que caiga hacia atrás. Si el cochecito tiene un cesto para transportar cosas, asegúrese de que esté ubicado bien abajo y cerca de las ruedas traseras.

6. El cochecito debe tener un arnés de cinco puntas (uno con correas sobre ambos hombros, en ambas caderas y entre las piernas) que debe usarse siempre que su hijo salga en el coche. Para bebés pequeños, use mantitas para bebé enrolladas de cada uno de los lados del asiento si fuera necesario para evitar que se encorve.

7. Nunca deje a su hijo sin supervisión.

8. Si compra un cochecito doble con los asientos uno junto al otro, asegúrese de que el apoyapiés se extienda durante toda la parte delantera y abarque ambas áreas. El pie de un niño puede quedar atrapado en el espacio que queda cuando los apoyapiés están separados.

9. También hay cochecitos que permiten que un niño más grande vaya sentado o parado en la parte trasera. Tenga en cuenta las pautas sobre el peso y tenga especial cuidado de que el niño que viaja atrás no se ponga demasiado activo y haga trastabillar el cochecito.

Seguridad en los carritos de la compra

Cada año, más de 20 000 niños reciben tratamiento en salas de emergencia a causa de lesiones relacionadas con los carritos de la compra. Los tipos de lesiones más frecuentes son contusiones, abrasiones y laceraciones, y la mayoría de las lesiones son en la cabeza o el cuello. Las lesiones relacionadas con los carritos de la compra pueden ser lo suficientemente graves como para necesitar una hospitalización, a menudo debido a lesiones en la cabeza y fracturas graves. Incluso ha habido algunas muertes.

Los carritos de la compra suelen ser inestables; a veces, con tan poco peso como 16 libras (7 kg 260 g) de fuerza sobre la barra desde donde se empuja el carrito es suficiente para hacer que vuelque. El diseño de los carritos de la compra hace que sea más fácil que vuelquen cuando el niño está en el carrito o en el asiento diseñado para ir calzado en el carrito. Hasta que el diseño de los carritos de la compra cambie para hacerlos más estables, debe saber que los asientos unidos a la parte superior de los carritos de la compra o incorporados a ellos no evitarán que un niño se caiga si no está debidamente sujeto; estos asientos tampoco evitarán que el carrito vuelque aunque el niño esté sujeto.

Si fuera posible, debe buscar una alternativa a la colocación del niño en un carrito de la compra. Si debe hacerlo, asegúrese de que esté sujeto en todo momento. Nunca le permita ponerse de pie en el carrito, trasladarse en el cesto ni subirse para viajar en la parte exterior del carrito. No coloque un asiento de seguridad para auto sobre el asiento incorporado en el carrito, ya que esto podría hacer que el carrito sea aún más inestable. Si hubiera uno disponible, use un carrito de la compra diseñado para transportar niños en un asiento que esté más cerca del piso. Tenga en cuenta la posibilidad de usar un cochecito o un elemento transportador de bebés en cambio. Nunca deje a un niño solo en un carrito de la compra, ni siquiera por un momento.

Bicicletas y triciclos

Si le gusta andar en bicicleta, es probable que tenga en cuenta conseguir un asiento para niños que se instale en la parte trasera de la bicicleta. Debe tener presente que incluso con el mejor asiento y casco de seguridad, su hijo corre riesgo de sufrir graves lesiones. Esto puede ocurrir si pierde el control sobre un camino desparejo o si choca contra otro vehículo o lo chocan a usted. Es mejor esperar para disfrutar de andar juntos en bicicleta cuando su hijo sea lo suficientemente mayor como para andar junto a usted en su propia bicicleta. (Consultar a continuación más información acerca de los elementos para transportar niños).

Cuando su hijo deje de ser bebé querrá su propio triciclo, y cuando tenga uno quedará expuesto a una serie de peligros. Por ejemplo, un niño en un triciclo está tan bajo contra el piso que un conductor que esté dando marcha atrás no puede verlo. No obstante, andar en triciclo y en bicicleta es una parte fundamental del crecimiento. Estas son algunas sugerencias que le ayudarán a reducir el riesgo que enfrenta su hijo.

1. No compre un triciclo hasta que su hijo sea físicamente capaz de controlarlo. La mayoría de los niños están listos alrededor de los 3 años de edad.

2. Compre un triciclo que sea bajo y tenga ruedas grandes. Este tipo es más seguro porque es menos probable que vuelque.

3. Obtenga un casco para andar en bicicleta que tenga un calce adecuado y enseñe a su hijo a usarlo cada vez que ande en el triciclo.

4. Los triciclos solo deben usarse en lugares protegidos. No permita que su hijo ande cerca de automóviles, entradas para autos ni piscinas.

5. En general, los niños no tienen el equilibrio ni la coordinación muscular suficientes para controlar una bicicleta de dos ruedas hasta alrededor de los 6 años de edad. La mayoría de los niños pueden comenzar a andar en forma segura en una bicicleta de 2 ruedas con ruedistas de entrenamiento después de los 5 años, pero no antes. Una vez más, para proteger a su hijo de las lesiones, asegúrese de que esté usando un casco para andar en bicicleta aprobado (con una certificación en la etiqueta que afirme que cumple con los estándares de la Comisión de Seguridad de Productos para el Consumidor).

6. Si está pensando en llevar a su hijo en un asiento para pasajeros instalado en la parte trasera de una bicicleta para adultos, tenga en cuenta que no solo hará que la bicicleta sea inestable sino que además aumentará el tiempo que se tarda en frenar y creará un riesgo de lesiones graves tanto para usted como para su pequeño. Si debe llevar a su hijo en bicicleta, no lo ponga nunca en un asiento en la parte de atrás de su bicicleta hasta que tenga al menos 1 año de edad. Una opción mucho mejor es que su hijo viaje en un remolque infantil para arrastrar con la bicicleta, aunque no debe usarlos en la calle ya que son bajos y puede que los conductores no lo vean. Los niños que tengan la edad suficiente (entre 12 meses y 4 años) para sentarse bien sin soportes y cuyos cuellos sean lo suficientemente fuertes como para sostener un casco liviano podrán viajar en un asiento instalado en la parte trasera, si bien no es lo preferible. *Jamás* lleve a un bebé en mochilas para cargar bebés en la espalda ni al frente mientras anda en bicicleta.

7. Un asiento unido a la parte trasera debe:

    a. estar instalado en forma segura sobre la rueda trasera;

    b. tener protectores para rayos a fin de evitar que los pies y las manos queden atrapados en las ruedas y

    c. tener un respaldo alto y un arnés de hombros y cinturón de cintura firmes que sostengan a un niño dormido.

8. Un pasajero pequeño siempre debe usar un casco infantil liviano para andar en bicicleta certificado para niños pequeños a fin de evitar o minimizar las lesiones en la cabeza.

9. El niño debe estar sujeto al asiento de la bicicleta con un arnés firme.

10. Nunca ande en bicicleta con un niño sobre el manillar ni coloque allí un asiento.

Patios de juegos

Ya sea un juego de columpios en el patio trasero o los aparatos más sofisticados en el parque, hay muchas cosas positivas que decir acerca de los equipos para patios de juegos. El uso de este equipo fomenta que los niños prueben y amplíen sus capacidades físicas. No obstante, existen ciertos peligros inevitables. Los riesgos se pueden minimizar cuando el equipo está bien diseñado y se enseña a los niños los modales básicos sobre cómo comportarse en el patio de juego. Estas son algunas pautas que puede utilizar para elegir equipos de patios de juegos y lugares para que su hijo juegue.

1. Los niños menores de 5 años deben jugar en equipos diferentes a los que usan los niños mayores.

2. Asegúrese de que haya arena, madera, viruta o colchones de goma debajo de los columpios, balancines y "barras de mono" o barras trepadoras, y que estas superficies tengan la profundidad correcta y estén bien mantenidas. Sobre el cemento o el asfalto, una caída directa de cabeza podría ser grave, incluso desde una altura de unas pocas pulgadas.

3. Las estructuras de madera deben estar hechas con madera sometida a un tratamiento resistente a las condiciones climáticas, para que sea menos probable que se salgan astillas. Examine periódicamente las superficies para asegurarse de que estén lisas. Las estructuras de metal, por ejemplo, podrían calentarse muchísimo en los meses más calurosos.

4. Realice una inspección periódica del equipo, buscando en particular juntas flojas, cadenas abiertas que pudieran soltarse y pasadores de chaveta oxidados. Asegúrese de que no haya ganchos en S abiertos ni piezas sobresalientes que pudieran engancharse

en la ropa de un niño. En equipos de metal, revise que no haya tornillos oxidados o expuestos ni tampoco bordes filosos y puntas. En casa, cúbralos con goma protectora. En un patio de juegos público, denuncie el peligro ante las autoridades correspondientes.

5. Asegúrese de que las hamacas estén hechas de material blando y flexible. Insista en que su hijo se siente en el medio del asiento y se sostenga con ambas manos. No permita que dos niños compartan el mismo columpio. Enseñe a su hijo que jamás debe caminar por adelante ni por detrás de un columpio cuando otro niño lo esté usando. Evite los equipos donde los columpios cuelgan de barras elevadas para treparse.

6. Su hijo debe usar zapatos cerrados en todo momento, ya que las superficies podrían calentarse lo suficiente como para causar quemaduras graves en los pies descalzos.

7. Asegúrese de que los niños que usan toboganes usen la escalera y no se trepen por la superficie para deslizarse. No permita empujones en las escaleras y haga que los niños suban de a uno. Enseñe a su hijo a alejarse del tobogán ni bien llegue al final del mismo. Si un tobogán quedó mucho tiempo bajo el sol, revise la superficie para deslizarse a fin de comprobar si está demasiado caliente antes de permitir que su hijo lo use.

8. No permita que los niños menores de 4 años usen equipo para treparse que sea más alto que ellos (p. ej. barras de mono) sin supervisión atenta.

9. Entre los 3 y los 5 años, su hijo solo debe usar un balancín con otros niños de edad y peso similares. Los niños menores de 3 años no tienen la coordinación de brazos y piernas necesaria para usar el equipo.

10. Si bien los trampolines, o camas elásticas, suelen considerarse una fuente de diversión para los niños, alrededor de 100 000 personas por año se lastiman en ellos, inclusive en los modelos para patio. Las lesiones entre niños incluyeron huesos quebrados, lesiones en la cabeza, lesiones en el cuello y la columna, esguinces y moretones. La supervisión de los padres y las redes de protección no son cosas adecuadas para evitar estas lesiones. En un informe de 2012, la American Academy of Pediatrics reportó que hubo 97 908 lesiones relacionadas con trampolines en 2009, que provocaron 3164 hospitalizaciones. Los niños más pequeños (de 5 años y menos)

corrieron un mayor riesgo de sufrir lesiones en comparación con niños más grandes. La American Academy of Pediatrics desalienta enfáticamente el uso de trampolines para uso recreativo, ya sea en casa, en la casa de un amigo o en una clase de gimnasia de rutina. Los niños más grandes solo deben usar trampolines en programas de entrenamiento para deportes de competencia como gimnasia o clavados y solo bajo supervisión de un profesional capacitado para cuidar la seguridad en los trampolines.

Si pese a estas advertencias opta por tener un trampolín en casa, tome las siguientes precauciones:

- Coloque el trampolín sobre una superficie nivelada sin peligro en los alrededores.

- Inspeccione a menudo el acolchado de protección y el cerramiento de red y cambie las partes dañadas. (Alrededor del 20 % de las lesiones en trampolines están relacionadas con el contacto directo con los resortes y el marco).

- Solo permita que haya una persona a la vez en el trampolín. (La mayoría de las lesiones en trampolines ocurren cuando hay varios niños saltando, en particular si son pequeños).

- No permita a los usuarios que hagan saltos mortales ni volteretas.

- Siempre que un niño esté en el trampolín, deberá estar supervisado por un adulto y habrá que hacer cumplir las reglas.

- Revise su póliza de seguros del hogar para asegurarse de estar cubiertos en caso de reclamos relacionados con trampolines. De no ser así, tal vez sea necesario anexar una cláusula a la póliza.

Su patio trasero

Su patio trasero puede ser una zona de juegos segura para su hijo si elimina los peligros potenciales. Aquí incluimos algunas sugerencias para mantener seguro su patio.

1. Si su patio no tiene cerca perimetral, enseñe a su hijo los límites dentro de los cuales debe jugar. Una vez más, tal vez no siempre respete sus normas: asegúrese de observarlo muy atentamente. Haga que una persona responsable esté siempre supervisando los juegos al aire libre, ya que los niños pequeños podrían alejarse deambulando o lastimarse. (Consultar una descripción sobre la seguridad en trampolines previo a esta sección en las páginas 507 y 508).

2. Revise que no haya plantas peligrosas en su patio. Entre los preescolares, las plantas son una causa importante de envenenamiento. Si no está segura sobre alguna de las plantas de su patio, llame a su línea local de ayuda para intoxicación (1-800-222-1222) y solicite una lista de plantas venenosas comunes en su área. Si tiene alguna planta venenosa, cámbiela por otra o protéjala con una cerca y deje esa zona del patio fuera del alcance de su hijo.

3. Enseñe a su hijo a no recoger ni comer jamás nada que provenga de una planta, sin importar lo bien que se vea, sin su permiso. Esto es particularmente importante si le permite ayudar en la huerta de la casa donde hay cosas que se pueden comer.

4. Si usa pesticidas o herbicidas en su jardín o huerta, lea las instrucciones y sígalas con mucho cuidado. No permita que los niños jueguen sobre el césped tratado al menos durante 48 horas.

5. No corte el pasto con una cortadora eléctrica cuando haya niños pequeños cerca. La cortadora de césped levanta ramitas y piedras y las arroja con fuerza suficiente para lastimarlos. Nunca deje que su hijo se suba a un vehículo para cortar el césped tipo tractor, ni siquiera cuando sea usted quien conduce. Es más seguro mantener a los niños pequeños en el interior de la casa mientras se está cortando el césped.

6. Cuando cocine al aire libre, coloque una pantalla protectora en la parrilla para que su hijo no pueda tocarla y explíquele que está caliente como la estufa de la cocina. Guarde las parrillas de propano para que su hijo no llegue a tocar las perillas. Asegúrese de que el carbón esté frío antes de desecharlo.

7. Nunca deje a su hijo jugando solo cerca del tránsito ni en la calle y no le permita cruzar la calle solo, ni siquiera para ir a la parada del autobús escolar.

Seguridad en el agua

El agua es uno de los peligros más nefastos que enfrentará su hijo. Los niños pequeños pueden ahogarse en tan solo unas pulgadas de agua, aunque hayan recibido clases de natación. Los padres saben que las clases de natación y las destrezas de nado no hacen que los niños tengan habilidades a prueba de ahogamiento, a ninguna edad. Sin embargo, las clases de natación para niños pequeños están disponibles por todos lados, y la American Academy of Pediatrics considera actualmente que los niños de 1 a 4 años (y los más grandes) tienen menos probabilidades de ahogarse si reciben algún tipo de instrucción formal en natación. Aún así, como los estudios son pequeños y porque no definen el tipo de lecciones que funcionan mejor, la American Academy of Pediatrics no recomienda clases de natación *obligatorias* para los niños de 1 a 4 años de edad en la actualidad. En cambio, la decisión de los padres sobre inscribir o no a cada hijo en clases de natación debe basarse en la frecuencia con la que el niño esté expuesto al agua, su desarrollo emocional, sus habilidades físicas y ciertos problemas de salud relacionados con infecciones transmitidas por el agua y los productos químicos de la piscina. Sobre la base de esa información, tal vez desee tener en cuenta las clases de natación por los siguientes motivos:

1. Tal vez se convenza de que puede ser menos cauta porque cree que su hijo sabe nadar, y los niños mismos podrían sentirse animados inconscientemente a entrar al agua sin supervisión.

NUESTRA POSICIÓN

LA AMERICAN ACADEMY OF PEDIATRICS considera seriamente que los padres jamás deben dejar a los niños solos, ni siquiera por un momento, cerca de cuerpos de agua abiertos como lagos o piscinas, ni cerca del agua en el hogar (tinas, jacuzzis). En el caso de piscinas de patio, las cubiertas rígidas y motorizadas para piscinas no sustituyen las cercas de 4 lados, ya que dichas cubiertas probablemente no se usen de manera adecuada ni sistemática. Los padres deben aprender CPR y tener a mano un teléfono y equipo de emergencia (p, ej. salvavidas) junto a la piscina.

2. Los niños pequeños que se sumergen reiteradamente en el agua podrían tragar tanta que acaban intoxicados por el agua. Esto puede provocar convulsiones, shock e incluso la muerte.

3. Los niños de 4 años en adelante pueden aprender natación más rápido que los más pequeños, en particular cuando su desarrollo motriz llega al nivel de los 5 años.

4. La capacitación en seguridad no genera un aumento relevante de las habilidades de seguridad en el borde una piscina en los niños pequeños.

Los niños menores de un año pueden participar en programas de natación con uno de sus padres como actividad divertida y recreativa, pero como no hay evidencia de que los programas dirigidos a la prevención del ahogamiento en bebés menores de 1 año sean eficaces o seguros, *no* deben recibir este tipo de lecciones de natación. Cuando elija un programa de natación, asegúrese de que la clase que elija cumpla con las pautas dispuestas por la YMCA (Asociación Cristiana de Jóvenes) a nivel nacional. Y recuerde que incluso un niño que sabe nadar debe ser observado constantemente. Siempre que su hijo esté cerca del agua (p. ej. piscinas, estanques, playa, etc.), siga estas reglas de seguridad.

1. Esté atento ante los pequeños cuerpos de agua que su hijo pudiera enfrentar, como estanques de peces, zanjas, fuentes, barriles para acumular agua de lluvia, regaderas e incluso el balde que usa para lavar el auto. Vacíe los recipientes con agua cuando termine de usarlos. A los niños les atraen los lugares y las cosas como estas y necesitan supervisión constante para asegurarse de que no se caigan dentro.

2. Los niños que están nadando, aunque sea en una piscina para bebés, siempre deben estar vigilados por un adulto, preferentemente uno que sepa RCP. (Consultar *Resucitación cardiopulmonar y respiración boca a boca*, página 691). El adulto debe estar a la distancia de un brazo, proporcionando "vigilancia táctil", siempre que los niños pequeños estén en el agua o cerca de ella. Vacíe y guarde las piscinas inflables después de cada sesión de juegos.

3. Imponga reglas de seguridad: No correr cerca de la piscina ni empujar a los demás debajo del agua.

4. No permita que su hijo use juguetes o colchones inflables que lo mantengan a flote. Estos juguetes podrían desinflarse repentinamente o tal vez su hijo se resbale desde ellos hacia una zona de agua demasiado profunda para él.

5. Asegúrese de que los extremos profundo y llano de toda piscina donde nade su hijo estén claramente diferenciados. No permita jamás que su hijo se zambulla en el extremo llano.

6. Si tiene una piscina en casa, debe estar totalmente rodeada por una cerca de al menos 4 pies (1.2 m) de altura que tenga un portón que se cierre y tranque solo y se abra hacia el lado opuesto de la piscina. Revise el portón con frecuencia para asegurarse de que esté en buen estado. Mantenga cerrado el portón y en todo momento bajo llave. Asegúrese de que su hijo no pueda manipular la cerradura ni trepar la cerca. Ninguna abertura debajo de la cerca ni entre los barrotes debe ser de más de 4 pulgadas (10 cm) de ancho. Mantenga los juguetes fuera del área de la piscina cuando no se estén usando para que los niños no se vean tentados de ir a buscarlos y crucen la cerca.

7. Si su piscina tiene una cubierta quítela completamente antes de ir a nadar. Además, no permita jamás que su hijo camine sobre la cubierta de la piscina; podría haberse acumulado agua sobre ella, y eso la hace tan peligrosa como la piscina misma. Su hijo también podría caerse a través de la cubierta y quedar atrapado debajo. No use una cubierta de piscina como sustituto de la cerca de cuatro lados porque es probable que no se use de manera adecuada y sistemática.

8. Mantenga un salvavidas de aro unido a una cuerda junto a la piscina en todo momento. Si es posible, tenga un teléfono en el área de la piscina con los números de emergencia claramente marcados.

9. Los jacuzzis y las tinas de hidromasaje también son peligrosos para los niños pequeños, que podrían ahogarse fácilmente o sentir demasiado calor en ellos. No permita que los niños pequeños utilicen estas cosas.

10. Su hijo siempre debe usar un chaleco salvavidas cuando nade o navegue en alguna embarcación. Un chaleco salvavidas queda bien puesto si no logra sacárselo al niño por la cabeza luego de haberlo ajustado. Para un niño menor de 5 años, en particular si no nada, también se necesita un cuello flotador que mantenga su cabeza derecha y la cara fuera del agua.

11. Los adultos no deben beber alcohol cuando estén nadando. Representa un peligro tanto para ellos como para cualquier niño que pudieran estar supervisando. Los supervisores adultos deben saber RCP y saber nadar.

12. Asegúrese de eliminar las distracciones cuando los niños estén en el agua. Hablar por teléfono, trabajar en la computadora y otras tareas deben esperar hasta que los niños salgan y se alejen del agua.

Seguridad en torno a los animales

Los niños corren más riesgo que los adultos de ser mordidos por animales domésticos, inclusive la propia mascota de la familia. Esto es particularmente cierto cuando llega un nuevo bebé al hogar. En tales momentos, la respuesta de la mascota debe observarse atentamente y no se debe dejarla sola con el bebé. Luego un período de 2 a 3 semanas en el que comienzan a conocerse, es probable que el animal se acostumbre al bebé. No obstante, siempre es bueno ser precavido cuando el animal esté en los alrededores, independientemente de cuánto parezca su mascota disfrutar la relación.

Si va a obtener una mascota como compañía para su hijo, espere hasta que sea lo suficientemente maduro como para manipular y cuidar al animal, por lo general entre los 5 y los 6 años. Los niños más pequeños podrían tener dificultad para distinguir a un animal de un juguete y puede que, sin querer, provoquen una mordedura al molestar o tratar mal al animal. Recuerde que la responsabilidad final por la seguridad de su hijo cerca de cualquier animal es suya, por lo que debe tomar las siguientes precauciones.

1. Busque una mascota con carácter dulce. Un animal más viejo suele ser una buena opción para un niño, porque un cachorro o un gatito podrían morder solo por jugar. No obstante, evite a las mascotas viejas criadas en un hogar sin niños.

2. Trate a su mascota con compasión, para que disfrute de la compañía de las personas. Por ejemplo, no ate a un perro con una cuerda o cadena corta, ya que el confinamiento extremo podría ponerlo ansioso y agresivo.

3. Nunca deje a un niño pequeño solo con un animal. Muchas mordeduras ocurren durante períodos de juegos bruscos, porque el niño no se da cuenta cuando el animal se sobreexcita.

4. Enseñe a su hijo a no poner la cara cerca de un animal.

5. No permita que su hijo moleste a la mascota jalándole la cola o sacándole un juguete o un hueso. Asegúrese de que no moleste al animal cuando esté durmiendo o comiendo.

6. Vacune a todas las mascotas, tanto perros como gatos, contra la rabia.

7. Obedezca las ordenanzas locales sobre las licencias y las correas en los perros. Asegúrese de que su mascota esté bajo su control en todo momento.

8. Averigüe qué vecinos tienen perros, para que su hijo pueda conocer a las mascotas con las que probablemente tenga contacto. Enseñe a su hijo cómo saludar a un perro: Después de pedir permiso al dueño, el niño debe pararse y estarse quieto mientras el perro lo olfatea; luego, puede extender lentamente la mano para acariciar al animal.

9. Advierta a su hijo que debe alejarse de patios donde los perros parezcan nerviosos o poco amistosos. Enseñe a los niños mayores los signos que indican que un perro no es seguro: cuerpo rígido, cola tiesa, posición agachada, expresión con mirada fija.

10. Indique a su hijo que debe quedarse parado y quieto si un perro extraño se le acerca o lo persigue. Dígale que no corra, que no salga andando en su bicicleta, que no lo patee ni le haga gestos amenazantes. Su hijo debe mirar de frente al perro y retroceder lentamente hasta quedar fuera de alcance.

11. Los animales salvajes pueden ser portadores de enfermedades muy graves que pueden contagiarse a los seres humanos. Usted (y las mascotas de su familia) deben evitar el contacto con roedores y otros animales salvajes (mapaches, mofetas, zorros) que pueden ser portadores de enfermedades que van desde el hantavirus hasta la peste y desde la toxoplasmosis hasta la rabia. Para evitar mordeduras de animales salvajes, informe al departamento de salud o a la entidad a cargo del control de animales siempre que vea a un animal que parezca enfermo o lastimado o que esté actuando en forma extraña. No intente atrapar al animal ni levantarlo. Enseñe a su hijo a evitar a todos los animales no domesticados. Afortunadamente la mayoría de los animales salvajes solo salen por las noches y tienden a alejarse de los seres humanos. Un animal salvaje que aparezca en su jardín o en su vecindario durante el día podría tener una enfermedad contagiosa, como rabia, por lo que deberá comunicarse con las autoridades locales.

En la comunidad y en el vecindario

Muchos padres se preocupan por mantener seguro a su hijo cuando ande por el vecindario. Afortunadamente el secuestro de niños es poco frecuente, aunque es entendible que reciban mucha cobertura mediática cuando ocurren. La mayoría de los secuestros ocurren cuando los niños son llevados por padres que no tienen su custodia, aunque cada año ocurren unos pocos casos de secuestros por parte de extraños.

Aquí incluimos algunas sugerencias para ayudar a mantener seguro a su hijo.

- Cuando salga de compras con su hijo, téngalo a la vista en todo momento, ya que podría moverse rápido y escapar de su campo visual en un instante.

- Cuando elija un preescolar, pregunte acerca de la seguridad. Compruebe que exista una política implementada por la cual su hijo solo puede ser recogido por sus padres o por otra persona que usted designe.

- Si bien su hijo debería estar supervisado por un adulto de confianza en todo momento, es importante de todos modos enseñarle a no subir jamás a un auto desconocido ni irse con alguien a quien no conoce. Si un extraño le dice algo como "Tengo un cachorro perdido en mi auto, ven un minuto a ver si lo conoces", debe decir que "no" con decisión. De hecho, dígale que se aleje lo más rápido posible de peligros como este y que grite muy fuerte y busque a un adulto de confianza en cualquier situación en la que se sienta amenazado.

- Cuando contrate a una niñera, revise siempre sus referencias y pida recomendaciones a amigos y familiares.

- Para obtener más información, comuníquese con el Centro Nacional para Niños Desaparecidos y Explotados (1-800-843-5678; www.missingkids.com).

Cuando planee formas de mantener seguro a su hijo, recuerde que el niño cambia constantemente. Las estrategias que lo protegen del peligro cuando tiene un año tal vez ya no sean adecuadas cuando se vuelve más fuerte, más curioso y más seguro con el paso de los meses y los años. Revise su hogar y los hábitos de su familia a menudo para asegurarse de que las protecciones sigan siendo adecuadas para la edad de su hijo.

Un mensaje para los abuelos

Como abuelos, el bienestar y la seguridad de su nieto serán sumamente importantes para ustedes. En particular cuando lo estén cuidando (en su casa, en la casa del niño, en el auto o en otra parte), asegúrense de haber tomado todas las medidas posibles para garantizar que esté seguro.

Tómense un tiempo para leer este capítulo de principio a fin. Les proporcionará las pautas necesarias para proteger a su nieto en las situaciones que más probablemente enfrente. Antes de que su nieto los visite o se quede en su casa, asegúrense de haber revisado y adoptado las recomendaciones que encontrarán aquí.

En esta sección especial encontrarán los puntos de seguridad más importantes que los abuelos deben tener en cuenta.

SEGURIDAD DENTRO DEL HOGAR

Hay muchas medidas de seguridad que deben implementar en su casa para proteger a su nieto. Para tener algunas de estas pautas bien presentes, use la sigla DMPPTC como ayuda para recordar lo siguiente:

- Detectores de humo: deben colocarlos en los lugares adecuados, por toda la casa.

- Mascotas y alimentos para mascotas: deben guardarlas fuera del alcance de los niños.

- Planes de escape: deben pensar en ellos con anticipación, y los extintores de incendios deben estar a mano.

- Portones: deben colocarlos en las partes superior e inferior de la escalera.

- Tapas de tomacorrientes: deben colocarse tapas, que no representen un riesgo de asfixia para los niños, sobre los enchufes, para evitar que su nieto se ponga en peligro de sufrir un choque eléctrico. Usen muebles u otros objetos para bloquear el acceso a los tomacorrientes siempre que sea posible.

- Cubiertas o paragolpes: deben colocarlos alrededor de los muebles filosos o sólidos.

Además de estas reglas generales, asegúrense de mantener los números de teléfono importantes junto al teléfono de la casa y programarlos en su teléfono celular. En una emergencia no solo querrán llamar al 911 cuando corresponda, sino que también querrán llamar a determinados miembros de la familia. Otra consideración de seguridad: Sus sillas especiales o accesorios para caminar podrían ser inestables y constituir un riesgo; si fuera posible, guárdenlos en un armario o en una habitación a donde su nieto no pueda entrar cuando los visite.

Sigan leyendo para repasar las medidas de seguridad para áreas específicas de su casa.

HABITACIÓN PARA NIÑOS/ÁREA PARA DORMIR

- Si guardaron la cuna de su hijo en el ático o el garaje, tal vez a la espera de algún día tener un nieto, deberán cambiarla por una nueva. Las pautas sobre muebles y equipo para niños han cambiado radicalmente y una cuna con más que algunos años de antigüedad no cumplirá los estándares de seguridad de la actualidad. Es probable que esto también sea cierto respecto a otros muebles guardados y viejos que pudieran representar un riesgo para los niños, como p. ej. un corral viejo.

- Compren un cambiador (consultar la página 477), usen su propia cama o incluso una toalla en el piso para cambiar los pañales al bebé. A medida que crezca y sea más probable que se mueva y se retuerza, tal vez necesiten a otra persona que los ayude a cambiarle el pañal.

- No permitan que su nieto duerma en la cama de los abuelos.

- Mantengan vacío el cesto de los pañales.

COCINA

- Pongan trancas para niños en los armarios; para estar súper seguros, cambien de lugar los productos de limpieza y los productos químicos para que estén totalmente fuera del alcance.

- Quiten todos los cables que quedan colgando, como p. ej. los de la cafetera o la tostadora.

■ Tomen precauciones adicionales antes de dar a su nieto alimentos preparados en hornos microondas. Los microondas pueden calentar los líquidos y los sólidos de manera despareja y podrían estar apenas tibios por fuera pero *muy* calientes por dentro.

BAÑOS

■ Guarden las píldoras, los inhaladores y demás medicamentos recetados o de venta libre, así como también el equipo médico, bajo llave y fuera del alcance de su nieto. Presten especial atención para que todos los medicamentos, del tipo que sean, estén guardados y lejos del alcance y de la vista del niño.

■ Pongan material antideslizante en la bañera para evitar caídas peligrosas.

■ Si la tina tuviera asas y barras para su propio uso, cúbranlas con material blando si van a bañar allí al bebé.

■ Jamás dejen a un niño sin vigilancia en una tina o lavabo llenos de agua.

EQUIPO PARA BEBÉS

■ Nunca dejen solo a su nieto en una sillita alta ni en un asiento para bebés ubicado en sitios altos como una mesa o una mesada.

■ No use andadores para bebés.

JUGUETES

■ Compren juguetes nuevos para su nieto que tengan sonidos, aspectos y colores variados. Los juguetes simples pueden ser tan buenos como los más complejos. Recuerde que sin importar lo sofisticados que puedan ser los juguetes, su propia interacción y los juegos con su nieto son mucho más importantes.

■ Los juguetes, CD y libros tienen que ser adecuados para su edad y desafiar a los niños a su propio nivel de desarrollo.

■ Eviten los juguetes con piezas pequeñas que el bebé pudiera ponerse en la boca y tragar. Sigan las recomendaciones del envase para encontrar juguetes adecuados para la edad de su nieto.

■ Como las cajas para juguetes pueden ser peligrosas, no tengan una en casa o busquen una sin tapa.

GARAJE/SÓTANO

■ Asegúrense de que el mecanismo de reversa automática de la puerta del garaje funcione.

■ Guarden todos los productos químicos del jardín y los pesticidas en un armario bajo llave y fuera del alcance, al igual que las herramientas.

SEGURIDAD FUERA DEL HOGAR

Compren un asiento de seguridad para el auto que puedan mantener dentro de su propio auto. Asegúrense de instalarlo correctamente (o pidan a un profesional capacitado que se los instale) y que puedan sujetar a su nieto con las correas fácilmente. Prueben las hebillas y broches antes de comprar el asiento para el auto, ya que su facilidad de uso varía. Asegúrense de que su nieto esté lejos de donde pudiera lastimarse antes de dar marcha atrás con el coche para salir del garaje o de la entrada para autos.

■ Compren un carrito para usarlo cuando lleven al bebé a dar un paseo por el vecindario.

■ En las salidas para hacer la compra, siempre que sea posible elijan tiendas que ofrezcan carritos de la compra aptos para niños, con asientos bajos cerca del piso. No coloquen su propio asiento para el automóvil en un carrito de la compra y eviten poner a su nieto en el asiento de la parte superior del carrito si fuera posible.

■ Si tienen un triciclo o una bicicleta en su casa para su nieto, asegúrense de tener un casco también. Permítanle elegir un casco con un diseño o un color especial.

■ Si bien las plazas de juegos pueden ser divertidas, también pueden ser peligrosas. Elijan una que haya sido diseñada para mantener a los niños lo más seguros posible; las que están en escuelas o en parques patrocinados por la comunidad suelen ser buenas elecciones.

■ Inspeccionen su propio patio trasero para detectar cosas peligrosas o venenosas.

■ Si tienen una piscina en el patio trasero, o si llevan a su nieto a otra casa o a un parque donde haya piscina, *lean atentamente las pautas de seguridad en el agua incluidas en este capítulo (consultar las páginas 509 a 511). Debe haber una cerca de al menos 4 pies (1 m 22 cm) de altura con un portón con tranca alrededor de la piscina.* Asegúrense de que las piscinas de los vecinos estén rodeadas por cercas también. Practiquen la supervisión táctil siempre que su nieto esté en el agua o cerca de ella. También deben saber CPR y saber nadar.

~ PARTE 2 ~

LA INFORMACIÓN Y LAS NORMAS de esta sección, como los procedimientos de primeros auxilios para un niño que se está asfixiando y la resucitación cardiopulmonar (RCP) cambian constantemente. Solicite a su pediatra o a cualquier otro profesional calificado la información más reciente sobre estos procedimientos.

Es muy poco frecuente que los niños se enfermen de gravedad sin previo aviso. Basándose en los síntomas de su hijo, en general debe comunicarse con el pediatra del niño para asesorarse. El tratamiento de los síntomas en tiempo y forma puede evitar que una enfermedad empeore o que se transforme en una emergencia.

~ 16 ~

Abdomen y tracto gastrointestinal

Dolor abdominal

LOS NIÑOS DE TODAS las edades padecen dolor abdominal de vez en cuando, pero las causas de ese dolor en los bebés tienden a ser bastante diferentes a las de los niños mayores. Por lo tanto, también es diferente la manera en la que los niños de distintas edades reaccionan ante el dolor. Un niño mayor probablemente se frote el abdomen y le diga que "le duele la barriga" o que "le duele la panza", mientras que un bebé muy pequeño demostrará su sufrimiento llorando, enrollando las piernas o expulsando gases (que por lo general se trata de aire que tragaron). El llanto de los bebés también puede ir acompañado de vómitos o eructos excesivos.

Afortunadamente, la mayoría de los dolores de estómago desaparecen por sí solos y no son graves. No obstante, si las quejas de su hijo continúan o empeoran en un período de 3 a 5 horas, o si tiene fiebre, dolor de garganta fuerte o un cambio radical en el apetito o el nivel de energía, debe notificar de inmediato al pediatra. Estos síntomas podrían indicar un trastorno más grave.

En esta sección encontrará descripciones de problemas que conducen a un dolor abdominal en los niños, desde cólicos hasta infecciones intestinales. Además, como algunas causas de dolor abdominal ocurren sobre todo en niños mayores en vez de bebés, hay una porción aparte específicamente dedicada a estos trastornos en particular (como el estreñimiento). También habrá referencias a otras secciones de este capítulo y a otros capítulos del libro para que obtenga descripciones más detalladas de algunos de estos trastornos.

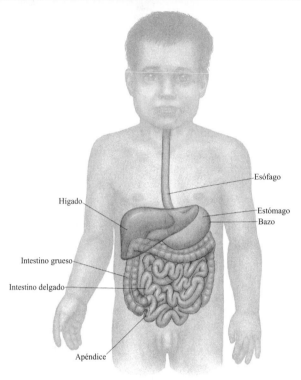

Esófago

Hígado

Estómago

Bazo

Intestino grueso

Intestino delgado

Apéndice

Abdomen/tracto gastrointestinal

Dolor abdominal en bebés

Los **cólicos** suelen ocurrir en los bebés de entre 10 días y 3 meses de edad. Si bien nadie sabe exactamente qué es lo que los provoca, los cólicos parecen ser la consecuencia de contracciones rápidas y fuertes del intestino que probablemente causen el dolor del bebé. Las molestias suelen ser peores en la tardecita y durante las primeras horas de la noche y podrían estar acompañadas de llanto inconsolable, piernas enrolladas contra el abdomen, expulsión frecuente de gas e irritabilidad en general. Los cólicos pueden abordarse de varias maneras, entre las que se incluyen mecer a su bebé, caminar con él cargándolo en un elemento para transportar al bebé, envolviéndolo en

una manta o dándole un chupete. (Para obtener más información acerca de los cólicos, consultar la página 166 en el Capítulo 6, *El primer mes*).

La **invaginación intestinal** es una afección muy poco común que podría causar dolor abdominal en los bebés pequeños. La invaginación intestinal es la emergencia abdominal más común en niños menores de 2 años. Este problema ocurre cuando una parte del intestino se desliza dentro de otra parte del intestino y queda atrapada, provocando un bloqueo que causa un fuerte dolor. El niño llorará de manera intermitente y abrupta y enrollará las piernas contra el estómago. Esto irá seguido de períodos sin dolor de estómago que no suelen provocar sufrimiento. También es posible que estos niños vomiten y tengan heces con mucosidad y sangre, que a menudo parecerán jalea de zarzamora. El dolor es fuerte con frecuencia y tiene períodos de gritos seguidos de períodos de silencio o incluso períodos de letargo.

Es importante reconocer esta causa de dolor abdominal y hablar con su pediatra de inmediato. Él querrá ver a su hijo y tal vez le ordenará un estudio radiológico que se llama enema opaco de contraste de bario y/o aire. A veces, hacer esta prueba no solo permite realizar el diagnóstico sino que, además, desobstruye el intestino. Si el enema no desobstruye el intestino podría ser necesaria una operación de emergencia para corregir el problema.

Las **infecciones virales o bacterianas** del intestino (gastroenteritis) suelen estar asociadas con diarrea y vómitos. A menudo también hay presencia de dolor abdominal intermitente. La mayoría de los casos son virales, no requieren tratamiento y se resuelven por sí solos en el transcurso de aproximadamente una semana; el dolor en sí suele durar un par de días y luego desaparece. Una excepción es una infección causada por el parásito *Giardia lamblia*. Esta infestación podría producir dolor recurrente no localizado en cualquier parte del abdomen. El dolor podría persistir durante semanas o meses y podría llevar a una notoria pérdida de apetito y de peso. El tratamiento con los medicamentos adecuados puede curar esta infestación y el dolor abdominal que la acompaña. (Para obtener más información, consultar *Diarrea*, página 530, y *Vómitos*, página 549).

Dolor abdominal en niños mayores

Se suele culpar al **estreñimiento** por el dolor abdominal, y si bien rara vez es este un problema en los bebés pequeños, es una causa común de dolor en los niños mayores, en especial cuando el dolor se localiza en la parte inferior del abdomen. Cuando la dieta de un niño carece de abundantes líquidos, frutas y verduras frescas y no es rica en fibras provenientes de cereales integrales, es más probable que ocurran problemas intestinales. (Para obtener más información, hable con su pediatra y consulte *Estreñimiento* en la página 528).

Las **infecciones de las vías urinarias (IVU)** son mucho más comunes en niñas de entre 1 y 5 años de edad que en niños más pequeños. Las IVU producen molestias en el abdomen y en el área de la vejiga, además de algo de dolor y ardor al orinar. También es posible que estos niños orinen con más frecuencia y que probablemente mojen la cama. Sin embargo, la infección generalmente no produce fiebre. Si su hijo se queja de estos síntomas, llévelo al pediatra, quien lo examinará y le hará una análisis de orina. Si hubiera infección, le recetará un antibiótico que eliminará tanto la infección como el dolor abdominal. (Consultar *Infecciones de las vías urinarias*, página 778).

La **amigdalitis estreptocócica** es una infección de garganta causada por bacterias llamadas *estreptococos*. Ocurre con frecuencia en niños de más de 2 años de edad. Los síntomas y signos incluyen dolor de garganta, fiebre y dolor abdominal. También puede que haya vómitos y dolor de cabeza. Su pediatra querrá examinar al niño y hacerle un exudado de garganta para determinar la presencia de estreptococos. Si los resultados son positivos para estreptococos, su hijo necesitará un tratamiento con antibióticos. (Consultar *Dolor de garganta*, página 673).

La **apendicitis** es sumamente excepcional en los niños menores de 3 años y poco común en los menores de 5. Cuando ocurre, el primer signo suele ser una queja de dolor de estómago constante en el centro del abdomen que posteriormente se mueve hacia abajo y hacia la derecha. (Consultar *Apendicitis,* página 525, para obtener información más detallada).

El **envenenamiento por plomo** ocurre con mayor frecuencia en niños pequeños que viven en casas viejas (construidas antes de la década del 60), donde se usó pintura a base de plomo. Los niños de este grupo etario podrían comer pequeñas lascas de pintura que se desprenden de las paredes y de la madera. Así es como el plomo se acumula en sus cuerpos y puede causar muchos problemas graves de salud. Los padres también deben tener conocimiento de los juguetes u otros productos con contenido de plomo inaceptable. (Los retiros del mercado por parte del fabricante están publicados en el sitio web de la Comisión de Seguridad de Productos para el Consumidor, www.cpsc.gov). Los síntomas de envenenamiento por plomo incluyen no solo dolor abdominal sino también estreñimiento, irritabilidad (el niño está molesto, llora y es difícil conformarlo), letargo (está somnoliento, no quiere jugar, no tiene apetito) y convulsiones. Si su hijo estuvo expuesto a pintura con plomo, ha comido lascas de pintura o ha estado expuesto a juguetes con pintura resquebrajada, pelada o descascarada, y tiene alguno de los síntomas antemencionados, llame al pediatra. Él puede ordenar un análisis de sangre para detectar la presencia de plomo y recomendarle qué otras cosas hacer. Es buena idea hacer un análisis de detección de plomo en todos los niños. (Consultar *Envenenamiento por plomo*, página 716).

La **alergia a la leche** es una reacción a la proteína de la leche, por lo general en bebés pequeños, y puede provocar calambres abdominales que suelen ir acompañados de vómitos, diarrea y erupción en la piel. (Consultar *Alergia a la leche*, página 566).

La **alteración emocional** en los niños en edad escolar a veces causa dolor abdominal recurrente sin otra causa evidente. Si bien es muy raro que ocurra este dolor antes de los 5 años, puede ocurrirle a un niño pequeño sometido a un estrés inusual. La primera pista es un dolor que tiende a ser intermitente en el transcurso de más de una semana, a menudo asociado con actividades estresantes o desagradables. Fuera de eso, no hay otros hallazgos ni quejas asociados (fiebre, vómitos, diarrea, tos, letargo o debilidad, síntomas de las vías urinarias, dolor de garganta o síntomas similares a los de la gripe). También es posible que existan antecedentes familiares de este tipo de enfermedad. Finalmente, es probable que su hijo esté más callado o más ruidoso de lo habitual y que le cueste expresar sus pensamientos o sentimientos. Si su hijo tuviera este tipo de conducta, averigüe si hay algo que le molesta en casa o en la escuela, con sus hermanos, familiares o amigos. ¿Ha perdido recientemente a un amigo cercano o a una mascota? ¿Ha muerto algún familiar? ¿Sus padres se divorciaron o separaron?

Su pediatra puede sugerir formas de

ayudar al niño a hablar sobre sus problemas. Por ejemplo, podría aconsejarle usar juguetes o juegos para ayudar al niño a representar sus problemas. Si necesita ayuda adicional, el pediatra podrá transferirlo a un terapeuta, psicólogo o psiquiatra de niños.

Apendicitis

El apéndice es una estructura hueca y estrecha, con forma de dedo, unida al intestino grueso. Si bien no tiene una finalidad conocida en los seres humanos, podría causar graves problemas cuando se inflama. Debido a su ubicación, puede ocurrir con bastante facilidad; por ejemplo, podría quedar un trocito de comida o heces atrapado dentro del apéndice y hacer que se infecte y que se inflame de manera dolorosa. Esta inflamación, llamada apendicitis, es más común entre los niños mayores de 6 años pero puede ocurrir en los niños más pequeños. Una vez que se infecta el apéndice, es necesario extirparlo. De lo contrario podría explotar y hacer que la infección se extienda por todo el abdomen. Como este es un problema potencialmente mortal, es importante conocer los síntomas de apendicitis a fin

de poder decirle al pediatra ante la primera señal de problemas. En orden de aparición, los síntomas son:

1. Dolor abdominal: Esta suele ser la primera queja que manifiesta el niño. Casi siempre se siente primero el dolor alrededor del ombligo (dolor periumbilical) y luego podría intensificarse en el lado inferior derecho. A veces, si el apéndice no estuviera ubicado en su posición habitual, las molestias podrían aparecer en otras partes del abdomen o en la espalda; también puede que haya síntomas urinarios tales como un aumento de la frecuencia o ardor al orinar. Incluso cuando el apéndice está en su posición normal y el dolor se encuentra en la parte inferior derecha del abdomen, podría irritar alguno de los músculos que van hacia la pierna, haciendo que el niño cojee o camine encorvado hacia adelante.

2. Vómitos: Después de varias horas de dolor, podrían aparecer vómitos. Es importante que recuerde que el dolor de estómago suele aparecer antes del vómito en los casos de apendicitis, y no después. El dolor abdominal posterior a los vómitos es muy común en enfermedades virales como la gripe.

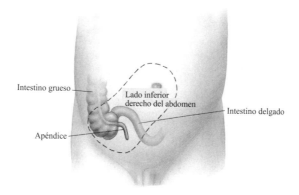

Intestino grueso

Lado inferior derecho del abdomen

Intestino delgado

Apéndice

3. Pérdida de apetito: La ausencia de hambre suele ocurrir poco después de la aparición del dolor.

4. Fiebre: Salvo que se rompa el apéndice (que estalle), la fiebre suele ser de menos de 102.2 °F (o 39 °C).

Lamentablemente, los síntomas asociados con la apendicitis a veces pueden quedar ocultos por una infección viral o bacteriana precedente. La diarrea, las náuseas, los vómitos y la fiebre podrían aparecer antes de los típicos dolores de la apendicitis, haciendo que el diagnóstico sea mucho más difícil.

Además, las molestias de su hijo podrían desaparecer súbitamente, lo que podría hacerle pensar que está todo bien. Lamentablemente, esta desaparición del dolor también podría significar que el apéndice se abrió o explotó. Si bien el dolor podría ceder durante varias horas, es exactamente aquí cuando la apendicitis se torna peligrosa. La infección podría extenderse al resto del abdomen, haciendo que su hijo se enferme mucho más, tenga fiebre más alta y necesite ser hospitalizado para someterlo a cirugía y administrarle antibióticos intravenosos. La recuperación podría tardar mucho más y puede que haya más complicaciones que en caso de una apendicitis diagnosticada y tratada antes.

Tratamiento

La detección de los signos de apendicitis no siempre es fácil, en particular en el caso de los niños menores de 3 años que no saben decir dónde les duele o si el dolor pasa al lado derecho. Es por eso que es mejor actuar lo antes posible si tiene alguna sospecha de que el dolor o las molestias de su hijo parecen "diferentes", más graves de lo habitual o fuera de lo común. Si bien la mayoría de los niños con dolor abdominal no tienen apendicitis, solo un médico puede diagnosticar este grave problema. Si el dolor abdominal persiste durante más de un par de horas y si su hijo tiene además náuseas, vómitos, pérdida de apetito y fiebre, informe de inmediato a su pediatra. Si el médico no está seguro de que el problema sea una apendicitis, podría decidir observar de cerca a su hijo durante varias horas, ya sea dentro o fuera del hospital. Durante este tiempo, realizará pruebas o exámenes adicionales para ver si se presentan signos más concluyentes. Si la probabilidad de apendicitis es alta, la cirugía deberá realizarse lo antes posible ya que la extirpación quirúrgica del apéndice es en general el tratamiento de elección.

Enfermedad celíaca

La enfermedad celíaca es un problema que causa malabsorción, lo que quiere decir que los intestinos no pueden absorber bien los nutrientes. Es causada por una reacción inmunitaria al gluten (la proteína que se encuentra en el trigo, el centeno, la cebada y los productos de avena, que podrían estar contaminados con gluten) que ocurre en el intestino y estimula al sistema inmunitario del cuerpo para que ataque y dañe el revestimiento intestinal impidiendo que se absorban los nutrientes en el sistema. Como resultado, los alimentos solo pasan a través del intestino parcialmente digeridos. El resultado puede ser dolor abdominal con calambres, heces con muy mal olor, diarrea, pérdida de peso, irritabilidad y una sensación constante de estar enfermo. Sin embargo, en muchos casos, puede que la enfermedad celíaca provoque estreñimiento o no provoque síntomas.

Tratamiento

Una vez que su pediatra sospeche de la presencia de enfermedad celíaca, ordenará algunos análisis de sangre que se pueden usar para detectar la enfermedad. Estos análisis miden los niveles en sangre de anticuerpos para la transglutaminasa tisular, una enzima que suele estar presente en el intestino y es blanco de ataque en la enfermedad celíaca. No obstante, para hacer un diagnóstico definitivo, su pediatra transferirá a su hijo a un gastroenterólogo pediátrico. Este especialista le hará una biopsia de intestino delgado, que implica la extirpación de un trocito minúsculo de intestino para examinarlo en el laboratorio. Este procedimiento suele hacerse pasando un endoscopio pequeño por la boca hasta llegar al intestino delgado, donde se obtiene la biopsia.

Si el revestimiento intestinal resulta estar dañado, su hijo deberá seguir una dieta sin gluten. Esto significa que no podrá consumir trigo, centeno, cebada ni productos de avena contaminados. Su pediatra o gastroenterólogo le darán una lista completa de alimentos a evitar, pero deberá revisar atentamente las etiquetas de todos los alimentos que compre ya que la harina de trigo es un ingrediente oculto en muchos artículos. Como el arroz y los productos de arroz no contienen gluten, es probable que se conviertan en una parte fundamental de la dieta de su hijo. La cantidad de alimentos sin gluten en las tiendas es cada vez mayor e incluso hay restaurantes que tienen menús sin gluten. Se recomienda consultar con un dietista, ya que la dieta es muy estricta y debe seguirse con exactitud.

Algunos padres preguntan si pueden probar con una dieta sin gluten sin hacer las pruebas de diagnóstico. Esto no es recomendable por varios motivos. En primer lugar, tal como explicamos anteriormente, la dieta sin gluten de la enfermedad celíaca es muy estricta. Son pocas las familias que pueden cumplirla estrictamente sin estar seguros de que el diagnóstico sea el correcto. En segundo lugar, podrían pasar meses antes de que los síntomas se resuelvan por completo en un paciente con enfermedad celíaca que lleva una dieta sin gluten. Finalmente, la dieta sin gluten hará que los marcadores en sangre y tisulares de la enfermedad celíaca desaparezcan, por lo que será imposible diagnosticar la enfermedad con precisión sin volver a someter a su hijo a una dieta con gluten durante varios meses.

Por cierto, es posible que su hijo no tolere el azúcar de la leche durante varios meses después del diagnóstico inicial. En este caso, es probable que le recomienden eliminar temporalmente la leche de su dieta, además de los productos con gluten. Durante este tiempo podrá darle leche tratada con enzimas para que esté predigerida antes de llegar al intestino. También puede que se necesiten vitaminas y minerales adicionales.

Si su hijo padece la enfermedad celíaca, deberá llevar una dieta sin gluten durante toda la vida, evitando por completo el trigo, el centeno, la cebada y los productos de avena contaminados.

(Consultar también: *Diarrea*, página 530, *Malabsorción*, página 547, *Alergia a la leche*, página 566, *Anemia*, página 621).

Estreñimiento

Los patrones de defecación varían según cada niño, así como les sucede a los adultos. Debido a esto, a veces es difícil darse cuenta si el niño está realmente estreñido. Un niño puede pasar 2 o 3 días sin defecar y aún así no estar estreñido, mientras que otro podría defecar con relativa frecuencia pero tener dificultad para expulsar las heces. También es posible que el estreñimiento de un niño pase desapercibido si defeca un poquito cada día a la vez que se acumulan heces en su colon. En general, lo ideal es prestar atención a las siguientes señales si sospecha de un estreñimiento:

■ En un recién nacido, heces firmes menos de una vez al día, si bien esto puede ser normal en algunos bebés alimentados exclusivamente con leche materna

■ En un niño mayor, heces duras y compactas con 3 a 4 días entre deposiciones

■ A cualquier edad, heces grandes, duras y secas asociadas con deposiciones dolorosas

■ Episodios de dolor abdominal que se alivia luego de una deposición grande

■ Sangre dentro o fuera de las heces

■ Suciedad entre deposiciones

El estreñimiento suele ocurrir cuando los músculos del final del intestino grueso se contraen, impidiendo que las heces pasen con normalidad. Cuanto más tiempo permanezcan allí las heces, más firmes y secas se pondrán, haciendo que sea difícil expulsarlas sin molestia. Entonces, como la deposición es dolorosa, es probable que su hijo intente aguantar, lo que empeorará el problema.

La tendencia al estreñimiento parece ser hereditaria. Puede comenzar durante la infancia y permanecer como un patrón para toda la vida; y empeorará si el niño no establece hábitos intestinales regulares o si retiene las heces. La retención de heces ocurre con más frecuencia entre los 2 y los 5 años de edad, en un momento en el que el niño se está acostumbrando a su independencia, al control y a ir al baño solo. Los niños mayores podrían resistirse a ir al baño cuando no están en casa porque no quieren usar un inodoro que no conocen. Esto también puede causar constipación o empeorarla.

Si su hijo se aguanta, podría producir heces tan grandes que estiren su recto. Luego, puede que deje de sentir las ganas de defecar hasta que las heces sean demasiado grandes como para expulsarlas sin la ayuda de un enema, un laxante u otro tratamiento. En algunos de los casos, se ensuciará la ropa interior cuando el desecho líquido corra alrededor de las heces sólidas. Esto puede parecer diarrea o desechos en la ropa interior o el pañal del niño. En casos graves, será necesario vaciar el recto bajo supervisión médica y volver a entrenar al niño para que adopte patrones de actividad intestinal normal. Puede que sea preciso consultar a un gastroenterólogo pediátrico.

Tratamiento

Las siguientes sugerencias podrían ser de ayuda en episodios leves u ocasionales de estreñimiento.

El estreñimiento a causa de la leche materna es poco habitual, pero si su bebé lactante se estriñe, probablemente se deba a algo más que la dieta. Consulte a su médico antes de sustituir la leche materna por fórmula. (Tenga en cuenta que la American Academy of Pediatrics recomienda amamantar y evitar la leche de vaca durante los primeros 12 meses de vida).

En el caso de los bebés, pregunte a su pediatra si es posible darles pequeñas cantidades de agua o jugo de pasas de ciruela. Además, para los bebés mayores de 6 meses, la fruta (en especial pasas de ciruela y peras) puede ayudar a resolver el estreñimiento.

Cuando se trate de niños menores de 3 años o mayores que estén comiendo alimentos sólidos y tengan problemas de estreñimiento, tal vez deba agregar alimentos de alto contenido de fibra a la dieta diaria. Esto incluye pasas de ciruela, damascos, ciruelas, pasas de uva, verduras con alto contenido de fibra (arvejas, frijoles, brócoli) y cereales y productos panificados integrales. Al mismo tiempo, reduzca las cantidades de comida chatarra y los cereales o panes que no tengan alto contenidos de fibra. También puede ayudar aumentar la ingesta diaria de agua.

En casos más graves, su pediatra (solo o en consulta con un gastroenterólogo pediátrico) podría recetarle un laxante suave o un enema. Siga las instrucciones al pie de la letra. Si bien algunos laxantes más nuevos son de venta libre y más fáciles de usar de lo que solían ser estos productos, no administre jamás a su hijo un medicamento laxante sin consultar antes al médico.

Prevención

Los padres deben familiarizarse con los patrones de deposición normales de sus hijos y el tamaño y consistencia típicas de sus heces. Hacer esto es útil para determinar cuándo hay estreñimiento y cuán grave es el problema. Si el niño no tiene deposiciones regulares cada uno o dos días, o si se siente molesto al expulsar las heces, tal vez necesite ayuda para desarrollar hábitos intestinales saludables. Esto puede hacerse proporcionándole una dieta adecuada y estableciendo una rutina regular para las deposiciones.

En un niño que aún no está entrenado para ir solo al baño, la mejor protección contra el estreñimiento es una dieta con alto contenido de fibra. Aumente la cantidad de fibra a medida que el niño crezca. Un niño debe comer como mínimo su edad más 5 gramos de fibra. Por ejemplo, un niño de 3 años debe comer al menos 8 gramos de fibra por día. Para ayudar a alcanzar ese objetivo, compre granos (cereales, galletas, panes, tortillas, pasta) que tengan al menos 3 gramos de fibra por porción. Asegúrese de que su hijo esté recibiendo al menos 5 porciones de frutas y verduras por día. Lea el contenido de fibra en las etiquetas de los alimentos antes de elegir cuáles servir a su familia.

Una vez que el niño sea lo suficientemente maduro como para aprender a ir solo al baño, anímelo a sentarse en el inodoro todos los días, preferentemente después de una comida. Un libro, un rompecabezas o un juguete pueden ayudar a mantenerlo ocupado durante este tiempo para que se sienta relajado. Anímelo a permanecer en el inodoro hasta que tenga una deposición o durante unos 15 minutos. Si tiene éxito, elógielo; si no, anímelo con expresiones positivas. Eventualmente deberá poder usar el inodoro solo, sin la guía de los padres.

Si la combinación de una dieta alta en fibras con un aumento de líquidos en la dieta y una rutina diaria de sentarse en el inodoro no dan como resultado deposiciones regulares, puede que el niño esté reteniendo las heces voluntariamente. Si este fuera el caso, debe consultar a su pediatra, quien tal vez le sugiera un abordaje personalizado para resolver el problema (ya que la situación de cada niño es única). Su médico puede supervisar el uso de laxantes o supositorios en caso de ser necesarios. A veces aguantar las heces se convierte en un problema tan grave que tanto el niño como la familia se sienten contrariados. Gran parte de las interacciones de cada día se concentran en los movimientos intestinales. Se han diseñado programas para manejar este problema con eficacia.

Por lo general, el acto de aguantar las heces comienza más o menos cuando comienza el entrenamiento para ir solo al baño. El niño se niega a usar la bacinilla o el inodoro para sus deposiciones y, por lo tanto, las aguanta. La siguiente deposición es dolorosa. El niño asocia las deposiciones con el dolor y ahora las aguanta debido a ello. La situación puede evolucionar y convertirse en un miedo paralizante. Cuando se desarrollan síntomas tan graves, es preciso limpiar el recto con enemas o supositorios rectales. Después de esto se administra un laxante en cantidades lo suficientemente grandes como para evitar que el niño aguante voluntariamente las deposiciones. Como las deposiciones ya no duelen, el niño comenzará a hacerlas en la bacinilla sin miedo. Este tratamiento puede durar varios meses mientras se retira lentamente el laxante. Una dieta con alto contenido de fibra e ir al baño con regularidad también son elementos que integran la rutina.

Diarrea

Normalmente las deposiciones de su hijo variarán en cantidad y consistencia, dependiendo de su edad y su dieta. Los recién nacidos amamantados pueden tener hasta 12 deposiciones pequeñas por día, pero para cuando tienen 2 o 3 meses, puede que pasen algunos días sin tener ninguna. La mayoría de los bebés menores de 1 año de edad producen menos de 5 onzas (150 ml) de heces por día, mientras que los más grandes pueden producir hasta 7 onzas (210 ml). Para los 2 años de edad, la mayoría de los niños tendrán una o dos deposiciones grandes por día, pero su hijo podría tener varias más pequeñas y aún así ser lo normal, en especial si su dieta incluye jugos o alimentos con fibra como pasas de ciruela o salvado.

Una deposición blanda de vez en cuando no es motivo de alarma. No obstante, si el patrón de las deposiciones de su hijo cambia repentinamente por heces blandas y acuosas más frecuentes de lo habitual, tiene diarrea.

La diarrea ocurre cuando el revestimiento del intestino se lastima. Las heces se ablandan porque el intestino no digiere correctamente o no absorbe los nutrientes de los alimentos que su hijo come y bebe. Además, el revestimiento lastimado tiende a perder líquido. Junto con el líquido se pierden minerales y sales. Esta pérdida podría ser aún peor si

Causas de la diarrea

En los niños pequeños, el daño intestinal que produce la diarrea muy a menudo es causado por un virus como el norovirus y rotavirus. Dichos virus se transmiten fácilmente de una persona a otra. La diarrea causada por infecciones bacterianas y parasitarias ha disminuido su frecuencia como resultado de las mejoras en la salud pública, tales como el agua potable limpia y el desecho adecuado de las aguas residuales. Otras causas de la diarrea son:

- Intoxicaciones por alimentos (por cosas como hongos, mariscos o alimentos contaminados)

- Efectos secundarios de medicamentos orales (más frecuentemente los antibióticos)

- Alergia a alimentos o leche

- Infecciones fuera del tracto gastrointestinal, incluyendo las vías urinarias, las vías respiratorias e incluso el oído medio (si su hijo está tomando un antibiótico para dicha infección, la diarrea puede ser más grave)

- Tomar jugos de fruta

su hijo come o bebe alimentos que contengan grandes cantidades de azúcar como la que hay en el jugo de frutas y en las bebidas dulces, ya que el azúcar no absorbido atrae aún más agua al intestino, aumentando la diarrea.

Cuando el cuerpo pierde demasiada agua y sal, se produce deshidratación. Esto se puede evitar reponiendo las pérdidas ocasionadas por la diarrea con cantidades adecuadas de líquidos y sales, según se describe bajo *Tratamiento* (página 532).

El término médico para la inflamación intestinal es *enteritis*. Cuando el problema está acompañado o va precedido por vómitos, como suele ocurrir, en general también hay cierta inflamación estomacal y del intestino delgado y la afección se denomina *gastroenteritis*.

Las causas de la diarrea se describen en el recuadro *Causas de diarrea* que antecede, e incluyen infecciones virales o bacterianas del intestino. Los niños con enfermedades diarreicas virales suelen tener síntomas tales como vómitos, fiebre e irritabilidad. (Consultar *Vómitos*, página 549, capítulo 27, *Fiebre*). Sus heces tienden a ser de color amarillo verdoso y tienen una cantidad importante de agua. (Si ocurren tan frecuentemente como una vez por hora, suele no haber nada de heces sólidas). Si las heces se ven rojas o negruzcas, podrían contener sangre; este sangrado podría proceder del revestimiento intestinal lastimado o simplemente es más probable que se deba a la irritación del recto debido a las deposiciones frecuentes y blandas. En cualquier caso, si nota este o cualquier otro color inusual en las heces, debe informarlo al pediatra.

La vacuna contra el rotavirus actualmente se administra a modo de rutina a los bebés a partir de los 2 meses de edad. Este es un líquido que se traga; no es una inyección. Es muy bueno para prevenir la diarrea y los vómitos causados por el rotavirus. Casi todos los bebés que reciben la vacuna contra el rotavirus estarán protegidos contra la diarrea grave por rotavirus. La vacuna no evitará la diarrea ni los vómitos causados por otros gérmenes. Los bebés reciben esta vacuna contra el rotavirus mediante un régimen oral de tres dosis a los 2, 4 y 6 meses de edad. Existe una alternativa a esta vacunación RV5, llamada RV1, y debe administrarse oralmente mediante un régimen de dos dosis a los 2 y 4 meses de edad. Cualquiera de estas formulaciones sirve.

Tratamiento

No hay medicamentos eficaces para tratar las infecciones intestinales virales, que son las que causan la mayoría de los casos de diarrea en los bebés. Los medicamentos recetados deben usarse solo para tratar determinados tipos de infecciones intestinales bacterianas o parasitarias, las cuales son mucho menos comunes. Cuando se sospecha de estas últimas, su pediatra le pedirá que proporcione muestras de heces del bebé para analizarlas en el laboratorio; también es posible que le hagan otras pruebas.

Algunos estudios indican que los probióticos podrían ser beneficiosos para ciertas causas de diarrea infecciosa. En un estudio en niños por lo demás sanos, la administración de probióticos en forma temprana, cuando recién comienza la diarrea por gastroenteritis viral, disminuyó su duración en un día. Se cree que estos suplementos alimentarios ayudan con el proceso digestivo, así como también con las alergias y las infecciones vaginales. (Consultar *Probióticos y prebióticos*, página 536).

Los medicamentos antidiarreicos de venta libre no son recomendables para los niños menores de 2 años y deben usarse con precaución en los niños mayores. A menudo pueden empeorar la lesión intestinal y hacer que los líquidos y la sal permanezcan en el intestino en vez de ser absorbidos. Con estos medicamentos, su hijo puede deshidratarse sin que usted se dé cuenta, porque aparentemente la diarrea se detendrá. Consulte siempre al pediatra antes de administrar a su hijo cualquier medicamento para la diarrea.

DIARREA LEVE

Si su hijo tiene un poquito de diarrea pero no está deshidratado (consultar en el recuadro de la página 540 los signos de deshidratación), no tiene fiebre alta y se muestra activo y hambriento, tal vez no deba cambiar su dieta.

Si su hijo tiene diarrea leve y vómitos, sustituya su dieta normal por una solución de electrolitos disponible en las tiendas de alimentos. Su pediatra le recomendará administrar estas soluciones en cantidades pequeñas, con frecuencia, para mantener los niveles normales de agua y sales en el cuerpo hasta que hayan cesado los vómitos. En la mayoría de los casos esto será necesario solo por uno o dos días. Una vez que cedan los vómitos, retome gradualmente la dieta normal.

Jamás dé leche hervida (ni descremada ni de ningún otro tipo) a un niño que tenga diarrea. Hervir la leche permite que el agua se evapore, por lo que el resultado será un producto peligrosamente alto en sales y minerales. De hecho, jamás debe dar leche hervida a un niño, ni siquiera a uno sano.

DIARREA IMPORTANTE

Si su hijo tiene deposiciones acuosas cada una o dos horas, o con más frecuencia, o si tiene signos de deshidratación (consultar el recuadro de la página 540), consulte a su pediatra. Tal vez le recomiende que deje de darle alimentos sólidos durante al menos 24 horas y evite los líquidos muy azucarados (Jell-O, gaseosas, jugos de fruta concentrados o bebidas con edulcorantes artificiales), con mucha sal (caldo envasado) o con muy poca sal (agua y té). Es probable que solo pueda darle soluciones de electrolitos de venta en tiendas, que contienen el equilibrio ideal de sales y minerales. (Consulte la tabla *Requisito de líquidos orales y electrolitos estimados por peso corporal*, en la página 535). Los bebés amamantados suelen ser tratados de manera similar salvo en casos muy leves en los que se podrán seguir amamantando.

Recuerde, si su hijo tiene diarrea, es muy importante mantenerlo hidratado. Si muestra algún signo de deshidratación (como menos pañales mojados, ausencia de lágrimas, ojos o fontanela hundidos), llame al pediatra de inmediato y no le dé nada de comer ni le dé bebidas lácteas hasta que obtenga más instrucciones. También comuníquese con el médico si su hijo se ve enfermo y los síntomas no mejoran con el tiempo. *Lleve inmediatamente a su hijo al pediatra o al departamento de emergencia más cercano si cree que está de moderada a gravemente deshidratado.* Mientras tanto, dele una solución de electrolitos que se vende ya preparada.

En casos de deshidratación, a veces es necesario hospitalizar al niño para poder rehidratarlo por vía intravenosa. En casos más leves, tal vez solo sea necesario dar a su hijo una solución que reponga electrolitos según las indicaciones de su médico. La tabla de la página 535 indica la cantidad aproximada de esta solución que debe utilizarse.

Los bebés alimentados exclusivamente con leche materna tienen menos probabilidades de sufrir una diarrea grave. Si un bebé lactante tiene diarrea, en general podrá seguir amamantándolo y darle solución de electrolitos adicionalmente solo si el médico lo considerase necesario. Muchos bebés lactantes pueden mantenerse hidratados solo con tomar leche materna con frecuencia.

Una vez que su hijo haya estado tomando una solución de electrolitos durante 12 a 24 horas y la diarrea comience a disminuir, podrá ampliar gradualmente la dieta para incluir alimentos tales como puré de manzana, pera, banana y gelatina con sabor; el objetivo es retomar su dieta en los días siguientes según la tolere. En los niños mayores de un año, se puede evitar la leche un par de días hasta que la diarrea comience a mejorar o probar darles leche deslactosada. En los bebés que toman fórmula, puede mezclar la fórmula con el doble de agua de lo habitual para que tenga la mitad de concentración durante algunas instancias de alimentación hasta que la diarrea parezca estar mejorando y entonces volverá a prepararla como de costumbre. (Agregue un volumen de agua equivalente a la fórmula de concentración habitual que toma su hijo). A medida que mejoran los vómitos y la diarrea, es posible que un niño más grande comience a comer pequeñas cantidades de comidas suaves como arroz, tostadas, papas y cereales, y deberá pasar a llevar una dieta adecuada para su edad lo antes posible. Puede seguir administrándole la solución de reposición de electrolitos si al niño le gusta o si no está tomando las cantidades de líquido que acostumbra tomar.

No suele ser necesario dejar de darle comida durante más de 24 horas, ya que el niño necesitará algo de nutrición normal para comenzar a recuperar la fuerza. Después de haber comenzado a darle alimentos otra vez es posible que sus heces sigan blandas, pero eso no necesariamente quiere decir que las cosas no andan bien. Intente detectar un aumento de la actividad, una mejoría en el apetito, micción más frecuente y la desaparición de los signos de deshidratación. Cuando observe estas cosas, sabrá que su hijo está mejorando.

La diarrea que dura más de dos semanas (diarrea crónica) podría significar que hay un tipo de problema intestinal más grave. Cuando la diarrea persiste tanto tiempo, es probable que el pediatra quiera hacer más pruebas para determinar la causa y asegurarse de que su hijo no se esté desnutriendo. Si la desnutrición se convirtiera en un problema, puede que el pediatra recomiende una dieta especial o un tipo de fórmula especial.

Si su hijo bebe demasiado líquido, en especial demasiado jugo o bebidas endulzadas, como mencionamos anteriormente, podría sufrir una afección habitualmente denominada diarrea del niño pequeño. Esto provoca heces blandas constantes, pero no debería afectar el apetito ni provocar deshidratación. Si bien la diarrea del niño pequeño no es una afección peligrosa, es posible que el pediatra le sugiera limitar las cantidades de jugos y bebidas endulzadas que bebe su hijo (limitar el jugo de frutas siempre es buena idea). Puede dar agua sola a los niños cuya sed pareciera no satisfacerse con la dieta común y la ingesta de leche.

Cuando la diarrea ocurre combinada con otros síntomas, podría significar que hay un problema médico más grave. Informe de inmediato a su pediatra si la diarrea está acompañada de alguno de los siguientes:

- Fiebre que dura más de 24 a 48 horas

- Heces sanguinolentas

- Vómitos que duran más de 12 a 24 horas

- Vómito de color verdoso, con sangre o de aspecto similar al café molido

- Un abdomen distendido (de apariencia hinchada)

- Rechazo a los alimentos o bebidas

- Dolor abdominal fuerte

- Erupción o ictericia (color amarillo en la piel y en los ojos)

Si su hijo tiene alguna otra afección médica o si toma medicamentos habitualmente, lo ideal es informar al médico sobre cualquier enfermedad diarreica que dure más de 24 horas sin mejorar o sobre cualquier otra cosa que realmente le preocupe.

Requisito de líquidos orales y electrolitos estimados por peso corporal
1 libra = 0.45 kilogramos
1 onza = 30 mililitros

Peso corporal (en libras)	Requisitos mínimos de líquidos por día (en onzas)*	Solución de electrolitos* Requisitos para diarrea leve (en onzas durante 24 horas)
6–7	10	16
11	15	23
22	25	40
26	28	44
33	32	51
40	38	61

*NOTA: Esta es la cantidad mínima de líquido que requiere un niño normal. La mayoría de los niños beben más que esto.

Prevención

Las siguientes pautas ayudarán a reducir las probabilidades de que su hijo tenga diarrea.

1. La mayoría de las formas de diarrea infecciosa se transmiten por contacto de la mano con la boca luego de la exposición a materia fecal (heces) contaminada. Esto ocurre con más frecuencia en niños que no saben ir solos al baño. Promueva la higiene personal (p. ej. el lavado de manos después de ir al baño o de cambiar los pañales y antes de manipular alimentos) y otras medidas sanitarias en su hogar y en la guardería o el preescolar de su hijo.

2. No dé a su hijo leche cruda (sin pasteurizar) ni alimentos que pudieran estar contaminados. (Consultar *Intoxicación alimentaria*, página 537).

3. Evite los medicamentos innecesarios, en especial los antibióticos.

4. Si fuera posible, amamante a su hijo durante la primera infancia.

5. Limite la cantidad de jugos y bebidas endulzadas.

6. Asegúrese de que su hijo haya recibido la vacuna contra el rotavirus, ya que lo protege contra la causa más común de diarrea y vómitos en bebés y niños pequeños.

Probióticos y prebióticos

Probióticos (que significa "para la vida") son tipos de bacterias "buenas". Estos organismos vivos habitan en los intestinos, y pueden tener efectos beneficiosos para la salud, aunque la evidencia todavía no es concluyente. Algunos estudios han mostrado que los alimentos o la fórmula para bebés que contienen probióticos pueden prevenir la diarrea en los niños o incluso tratarla, independientemente de si esta afección es crónica o aguda o si está asociada al uso de antibióticos. A la fecha, la evidencia más sólida sugiere que los probióticos pueden ayudar a evitar la gastroenteritis viral o mejorarla (consultar la página 532); también pueden fortalecer el sistema inmunitario que pelea contra las enfermedades de un niño y por lo tanto ayuda a combatir una serie de infecciones que pueden causar diarrea. En un estudio con 326 niños de tres a cinco años de edad en una guardería durante un período de seis meses, los probióticos aislados y en combinación (dos veces al día durante seis meses) disminuyeron la incidencia de la fiebre en un 53 % y un 72.7 % en dos grupos que recibieron probióticos, en comparación con un grupo de control o placebo; la presencia de tos disminuyó en un 41.4 % y un 62.1 % en los dos grupos de tratamiento, y la incidencia del resfriado disminuyó en un 28.2 % y 58.5 %. La investigación en curso proporcionará más orientación sobre el papel de los probióticos en los niños, pero si su hijo tiene diarrea, tal vez quiera hablar con su médico sobre el uso de estos organismos. Los beneficios de los probióticos parecen ocurrir solo mientras se están tomando los probióticos.

Hay varias formas de probióticos disponibles. Muchas fórmulas de bebés ahora se complementan con probióticos. Algunos productos lácteos como el yogur y el kéfir también contienen probióticos. También el miso, el tempeh y las bebidas de soja. Los suplementos de probióticos (polvos y pastillas) se venden en tiendas de comida saludable; los pediatras todavía están debatiendo sobre el uso más adecuado de estos probióticos comerciales; por ejemplo: ¿cuáles son las mejores dosis?, ¿con qué frecuencia deben tomarse? y ¿deben ser usados para la prevención y el manejo de ciertas afecciones de salud? A la fecha, no hay suficiente evidencia como para dar probióticos a los niños que están gravemente enfermos, ni hay datos convincentes como para recomendar su uso rutinario en las fórmulas para bebés.

Los alimentos que contienen probióticos parecen ser seguros para la mayoría de los niños, aunque en algunos casos pueden causar una leve distención abdominal o gases. Si los productos como los suplementos probióticos han estado expuestos al calor o a la humedad, las bacterias vivas "buenas" pueden morir y, por lo tanto, los productos se volverán inútiles. Por el momento, si le interesa probar los probióticos, antes consulte a su pediatra. (Para obtener más información sobre los probióticos, consultar la página 119).

Algunos médicos recomiendan que en lugar de darle a su hijo *probióticos*, debería considerar el uso de *prebióticos*. Mientras que los probióticos son bacterias vivas, los prebióticos son componentes alimenticios no digeribles (como azúcares complejos y fibras). Promueven el crecimiento de las bacterias beneficiosas que ya están presentes en los intestinos, por lo tanto aumentan el número de estas bacterias buenas y mientras suprimen el crecimiento de las cepas no saludables. También pueden disminuir el nivel de la inflamación en los intestinos y estimular la absorción de calcio.

La leche materna es un buena fuente de prebióticos. También los alimentos como el salvado, las legumbres y la cebada, así como también ciertos vegetales (espárragos, espinaca y cebolla) y frutas (frutos rojos, bananas).

(Consultar también *Dolor abdominal*, página 521, *Enfermedad celíaca*, página 526, *Malabsorción*, página 547, *Alergia a la leche*, página 566, *Rotavirus*, página 812 y *Vómitos*, página 549).

Intoxicación alimentaria y contaminación de alimentos

La intoxicación alimentaria ocurre luego de comer alimentos contaminados por bacterias. Los síntomas de intoxicación alimentaria son básicamente los mismos que los de la gastroenteritis: calambres abdominales, náuseas, vómitos, diarrea y fiebre. Pero si su hijo y otras personas que comieron lo mismo tienen los mismos síntomas, lo más probable es que se trate de una intoxicación alimentaria y no de gastroenteritis. Las bacterias que causan la intoxicación estomacal no se pueden ver, oler ni saborear, por lo que su hijo no sabrá cuando las esté comiendo. Estos organismos incluyen:

STAPHYLOCOCCUS AUREUS (ESTAFILOCOCOS)

La contaminación por estafilococos es la causa principal de intoxicación alimentaria. Estas bacterias por lo general causan infecciones cutáneas, como granitos o ampollas, y se transfieren cuando una persona infectada manipula los alimentos. Cuando los alimentos se dejan a una temperatura específica (100 °F [37.8 °C]), en general una que sea más baja que la necesaria para mantener caliente la comida; los estafilococos se multiplican y producen un veneno (toxina) que la cocción común no descompone. Los síntomas comienzan de 1 a 6 horas después de comer el alimento contaminado y las molestias suelen durar alrededor de 1 día.

SALMONELLA

Las bacterias tipo salmonella (hay muchos tipos) son otra causa importante de intoxicación alimentaria en Estados Unidos. Los alimentos contaminados con más frecuencia son la carne cruda (incluido el pollo), los huevos crudos o poco cocidos, la leche sin pasteurizar y las verduras. Afortunadamente, la salmonella muere cuando la comida está bien cocida. En el caso de las verduras, hay que asegurarse de lavarlas bien. Los síntomas causados por la intoxicación por salmonella comienzan de 16 a 48 horas después de comer y pueden durar de 2 a 7 días. Si bien la infección por salmonella suele ser autolimitante, puede ser grave; por eso, si su hijo se ve enfermo y tiene fiebre alta, llame al médico.

E. COLI

Escherichia coli (o *E. coli*) es un grupo de bacterias que normalmente viven en los intestinos de niños y adultos. Unas pocas cepas de estas bacterias pueden causar enfermedades relacionadas con la comida. La carne molida poco cocida es una fuente común de *E. coli,* si bien los productos crudos y el agua contaminada han causado algunos brotes.

Los síntomas de infección típicamente incluyen desde diarrea (que puede variar de leve a grave) hasta dolor abdominal, y en ciertos casos náuseas y vómitos. Algunos brotes de *E. coli* han sido bastante graves e incluso han causado muertes en casos excepcionales. El tratamiento óptimo para una enfermedad relacionada con *E. Coli* es reposo y líquidos (para contrarrestar la deshidratación). Pero si los síntomas son más graves, debería hablar con el médico.

CLOSTRIDIUM PERFRINGENS

Clostridium perfringens (C. perfringens) es una bacteria que suele encontrarse en la tierra, en aguas cloacales y en los intestinos de seres humanos y de animales. Habitualmente quien manipula los alimentos transfiere la bacteria a la comida, donde se multiplica y produce su toxina. *C. perfringens* se suele encontrar en las cafeterías de las escuelas porque florece en los alimentos que se sirven en grandes cantidades y se dejan durante largos períodos a temperatura ambiente o sobre una mesa de vapor. Los alimentos involucrados

con mayor frecuencia son la carne de res, la carne de ave, las salsas de carne, el pescado, las cazuelas, los estofados y los burritos de frijoles. Los síntomas de este tipo de envenenamiento comienzan de 8 a 24 horas después de comer y pueden durar entre uno y varios días.

SHIGELLOSIS

Las infecciones por shigella, o shigellosis, son infecciones intestinales causadas por uno de varios tipos de bacterias shigella. Estas bacterias pueden transmitirse a través de comida y agua potable contaminadas, así como también a través de una mala higiene (en centros de guardería, por ejemplo). Los organismos invaden el revestimiento del intestino y pueden provocar síntomas tales como diarrea, fiebre y calambres.

La shigellosis y sus síntomas suelen ceder luego de 5 a 7 días. Mientras tanto, su hijo debe consumir líquidos adicionales y (si su pediatra lo recomienda) una solución rehidratante. En casos graves, su médico podría recetar antibióticos, lo que podría abreviar la duración y la intensidad de la infección.

CAMPYLOBACTER

Una de las formas de intoxicación alimentaria infecciosa es causada por la bacteria *Campylobacter;* un niño podría ingerirla al comer pollo crudo o cocido de manera insuficiente o al beber leche no pasteurizada o agua contaminada. Esta infección suele provocar síntomas tales como diarrea acuosa (y a veces sanguinolenta), calambres y fiebre alrededor de 2 a 5 días después de haber consumido los gérmenes en la comida.

Para diagnosticar una infección por *Campylobacter,* el médico deberá analizar en el laboratorio un cultivo de una muestra de heces. Afortunadamente, la mayoría de los casos de esta infección sigue su curso y se resuelve sin tratamiento formal alguno aparte de asegurarse de que su hijo beba abundantes líquidos para reponer los que perdió a causa de la diarrea. No obstante, cuando los síntomas son graves, es posible que el pediatra le recete antibióticos. En la mayoría de los casos, su hijo volverá a la normalidad en unos 2 a 5 días.

BOTULISMO

Esta es una intoxicación alimentaria mortal causada por *Clostridium botulinum*. Si bien estas bacterias suelen encontrarse en la tierra y en el agua, la enfermedad que provocan es sumamente rara porque necesitan de condiciones muy especiales para poder multiplicarse y producir veneno. *Clostridium botulinum* crece en forma óptima sin oxígeno y en determinadas condiciones químicas, lo que explica por qué los alimentos enlatados de manera inadecuada suelen ser los que se contaminan con más frecuencia, y los vegetales de bajo nivel ácido, como los frijoles verdes, el maíz, las remolachas y las arvejas son los que suelen estar más involucrados. La miel también puede estar contaminada y con frecuencia causa enfermedades graves, en particular en niños menores de un año de edad. Este es el motivo por el cual **jamás debe dar miel a un bebé menor de un año.**

El botulismo ataca el sistema nervioso y causa visión doble, párpados caídos, disminución del tono muscular y dificultad para tragar y respirar. También puede causar vómitos, diarrea y dolor abdominal. Los síntomas se desarrollan en entre 18 y 36 horas y pueden durar de semanas a meses. Sin tratamiento, el botulismo puede ser mortal. Incluso con tratamiento, puede causar daño nervioso.

CRIPTOSPORIDIOSIS

En situaciones muy poco frecuentes, la diarrea acuosa, la fiebre baja y el dolor abdominal pueden ser causados por una infección conocida como criptosporidio. Esta infección es particularmente preocupante en niños que no tienen un sistema inmunitario normal.

Otras fuentes de intoxicación alimentaria incluyen hongos venenosos, productos de pescado contaminados y alimentos con condimentos especiales. A los niños pequeños no les gustan la mayoría de estos alimentos y, por lo tanto, comerán muy poco de ellos. No obstante, sigue siendo muy importante ser consciente de este riesgo. Si su hijo tiene síntomas gastrointestinales inusuales y hay alguna probabilidad de que haya comido alimentos contaminados o venenosos, llame al pediatra.

Tratamiento

En la mayoría de las enfermedades transmitidas por alimentos, todo lo que se necesita es limitar por un tiempo lo que su hijo come y bebe. El problema, por lo general, se resolverá por sí solo. Los bebés pueden pasar de 3 a 4 horas sin consumir alimentos ni líquidos; los niños mayores, entre 6 y 8 horas. Si su hijo sigue vomitando o si su diarrea no disminuyó significativamente durante ese período, llame al pediatra.

Informe también al médico si su hijo:

Signos y síntomas de deshidratación (pérdida de una importante cantidad de agua corporal)

La parte más importante de tratar la diarrea es impedir que su hijo se deshidrate. Esté alerta a los siguientes signos de advertencia de deshidratación, y comuníquele a su pediatra inmediatamente si observa alguno.

DESHIDRATACIÓN LEVE A MODERADA:

- Juega menos de lo habitual

- Orina con menos frecuencia (en bebés, menos de seis pañales mojados por día)

- Sediento, sequedad de boca

- Menos lágrimas cuando llora

- Hundimiento del punto blando de la cabeza en un bebé o un niño pequeño

- La heces serán blandas si la deshidratación es causada por la diarrea; si la deshidratación se debe a otra pérdida de líquido (vómitos, falta de ingesta de líquidos), tendrá menos deposiciones

DESHIDRATACIÓN GRAVE (ADEMÁS DE LOS SIGNOS Y SÍNTOMAS YA MENCIONADOS):

- Muy quisquilloso

- Excesivamente somnoliento

- Ojos hundidos

- Manos y pies fríos y descoloridos

- Piel arrugada

- Orina solo una o dos veces al día

- Muestra signos de deshidratación (consultar la tabla *Signos y síntomas de deshidratación*, más arriba)

- Tiene diarrea sanguinolenta

- Tiene diarrea con mucha agua en las heces o diarrea alternada con estreñimiento

- Podría haberse intoxicado con hongos

- Súbitamente se siente débil, aletargado, confundido o agitado y siente hormigueo, se comporta como si estuviera borracho, tiene alucinaciones o dificultades para respirar

Informe al médico cuáles son los síntomas que está teniendo su hijo, qué cosas ha comido recientemente y dónde se obtuvieron. El tratamiento que su pediatra le administre al niño dependerá del estado de su hijo y del tipo de intoxicación alimentaria. Si está deshidratado, le indicarán una reposición de líquidos. A veces los antibióticos son útiles, pero solo cuando se conocen las bacterias. Los antihistamínicos son útiles si la enfermedad se debe a una reacción alérgica a un alimento, toxina o condimento. Si su hijo tiene botulismo, deberá ser hospitalizado y recibir cuidados intensivos.

Prevención

La mayoría de las enfermedades transmitidas por los alimentos son evitables si cumple con las siguientes pautas.

HIGIENE

- **Preste especial atención** al preparar carnes rojas y carne de ave crudas. Después de haber enjuagado bien la carne, lávese las manos y todas las superficies que hayan estado en contacto con la carne cruda con agua caliente y jabonosa antes de continuar con la preparación.

- **Lávese siempre las** manos antes de preparar alimentos y después de ir al baño o cambiar el pañal de su hijo.

- **Si tiene** heridas abiertas o llagas en las manos, use guantes cuando prepare alimentos.

- **No prepare** alimentos cuando esté enferma, en particular si tiene náuseas, vómitos, calambres abdominales o diarrea.

SELECCIÓN DE ALIMENTOS

- **Examine cuidadosamente** los alimentos enlatados (en especial los enlatados en casa) para detectar signos de contaminación bacteriana. Busque líquido lechoso alrededor de las verduras (debería ser transparente), frascos quebrados, tapas sueltas y latas o tapas hinchadas. *No use alimentos en latas o frascos que exhiban alguno de estos signos. Ni siquiera los pruebe. Tírelos de modo tal que nadie más pueda comerlos.* (Envuélvalos primero en plástico y luego en una bolsa de papel gruesa).

- **Compre todas las carnes** y mariscos donde proveedores respetables.

- **No use** leche cruda (sin pasteurizar) ni queso hecho con leche cruda.

- **No coma** carne cruda.

- **No dé** miel a un bebé menor de un año.

- **Si su hijo** rechaza un alimento o una bebida en particular, pruébela; tal vez descubra que no está en buen estado y no debe consumirse.

- **Llame Control de Toxicología,** al 1-800-222-1222 para recibir orientación si su hijo se enferma después de comer.

PREPARACIÓN Y PRESENTACIÓN DE ALIMENTOS

- **No deje** alimentos preparados (en particular los que contengan almidón), carnes cocidas y curadas, queso ni nada con mayonesa a temperatura ambiente durante más de 2 horas.

- **No interrumpa** la cocción de la carne ni del pollo para terminarla más adelante.

- **No prepare** alimentos de un día para el otro salvo que los vaya a congelar o refrigerar de inmediato. (Siempre ponga la comida caliente de inmediato dentro del refrigerador. No espere a que se enfríe).

- **Asegúrese de que todos** los alimentos estén bien cocidos. Use un termómetro para carnes para cosas grandes como trozos de carne asada o pavos, y corte otras piezas de carne para verificar que estén hechas.

- **Cuando recaliente alimentos,** tápelos y recaliéntelos bien.

- **También puede que** desee comunicarse con el Departamento de Agricultura de los EE. UU., Washington, DC 20250, www.usda.gov. El departamento posee una serie de panfletos y boletines informativos útiles, los que incluyen temas tales como cocinar en la parrilla y preparar pavos en las fiestas tradicionales.

Hepatitis

La hepatitis es una inflamación del hígado que, en los niños, casi siempre es causada por uno de varios virus. En algunos niños podría no causar ningún síntoma, mientras que en otros podría provocar fiebre, ictericia (piel amarilla), pérdida de apetito, náuseas y vómitos. Hay al menos 6 formas de hepatitis, cada una categorizada según el tipo de virus que la causa. Las formas más comunes incluyen:

1. La hepatitis A, también llamada hepatitis infecciosa o ictericia epidémica.

Se recomienda administrar la vacuna a modo de rutina al año de edad, con una dosis de refuerzo de 6 a 12 meses después.

2. La hepatitis B, también conocida como hepatitis en suero o ictericia por transfusión. Actualmente se recomienda la vacunación de rutina para todos los bebés al nacer, con dos dosis de refuerzo.

3. La hepatitis C, que es una causa importante de hepatitis crónica. Actualmente no existe una vacuna contra ella.

Alrededor de la mitad del total de casos de hepatitis son causados por la hepatitis B; del resto, poco menos de la mitad son causados por la hepatitis A y prácticamente todos los demás son hepatitis C. Afortunadamente, con la actual vacunación de rutina de casi todos los niños contra las hepatitis A y B (ver anteriormente), los casos de hepatitis están disminuyendo.

Los niños, en especial los de bajo nivel socioeconómico, tienen la mayor incidencia de infección por hepatitis A. No obstante, como a menudo no tienen síntomas, su enfermedad puede pasar desapercibida.

La hepatitis A puede transmitirse directamente de una persona a otra o a través de alimentos o agua contaminados. Por lo general, las heces de los seres humanos contienen el virus; en un entorno de guardería en un centro o en una casa de familia, la infección puede propagarse si no se lavan las manos después de una deposición o después de cambiarle el pañal a un niño infectado. Todos quienes beban agua contaminada con heces humanas infectadas o que coman mariscos crudos extraídos de áreas contaminadas también podrían infectarse. Un niño infectado con el virus de hepatitis A podría no presentar ningún síntoma o enfermarse de 2 a 6 semanas después de la transmisión del virus. La enfermedad suele desaparecer un mes después de su inicio.

Si bien la hepatitis A rara vez se transmite a través de sangre o semen contaminados, la hepatitis B suele propagarse a través de dichos fluidos corporales. La incidencia de la infección por hepatitis B es actualmente más alta entre los adolescentes, jóvenes adultos y recién nacidos de madres infectadas con el virus. Cuando una mujer embarazada tiene hepatitis B aguda o crónica, podría transmitir la infección a su hijo en el momento del parto. Por lo tanto, todas las mujeres embarazadas deberán someterse a una prueba de detección de infección de hepatitis B. Entre los adultos y adolescentes, el virus puede transmitirse durante la actividad sexual; a veces, los niños pequeños contraen la infección a través de contacto no sexual directo con otra persona.

Antiguamente la hepatitis C se contraía a través de transfusiones de sangre contaminada. No obstante, con la evaluación de todos los donantes a través de análisis nuevos y más sensibles, en la actualidad es posible detectar y desechar la sangre contaminada con virus de hepatitis C. Las personas adictas a las drogas intravenosas (IV) que usan agujas contaminadas también pueden contraer hepatitis C. No obstante, el uso de agujas estériles desechables y la evaluación de toda la sangre y los hemoderivados han eliminado prácticamente el riesgo de transmisión de hepatitis B y C en hospitales y consultorios médicos.

La infección con el virus de la hepatitis C en general no produce síntomas o solo causa síntomas leves de fatiga e ictericia. Sin embargo, en muchos casos, esta forma de hepatitis se torna crónica y puede causar una enfermedad hepática grave, insuficiencia hepática, cáncer de hígado e incluso la muerte más adelante a lo largo de la vida.

Signos y síntomas

Un niño podría tener hepatitis sin que nadie se dé cuenta, ya que muchos niños afectados tienen pocos o ningún síntoma. En algunos niños, los únicos signos de enfermedad podrían ser el malestar y la fatiga durante varios días. En otros, habrá fiebre seguida de ictericia (la esclerótica, o parte blanca de los ojos, y la piel desarrollan un color amarillento notorio). Esta ictericia se debe a un aumento anormal de la bilirrubina (un pigmento amarillo) en la sangre, causado por la inflamación del hígado.

Con la hepatitis B es menos probable que haya fiebre pero el niño podría perder el apetito, tener náuseas, vómitos, dolor abdominal y malestar además de ictericia. En los niños, la hepatitis C no siempre tiene síntomas.

Si sospecha que su hijo tiene ictericia, infórmelo a su pediatra. Él ordenará análisis de sangre para determinar si es la hepatitis u otra afección lo que causa el problema. Debe comunicarse con su médico siempre que los vómitos o el dolor abdominal duren más de algunas horas, si la falta de apetito, las nauseas o el malestar se prolongan por más de algunos días o si el niño tiene ictericia. Estos podrían ser indicadores de hepatitis.

Tratamiento

En la mayoría de los entornos no existe un tratamiento específico para la hepatitis. Tal como ocurre con la mayoría de las infecciones virales, el propio mecanismo de defensa del cuerpo superará el ataque del agente infeccioso. Si bien no es necesario que restrinja estrictamente la dieta o la actividad de su hijo, es probable que deba hacer ajustes dependiendo de su apetito y de sus niveles de energía. Su médico podría recomendar que evite darle al niño aspirina e ibuprofeno (y todos los demás fármacos antiinflamatorios no esteroideos), pero podrá usar acetaminofén en niños con enfermedad hepática crónica siempre que no tenga una hepatitis agresiva. Además, los niños que toman algunos medicamentos para enfermedades de larga duración deben someter sus dosis a una atenta revisión del pediatra; una vez más, esto se debe a que es preciso evitar la posible toxicidad debido a que el hígado no puede procesar la carga habitual de medicamentos.

Hay medicamentos disponibles para tratar la hepatitis B y la hepatitis C bajo determinadas condiciones. Si la hepatitis de su hijo se convierte en una afección crónica, el pediatra lo transferirá a un gastroenterólogo pediátrico. Él la ayudará a decidir acerca de la mejor atención de seguimiento y a tener en cuenta si deben o no utilizarse medicamentos.

La mayoría de los niños con hepatitis no necesitan ser hospitalizados. No obstante, si la falta de apetito o los vómitos interfieren con la ingesta de líquidos de su hijo y lo ponen en riesgo de deshidratación, es probable que su pediatra recomiende la hospitalización. Debe comunicarse inmediatamente con el médico si su hijo se ve muy aletargado, si no reacciona o está delirante, ya que estas cosas podrían indicar que la enfermedad está empeorando y necesita ser hospitalizado.

Luego de una hepatitis A no habrá una infección crónica; en comparación, alrededor de 10 de cada 100 niños menores de 5 años de edad infectados con hepatitis B se convierten en portadores crónicos del virus. Un alto porcentaje de bebés nacidos de madres con hepatitis B aguda o crónica tendrán una infección crónica si no son debidamente vacunados después de nacer con la vacuna desarrollada para la protección contra el virus de la hepatitis B. Los niños con hepatitis B crónica deberán ser controlados durante toda la vida para reducir el riesgo de daño hepático, cirrosis y cáncer de hígado.

Prevención

Todos los recién nacidos deben ser vacunados al nacer con la vacuna contra la hepatitis B. Luego, deberá administrarse una segunda dosis después de uno a dos meses. Se recomienda una vacuna contra la hepatitis A para todos los niños entre su primer y su segundo cumpleaños (entre los 12 y los 23 meses de edad), así como también para los niños mayores y adolescentes que aún no fueron vacunados. Además, algunos viajeros internacionales, adultos con ciertos trabajos de alto riesgo y personas con enfermedad hepática crónica, entre otras afecciones, deben consultar al médico respecto a la administración de la vacuna contra la hepatitis A. (Consultar los calendarios de vacunación en las páginas 876 y 877).

Lavarse las manos antes de comer y después de ir al baño es la medida de prevención más importante contra la hepatitis. Es preciso enseñar a los niños lo antes posible a lavarse las manos en estos momentos. Si su hijo va a la guardería, verifique que los miembros del personal se laven las manos después de manipular los pañales y antes de alimentar a los niños.

La hepatitis no se transmite simplemente por estar en la misma escuela o sala con una persona infectada, por hablar con ella, darle la mano o jugar a un juego de mesa con ella. La infección por hepatitis A puede ocurrir si hubo una exposición directa a alimentos o agua contaminados por heces de una persona infectada con hepatitis A. Podría transmitirse al besarse, al meterse juguetes en la boca o al compartir alimentos o utensilios. Para la hepatitis B debe haber contacto directo con la sangre o los fluidos corporales de una persona infectada.

Si descubre que su hijo estuvo expuesto a una persona con hepatitis, comuníquese con su pediatra inmediatamente y él determinará si la exposición ha puesto en riesgo a su hijo. Si hay probabilidades de infección, el médico podría administrarle una inyección de gammaglobulina o una vacuna contra la hepatitis, dependiendo del virus de hepatitis que hubiera estado involucrado.

Antes de viajar al extranjero con su hijo, consulte a su médico para determinar el riesgo de exposición a la hepatitis en los países que planea visitar. En determinadas situaciones, podrían indicarle una inyección de gammaglobulina y/o una vacuna contra la hepatitis A.

Hernia inguinal

Si nota un bultito o una pequeña protuberancia en la ingle de su hijo, o un aumento de tamaño del escroto, puede que haya descubierto una hernia inguinal. Esta afección, que se presenta en hasta 5 de cada 100 niños (por lo general en los varones), ocurre cuando una abertura en la parte inferior de la pared abdominal permite que el intestino del niño se escurra a través de dicha abertura. Esta hernia inguinal a menudo se confunde con una afección más benigna que se llama hidrocele comunicante (consultar la página 546).

Los testículos del feto varón crecen dentro de su cavidad abdominal y bajan por un tubo (el canal inguinal) hacia el escroto a medida que se acerca el momento de nacer. Cuando ocurre este movimiento, el revestimiento de la pared abdominal (peritoneo) es arrastrado junto con los testículos para formar una bolsa que conecta el testículo con la cavidad abdominal. Esta protrusión también ocurre en las niñas. La hernia de un niño se debe a que no se cierra esta protrusión normal de la cavidad abdominal antes del nacimiento, dejando un espacio para que una pequeña porción del intestino sea empujado posteriormente hacia dentro de la ingle o el escroto.

La mayoría de las hernias no causan ninguna molestia y usted o el pediatra las descubrirán únicamente al ver el bulto. Si bien este tipo de hernia necesita tratamiento, no es una afección de emergencia. No obstante, debe informar a su médico, quien tal vez le indique que acueste al niño y le levante las piernas. A veces esto hace que el bulto desaparezca. Sin embargo, su médico de todos modos querrá examinar el área tan pronto como sea posible.

Muy rara vez, un trozo de intestino queda atrapado en la hernia causando inflamación y dolor. (Si toca el área, estará sensible). Puede que su hijo también tenga náuseas y vómitos. Esta afección se llama hernia estrangulada (atrapada) y requiere de atención médica inmediata. Llame inmediatamente a su pediatra si sospecha que el niño tiene una hernia estrangulada.

Tratamiento

Aunque la hernia no esté estrangulada, deberá ser reparada quirúrgicamente. El cirujano además podría revisar el otro lado del abdomen para ver si también necesita una corrección, ya que es muy común que ambos lados tengan el mismo defecto.

Si la hernia causa dolor, podría indicar que un trozo de intestino quedó atrapado o está estrangulado. Si ese fuera el caso, consulte con el pediatra inmediatamente. Él podría intentar mover el trozo de intestino atrapado para sacarlo de la bolsa. Aún si esto fuera posible, la hernia necesitará ser reparada quirúrgicamente poco después. Si el intestino permaneciera atrapado pese a los esfuerzos del médico, debe realizarse una cirugía de emergencia para evitar un daño permanente en el intestino.

Hidrocele comunicante

Si la abertura entre la cavidad abdominal y el escroto no cerró correcta y completamente, el líquido abdominal pasará a las bolsas que rodean los testículos formando una masa llamada hidrocele comunicante. Muchos varones recién nacidos tienen este problema; sin embargo, suele desaparecer en un año sin ningún tratamiento. Si bien es más común en los recién nacidos, los hidroceles también pueden aparecer más adelante durante la infancia, en general con una hernia (consultar la sección anterior).

Si su hijo tiene un hidrocele es probable que no se queje, pero usted o él notarán que un lado de su escroto está hinchada. En un bebé o niño pequeño esta hinchazón disminuye por la noche, cuando está en reposo o acostado. Cuando está más activo o si está llorando, aumenta para luego ceder cuando vuelve a calmarse. Su pediatra podría hacer el diagnóstico final haciendo brillar una luz a través del escroto para ver el líquido que rodea el testículo. Su médico también podría

En los varones, una abertura interna que lleva al escroto permite que el contenido abdominal vaya hacia abajo. En las niñas, la hernia puede aparecer simplemente como un bulto en la zona de la ingle.

Hernia

Escroto

Cordón espermático

Testículo

Saco de hidrocele con líquido

solicitar una ecografía del escroto si estuviera demasiado hinchado o duro.

Si su bebé nace con un hidrocele, su pediatra lo examinará en cada revisión periódica hasta que el niño tenga alrededor de 1 año de edad. Durante este tiempo, su hijo no debería sentir ninguna molestia en el escroto ni en la zona de alrededor. Pero si pareciera sentir dolor en la zona o si sintiera molestias o tuviera náuseas o vómitos inexplicables, llame de inmediato al médico. Estos son signos de que un trozo de intestino podría haber entrado en el área escrotal junto con el líquido abdominal. (Consultar *Hernia inguinal,* página 545). Si esto ocurriera y el intestino quedara atrapado en el escroto, su hijo necesitará una cirugía inmediata para liberar el intestino atrapado y cerrar la abertura entre la pared abdominal y el escroto.

Si el hidrocele persistiera después del año de edad sin causar dolor, sería recomendable un procedimiento quirúrgico similar. En esta operación, se elimina el exceso de líquido y se cierra la abertura que comunica con la cavidad abdominal.

Malabsorción

A veces, hay niños que pese a comer una dieta balanceada sufren de desnutrición. El motivo de esto podría ser la malabsorción, la incapacidad del cuerpo de absorber nutrientes del sistema digestivo y volcarlos al torrente sanguíneo.

Normalmente el proceso digestivo convierte a los nutrientes de la dieta en pequeñas unidades que pasan a través de la pared intestinal hacia el torrente sanguíneo, donde son transportados hacia otras células del cuerpo. Si la pared intestinal está dañada por un virus, una infección bacteriana o parásitos, es posible que su superficie cambie de modo tal que las sustancias digeridas no puedan atravesarla. Cuando esto ocurre, los nutrientes se eliminarán en las heces.

La malabsorción suele ocurrir en niños normales durante un par de días en casos graves de gastroenteritis. Rara vez dura más tiempo, ya que la superficie del intestino sana rápidamente si no hay daños graves. En estos casos, la malabsorción no es preocupante. No obstante, podría desarrollarse una malabsorción crónica, por lo que si dos o más de los siguientes signos persistieran, infórmelo al pediatra.

Signos y síntomas

Entre los posibles signos y síntomas de malabsorción crónica se incluyen los siguientes:

■ Dolor abdominal y vómitos persistentes

- Heces frecuentes, blandas, voluminosas y con mal olor

- Mayor susceptibilidad a la infección

- Pérdida de peso con pérdida de grasa y músculo

- Aumento de hematomas

- Fracturas

- Erupciones sobre piel seca y escamosa

- Cambios en la personalidad

- Disminución del crecimiento y el aumento de peso (que podría no ser evidente durante varios meses)

Tratamiento

Cuando un niño padece desnutrición, la malabsorción es solo una de las causas posibles. Podría estar desnutrido por no comer suficientes cantidades de los tipos adecuados de alimentos o por tener problemas digestivos que impiden que su cuerpo los digiera. También podría tener una combinación de estos problemas. Antes de recetarle un tratamiento, el pediatra debe definir la causa. Esto se puede hacer de una o más de las siguientes maneras.

- **Tal vez** le pidan que haga una lista de la cantidad y el tipo de alimentos que consume su hijo.

- **El pediatra podría** analizar la capacidad del niño de digerir y absorber nutrientes específicos. Por ejemplo, el médico podría hacerle beber una solución de azúcar láctea (lactosa) y luego medir el nivel de hidrógeno en su aliento. Esto se conoce como prueba de hidrógeno en el aliento.

- **El pediatra podría** recoger y analizar muestras de las heces. En las personas sanas, solo una pequeña cantidad de la grasa consumida a diario se pierde en las heces. Si aparece demasiado en las heces, es un signo de malabsorción.

- **La obtención de sudor** de la piel, lo que se llama un test del sudor, podría hacerse para diagnosticar la presencia de fibrosis quística (consultar la página 626). En esta enfermedad el cuerpo produce cantidades insuficientes de determinadas enzimas.

- **En algunos casos** es posible que el pediatra solicite a un gastroenterólogo pediátrico la obtención de una biopsia de la pared del intestino delgado y un examen microscópico para buscar signos de infección, inflamación u otras lesiones.

Por lo general estas pruebas se realizan antes de comenzar cualquier tratamiento, aunque si el niño está gravemente enfermo tal vez deba ser hospitalizado para recibir alimentación especial mientras se evalúa su problema.

Una vez que el médico esté seguro de que el problema es la malabsorción, intentará identificar la razón específica de la presencia de la afección. Cuando el motivo es una infección, en general el tratamiento incluirá antibióticos. Si la malabsorción ocurre porque el intestino es demasiado activo, se podrán utilizar determinados medicamentos para contrarrestar esto a fin de que tenga tiempo de absorber los nutrientes.

A veces el problema no tiene una causa clara. En este caso, tal vez deba cambiarse la dieta para incluir alimentos o fórmulas nutricionales especiales que sean más fáciles de tolerar y absorber.

Síndrome de Reye

El síndrome de Reye es una enfermedad rara pero muy grave que por lo general ocurre en los niños menores de 15 años. Puede afectar todos los órganos del cuerpo pero a menudo lesiona el cerebro y el hígado. Está estrechamente asociado con el uso de aspirina o medicamentos que la contengan.

Desde que la comunidad médica emitió una advertencia pública contra el uso de aspirina durante las enfermedades virales, la cantidad de casos de síndrome de Reye ha disminuido enormemente.

Vómitos

Como muchas enfermedades comunes de la infancia pueden causar vómitos, es de esperar que su hijo tenga este problema varias veces durante los primeros años. Por lo general termina rápidamente, sin tratamiento, pero esto no hace que sea más sencillo de ver. Esa sensación de impotencia combinada con el temor de que pase algo grave y el deseo de hacer algo para mejorar la situación podrían hacerla sentir tensa y ansiosa. Como ayuda para tranquilizarse, aprenda lo más posible acerca de las causas de los vómitos y lo que puede hacer cuando eso ocurre.

En primer lugar hay una diferencia entre los vómitos reales y la regurgitación. El vómito es la devolución forzosa del contenido del estómago por la boca. La regurgitación (que se observa más comúnmente en los bebés menores de un año) es el simple reflujo del contenido del estómago hacia fuera de la boca, frecuentemente luego de un eructo.

El vómito ocurre cuando los músculos abdominales y el diafragma se contraen vigorosamente mientras el estómago está relajado. Esta acción refleja es disparada por el "centro del vómito" en el cerebro luego de haber sido estimulada por:

■ Los nervios del estómago y del intestino cuando el tracto gastrointestinal está irritado o inflamado por una infección o un bloqueo

■ Sustancias químicas en la sangre (p. ej. fármacos)

■ Estímulos psicológicos por visiones u olores perturbadores

■ Estímulos desde el oído medio (como en vómitos causados por mareos por movimiento)

Las causas comunes de la regurgitación o el vómito varían según la edad. Durante los primeros meses, por ejemplo, la mayoría de los bebés regurgitan pequeñas cantidades de fórmula o leche materna, por lo general dentro de la hora posterior a comer. Este "quesito", como suele llamárselo, es tan solo el movimiento ocasional de comida desde estómago a través del esófago (el tubo que conduce al estómago) hacia fuera de la boca. Ocurrirá con menos frecuencia si se hace eructar al niño a menudo y si se limitan los juegos activos inmediatamente después de comer. La regurgitación tiende a disminuir a medida que el bebé crece pero podría persistir en forma leve hasta los 10 a 12 meses de edad. La regurgitación no es grave y no interfiere con el aumento de peso normal. (Consultar *Regurgitación*, página 128).

Durante el primer mes es posible que de vez en cuando el bebé vomite. Si pareciera vomitar reiteradamente o con una intensidad inusual, llame al pediatra. Podría tratarse simplemente de una dificultad de alimentación leve, pero también podría ser un signo de algo más grave.

Entre las 2 semanas y los 4 meses de edad los vómitos contundentes persistentes podrían ser causados por un engrosamiento del músculo en la salida del estómago. Este problema, conocido como estenosis pilórica hipertrófica, es un engrosamiento que impide que los alimentos pasen hacia los intestinos. Requiere de atención médica *inmediata*. Por lo general es necesaria una cirugía para abrir el área

estrechada. El signo importante de esta afección es el vómito contundente que ocurre aproximadamente de 15 a 30 minutos (o menos) después de comer. Siempre que observe algo así, llame al pediatra tan pronto como sea posible.

RGE. De vez en cuando, la regurgitación durante las primeras semanas a meses de vida empeora en vez de mejorar; es decir que, pese a no ser contundente, ocurre todo el tiempo. Esto ocurre cuando los músculos del extremo inferior del esófago se relajan demasiado y permiten que el contenido del estómago retorne. Esta afección se conoce como enfermedad del reflujo gastroesofágico o RGE. Suele controlarse al hacer lo siguiente:

1. Evitar la sobrealimentación o administrar porciones más pequeñas con más frecuencia.

2. Hacer que el bebé eructe con frecuencia.

3. Dejar al bebé en una posición segura, quieto y vertical durante al menos 30 minutos después de comer.

Píloro normal

Estómago

Primera parte del duodeno del intestino delgado

Músculo pilórico hipertrofiado (agrandado) con salida del estómago estrechada

4. Espesar la leche con pequeñas cantidades de cereal para bebés según se lo indique el pediatra.

Si estas medidas no tuvieran éxito, es posible que su pediatra la transfiera a un especialista gastrointestinal (GI) pediátrico.

Causas infecciosas. Después de los primeros meses de vida, la causa más común de los vómitos es una infección estomacal o intestinal. Los virus son, por lejos, los agentes infecciosos más frecuentes, pero de vez en cuando las bacterias, e incluso los parásitos, podrían ser la causa. La infección también podría provocar fiebre, diarrea y, a veces, náuseas y dolor abdominal. Las infecciones suelen ser contagiosas; si su hijo tiene una, es muy probable que algunos de sus compañeros de juegos también la tengan.

Los virus son una de las principales causas de vómitos en bebés y niños pequeños, con síntomas que suelen acabar transformándose en diarrea y fiebre. Algunos virus son muy contagiosos, pero están siendo mucho menos comunes que en el pasado gracias a la disponibilidad de vacunas que pueden evitar la enfermedad. El rotavirus es una de las causas virales de la gastroenteritis, pero hay otros tipos de virus, como los norovirus y los adenovirus, que también pueden causarla. (Para obtener más información acerca de la gastroenteritis, consultar la página 523).

Ocasionalmente, las infecciones fuera del tracto gastrointestinal provocarán vómitos. Entre estas se incluyen infecciones del sistema respiratorio (consultar también los comentarios sobre infecciones del oído medio, página 662, y neumonía, página 605), las infecciones de las vías urinarias (consultar la página 778), la meningitis (consultar la página 785) y la apendicitis (consultar la página 525). Algunas de estas afecciones requieren de un tratamiento médico inmediato, por lo que debe estar atenta a los siguientes signos de problemas, cualquiera sea la edad de su hijo, y llamar al pediatra si ocurrieran.

- Sangre o bilis (una sustancia de color verde) en el vómito

- Dolor abdominal fuerte

- Vómitos vigorosos y reiterados

- Abdomen hinchado o agrandado

- Letargo o irritabilidad grave

- Convulsiones

- Ictericia

- Signos o síntomas de deshidratación (consultar a continuación, bajo *Tratamiento,* así como también *Signos y síntomas de deshidratación,* en la página 540)

- Imposibilidad de beber cantidades adecuadas de líquido

- Vómitos que continúan durante más de 24 horas

Tratamiento

En la mayoría de los casos, los vómitos cesarán sin un tratamiento médico específico. La mayoría de los casos son causados por un virus y mejorarán solos. Nunca debe usar medicamentos de venta libre o recetados salvo que se los haya recetado específicamente el pediatra a su hijo para esta enfermedad en particular.

Cuando su bebé o niño pequeño esté vomitando, manténgalo boca abajo o de lado lo más posible. Al hacer esto minimizará las probabilidades de que aspire el vómito por las vías respiratorias superiores y los pulmones.

Cuando el vómito sea constante, deberá asegurarse de que no sufra deshidratación. *Deshidratación* es un término utilizado cuando el cuerpo pierde tanta agua que ya no puede funcionar con eficiencia (consultar *Signos y síntomas de la deshidratación*, página 540). Si permite que alcance un nivel severo, podría ser algo grave y potencialmente mortal. Para evitar que esto ocurra, asegúrese de que su hijo consuma suficientes líquidos adicionales para reponer lo que haya perdido al vomitar. Si vomita estos líquidos, informe al pediatra.

Durante las primeras 24 horas, más o menos, de cualquier enfermedad que cause vómitos, no dé a su hijo alimentos sólidos y anímelo a succionar o beber pequeñas cantidades de líquido como solución de electrolitos (pregunte cuál a su pediatra) en vez de comer. Los líquidos no solo previenen la deshidratación sino que, además, es menos probable que estimulen más vómitos.

Asegúrese de seguir las indicaciones del pediatra para darle líquidos a su hijo. El médico estará de acuerdo con los requisitos del tipo descrito en el cuadro de la página 535 (*Requisito de líquidos orales y electrolitos estimados por peso corporal*).

En la mayoría de los casos, su hijo simplemente deberá quedarse en casa y recibir una dieta líquida durante 12 a 24 horas. En general su pediatra no le recetará un fármaco para tratar los vómitos, pero algunos médicos recetan medicamentos contra las náuseas a los niños.

Si su hijo tiene además diarrea (consultar la página 530), pida al pediatra instrucciones sobre cómo darle líquidos y reincorporar los sólidos a la dieta.

Si no puede retener ningún líquido claro o si los síntomas se vuelven más graves, informe a su médico. Examinará a su hijo y podría indicar análisis de sangre y orina o pruebas de imagen, como radiografías, para hacer un diagnóstico. De vez en cuando tal vez sea necesaria una hospitalización.

Hasta que su hijo se sienta mejor, recuerde mantenerlo hidratado y llame a su pediatra de inmediato si muestra signos de deshidratación. Si su hijo se ve enfermo, los síntomas no mejoran con el tiempo o su pediatra sospecha una infección bacteriana, podría realizar un cultivo de las heces y tratarlo debidamente.

~ 17 ~

Alergias

Asma

EL ASMA ES UNA enfermedad crónica de las vías respiratorias que transportan el aire a los pulmones. Durante los últimos 20 años ha aumentado muchísimo la cantidad de personas con asma, en especial entre los niños pequeños y los que viven en áreas urbanas. De hecho, el asma es actualmente una de las enfermedades crónicas más comunes de la infancia, afectando a más de 5 millones de niños. Ignoramos qué es lo que causó este aumento, pero los principales motivos parecen ser la polución del aire, la exposición a alérgenos, la obesidad y las enfermedades respiratorias.

Los síntomas del asma pueden ser diferentes para cada persona, pero las sibilancias son un signo característico. Las sibilancias son los sonidos agudos que ocurren cuando las vías respiratorias de los pulmones están estrechadas, por lo general debido a una inflamación. En el asma, las sibilancias suelen ocurrir por la noche o temprano por la mañana. Aún así, no todos quienes tienen sibilancias tienen asma. Si bien no hay pruebas específicas que puedan determinar la presencia de asma, el diagnóstico suele hacerse después de que un niño tuvo tres o más ataques de sibilancias. Entre ataques los niños están bien pero, como se resfrían a menudo, los ataques podrían ser tan frecuentes como uno por mes, en particular en bebés o niños menores de 3 años. Si el niño no tiene ninguna otra alergia, lo que significa que no tiene eccema ni alergia a alimentos, y ninguno de los padres tiene asma, es probable que las sibilancias se reduzcan entre los 3 y los 6 años de edad. Si estos niños comienzan a tener sibilancias durante los primeros años de vida y siguen teniendo ataques de sibilancias reiterados, en particular después de los 5 o 6 años de edad, se les diagnostica asma.

Cada niño es único, y por eso es importante hablar sobre la salud de su hijo con su médico de cabecera o con el especialista. El asma es una enfermedad tan variable que algunos bebés y niños podrían tenerla sin grandes complicaciones mientras que otros podrían tener sibilancias y dificultades respiratorias tan graves que podrían generar una situación de emergencia. En general, la mayoría de las exacerbaciones son controlables en casa si se reconocen pronto los síntomas y se inicia el tratamiento según lo indicado por su médico.

Si hay antecedentes de asma o alergia, es probable que un niño que tiene sibilancias con frecuencia las siga teniendo durante varios años. Sin embargo, los niños que no son alérgicos también pueden padecer asma. No es posible curar el asma, pero *es* posible controlar los síntomas del asma. El tratamiento adecuado reduce las sibilancias y evita futuros ataques. Los niños podrían tener sibilancias por el ejercicio, el estrés y la exposición a irritantes (o desencadenantes) tales como polución, productos de limpieza del hogar (en particular la lejía), perfumes y aire frío. El humo de cigarrillo también es un factor de riesgo importante.

Muchas cosas pueden desencadenar un ataque de asma pero, en los niños menores de 5 años, es más común después de una infección respiratoria viral, incluyendo el resfrío común, tanto de asma alérgica como no alérgica.

Otros desencadenantes comunes del asma incluyen:

■ Ácaros, cucarachas, caspa animal, polen y moho

■ Aire frío

■ Algunos medicamentos (AINE, ASA, etc.)

■ Alimentos, en aquellos con alergias alimentarias (la reacción alérgica puede incluir síntomas de asma)

Algunos desencadenantes menos comunes son:

■ Estrés y alteraciones emocionales

■ Infecciones sinusales

■ Lesiones previas en las vías respiratorias (p. ej. niños a quienes les introdujeron una sonda endotraqueal o que inhalaron humo de cigarrillo)

■ Reflujo gastroesofágico

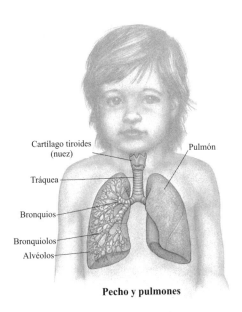

Cartílago tiroides
(nuez)

Pulmón

Tráquea

Bronquios

Bronquiolos

Alvéolos

Pecho y pulmones

Signos y síntomas

Cuando su hijo sufre un ataque de asma, el síntoma principal será una tos o sibilancia que empeora por las noches, con la actividad física o después del contacto con un irritante (p. ej. humo de cigarrillo) o un alérgeno (p. ej. caspa animal, moho, ácaros o cucarachas). A medida que avanza el ataque, la sibilancia de hecho podría disminuir ya que es menos el aire que puede entrar y salir. También es posible que sufra falta de aliento, que respire rápido y tenga "retracciones" cuando el pecho y el cuello se contraen al esforzarse más para tomar aire.

Muchos niños con asma tienen síntomas crónicos como tos diurna (o nocturna), tos al hacer ejercicio o tos al exponerse a mascotas, polvo y polen. El asma se considera "persistente" si es necesario recibir medicamentos de "rescate" (consultar la sección *Tratamiento* a la derecha) más de dos veces por semana o si se despierta más de dos veces por la noche en un mes debido a los síntomas del asma.

En algunos niños es posible que el médico escuche sibilancias (en especial cuando el niño sopla con fuerza), incluso sin signos más obvios. Podrían detectarse anomalías a través de una prueba de función pulmonar (PFP) en niños lo suficientemente grandes como para colaborar con esta prueba de respiración (consultar la página 556).

Cuándo llamar al pediatra

Los niños con asma bien controlada pueden hacer las mismas actividades que los demás niños, incluyendo los juegos al aire libre y el ejercicio. Observe atentamente a su hijo cuando esté al aire libre o haciendo ejercicio y, si presentara síntomas o los síntomas empeorasen, hable con el pediatra.

En el caso de un niño con asma debe saber cuáles son las situaciones que requieren de atención médica *inmediata*. Como regla general, llame de inmediato al pediatra o considere la posibilidad de ir a la sala de emergencias si:

■ Su hijo tiene *graves* problemas para respirar y parece estar empeorando, en especial si está respirando rápidamente, se le hunde la pared torácica al inhalar y emite gruñidos fuertes al exhalar.

■ La boca o las puntas de los dedos de su hijo están azules.

■ Su hijo se muestra agitado, inusualmente somnoliento o confundido.

■ Siente algún dolor de pecho al respirar.

También debe llamar al pediatra sin demoras si:

■ Su hijo tiene fiebre y tos o sibilancias persistentes que no responden al tratamiento.

■ Su hijo vomita reiteradamente y no pude tomar medicamentos orales ni beber líquidos.

■ Su hijo tiene dificultades para hablar o dormir debido a las sibilancias, la tos o problemas para respirar.

Tratamiento

El asma siempre debe ser tratada bajo la supervisión de su pediatra. Los objetivos del tratamiento son:

1. Disminuir la frecuencia y la gravedad de los episodios y reducir o evitar los síntomas crónicos de tos y dificultad respiratoria.

2. Desarrollar un "plan de respuesta" para los síntomas del asma a fin de minimizar los tratamientos médicos de emergencia.

3. Permitir que su hijo crezca y se desarrolle con normalidad y participe en las actividades normales de la infancia lo más plenamente posible.

4. Controlar los síntomas de su hijo con la menor cantidad posible de medicamentos para reducir el riesgo de los efectos secundarios de los fármacos.

5. Asegurar la asistencia regular a la escuela.

6. Minimizar las idas a la sala de emergencias y la necesidad de tratamientos de "rescate".

Con estos objetivos en mente, su pediatra le recetará medicamentos y probablemente lo transfiera a un especialista que pueda evaluar el asma de su hijo. Su médico también la ayudará a planificar el programa de tratamiento en el hogar específico de su hijo. **Esto incluirá aprender a usar los medicamentos y tratamientos recetados y desarrollar un plan para evitar los irritantes y alérgenos que podrían provocar tos o sibilancias a su hijo.** Tal vez sea útil tener un plan de manejo del asma por escrito que pueda leer de vez en cuando, el cual debe describir los medicamentos de su hijo, cuándo y cómo debe tomarlos y cualquier otra instrucción que su pediatra haya dado para el cuidado de la afección de su hijo.

Si el asma de su hijo pareciera dispararse por alergias graves, es posible que su pediatra lo transfiera a un alergista pediátrico o a un neumólogo (especialista en pulmones). La evaluación de la función pulmonar de su hijo podría incluir el uso de un dispositivo llamado espirómetro, que mide la cantidad de aire que el niño pueda expirar desde los pulmones. La espirometría no suele ser exitosa desde el punto de vista técnico en niños menores de 3 a 5 años de edad.

El medicamento que le receten a su hijo dependerá de la naturaleza del asma. Hay dos tipos principales de fármacos para el asma. Un tipo abre las vías respiratorias y relaja los músculos que causan la obstrucción. Estos medicamentos de alivio rápido o "rescate" se llaman broncodilatadores. El segundo tipo son medicamentos de control o mantenimiento, que se usan para tratar la inflamación de las vías respiratorias (la hinchazón y la producción de mocos).

■ **Los medicamentos de alivio rápido o rescate están pensados para usarse a corto plazo.** Si su hijo tiene un ataque de asma con tos o sibilancias, deberá administrarle un medicamento de rescate. Los medicamentos tales como el albuterol son una elección habitual. Al despejar las vías respiratorias estrechadas, estos medicamentos de rescate pueden aliviar la opresión en el pecho y aliviar las sibilancias y la sensación de falta de aliento. Se recetan para usar según sean necesarios. Si un ataque se volviera grave, es posible que el médico le recete un medicamento adicional, como p. ej. un corticosteroide oral. Es importante notar que si no hay mejoras o cambios después de administrar el medicamento de rescate es probable que el niño necesite ser evaluado en mayor profundidad. Por lo general, la respiración mejorará durante algunas horas antes de que regresen las sibilancias. Algunos niños siguen teniendo sibilancias leves pese al tratamiento, pero siempre que su hijo se alimente y no se sienta mal, esto está bien.

El medicamento de rescate podrá administrarse mediante inhalador con propelente de HFA (HFA = hidrofluoroalcanos) o mediante un nebulizador (consultar la siguiente sección).

- **Los medicamentos de control están pensados para ser usados todos los días.** Están diseñados para controlar el asma de su hijo y reducir la cantidad de días y noches que padece síntomas de asma. En general, los medicamentos de control son adecuados para los niños que padecen síntomas dos o más veces por semana, que se despiertan con síntomas más de dos veces por mes, que necesitan más de dos rondas de esteroides orales en un año o que fueron hospitalizados debido a los síntomas del asma. Estos fármacos pueden reducir la inflamación subyacente, de manera gradual y a lo largo del tiempo, pero no se usan para aliviar los síntomas de inmediato.

El medicamento de control más eficaz es un corticosteroide inhalado. Existen varios tipos diferentes, pero todos funcionan evitando la inflamación de las vías respiratorias, lo que tiene el potencial de reducir la cantidad y la gravedad de los episodios de asma. En los bebés y niños pequeños, los corticosteroides inhalados se pueden administrar a través de un nebulizador con máscara o a través de

un inhalador. Un inhalador requiere usar un tubo de plástico llamado espaciador o una cámara contenedora de volumen, que debe permitir que las partículas se espacien para repartirse y alcanzar las áreas pequeñas de los pulmones. Sin el espaciador, la mayor parte de los medicamentos se irá a la parte trasera de la garganta y será tragada en vez de inhalada. En bebés y niños pequeños esto suele hacerse con una máscara (pequeña o mediana), que debe colocarse sobre la cara, con buen sello, mientras que el niño respira varias veces. Los espaciadores también

Los espaciadores viene en varias formas o tamaños.

traen una boquilla para los niños mayores, por la que deben inhalar lentamente y aguantar la respiración durante 10 segundos. Por lo general se administran dos atomizaciones separadas por un minuto; el niño debe respirar seis veces con cada atomización. Esto se puede repetir cada 4 a 6 horas o según lo indique el médico. Luego de recibir un esteroide por inhalación es importante que el niño se enjuague la boca y escupa o que se cepille los dientes.

Otra forma de administrar el medicamento es mediante nebulización. El compresor (también conocido como máquina respiradora) se conecta a través de un tubo a un dispositivo que se parece a un vaso pequeño, donde se coloca el medicamento. El compresor convierte al líquido en una bruma que luego se respira. En niños pequeños se usa una máscara (consultar la ilustración de la página 557) que debe colocarse sobre la cara y sellar bien. Si no sella bien, se escapará la mayor parte del medicamento al aire y nunca llegará a los pulmones.

Lo ideal es administrar el medicamento cuando su hijo no esté llorando, ya que se reduciría la cantidad de medicamento que llega a los pulmones. Puede que esto no siempre sea posible, pero con el tiempo la mayoría de los niños aprenden a aceptar el medicamento.

Si bien ambas técnicas son igualmente eficaces, puede que su hijo colabore más con una que con otra. Tal vez parezca que el medicamento de rescate (p. ej. el albuterol) es más eficaz a través de un nebulizador, pero las dosis nebulizadas de albuterol suelen ser mayores que dos atomizaciones administradas con un inhalador.

Como el asma puede ser una enfermedad complicada y ser diferente entre una persona y otra, el médico personalizará el tratamiento de su hijo. Si los síntomas de su hijo ocurren con intermitencia, es posible que el pediatra le recete solo un broncodilatador para episodios de tos o sibilancias. Si el asma fuera crónica o recurrente, en general le recetarán medicamentos de control para que use a diario. Estos medicamentos suelen tardar dos semanas en hacer efecto plenamente.

Los medicamentos antiinflamatorios (por lo general corticosteroides inhalados) son recomendables para todos los niños asmáticos con síntomas persistentes. Son muy eficaces y seguros pero deben usarse regularmente para que sean eficaces. A menudo fallan porque no se toman sistemáticamente. Como no tienen un efecto inmediato, suele ser tentador dejar de usarlos. No obstante, al hacerlo, las vías respiratorias de su hijo quedarán sin protección y podría sufrir un ataque de asma.

Una clase de medicamentos de control relativamente nueva, llamada antagonistas del receptor de leucotrieno, bloquea la actividad de unas sustancias químicas (los leucotrienos) que están asociadas con la inflamación de las vías respiratorias; están disponibles solo como preparaciones orales, como píldoras, polvo granulado y tabletas masticables. Si bien no son tan eficaces en la prevención de los ataques de asma como los corticosteroides inhalables, podrían ser una opción en casos de síntomas persistentes leves o sumados a los corticosteroides inhalables. Una vez más, a fin de prevenir los ataques, es preciso administrarlos a diario.

Otra forma de administrar determinados medicamentos a un niño es mediante un inhalador de polvo seco. Estos liberan el medicamento sin nada que los propulse. Su hijo debe confiar en la fuerza de su propia inhalación para tomar el medicamento y hacerlo entrar en sus pulmones. Como resultado, en general no se recetan hasta que el niño llega a la edad escolar (al menos entre 5 y 6 años de edad).

Asegúrese de administrar los medicamentos según las instrucciones de su médico. *No detenga la administración de medicamentos demasiado pronto*, no los administre con menos frecuencia de la recomendada ni cambie los fármacos o tratamientos sin hablar antes al respecto con el médico. Es posible que a algunos niños les receten varios medicamentos al mismo tiempo para mantener controlada al asma, y luego se reduce la cantidad de medicamentos una vez que los síntomas estén bajo control. Si no entiende por qué le recomendaron un determinado tratamiento o cómo debe administrarlo, pida que se lo expliquen.

En algunos casos, los niños no experimentan ninguna mejoría de sus síntomas al usar medicamentos para el asma. Cuando esto ocurre, tal vez sean necesarios más medicamentos contra el asma, puede que no tenga asma después de todo o quizá haya otras afecciones médicas que interfieran con el tratamiento. Su pediatra examinará al niño en busca de problemas que podrían estar empeorando su asma como p. ej. rinitis alérgica, infecciones sinusales y acidez estomacal (reflujo gastroesofágico).

Prevención

Uno de los desencadenantes de alergias más comunes para el asma, en particular en los niños pequeños, son los ácaros del polvo. Si bien no es posible eliminar el polvo y otros elementos irritantes, hay algunas cosas que se pueden hacer para reducir la exposición y reducir las probabilidades de que su hijo tenga síntomas de asma. Por ejemplo, en su casa usted puede:

■ Cubrir el colchón y la almohada de la cama de su hijo con fundas especiales a prueba de ácaros.

■ Usar almohadas o edredones que se puedan lavar a máquina.

■ Lavar las sábanas, mantas, almohadas, alfombras y muñecos de peluche todas las semanas, en agua caliente, para matar los ácaros.

■ Limitar la cantidad de muñecos de peluche de la habitación de su hijo (o reducir el tiempo que el niño pasa jugando con ellos).

■ Tener en cuenta eliminar las mascotas de su hogar si el niño es alérgico.

■ Mantener al niño fuera de las habitaciones cuando esté aspirando alfombras y sacudiendo el polvo de los muebles.

■ Pensar en la posibilidad de invertir en un filtro de aire especial (llamado filtro de aire particulado de alta eficiencia o HEPA, por sus siglas en inglés) para mantener limpia la habitación de su hijo.

■ Mantener la humedad de su casa por debajo del 50 % cuando sea posible; los ácaros y el moho crecen mejor en lugares húmedos.

■ Evitar perfumes, productos de limpieza perfumados y otros artículos con aroma que pudieran ser irritantes.

- Reducir el moho en su casa reparando las cañerías con pérdidas.

- Mantener a su hijo alejado del humo de cigarrillos, cigarros o pipas y de las chimeneas.

- No permitir que nadie fume en su casa ni en su auto.

Eccema

Si bien muchos pacientes y profesionales usan los términos *eccema* y *dermatitis atópica* indistintamente, *eccema* es en realidad un término general para describir un grupo de distintas afecciones de la piel. El eccema agudo podría aparecer como piel enrojecida que se seca y se pela o que tal vez comience a supurar, ocasionalmente formando bultitos llenos de líquido. Cuando el eccema se vuelve crónico (persiste por mucho tiempo), la piel tiende a engrosarse, sufre una hiperpigmentación, tiene apariencia seca y se torna escamosa con líneas ásperas.

La dermatitis atópica y la dermatitis de contacto son dos de los tipos más comunes de dermatitis eccematosas en los niños.

DERMATITIS ATÓPICA

La dermatitis atópica suele ocurrir en bebés y niños cuyas familias tienen antecedentes de dermatitis atópica, alergias alimentarias, asma, fiebre del heno y alergias ambientales. Si bien se desconoce la causa de la dermatitis atópica, la genética claramente juega un papel relevante; de todos modos, la relación con las alergias no está clara. Además, la dermatitis atópica es la primera afección que presentan la mayoría de los niños que desarrollan las demás afecciones mencionadas anteriormente.

El eccema suele desarrollarse en tres fases diferentes. La primera ocurre entre algunas semanas y los 6 meses de edad con picazón, enrojecimiento y aparición de bultitos en las mejillas, la frente o el cuerpo cabelludo. Esta erupción luego suele mejorar en el rostro y en el cuero cabelludo y propagarse a los brazos o al tronco. Si bien la dermatitis atópica puede confundirse con otros tipos de dermatitis, la picazón grave es una pista fundamental de que la dermatitis atópica es el problema. En muchos casos, la erupción desaparece o mejora hacia los 2 a 3 años de edad.

En los niños en edad escolar, la dermatitis atópica suele encontrarse en los codos y en las rodillas. Los parches escamosos podrían ser discretos y redondos o estar mal definidos. Los brotes fuertes y breves podrían presentar enrojecimiento, costras, ampollas y áreas abiertas, mientras que los cambios crónicos suelen verse como piel escamosa, hiperpigmentada y gruesa.

La segunda fase de este problema cutáneo ocurre con mayor frecuencia entre los 4 y los 10 años de edad y se caracteriza por erupciones circulares, levemente elevadas, que causan picazón y son escamosas, sobre el rostro o el tronco. Supuran menos y tienen más escamas que durante la primera fase del eccema, y la piel tiende a verse algo engrosada. Las ubicaciones más frecuentes de esta erupción son la parte interior de los codos, detrás de las rodillas y los dorsos de muñecas y tobillos. Todos estos tipos generan mucha picazón y la piel suele tender a estar muy seca.

La tercera fase, caracterizada por áreas de piel que pica y tiene apariencia seca y escamosa, comienza alrededor de los 12 años de edad y, ocasionalmente, se prolonga hasta principios de la adultez.

DERMATITIS DE CONTACTO

La dermatitis de contacto puede ocurrir cuando la piel entra en contacto con una sustancia irritante o alérgena. Una forma de este problema resulta del contacto reiterado con sustancias irritantes como jugos cítricos u otros alimentos ácidos, baños de burbujas, jabones fuertes, algunos alimentos y medicamentos y telas de lana o tejidos ásperos. Además, uno de los irritantes más comunes es la propia saliva del niño, que causa una dermatitis de contacto al lamerse los labios. La dermatitis de contacto puede picar mucho, pero el patrón a menudo da una pista para el diagnóstico y ayuda a distinguirla de la dermatitis atópica y otras formas de dermatitis eccematosa.

Otra forma de dermatitis de contacto se desarrolla luego del contacto de la piel con sustancias a las que el niño es alérgico. Las más comunes son:

- Joyas o broches de níquel en vaqueros o pantalones

- Ciertos saborizantes o aditivos de pastas dentales y enjuagues bucales (que causan una erupción alrededor o adentro de la boca)

- Pegamentos, tinturas o cueros usados en la fabricación de zapatos (provocan una reacción en la parte superior de los dedos y los pies)

- Tinturas usadas en la ropa (que causan erupciones en las zonas donde la ropa roza o donde se transpira más)

- Plantas, en particular la hiedra venenosa, el roble venenoso y el zumaque venenoso. Esta erupción suele aparecer varias horas después del contacto (de 1 a 3 días en el caso de la hiedra venenosa); además de causar picazón, puede provocar pequeñas ampollas (consultar la página 845)

- Medicamentos tales como el ungüento de neomicina

Tratamiento

Si su hijo tiene una erupción que parece eccema, es posible que el pediatra deba examinarlo para hacer el diagnóstico correcto y recetarle el tratamiento indicado. En algunos casos tal vez haga arreglos para que lo examine un dermatólogo pediátrico.

Si bien el eccema no tiene cura, en general se puede controlar bien y a menudo desaparecerá luego de varios meses o años. El tratamiento más eficaz es prevenir que la piel se vuelva muy seca y que pique y evitar los desencadenantes que hacen que la afección recrudezca. A estos efectos:

- **Use hidratantes para la piel** (p. ej. cremas o ungüentos) con regularidad y frecuencia para reducir la sequedad y la picazón.

- **Bañe a su hijo** a diario, con baños de inmersión en agua tibia. Después del baño, enjuáguelo dos veces para eliminar todos los residuos de jabón (ya que podría ser un irritante). Luego, aplique la crema o ungüento tres minutos después de sacarlo del agua, para dejar atrapada la humedad.

- **Evite la ropa áspera** o irritante (de lana o de materiales sintéticos).

- **Si hubiera** una picazón excepcional, use compresas frías sobre la zona y luego aplique los medicamentos recetados.

Hay muchos tipos de cremas y ungüentos medicinales recetados disponibles; pida al pediatra que le sugiera la que prefiere para controlar la inflamación y la picazón. Estas preparaciones a menudo contienen una forma de esteroide, que es la primera línea de tratamiento. Estas cremas o ungüentos deben usarse bajo las instrucciones del médico de su hijo. Es importante seguir aplicando los medicamentos durante el tiempo que su pediatra le recomiende su uso. Detenerse demasiado pronto podría hacer que la afección reaparezca.

Además de las preparaciones cutáneas, es posible que su hijo tome un antihistamínico oral para aliviar la picazón y antibióticos (a veces por boca y a veces como crema tópica) si la piel se infectara. Si su hijo desarrolla infecciones frecuentes, hable con su pediatra sobre los baños con lejía.

El tratamiento de la dermatitis alérgica por contacto es similar. Si bien un poco de trabajo detectivesco suele ayudar a identificar el desencadenante, su dermatólogo pediátrico o alergista podría realizar una serie de pruebas con parches. Estas pruebas se hacen colocando pequeños parches de irritantes (o alérgenos) comunes contra la piel de su hijo durante 48 horas. Si la piel reacciona con enrojecimiento y picazón, esa sustancia deberá evitarse.

Ponga sobre alerta a su pediatra si ocurre algo de lo siguiente:

- La erupción de su hijo es grave y no responde al tratamiento en casa.

- Hay evidencia de fiebre o infección (p. ej. ampollas, enrojecimiento generalizado, costras amarillas, dolor o supuración de líquidos).

Alergias a alimentos

Si bien muchos alimentos pueden causar reacciones alérgicas, las verdaderas alergias alimentarias son menos comunes de lo que cree. Las alergias alimentarias tienen más probabilidades de ocurrir en los bebés y niños, así como también en niños con otras alergias o cuyos familiares tienen alergias. Cuando ocurren alergias alimentarias, es posible que sucedan en respuesta a cualquier alimento, aunque hay elementos específicos con más probabilidades de provocar reacciones (consultar la lista incluida a continuación). Si bien en muchos casos las alergias alimentarias podrían revelarse con síntomas leves, también pueden ser potencialmente mortales.

Mientras que cualquier alimento puede disparar una alergia alimentaria, varios causan la amplia mayoría de los casos en niños. Entre ellos se encuentra la leche de vaca (consultar *Alergia a la leche*, página 566). Otros alimentos comunes asociados con las alergias incluyen:

- Huevos

- Maníes y distintos tipos de frutos secos (como castañas de cajú, nueces, etc.)

- Soja

- Trigo

- Pescado (como el atún, el salmón y el bacalao) y los mariscos crustáceos (como los langostinos, el cangrejo y la langosta)

Si su hijo tiene una alergia alimentaria, su sistema inmunitario responde de manera exagerada a las proteínas de los alimentos que, por lo demás, son inocuas. Cuando consume este alimento, su sistema inmunitario elabora anticuerpos que intentan combatir el alimento "ofensivo". En el proceso, se liberan sustancias llamadas "histaminas", entre otras sustancias químicas, que causan los síntomas de la alergia.

No obstante, podría ser capaz de reducir las probabilidades de su hijo de desarrollar una alergia alimentaria amamantándolo en forma exclusiva durante 4 meses como mínimo y preferentemente durante 6 meses o más.

Otra afección, llamada *intolerancia a los alimentos* o *sensibilidad a los alimentos*, ocurre con más frecuencia que las verdaderas alergias a los alimentos. Si bien los términos suelen ser confusos y a veces se usan de manera intercambiable, la intolerancia a los alimentos no está relacionada con el sistema inmunitario. Por ejemplo, un niño con intolerancia a la lactosa (una afección que implica sensibilidad al alimento) tiene una deficiencia de la enzima necesaria para digerir el azúcar de la leche, lo que provoca dolores de estómago, hinchazón y diarrea. Otros ejemplos de intolerancia incluyen:

- Erupciones. A veces, los ácidos de los alimentos, como los del jugo de naranja o los productos con tomate, pueden causar reacciones eruptivas alrededor de la boca que se confunden con alergias a los alimentos.

- Diarrea o vómitos. La intoxicación alimentaria generalmente provocada por bacterias en alimentos en mal estado o mal cocidos puede disparar este tipo de respuestas. Además, cuando los niños pequeños consumen demasiada azúcar en los jugos de fruta, podrían tener diarrea.

Síntomas

Una verdadera alergia alimentaria ocurre cuando el cuerpo reacciona

Cómo se desarrollan las alergias

Cuando un niño con tendencia a las alergias se expone a un alérgeno, su sistema inmunitario produce un anticuerpo (llamado IgE) en un proceso que se denomina sensibilización alérgica. Luego el IgE se adhiere a los mastocitos en la piel y las membranas que recubren la vías respiratorias y los intestinos. La siguiente vez que el niño entra en contacto con los alérgenos, estas células liberan sustancias químicas (por ejemplo histamina y leucotrienos) que causan los síntomas alérgicos.

contra las proteínas de los alimentos. La reacción suele ocurrir poco después de comer un alimento. Las reacciones alérgicas a los alimentos pueden variar desde unas muy leves a otras muy graves, e incluyen:

- Problemas en la piel (erupciones cutáneas que pican, urticaria, hinchazón)

- Problemas estomacales (náuseas, vómitos, diarrea)

- Problemas respiratorios (estornudos, sibilancias, estrechez en la garganta)

- Problemas circulatorios (palidez, mareos, pérdida de conocimiento)

La intensidad de la reacción alérgica puede variar y ser de leve a grave. Si su hijo es muy alérgico, incluso las cantidades residuales del alimento podrían disparar una respuesta alérgica peligrosa llamada anafilaxia. Pero cuando ocurre, puede desarrollarse sin previo aviso y avanzar rápidamente y debe recibir tratamiento inmediato con un medicamento inyectable de emergencia recetado (llamado epinefrina y que viene en un envase similar a un bolígrafo), que debe tener a mano en todo momento. Puede desencadenar síntomas tales como:

- Hinchazón de la garganta y la lengua

- Dificultad para respirar

- Sibilancias

- Una caída súbita de la presión arterial, que podría hacer que su hijo se vea pálido, aletargado o que pierda el conocimiento

- Ponerse azul

- Pérdida de conocimiento

(Consultar el recuadro *Reacciones anafilácticas: qué hacer,* en la página 571).

Diagnóstico y manejo

Como algunas alergias a los alimentos pueden ser graves, hable con su pediatra si sospecha que su hijo tiene alguna. Para ayudar a hacer el diagnóstico, su pediatra revisará sus preocupaciones y podría hacer algunas pruebas o transferirlo a un alergista, quien podría recomendar pruebas adicionales. Algunas veces la presencia de la alergia alimentaria es evidente, como cuando un niño tiene urticaria y se le hinchan los labios luego de comer una nuez. Pero las pruebas, incluyendo una prueba de pinchazo en la piel y un análisis de sangre, pueden confirmar las sospechas de su médico:

- **Con la** prueba de pinchazo en la piel (o prueba de rascado), el médico colocará una gota de extracto líquido del alimento sospechoso en la espalda o el antebrazo de su hijo. Luego hará un pequeño raspaje en la piel, permitiendo que ingrese un poquito de la sustancia en la capa externa de la piel; esto podría provocar inflamación y picazón en el lugar en un lapso de 15 minutos.

- **Un análisis de sangre** también puede medir los anticuerpos alérgicos a alimentos; estos anticuerpos se llaman inmunoglobulina E, o IgE. Le extraerán una muestra de sangre a su hijo y la enviarán al laboratorio, donde la mezclarán con una serie de extractos de alimentos para ver si se pueden detectar anticuerpos a esos alimentos. Los resultados suelen estar disponibles en una a dos semanas.

No obstante, estas pruebas no son perfectas. Una prueba cutánea o de sangre por sí sola no es suficiente para diagnosticar alergia a los alimentos. Su médico deberá hablar con usted sobre las cosas específicas relacionadas con la dieta de su hijo, incluyendo todo lo que le preocupe respecto a las reacciones a determinados alimentos en particular, para saber qué pruebas tener en cuenta y cómo interpretar los resultados.

Si no estuviera claro si los síntomas persistentes se deben a un alimento, es probable que el alergista recomiende someter a su hijo a una "dieta de eliminación". Le pedirán que quite de la dieta, durante un período de tiempo, aquellos alimentos que se sospechen causantes de los síntomas del niño y que luego controle si los síntomas se alivian o resuelven al no comer esos alimentos. Varias semanas después, podrá volver a incluir los alimentos a las comidas de su hijo, de a uno por vez, y determinar si los síntomas regresan cuando vuelve a consumir un alimento en particular. Esta dieta de eliminación solo debe hacerse bajo la orientación de un alergista o del pediatra, para asegurar que su hijo siga recibiendo una nutrición adecuada. Además, a veces volver a incluir un alimento específico a la dieta requiere de una prueba de alimentación supervisada por un médico.

La principal forma de tratar las alergias a los alimentos es evitar los alimentos que las provocan. Por ejemplo, si se detectó una alergia a los huevos, puede que el pediatra o el alergista recomiendan volver a hacer pruebas periódicamente a su hijo para ver si sigue siendo alérgico. En el caso de alimentos como la leche, la soja, el trigo y el huevo, muchos niños desarrollan una tolerancia natural con el tiempo y superan sus alergias al crecer. Pese a que la alergia al huevo es causada por una proteína contenida en las claras, las yemas podrían contaminarse con claras y, por consiguiente, lo más seguro es evitar el huevo por completo, incluso los productos que contienen huevo. Es posible que algunos niños toleren alimentos cocidos que contengan una pequeña cantidad de huevo que fue expuesta a altas temperaturas. Pero si su hijo aún no come productos horneados con huevo, no se los ofrezca antes de hablarlo con un alergista.

Incluso aunque logre mantener los alimentos alérgenos fuera del refrigerador y de su mesa, podría ser más difícil mantener a su hijo alejado de dichos alimentos cuando no está bajo su cuidado. A medida que su hijo crezca deberá educarlo, al igual que a sus amigos, abuelos, maestras, trabajadores sociales y cuidadores, para que entiendan la importancia de evitar determinados alimentos específicos que podrían provocarle síntomas de alergia. Cada vez que vaya a hacer la compra, lea las etiquetas y busque la presencia de los principales alérgenos que perjudican a su hijo. Además, cuando la familia salga a comer a un restorán, haga preguntas sobre los ingredientes de los platos del menú. Si bien es posible que el mesero sea amable y servicial, confirme la información hablando con el chef.

A medida que hace ajustes a la dieta de su hijo, hable con el pediatra periódicamente acerca de la forma de compensar los alimentos que faltan y mantener balanceada su dieta. Por ejemplo, si su hijo es alérgico a la leche, deberá incluir otros alimentos ricos en calcio (como verduras de hoja verde y bebidas fortificadas con calcio) en su dieta.

Tenga en cuenta que las alergias a los alimentos no tienen cura. Afortunadamente, los niños superan las alergias al crecer, con el paso del tiempo, a medida que maduran sus sistemas inmunitarios. Pero solo debe volver a introducir alimentos bajo la orientación de su médico. Hay determinadas alergias alimentarias, como las alergias al maní y al pescado, que probablemente no "se superen". Solo el 20 % de los niños con alergia al maní la superan o desarrollan una tolerancia natural. En algún momento, su pediatra podría decidir repetir las pruebas de alergia para confirmar si ciertas alergias alimentarias en particular se han resuelto.

Alergia a la leche

Una verdadera alergia a la proteína de la leche suele aparecer durante el primer año de vida, cuando el sistema digestivo del bebé aun está bastante inmaduro.

Síntomas

Los síntomas de alergia a la leche podrían aparecer en cualquier momento, desde minutos hasta horas después de que el niño consuma un producto lácteo, pero los síntomas más graves suelen ocurrir dentro de la media hora posterior. Los síntomas más comunes son:

- Erupciones

- Vómitos y/o diarrea (consultar páginas 549 y 530)

Entre los síntomas menos comunes se incluye la sangre en las heces.

En los bebés, si la alergia a la leche les afecta el sistema respiratorio, también podrían tener tos, sibilancias o dificultad para respirar. La alergia también puede causar eccema, urticaria, inflamación o picazón. (Consultar *Tos*, página 598, *Eccema*, página 560, *Urticaria*, página 570).

Si sospecha que su bebé tiene alergia a la leche, dígaselo al pediatra y asegúrese de mencionar si hay antecedentes familiares de alergia. Lleve a su hijo al consultorio del médico o a la sala de emergencias *inmediatamente* si

- Tiene dificultad para respirar

- Se pone azul

- Está sumamente pálido o débil

- Tiene urticaria por todas partes

- Desarrolla hinchazón en la zona de la cabeza y el cuello

- Tiene diarrea sanguinolenta

Tratamiento

Bebés amamantados. Si su bebé amamantado desarrolla una alergia a la leche, es posible que su pediatra le recomiende que usted misma siga una dieta libre de lácteos. (Deberá tomar un complemento de calcio extra además de las vitaminas prenatales que ya está tomando). Hable con el pediatra o el alergista sobre cómo y cuándo volver a darle leche a su hijo. Tal vez le indiquen una prueba de alimentación supervisada por el médico.

Bebés alimentados con fórmula. Los bebés con alergia a la leche deben recibir una alternativa conforme a las pautas del pediatra. Un pequeño porcentaje de bebés con alergia a la leche de vaca también tienen alergia a la proteína de la soja, por lo que es probable que el médico recomiende una marca de fórmula hipoalergénica con hidrolizado extenso de proteínas, la cual se procesa de manera tal de evitar las reacciones alérgicas. (Consultar también *Elección de una fórmula*, páginas 116 a 118).

Niños de más de 1 año. Un niño pequeño con alergia a la leche deberá evitar el queso, el yogur, el helado y todo alimento que contenga leche. Necesitará un sustituto de la leche, como la leche de soja; si también fuera sensible a la proteína de soja (algunos niños son alérgicos tanto a la soja como a la leche), su médico podrá sugerirle otra "leche" sustituta. La leche de cabra y la leche de oveja tal vez no sean alternativas aceptables, ya que por lo general no están pasteurizadas. El consumo de leche cruda, sin pasteurizar, conlleva graves riesgos para la salud. Otras bebidas a base de arroz, cáñamo, coco o almendra no tienen la suficiente grasa ni proteínas para ser la bebida principal de un niño pequeño.

El "tratamiento" principal es eliminar la leche y los productos lácteos de la dieta de su hijo. Asegúrese de decir a todos quienes cuiden a su hijo (incluyendo a las niñeras y a las personas de las guarderías) sobre la alergia a la leche de su hijo, para que no le den leche por error.

Prevención

Si fuera posible, se recomienda la lactancia materna durante los primeros 4 a 6 meses de edad. Las investigaciones han demostrado que la lactancia materna durante al menos 4 meses (algunos recomiendan la lactancia materna exclusiva durante 6 o más meses) puede prevenir o retrasar el desarrollo de alergias a la leche de vaca.

Si no puede amamantar, pida al pediatra que la oriente en la selección de una fórmula adecuada (según lo comentado anteriormente). Para familias con sólidos antecedentes de alergia, su médico podría recomendarle optar directamente por una fórmula hipoalergénica.

Fiebre del heno/alergia nasal

Si la nariz de su hijo comienza a gotear, le pican los ojos, se le ponen rojos y se le hinchan, pero no tiene ningún otro síntoma de resfrío ni una infección, podría tener fiebre del heno (o rinitis alérgica). Esta es una reacción a los alérgenos del ambiente. Los alérgenos más comunes que desencadenan la fiebre del heno son el polen, los ácaros del polvo, el moho y la caspa animal.

Al igual que otras alergias, esta afección tiende a encontrarse en las familias. Sin embargo, los síntomas podrían no aparecer inmediatamente. Las alergias respiratorias estacionales (p. ej. al polen) son bastante excepcionales en niños menores de 2 años de edad.

A veces es difícil notar la diferencia entre un resfrío común y la alergia nasal, porque muchos de los síntomas son los mismos. Estos son algunos de los signos de una posible alergia nasal.

■ Estornudos, congestión, nariz que pica y gotea (por lo general una secreción transparente)

■ Lágrimas, ojos que pican, rojos o hinchados

■ Tos

■ Un surco horizontal que atraviesa el puente de la nariz, por frotársela con frecuencia (saludo alérgico)

■ Hemorragias nasales (consultar *Hemorragias nasales*, página 671)

■ Círculos oscuros (u "ojeras alérgicas") debajo de los ojos

■ Respiración oral debido a la congestión nasal

■ Fatiga (principalmente por dormir mal por las noches)

■ Carraspeo (aclarar la garganta) o cloqueo (frotación frecuente de la lengua contra el paladar)

Si su hijo tiene alergia nasal, entre las posibles complicaciones se incluyen infecciones sinusales y de oído frecuentes (consultar *Infecciones del oído medio*, página 662, y *Sinusitis*, página 668) o, si la alergia causa irritación en los ojos, podría ser más susceptible a las infecciones oculares (consultar la página 728). Como las alergias crónicas también pueden interferir con el sueño, su hijo a menudo podría estar cansado y malhumorado. Estas también podrían afectar el rendimiento escolar.

Tratamiento

Llame al pediatra si la fiebre del heno de su hijo comienza a interferir con el sueño o con las actividades escolares, sociales o de otro tipo. Para prevenir o tratar los síntomas de la alergia, el médico puede sugerir una serie de alternativas entre las que se incluyen antihistamínicos recetados y de venta libre, aerosoles nasales de varios tipos y otros medicamentos. En muchos casos, recomendará un antihistamínico oral; la mayoría están actualmente disponibles en modalidad de venta libre. La mayoría de los efectos secundarios de los antihistamínicos más antiguos (difenhidramina) son somnolencia, sequedad en la boca y, ocasionalmente, cambios en el comportamiento. A veces un antihistamínico tendrá un efecto estimulante, causando una actividad inusual o nerviosismo en el niño. Hay antihistamínicos relativamente más nuevos a disposición que no causan hiperactividad ni somnolencia. Entre los antihistamínicos no sedantes se incluyen la loratadina y la fexofenadina. Entre los antihistamínicos de bajo nivel de sedación se incluye la cetirizina. Estos podrían inicialmente causar una leve somnolencia, pero esto debería ocurrir con menos frecuencia con el uso regular. Para síntomas de alergia más graves o persistentes es posible que su médico le recomiende un aerosol nasal con esteroides recetado que, al usarse a diario, ayudará a evitar los síntomas de la alergia nasal.

Tal vez se vea tentada a usar gotas o aerosoles nasales descongestivos de venta libre, pero no los use por más de 3 días ni los use jamás en niños menores de 2 años de edad. Dejar de usarlos luego del uso prolongado podría empeorar la congestión nasal. Este aumento de la congestión podría ser aún más incómoda y difícil de tratar que la alergia original. Si los ojos de su hijo están hinchados, le pican y están rojos, es posible que el pediatra recomiende además gotas oftálmicas para la alergia, recetadas o de venta libre.

Alérgenos comunes del hogar

Fuente	Qué hacer
Mascotas (perros, gatos, cobayos y hámsteres) No existe tal cosa como un perro o un gato no alergénico, aunque algunas personas son menos sensibles a ciertas razas. En el caso de los perros y los gatos, es la *caspa* (o mudas de piel) lo que desencadena las alergias, mientras que en los roedores, es su orina la que causa los síntomas alérgicos.	Si su hijo es alérgico a algún animal, no permita que ese animal entre a la casa y por supuesto tampoco al cuarto del niño.
Moho El moho crece al aire libre en lugares fríos, húmedos y oscuros, como en la tierra, el pasto y las hojas muertas. En el interior, se encuentra en áreas de almacenamiento atiborradas, áreas recientemente inundadas, el sótano, espacios de cañerías, áreas con poca ventilación como armarios y áticos, así como también en almohadas y mantas que no han sido aireadas en mucho tiempo.	La clave para controlar el moho es limitar la humedad. Evite usar vaporizadores, humidificadores y refrigeradores por evaporación. Puede ser muy útil tener un deshumidificador en un sótano húmedo. En todos los lugares de la casa, reemplace cualquier alfombra que pueda estar saturada por haber derramado agua o séquela por completo. Puede destruir el moho con varios tipos de desinfectantes, pero tenga la precaución de almacenarlos en un lugar seguro, lejos de los niños pequeños curiosos.
Ácaros del polvo Muchas personas son alérgicas a los ácaros del polvo que se encuentran en la ropa de cama (almohadas, mantas, sábanas y colchones), tapizados, muebles y alfombras. Estos ácaros, que son demasiado pequeños para distinguirlos a simple vista, crecen en ambientes húmedos (humedad superior al 50 %).	Las medidas más importantes para reducir la exposición a los ácaros del polvo del hogar deben enfocarse en la habitación. Coloque una funda a prueba de ácaros sobre los colchones y las almohadas y lave las sábanas y mantas en agua caliente todas las semanas para remover los alérgenos y matar todos los ácaros. También es útil mantener la humedad de la casa a menos de 50 % para prevenir el crecimiento de ácaros. Utilizar aspiradoras con filtros HEPA puede ayudar a limitar la cantidad de alérgenos aéreos durante la limpieza. Si está remodelando su habitación, considere quitar las alfombras de la habitación.

Si fuera posible, lo mejor que puede hacer por su hijo alérgico es eliminar las fuentes de alérgenos de su casa. Consulte el cuadro que antecede para obtener más información sobre los alérgenos comunes en el hogar.

Urticaria

Si su hijo tiene una erupción con picazón que consiste en zonas abultadas rojas o ronchas, tal vez con centros pálidos y sin piel escamosa sobre las lesiones, es probable que tenga urticaria. Esta erupción podría parecerse a las picaduras de mosquitos y puede ocurrir en todo el cuerpo o solo en una parte, como en la cara. La ubicación puede cambiar, desapareciendo de una zona del cuerpo y apareciendo en otra, por lo general en cuestión de horas. Cuando la erupción permanece en el mismo lugar durante más de 24 horas, deben tenerse en cuenta otros diagnósticos.

Entre las causas más comunes de la urticaria se encuentran:

- Respuesta a una infección, por lo general a un virus

- Alimentos (lo más común es que se deban a maníes, nueces, clara de huevo, leche, mariscos y sésamo)

- Medicamentos, ya sean de venta libre o recetados

- Picaduras de abeja u otros insectos

En al menos la mitad de los casos, no es posible identificar la causa. Si dura de pocos días hasta algunas semanas y luego desaparece, tal vez no sea necesario realizar más evaluaciones. Los alimentos, medicamentos y picaduras con veneno no suelen ser responsables de la urticaria crónica (que dura más de 6 semanas).

Tratamiento

Un antihistamínico oral debería aliviar o al menos ayudar a reducir la picazón de la urticaria. Se puede obtener con o sin receta. Tal vez necesite usar este tipo de medicamento durante varios días. Algunos de estos medicamentos tal vez deban ser administrados a su hijo con tanta frecuencia como cada 4 o 6 horas mientras que otros podrán administrarse una o dos veces por día. También puede ser de ayuda aplicar compresas frías sobre la zona de picazón e hinchazón.

Si su hijo tiene sibilancias o le cuesta tragar, obtenga tratamiento de emergencia. Por lo general el médico le recetará epinefrina autoinyectable para detener la respuesta alérgica. La epinefrina autoinyectable debe estar a disposición en todo momento para este tipo de pacientes, inclusive en casa, en la guardería o en la escuela, en caso de que surjan dichas reacciones en el futuro. (Para obtener mas información sobre estos kits de emergencia, consultar la casilla *Reacciones anafilácticas: Qué hacer,* en la página 571).

Prevención

A fin de prevenir posteriores brotes de urticaria, su médico intentará determinar qué es lo que causa la reacción alérgica. Si la erupción se limita a una pequeña área de la piel, probablemente haya sido causada por algo que su hijo tocó. (Con frecuencia las plantas y los jabones son culpables). Pero si se propaga por todo el cuerpo, lo más probable es que el responsable sea algo que ingirió (un alimento o un medicamento) o, posiblemente, una infección.

A menudo, el momento de aparición de la urticaria ofrece una pista sobre la causa. Por ejemplo, ¿suele ocurrir

Reacciones anafilácticas: Lo que usted debe saber

Una reacción anafiláctica es siempre una emergencia. Es potencialmente mortal y requiere atención médica inmediata. Si se observan síntomas como hinchazón de la cara o de la garganta y sibilancias, administre una inyección de epinefrina y luego llame al 911 o diríjase a la sala de emergencias inmediatamente.

Cuando se utiliza adecuadamente y de inmediato, la inyección de epinefrina puede revertir las reacciones más graves y le da tiempo para llegar a la sala de emergencias para continuar el tratamiento. En la mayoría de los casos, se reducen los síntomas rápidamente, pero si eso no sucede, se debe recibir otra inyección.

Para usar un autoinyector, presione el aparato contra el muslo del joven y manténgalo allí durante unos segundos. Asegúrese de pedirle a su médico o enfermero que le den instrucciones precisas y que demuestren el uso con un entrenador. Al mismo tiempo, la guardería o preescolar deben tener las instrucciones escritas de cómo reconocer y reaccionar ante una reacción alérgica grave que puede poner en peligro la vida, y deben tener epinefrina a disposición, junto con una guía paso a paso y una demostración de cómo administrarla. Tenga en cuenta que los medicamentos sin uso en estos autoinyectores se deben reemplazar a intervalos periódicos, así que controle la fecha de vencimiento y reemplácelos como se lo recomendó su médico.

Si su hijo tiene una reacción anafiláctica, consulte luego a su pediatra y averigüe exactamente por qué ocurrió esa reacción y cómo puede hacer para evitar que se repita. Su hijo también debe usar una pulsera de identificación médica si ha tenido otro episodio anafiláctico anteriormente. Esta pulsera debe brindar información sobre las alergias que su hijo tiene.

después de comer? ¿O después de algún medicamento específico? ¿Con qué rapidez se resuelve? ¿Tarda horas (reacción por alimentos) o dura de días a semanas (infección)? Consulte a su médico para obtener una evaluación y aprender sobre el manejo.

Picaduras de insectos

La reacción de su hijo a una mordida o picadura dependerá de su sensibilidad al veneno del insecto en particular. Si bien la mayoría de los niños solo sufren reacciones leves, los alérgicos a determinados venenos de insectos podrían sufrir síntomas graves que requieren un tratamiento de emergencia.

En general, las picaduras no suelen ser un problema grave pero, en ciertos casos, las picaduras con aguijón pueden serlo. Si bien es cierto que la mayoría de las picaduras con aguijón (de avispas comunes y de chaqueta amarilla, y hormigas coloradas o de fuego, por ejemplo) podrían causar dolor e hinchazón localizada, también es posible que causen graves reacciones anafilácticas. Las reacciones alérgicas retrasadas a las picaduras de pulgas de gatos y perros, chinches y mosquitos son comunes y, aunque son molestas, no son potencialmente mortales. Lamentablemente, algunos niños desarrollarán bultos crónicos que pican y que son bastante persistentes y difíciles de tratar; esto se conoce como urticaria papular.

Tratamiento

Si bien las picaduras de insectos pueden ser irritantes, suelen comenzar a desaparecer al día siguiente y no requieren de un tratamiento médico. Para aliviar la picazón que acompaña las picaduras de mosquitos, moscas, pulgas y chinches, aplique una compresa fría y loción de calamina o un esteroide tópico de baja potencia sobre las áreas afectadas. Use antihistamínicos orales para controlar la picazón. Si a su hijo lo pica una avispa o una abeja, empape un paño en agua fría y presiónelo sobre el área de la picadura para reducir el dolor y la hinchazón. También pueden ser útiles los fármacos antiinflamatorios no esteroideos (ibuprofeno). Llame al pediatra si los síntomas persisten o si se vuelven difíciles de controlar. Es posible que le receten a su hijo un esteroide oral si la inflamación fuera importante.

Si su hijo perturba una colmena, aléjelo lo más rápido posible. La base del aguijón de una abeja emite una feromona (hormona) de alarma que aumenta las probabilidades de que otras abejas también piquen.

Es muy importante quitar el aguijón de una abeja rápida y totalmente de la piel. La extracción rápida del aguijón de una abeja evitará que pase una gran cantidad de veneno a la piel. Si el aguijón está a la vista, quítelo raspando suavemente en forma horizontal con una tarjeta de crédito o con la uña. Evite apretar el aguijón con pinzas; al hacerlo podría liberar más veneno en la piel. La piel podría estar más inflamada el segundo o tercer día después de una picadura de abeja o mosquito.

Mantenga cortas y limpias las uñas de su hijo para minimizar el riesgo de infección por rascarse. Si hubiera una infección, la picadura se volverá más roja, más grande y más hinchada. En algunos casos tal vez note franjas rojas o líquido amarillento cerca de la picadura, o que su hijo tiene fiebre. Haga que el pediatra examine de inmediato cualquier picadura infectada porque tal vez necesite tratamiento con antibióticos.

Llame inmediatamente para obtener ayuda médica si su hijo sufre cualquiera de estos otros síntomas después de una picadura:

- Dificultad repentina para respirar

- Debilidad, colapso o pérdida de conocimiento

- Urticaria o picazón en todo el cuerpo

- Hinchazón extrema cerca de los ojos, labios o pene que hagan que al niño le resulte difícil ver, comer u orinar

Prevención

Algunos niños sin otras alergias conocidas podrían tener graves reacciones a las picaduras de insectos. Si a su hijo le cuesta respirar, está débil, tiene urticaria o hinchazón facial extrema, si colapsa o pierde el

Picaduras de insectos

Insecto/ambiente	Características de la mordida o picadura	Notas especiales
Mosquitos		
Agua (piscinas, lagos, bebederos para pájaros)	Sensación punzante seguida por un bulto pequeño, rojo y que pica, con una pequeñísima marca de picadura en el centro.	Los colores brillantes y el sudor atraen a los mosquitos.
Moscas		
Alimentos, basura, desechos de animales	Bultos dolorosos y que pican, pueden transformarse en pequeñas ampollas	Las mordidas a menudo desaparecen en un día pero pueden durar más.
Pulgas		
Grietas en el piso, alfombras, piel de las mascotas	Muchos bultos pequeños agrupados juntos en áreas expuestas, en particular en brazos, piernas y cara	Es más probable que las pulgas sean un problema en las casas con mascotas.
Chinches		
Grietas en las paredes, pisos, hendiduras de los muebles, ropa de cama	Bultos rojos que producen picazón que en ocasiones tienen una ampolla en la parte superior; a menudo de 2 a 3 de forma consecutiva (al igual que las pulgas pero puede afectar a las zonas cubiertas)	Es más probable que las chiches muerdan de noche y son menos activas cuando hace frío.
Hormigas rojas		
Montículos en pastizales, prados, césped y parques en los estados del sur	Bultos dolorosos y que producen picazón; pueden transformarse en pequeñas ampollas	Las hormigas rojas a menudo atacan a los intrusos.
Abejas y avispas		
Flores, arbustos, espacios para picnic, playas	Dolor inmediato e hinchazón rápida	Algunos niños tienen reacciones graves, como dificultad para respirar y urticaria/hinchazón en todo el cuerpo.
Garrapatas		
Zonas forestales	Tal vez no se perciban; escondidas en el cabello o en la piel	No quite las garrapatas con fósforos, cigarrillos encendidos o quitaesmalte, agarre la garrapata firmemente con pinzas cerca de la cabeza. Suavemente tire de la garrapata hacia afuera.

conocimiento, es probable que el médico recomiende una serie de inyecciones (inyecciones de inmunoterapia con veneno) para reducir el riesgo de su hijo de sufrir reacciones a futuras picaduras de insectos (p. ej. avispa de chaqueta amarilla, avispa común, abejorro/ avispón, hormiga colorada o de fuego). Además, le recetará epinefrina autoinyectable para que tenga a mano y la use si su hijo sufre picaduras (consultar el recuadro *Reacciones anafilácticas: Qué hacer,* en la página 571).

Es imposible evitar todas las picaduras de insectos, pero puede minimizar la cantidad que recibe su hijo siguiendo estas pautas.

■ Evite las áreas donde anidan o se reúnen insectos, como tachos de basura, agua estancada, alimentos y dulces destapados y huertos y jardines donde haya plantas florecidas.

■ Cuando sepa que su hijo estará expuesto a insectos, vístalo con pantalones largos y una camisa liviana de manga larga, además de zapatos cerrados.

■ Evite vestir a su hijo con ropa de colores brillantes o estampados florales, porque aparentemente atrae a los insectos.

■ No use jabones, perfumes ni aerosoles para el pelo con aromas en su hijo, porque también atraen a los insectos.

Los repelentes de insectos en general están disponibles sin receta, pero deben usarse con moderación en bebés y niños pequeños. De hecho, los insecticidas más comunes incluyen DEET (N,N-dietil-m-toluamida), que es una sustancia química no recomendable para uso en niños menores de 2 meses de edad. La AAP recomienda que los repelentes que se usen en niños *no contengan más de 30 % de DEET.* En niños que sistemáticamente tienen bultos con picazón, poco ayudan los tratamientos tópicos y los antihistamínicos orales. Las formas más eficaces de manejar la situación en el caso de estos niños son vestir ropa protectora, quitar las pulgas de las mascotas del hogar y aplicar repelente de insectos.

Las concentraciones de DEET varían significativamente de un producto a otro, y van de menos de 10 % hasta más de 30 %, por lo que es importante leer la etiqueta de cualquier producto que compre. La eficacia del DEET tiene su pico máximo a una concentración de 30 %, que es además *la máxima concentración recomendada actualmente para niños.*

Una alternativa al DEET es un producto llamado picaridina (KBR 3023). Si bien se ha usado ampliamente en Europa, la picaridina se ha vuelto disponible recientemente en EE. UU.

Estos repelentes son eficaces en la prevención de picaduras de mosquitos, garrapatas, pulgas, ácaros rojos y tábanos, pero no tienen prácticamente ningún efecto en los insectos que clavan su aguijón como abejas, abejorros/ avispones y avispas.

La tabla en la página 573 resume la información sobre las picaduras de insectos comunes.

~ 18 ~

Conducta

SON MUCHAS las veces en las que la conducta de su hijo llega a su corazón y la enternece. Pero hay otras en las que probablemente la enloquezca un poco. Desde berrinches de mal humor hasta bailes alrededor de la sala, está expresando sus sentimientos y necesidades, aunque no siempre de las maneras que usted preferiría.

La conducta de su hijo es, en parte, innata; en sentido real, nació para actuar de esta manera. Pero hay muchas otras influencias sobre su conducta además de la constitución genética.

Por ejemplo, su propio estilo de crianza afectará la conducta de su hijo. También lo harán los modelos de rol que enfrente y pueda imitar. Lo mismo ocurrirá con los medios de comunicación: televisión, películas, Internet. Las circunstancias familiares también son importantes, al igual que las tensiones y transiciones a las que se enfrentará, incluyendo comenzar un nuevo preescolar o sobrellevar una enfermedad.

Por consiguiente, la conducta de su hijo no es una ocurrencia aislada. Pero sin importar la causa subyacente o el mensaje que esté intentando transmitir, su conducta llamará su atención todos los días. Al hacerlo, habrá asuntos que manejar, tanto positivos como negativos, desde las computadoras hasta que se chupe el pulgar. Estos son los tipos de asuntos descritos en este capítulo.

Todos tenemos sentimientos de ira y agresividad, inclusive su hijo. Estos impulsos son normales y saludables, y forman parte de la conducta esperada de su hijo.

Como niño pequeño o preescolar, su hijo podría carecer del autocontrol necesario para expresar su enojo con calma. En cambio, es natural que explote, tal vez mordiendo o golpeando por frustración. Es una conducta que debe prever a medida que su hijo avanza por este período de su vida.

En un niño pequeño (de entre 15 y 30 meses), sus habilidades de lenguaje expresivo (el discurso y el lenguaje que su hijo produce), y su capacidad para articular emociones tales como la felicidad, el enojo y la tristeza en particular no están bien desarrolladas. Desde la perspectiva del niño, estos son los terribles 2 años porque están sumamente emocionados debido a todas las cosas nuevas que pueden hacer en el ámbito de su desarrollo. Es como si estuvieran diciendo: "¡Mira lo que puedo hacer!". Como resultado, todos los niños pequeños se frustran ante cualquier persona u obstáculo que limite su capacidad de hacer lo que desean, incluso aunque no puedan hacerlo. Esta falta de independencia conduce a una frustración y una pérdida de control inmediatas e intensas. Cuando esto ocurra, necesitará que usted tome el control y que lo ayude a desarrollar criterio, autodisciplina y otras herramientas para expresar sus sentimientos de maneras más aceptables y adecuadas para su edad.

Es muy difícil para los padres, ya que antes de los "terribles 2 años", su hijo era un bebé tierno, cálido, interactivo y cariñoso. Algunos padres incluso piensan para sí mismos: "¡Es como un monstruo suelto que busca atraparme!". No se tome esta conducta como algo personal. Su pequeño simplemente se siente abrumado. Durante este tiempo, su objetivo primordial es enseñarle a recuperar el control y poner límites a sus conductas para que no se lastime, no lastime a los demás y no dañe las cosas, pero no castigarlo.

Si bien muchos padres creen que la disciplina y el castigo son lo mismo, no lo son. La disciplina es una forma de enseñar y de mejorar una buena relación entre padres e hijos. Cuando aplique disciplina, debe elogiar a su hijo a la vez que le da instrucciones en tono firme, con la intención de mejorar su conducta. En contraste, el castigo es algo negativo, donde usted aplica una consecuencia desagradable cuando su hijo hace o no hace algo. El castigo es tan solo una pequeña parte de la disciplina. Hasta los 3 años de edad, y a veces más adelante, los niños simplemente no entienden el concepto de castigo. Poner límites es un abordaje mucho mejor que el castigo; la mayoría de los niños responderán a una fijación de límites clara, tranquila y firme.

Tenga en cuenta que si bien los arrebatos ocasionales son normales, en especial durante los berrinches (consultar la página 587), no es típico que un niño tenga ira frecuente y ataque a los demás o a sí mismo. La mayoría de los niños suelen enojarse con los demás solo cuando los provocan. Salvo que estén demasiado cansados o estresados, por lo general será posible distraerlos o consolarlos y olvidarán su enojo pronto. Puede que lloren, discutan o griten, pero recurrirán a la violencia solo cuando se sientan extremadamente frustrados.

Algunos niños son súper sensibles, se ofenden con facilidad y se enojan rápidamente. Muchos de estos niños han estado tensos e inusualmente activos desde el nacimiento. Suele ser más difícil calmarlos y tranquilizarlos cuando son bebés. A partir de los años preescolares, muestran signos de agresividad hacia otros niños, adultos e incluso animales. A menudo reaccionan violentamente sin motivo aparente y tal vez parezcan sensibles o irritables la mayor parte del tiempo. Incluso si lastiman a alguien a causa de su enojo, podrían o no sentirse apenados y tal vez no se sientan responsables por el incidente. En cambio culparán al otro niño porque "me hizo enojar", como si esto excusara sus acciones.

Su hijo podría atravesar un breve período de este tipo de conducta si estuviera particularmente preocupado, cansado o demasiado estresado, pero si continuara por más de algunas semanas y fuera particularmente agresivo, consulte al pediatra. Si se convirtiera en un patrón de rutina diario por más de 3 a 6 meses, deberá percibirse como un problema grave y podría reunir los criterios para diagnosticar un trastorno de conducta.

Esta forma extrema de conducta agresiva podría conducir a graves problemas sociales y emocionales si se permitiera que continuase. Eventualmente su hijo podría perder a todos sus amigos, lo que lo pondría aún más tenso e irritable y perjudicaría gravemente su autoestima. Siempre existe el riesgo de que se lastime o lastime a otros y los problemas se multiplicarán cuando llegue a la edad escolar. Luego, esta conducta agresiva podría hacer que lo suspendan o expulsen de la escuela. Tal falta de autoestima podría provocar que más adelante se vuelva autodestructivo, que abuse de las drogas o del alcohol, que sea propenso a sufrir accidentes o incluso que intente suicidarse.

Nadie sabe exactamente qué es lo que causa este tipo de "trastorno de conducta" en un niño (estos niños con trastornos de conducta pierden los estribos fácilmente, molestan a los demás a propósito y son desafiantes u hostiles ante sus padres u otras figuras de autoridad). El problema podría estar en la composición biológica del niño, las relaciones dentro de la familia o una combinación de ambas. En muchos casos, otros miembros de la familia del niño se comportan de manera agresiva y la atmósfera dentro de la familia es tensa y estresante. No obstante, en ciertos casos, no existe una explicación clara para la conducta del niño.

Lo que usted puede hacer

La mejor manera de evitar una conducta agresiva es dar a su hijo una vida hogareña estable y segura con disciplina firme pero amorosa y una supervisión de tiempo completo durante los primeros años y la etapa preescolar. Todos quienes cuiden al niño deben darle un buen ejemplo y estar de acuerdo en las reglas que se espera que respete, así como también la respuesta a emplear si desobedece. Siempre que rompa una regla importante, debe regañarlo *de inmediato* para que entienda exactamente lo que hizo mal.

Los niños no conocen las reglas de la casa hasta que se las enseñan, por lo que esa es una de sus responsabilidades importantes como padres. Los niños pequeños suelen estar interesados en tocar y explorar, por lo que si hay cosas valiosas que no quiere que ellos toquen, escóndalas o quítelas de la vista. Considere preparar una zona de su casa donde pueda jugar con libros y juguetes.

Para que la disciplina sea más eficaz debe ocurrir sistemáticamente y no solo cuando el niño se porte mal. De hecho, comienza con los padres sonriendo a su bebé sonriente y continúa con elogios y afecto sinceros ante todas las conductas positivas y adecuadas. Con el tiempo, si su hijo se siente apoyado y respetado más que denigrado y avergonzado, es más probable que escuche, aprenda y cambie cuando sea necesario. Siempre es más eficaz reforzar positivamente las conductas deseadas y enseñar a los niños conductas alternativas en vez de simplemente decir: "Detente porque si no...". Dígale que la próxima vez que esté enojado debe usar las palabras.

Si bien es correcto enseñarle otras formas de responder, no está mal distraerlo a veces o intentar otro abordaje. Siempre y cuando no lo esté "sobornando" para que se comporte de otro modo ofreciéndole dulces, por ejemplo, no hay nada malo en cambiar intencionalmente su centro de atención.

Recuerde que su hijo tiene poco autocontrol natural. Necesita que le enseñe a no patear, pegar ni morder cuando esté enojado y a expresar, en cambio, sus sentimientos con palabras. Es importante que aprenda la diferencia entre los insultos reales y los imaginarios y entre defender sus derechos y atacar por enojo. La mejor manera de enseñar estas lecciones es supervisar atentamente a su hijo cuando se involucre en disputas con sus compañeros de juegos. Siempre y cuando el desacuerdo sea menor, puede mantener distancia y permitir que los niños lo resuelvan solos. No obstante, debe intervenir cuando los niños se metan en una pelea física que sigue incluso después de decirles que se detengan o cuando un niño parece tener una ira incontrolable y está agrediendo o mordiendo al otro. Separe a los niños y manténgalos separados hasta que se hayan tranquilizado. Si la pelea fuera extremadamente violenta, es probable que deba dar por terminada la sesión de juegos. Deje en claro que no importa quién "empezó". No hay excusa para intentar lastimarse unos a otros.

Para evitar o minimizar las situaciones de "alto riesgo", enseñe a su hijo formas de manejar su enojo sin recurrir a una conducta agresiva. Enséñele a decir "no" con voz firme, a dar la espalda o a conseguir acuerdos en vez de pelear con su cuerpo. A través del ejemplo, enséñele que resolver las diferencias hablando es más eficaz, y más civilizado, que la violencia física. Elógielo por su conducta adecuada y ayude a explicarle cómo se está comportando como un "niño grande" siempre que usa estas tácticas en vez de pegar, patear o morder. Y refuerce y elogie siempre su conducta cuando esté demostrando amabilidad y gentileza.

No hay nada malo en aplicar un "tiempo fuera" cuando su conducta sea inadecuada, y esto puede aplicarse a niños tan pequeños como de 1 año de edad. Estos "tiempos fuera" deben ser, no obstante, un último recurso. Hágalo sentarse en una silla o ir a un lugar "aburrido" donde no haya distracciones; en esencia, lo estará separando de su mala conducta y le estará dando tiempo para tranquilizarse. Explique brevemente a su hijo lo que está haciendo y por qué, sin discursos largos. En principio, cuando los niños son pequeños, el "tiempo fuera" debe acabar tan pronto como se calmen y estén quietos y en silencio. Dé por terminado el "tiempo fuera" cuando esté quieto y en silencio, ya que esto refuerza la conducta para que su hijo aprenda que el "tiempo fuera" significa que hay que quedarse quieto y en silencio. Una vez que haya aprendido a calmarse (a estar quieto y en silencio), una buena regla de oro es un minuto de "tiempo fuera" por cada año de edad que tenga el niño; por consiguiente, un niño de 3 años deberá cumplir 3 minutos de "tiempo fuera". Cuando el "tiempo fuera" acabe, es preciso que haya tiempo para volver a la actividad, donde deberá brindarle mucha atención positiva cuando haga las cosas bien.

Siempre preste atención a su propia conducta cuando esté cerca de su hijo. Una de las mejores maneras de enseñarle conductas adecuadas es controlando su propio temperamento. Si expresa su enojo de manera tranquila y pacífica, es probable que el niño siga su ejemplo. Si debe disciplinarlo, no se sienta culpable y no pida disculpas, bajo ningún concepto. Si el niño percibiera sus sentimientos encontrados es probable que se convenza de que tenía razón y que usted es la "mala". Aunque disciplinar a su hijo nunca es agradable, es una parte necesaria de la paternidad y no hay motivo para sentirse culpable al respecto. Su hijo debe entender cuando está equivocado para asumir la responsabilidad de sus acciones y estar dispuesto a aceptar las consecuencias.

Cuándo llamar al pediatra

Si su hijo parece inusualmente agresivo durante más que unas pocas semanas, y usted no puede manejar su conducta sola, consulte al pediatra. Otros signos de advertencia incluyen:

- Se lastima físicamente a sí mismo o lastima a otros (marcas de mordidas, hematomas, lesiones en la cabeza)

- La ataca a usted o a otros adultos

- Lo envían a casa o lo excluyen de los juegos, ya sean los vecinos o en la escuela

- Usted misma teme por la seguridad de quienes lo rodean

El signo de advertencia más importante es la frecuencia de los arrebatos. A veces los niños con trastornos de conducta pasan varios días o una o dos semanas sin incidentes, e incluso tal vez hasta se muestren bastante encantadores durante este tiempo, pero pocos pueden pasar un mes entero sin meterse en problemas al menos una vez.

Su pediatra puede sugerir formas de disciplinar a su hijo y la ayudará a determinar si tiene un verdadero trastorno de conducta. Si este fuera el problema, es probable que no pueda resolverlo sola; su pediatra le recomendará una intervención de salud mental adecuada.

El pediatra u otro especialista en salud mental les hará una entrevista a usted y a su hijo, y es probable que observe al niño en distintas situaciones (en casa, en el preescolar, con adultos y con otros niños). Se elaborará un programa de manejo de conducta. No todos los métodos funcionan en todos los niños, por lo que habrá un componente de prueba y reevaluación.

Una vez que se encuentren formas eficaces de recompensar la buena conducta y desalentar la mala, pueden usarse para establecer un abordaje que funcione tanto en casa como fuera. Es posible que el progreso sea lento, pero esos programas suelen tener éxito si se inician cuando el trastorno apenas está comenzando a desarrollarse.

Cómo sobrellevar las catástrofes y el terrorismo

Los sucesos catastróficos (terremotos, huracanes, tornados, inundaciones e incendios) pueden ser atemorizantes y traumáticos tanto para los niños como para los adultos. Este tipo de sucesos siempre ha exigido que los padres estén disponibles para hablar con sus hijos, tranquilizarlos y mostrarse particularmente sensibles ante las necesidades de los niños. La AAP ha recopilado información para padres sobre cómo hablar con los niños sobre las tragedias y otros sucesos en HealthyChildren.org y AAP.org. Los padres están comprensiblemente preocupados acerca de los efectos del terrorismo sobre sus hijos, incluidos los efectos de la cobertura que los medios de comunicación hacen de estos sucesos. En general, lo ideal es compartir con los niños información básica y no detalles gráficos o innecesarios acerca de las circunstancias trágicas. Los niños y los adultos, todos por igual, quieren poder entender lo suficiente como para saber lo que está ocurriendo. Deben evitarse la información gráfica y las imágenes.

Mantenga a los niños pequeños alejados de las imágenes gráficas y los sonidos que pudieran aparecer en la televisión, radio, redes sociales, computadoras, etc.

En el caso de los niños mayores, si desea que miren las noticias, grábelas de antemano. Esto le permitirá verlas antes y evaluar su contenido antes de sentarse con ellos a mirarlas. Luego, cuando las miren juntos, puede parar, pausar y tener una conversación cuando sea necesario.

En general los niños siguen los buenos consejos, pero tendrá que darles algo de libertad para que tomen decisiones sobre las cosas para las que están listos. Puede impedir que vean el periódico que llega a la puerta, por ejemplo, pero no el que está en el quiosco de periódicos. Hoy en día, la mayoría de los niños tendrán acceso a las noticias e imágenes gráficas a través de las redes sociales y otras aplicaciones, directo desde el teléfono celular. Debe tener presente lo que hay por ahí y tomar medidas anticipadas para hablar con los niños sobre lo que podrían escuchar o ver.

Qué esperar

Aunque los actos de terrorismo, las catástrofes naturales u otros sucesos traumáticos ocurran a cientos o miles de kilómetros de ustedes, la cobertura de las noticias en la televisión, Internet y los periódicos puede hacer que las consecuencias sean traumáticas. Si la catástrofe de hecho ocurrió en su propia comunidad, podría ser particularmente atemorizante para su hijo.

Después de una crisis, los niños pueden reaccionar de diferentes maneras. Algunos podrían experimentar un tipo de reacción similar al estrés postraumático, con síntomas que varían según el niño dependiendo, en parte, de su edad. Un niño de hasta 5 años:

- Tal vez tenga problemas para dormir

- Puede tener menos apetito

- Es posible que llore y se vuelva fastidioso

- Quizá se muestre desafiante, haga berrinches y se comporte con hostilidad hacia sus hermanos

- Tal vez se pegue a usted, convirtiéndose en su "sombra" y vaya tras usted de una habitación de la casa a otra, mostrando ansiedad por separarse de su lado

- Podría tener pesadillas y negarse a dormir en su propia cama

- Es posible que moje la cama, incluso si ya había aprendido a ir solo al baño

- Posiblemente presente síntomas físicos como dolores de estómago o de cabeza

- Podría negarse a ir al preescolar al que asistió con entusiasmo durante meses o años

Lo que usted puede hacer

Recuerde que los niños tienden a personalizar los sucesos. Tal vez crean que ellos mismos o su familia serán víctimas de un ataque terrorista o de una catástrofe. Uno de sus objetivos fundamentales como padres es hablar con su hijo y hacerlo sentir seguro. Sus palabras y acciones tendrán un enorme poder para reconfortarlo; hablar con él sobre los sucesos no aumentará su miedo ni su ansiedad. A medida que interactúe con él, háblele a un nivel que logre entender. Aquí incluimos algunas pautas para tener en cuenta.

- **Escuche** lo que su hijo le diga. Ayúdelo a usar palabras adecuadas para su edad para describir sus sentimientos, tal vez "triste", "enojado" o "asustado". No suponga cosas y no reste importancia a lo que el niño le dice. Acepte lo que el niño siente.

- **Si su hijo** tiene dificultades para expresarse, anímelo a sacar sus sentimientos al exterior de otras maneras, tal vez dibujando o usando juguetes.

- **A su edad,** su hijo probablemente no necesite demasiada información sobre las cosas que ocurrieron. No se sorprenda si pregunta lo mismo una y otra vez. Si bien debe ser honesta en lo que le diga, no lo recargue de información.

- **Si hubo un ataque terrorista,** explíquele que en el mundo hay gente "mala", y que la gente mala hace cosas malas. Pero asegúrese de que entienda que la mayoría de la gente no es mala y que la mayoría de las personas de todos los grupos étnicos y religiosos son buenas. Use este suceso para enseñar a su hijo acerca de la tolerancia.

- **En el caso de un suceso** como un ataque terrorista que ocurra en otro lugar del país, dígale que la violencia estuvo limitada a zonas particulares y no ocurrió en su comunidad.

■ **Si bien siempre** debe controlar lo que su hijo mira en la televisión, este consejo es *particularmente* importante cuando un acto de terrorismo u otras catástrofes llenan la pantalla. Sin importar la edad de su hijo, podría resultar traumatizado por lo que ve en la televisión, por lo que debe restringir lo que ve. Cuando el niño mire televisión, asegúrese de estar junto a él y hablar de lo que vieron.

■ **Si usted se muestra** particularmente ansiosa respecto a lo ocurrido, él lo sentirá y le costará más sobrellevar la situación. Intente mantenerse lo más tranquila posible en presencia del niño y mantener tantas rutinas de la vida familiar como sea posible. Si su hijo ha estado yendo al preescolar, por ejemplo, la estructura de seguir haciéndolo le resultará reconfortante.

■ **Enseñe a su hijo** la importancia de ayudar a quienes se vieron directamente afectados por la tragedia o la catástrofe. Permítale ayudarla a enviar una carta o un paquete de ayuda, o explíquele que está enviando dinero o suministros para ayudar a las víctimas.

■ **Si su hijo** resultó particularmente traumatizado por los sucesos ocurridos, hable con el pediatra. Él podría sugerir buscar la ayuda de un profesional de la salud mental especializado en el tratamiento de niños que atraviesan momentos emocionales duros.

■ **Es más fácil** tanto para los adultos como para los niños cuando existe un plan implementado de antemano para casos de emergencia o catástrofe. Los padres deben desarrollar un plan para catástrofes por escrito y hablar al respecto con sus hijos. Hablar con los niños anticipándose a una emergencia o a una catástrofe los ayuda a estar mejor preparados y a desarrollar estrategias para sobrellevar situaciones de emergencia. Es importante hacerlos participar en la conversación y ayudarlos a elaborar estrategias para sobrellevar la situación y adaptarse a ella. Para obtener más información sobre cómo ayudar a los niños a sobrellevar la situación y adaptarse después de una catástrofe, visite la sección de Defensoría y Políticas (Advocacy and Policy) en AAP.org.

La muerte de un ser querido

La muerte de una persona importante en la vida de un niño es uno de los hechos más estresantes que un niño puede experimentar. Cuando la muerte se relaciona con uno de los padres o un hermano, el potencial de una respuesta negativa del niño se exacerba. Al enfrentarse al duelo, estas son algunas cosas clave a tener en cuenta.

■ **Es preciso hablar con el niño** sobre la muerte de manera honesta y en un lenguaje adecuado para su etapa del desarrollo.

■ **La familia puede** estar tranquila de que demostrar sus sentimientos, como ser la sorpresa, incredulidad, culpa, tristeza y enojo es normal y útil. Un padre o una madre acongojados u otro miembro cercano de la familia que comparta estos sentimientos y recuerdos (p. ej. con imágenes y cuentos) con un niño reduce el sentido de aislamiento del niño.

- **Los niños necesitan que se les reafirme** que estarán cuidados y serán amados sistemáticamente por un adulto que se ocupe de sus necesidades con sensibilidad. Además, es preciso asegurarles que no hicieron nada para causar la muerte, que no podrían haberla evitado y que no pueden traer de vuelta a los fallecidos. Instamos a los padres a continuar con las rutinas familiares y con la disciplina.

- **Los funerales** pueden ofrecer incluso a un niño pequeño una forma importante de atravesar el duelo por un ser querido si su participación implicara que tiene apoyo, que recibe las explicaciones correspondientes y es compatible con los valores y enfoques de la familia. Los niños deben estar preparados si van a participar en el proceso del funeral. La participación debe adaptarse al nivel de desarrollo del niño. Una persona de confianza debe estar junto al niño para explicarle lo que está ocurriendo y para reconfortarlo. Alentar a un niño a conmemorar la pérdida a través de alguna forma de participación, como dibujar, plantar un árbol o regalar un objeto favorito, promoverá la inclusión en el proceso y constituirá un ritual significativo.

- **El duelo para un** niño es un proceso que se desarrolla con el paso del tiempo. El impacto inicial y la negación de la muerte podrían convertirse en tristeza y enojo, lo que puede durar de semanas a meses y, eventualmente y en la mejor de las circunstancias, acabar en aceptación y readaptación.

Hiperactividad y el niño distraído

Casi todos los niños tienen días en los que parecen "distraídos e hiperactivos", pero la verdadera falta de atención e hiperactividad constituyen una afección llamada trastorno de déficit atencional con hiperactividad (TDAH), el cual afecta solo a entre uno y dos niños en veinte menores de 12 años. Los niños que tienen TDAH son dispersos, impulsivos, se mueven muchísimo y les cuesta quedarse sentados quietos cuando es preciso. También pueden distraerse fácilmente, a menudo actúan por impulso y les cuesta prestar atención cuando escuchan o miran los hechos que ocurren a su alrededor. También es posible que tengan problemas para dormir.

En particular cuando su hijo es pequeño tal vez le preocupe que muestre signos de hiperactividad, pero si lo compara con otros de su edad, es probable que descubra que su conducta es típica de los niños de su edad. Entre los 2 y los 3 años de edad los niños son naturalmente muy activos e impulsivos y tienen un período de atención limitado. Ocasionalmente todos los niños parecen tener un exceso de actividad o distraerse fácilmente, por ejemplo cuando están muy cansados, emocionados por hacer algo "especial" o ansiosos por estar en un lugar desconocido o entre personas extrañas. No obstante, los niños verdaderamente hiperactivos son notoriamente más activos, se distraen más fácilmente y se excitan más que los demás niños de su edad. Lo más importante de todo es que estos niños nunca parecen estar tranquilos de un día al otro y sus conductas siguen así para cuando llega su etapa escolar.

Si bien la mayoría de los niños con hiperactividad tienen una inteligencia normal, a menudo no les va bien en la escuela porque no pueden prestar atención ni seguir instrucciones hasta completar una tarea. Además son más lentos en el desarrollo del control de sus impulsos y emociones y en el desarrollo de la habilidad de concentrarse y prestar atención adecuada para la edad. Tienden a ser más conversadores, emocionales, demandantes, desobedientes y menos dóciles que los demás niños de su edad. Su conducta suele seguir siendo inmadura durante toda la infancia y la adolescencia, y podría conducir a problemas para hacer las cosas que deben hacer en casa, en la escuela o entre los amigos. Sin apoyo y tratamiento, los niños verdaderamente hiperactivos tendrán dificultades para desarrollar la autoestima necesaria para llevar vidas saludables y productivas.

La mayoría de los niños con déficit atencional e hiperactividad tienen otros familiares con la misma afección, lo que sugiere que podría ser fundamentalmente hereditaria. A veces el origen de la afección puede rastrearse hasta enfermedades que afectan el cerebro o el sistema nervioso como meningitis, encefalitis, síndrome de alcoholismo fetal o prematurez extrema. No obstante, la mayoría de los niños hiperactivos nunca tuvieron ninguna de esas enfermedades y la mayoría de los niños que sí las padecieron no se vuelven hiperactivos. Los varones tienen probabilidades de 2 a 4 veces mayores que las niñas de desarrollar TDAH; nadie sabe exactamente por qué ocurren estas diferencias. Si bien se ha especulado mucho

respecto a que determinados alimentos y aditivos de alimentos podrían estar vinculados al TDAH, las vastas investigaciones no han demostrado que exista un vínculo relevante. Los niños con estos problemas tienden a provocar respuestas negativas, castigadoras y controladoras de los adultos o padres que tal vez no comprendan la verdadera naturaleza de la hiperactividad. Estos niños, cuando se ven sometidos a demasiada crítica, solo tendrán más sentimientos negativos sobre sí mismos.

Cualquiera sea el origen de su hiperactividad, la forma en la que se percibe, entiende y trata el problema y el modo en que los padres y maestros responden pueden influir sobre los resultados para el niño. Los padres emocionalmente sanos que tengan un conocimiento de los principios sólidos de manejo de la conducta ayudan a lograr los mejores resultados.

Cuándo llamar al pediatra

Observar a su hijo junto a otros niños de su edad durante un período de días o semanas es la mejor manera de determinar si es hiperactivo. Por este motivo, quienes cuiden de él en el preescolar o en la guardería podrían ser su mejor fuente de información. Podrán decirle cómo se comporta en el grupo y si está actuando de manera habitual en comparación con los demás niños de su edad. Entre los signos específicos de TDAH se incluyen:

- Dificultad para prestar atención a las actividades que interesan a otros niños de su edad

- Dificultad para seguir incluso las instrucciones más sencillas por no prestar atención

- Impulsividad, como correr reiteradamente hacia la calle sin mirar, interrumpir el juego de otros niños o salir corriendo por zonas prohibidas sin tener en cuenta las consecuencias

- Actividades innecesariamente apresuradas como correr y saltar sin descanso

- Arrebatos emocionales repentinos como llanto, gritos con enojo, golpes o frustración que parecen inadecuados

- Mala conducta persistente por no escuchar pese a que se le dice que "no" muchas veces

Si usted y los demás observan varios de estos signos de advertencia sistemáticamente, consulte al pediatra. El médico repasará los criterios de TDAH y examinará a su hijo para descartar cualquier causa médica de su conducta; luego realizará una evaluación más profunda o los transferirá a un pediatra especialista en desarrollo de la conducta, un psicólogo o un psiquiatra infantil para una evaluación más formal. Si este especialista determinara que su preescolar tiene TDAH, el médico o terapeuta probablemente recomienden algunas estrategias de conducta específicas para controlar su comportamiento y probablemente sugieran que aprenda un sistema para perfeccionar sus propias habilidades de control de la conducta, empleando lo que se llama terapia conductual o entrenamiento conductual para padres (consultar también la sección *Cómo responder*, a la derecha).

También es posible que le recomienden medicamentos, dependiendo de la eficacia de las medidas conductuales con su hijo. Los niños pequeños y los preescolares cambian de manera tan rápida y radical que lo que podría parecer un problema de conducta en un momento podría desaparecer pocos meses después. Por lo tanto, es importante determinar si las conductas han sido persistentes durante más de 6 meses.

Tenga en cuenta que los medicamentos se usan en los casos más graves de trastorno de déficit atencional con hiperactividad en los niños pequeños solo después de intentar controlar las conductas con buenas técnicas de crianza. La American Academy of Pediatrics recomienda que a los niños con TDAH se les realice una exhaustiva historia clínica del paciente con antecedentes familiares y un examen físico antes de comenzar un tratamiento con medicamentos (específicamente, con los llamados fármacos estimulantes). En algunos casos, si la historia o el examen físico hicieran surgir alguna preocupación, su médico podría recomendar que su hijo se someta a un electrocardiograma (una prueba que mide la actividad del corazón) antes de recetar estos medicamentos.

Como padres de un niño con TDAH, es probable que escuchen sobre tratamientos "alternativos", muchos de los cuales aún no están comprobados o han demostrado ser ineficaces. Hable con su pediatra antes de involucrar a su hijo en cualquier terapia alternativa.

Cómo responder

Si su hijo muestra signos de TDAH, esto podría significar que no puede

Disciplina eficaz

Comportamiento de su hijo*	Sus respuestas	
	Eficaz	Constructiva
Berrinches	Establezca un tiempo fuera y aléjese.	Cuando el niño esté calmado, analice el incidente de una manera adecuada para su edad.
Sobreexcitación	Distráigalo con otra actividad.	Hable sobre su comportamiento de una manera adecuada para su edad cuando esté calmado.
Pegar o morder	Inmediatamente quítelo de la situación o anticipe este comportamiento.	Analice las consecuencias de sus actos (dolor, daño, sentimientos negativos) con el niño y con otros de una manera adecuada para su edad. Intente un tiempo fuera de una palabra luego de una respuesta breve.
No prestar atención	Establezca contacto visual para mantener su atención.	Asegúrese de que sus expectativas sean adecuadas para el nivel de desarrollo de su hijo (pídale que escuche un cuento durante tres minutos en lugar de diez, no insista en que se mantenga sentado durante lo que dura una misa completa).
Se niega a levantar sus juguetes	No deje que juegue hasta haber terminado su tarea.	Muéstrele como realizar la actividad y ayúdelo a cumplirla; elógielo cuando termine.

*Nota: En todas estas situaciones, intente determinar qué influencias pueden causar o prolongar este comportamiento: ¿El niño necesita atención, está cansado, preocupado o atemorizado? ¿Cuál es su propio estado de ánimo o comportamiento? Recuerde, siempre debe elogiar a su hijo por realizar un buen esfuerzo o por mejorar.

controlar su conducta por sí solo. En su prisa y emoción, podría tener tendencia a sufrir accidentes y podría romper cosas. Para disciplinar a un niño hiperactivo, deberá responder con eficacia y de manera constructiva. Si sus acciones son eficaces, la conducta de su hijo mejorará en consecuencia. Si son constructivas, ayudarán además a desarrollar su autoestima y lo harán más amigable. El recuadro de la página 586 (*Disciplina eficaz*) ofrece algunos ejemplos de respuestas eficaces y constructivas a los problemas comunes entre los niños hiperactivos.

Es importante responder de inmediato siempre que su hijo se comporte mal y asegurarse de que todos quienes cuiden de él respondan a estos incidentes de la misma manera. La disciplina significa enseñarle a controlarse. Si lo hace eficazmente, rara vez necesitará aplicar castigos. No dé nalgadas ni bofetadas a su hijo, ya que esto no lo alienta a controlarse y podría colaborar con la continuidad de una imagen personal negativa y resentimiento contra usted; al mismo tiempo, este abordaje le transmite que está bien golpear a otras personas. En cambio, reconozca y destaque las ocasiones en las que exhibe conductas adecuadas ("atraparlo portándose bien") y aprenda a ignorar activamente las conductas inadecuadas que no sean peligrosas; este abordaje es mucho más eficaz a la larga. El manejo de niños con TDAH puede ser un gran desafío, y es posible que los padres descubran que necesitan ayuda u orientación para manejar con eficacia las conductas de su hijo.

Berrinches

Como adulto usted ha aprendido a controlar las emociones fuertes cuando no es adecuado expresarlas abiertamente, pero su preescolar probablemente aún no. Sus berrinches ciertamente no son divertidos ni para usted ni para él, pero son una parte normal de la vida con la mayoría de los preescolares. La primera vez que su hijo grite y patalee porque no puede salirse con la suya, es probable que usted se sienta enojada, frustrada, humillada o atemorizada. Tal vez se pregunte qué hizo mal como madre para haber creado a un niño tan desdichado. Esté segura de que usted no es responsable por esta conducta y los berrinches no son, por lo general, un signo de trastornos graves emocionales o de la personalidad. Casi todos los niños protagonizan estos episodios de vez en cuando, en especial entre los 2 y los 3 años de edad. Si los maneja con éxito, en general disminuye su intensidad y frecuencia para los 4 o 5 años de edad.

La sección *Ira, agresividad y mordeduras* (consultar la página 575 de este capítulo) explica el desarrollo de las emociones en niños pequeños, y gran parte de ello se aplica a los berrinches. En la etapa del desarrollo en la que se separa de sus padres, la palabra "no" es una expresión perfectamente comprensible y normal de la incipiente necesidad de independencia del niño. Los berrinches son, a menudo, una expresión de frustración. Los preescolares están ansiosos por tomar el control. Quieren ser más independientes de lo que sus destrezas y la seguridad le permiten y no les gustan sus límites. Quieren tomar decisiones pero no saben cómo hacer concesiones y no manejan bien las decepciones ni las restricciones. Tampoco pueden expresar bien lo que sienten con palabras por lo que, en cambio, se portan mal para manifestar su enojo y frustración llorando, retrayéndose y, a veces, haciendo berrinches. Si bien estas exhibiciones emocionales son desagradables, rara vez son peligrosas.

A menudo puede darse cuenta cuando el berrinche es inminente. Por cierto tiempo antes de comenzar, es probable que el niño parezca más huraño o irritable de lo habitual, y ni el cariño amable ni jugar con él cambiarán su mal humor. Puede que esté cansado, hambriento o se sienta solo. Luego intenta, o se espera que haga, algo que está fuera de sus posibilidades, o pide algo que no puede tener. Comienza a quejarse y a gimotear y se vuelve más demandante. Nada lo distraerá ni lo reconfortará y, finalmente, comenzará a llorar. A medida que el llanto aumenta, comienza a agitar los brazos y a patear con las piernas. Tal vez se caiga al piso o aguante la respiración; de hecho, algunos niños pueden aguantarla hasta ponerse azules o desmayarse. Por más atemorizante que resulte mirar estos episodios de aguantar la respiración, la respiración normal del niño vuelve en cuanto se desmaya y se recuperará rápidamente y por completo.

No se sorprenda si su hijo tiene berrinches solo cuando usted está cerca; la mayoría de los niños se portan mal solo alrededor de sus padres u otros familiares; rara vez lo hacen con extraños. Además, está probando sus reglas y límites, algo que no se atrevería a hacer con personas a quienes no conoce tan bien. Cuando el desafío es demasiado y usted lo reprime, es probable que responda con un berrinche. No se tome los berrinches como algo personal. Intente mantener la calma y entender la conducta. Irónicamente, sus arrebatos ocasionales son, de hecho, un signo de que confía en usted.

Esta explosión emocional sirve como un tipo de liberación de energía, que a menudo agota al niño de tal modo que se quedará dormido poco después. Cuando se despierta por lo general está tranquilo y su conducta es calma y agradable. Si estuviera enfermo o si hubiera demasiada tensión entre las personas de su alrededor, no obstante, la frustración podría comenzar a acumularse nuevamente. Los niños que están ansiosos, enfermos o son temperamentales, que descansan demasiado poco o que viven en hogares muy estresantes tienden a hacer berrinches con más frecuencia.

Prevención

No es posible prevenir cada berrinche, pero tal vez logre disminuir su cantidad, su duración o su intensidad asegurándose de que su hijo no se canse en exceso, no esté demasiado ansioso ni se frustre innecesariamente. El temperamento de su hijo podría volverse muy explosivo si no tiene suficiente "tiempo de tranquilidad", en particular cuando esté enfermo o ansioso o haya estado inusualmente activo. Incluso aunque no duerma, acostarse durante 15 o 20 minutos puede ayudar a recuperar energías y reducir la probabilidad de que el agotamiento provoque berrinches. Los niños que no duermen siesta podrían ser particularmente propensos a los berrinches y a menudo necesitan dicho período de tranquilidad a diario, de manera programada. Si el niño se negase, podría acostarse con él o leerle un cuento, pero no le permita jugar ni hablar demasiado.

Los niños cuyos padres no ponen los límites adecuados, son demasiado estrictos u olvidan reforzar las buenas conductas tienden a tener berrinches más frecuentes y graves que los niños cuyos padres adoptan un enfoque más moderado. Como regla general, lo mejor es poner muy pocos límites pero mantenerse firmes ante aquellos que se han fijado. Es de esperar que su hijo le diga "no" muchas veces por día. Necesita reivindicarse de esta manera y no sería normal si nunca la desafiara. Puede permitirle salirse con la suya cuando el asunto es menor, por ejemplo si desea deambular lentamente hasta el parque en vez de caminar rápidamente, o si se niega a vestirse antes de desayunar. Pero cuando empiece a correr hacia la calle, deberá detenerlo e insistir en que la obedezca, aunque deba contenerlo físicamente. Sea cariñosa pero firme, y responda de la misma manera cada vez que viole la regla. No aprenderá estas lecciones importantes de inmediato, por lo que es de esperar que repita estas intervenciones muchas veces antes de que la conducta cambie. Además, asegúrese de que todos los adultos que lo cuiden respeten las mismas reglas y lo disciplinen de la misma manera.

Una de las mejores estrategias para evitar berrinches es dar a su hijo opciones adecuadas. Podría decir: "¿Quieres que te lea o prefieres vestirte e ir al parque?". Claramente ambas opciones deben ser viables y razonables; habrá días en los que no será posible ir al parque, y a veces deberá mostrar cierta flexibilidad. O ¿qué ocurre si desea llevar a su hijo afuera en el invierno para que pueda jugar en la nieve pero se niega a ponerse la ropa para la nieve? En este caso podría decir: "O te pones la ropa para la nieve o la cargas o tendré que cargarla yo. ¿Qué eliges?". Una vez que salga, se dará cuenta rápidamente de que hace frío y querrá ponerse la ropa para la nieve.

Cómo responder

Cuando su hijo haga un berrinche, es importante que intente mantener la calma. Si usted tiene arrebatos en los que grite y esté enojada, su hijo imitará naturalmente su conducta. Si le grita para que se calme, probablemente empeore la situación. Mantener una atmósfera pacífica reducirá el nivel de estrés en general y hará que tanto usted como su hijo se sientan mejor y más en control de las cosas. De hecho, a veces sujetarlo suavemente, abrazarlo o hacer comentarios que lo distraigan como "¿Has visto lo que está haciendo el gatito?" o "Creo que escuché sonar el timbre" interrumpirán conductas tales como aguantar la respiración antes de que llegue al punto del desmayo.

A veces, si siente que pierde el control, el humor salvará el día. Convierta una pelea por darse un baño por una carrera hasta el baño. Suavice su orden de "recoger los juguetes" haciendo una cara graciosa. Salvo que su hijo esté demasiado irritable o demasiado cansado, es más probable que se distraiga para obedecerla si lo disciplina con un toque de diversión o extravagancia. Hacer esto tal vez la haga sentir mejor a usted también.

Algunos padres se sienten culpables cada vez que dicen que "no" a sus hijos. Se esfuerzan demasiado por explicar sus reglas o piden disculpas por ellas. Incluso a los 2 o 3 años, los niños pueden detectar la incertidumbre en el tono de voz e intentarán aprovecharse de ella. Si los padres ceden a veces, el niño se sentirá aún más indignado en las ocasiones en las que no se salga con la suya. No hay motivo para pedir disculpas por hacer regir sus reglas. Solo logrará que a su hijo le cueste más entender cuáles son firmes y cuáles pueden ser cuestionadas. Esto no significa que deba ser hostil ni abusivo al decir que no, pero exprese su postura con claridad. A medida que su hijo crezca, podrá ofrecer motivos breves y sencillos para sus reglas, pero no entre en explicaciones largas y confusas.

Estas reglas importantes deben estar basadas en que su hijo no se lastime ni rompa cosas. Además, todos quienes cuiden a su hijo deben estar de acuerdo con las mismas reglas. También es prudente elegir contra qué luchar. Los niños pequeños pueden permanecer en una situación conflictiva durante cierto tiempo, lo que va en contra del objetivo de limitar o evitar el choque. Cuando le pida a su hijo que haga algo contra su voluntad, ayúdelo a cumplir la orden. Si le pidió que guarde los juguetes, ofrézcase a ayudar. Si le dijo que no lance la pelota contra la ventana, muéstrele donde *sí* puede lanzarla. Si le recuerda que no debe tocar la puerta del horno porque está caliente, hágalo salir de la cocina o quédese allí con él para asegurarse de que le haga caso. (Nunca dé una orden de seguridad a un niño de 2 o 3 años para luego retirarse de la habitación).

Finalmente, use la estrategia de "tiempo para calmarse" o "tiempo fuera" que se describe en la página 362. Dé a su hijo algo de tiempo para quedarse solo, tranquilizarse y recuperar el control. Póngalo en un lugar apartado, lejos de la actividad de la casa, y dígale con claridad que su conducta fue inaceptable (pero que igualmente lo ama). El tiempo fuera, sumado a sus palabras, lo ayudará a entender el por qué de la situación.

Cuándo llamar al pediatra

Si bien los berrinches ocasionales durante los años preescolares son de esperar, deben volverse menos frecuentes e intensos hacia mediados del cuarto año. Entre berrinches, el niño debe comportarse como los demás niños de su edad y parecer saludable. En ningún momento la conducta debe hacer que el niño se lastime, lastime a los demás o rompa cosas. Cuando los arrebatos son muy fuertes, frecuentes o prolongados, podrían ser un signo precoz de trastornos emocionales.

Consulte a su pediatra si su hijo muestra alguno de los siguientes signos de advertencia.

■ Los berrinches persisten o intensifican después de los 4 años de edad.

■ Su hijo se lastima o lastima a los demás o destruye cosas durante los berrinches.

■ Su hijo tiene pesadillas frecuentes, es extremadamente desobediente, pierde el hábito de ir solo al baño, tiene dolores de cabeza o de estómago, se niega a comer o a irse a la cama, tiene una ansiedad extrema, está constantemente de mal humor o está muy pegado a usted.

■ Su hijo aguanta la respiración y se desmaya durante los berrinches.

Si su hijo aguanta la respiración y se desmaya, probablemente deba llamar al pediatra. El médico tal vez quiera examinarlo y posiblemente buscar otras causas del "desmayo", como convulsiones (consultar la página 790). Además el pediatra podrá ofrecer sugerencias para disciplinar a su hijo y le sugerirá grupos de educación para padres que podrían brindar apoyo y orientación adicionales. Si su médico siente que los berrinches indican un trastorno emocional grave, transferirá a su hijo a un psiquiatra infantil, un psicólogo o una clínica de salud mental.

Chuparse el pulgar y los dedos

No se altere si su bebé comienza a chuparse el pulgar u otros dedos. Este hábito es muy común y tiene un efecto tranquilizante y calmante. Algunos expertos consideran que la mitad o más del total de los niños se involucran en esta actividad en algún momento de la primera infancia. Es en gran parte el resultado de los reflejos de búsqueda u hociqueo y de succión presentes en todos los bebés al nacer. Hay evidencia de que algunos bebés se chupan el pulgar u otros dedos incluso antes del parto y, algunos, en particular los que se chupan los dedos, exhibirán esa conducta inmediatamente después de nacer.

Por definición, un hábito es un patrón de comportamiento que se repite, y el niño ni siquiera es consciente de estar haciéndolo. Por supuesto, los padres son muy conscientes de él y muchos se preocupan. Pero los hábitos como chuparse el pulgar (al igual que mecerse o golpearse la cabeza) a menudo calman al niño cuando siente estrés o fatiga. Como succionar es un reflejo normal, chuparse el pulgar u otros dedos puede considerarse un hábito normal.

Todos los niños tienen hábitos, y en el único caso en que chuparse el pulgar u otros dedos debería preocuparle es si continúa por demasiado tiempo o si afecta la forma de la boca o la alineación de los dientes del niño. Más de la mitad de los niños que se chupan el dedo dejan de hacerlo a los 6 o 7 meses. A veces los niños pequeños, en especial cuando se sienten más vulnerables, e incluso hasta la edad de alrededor de 8 años, se chuparán el pulgar de vez en cuando. Ni siquiera se preocupe por esto hasta que su hijo tenga entre 4 y 5 años de edad. Pero, como chuparse el pulgar después del quinto cumpleaños podría causar cambios en el paladar o en la forma en la que se alinean los dientes, usted y el dentista de su hijo podrían preocuparse en ese momento. Este es también un momento en el que su hijo podría comenzar a verse afectado por los comentarios negativos de sus compañeros de juegos, hermanos y parientes. Si estos factores se volvieran preocupantes, consulte al pediatra acerca de un tratamiento.

Tratamiento

Los padres pueden ayudar a sus hijos a superar los hábitos como chuparse el dedo, pero lleva tiempo. Los problemas emocionales graves o relacionados con el estrés, que podrían prolongar este hábito, deberían descartarse antes de comenzar un programa de tratamiento. Además, su hijo deberá desear dejar el hábito e involucrarse directamente con el tratamiento elegido. El tratamiento suele limitarse a los niños que insisten en chuparse el pulgar después de cumplir los 5 años.

Las técnicas empleadas por lo general comienzan con recordatorios amables, en particular durante el día. Los amigos o parientes podrían sugerirle usar un chupete, pero no hay evidencia de que esto sea eficaz. Solo sustituye un hábito de succión por otro.

Si estas medidas fueran ineficaces y su hijo sigue sin interesarse en dejar el hábito, algunos pediatras podrían, muy rara vez, recomendar probar con algún tipo de tratamiento "aversivo" (desagradable), pero solo como último recurso. Este tratamiento está diseñado para servir como recordatorio para su hijo cuando comience a chupar, y puede incluir cubrir el dedo o el pulgar con una sustancia amarga, o cubrirlo con una venda o "funda de pulgar" (un cilindro de plástico ajustable que se puede pegar al pulgar).

Otros pediatras recomiendan motivar al niño a "desaprender" el hábito de chuparse el pulgar mediante una serie de metas accesibles (p. ej. no chuparse el dedo durante una hora antes de irse a la cama, luego después de la cena y luego todo el día), elogiándolo o recompensándolo por lograr las metas. La conducta se detendrá solo cuando el niño comience a descubrirse a sí mismo (se vuelva consciente).

En los casos excepcionales en los que haya una desalineación grave de los dientes y todas las técnicas descritas hayan fracasado, algunos dentistas instalarán en la boca un dispositivo que impide que los dedos o el pulgar ejerzan presión en el paladar o en los dientes. Otras opciones incluyen usar un calcetín, una venda o cinta adhesiva como recordatorio para que el niño deje de chuparse el dedo. Cualquiera sea el abordaje que utilice, solo funcionará si su hijo acepta participar en el proceso de dejar de chuparse el pulgar u otro dedo.

También es importante recordar que su hijo podría ser uno de los muy pocos que por un motivo u otro parecen no poder dejar de chuparse el pulgar o el dedo. Esté tranquila porque la mayoría de estos niños dejan el hábito de chuparse el dedo durante en día antes de que pase mucho tiempo desde el comienzo de la escuela debido a la presión de los compañeros. Ejercer demasiada presión sobre su hijo para que deje este tipo de comportamiento probablemente haga más mal que bien, e incluso estos niños eventualmente dejan el hábito por sí solos.

Tics

Los niños que tienen tics experimentan movimientos o espasmos musculares involuntarios, por lo general en la cara y el cuello. Puede que pestañeen, que encojan los hombros, que hagan muecas o estiren el cuello.

Algunos recién nacidos sanos podrían exhibir cierto temblequeo, que se nota más cuando el bebé está llorando; esos temblores suelen desaparecer después de la segunda semana de vida. En contraste, los verdaderos tics tienden a desarrollarse más adelante en la infancia, a veces tan pronto como entre los 2 y 3 años de edad, pero lo más frecuente es que esto ocurra entre los 7 y los 9 años. Estos tics podrían comenzar de repente y ser exagerados luego de una situación de estrés físico o social. Pueden empeorar cuando un niño está ansioso o tenso y se tornan menos frecuentes cuando logra relajarse.

El trastorno de tics más grave se llama *síndrome de Tourette*. Los niños con esta afección por lo general tendrán una serie de tics motrices que comienzan por la cara pero antes de que pase mucho tiempo afectan otras partes del cuerpo. Estos niños también tienen tics vocales, como emisión de palabras o frases (que a veces incluyen palabras obscenas), tos, hipo, inhalaciones y bufidos. Los sonidos y movimientos específicos pueden cambiar con el transcurso del tiempo. El síndrome de Tourette suele asociarse con otros trastornos, incluyendo hiperactividad, TDAH (trastorno de déficit atencional con hiperactividad),

pensamientos obsesivos y conductas compulsivas. Suele comenzar hacia mediados de la primera década de vida.

Manejo

Tal vez los tics de su hijo le resulten molestos, y pese a que se sienta tentada a pedirle que "deje de hacer eso", están fuera de su control. De hecho, cuando le llama la atención al respecto, es más probable que persistan o empeoren.

Si su pediatra cree que hay un componente psicológico que esté empeorando los tics de su hijo, estas dificultades emocionales subyacentes deberán tratarse. Haga un esfuerzo por reducir el estrés, las preocupaciones o los conflictos en la vida de su hijo; eso podría ayudar a aliviar la gravedad de sus tics. En casos de síndrome de Tourette, es posible que el médico recete medicamentos o lo transfiera a un especialista para controlar la afección.

~ 19 ~

Pecho y pulmones

Bronquiolitis

LA BRONQUIOLITIS ES UNA infección de las pequeñas vías respiratorias (bronquiolos) de los pulmones. Es una de las enfermedades más comunes de la primera infancia. (Nota: El término *bronquiolitis* a veces se confunde con la bronquitis, que es una infección de las vías respiratorias más grandes y centrales.)

La bronquiolitis es causada por un virus, por lo general el virus sincicial respiratorio (VSR). Sin embargo, hay varios otros virus que pueden causar esta afección, entre los que se incluyen el rinovirus humano, el metapneumovirus, la parainfluenza, la gripe y el adenovirus. La infección causa inflamación e hinchazón de los bronquiolos, que a su vez bloquean el flujo de aire que entra y sale de los pulmones.

La mayoría de los adultos y niños mayores que están infectados por VSR solo sufren una infección respiratoria alta (un resfrío). En niños menores de 2 años, no obstante, una infección por VSR es más probable que conduzca a una bronquiolitis (inflamación de los bronquiolos). También puede causar apnea, que significa que el bebé deja de respirar brevemente, durante al menos 20 segundos. Esto suele ocurrir más en bebés que nacieron en forma prematura. La bronquiolitis se asocia con

Bronquiolos

Alvéolos

Bronquios

sibilancias recurrentes más adelante en la infancia; no obstante, no está muy claro si la bronquiolitis conduce directamente al desarrollo de asma.

En la mayoría de los lugares de EE. UU., el VSR ocurre de octubre o noviembre hasta marzo. Durante los demás meses, la bronquiolitis suele ser causada por otros virus.

El VSR es sumamente contagioso y se propaga a través del contacto con una persona infectada. Puede encontrarse en las superficies durante varias horas y también se propaga fácilmente en las familias, guarderías y salas de hospital. Lavarse las manos cuidadosamente con agua y jabón o lociones desinfectantes para manos a base de alcohol es la mejor manera de evitar propagar la infección.

Signos y síntomas

Casi todos los niños padecieron una infección por VSR para cuando cumplen 3 años. La mayoría de ellos solo desarrollan una infección respiratoria alta (un resfrío) con nariz que gotea, tos leve y, a veces, fiebre. Lamentablemente, la infección por VSR en una pequeña cantidad de niños pasará a los pulmones y causara bronquiolitis. Luego de uno o dos días, la tos se vuelve más pronunciada y el niño comienza a respirar más rápido y con más dificultad.

Si su bebé muestra alguno de los siguientes signos o dificultades para respirar, o si su fiebre dura más de 3 días (o si hubiera fiebre, cualquiera sea, en un bebé menor de 3 meses), llame al pediatra de inmediato.

- Hace un sonido similar a un silbido agudo, llamado sibilancia, cada vez que inspira (inhala) o expira (exhala).

- Retracción de la piel entre y alrededor de las costillas y el esternón.

- No puede beber líquidos de buena manera porque está esforzándose tanto por respirar que le cuesta succionar y tragar.

- Desarrolla un color azul alrededor de los labios o en las puntas de los dedos. Esto significa que las vías respiratorias están tan bloqueadas que no está llegando suficiente oxígeno a los pulmones y a la sangre.

También llame al pediatra si su hijo desarrolla cualquiera de los siguientes signos o síntomas de deshidratación (líquido insuficiente en el cuerpo), lo que también puede ocurrir en casos de bronquiolitis.

- Sequedad de boca

- Menor consumo de líquido de lo normal

- No tiene lágrimas cuando llora

- Orina con menos frecuencia de lo habitual

Si su hijo tiene alguna de las siguientes afecciones, informe a su pediatra:

- Ni bien sospeche que tiene bronquiolitis

- Tos persistente y nariz que gotea

- Cualquier dificultad para respirar

- Fibrosis quística

- Cardiopatía congénita

- Displasia broncopulmonar, que se observa en algunos bebés nacidos prematuros o que estuvieron en un respirador (máquina para respirar) al nacer

- Inmunidad baja

- Trasplante de órganos

- Cáncer por el cual está recibiendo quimioterapia

Tratamiento en el hogar

No hay medicamentos para tratar las infecciones por VSR en el hogar. Todo lo que puede hacer durante la primera fase de la enfermedad es aliviar los síntomas de resfrío de su hijo. Puede aliviar parte de la congestión nasal con un humidificador y gotas nasales de agua salada (suero fisiológico o solución salina), con o sin aspiración nasal. La tos es tan solo una forma que tiene el cuerpo de limpiar los pulmones y normalmente la tos no requiere tratamiento con medicamentos. Si su hijo tiene fiebre puede darle acetaminofén (Tylenol) para niños, según las instrucciones de la caja, o ibuprofeno (Motrin) para niños si tiene 6 meses de edad o más. La fiebre en niños es una temperatura de 100.4 °F (38 °C) o más tomada por termómetro en el recto (ano). (Consultar *Fiebre,* página 763).

Además, para evitar la deshidratación, asegúrese de que su hijo beba abundante líquido durante este tiempo. (Consultar *Diarrea,* página 530). Tal vez prefiera líquidos claros en vez de leche o fórmula.

Debido a su dificultad para respirar, también es posible que se alimente más despacio o coma cantidades menores, con más frecuencia. También es posible que no coma muy bien los alimentos sólidos debido a la disminución del apetito. Por lo general está bien que coma menos alimentos sólidos mientras está enfermo, siempre y cuando esté bebiendo suficiente líquido para evitar la deshidratación.

Tratamiento profesional

Si su hijo tiene dificultades leves a moderadas para respirar, el pediatra podría intentar usar un medicamento que abra las vías respiratorias (broncodilatador). A menudo, esto se administra a través de una máquina respiradora (nebulizador), con la esperanza de evitar la hospitalización. Estos fármacos parecen ayudar a la respiración en un número reducido de pacientes.

La bronquiolitis es el motivo más común de hospitalización de bebés, ya sea porque les cuesta mucho respirar, porque no pueden comer ni beber con normalidad o porque necesitan tratamiento con oxígeno y un broncodilatador u otros medicamentos. En casos excepcionales, el bebé no responderá a estos tratamientos y tal vez deba ser colocado en una máquina respiradora (respirador) para ayudar a los pulmones y al cuerpo a recibir suficiente oxígeno. Este tratamiento suele ser tan solo una medida temporal que se detiene en cuanto el niño mejora.

Prevención

La mejor manera de proteger a su hijo contra la bronquiolitis es mantenerlo alejado de los virus que la causan.

Siempre que sea posible, en especial cuando sea bebé, evite el contacto directo con niños o adultos que estén en las primeras etapas (contagiosas) de alguna infección respiratoria. Incluso el resfrío leve de un niño más grande o un adulto podría causar problemas respiratorios a un bebé. Si va a la guardería, donde otros niños podrían tener el virus, asegúrese de que quienes lo cuiden se laven las manos bien y con frecuencia. Los bebés no deben ser expuestos al humo de segunda mano, ya que esto podría aumentar el riesgo de infección.

Hay un tratamiento que el pediatra podría recetar para reducir el riesgo de desarrollar una enfermedad grave por VSR que requiera hospitalización. Se recomienda solo para una pequeña cantidad de bebés de alto riesgo, como los nacidos muy prematuros o con enfermedades graves de corazón o pulmones. El palivizumab (conocido como Synagis) es un fármaco disponible para proteger contra la enfermedad grave por VSR en niños menores de 24 meses, y se administra a través de una inyección mensual durante 3 a 5 meses antes y durante la temporada de VSR. Pregunte a su pediatra qué bebés de alto riesgo tienen más probabilidades de beneficiarse de este medicamento y si su hijo sería un candidato.

Tos

La tos es casi siempre una indicación de irritación de las vías respiratorias de su hijo. Cuando las terminaciones nerviosas de la garganta, la tráquea o los pulmones sienten la irritación, un reflejo hace que el aire sea eyectado con fuerza por las vías respiratorias.

Las toses suelen asociarse con enfermedades respiratorias tales como los resfríos o infecciones respiratorias altas (consultar la página 659), el asma (consultar la página 553), la bronquiolitis (consultar la página 595), el crup (consultar la página 600), la gripe (consultar la página 602) o la neumonía (consultar la página 605). Si la tos de su hijo está acompañada de fiebre, es probable que tenga una de esas infecciones.

Cuando un niño está resfriado, la tos podría sonar húmeda (productiva o congestionada) o seca e irritante. La tos podría durar más que el goteo nasal acompañante. Si tiene tos, fiebre y dificultad para respirar (demasiado rápido, demasiado lento, con ruido, con retracción de la piel entre y alrededor de las costillas y el esternón), podría tener neumonía. Si tiene estos síntomas, consulte al médico inmediatamente.

A grandes rasgos, la ubicación del problema determina el sonido de la tos: Una irritación en la laringe, como el crup, causa una tos que suena como el ladrido de un perro o una foca. La irritación de las vías respiratorias más grandes, como la tráquea o los bronquios, es una tos más profunda y ronca.

Las alergias y las infecciones sinusales pueden causar tos crónica porque el moco gotea hacia la parte posterior de la garganta, produciendo una tos seca y difícil de detener, en particular por las noches al acostarse. Un niño que tose solo mientras duerme podría tener asma (consultar la página 553) o reflujo gastroesofágico (una afección en la que el contenido del estómago sube al esófago causando irritación y tos).

Estos son algunos otros problemas relacionados con la tos que pueden afectar a los niños:

- **Cualquier cosa que sea más** que una tos ocasional en un bebé deberá tomarse en serio. Las causas más comunes son resfríos y bronquiolitis, que suelen mejorar en pocos días. Es importante estar atento a los signos de dificultades respiratorias y busque atención médica si fuera necesario. Estos signos incluyen no solo la respiración rápida, en especial al dormir, sino también la retracción de la piel entre y alrededor de las costillas y el esternón.

- **A veces los niños tosen** tan fuerte que vomitan. Usualmente vomitan líquido y comida del estómago, pero también es posible que haya mucho moco, en especial durante un resfrío o un ataque de asma.

- **La sibilancia es un** sonido agudo durante la respiración que ocurre cuando hay una obstrucción de las vías respiratorias dentro del pecho. Es uno de los síntomas del asma, pero también puede ocurrir si su hijo tiene bronquiolitis, neumonía o algunos otros trastornos.

- **Los niños con asma** a menudo tosen y tienen sibilancias a la vez. Esto puede pasar tanto si están en actividad, jugando o por la noche. A veces su tos puede escucharse pero la sibilancia podría ser evidente solo para el médico al auscultarlo con un estetoscopio. La tos y la sibilancia por lo general mejoran luego del uso de medicamentos para el asma.

- **La tos** suele empeorar por la noche. Cuando su hijo tose de noche, podría ser por irritación en la garganta o por una infección sinusal con goteo retronasal. El asma es otro motivo principal de la tos nocturna.

- **La tos repentina** puede desarrollarse en niños que se están asfixiando. Podría significar que algo de alimento o líquido "se fue por el camino equivocado" y acabó en los pulmones. La tos ayuda a despejar las vías respiratorias. Sin embargo, si la tos continúa durante más de algunos minutos, o si a su hijo le cuesta respirar, busque atención médica de inmediato. No meta los dedos en la boca del niño para despejarle la garganta porque podría empujar los alimentos u otra causa de obstrucción incluso más hacia adentro. (Consultar *Asfixia,* página 691).

Cuándo llamar al pediatra

Un bebé menor de 2 meses de edad que tenga tos deberá ser atendido por el médico. En el caso de bebés más grandes y niños, consulte al médico de inmediato si la tos:

- Hace que al niño le cueste respirar.

- Es dolorosa, persistente y está acompañada de un fuerte silbido al respirar, vómitos o la piel se vuelve azul.

- Interfiere con la alimentación y el sueño.

- Aparece súbitamente y está asociada con fiebre.

- Comienza después de que su hijo se asfixia con alimentos o cualquier otro objeto. (Consultar *Asfixia,* página 691). En alrededor del 50 % de los casos, cuando un cuerpo extraño (un alimento o un juguete) se inhala en los bronquios y los pulmones, la tos podría aparecer horas o días después.

El pediatra intentará determinar la causa de la tos de su hijo; lo más común es que se deba a un virus respiratorio alto. Cuando la tos se debe a un problema médico que no es un resfrío ni una gripe, como una infección bacteriana o asma, será necesario tratar esa afección antes de que desaparezca la tos. Ocasionalmente, cuando la causa de una tos crónica (que dura más de 4 semanas) no es evidente, tal vez sea necesario hacer más pruebas como radiografías de tórax o pruebas cutáneas de tuberculosis.

Tratamiento

El tratamiento de la tos depende de su causa. Pero cualquiera sea la causa, siempre es buena idea administrar líquidos adicionales. Agregar humedad al aire con un humidificador de vapor frío o un vaporizador también podría hacer que el niño se sienta más cómodo, en especial por la noche si respira por la boca.

No obstante, asegúrese de limpiar bien el dispositivo todas las mañanas conforme a lo recomendado en el manual del fabricante, para que no se convierta en un caldo de cultivo para bacterias u hongos nocivos.

La tos nocturna, en particular la asociada con alergias o asma, puede ser especialmente molesta, porque ocurre cuando todos están intentando dormir. En algunos casos puede ser útil elevar la cabecera de un niño mayor. Si la tos nocturna se debe al asma, use un broncodilatador u otro medicamento para el asma según se lo haya indicado el pediatra.

Aunque los medicamentos para la tos se pueden comprar sin receta, la postura de la American Academy of Pediatrics es que estos medicamentos para la tos no son eficaces en niños menores de 6 años e incluso podrían representar un riesgo para la salud debido a los efectos secundarios graves.

Crup

El crup es una inflamación de la laringe y la tráquea. Causa una tos tipo ladrido y un sonido agudo al inspirar. Aunque el crup a veces se asocia con la alergia, suele ser causado por un virus; por lo general se trata del virus de la parainfluenza. Lo más común es que el niño "se agarre" la enfermedad de alguien que está infectado, a veces por partículas en el aire o de la propia mano del niño, que usa para transferir el virus a su nariz o a la boca.

El crup tiende a ocurrir en otoño e invierno, cuando su hijo tiene entre 3 meses y 3 años de edad. Inicialmente podría tener congestión nasal similar a la de un resfrío y fiebre. Luego de un par de días, el sonido de la tos se convertirá en algo similar a un ladrido o al ruido que emite una foca. La tos tiende a empeorar por la noche.

El mayor peligro del crup es que las vías respiratorias de su hijo seguirán inflamándose, estrechando aún más su tráquea y dificultándole la respiración. A medida que su hijo se cansa por el esfuerzo de respirar, es probable que deje de comer y beber. También es posible que esté demasiado agotado como para toser. Algunos niños tienen una particular tendencia a padecer una tos similar al crup y parecen desarrollar esa tos siempre que tienen una enfermedad respiratoria.

Tratamiento

Si su hijo tiene síntomas de crup leves, llene el baño de vapor abriendo el agua caliente de la ducha, llévelo al baño con vapor, cierre la puerta y siéntese con el niño en el baño. Inhalar el aire tibio y humidificado debería hacerle más fácil la respiración en 15 a 20 minutos. O, si el clima lo permite, puede sacarlo a respirar el aire húmedo y fresco de la noche. Mientras esté durmiendo, use un vaporizador de agua fría o un humidificador en la habitación de su hijo.

No intente abrir las vías respiratorias del niño con el dedo. Su respiración está obstruida por tejido inflamado fuera de su alcance, por lo que no podrá despejarla. Tal vez vomite debido a la tos, pero no intente hacerlo vomitar. Preste mucha atención a la respiración de su hijo. Llévelo *inmediatamente* a la sala de emergencias más cercana si:

- Parece esforzarse por respirar.

- No puede hablar porque le falta el aliento.

- Está demasiado somnoliento.

- Se pone azul al toser.

Su pediatra podría recetarle varios medicamentos, por lo general esteroides, para ayudar a reducir la hinchazón de las vías respiratorias altas y la garganta y facilitarle la respiración. Los esteroides también reducirán la cantidad de tiempo que su hijo tendrá los síntomas de crup. Los antibióticos no ayudan en el crup porque la infección es causada por un virus. Tampoco son útiles los jarabes para la tos. De hecho, tal como dijimos anteriormente, los medicamentos para la tos de venta libre podrían ser un riesgo para la salud.

En los casos más graves, que son bastante raros, su hijo tendrá mucha dificultad para respirar y es posible que el pediatra lo admita en el hospital hasta que la hinchazón de las vías respiratorias mejore.

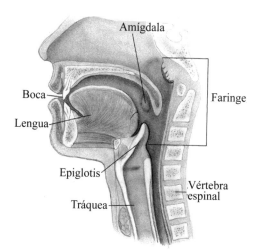

Amígdala

Boca

Lengua

Faringe

Epiglotis

Vértebra espinal

Tráquea

Gripe

La gripe también se denomina influenza. Es una enfermedad causada por un virus respiratorio. La infección puede propagarse rápidamente por las comunidades a medida que el virus se pasa de persona a persona. Cuando alguien con gripe tose o estornuda, el virus de la gripe queda en el aire y la gente que está cerca, incluidos los niños, pueden inhalarlo. El virus también puede propagarse cuando su hijo toca una superficie dura, como el picaporte de una puerta, y luego se lleva la mano o los dedos a la nariz o a la boca o se frota los ojos.

La temporada de gripe suele comenzar en otoño y terminar en primavera. Cuando hay un brote o una epidemia, por lo general durante los meses de invierno, la enfermedad tiende a ser más pronunciada en niños en edad preescolar o escolar. Los cuidadores adultos quedan fácilmente expuestos y pueden contraer la enfermedad. Por lo general el virus se transmite durante los primeros días de la enfermedad.

Todos los virus de la gripe causan una enfermedad respiratoria que puede durar una semana o más. Los síntomas de la gripe incluyen:

- Fiebre repentina (por lo general de más de 101 °F o 38.3 °C).

- Escalofríos y temblores corporales

- Dolor de cabeza, dolores corporales y estar mucho más cansado de lo habitual

- Dolor de garganta

- Tos seca, sin esputo

- Nariz congestionada y goteo nasal

Es posible que algunos niños vomiten y tengan deposiciones blandas (diarrea).

Luego de los primeros días de estos síntomas, el dolor de garganta, la nariz congestionada y la tos constante se tornan más evidentes. La gripe puede durar una semana o aún más. Un niño con un resfrío común (consultar *Resfríos/ Infección respiratoria alta,* página 659) por lo general tiene fiebre baja, goteo nasal y un poquito de tos. Los niños con gripe (o los adultos, por lo demás) generalmente se sienten mucho más enfermos, doloridos y desanimados.

Las personas sanas, en especial los niños, superan la gripe en una a dos semanas, sin problemas residuales. No obstante, puede sospechar de una complicación si su hijo dice que le duele el oído o que siente presión en el rostro y en la cabeza o si su tos y fiebre persisten más de 2 semanas. Hable con el médico de su hijo si el niño tiene dolor de oídos, tos que no se va o fiebre que no baja.

Los niños que parecen correr más riesgos de complicaciones por la gripe son los que tienen una afección médica subyacente como enfermedades cardíacas, pulmonares o renales, un problema del sistema inmunitario, diabetes mellitus, ciertas enfermedades de la sangre o tumores malignos. Como estos niños podrían tener enfermedades o complicaciones más graves, siempre que sea posible deberán ser mantenidos lejos de niños con gripe o síntomas similares a los de la gripe. El pediatra podría sugerir tomar precauciones adicionales. Si su hijo tiene síntomas similares a los de la gripe, junto con alguna dificultad respiratoria, procure obtener atención médica de inmediato. Puede que ocurran complicaciones graves a causa de la gripe, incluso la muerte, pero gracias a la vacuna contra la gripe (ver la información a continuación), dichas complicaciones son poco comunes.

Tratamiento

Para todos los niños con gripe que no se sientan bien, es fundamental que reciban mucho cariño y cuidado. Los niños pueden beneficiarse del reposo en cama adicional, los líquidos adicionales y comidas livianas, fáciles de digerir. Un humidificador de vapor frío o un vaporizador en la habitación podrían añadir humedad al aire y hacer que sea un poco más fácil respirar a través de las membranas mucosas de la nariz inflamadas.

Si su hijo está molesto a causa de la fiebre, el acetaminofén o el ibuprofeno en dosis recomendadas por el pediatra para su edad y peso lo ayudarán a sentirse mejor. (Consultar el Capítulo 27, *Fiebre*). El ibuprofeno está aprobado para su uso en niños de 6 meses de edad en adelante; no obstante, jamás debe ser administrado a niños deshidratados o con vómitos constantes. *Es extremadamente importante jamás administrar aspirina a un niño con gripe o de quien se sospeche que tiene gripe. La aspirina durante los brotes de gripe está asociada con un aumento del riesgo de desarrollar síndrome de Reye.* Para obtener más información acerca del síndrome de Reye, consultar la página 549.

Prevención

Todos deben vacunarse contra la gripe cada año para actualizar su protección. Es la mejor manera de prevenir la gripe. Las vacunas se elaboran cada año y el mejor momento para recibir la vacuna contra la gripe es a fines del verano/ principios del otoño o en cuanto esté disponible en su comunidad.

La vacunación es particularmente importante para:

- Todos los niños, incluidos los bebés nacidos prematuros, de 6 meses de vida o más, en especial aquellos con afecciones que aumentan el riesgo de complicaciones de la gripe

- Los niños de ascendencia indígena estadounidense o nativa de Alaska

- Todos los contactos familiares y cuidadores de niños con enfermedades de alto riesgo y los niños menores de 5 años (especialmente los bebés menores de 6 meses)

- Todo el personal de asistencia médica

- Todas las mujeres que estén embarazadas, estén considerando la posibilidad de quedar embarazadas, hayan dado a luz recientemente o estén amamantando durante la temporada de gripe

El virus de la gripe se propaga fácilmente por el aire con la tos y los estornudos, y al tocar cosas como picaportes de las puertas o juguetes y luego tocarse los ojos, la nariz o la boca. A continuación ofrecemos algunos consejos que ayudarán a evitar que su familia se enferme.

1. Todos deben lavarse las manos a menudo. Puede usar agua tibia y jabón durante al menos 20 segundos. Esto es aproximadamente el tiempo que lleva cantar el "Feliz cumpleaños" 2 veces. También puede dar buen

resultado una loción desinfectante para las manos a base de alcohol. Póngase suficiente cantidad en las manos para que se humedezcan bien y luego frótese las manos hasta que se sequen.

2. Enséñele a su hijo a cubrirse la boca y la nariz al toser o estornudar. Enséñele a su hijo cómo toser en el codo o en la parte alta de la manga (no en la mano) o a usar un pañuelo de papel.

3. Tire inmediatamente a la basura todos los pañuelos de papel usados con mocos y estornudos.

4. Lave los platos y cubiertos con agua caliente y detergente, o en el lavavajillas.

5. No deje que los niños compartan chupetes, tazas, cucharas, tenedores, paños de baño ni toallas sin lavar. *Jamás* compartan los cepillos de dientes.

6. Enséñele a su hijo a tratar de no tocarse los ojos, la nariz ni la boca.

7. Lave los picaportes de las puertas, las manijas del baño, las mesadas e incluso los juguetes. Use una toallita desinfectante o un paño con agua caliente y detergente. (Un *desinfectante* es un limpiador que mata los gérmenes).

Hay dos tipos de vacuna para protegerse contra la gripe: una vacuna inactiva (de virus muerto), también llamada la "vacuna contra la gripe", que se administra mediante inyección, y una vacuna con virus vivo atenuado (debilitado) que se atomiza en las fosas nasales. La American Academy of Pediatrics recomienda la administración de una vacuna contra la gripe anualmente a todos los niños sanos a partir de los 6 meses de edad. Si su hijo va a recibir la vacuna de la gripe por primera vez, necesitará que le administren dos dosis con al menos un mes de separación entre ambas. Las vacunas contra la gripe son de particular importancia para los niños con alto riesgo de sufrir complicaciones de la gripe, como aquellos con una enfermedad crónica como asma, sistema inmunitario deprimido, enfermedad renal, diabetes mellitus o cardiopatías. Todos los niños elegibles podrán recibir la vacuna inactiva, pero solo los de 2 años de edad en adelante que sean saludables deben recibir la vacuna contra la gripe con virus vivo en forma de aerosol nasal. Los adultos que vivan en la misma casa de alguien con alto riesgo de sufrir complicaciones de la gripe o que cuiden a niños menores de 5 años deben darse la vacuna contra la gripe todos los años.

La vacuna contra la gripe tiene pocos efectos secundarios, y los más comunes son enrojecimiento, dolor o hinchazón en el sitio de inyección y fiebre. Si bien las vacunas contra la gripe se producen a partir de huevos, desde 2012 han demostrado tener una cantidad mínima de proteína del huevo por lo que prácticamente todos los niños con supuesta alergia al huevo podrán de todos modos recibir la vacuna contra la gripe en forma segura. En el caso de quienes tengan antecedentes de alergia grave al huevo (anafilaxia o síntomas respiratorios o cardiovasculares después de comer huevo) será preciso hablar con el alergista del niño sobre la administración de la vacuna en su consultorio.

Actualmente hay medicamentos antivirales para tratar una infección por gripe que se venden con receta. Su pediatra podría tratar la gripe con un medicamento antiviral. Los medicamentos antivirales funcionan mejor si se comienzan a administrar dentro del primer o el segundo día de la aparición de signos de la gripe.

Llame al pediatra dentro de las primeras 24 horas para consultar acerca de los medicamentos antivirales si su hijo corre alto riesgo de sufrir complicaciones a causa de la gripe o si el niño:

■ Tiene algún problema de salud grave como asma, diabetes, anemia drepanocítica o parálisis cerebral.

■ Tiene menos de 2 años de edad, pero especialmente si es menor de 6 meses, ya que los niños más pequeños corren mayor riesgo de sufrir una infección por gripe, hospitalizaciones y complicaciones graves, incluyendo la muerte.

Neumonía

La palabra *neumonía* significa "infección del pulmón". Mientras que dichas infecciones eran sumamente peligrosas en las generaciones pasadas, hoy en día la mayoría de los niños se recuperan de la neumonía si reciben la atención médica adecuada.

La mayoría de los casos de neumonía suceden luego de una infección viral de las vías respiratorias superiores. Normalmente los virus que causan estas infecciones (virus sincicial respiratorio [VSR], metapneumovirus, gripe, parainfluenza, adenovirus) se propagan al pecho y allí producen neumonía. La neumonía también puede ser causada por bacterias. Algunas de estas se propagan de una persona a otra por la tos o por contacto directo con la saliva o el moco de la persona infectada. Además, si una infección viral ha irritado lo suficiente las vías respiratorias o ha debilitado el sistema inmunitario del niño, las bacterias podrían comenzar a crecer en el pulmón, agregando una segunda infección a la original.

Los niños cuyas defensas inmunitarias o pulmones se debilitan por otras enfermedades, como fibrosis quística, asma o cáncer (así como también por quimioterapia utilizada para tratar el cáncer) tienen más probabilidades de desarrollar neumonía. Los niños que tengan vías respiratorias o pulmones anormales por cualquier otra causa también corren un mayor riesgo.

Debido a que la mayoría de las formas de neumonía están vinculadas a infecciones virales o bacterianas que son propagadas de una persona a otra, son más comunes durante el otoño, el invierno y principios de la primavera, cuando los niños pasan más tiempo adentro en contacto directo con otros. La posibilidad de que el niño desarrolle neumonía no se ve afectada por qué tan abrigado esté o por la temperatura del aire.

Signos y síntomas

Al igual que muchas infecciones, la neumonía a menudo produce fiebre, que a su vez, puede causar sudoración, escalofríos, piel ruborizada y malestar general. El niño también puede perder su apetito y parecer menos enérgico de lo habitual. Los bebés y niños pequeños pueden parecer pálidos y flácidos, y llorar más de lo habitual.

Debido a que la neumonía puede causar dificultades respiratorias, tal vez también note estos otros síntomas más específicos:

- Tos (Consultar la página 598)

- Respiración rápida y agitada

- Retracción de la piel entre las costillas y el esternón, y alrededor de ellos

- Aleteo (ensanchamiento) nasal

- Dolor en el pecho, en particular cuando tose o respira profundo

- Sibilancias

- Color azulado en los labios o uñas, causado por la disminución del oxígeno en el torrente sanguíneo

Aunque el diagnóstico de neumonía en general lo puede hacer un pediatra de acuerdo con los signos, síntomas y exámenes, a veces se necesita una radiografía de tórax para asegurarse y determinar cuán afectado está el pulmón.

Tratamiento

Cuando la neumonía es causada por un virus, suele no haber un tratamiento específico además de descansar y de las medidas habituales para controlar la fiebre (consultar el capítulo 27). No se deben usar antitusivos que contengan codeína o dextrometorfano porque toser ayuda a despejar las secreciones excesivas causadas por la infección. La neumonía viral suele mejorar luego de unos pocos días, aunque la tos puede perdurar varias semanas. Normalmente no se necesitan medicamentos.

Debido a que a menudo es difícil darse cuenta si la neumonía es causada por un virus o por bacterias, su pediatra puede recetar un antibiótico. Todos los antibióticos deben tomarse por todo el tratamiento recetado y en la dosis específica recomendada. Tal vez le resulte tentador dejar de tomarlos anticipadamente, pero no debe hacerlo. Su hijo se sentirá mejor luego de unos pocos días, pero algunas bacterias pueden permanecer y la infección puede volver a menos que se termine el tratamiento indicado.

Su hijo deberá ser revisado por un pediatra tan pronto como sospeche que tiene neumonía. Verifique con el médico si su hijo evidencia alguno de los siguientes signos de advertencia de que la infección está empeorando o propagándose:

- Fiebre que dura más de unos días a pesar de usar antibióticos

- Dificultades respiratorias

- Evidencia de una infección en cualquier otra parte del cuerpo: articulaciones rojas e hinchadas, dolor de huesos, rigidez del cuello, vómitos u otros síntomas o signos nuevos

Prevención

Su hijo puede ser vacunado contra las infecciones neumocócicas, una causa bacteriana de neumonía. La American Academy of Pediatrics recomienda que todos los niños menores de dos años reciban esta vacuna (llamada antineumocócica conjugada o PCV13). Se necesita dar una serie de dosis a los dos, cuatro, seis y doce a quince meses de edad, en el mismo momento que los niños reciben otras vacunas infantiles.

También se debe dar una dosis de PCV13 a todos los niños sanos entre los dos y los cinco años de edad que no tengan completa la vacunación correspondiente a su edad y a los niños entre los dos y los seis años de edad con ciertas afecciones médicas subyacentes. Consulte con su pediatra acerca de las circunstancias especiales de recuperación y cuáles niños en condiciones de alto riesgo también deben recibir la PCV13.

También se recomienda otra vacuna antineumocócica (antineumocócica de polisacáridos o PPV23) para niños mayores (entre dos y cinco años de edad) que tienen un alto riesgo de presentar infecciones neumocócicas invasivas. Entre estos se incluyen niños con anemia de células falciformes, cardiopatías, enfermedades pulmonares, insuficiencia renal, bazo dañado o sin bazo, trasplante de órgano e infección por VIH (virus de la inmunodeficiencia humana). También se recomienda para los niños que están tomando medicamentos o que sufren enfermedades que debilitan su sistema inmunitario. Algunos niños con determinadas afecciones médicas subyacentes pueden necesitar que se les administre una segunda dosis de la vacuna antineumocócica al menos 8 semanas después.

(Consultar también: *Asma,* página 553, *Resfríos/Infección respiratoria alta,* página 659; capítulo 27, *Fiebre*).

Tuberculosis

La tuberculosis (TB) es una infección transmitida por aire que afecta principalmente los pulmones. Mientras que la TB es menos común de lo que solía ser, algunos grupos de niños tienen un alto riesgo de padecer tuberculosis, incluyendo:

- Los niños que viven en un hogar con un adulto que tiene tuberculosis activa o tienen un alto riesgo de contraer TB

- Los niños infectados con VIH u otra afección que debilita el sistema inmunitario

- Los niños nacidos en un país que tiene una alta prevalencia de TB

- Los niños que están visitando un país donde la TB es endémica y que tienen un contacto prolongado con gente que vive allí

- Los niños de comunidades que en general reciben cuidados médicos inadecuados

- Los niños que viven en refugios o con alguien que haya estado en la cárcel

La tuberculosis a menudo se propaga cuando un adulto infectado expectora bacterias al aire. Estos gérmenes son inhalados por el niño, quien luego se infecta. Los niños menores de alrededor de diez años de edad con TB pulmonar rara vez infectan a otras personas, porque tienden a tener muy pocas bacterias en sus secreciones mucosas y también tienen una tos relativamente ineficaz.

Afortunadamente, la mayoría de los niños expuestos a la tuberculosis no se enferman. Cuando las bacterias llegan al pulmón, el sistema inmunitario del cuerpo las ataca y evita una posterior propagación. Estos niños han desarrollado una infección asintomática que solamente se indica por una prueba cutánea positiva. (Consulte la descripción de esta prueba a continuación). Sin embargo, el niño sin síntomas igualmente debe ser tratado, como se indica a continuación, para evitar que la enfermedad activa ocurra alguna vez. A veces, en un pequeño grupo de niños sin tratamiento adecuado, la infección progresa a enfermedad, causando fiebre, fatiga, irritabilidad, tos persistente, debilidad, respiración pesada y rápida, sudoración nocturna, glándulas hinchadas, pérdida de peso y crecimiento lento.

En un muy pequeño grupo de niños (mayormente aquellos menores de cuatro años), la infección de tuberculosis puede propagarse a través del torrente sanguíneo, afectando virtualmente cualquier órgano del cuerpo. La enfermedad requiere un tratamiento mucho más complicado, y cuanto más temprano se comience el tratamiento, mejor el resultado. Estos niños tienen un mayor riesgo de presentar meningitis tuberculosa, una forma peligrosa de la enfermedad que afecta el cerebro y el sistema nervioso central.

Los niños que tienen riesgo de contraer TB deben hacerse una prueba cutánea de tuberculina, a veces llamada PPD (por sus siglas en inglés o derivado proteico purificado de la tuberculina). Tal vez su hijo necesite una prueba cutánea si responde afirmativamente al menos una de las siguientes preguntas:

- ¿Algún miembro o conocido de la familia ha tenido tuberculosis?

- ¿Algún miembro de la familia ha tenido una prueba cutánea de tuberculina positiva?

- ¿Su hijo nació en un país con alto riesgo (países que no sean Estados Unidos, Canadá, Australia, Nueva Zelanda o países del oeste de Europa)?

- ¿Su hijo ha viajado (ha tenido contacto con algún habitante) a un país de alto riesgo durante más de una semana?

La prueba se realiza en el consultorio del pediatra mediante la inyección de una parte purificada e inactiva del germen de TB en la piel del antebrazo. Si ha habido una infección, la piel de su hijo se hinchará y enrojecerá de a poco en el sitio de la inyección. Su pediatra deberá controlar la piel entre 48 horas y 72 horas después de la inyección, y medir el diámetro de la reacción. Esta prueba cutánea revelará una infección pasada causada por la bacteria, incluso si el niño no tuvo síntomas e incluso si su cuerpo luchó contra la enfermedad de forma exitosa.

Si la prueba cutánea de TB de su hijo resulta positiva, se solicitará una radiografía de tórax para determinar si hay evidencia de una infección pulmonar activa o pasada. Si la radiografía indica la posibilidad de que haya una infección activa, el pediatra también buscará la bacteria de TB en las secreciones de tos de su hijo o en su estómago. Esto se realiza para determinar el tipo de tratamiento necesario.

Tratamiento

Si la prueba cutánea de su hijo resulta positiva, pero su hijo no presenta síntomas o signos de infección de tuberculosis activa, todavía está infectado. Para evitar que la infección se vuelva activa, su pediatra le recetará un medicamento llamado isonazida (INH). Estos medicamentos se deben tomar por vía oral una vez al día todos los días por un mínimo de nueve meses. Los antibióticos durante menos tiempo son posibles.

Para una infección de tuberculosis *activa*, su pediatra le recetará tres o cuatro medicamentos. Deberá dárselos a su hijo todos los días por seis a doce meses. Tal vez su hijo deba ser hospitalizado al principio para que comience el tratamiento, aunque la mayor parte puede llevarse a cabo en su hogar.

Prevención

Si su hijo se ha infectado de TB independientemente de que presente síntomas, es *muy* importante intentar identificar a la persona de quien se contagió la enfermedad. A menudo esto se realiza buscando síntomas de TB en todas las personas que hayan tenido contacto directo con su hijo, y realizando pruebas cutáneas de TB a todos los familiares, proveedores de cuidados infantiles y trabajadores del hogar. El síntoma más común en los adultos es la tos persistente, especialmente la que se asocia con toser sangre. Cualquiera que tenga una prueba cutánea positiva deberá someterse a un examen físico, radiografía de tórax y tratamiento.

Cuando se encuentre una infección activa en un adulto, se lo aislará tanto como sea posible, especialmente de los niños pequeños, hasta que el tratamiento esté en curso. Todos los familiares que hayan estado en contacto con esa persona a menudo también son tratados con INH, independientemente de los resultados de sus propias pruebas cutáneas. Cualquier persona que se enferme o desarrolle una anomalía en la radiografía de tórax debe ser tratada como un caso activo de tuberculosis.

La tuberculosis es mucho más habitual en las poblaciones desfavorecidas, que son más susceptibles a las enfermedades debido a las condiciones de hacinamiento, la mala alimentación y la probabilidad de cuidados médicos inadecuados. Los pacientes con SIDA también tienen un alto riesgo de tener TB por su menor resistencia.

Si no se trata, la tuberculosis puede permanecer latente durante muchos años, solo para aparecer durante la adolescencia, el embarazo o la adultez. En ese momento, no solo el individuo puede enfermarse bastante, pero también puede propagar la infección a los que lo rodean. Por consiguiente, es muy importante realizarle la prueba de TB a su hijo si tiene contacto directo con cualquier adulto que tenga la enfermedad y que reciba un tratamiento inmediato y adecuado si la prueba es positiva.

Tos convulsa (tos ferina)

La tos ferina, o tos convulsa, es cada vez más común en los niños pequeños de lo que solía ser. Antes de que se desarrollara la vacuna contra la tos ferina o tos convulsa, había varios cientos de miles de casos de tos convulsa cada año en los Estados Unidos. Aunque esa cifra ha disminuido, en realidad ha habido un aumento del número de casos en los últimos años en los Estados Unidos. En

2010, por ejemplo, se reportaron 27 500 casos de tos ferina. Durante 2012, se reportaron aumentos de la enfermedad en cuarenta y nueve estados y Washington DC en comparación con el mismo período en 2011. Como resultado, la administración de la vacuna contra la tos ferina en niños es incluso más importante que nunca.

Esta enfermedad es causada por la bacteria pertussis, que ataca la membrana que recubre las vías respiratorias (bronquios y bronquiolos) y produce inflamación grave y estrechamiento de las vías respiratorias. La tos intensa es un síntoma prominente. Si no se la reconoce correctamente, la bacteria se puede transmitir a las personas que están en contacto cercano con la persona infectada, a través de las secreciones respiratorias.

Los bebés de menos de un año de edad corren un mayor riesgo de desarrollar problemas respiratorios graves y enfermedad que pone en peligro la vida a causa de la tos convulsa. Debido a que el niño tiene falta de aliento, inhala profunda y rápidamente entre toses. Estas respiraciones (especialmente en los bebés más grandes) con frecuencia producen un sonido "convulso", que es como esta enfermedad recibió su nombre común. La tos intensa esparce las bacterias pertussis en el aire, transmitiendo la enfermedad a otras personas susceptibles.

La tos convulsa generalmente actúa como un resfrío común durante una o dos semanas. Luego la tos empeora (al contrario de lo que pasa con un resfrío que mejora) y el niño más grande puede comenzar a tener el sonido "convulso" característico. Durante esta fase (que puede durar dos semanas o más), el niño generalmente tiene falta de aliento y puede tener una coloración azulada alrededor de la boca. También puede lagrimear, babear y vomitar. Los niños más pequeños con tos convulsa pueden tener episodios en los que parece que dejan de respirar o pueden tener vómitos luego de un largo ataque de tos. Los bebés con tos convulsa quedan exhaustos y presentan complicaciones como susceptibilidad a otras infecciones, neumonía y convulsiones. La tos convulsa puede ser mortal en algunos bebés, pero en la evolución habitual la recuperación comienza después de dos a cuatro semanas más. Es posible que la tos no desaparezca durante meses y puede volver a aparecer con infecciones respiratorias posteriores.

Cuándo llamar al pediatra

La infección de la tos convulsa comienza actuando como un resfrío. Debe considerar la posibilidad de tos convulsa si están presentes las siguientes condiciones.

- El niño es un bebé muy pequeño que no ha recibido todas las vacunas y/o ha estado expuesto a alguna persona con tos crónica o con la enfermedad.

- La tos del niño se vuelve más intensa y frecuente, o sus labios y las puntas de sus dedos se ponen oscuros o azules.

- Queda exhausto después de los episodios de tos, come poco, vomita después de toser y/o se ve "enfermo".

Tratamiento

La mayoría de los bebés con tos convulsa que tienen menos de seis meses de vida y un poco menos de la mitad de los bebés más grandes que tienen la enfermedad son tratados inicialmente en el hospital. Este cuidado más intensivo puede reducir las probabilidades de que se produzcan complicaciones. Estas complicaciones pueden incluir neumonía, que ocurre en un poco menos de un 25 % de los niños menores de un año de edad que tienen tos convulsa. (Si su hijo es más grande, es más probable que reciba tratamiento solamente en su casa).

Mientras su hijo esté en el hospital, es posible que sea necesario succionarle las secreciones respiratorias espesas. Se le controlará la respiración y posiblemente necesite que le administren oxígeno. Durante varios días, su hijo se aislará de los demás pacientes para evitar la propagación de la infección.

La tos convulsa se trata con un antibiótico que es más eficaz cuando se administra en la primera etapa de la enfermedad antes de que comiencen los accesos de tos. Si bien los antibióticos pueden detener el contagio de la infección de la tos convulsa, no pueden prevenir o tratar la tos en sí. Dado que los medicamentos para la tos no alivian los accesos de tos, es probable que su pediatra recomiende otras formas de tratamiento casero para ayudar a controlar la tos. Permita que su hijo repose en cama y que utilice un vaporizador de bruma fresca para ayudar a aliviar sus pulmones irritados y las vías respiratorias. Un vaporizador

también ayudará a aflojar las secreciones en las vías respiratorias. Pídale instrucciones a su pediatra sobre la mejor posición para su hijo a fin de ayudar a drenar esas secreciones y mejorar la respiración. También pregúntele a su médico si es necesario administrarles antibióticos o refuerzos de vacunas a los demás integrantes de su casa para evitar que desarrollen la enfermedad. Los niños que han sido diagnosticados con tos ferina deben quedarse en su casa sin ir a la escuela o a la guardería hasta terminar cinco días de antibióticos.

Prevención

La mejor manera de proteger a su hijo contra la tos convulsa es con la vacuna DTaP (inmunizaciones a los dos meses, a los cuatro meses y a los seis meses de vida, y una vacuna de refuerzo entre los doce y los dieciocho meses y a los cuatro o cinco años de edad o antes de comenzar la escuela). Los padres o familiares que tendrán contacto directo con bebés menores de un año de edad también deben recibir un refuerzo de DTaP para disminuir el riesgo de transmitir la infección al bebé. Asimismo, todas las mujeres que estén embarazadas deben darse la vacuna DTaP en cada embarazo. Esto permite que las madres le transmitan protección contra la tos convulsa a sus recién nacidos.

~ 20 ~

Afecciones y enfermedades crónicas

Afrontar problemas de salud crónicos (a largo plazo)

TENDEMOS A pensar en la infancia como un momento despreocupado y saludable de la vida, pero algunos niños enfrentan problemas de salud crónicos durante estos primeros años. Lo que distingue un problema de salud *crónico* de un problema de salud *agudo* es que se espera que el problema agudo se resuelva en un período de tiempo relativamente corto y que el niño vuelva a la normalidad. Un problema de salud agudo podría ser una lesión o una fractura que se curará, o una infección, como la neumonía, de la cual su hijo se recuperará por completo. También hay una serie de afecciones que le suceden frecuentemente a un niño pequeño que el niño superará sin tratamiento o intervención alguna. Por ejemplo, un niño que tenga episodios de aguantar la respiración los superará para cuando llegue a la edad escolar.

En contraste, se espera que un problema de salud crónico dure al menos doce meses y que necesite tratamiento médico permanente para manejar o controlar la enfermedad. Por ejemplo, un niño con asma puede necesitar inhaladores todos los días para evitar que tenga un ataque de asma. Los padres del niño con asma necesitarán aprender acerca de la afección, el plan de tratamiento y qué hacer cuando el niño tiene un ataque de asma, y llevar al niño a su médico de asistencia primaria, un especialista, o a ambos, varias veces a lo largo del año. Los padres necesitarán involucrarse activamente en el manejo de la afección y aprender sobre el sistema de atención médica y cómo recorrerlo de manera que el niño reciba el tratamiento que necesita. Finalmente, los padres deben ser capaces de ayudar a su hijo a sobrellevar emocional y físicamente la afección crónica, y ser capaces de ayudarse a sí mismos y a sus familias.

Puede sustituir por "diabetes," "autismo," "síndrome de Down" o cualquier otra serie de diagnósticos y el párrafo que antecede debe leerse de la misma manera. El objetivo de la información que sigue es ayudar a los padres y cuidadores a lidiar con los desafíos emocionales y prácticos de vivir con un niño que tenga una enfermedad de larga duración, necesidad de atención médica especial o discapacidad. Algunos problemas de salud de larga duración en los niños son relativamente leves, y algunos niños con afecciones de salud crónicas no tendrán ninguna discapacidad física o psicológica debido al éxito del tratamiento médico permanente. Más allá de esto, cualquier tipo de enfermedad que dure mucho tiempo, la necesidad de atención médica especial o la discapacidad son estresantes para el niño y su familia. Es importante ser capaz de manejar todos estos aspectos y cuidarse a sí mismo durante el proceso. Lleva tiempo aprender sobre la afección crónica de un niño y por momentos puede ser muy frustrante, y de vez en cuando se sentirá sola. Esté tranquila que no es la única. Sus reacciones, sufrimiento y frustración son normales y su camino estará lleno de muchos altibajos; conocerá a otros padres que están transitando el mismo camino; y tendrá muchos triunfos. También recuerde que su hijo sigue siendo su hijo, y él no es, y no debería ser, definido por su condición.

El tratamiento médico específico de muchas afecciones crónicas se comenta en otro lugar, con el nombre de estas afecciones. (Consultar el índice).

Recibir el diagnóstico de una afección crónica

Todos los padres, desde el momento en que descubren que están esperando un hijo, esperan que su hijo sea sano. Tal vez se enteró de la afección de su hijo durante el embarazo, en la sala de recién nacidos, o luego cuando notó que algo no estaba del todo bien con la salud de su hijo. Independientemente de cuándo haya sido diagnosticado su hijo, que le den un diagnóstico crónico puede causar tristeza, miedo o sufrimiento a los padres por perder las expectativas de un hijo sano. Esta es una reacción y una adaptación que todos los padres de niños con afecciones crónicas sufren.

Dicho esto, puede ser devastador para un padre recibir un diagnóstico crónico. Puede significar que todas sus esperanzas y expectativas para su hijo hayan sido reemplazadas por el miedo a lo desconocido. ¿Qué le pasará a mi hijo en dos años? ¿En cinco? ¿En diez? ¿La afección mejorará o empeorará? ¿Cómo voy a manejar todos estos medicamentos? ¿Tendré que tomar un tiempo libre en el trabajo? ¿Cuánto dolor tendrá mi hijo? Nunca olvidará el día que le dieron el diagnóstico pero lo más probable es que no recuerde mucho más. Es probable que ese día haya habido mucha información para absorber y lleva tiempo procesarla toda.

Ser la madre de un niño con una afección crónica es un algo que no pidió, pero es algo que está bien, solo es diferente. Es un mundo nuevo, con mucho que aprender en un tiempo relativamente corto porque la salud de su hijo depende de eso. Habrá altibajos, exacerbaciones y períodos de tranquilidad, negación y miedo a lo desconocido. Habrá días en que sentirá que es la única madre con un hijo con necesidades especiales y se preguntará si alguien más sabrá cómo se siente. Todo esto puede pasar factura a su propio bienestar y su salud, lo que a su vez afecta la manera en que puede cuidar a su hijo. Reconocer estas emociones la ayudará a adaptarse a tener un hijo con una afección de salud crónica y a ayudarse a sí misma y a su hijo.

Si su hijo nace con un problema médico grave o desarrolla una afección médica crónica durante sus primeros años, tal vez se enfrente a algunas de las siguientes situaciones estresantes y decisiones.

- **Darse cuenta de que** su hijo no es perfectamente saludable a menudo lleva a sentimientos de decepción y culpa, y miedo por su futuro. Al tratar de lidiar con estos sentimientos, tal vez se encuentre luchando con cambios emocionales inexplicables que van desde el optimismo a la culpa y la depresión.

- **Necesitará** seleccionar y trabajar con un equipo de médicos y colaboradores comunitarios que puedan ayudar a su hijo y puedan colaborar con usted en la toma de decisiones.

- **Tal vez se** enfrente a conocer un nuevo diagnóstico y a entender el pronóstico de su hijo.

- **Tal vez enfrente** decisiones acerca del tratamiento o la cirugía.

- **Tal vez deba** ser responsable de administrarle a su hijo algunos medicamentos, guiarlo en el uso de equipos especiales o ayudarlo a realizar terapias especiales.

- **Se le pedirá** que proporcione el tiempo, la energía, el dinero y el compromiso emocional necesario para que su hijo reciba el mejor tratamiento posible y que coordine la atención para su hijo.

- **Necesitará** aprender cómo acceder a los servicios e información adecuados para ayudar a su hijo.

- **Al adaptar su** vida a modo de satisfacer las necesidades de su hijo sin descuidar a los otros familiares, se enfrentará a muchas decisiones difíciles, algunas de ellas pueden requerir soluciones de compromiso.

Recorrer el sistema de atención médica

Los padres de niños con afecciones crónicas describen el hecho de recorrer el sistema de atención médica como su mayor desafío. Dependiendo de la afección de su hijo, tal vez lidie con algunas consultas adicionales al médico por año, o podría lidiar con varios especialistas, farmacias, terapeutas, compañías de seguro y salud en el hogar.

Todo esto puede llevar a tener menos tiempo para el trabajo, su familia u otros intereses personales. Fortalecerse con información acerca la afección de su hijo es un aspecto crucial de recorrer el sistema de atención médica. Usted conoce las necesidades de su hijo mejor que cualquier otra persona. Lea acerca de la afección de su hijo, haga preguntas a los médicos y a los enfermeros de su hijo, y hable con otros padres. La información que conozca, en particular las respuestas a las preguntas que no sepa hacer en el comienzo, la ayudará a involucrarse con el médico de su hijo en la toma de decisiones. Los resultados de la atención médica y del desarrollo mejoran cuando los padres están involucrados en la toma de decisiones y conocen sobre la afección de su hijo. Conserve un cuaderno con preguntas y asegúrese de que sean respondidas. Si observa algo en su casa que le preocupa, comuníquese con su médico. No asuma que puede esperar hasta la próxima consulta. Los médicos respetan y dependen de la información que usted les proporciona para tomar la mejor decisión para su hijo.

Asegúrese de que su hijo tenga un *hogar médico*. La American Academy of Pediatrics define el hogar médico como la atención que es *accesible, continua, completa, centrada en la familia, coordinada, compasiva y culturalmente efectiva*. El modelo de atención de hogar médico significa que el niño y la familia trabajan *en colaboración* con el equipo de atención médica para satisfacer las necesidades médicas y no médicas del niño. Como mínimo, necesita asegurar que su hijo tenga consultas regulares programadas con sus médicos para manejar activamente la afección a fin de

mantenerlo saludable. Tener una relación sólida con el médico de atención primaria de su hijo puede ayudar en la supervisión de todos los aspectos de la atención de su hijo. También puede ser útil elegir a una persona del ámbito médico como el coordinador general de la atención médica de su hijo, el cual tendrá una función principal en el hogar médico. Esta persona puede ser alguien del consultorio de su médico u otro profesional de la salud que esté involucrado más estrechamente con el tratamiento de su hijo. Debe ser alguien que conozca mucho a su familia, fomente la toma de decisiones conjunta, la valore como un miembro igualitario del equipo, la haga sentir cómoda, y que esté dispuesto a pasar tiempo respondiendo sus preguntas, colaborando con usted y trabajando con los otros médicos y terapeutas involucrados en la atención de su hijo.

Usted conoce a su hijo mejor que nadie y por consiguiente es la experta acerca de su hijo. Debe hacer un seguimiento y manejar lo que sucede en su hogar, asegurarse de poder llevar a cabo las recomendaciones de atención médica y de que su hijo reciba una buena nutrición y todos sus medicamentos. Puede asegurarse de que las necesidades de atención médica de su hijo se satisfagan *de forma proactiva*, esto es, mantener saludable a su hijo y asegurarse de que su hijo no se enferme más por causa de una complicación del problema de salud crónico. Muchos niños con problemas crónicos de atención de salud tienen períodos relativamente largos de estar bien controlados, con exacerbaciones ocasionales de la actividad de la enfermedad. Su meta es mantener la afección de su hijo bajo control y conocer los signos y síntomas de una exacerbación para poder asegurar que la afección de su hijo se mantenga bien controlada.

Los grupos de apoyo para padres tendrán reuniones, ya sea en línea o en persona y proporcionarán bibliografía y apoyo emocional. Aprenda acerca de las opciones de tratamiento, incluso acerca de aquellas que su médico tal vez no conozca o con las que no esté familiarizado. Independientemente de que sean esas las opciones que usted elija, estar informado implica tratar de tomar el control del plan de tratamiento de su hijo y tener el conocimiento para tomar la decisión correcta para su hijo y su familia.

Obtención de ayuda para su hijo

Hay muchas formas en las que puede ayudar a su hijo que padece una afección crónica. Puede comenzar por asegurarse de llevar a su hijo a todas las citas con su médico. En caso de tener que faltar a una cita con el médico, debe llamar al médico y reprogramarla, preferentemente *antes* de faltar a la cita. De esa manera, el médico de su hijo puede ayudarla a manejar la afección de su hijo antes de que su hijo tenga una exacerbación de la enfermedad o que se enferme más. Si descubre que no puede administrarle los medicamentos a su hijo por conflictos de horarios o porque su hijo se niega, comuníquese con su médico. El médico de su hijo tal vez pueda organizar un plan de tratamiento alternativo. Es importante hacerle saber al médico de su hijo lo que sucede en el hogar y si se necesita cambiar algo.

Es muy importante proporcionarle a su hijo tantas experiencias infantiles normales como sea posible. Ningún niño quiere sentirse diferente a sus amigos, y hasta donde sea seguro desde el punto de vista médico, su hijo debe tener las mismas oportunidades de correr y jugar que cualquier otro niño. Su hijo no debería ser definido por su condición; su hijo no es "asmático" o "diabético" sino que es su hijo "que tiene asma" o su hijo "que tiene diabetes". Nada ha cambiado respecto a su hijo solo porque un día recibió un diagnóstico.

La buena nutrición y el buen crecimiento son la base para ayudar a un niño con una necesidad de atención médica especial o un problema crónico de salud. Algunos niños con problemas crónicos de salud presentan dificultad para comer y tragar. Otros perderán el apetito por los medicamentos que toman. Es especialmente importante para su hijo que se le ofrezca una buena dieta saludable, y si fuera necesario, puede trabajar con sus médicos o un nutricionista para asegurar que su hijo no esté aumentando poco, ni demasiado, de peso. Algunos niños con dificultad para tragar toserán o harán arcadas en las instancias de alimentación. Si este fuera el caso, también es posible que deba hablar con un terapeuta del lenguaje que puedan enfocarse en ayudar a su hijo a tragar de manera adecuada.

No todas las necesidades de su hijo serán médicas, por supuesto. Tal vez requiera apoyo de la comunidad como educación especial, orientación u otra terapia. Muchos niños con afecciones crónicas asistirán a guarderías o escuelas. Algunos niños pueden estar en guarderías privadas; otros en centros de aprendizaje específicos para niños con discapacidades. Es importante que se comunique con los maestros y cuidadores de su hijo acerca de las necesidades médicas de su hijo. Específicamente, debería hacerle saber a los maestros y cuidadores de su hijo cuál es la afección de su hijo, los medicamentos o las terapias que necesita durante el día, y los signos de advertencia por los que se la debe llamar. Las enfermeras de la escuela también son excelentes recursos para ayudarla a usted y a su hijo a manejar la afección del niño.

Su familia tal vez necesite asistencia financiera externa o del gobierno. La persona que coordina la atención médica de su hijo también debe proporcionar orientación para obtener esta ayuda adicional, pero la mejor manera de asegurar que usted y su hijo reciban los servicios y el apoyo que necesitan es aprender acerca de los recursos y las reglamentaciones que le corresponden a los servicios especiales para niños con enfermedades crónicas o discapacidades. También debe averiguar qué puede hacer si los servicios que su familia recibe no satisfacen las necesidades de su hijo.

Finalmente, enfóquese en el estado emocional y el bienestar de su hijo. Ayude a su hijo a adaptarse a su afección crónica. Debe ofrecerle a su hijo todas las oportunidades para una vida normal hasta donde sea médicamente seguro hacerlo. Eso significa llevar a su hijo al parque para que corra y juegue, alentarlo a hacer amigos y asistir al colegio. A medida que su hijo crezca, se volverá cada vez más consciente de los tratamientos médicos y el sentido de ser "diferente", independientemente de que su hijo tenga cualquier discapacidad o apariencia física real. Es posible que muchos niños no hablen de sus sentimientos, pero los demostrarán de distintas formas, incluso harán berrinches, se enojarán fácilmente o estarán tristes. Puede ayudar conocer otros niños con una afección crónica. También es importante reconocer los sentimientos de su hijo y ayudar a sus maestros y cuidadores a entender la manera en que su hijo sobrelleva la enfermedad para que puedan ayudar.

Lograr un equilibrio entre las necesidades de la familia y del niño

Durante un tiempo, el niño con necesidades especiales podrá llevarse toda su atención, dejando poco para los otros familiares y las relaciones externas. Aunque esto es normal, todos los de la familia pueden verse afectados, de modo que trate de encontrar una manera de restablecer el sentido de equilibrio y la rutina a sus actividades. Ni su hijo enfermo ni el resto de la familia, ni su relación matrimonial, se beneficiarán si el problema de salud se vuelve el asunto central y abrumador en su vida familiar. Con el tiempo la atención médica de su hijo debe volverse parte de su rutina diaria en lugar de ser el foco.

En caso de que su hijo deba ser hospitalizado, es fundamental que vuelva a su vida familiar y comunitaria habitual, no solo para la familia sino también para su salud y bienestar. Cuanto más tiempo sea tratado como un "paciente" en lugar de un niño en crecimiento, más problemas sociales y emocionales tendrá en el futuro. Aunque es normal querer proteger al niño enfermo, la sobreprotección puede dificultar el desarrollo de la autodisciplina que necesita a medida que madure. Además, si tiene otros hijos, no puede esperar que ellos observen reglas que al hijo que está enfermo o tiene una discapacidad le permite ignorar. Asegúrese de que estos hermanos también reciban la atención adecuada.

Su hijo necesita su apoyo mucho más que su protección. En vez de concentrarse en lo que no puede hacer, intente enfocarse en lo que *puede* hacer. Construya sobre sus fortalezas. Si se le da la oportunidad de participar en actividades con los niños de su edad, probablemente pueda hacer cosas que sorprendan a todos. Es difícil establecer este sentido de normalidad si no tiene certeza acerca de la afección de su hijo. Es posible que se encuentre alejándose de sus amigos porque está muy preocupada por su hijo y que dude si planear actividades sociales por no estar segura de que su hijo se sentirá bien como para ir. Si cede ante estos sentimientos todo el tiempo, seguramente acumule resentimiento, así que trate de no dejar que esto suceda. Incluso si hay una probabilidad de que la afección de su hijo pueda empeorar inesperadamente, arriésguese y planee salidas especiales, invite a sus amigos a su hogar, y consiga una niñera de vez en cuando para que pueda salir una noche. Su hijo y usted a la larga estarán mejor si toma este enfoque.

Estas sugerencias pueden ser de ayuda para sobrellevar de manera más eficaz la afección de su hijo:

- **Siempre que sea posible, ambos** padres/todos los cuidadores deben ser incluidos en las discusiones y decisiones acerca del tratamiento de su hijo, incluso si usted y su esposo están separados o divorciados. Muy a menudo, es posible que un padre vaya solo a la cita médica y luego tenga que explicarle lo dicho al otro padre. Esto puede evitar que uno de los padres no reciba respuesta a sus preguntas o que pueda aprender lo suficiente acerca de las opciones.

- **Mantenga** una línea de comunicación abierta con su pediatra. Exprese sus inquietudes y haga preguntas. Pida que se desarrolle un plan de asistencia con su aporte de ideas y que se actualice regularmente con la información y los resúmenes médicos relevantes.

- **No se** ofenda si el médico de su hijo hace preguntas personales acerca de su vida familiar. Cuanto más sepa acerca de su familia, podrá ayudarla mejor a manejar la atención de su hijo. Por ejemplo, si su hijo tiene diabetes, es posible que necesite un cronograma especial de comidas, de manera que el pediatra tal vez quiera sugerir formas de integrar esta dieta al plan habitual de comidas de la familia. O si su hijo necesita una silla de ruedas, es posible que el médico le pregunte acerca de su hogar para sugerirle los mejores lugares para colocar rampas para silla de ruedas. Si tiene alguna inquietud respecto a las sugerencias de su médico, debe hablar con él para que juntos puedan llegar a un plan de acción aceptable.

- **Recuerde que aunque** usted y su médico quieran ser optimistas sobre la afección de su hijo, debe ser honesta al respecto. Si las cosas no van bien, debe decirlo. Su hijo depende de que hable en esos momentos y que trabaje con su médico para adaptar el tratamiento o encontrar una solución que haga la situación lo mejor posible.

- **Hable acerca de** la afección con franqueza con su hijo y los otros familiares. Si no le dice la verdad a su hijo, es posible que sienta que le está mintiendo; esto puede causar sentimientos de aislamiento y rechazo. Además, imaginará todas las cosas que podrían estar mal, lo que podría ser peor que el problema real. Así que hable con su hijo abiertamente y escuche sus respuestas para asegurarse de que entienda. Responda sus preguntas en un lenguaje simple y claro.

- **Llame a amigos** y a familiares por apoyo. No puede esperar manejar la tensión creada por la afección crónica de su hijo por sí sola. Pedirles a sus amigos cercanos que la ayuden a satisfacer sus propias necesidades emocionales la ayudará a su vez a satisfacer las de su hijo.

- **Si tiene** otros hijos, asegúrese de brindarles su atención y trate de equilibrar sus necesidades y sus miedos también. Hay recursos disponibles para los hermanos de niños y jóvenes con necesidades de asistencia médica especial.

- **Conectarse con otros** padres o cuidadores que tengan hijos con una afección igual o similar a la de su hijo es increíblemente útil. Cada estado/ comunidad tiene un centro de información de la salud de familia a familia que puede ayudarla a vincularse con otros padres. Además, ciertos diagnósticos (fibrosis quística, anemia drepanocítica, etc.) tienen redes de apoyo familiares específicas con las cuales se puede vincular a través de sus proveedores de atención médica o sus socios comunitarios.

- **Recuerde que su** hijo necesita ser amado y valorado como persona. Si deja que los problemas médicos opaquen sus sentimientos hacia su hijo como persona, es posible que interfieran con el vínculo de confianza y afecto entre ustedes. Asegúrese de comunicarse con el equipo de atención médica de su hijo si se siente abrumada, perdida o no sabe como cuidar a su hijo. No deje que esto la preocupe de tal manera que no pueda relajarse y disfrutar de su hijo.

No está sola. Es importante comunicarse con otros padres que tengan un niño con una afección crónica para ver cómo sobrellevan ese camino. Es importante que sea proactiva para aprender acerca de la afección de su hijo tanto como sea posible y lo que puede hacer para ayudar. Lea sobre la afección de su hijo, hable con otras familias, y conozca bien a sus médicos; serán un recurso enorme y ayudarán a que entienda cómo cuidar las necesidades médicas de su hijo. Si está utilizando fuentes de información en la web, asegúrese de verificar su validez y exactitud con su pediatra. Los grupos de apoyo familiar son una parte importante de este viaje. Conocer a otras familias ayudará a que reafirme que no es la única.

Anemia

La sangre contiene varios tipos diferentes de células. Las más numerosas son los glóbulos rojos, que absorben oxígeno en los pulmones y lo distribuyen en todo el cuerpo. Estas células contienen hemoglobina, un pigmento rojo que transporta el oxígeno a los tejidos y se lleva dióxido de carbono (el material residual). La anemia es una afección en la cual se dispone de una cantidad de hemoglobina disminuida en los glóbulos rojos, haciendo que la sangre sea menos capaz de transportar la cantidad de oxígeno necesario a todas las células del cuerpo para que funcione y crezca.

La anemia puede ocurrir por cualquiera de las siguientes razones:

1. La producción de glóbulos rojos es muy lenta.

2. Se destruyen demasiados glóbulos rojos.

3. No hay suficiente hemoglobina dentro de los glóbulos ojos.

4. Las células de la sangre se pierden del cuerpo.

Muchos casos de anemia son tratables. Los niños pequeños por lo general se vuelven anémicos cuando no obtienen suficiente hierro en su dieta. El hierro es necesario para la producción de hemoglobina. Esta deficiencia de hierro causa una disminución de la cantidad de hemoglobina en los glóbulos rojos. Un bebé pequeño puede tener anemia por deficiencia de hierro si comienza a beber leche de vaca demasiado temprano, en particular si no se le da el suplemento de hierro o comida sana con hierro. La deficiencia ocurre porque la leche de vaca contiene muy poco hierro y esa poca cantidad se absorbe de manera insuficiente desde los intestinos hacia el cuerpo. Además, la leche de vaca que se le da a un bebé pequeño menor de doce meses de edad puede irritar los intestinos y causar una cantidad pequeña de pérdida de sangre. Esto resulta en una disminución del número de glóbulos rojos, lo que puede causar anemia. Otras deficiencias nutricionales, como la falta de ácido fólico, pueden causar anemia, pero dichos casos son raros.

Otras causas de anemia, sin embargo, pueden ser el resultado de una afección crónica que necesitará un tratamiento permanente y seguimiento por parte del médico de su hijo. Por ejemplo, la anemia a cualquier edad puede ser el resultado de una pérdida excesiva de sangre por una lesión. En algunos casos, la pérdida de sangre puede ocurrir porque la sangre no coagula de forma adecuada debido a una afección como la hemofilia. A veces los glóbulos rojos tienen tendencia a ser fácilmente destruidos. Esta afección, llamada anemia hemolítica, puede resultar de trastornos en la superficie de los glóbulos rojos y otras deficiencias dentro y fuera de las células. Algunas deficiencias enzimáticas pueden alterar la función de los glóbulos rojos y aumentar las probabilidades de morir o ser destruidos en forma precoz, causando anemia. Una afección grave llamada anemia de células falciformes o anemia drepanocítica implica una estructura anómala de la hemoglobina, y se observa más a menudo en niños de herencia africana. Este desorden puede ser muy grave y se asocia a "crisis" frecuentes, que a menudo requieren hospitalizaciones reiteradas. (Consultar la página 623).

Los trastornos llamados talasemias son afecciones sanguíneas heredadas, y tienden a ocurrir más frecuentemente en niños de herencia asiática, africana, del medio oriente, griega e italiana. Los niños con estos trastornos tienen un número bajo de glóbulos rojos, o no tienen suficiente hemoglobina. Pueden desarrollar anemia, a veces casos graves.

Signos y síntomas

La anemia con frecuencia hace que la piel esté levemente pálida, en general se manifiesta más como un rosado disminuido en los labios, la mucosa de los párpados (conjuntiva) y las uñas (la parte rosada de las uñas). Los niños anémicos pueden ser irritables, levemente débiles y se cansan fácilmente. Los que tienen anemia grave pueden sufrir falta de aliento, frecuencia cardíaca rápida e hinchazón de manos y pies. Si la anemia continúa, puede interferir con el crecimiento normal. Un recién nacido con anemia hemolítica puede volverse ictérico (volverse amarillo), aunque muchos recién nacidos tienen icteria leve y no se vuelven anémicos.

Si su hijo muestra cualquiera de estos síntomas o signos, o si sospecha que no recibe suficiente hierro en su dieta, consulte a su pediatra. Un simple recuento sanguíneo puede diagnosticar anemia en la mayoría de los casos.

Algunos niños no son anémicos pero igualmente tienen deficiencias de hierro. Es posible que tengan el apetito disminuido y sean irritables, inquietos y distraídos, lo que puede resultar en retrasos en el desarrollo o un rendimiento escolar malo. Estos problemas se revierten cuando los niños reciben hierro. Otros signos de deficiencia de hierro que pueden no estar relacionados con la anemia incluyen una tendencia a comer cosas inusuales, como hielo, tierra, plastilina y harina de maíz. Este comportamiento, llamado pica, no es dañino a menos que el material que se come sea tóxico (por ejemplo, plomo). En general el comportamiento mejora luego de que se trata la ferropenia y a medida que el niño crece, aunque es posible que persista por más tiempo en los niños que tienen un retraso del desarrollo.

Los niños con anemia de células falciformes o drepanocítica pueden tener fiebre injustificada o hinchazón de las manos y pies cuando son bebés y son extremadamente susceptibles a las infecciones. Si hay antecedentes de anemia de células falciformes o rasgo drepanocítico en su familia, asegúrese de que se le haga una prueba a su hijo.

Aunque algunos casos de talasemia no presentan síntomas, los casos de moderados a graves pueden causar letargo, ictericia, falta de apetito, crecimiento lento y un agrandamiento del bazo.

Tratamiento

Como hay muchos tipos de anemia diferentes, es muy importante identificar la causa antes de iniciar cualquier tratamiento. No intente tratar a su hijo con vitaminas, hierro u otros nutrientes o medicamentos sin receta a menos que lo indique su médico. Esto es importante porque un tratamiento de este tipo puede enmascarar la razón real del problema y, por lo tanto, retrasar el diagnóstico. El tratamiento para la anemia puede incluir medicamentos, suplementos alimentarios o restricciones alimenticias.

Si la anemia se debe a la falta de hierro, su hijo recibirá medicamentos que contengan hierro, los que tendrá que tomar según las indicaciones del pediatra. Esto viene en forma de gotas para los bebés y en forma de líquido o comprimidos para los niños mayores. Como la "sobrecarga férrica" ocurre cuando el hierro se administra cuando no se necesita, su pediatra controlará los niveles de hierro en la sangre de su hijo a intervalos regulares. No deje de dar los medicamentos hasta que su médico le indique que ya no se necesitan.

A continuación damos algunos consejos sobre los medicamentos de hierro.

- **Es mejor** no dar hierro con leche porque la leche bloquea la absorción del hierro.

- **La vitamina C aumenta** la absorción del hierro, así que quizás quiera un vaso de jugo de naranja luego de la dosis de hierro.

- **Como el hierro líquido** tiende a cambiar de forma temporaria los dientes a un color negro grisáceo, haga que su hijo lo trague rápidamente y luego enjuague su boca con agua. Tal vez quiera cepillar los dientes de su hijo luego de cada dosis de hierro. La tinción de los dientes por el hierro no es permanente.

- **Los medicamentos de hierro causan** que las heces se vuelvan de un color negro oscuro. No se preocupe por este cambio.

Medidas de seguridad: Los medicamentos de hierro son extremadamente tóxicos si se toman en cantidades excesivas. (El hierro es una de las causas más comunes de intoxicación en los niños menores de cinco años). Por esta razón, *mantenga este y todos los medicamentos fuera del alcance de los niños pequeños.*

Las talasemias se tratan normalmente con transfusiones de glóbulos rojos y suplementos de ácido fólico.

Anemia drepanocítica

La anemia drepanocítica (AD) es un grupo de desórdenes genéticos que afectan los glóbulos rojos. En los niños con AD, los glóbulos rojos se tornan con forma de hoz (parecen carámbanos en el microscopio). Esto es importante porque afecta qué tan bien los glóbulos rojos transportan oxígeno alrededor del cuerpo.

Hay muchos tipos de anemias drepanocíticas, incluso la más conocida, la anemia de células falciformes. Otras incluyen la anemia drepanocítica con hemoglobina C y dos tipos de anemia drepanocítica con β-talasemia. Todos estos trastornos en el complejo de AD tienen síntomas similares, como la anemia (escasez de glóbulos rojos), episodios de dolor intenso e infecciones. (Consultar *Signos y síntomas,* en la página 624).

En los Estados Unidos, cerca de 2000 recién nacidos cada año tienen AD (hay alrededor de 75 000 personas que tienen AD en los Estados Unidos). Aunque comúnmente se piensa que solo afecta a las personas con ascendencia africana, puede ocurrir en niños de cualquier raza o etnicidad, incluso aquellos que tienen ancestros que vinieron de América del Sur y Central, India, Arabia Saudita, Italia, Grecia o Turquía.

En los niños sanos, los glóbulos rojos son habitualmente redondos y flexibles, y viajan fácilmente a través de los vasos sanguíneos, transportando oxígeno desde los pulmones a cualquier parte del cuerpo. Pero los niños con AD tienen deficiencias de hemoglobina (un componente de todos los glóbulos rojos) que pueden distorsionar la forma de estos glóbulos rojos y contribuir al proceso de la enfermedad. Los glóbulos rojos de forma irregular se vuelven pegajosos, aglutinándose e interfiriendo con el flujo sanguíneo que nutre los órganos y los miembros. Estas células también pueden morir de forma prematura, causando una deficiencia persistente de los glóbulos rojos.

Algunos niños tienen "rasgo drepanocítico", que es diferente de la AD. Estos niños no tienen la enfermedad en sí, sino que portan el gen de células falciformes responsable de causarla, y pueden transmitirla cuando tengan hijos propios. Si un niño hereda el gen de células falciformes de un padre pero no del otro, Los pediatras categorizan al niño como un niño que tiene rasgo drepanocítico pero sin síntomas de AD.

Signos y síntomas

En la mayoría de los casos, los bebés con AD parecen sanos cuando nacen. Sin embargo, después de que el niño tiene unos meses de edad, los síntomas pueden surgir y pueden variar de leves a graves.

Los signos y síntomas habituales de AD incluyen:

- Inflamación e hinchazón de manos y/o pies (llamado dactilitis o síndrome de mano-pie); este es normalmente el primer síntoma de AD

- Anemia

- Dolor

- Fatiga

- Falta de aliento

- Frecuencia cardíaca rápida

- Palidez

- Fiebre

- Ictericia (color amarillo en piel y ojos)

- Susceptibilidad a las infecciones

- Retraso del crecimiento

La llamada crisis de células falciformes puede ocurrir de repente cuando se desarrolla un episodio de dolor que típicamente afecta los huesos, articulaciones o abdomen. La intensidad del dolor puede variar, y puede durar desde horas a varias semanas. El elemento desencadenante de estas crisis en muchos casos no está claro, aunque el flujo sanguíneo bloqueado juega un papel, y en algunos casos, también lo hacen las infecciones. Se pueden desarrollar complicaciones graves de AD, incluyendo neumonía, accidentes cerebrovasculares y daño de órganos (del bazo, riñón, hígado o pulmón). Cuando los niños con rasgo drepanocítico están volando a altas alturas, puede ocurrir un "infarto de bazo" (muerte del tejido del bazo). El ejercicio extremo (como el que hace un alumno atleta con rasgo drepanocítico) también puede traer problemas. Estos niños también tienen un mayor riesgo de presentar sangre en las heces u orina e infecciones de las vías urinarias.

Tratamiento

Si su hijo tiene AD, debe ser diagnosticado lo antes posible para poder planear y comenzar el tratamiento adecuado. Afortunadamente, la mayoría de los casos de AD pueden ser detectados mediante unas simples pruebas de evaluación de sangre que se les hace universalmente a los bebés en la mayoría de los estados. La AD es el trastorno más habitual que se identifica mediante una evaluación de la sangre de rutina en los recién nacidos. Incluso si su estado no obliga a realizarse dicha prueba, puede solicitársela a su pediatra.

Los niños con AD necesitan atención a largo plazo, no solo para aliviar los síntomas sino para manejar de inmediato cualquier futura "crisis de células falciformes". Entre los tratamientos indicados habitualmente se incluyen los siguientes:

- Es posible aliviar un dolor leve con medicamentos de venta libre como acetaminofén o fármacos antiinflamatorios no esteroides (AINE), como el ibuprofeno. Se pueden usar también las almohadillas calientes para aliviar el dolor. Además, es importante una buena hidratación.

- Deberían recetarse antibióticos para todos los niños con AD, a partir de los dos meses de edad y continuamente al menos hasta la edad de cinco años. Estos medicamentos son una medida preventiva para reducir el riesgo de infecciones.

- Los niños con AD deben recibir todas las vacunas de la infancia de acuerdo con la recomendación de la American Academy of Pediatrics (consultar la página 876), incluyendo una vacuna contra la gripe al año.

Su hijo con AD puede beneficiarse de distintas iniciativas en el estilo de vida. Debe descansar y dormir mucho. Debe tomar mucha agua (en especial con clima cálido) y evitar sentir demasiado calor o frío. Algunos médicos recomiendan suplementos de ácido fólico, lo que puede ayudar al cuerpo a producir más glóbulos rojos.

Si el dolor de su hijo se vuelve intenso, o si presenta otros síntomas graves o complicaciones, su pediatra tal vez recomiende su hospitalización. Mientras esté hospitalizado, su hijo podría recibir:

- Morfina u otros fármacos por vía intravenosa (a través de una vena) para aliviar el dolor

- Antibióticos por vía intravenosa que pueden manejar una infección, en caso de que se presente una

- Transfusiones de sangre que pueden aumentar el número de glóbulos rojos

- Oxígeno suplementario administrado con una máscara que puede agregar oxígeno a la sangre

Como los síntomas relativamente leves (fiebre, piel pálida, dolor abdominal) pueden convertirse rápidamente en una enfermedad grave, los padres deben hablar con su pediatra con anterioridad para asegurarse de que la familia tenga acceso a un centro médico con experiencia en el tratamiento de AD las 24 horas del día. Si su hijo presenta fiebre, comuníquese con su pediatra de inmediato por el riesgo de que exista una infección importante.

Afectación de los ojos. Los niños con AD pueden desarrollar problemas con sus ojos y necesitan que los examine un oftalmólogo o un oftalmólogo pediátrico periódicamente para asegurarse de que no ocurran estas complicaciones. Si se las descubre en una etapa temprana, a menudo es posible tratarlas. Debe reportar a su pediatra inmediatamente cualquier tipo de lesión ocular en un niño con AD. Lo que puede parecer una lesión pequeña en el ojo en realidad puede ser grave, y posiblemente peligroso para la visión.

Fibrosis quística

La fibrosis quística (FQ) es la segunda enfermedad hereditaria más común de la infancia que acorta la vida en Estados Unidos (en segundo lugar solo detrás de la anemia de células falciformes). En la población caucásica, 1 de cada 20 personas es portadora y 1 de cada 2500 bebés caucásicos tienen FQ. Esta enfermedad es mucho menos común en los afroamericanos (1 de cada 15 100 nacidos vivos) e hispanos (1 de cada 13 500 nacidos vivos.), e incluso más inusual entre los asiáticos. Cerca de 70 000 niños y adultos alrededor del mundo han sido diagnosticados con FQ, un poco menos de la mitad de ellos (30 000) están en los Estados Unidos.

Se ha logrado un progreso considerable en el tratamiento de la fibrosis quística y sus síntomas, aunque todavía no haya cura. La FQ es una enfermedad que cambia las secreciones de ciertas glándulas en el cuerpo. Es heredada de los padres que portan el gen que causa la enfermedad. Para que un niño tenga fibrosis quística, ambos padres deben ser portadores del gen que la causa. Aunque las glándulas sudoríparas y las células glandulares de los pulmones y el páncreas son afectadas frecuentemente, los senos paranasales, el hígado, los intestinos y los órganos reproductores también pueden verse involucrados.

En 1989 los investigadores descubrieron el gen que causa la FQ. Las parejas que estén planeando tener hijos pueden someterse a pruebas genéticas y recibir orientación para descubrir si portan el gen de FQ. También pueden realizarse análisis prenatales para detectar el gen en el feto. Si ambos padres son portadores, hay otras opciones disponibles, como la FIV (fertilización in vitro). Hable con su médico acerca de estas alternativas.

Signos y síntomas

La mayoría de los casos de FQ son diagnosticados en los primeros dos años de vida en muchos estados, las pruebas de evaluación de los recién nacidos ahora incluyen obligatoriamente la prueba de FQ. Más de la mitad de los casos de FQ se diagnostican a causa de infecciones pulmonares reiteradas. Estas infecciones tienden a ocurrir porque el moco en las vías respiratorias es más espeso de lo habitual y más difícil de expectorar, lo que lleva a una tos persistente y potencialmente a una neumonía o bronquitis. Con el tiempo, estas infecciones causan daño en los pulmones, y son la mayor causa de muerte en la FQ. La mayoría de los niños con FQ también tienen deficiencia de enzimas digestivas, lo que hace difícil que digieran las grasas y proteínas tan bien como deberían. Como resultado, estos niños tienen heces muy grandes, abultadas y con mal olor, acompañadas por poco aumento de peso.

Para confirmar el diagnóstico, su pediatra ordenará un análisis de sudor para medir la cantidad de sal que su hijo pierde cuando transpira. Los niños con fibrosis quística tienen mucha más sal en el sudor que los niños que no padecen la enfermedad. Posiblemente se requieran dos o más análisis para asegurar un diagnóstico preciso, ya que los resultados no siempre son claramente positivos o negativos. Si a su hijo se le diagnostica la enfermedad, su pediatra la ayudará a obtener la ayuda médica adicional especializada que se necesita. Puede encontrar expertos multidisciplinarios que ayuden a su hijo y a su familia en los centros médicos especializados en el tratamiento de niños con FQ.

Tratamiento

El tratamiento de la FQ es para toda la vida y normalmente requiere muchas visitas al centro de FQ donde su hijo será tratado por el equipo de atención médica especializado en FQ. El aspecto más importante de la atención de su hijo es el tratamiento de las infecciones pulmonares de la FQ. El objetivo es ayudar a limpiar las secreciones espesas de los pulmones de su hijo, lo cual puede incluir varias técnicas que lo ayudan a expectorar el esputo más fácilmente. Las infecciones pulmonares en sí se tratan con antibióticos. A su hijo también le recetarán cápsulas con enzimas digestivas para que las tome con cada comida y cada bocadillo. La cantidad de enzimas se basa en el nivel de grasa en la dieta y en el peso del niño. Una vez que se tome la cantidad correcta de enzimas, los patrones de las heces de su hijo se volverán más normales y comenzará a aumentar de peso.

La mayoría de los niños con FQ pueden esperar crecer y llevar una vida adulta productiva con un buen tratamiento. Es importante criar a su hijo como lo haría si no tuviera esta enfermedad. No hay razón para limitar sus metas educativas o profesionales. Su hijo necesita amor y disciplina, y se debe alentarlo a desarrollar y probar sus límites. Es difícil para el paciente de FQ y su familia lograr el equilibrio entre la terapia física y las demandas físicas y emocionales creadas por su enfermedad, de modo que es muy importante que tenga tanto apoyo como sea posible. Pida a su pediatra que la ponga en contacto no solo con el centro de FQ más cercano, sino también con los grupos de apoyo de FQ. La Fundación de Fibrosis Quística también puede ser de ayuda (www.cff.org; 1-800-344-4823). Es esencial conectarse con otros padres para que los apoyen a usted, a su hijo y a su familia.

Diabetes mellitus

La diabetes mellitus ocurre cuando las células especializadas del páncreas (una glándula ubicada detrás del estómago) no produce las cantidades adecuadas de la hormona insulina. La insulina permite que el cuerpo procese los nutrientes (proteínas, grasas y carbohidratos) para fabricar los tejidos del cuerpo, promover el crecimiento, producir energía y almacenar energía. Estos nutrientes se descomponen en glucosa, un tipo de azúcar que utilizan las células del cuerpo como fuente de energía. La glucosa es el combustible que usa el cuerpo. La insulina transporta la glucosa desde el torrente sanguíneo hasta las células manteniendo los niveles de azúcar dentro de un rango limitado. (La insulina transporta la glucosa en las personas con o sin diabetes).

Las personas con diabetes tipo 1 tienen un suministro reducido de insulina o ninguno en absoluto. El comer causa que aumenten los niveles de glucosa sanguínea (hiperglucemia). Los nutrientes de la comida no pueden ser usados por la célula pero permanecen en el torrente sanguíneo. Sin una fuente de energía, las células creen que tienen hambre. En un intento de nutrir a estas células, el hígado fabrica azúcar de las reservas de proteínas y grasas del cuerpo, que tampoco pueden ser usadas sin insulina. Esto lleva a pérdida de peso y debilidad, porque los músculos y la grasa se están descomponiendo y el cuerpo no está obteniendo la energía necesaria.

El cuerpo trata de eliminar el exceso de glucosa que circula en la sangre a través de la orina y aumentando la cantidad de orina para deshacerse de las grandes cantidades de azúcar. Esta es la razón por la cual las personas que tienen diabetes orinan con más frecuencia y pueden sentir mucha sed mientras tratan de reemplazar la pérdida de líquidos. Sin insulina, el cuerpo trata de obtener energía de la grasa almacenada. La grasa se descompone en ciertos tipos de ácidos conocidos como cetonas, que también se eliminan en la orina.

Actualmente, no hay forma de prevenir la diabetes tipo 1. Hay una predisposición genética para desarrollar la diabetes tipo 1, pero solo alrededor del 30 % de los niños con diabetes tipo 1 tienen algún pariente cercano con la enfermedad. La destrucción de las células que fabrican insulina es el resultado de un proceso en el cual el sistema inmunitario del cuerpo ve estas células como invasoras extrañas y monta una respuesta inmunitaria contra ellas. Este proceso autoinmune comienza desde meses a años antes de que aparezca el primer síntoma de diabetes. El elemento desencadenante de este proceso puede ser virus u otros factores ambientales, pero nada de esto se sabe con certeza y por lo tanto no existe una forma conocida de prevenir la respuesta autoinmune.

En la diabetes tipo 2, el cuerpo no produce suficiente insulina y no puede usar la insulina correctamente. Esto también se conoce como resistencia a la insulina. Hubo un momento en que la diabetes tipo 2 era considerada una enfermedad por la cual solo los adultos tenían que preocuparse (en efecto, la afección se llamó alguna vez "diabetes del adulto"). En la actualidad, la diabetes tipo 2 en los niños y adolescentes se asocia normalmente con la obesidad, y está aumentando en los niños a la vez que crecen los índices de obesidad. Entre los niños que son diagnosticados con diabetes tipo 2, 85 % son obesos. Los niños que son sedentarios, comen en exceso y tienen antecedentes familiares de diabetes tienen el mayor riesgo de desarrollar diabetes tipo 2. Los niños de grupos minoritarios también tienen una incidencia alta de diabetes tipo 2. De acuerdo con la Asociación Americana de Diabetes, alrededor de 2 millones de niños tienen "prediabetes", que es una acumulación de factores de riesgo que a menudo lleva a la diabetes tipo 2.

La diabetes puede aparecer en cualquier momento, incluso durante el primer año de vida. Sin embargo, el diagnóstico en bebés y niños pequeños se retrasa hasta que el niño está muy enfermo porque los síntomas se pueden atribuir a otras enfermedades.

Es importante comunicarle a su pediatra de inmediato si su hijo muestra alguno de los siguientes signos y síntomas de advertencia de diabetes:

- Aumenta la sed

- La orina aumenta o es más frecuente. Un niño que sepa ir al baño puede empezar a orinar su cama, o un bebé que usa pañales necesitará que se lo cambien con más frecuencia

- Pérdida de peso con aumento de apetito e ingesta de alimentos o una pérdida de apetito persistente marcada (más habitual en los niños más pequeños)

- Deshidratación (consultar los signos en la página 540)

- Eritema del pañal grave que no responde al tratamiento habitual

- Cansancio y fatiga injustificados

- Vómitos persistentes, en particular si están acompañados por debilidad y somnolencia

- Visión borrosa

- Cortes y heridas que demoran en sanar

Si su hijo acude al médico con cualquier síntoma sospechoso, asegúrese de que se realice una prueba de orina o de sangre para determinar si los niveles de glucosa se encuentran demasiado altos. Esta prueba simple proporcionará un indicio de diabetes y evitará que su hijo se enferme más.

Tratamiento

Cuando los análisis de sangre confirman la diabetes, el tratamiento comienza inmediatamente. Las inyecciones de insulina a menudo se dan para la diabetes tipo 1. Cuando el niño no necesita fluidos por vía intravenosa para corregir la deshidratación y los vómitos, muchos especialistas no hospitalizan al paciente con diabetes, sino que lo cuidan en un entorno de atención ambulatoria con citas frecuentes al consultorio.

Un equipo de atención médica especializado en la diabetes le enseñará a toda la familia cómo manejar la diabetes. Los miembros del equipo de atención médica incluyen un médico (en general con capacitación avanzada en el cuidado de los jóvenes con diabetes), una enfermera educadora y un nutricionista que trabajan todos juntos para educar a la familia. Aprenderá a analizar los niveles de glucosa a partir de una gota de sangre de un pinchazo en un dedo y cómo administrar inyecciones de insulina. Aprenderá acerca de los alimentos, la planificación de las comidas y bocadillos, y la actividad y el ejercicio. Su equipo la ayudará a determinar qué cantidad de inyecciones de insulina puede necesitar su hijo para controlar su azúcar en sangre y para manejar de manera exitosa su diabetes. Los padres deben aprender lo más posible sobre el cuidado y el manejo de la diabetes de su hijo.

Dejar que los niños participen tanto como sea posible en el manejo de su diabetes les brinda cierto control. Los niños menores de tres años de edad pueden elegir el dedo que se les pinchará para el análisis de azúcar en sangre. También pueden elegir qué lugar usar para la inyección de insulina. Algunos niños ahora reciben insulina a través de una bomba, lo que les ofrece flexibilidad y practicidad.

El personal de la guardería y de la escuela necesita saber acerca de la diabetes de su hijo, su cronograma de insulina y sus necesidades de bocadillos. El personal de la escuela también necesitará poder reconocer y tratar la hipoglucemia (bajo nivel de azúcar en sangre). Ellos también necesitan saber cómo analizar los niveles de azúcar en sangre y tener las indicaciones para administrar insulina y analizar las cetonas en la orina. Siempre deben tener a mano el número de teléfono de emergencia de los padres. Para aprender acerca de la diabetes tipo 1, visite la Fundación para la Investigación de la Diabetes Juvenil (www.jdf.org; 1-800-533-2873) y la Asociación Americana de Diabetes (www.diabetes.org; 1-800-342-2383).

Infección por VIH y SIDA

El VIH (virus de inmunodeficiencia humana) es un virus que puede causar SIDA (síndrome de inmunodeficiencia adquirida).

El índice de diagnósticos nuevos de VIH entre los adolescentes y adultos jóvenes en los Estados Unidos aumentó alrededor del 30 % de 2006 a 2009, en general mediante el contagio por la actividad sexual. La actividad heterosexual es el comportamiento riesgoso responsable de la mayoría de las infecciones por VIH en las mujeres, mientras que el uso de drogas intravenosas ha disminuido como causa de infección por VIH. Los niños, por otra parte, adquieren la infección principalmente de

sus madres infectadas con VIH, ya sea en el útero (ya que el virus pasa a través de la placenta), durante el parto (cuando se expone al recién nacido a la sangre y los fluidos del cuerpo de la madre) o al ingerir leche materna infectada. Se desarrollará una infección por VIH en 13 a 39 bebés de 100 nacidos de madres infectadas con VIH que no son tratadas. Si se trata a la madres con Zidovudina (o AZT) se reduce el riesgo de la infección por VIH de las madres a los bebés a 8 en 100, y con combinaciones de fármacos más poderosos se puede reducir esta cifra a 2 en 100 o menos.

Una vez que la persona se infecta con VIH, el virus estará en su cuerpo por el resto de su vida. Las personas infectadas por VIH pueden no tener síntomas por años. El SIDA ocurre solo luego del debilitamiento progresivo del sistema de defensa inmunitaria producido por el VIH, un proceso que puede llevar meses o años. Sin tratamiento, los niños en general desarrollan signos de infección por VIH para los dos años, pero el tiempo promedio para desarrollar el SIDA es de cinco años.

Los bebés infectados por VIH al principio tal vez parezca que están bien, pero los problemas se desarrollan gradualmente. Por ejemplo, su peso y altura no aumentan adecuadamente dentro de los primeros seis meses a un año. Tienen episodios frecuentes de diarrea o infecciones cutáneas leves. Es posible que los ganglios linfáticos (glándulas) de cualquier parte del cuerpo se puedan agrandar, y hay infección a causa de hongos persistente en la boca (candidiasis bucal). El hígado y el bazo se pueden agrandar. Dado que el desarrollo neurológico puede estar afectado, los niños pueden sufrir un retraso para caminar y en otras habilidades motoras, un retraso en su habilidad para pensar y hablar, y puede tener el crecimiento de la cabeza disminuido durante la infancia.

A la larga, si la infección por VIH avanza mientras el sistema inmunitario del cuerpo se deteriora más, tal vez se produzcan las infecciones y los cánceres relacionados con el SIDA. La más habitual de estas cosas, la neumonía por *Pneumocystis jirovecii*, está acompañada por fiebre y dificultades respiratorias. Esta infección habitual se produce predominantemente en los bebés de entre 3 meses y un año de edad. Es posible prevenir esta infección con antibióticos, y los médicos recomiendan que se les administre antibióticos a modo de prevención a todos los bebés nacidos de madres infectadas con VIH tan pronto como las seis semanas de edad hasta que los análisis muestren que el bebé no tiene una infección por VIH.

Cuidados de un niño infectado por VIH

Muchos niños con HIV pueden crecer hoy en día y llevar una vida productiva y satisfactoria con buenos cuidados médicos, y mucho más del 90 % de los niños con VIH llegan a ser adultos. Su hijo infectado por VIH recibe el cuidado habitual de un especialista en enfermedades infecciosas así como también del médico de atención primaria. Es posible que otros especialistas y terapeutas trabajen con usted y su familia. Es importante que mantenga todas sus consultas y tome todos los medicamentos que le recetan. Un número de fármacos contra el VIH o "antirretrovirales" se encuentran disponibles para el uso en niños. Estos medicamentos suprimen la

reproducción del virus y mejoran el crecimiento y el desarrollo neurológico del niño. También retrasan el avance de la enfermedad. Es esencial que su médico sepa acerca de la infección por VIH del bebé tan pronto en su vida como sea posible y que usted administre la terapia antirretroviral como le aconseje el médico.

Los niños que son VIH positivos necesitan amor y atención como todos los otros niños, y usted debe ser consciente de afrontar el "estigma" que tal vez conlleve el hecho de tener una infección por VIH. Es importante que defienda a su hijo y se asegure de que las personas entiendan que el VIH no se puede transmitir solo por sostener a un niño que es VIH positivo. Las infecciones habituales pueden causar complicaciones graves en los niños infectados con VIH. Estos niños con VIH deben asistir a las guarderías y escuelas en el momento en que sean capaces de hacerlo. Al mismo tiempo, es posible que se los exponga accidentalmente a enfermedades contagiosas como la varicela, y la escuela o la guardería debe informar a los padres acerca de estas exposiciones e informarle sobre ellas al médico de su hijo. Comuníquese con su médico de inmediato si su hijo infectado con VIH presenta fiebre, dificultades respiratorias, diarrea, problemas de deglución o irritación de la piel, o si ha sido expuesto a una enfermedad contagiosa. De hecho, cualquier cambio en el estado de salud de su hijo la debe incitar a buscar atención médica, ya que es posible que el niño con VIH tenga pocas reservas para combatir incluso enfermedades leves.

Siempre que busque atención médica para su hijo, asegúrese de informarle a su médico de la infección de VIH para que pueda evaluar y atender la enfermedad de

NUESTRA POSICIÓN

LA AMERICAN ACADEMY OF PEDIATRICS apoya la legislación y la política pública dirigida a eliminar toda forma de discriminación basada en si un niño está infectado con VIH (el virus que causa el SIDA).

- **SIDA en las escuelas:** Todos los niños infectados con VIH deben tener los mismos derechos que aquellos que no están infectados a asistir a la escuela y guardería. Los niños infectados deben tener acceso a una educación especial y otros servicios relacionados (incluso educación en el hogar) si su enfermedad progresa y surge la necesidad. Se debe respetar la confidencialidad de la condición de estar infectado con VIH de un niño, que solo se divulgue con el consentimiento de sus padres o tutores legales.

- **Legislación sobre el SIDA:** A medida que el número de niños, adolescentes y mujeres jóvenes infectados continúa aumentando, la Academia apoya la financiación federal para la investigación del SIDA y para los servicios de atención médica para los individuos infectados con VIH y sus familias.

- **Análisis de SIDA:** La Academia recomienda que se proporcione de manera rutinaria información sobre la infección de VIH, la prevención de transmisión de VIH de la madre al hijo y las pruebas de detección de anticuerpos de VIH como parte de un programa de atención médica integral para mujeres embarazadas. Se deben realizar pruebas documentadas y rutinarias de detección de anticuerpos de VIH a todas las mujeres embarazadas de los Estados Unidos luego de notificarles que las pruebas se realizarán, a menos que la paciente se niegue a realizarse las pruebas de VIH (llamadas consentimiento de "exclusión voluntaria" o "derecho de negación"). La Academia también recomienda análisis de VIH con el consentimiento de los padres o tutores para los *recién nacidos* de los cuales se desconoce la condición de VIH (es decir, si el virus está presente en su sangre) de sus madres.

manera adecuada, así como también darle las vacunas correctas.

Si está embarazada

Todas las mujeres embarazadas deben realizarse una prueba de VIH durante el embarazo. Cuando una mujer embarazada está infectada con VIH, es importante que reciba el tratamiento adecuado (con tres combinaciones de fármacos contra el VIH) para disminuir las probabilidades de transmisión del virus de la madre al bebé. Una vez que el bebé haya nacido, las mujeres que estén infectadas con VIH no deben amamantar a su bebé por el riesgo de transmitirle el virus a través de la lactancia; hay disponibles fuentes de alimentación para el bebé alternativas y seguras, como la fórmula para bebés.

NUESTRA POSICIÓN

CUANDO LOS NIÑOS TIENEN una enfermedad crónica grave o una discapacidad, sus padres a menudo se vuelcan a terapias "naturales". Las palabras que describen estas terapias incluyen *alternativas, complementarias y remedio popular*. Se pueden usar estos tratamientos junto con la atención que está recibiendo su hijo por parte de su pediatra u otro médico general, incluso cuando están contentos con este cuidado tradicional. En algunos casos, tal vez se frustraron con lo que la medicina convencional le ofreció a su hijo y se volcaron a las terapias naturales, que siguen aumentando su popularidad.

Si ha decidido buscar terapias naturales para el cuidado de su hijo, incluya a su pediatra en el proceso. Su médico puede ser capaz de ayudarla a entender mejor estas terapias, si tienen mérito científico, si las afirmaciones sobre ellas son exactas o exageradas y si presentan algún riesgo para el bienestar de su hijo. Recuerde que un tratamiento "natural" no siempre significa que sea uno "seguro". Su pediatra puede ayudarla a determinar si existe un riesgo de interacción con los otros medicamentos de su hijo.

La American Academy of Pediatrics alienta a los pediatras a evaluar los méritos científicos de las terapias naturales, determinar si pueden causar algún daño directo o indirecto, y aconsejar a los padres sobre todas las opciones de tratamiento. Si decide usar la terapia natural, su pediatra tal vez también sea capaz de ayudarla a evaluar la respuesta de su hijo a ese tratamiento.

En el salón de clase

No existe riesgo de transmisión del VIH en las actividades de rutina del salón de clase. El virus no se propaga a través del contacto casual. No se puede transmitir a través del aire, por tocarse o a través de los asientos del inodoro. Los niños en edad escolar infectados por HIV pueden asistir a una escuela común. No se le debe exigir que divulgue el estado de VIH de su hijo para que asista a la escuela y participe en todas las actividades relacionadas con la escuela.

Aunque la transmisión del VIH no han ocurrido en escuelas y guarderías, estos lugares están obligados a adoptar procedimientos de rutina preventivos para manejar la sangre, las heces y las secreciones corporales. La precaución estándar es lavar la piel expuesta inmediatamente con agua y jabón después de cualquier contacto con sangre o fluidos corporales. Las superficies sucias deben limpiarse con desinfectante como el hipoclorito de sodio (una dilución de 1:10 de hipoclorito de sodio y agua). Se deben usar toallas o pañuelos descartables siempre que sea posible. Se recomienda usar guantes cuando pueda tener contacto con sangre o fluidos corporales que tengan sangre y, por lo tanto, debe haber guantes disponibles en las escuelas y guarderías. Es importante que los miembros del personal laven sus manos minuciosamente luego de cambiar pañales, hayan usado guantes o no.

Las escuelas deben asegurar que los niños laven sus manos antes de comer y el personal debe lavar sus manos antes de preparar la comida o alimentar a los niños. Si bien muchos padres se preocupan por las mordidas, el VIH no ha sido transmitido en el ambiente escolar. Además, es de fundamental importancia que las escuelas incorporen educación sobre el VIH al plan de estudios. Todos los niños deberían aprender acerca de las formas en que se transmite y no se transmite el VIH. Deben aprender cómo evitar la exposición a la sangre o fluidos corporales que puedan contener VIH. También deben aprender que el VIH no se transmite a través del contacto casual.

~ 21 ~

Discapacidades del desarrollo

ES NATURAL comparar a su hijo con otros niños de su edad. Cuando el bebé del vecino camina a los 10 meses, por ejemplo, tal vez le preocupe si el suyo no camina a los 12 aunque muchos niños no caminan hasta los 16 o 17 meses de edad. Y si su bebé habla antes que sus compañeros de juegos, es probable que se sienta muy orgullosa. Por lo general, no obstante, tales diferencias no son relevantes a largo plazo. Cada niño tiene su ritmo de desarrollo único, por lo que algunos aprenden ciertas cosas más rápido que otros. A veces, un leve retraso en el desarrollo podría ser, simplemente, que un niño normal necesita un poco más de tiempo, pero cualquier retraso importante deberá ser identificado y, de ser necesario, tratado en forma precoz para asegurarse de que el niño alcance su pleno potencial de desarrollo.

No obstante, una verdadera discapacidad del desarrollo probablemente sea un problema más permanente y necesite de un tratamiento más intensivo. De todas formas, solo cuando un bebé o un preescolar se retrasa, no logra alcanzar los hitos del desarrollo descritos en los Capítulos 6 a 13 de este libro o pierde una destreza adquirida previamente, hay motivos para sospechar de un problema mental o físico lo suficientemente grave como para ser considerado una discapacidad del desarrollo. Entre las discapacidades del desarrollo que se pueden identificar durante la infancia se incluyen discapacidad intelectual, trastornos del lenguaje y del aprendizaje, parálisis cerebral, autismo e impedimentos sensoriales tales como pérdida de visión y de audición. (Algunos pediatras incluyen en esta categoría a los trastornos convulsivos, pero un gran porcentaje de los niños que padecen convulsiones se desarrollan con normalidad).

Dentro de cada discapacidad del desarrollo hay distintos niveles de gravedad que podrían afectar considerablemente el funcionamiento diario o afectarlo tan solo un poco. Además, algunos niños tienen más de una discapacidad, y cada una de ellas necesita una atención diferente.

Si su hijo no parece estar desarrollándose al mismo ritmo que los demás niños de su misma edad, deberá someterse a una evaluación médica y del desarrollo completa, que incluya tal vez una consulta con un pediatra del desarrollo, un neurólogo infantil o un médico especialista en medicina de rehabilitación pediátrica, que es un especialista capacitado en la evaluación, el diagnóstico y la planificación de la atención de niños con discapacidades. Su pediatra lo transferirá al profesional más adecuado para que realice una evaluación más profunda. Dicha evaluación le proporcionará al pediatra la información necesaria para determinar si existe una discapacidad real y, de ser así, cómo debe manejarse. Su médico podría recomendar una evaluación adicional por parte de un fisioterapeuta, un terapeuta del habla y del lenguaje o un terapeuta ocupacional. Los servicios de intervención temprana suelen ser recomendables para muchos niños menores de 3 años con retrasos del desarrollo o afecciones médicas que los ponen en riesgo de sufrir algún retraso. Su pediatra debería poder ayudarla a hacer arreglos para todas estas consultas. Estas evaluaciones probablemente estén disponibles a través de la intervención temprana para niños menores de 3 años o a través del distrito escolar si su hijo es mayor de 3 años. Debe comunicarse con su distrito escolar para averiguar si pueden hacer estas evaluaciones si usted o su médico tienen alguna preocupación sobre los retrasos del desarrollo. No necesita la derivación de un médico para hacerle al niño una evaluación a través de la intervención temprana o del sistema escolar.

Hoy en día, todo niño mayor de 3 años con una discapacidad del desarrollo tiene derecho, por ley federal, a una educación pública gratuita y adecuada. Los niños menores de 3 años probablemente deban recibir esas intervenciones en el hogar. La mayoría de los estados ofrecen programas de intervención temprana para bebés y niños menores de 3 años con retrasos o discapacidades del desarrollo o niños que corran riesgo de padecer estas dificultades. Entre los 3 y los 5 años, la terapia o educación para los retrasos identificados podrían tener lugar en un centro preescolar o en el hogar.

Las familias de los niños con discapacidad también necesitan apoyo y capacitación especiales. A menudo las familias se preocupan por cómo ayudar a su hijo una vez que se identifica una discapacidad del desarrollo. Para entender de qué forma su hijo puede alcanzar su pleno potencial, cada miembro de la familia debe recibir capacitación acerca de la afección del desarrollo y orientación respecto a cómo ayudarlo a desarrollar nuevas destrezas.

Trastorno del espectro autista

El trastorno del espectro autista (TEA) afecta la conducta, las aptitudes sociales y las destrezas de comunicación de un niño. El TEA dura toda la vida y puede afectar significativamente la forma en que los niños actúan con los demás. Los síntomas y su gravedad varían, y pueden ir desde leves diferencias en la conciencia social hasta discapacidades graves. Por lo general, los niños afectados tienen un lenguaje inusual o con retraso. Es posible que tengan conductas habituales (como comer muy pocos tipos de alimentos) o conductas reiterativas (como encender y apagar un interruptor de luz, un interés singular en un tema o conductas físicas como mecerse de lado a lado) y probablemente hagan poco contacto visual con los demás.

El autismo afecta a los niños de todas las razas, etnias y grupos socioeconómicos. Ocurre alrededor de 4 veces más en varones que en niñas y se diagnostica en casi 1 de cada 68 niños en EE. UU. Si bien solía creerse que el autismo era relativamente raro, la cantidad de niños con esta afección ha aumentado en los últimos años. Este aumento de los casos puede que se deba, en parte, a una mayor conciencia de los signos y síntomas del autismo por parte de los padres, los maestros y los pediatras. Por consiguiente, hay más niños diagnosticados con esta afección. Al mismo tiempo, hay mejores herramientas de evaluación que los médicos pueden usar para detectar la afección y que permiten diagnosticarla incluso en niños con síntomas leves. La causa exacta del autismo se desconoce. Los estudios en familias, incluidas aquellas con mellizos, han demostrado que la genética tiene un papel importante en el autismo, si bien también hay otras causas. En una familia en la que un niño haya sido diagnosticado con autismo, hay más probabilidades de que un hermano también tenga una forma del trastorno, en comparación con

la población en general. Aún así, en la mayoría de los casos de autismo, la causa exacta sigue siendo poco clara. Además del papel de la genética, los investigadores también están estudiando factores ambientales que podrían interactuar con los genes para aumentar el riesgo de que un niño presente síntomas de autismo.

Algunos padres se han preocupado respecto a un posible vínculo entre el autismo y determinadas vacunas de la infancia. Alrededor de un cuarto del total de niños con autismo aprenderá inicialmente unas palabras para luego perderlas entre los 18 y los 24 meses. Esto probablemente esté relacionado con las diferencias subyacentes en el desarrollo cerebral. Al momento muchos estudios han examinado la afirmación que expresa que las vacunas administradas dentro de este marco de tiempo causan autismo y no existe evidencia científica que respalde un vínculo entre el autismo y las vacunas. Si tiene preguntas acerca de las vacunas para su hijo, hable con el pediatra. Él podrá proporcionarle información científicamente comprobada acerca de la seguridad de las vacunas.

Como reflejo del consenso científico, el trastorno del espectro autista (TEA) actualmente se considera una afección única. Reemplaza a 4 trastornos diferentes (trastorno autista, síndrome de Asperger, trastorno disociativo de la infancia y trastorno generalizado del desarrollo no especificado [TGD-NE]).

Los niños con TEA tienen dificultades con el habla y el lenguaje, problemas para relacionarse con los demás y conductas inusuales y repetitivas. Los síntomas sociales generalmente se presentan durante el primer año de vida (aunque pueden ser imperceptibles), los problemas lingüísticos son más notorios en el segundo año y las conductas repetitivas podrían aparecer incluso después. Muchos niños también tienen déficits intelectuales, aunque la mayoría obtiene puntajes típicos en las pruebas intelectuales.

Los niños con TEA e inteligencia típica solían ser clasificados como niños con *síndrome (o trastorno) de Asperger*. Pero pese a que algunos niños con TEA tienen mejores destrezas lingüísticas, tienen problemas con las aptitudes sociales y les cuesta entender cómo deben interactuar con los demás. Tal vez les preocupe su "propio mundo", no sean conscientes de su impacto sobre las demás personas, solo hablen sobre uno o dos temas en los que se concentran reiteradamente e interpreten el lenguaje en forma literal, lo que les causa problemas con el humor, las bromas y las figuras retóricas. Tal vez los describan como niños con intereses y conductas "extravagantes". Su voz podría tener pocas variaciones de tono y tal vez exhiban expresiones faciales y contacto visual limitados. Los niños con TEA e inteligencia típica tal vez no sean diagnosticados hasta la edad preescolar o más adelante. Muchos también tienen síntomas de TDAH.

Los niños con menos síntomas generales que podrían conducir a un diagnóstico de TEA de todas formas pueden tener conductas desafiantes que podrían afectar su funcionamiento y ameritar una intervención.

Signos y síntomas

Las siguientes características podrían observarse en niños con TEA. Tenga en cuenta que no hay dos niños iguales con estos trastornos y que los signos y síntomas pueden diferir de un niño a otro.

- **Algunos niños con TEA** nunca desarrollan la capacidad de hablar o tal vez tengan destrezas lingüísticas retrasadas o mal desarrolladas. Tal vez usen las palabras sin darles el significado habitual o simplemente repitan lo que escuchan decir a los demás (lo que se conoce como ecolalia). Puede que no sean capaces de comenzar o seguir una conversación, usar el lenguaje para discusiones sociales o seguir las reglas para conversaciones y contar cuentos (pragmática del lenguaje).

- **Algunos niños quizá** no puedan entender lo que la gente les dice ni interpretar o responder correctamente a pistas tales como las expresiones faciales y el lenguaje corporal de los demás. Tal vez no respondan cuando los llamen por su nombre pero reaccionen cuando escuchen otro tipo de sonidos (el ladrido de un perro o el crujir de una bolsa de papas fritas).

- **Estos niños podrían** ser socialmente retraídos y tener problemas para relacionarse con la gente y hacer contacto visual. Puede que parezcan no tener conciencia de su entorno.

- **Su conducta** y los movimientos corporales a veces son repetitivos. Por ejemplo, tal vez tengan movimientos motrices repetitivos como mecerse, girar, aletear con las manos o alinear cosas. Podrían estar fascinados por objetos que giran como los ventiladores o los topes. También es posible que se involucren en actividades que podrían causarles daño como golpearse la cabeza o morderse, o podrían ser agresivos con los demás y tener berrinches.

- **Podrían** alterarse y tener berrinches o conductas perturbadoras cuando ocurren cambios en las rutinas cotidianas (p. ej. la hora de comer) o cuando deben cambiar de actividad.

- **Tal vez tengan** un espectro limitado (restringido) de intereses y actividades. Su forma de jugar podría no ser creativa ni imaginativa en el sentido habitual del "juego" y podría incluir conductas repetitivas.

- **Es posible que jueguen** con los juguetes de manera diferente al uso previsto para el que fueron diseñados. Es probable que jueguen con partes de un juguete (solo las ruedas de un camión de juguete, por ejemplo) en vez de jugar con todo el juguete. Tal vez hagan filas de juguetes reiteradamente.

- **En vez apegarse** a una mantita o un muñeco de peluche, suelen preferir objetos inusuales (llaves, un bolígrafo, una linterna) y tal vez no quieran dejar de sostenerlos en todo momento.

- **Es probable que sean** muy sensibles a los olores, las luces, los sonidos, el contacto y las texturas; en ocasiones parecen tener un alto umbral de dolor.

Diagnóstico

Cuanto antes comience el tratamiento después del diagnóstico, mejor será la respuesta. Por lo tanto, si su hijo ha exhibido retrasos en el desarrollo del lenguaje o si tiene conductas inusuales,

hable con el pediatra. Otros signos precoces deberían causar preocupación y podrían conducir a un diagnóstico. Comuníquese con su médico si el niño no realiza las siguientes actividades en la edad correspondiente:

A los 12 meses

- Mira un objeto cuando usted lo señala y le dice "¡Mira!"

- Usa gestos simples, como hacer adiós con la mano

- Dice "mamá", "papá" y al menos una palabra más

A los 18 meses

- Señala para mostrarle cosas o situaciones interesantes

- Usa al menos 10 palabras en forma correcta

- Juega a juegos de simulación, p. ej. le da de comer a una muñeca

A los 24 meses

- Señala varias partes del cuerpo, objetos e imágenes

- Imita conductas de otros, en especial de adultos y niños mayores

- Habla en frases de dos palabras y tiene un vocabulario de 50 palabras

A los 36 meses

- Le gusta jugar con otros niños e imitarlos

- Habla en frases de 3 palabras y puede usar algunos pronombres

- Habla por la muñeca o el muñeco de acción en juegos de simulación

A los 48 meses

- Puede nombrar a sus amigos cuando le preguntan por ellos

- Responde preguntas básicas sobre qué, cuándo, quién y donde

- Habla claramente en oraciones de 5 a 6 palabras

Podrá encontrar otros signos y síntomas en el sitio web de los Centros para el Control y la Prevención de Enfermedades, www.cdc.gov/actearly. Si observa signos como esos en su hijo o si le preocupan otros aspectos de su desarrollo lingüístico y social, infórmelo al pediatra; cuanto antes, mejor. De hecho, en cuanto sospeche de un diagnóstico de autismo, deberá comenzar el tratamiento, incluso antes de que se llegue a un diagnóstico concluyente. Los niños con otros tipos de retraso podrían también tener algunos de estos síntomas. Estos otros diagnósticos del desarrollo también se benefician de una intervención, por lo que hacer que evalúen a su hijo es importante aún cuando no le preocupe que se trate de autismo.

Lamentablemente, no hay análisis de laboratorio disponibles para diagnosticar el autismo; tampoco hay un único conjunto de síntomas que lo caracterice. Pero tanto su pediatra como un equipo de especialistas con experiencia en TEA harán el diagnóstico basándose en gran parte en la presencia (o ausencia) de una serie de síntomas. Como parte del proceso de diagnóstico, observarán la conducta de juego de su hijo y sus interacciones con sus cuidadores. Su pediatra también obtendrá una historia detallada, realizará un examen físico y, tal vez, ordenará análisis de laboratorio para descartar afecciones médicas que pueden causar síntomas que simulen algunos de los asociados con el autismo. Las pruebas de evaluación estandarizadas y otras herramientas de diagnóstico, incluyendo las evaluaciones de lenguaje, están a disposición para añadir información que pueda ayudar a llegar a un diagnóstico. Los niños con estos signos siempre deben ser evaluados para asegurarse de que puedan escuchar con normalidad.

A fin de ayudar a hacer el diagnóstico, puede comunicarse con un especialista en TEA, generalmente habrá uno en los centros médicos importantes. Pida una derivación a su pediatra o llame al sistema público para la primera infancia de su estado para solicitar una evaluación gratuita y así descubrir si su hijo califica para servicios de intervención.

Tratamiento

No existe cura conocida para el trastorno del espectro autista. Un niño diagnosticado con TEA necesitará servicios especializados que apunten al manejo de los hallazgos específicos asociados con su TEA. El tratamiento precoz podría mejorar la capacidad de un niño con autismo de funcionar de manera más eficaz en la vida.

Algunos abordajes usados más habitualmente incluyen el Análisis aplicado de conducta (AAC), el método Greenspan o de trabajo en el suelo DIR y el método "TEACCH" (sigla en inglés que

NUESTRA POSICIÓN

LA AMERICAN ACADEMY OF PEDIATRICS (AAP) insta a los médicos a estar al tanto de los signos de TEA y estar alerta a estos durante todas las visitas de control.

Al mismo tiempo, la Academia recomienda especialmente a los padres que siempre le comuniquen a su pediatra cualquier preocupación que puedan tener acerca del comportamiento y el desarrollo de su hijo. La AAP recomienda los análisis de detección específicos para el autismo cuando los niños tienen entre 18 y 24 meses de edad; cuanto antes se pueda comenzar un programa de intervención, mejor. Sin embargo, los niños deberían ser evaluados a cualquier edad si un padre o un profesional están preocupados acerca de la posibilidad de un TEA. Si se sospecha o se diagnostica un TEA, los padres deben buscar una referencia para una intervención temprana y especialistas locales (como terapia del lenguaje o una intervención de comportamiento para promover destrezas sociales). Los programas de intervención temprana son específicos para los niños de cero a tres años de edad. Cuando son mayores de tres años de edad, los niños deben ser referidos a su distrito escolar. Los padres deben esforzarse por familiarizarse con los tratamientos y programas disponibles en su comunidad tanto como sea posible, y apoyar a su hijo en el aprendizaje de las aptitudes necesarias para tener éxito en el entorno educativo menos restrictivo posible.

corresponde a *Tratamiento* y *Educación* de niños *Autistas* y con trastornos de la *Comunicación*). Las técnicas más eficaces son intensivas y están diseñadas para abordar los problemas de conducta y ayudar al niño a desarrollar aptitudes de comunicación y sociales.

Los niños con TEA requieren de un programa de educación individual que aborde sus necesidades lingüísticas y de aprendizaje social en el entorno menos restrictivo posible. A veces, los niños se beneficiarán de entornos de aprendizaje más pequeños que ofrezcan menos distracciones. En general, los niños más pequeños se beneficiarán de terapias educativas (y de otros tipos) intensas que pueden ser de hasta 25 horas por semana, los 12 meses del año. Al igual que los demás niños con discapacidades del desarrollo, las familias deben

evaluar las opciones educativas que promueven el desarrollo de aptitudes sociales. En ocasiones, los medicamentos también ayudan a manejar las dificultades de conducta del autismo y los trastornos relacionados como parte de un plan general de conducta.

Los niños con TEA pueden tener una capacidad muy variada de independencia en su etapa adulta; lo mismo ocurre con su conducta y sus aptitudes lingüísticas. Es imposible predecir en la infancia temprana las aptitudes que un pequeño niño con TEA tendrá como adulto, por lo que es importante comenzar las intervenciones para los síntomas de lenguaje, sociales, académicos y de conducta lo más pronto e intensamente posible. No hay dos niños con TEA con las mismas necesidades, y el abordaje adecuado para uno podría ser diferente al empleado para otro. Involúcrese lo más que pueda en los tratamientos de su hijo. Su pediatra puede ayudarla a encontrar agencias comunitarias que ofrezcan servicios para su hijo, como también redes de apoyo familiar, orientación y grupos de defensoría. En Internet busque fuentes confiables de información y capacitación, como los Centros para el Control y la Prevención de Enfermedades (www.cdc.gov) o la American Academy of Pediatrics (www.aap.org/autism). Tal vez reciba consejos contradictorios sobre las intervenciones, fuera de lo recomendado en el momento de la evaluación de su hijo. Es importante hablar con su pediatra acerca de las terapias que podría tener en cuenta. A través de grupos de apoyo, también puede conocer a los padres de otros niños con TEA y compartir experiencias, inquietudes y soluciones.

Tal como mencionamos anteriormente, si uno de sus hijos es diagnosticado con autismo, hay un mayor riesgo (de entre 3 y 7 %) de que sus demás hijos sufran el mismo trastorno. Hable con su pediatra sobre cómo obtener orientación respecto a este mayor riesgo.

Consulte también la sección sobre autismo en el Capítulo 11 (*Su hijo de 2 años*) en la página 349.

Parálisis cerebral

Los niños con parálisis cerebral tienen una anomalía o un daño en la parte del cerebro que controla el movimiento y la tonicidad muscular. Muchos de estos pequeños tienen inteligencia típica, pese a tener dificultades con el control motriz y el movimiento. La afección causa distintos tipos de dificultades motrices que pueden ser desde bastante leves y apenas aparentes hasta muy profundas. Dependiendo de la gravedad del problema, un niño con parálisis cerebral podría tener patrones de movimiento torpe o no poder caminar. Algunos niños tienen debilidad y mal control motriz de un brazo y una pierna sobre el mismo lado del cuerpo (lo que se llama hemiparesia), algunos tienen dificultades con ambas piernas (diplejia) y algunos tiene problemas con el control de las extremidades superiores e inferiores (tetraplejia). En algunos niños el tono muscular suele aumentar (lo que se llama espasticidad o hipertonía), mientras que en otros es muy bajo (hipotonía). Si bien muchos niños con parálisis cerebral preservan el entendimiento del lenguaje, podrían tener dificultad para coordinar los movimientos de la boca necesarios para producir las palabras.

La parálisis cerebral es causada por una malformación o un daño en el cerebro, por lo general antes del nacimiento mientras se está formando el cerebro, pero de vez en cuando ocurre durante el parto o después del nacimiento. El parto prematuro está asociado con un aumento del riesgo de parálisis cerebral debido a la fragilidad del cerebro en desarrollo. Un bebé también puede padecer parálisis cerebral por una ictericia muy grave después de nacer o más adelante en la infancia a causa de una lesión o enfermedad que afecte el cerebro. Si bien podría ser desafiante, es importante concentrar su energía en optimizar el desarrollo de su hijo y recordar que, en muchos casos, no se puede identificar la causa.

Un informe de la American Academy of Pediatrics y del Colegio Americano de Obstetricia y Ginecología llegó a la conclusión de que la mayoría de los casos de parálisis cerebral no son el resultado de eventos ocurridos durante el trabajo de parto y el parto, tal como un suministro insuficiente de oxígeno (hipoxia).

Signos y síntomas

Los signos y síntomas de parálisis cerebral varían enormemente porque hay muchos tipos y grados diferentes de problemas motrices. La pista principal de que su hijo podría tener parálisis cerebral es un retraso en la adquisición de los hitos motrices enumerados en los Capítulos 5 a 13 de este libro. Estos son algunos signos específicos.

EN UN BEBÉ DE MÁS DE 2 MESES

- **La cabeza le queda colgando** cuando lo levanta estando acostado boca arriba.

- **Se siente tieso.**

- **Se siente flojo.**

- **Cuando lo carga acunándolo** en los brazos, parece extender de más la espalda y el cuello, actuando constantemente como si quisiera alejarse de usted.

- **Cuando lo levanta,** las piernas se ponen rígidas y se cruzan o forman "tijera".

EN UN BEBÉ DE MÁS DE 10 MESES

- **Gatea** en forma ladeada, empujando con una mano y una pierna mientras que arrastra la mano y pierna opuestas.

- **Se traslada arrastrándose** de nalgas o salta sobre las rodillas pero no gatea en cuatro patas.

Si tiene alguna preocupación sobre el desarrollo de su hijo, hable con su pediatra en su visita de rutina. Como el ritmo de desarrollo de los niños varía ampliamente, a veces es difícil hacer un diagnóstico definitivo de parálisis cerebral leve durante el primer o el segundo año de vida. A menudo la consulta con un pediatra especialista en desarrollo, un neurólogo pediátrico o un médico especialista en medicina de rehabilitación pediátrica la podrán ayudar con el diagnóstico. Su pediatra los transferirá al profesional más adecuado. Su hijo también será transferido a un fisioterapeuta o terapeuta ocupacional para una evaluación adicional de sus aptitudes motrices. Probablemente le recomienden realizar una TC (tomografía computarizada) o RM (resonancia magnética) de la cabeza para determinar si existe una anomalía cerebral. Incluso cuando se realiza un diagnóstico sólido durante estos primeros años, suele ser difícil predecir cuán graves serán los problemas motrices en el futuro. No obstante, por lo general entre los 3 y 4 años de edad, los síntomas motrices de un niño quedan claros.

Tratamiento

Si su pediatra sospecha que su hijo tiene parálisis cerebral, es probable que lo transfieran a un programa de intervención temprana. Estos programas son atendidos por educadores de la primera infancia, fisioterapeutas, terapeutas ocupacionales y terapeutas del habla y del lenguaje, enfermeras, trabajadores sociales y médicos de consulta. En un programa así, su hijo recibirá terapias específicamente dirigidas a sus necesidades y aprenderá a convertirse en el maestro y terapeuta de su hijo. Un fisioterapeuta o un terapeuta ocupacional le enseñarán los ejercicios que deberá hacer con su bebé, qué posiciones le resultan más cómodas y beneficiosas y cómo ayudar con problemas específicos tales como las dificultades para alimentarse. A veces puede que le sugieran medicamentos como p. ej. baclofeno para minimizar la espasticidad asociada con la parálisis cerebral. A veces se inyecta toxina botulínica tipo A, un fármaco relajante muscular, para disminuir la tensión muscular de los brazos o las piernas. Los medicamentos para la espasticidad no suelen recomendarse para niños pequeños. Los niños mayores podrían ser tratados con bombas de baclofeno o someterse a procedimientos quirúrgicos para reducir la espasticidad. Tal vez reciba información acerca de equipos de adaptación que podrían ayudar a su hijo en las actividades cotidianas y posicionarlo de modo tal que pueda usar mejor las manos al jugar. Entre los equipos especiales podrían incluirse utensilios personalizados para comer con mayor facilidad, lápices que se puedan sostener más fácilmente, sillas de ruedas y andadores. A través de grupos de apoyo también puede conocer a padres de otros niños con discapacidades similares y compartir experiencias, inquietudes y soluciones.

Lo más importante que puede hacer por su hijo es ayudarlo a desarrollar destrezas, hacerse fuerte y adquirir una autoestima positiva. Anímelo a realizar las tareas que pueda hacer y a practicar las que le resulten más desafiantes, para que aprenda a hacerlas con la menor cantidad de ayuda posible. Los profesionales de los centros de intervención temprana pueden ayudarla a evaluar las aptitudes de su hijo y enseñarle cómo alcanzar los objetivos adecuados.

Tal vez le ofrezcan consejos sobre otros tipos de terapia además de los ofrecidos por el equipo de terapia convencional. Consulte a su pediatra antes de intentar con terapias no tradicionales. También puede comunicarse con la Asociación de Unión por la Parálisis Cerebral, www.ucp.org, para obtener información acerca de los recursos y programas disponibles en su área y para leer información adicional sobre la parálisis cerebral.

Problemas asociados

DISCAPACIDAD INTELECTUAL

Se ha calculado que más de la mitad de los niños con parálisis cerebral tienen retrasos generales del desarrollo que afectan el razonamiento y la resolución de problemas. Muchos niños con parálisis cerebral también reciben diagnósticos de discapacidad intelectual (lo que solía llamarse retardo mental), mientras que otros tienen aptitudes intelectuales promedio o discapacidades de aprendizaje específicas. (Consultar también *Discapacidad intelectual*, página 656).

CONVULSIONES

Una de cada tres personas con parálisis cerebral tiene o tendrá convulsiones. Tal vez no comiencen hasta más adelante durante la infancia. Afortunadamente, estas convulsiones suelen poder controlarse con medicamentos anticonvulsivos. (Consultar también la página 790).

DIFICULTADES DE VISIÓN

Como la lesión cerebral suele afectar la coordinación de los músculos de los ojos, más de 3 de cada 4 niños con parálisis cerebral tienen estrabismo, un problema en el que un ojo está desviado hacia adentro o hacia afuera. Si este problema no se corrigiera en forma temprana, la visión del ojo afectado empeorará y a la larga perderá la visión en forma permanente (ambliopía). Por consiguiente, es de suma importancia que el pediatra controle periódicamente los ojos de su hijo. (Consultar también *Estrabismo,* página 732).

CONTRACTURAS ARTICULARES Y ESCOLIOSIS

En los niños con formas espásticas de parálisis cerebral suele ser difícil evitar las "contracturas", una rigidez extrema de las articulaciones causada por los tirones desiguales de un músculo sobre otro. Un fisioterapeuta, un pediatra especialista en desarrollo o un médico especialista en medicina de rehabilitación pediátrica pueden enseñarle a estirar los músculos para intentar evitar que se forme la contractura. A veces se pueden usar órtesis, yesos o medicamentos para mejorar la movilidad y la estabilidad de las articulaciones. En ciertas situaciones se realizan cirugías ortopédicas como parte del manejo de las contracturas.

Algunos niños con tonicidad muscular asimétrica podrían tener diferencias en el tamaño del brazo o la pierna afectados o contracturas articulares. Se puede consultar a un cirujano ortopédico para que indique ortopedia (férulas u órtesis) para evitar que las contracturas empeoren. Algunos niños desarrollan escoliosis o curvatura de la columna que requiere de un corsé ortopédico para la espalda. Si la fisioterapia, la ortopedia, el manejo médico de la espasticidad o la tonicidad y la posición correcta no pueden evitar las contracturas, podría ser necesaria una cirugía para maximizar la capacidad motora.

PROBLEMAS DENTALES

Muchos niños con parálisis cerebral corren un riesgo mucho más alto de desarrollar enfermedades bucales. Esto puede significar más gingivitis (enfermedad en las encías) y caries. Un motivo podría ser que les resulta difícil cepillarse los dientes. No obstante, tienen también más defectos en el esmalte que los demás niños y esto podría hacer que sus dientes sean más susceptibles a las caries. Además, algunos medicamentos tales como los anticonvulsivos o los fármacos para el asma podrían contribuir con la formación de caries. Debido a las aptitudes especiales necesarias para controlar sus necesidades dentales, las familias suelen buscar dentistas pediátricos para sus hijos con parálisis cerebral.

PÉRDIDA DE AUDICIÓN

Algunos niños con parálisis cerebral tienen pérdida de audición total o parcial. Una causa de parálisis cerebral habitualmente asociada con la pérdida de audición es la icteria grave o anoxia (una deficiencia de oxígeno) en el momento del nacimiento. Si observa que su bebé no pestañea ni se sobresalta con los ruidos fuertes al mes de edad, que no gira la cabeza en dirección a un sonido a los 3 o 4 meses de edad o no dice ninguna palabra a los 12 meses, háblelo con el pediatra. Habrá que revisar los resultados de la evaluación de audición del recién nacido y realizar una nueva evaluación además de pruebas formales de habla y lenguaje. (Consultar también *Pérdida de audición,* página 652).

PROBLEMAS CON LA CONCIENCIA ESPACIAL

Más de la mitad de los niños con parálisis cerebral que afecta un lado del cuerpo tiene problemas para darse cuenta de la posición del brazo, la pierna o la mano del lado afectado. (Por ejemplo, cuando las manos de un niño están relajadas no puede darse cuenta si los dedos están apuntando hacia arriba o hacia abajo si no los mira). Si existe este problema, es posible que el niño limite el uso de la mano afectada, aún si la discapacidad motriz fuera mínima. Puede que actúe como si no estuviera allí. La fisioterapia o la terapia ocupacional podrían ayudarlo a aprender a usar las partes del cuerpo afectadas pese a esta discapacidad.

Anomalías congénitas

Las anomalías congénitas son causadas por problemas durante el desarrollo del feto antes de nacer. Alrededor de 3 de cada 100 bebés nacidos en Estados Unidos tienen anomalías congénitas.

Hay 5 categorías de este tipo de anomalías, agrupadas según su causa.

ANOMALÍAS CROMOSÓMICAS

Los cromosomas pasan el material genético heredado de una generación a la siguiente en el óvulo y en el espermatozoide. Normalmente, 23 cromosomas provienen del padre y 23 cromosomas de la madre, y todos se encuentran en el núcleo de cada célula del cuerpo excepto los glóbulos rojos. Los genes transportados en los cromosomas determinan las características de un niño.

Cuando un niño no tiene los 46 cromosomas normales, o cuando faltan o se duplican partes de los cromosomas, podría haber problemas de desarrollo y de funcionamiento de los órganos, incluido el cerebro. El síndrome de Down es un ejemplo de una afección que puede ocurrir cuando un niño nace con un cromosoma de más.

ANOMALÍAS DE GEN ÚNICO

A veces, los cromosomas son normales en cantidad pero uno o más de ellos son anormales. Algunas de estas anomalías genéticas se heredan de uno de los padres que también tenía esa anomalía. Esto se conoce como herencia autosómica dominante.

Otros problemas genéticos pueden transmitirse al hijo solo si ambos padres son portadores del mismo gen. (La fibrosis quística, la enfermedad de Tay-Sachs y la anemia drepanocítica son ejemplos de trastornos heredados de esta manera). En estos casos ninguno de los padres tiene el trastorno pero cada uno de ellos es portador. Uno de cada 4 niños heredará este gen de ambos padres y resultará afectado. Esto se conoce como herencia autosómica recesiva.

Un tercer tipo de anomalía genética se denomina ligada al sexo, y suelen heredarla solo los varones. Las niñas podrían ser portadoras del gen que causa los trastornos pero no padecer realmente la enfermedad. (Entre los ejemplos de este problema se incluyen la hemofilia, el daltonismo y las formas comunes de distrofia muscular).

AFECCIONES DURANTE EL EMBARAZO QUE AFECTAN EL DESARROLLO

Algunas enfermedades de la madre durante el embarazo, en especial durante las primeras 9 semanas, pueden causar anomalías congénitas graves, por ejemplo la rubéola y la diabetes. El consumo de alcohol y de determinados fármacos durante el embarazo aumenta significativamente el riesgo de padecer problemas de desarrollo cerebral. Hay medicamentos que si se los toma durante el embarazo también pueden causar daño al feto, al igual que ciertas sustancias químicas que pueden contaminar el aire, el agua y los alimentos. Verifique siempre con su médico antes de usar cualquier medicamento o suplemento alimentario mientras esté embarazada.

COMBINACIÓN DE PROBLEMAS GENÉTICOS Y MEDIOAMBIENTALES

La espina bífida y el labio leporino y paladar hendido son tipos de anomalías congénitas que podrían ocurrir cuando existe una tendencia genética para la afección combinada con la exposición a determinadas influencias ambientales dentro del vientre materno durante las etapas críticas del embarazo. A las mujeres les recetan vitaminas prenatales para ayudar a evitar que el feto tenga espina bífida.

CAUSAS DESCONOCIDAS

La amplia mayoría de las anomalías congénitas carece de causa conocida. Si usted y su familia tuvieron un niño con anomalías congénitas o problemas del desarrollo sin una causa conocida, pida a su pediatra que la transfiera a un genetista o a un asesor genético. Ellos pueden revisar junto a usted el riesgo de tener otro niño con problemas similares.

Cuando su hijo tiene un trastorno congénito

A pesar de los adelantos en el diagnóstico prenatal, como las ecografías, la mayorías de las familias se enteran de que su bebé tiene una anomalía congénita después de que nace. Con toda la información médica nueva y el énfasis sobre la toma de decisiones médicas que deben enfrentar las familias, suele ser de ayuda contar con una persona que responda a las preguntas de familiares y amigos. Es muy importante pedir a los médicos que atienden a su bebé que le expliquen todo para poder entender y para asegurarse de contar con el apoyo de amigos y familiares. Los hermanos deben ser informados sobre la afección del bebé en palabras que sean adecuadas para su nivel de desarrollo. Una vez realizado el diagnóstico, a muchas familias les resulta útil ponerse en contacto con grupos de apoyo para familiares de niños con ese trastorno.

Afecciones congénitas

Las anomalías congénitas son tan diversas y requieren de tipos de tratamiento tan diferentes que sería imposible hablar sobre todas ellas en esta sección. En cambio, comentaremos solo acerca del manejo médico de dos afecciones: el síndrome de Down y la espina bífida.

SÍNDROME DE DOWN

Aproximadamente 1 de cada 800 bebés nace con síndrome de Down. Afortunadamente es posible detectar el síndrome de Down en forma prenatal, mediante una amniocentesis. El síndrome de Down es causado por la presencia de un cromosoma adicional, lo que da como resultado la apariencia característica que incluye ojos rasgados con pliegues de piel adicionales en las esquinas internas de los mismos, puente de la nariz chato, lengua relativamente grande y disminución de la tonicidad muscular y ligamentaria del cuerpo.

Casi todos los niños con síndrome de Down tienen cierto grado de discapacidad intelectual. El grado de discapacidad intelectual varía, al igual que varían el volumen y la inteligibilidad del lenguaje hablado. Los niños con síndrome de Down son en general bastante sociables, pero algunos tienen TDAH, autismo o ambas cosas. Se emplean abordajes educativos para promover la independencia en cuanto a las aptitudes de cuidado personal y las destrezas necesarias para trabajar durante su etapa adulta.

El diagnóstico prenatal permite a los médicos prever la necesidad de un tratamiento precoz de las anomalías cardíacas, del tracto gastrointestinal o de la sangre que los bebés con síndrome de Down podrían tener. Una vez que aparece la sospecha en la ecografía prenatal, el síndrome de Down podrá confirmarse mediante un análisis de sangre realizado a la madre. Como la mayor parte del tiempo los recién nacidos con síndrome de Down no tienen problemas médicos que requieran de un tratamiento inmediato, la mayoría puede salir del hospital después de la estadía normal del recién nacido.

Si tiene un recién nacido con síndrome de Down, su pediatra le recomendará servicios de intervención temprana para usted y para su bebé. Los programas de intervención temprana le proporcionarán terapia a su bebé para que aprenda a alcanzar sus hitos y la ayudarán a usted con estrategias para maximizar sus habilidades.

Hay muchos tipos de tratamiento que no están científicamente comprobados, sobre los cuales posiblemente lea. Debe hablar con su médico sobre cualquier intervención que tenga en cuenta para asegurarse de que sea segura y eficaz.

Además de los retrasos del desarrollo, el síndrome de Down puede causar problemas físicos a medida que su hijo crezca. Será preciso observar atentamente su crecimiento, ya que un crecimiento de estatura extremadamente lento o un aumento de peso excesivo podrían indicar una falta de hormona tiroidea, un problema que afecta a muchos niños con síndrome de Down. Aun sin problemas de tiroides, es probable que sea más bajo y que pese menos que el niño promedio a su edad. Cuando crecen, los niños con síndrome de Down tienden a tener sobrepeso. La mitad de los niños con síndrome de Down padece además de problemas cardíacos diagnosticados al nacer que podrían requerir de atención médica o de una cirugía. Más de la mitad tiene problemas de visión y audición.

Otro problema que afecta a 15 de cada 100 niños con síndrome de Down es una anomalía de los ligamentos del cuello (inestabilidad de cuello) que puede causar graves lesiones en la columna si el cuello se extendiera (flexionara hacia atrás) durante el ejercicio o una anestesia. Por este motivo, consulte a su médico para obtener consejos sobre la necesidad de radiografías de cuello antes de permitirle participar en actividades atléticas vigorosas (en especial dar volteretas y hacer gimnasia) o antes de cirugías optativas, para que el médico anestesista sepa cómo manejar la sedación de su hijo. Si las radiografías muestran esta anomalía, deberá limitarse su actividad física a movimientos que no le causen lesiones.

ESPINA BÍFIDA

La espina bífida ocurre cuando los huesos de la columna no se cierran correctamente al principio del desarrollo fetal. Hay muchos subtipos diferentes de espina bífida. La forma más común, la espina bífida oculta, ocurre cuando los huesos de la columna no se cierran pero no hay problemas con los nervios que la columna vertebral protege. La mayoría de las personas con espina bífida oculta ni siquiera saben que la padecen. Otra forma es el meningocele, en el cual hay presencia de una bolsa de líquido pero no hay daño en los nervios raquídeos. Otro tipo es el mielomeningocele. Este tipo afecta a los huesos de la columna, la bolsa de líquido y parte de los nervios raquídeos y la médula espinal. La mayoría de las veces, cuando la gente habla de espina bífida se está refiriendo al mielomeningocele. La espina bífida ocurre debido a una interacción entre los genes y el medio ambiente. Un padre o una madre que tienen un hijo con espina bífida tienen una probabilidad mayor (1 en 100) de tener otro hijo con la misma afección. Este aumento de frecuencia aparentemente se debe a cierto efecto combinado de la herencia y el medio ambiente. Se administran vitaminas, incluido el ácido fólico, a las mujeres embarazadas para minimizar el riesgo de espina bífida del feto. Durante el embarazo se puede detectar la espina bífida mediante una ecografía, y los análisis de sangre que se le hacen a la madre pueden ayudar a identificar un mayor riesgo de tener un bebé con espina bífida. Saber que un bebé tendrá espina bífida permite a la familia hacer planes para que el parto tenga lugar en un centro médico que cuente con cirugía especializada y atención prenatal. En algunos centros altamente especializados, con expertos en medicina materno-fetal de alto riesgo y cirujanos especialistas en cirugía fetal, las mujeres embarazadas pueden optar por ser evaluadas como candidatas para cirugía fetal. La cirugía fetal por espina bífida no es una cura, pero puede reducir los impactos de la afección.

Un recién nacido con espina bífida tiene una bolsa que sobresale de la columna y que contiene líquido cefalorraquídeo y una parte de la médula espinal. Estos son los nervios que controlan la parte inferior del cuerpo. El primer o segundo día de vida será preciso realizar una cirugía para cerrar la abertura de la columna. Lamentablemente, poco puede hacerse para reparar los nervios dañados, pero puede hacerse mucho para ayudar a los niños a tener la mayor funcionalidad posible.

La mayoría de los bebés con espina bífida tienen varias otras complicaciones médicas. Entre estas se incluyen:

Hidrocefalia. Hasta 9 de cada 10 niños con espina bífida eventualmente desarrollan hidrocefalia, causada por un aumento excesivo del líquido que habitualmente amortigua el cerebro protegiéndolo contra las lesiones. El aumento ocurre porque el pasaje por el cual suele fluir el líquido resulta alterado. Esta afección es grave y requiere tratamiento quirúrgico.

El pediatra debe sospechar de hidrocefalia si la cabeza del bebé crece más rápido de lo esperado. La afección se confirma mediante una radiografía computarizada de la cabeza, llamada TC (tomografía computarizada), una resonancia magnética (RM) o una ecografía. Si la afección existiera, se necesitará cirugía para aliviar la acumulación de líquido; esto se logra mediante la colocación de una derivación para drenar el líquido.

Alergia al látex. Las personas con espina bífida tienen más tendencia de ser alérgicas al látex. Las reacciones alérgicas puede variar y ser desde leves a muy graves. Todos los niños con espina bífida deben tomar precauciones para evitar el látex. Aquellos niños con alergia al látex deben tener un plan de atención de emergencia en caso de que ocurra un evento alérgico. Puede reducir las probabilidades de que contraiga dicha sensibilidad evitando la exposición al látex. Pero tenga presente que muchos productos para bebés lo contienen (tetinas de biberones, chupetes, juguetes para la dentición, cambiadores, fundas de colchones y algunos pañales), por lo que deberá evitar los productos que contengan látex.

Debilidad muscular o parálisis. Como la anomalía congénita de la columna vertebral afecta el desarrollo de los nervios que conectan el cerebro con los miembros inferiores, es posible que los músculos de las piernas sean muy débiles o no funcionen en los niños con espina bífida. Como tal vez no puedan mover los pies, las rodillas ni las caderas, es posible que nazcan con estas articulaciones contracturadas. Se puede realizar cirugía para corregir algunos de estos problemas y la debilidad muscular se puede tratar con fisioterapia y órtesis. Dependiendo del grado de lesión espinal, los niños con espina bífida quizás puedan caminar en forma independiente o con andadores. No obstante, muchos usan sillas de ruedas.

Problemas intestinales y de vejiga. A menudo los nervios que controlan la función intestinal y de la vejiga no funcionan correctamente en los casos de espina bífida. Como resultado, es más probable que estos niños sufran

infecciones urinarias y que la orina regrese hacia atrás desde la vejiga, dañando los riñones. Su pediatra referirá a su hijo a un urólogo, quien controlará la función de la vejiga de su hijo y decidirá si es necesario drenar la orina con un catéter para proteger los riñones.

El control intestinal podría ser un problema debido a la falta de control nervioso del recto. El manejo atento de la alimentación (para mantener blandas las heces) y el uso ocasional de supositorios, estimulantes intestinales o enemas especiales podrían ser recomendables para ayudar con el manejo de la función intestinal.

Infección. Los padres de niños con espina bífida e hidrocefalia o problemas de las vías urinarias deben estar siempre atentos para detectar signos de infección. Si su hijo contrajera una infección, el pediatra le recetará antibióticos.

Problemas académicos y sociales. Siete de cada 10 niños con espina bífida padecen discapacidades del desarrollo y de aprendizaje que requieren de apoyo académico para las necesidades de aprendizaje. Los asuntos relacionados con la salud y el bienestar, incluyendo el control del peso, la actividad física y la inclusión social, son de particular importancia para el bienestar físico, emocional y social del niño con espina bífida a largo plazo.

Los padres de un niño con espina bífida necesitan más de un médico para manejar la atención médica de su hijo. Además del cuidado básico que proporciona el pediatra, este trastorno requiere de un abordaje de equipo que incluye neurocirujanos, cirujanos

NUESTRA POSICIÓN

EN UN ESFUERZO por reducir la prevalencia de la espina bífida, la American Academy of Pediatrics adhiere a la recomendación del Departamento de Salud Pública de los Estados Unidos de que todas las mujeres capaces de quedar embarazadas consuman 400 microgramos de ácido fólico (una vitamina B) por día. El ácido fólico ayuda a prevenir defectos del tubo neural (DTN), lo que incluye la espina bífida. Aunque algunos alimentos están fortificados con ácido fólico, no es posible que las mujeres cumplan la meta de 400 microgramos mediante una dieta típica. Por consiguiente, una declaración normativa de la Academia recomienda un comprimido multivitamínico diario que contiene ácido fólico en la dosis recomendada. Los estudios demuestran que si todas las mujeres en edad fértil cumplieran con estos requisitos de alimentación, el 50% o más de los DTN podrían prevenirse.

Se les aconseja a las mujeres que corren un riesgo alto de tener un embarazo afectado por DTN (por ejemplo, debido a un embarazo anterior afectado por DTN, tener diabetes mellitus o tomar medicamentos anticonvulsivos) que hablen de sus riesgos con el médico. Esto incluye posibles tratamientos con dosis muy altas de ácido fólico (4000 mcg por día), comenzando un mes antes de quedar embarazada y continuando a lo largo del primer trimestre. Como le explicará el médico, sin embargo, las mujeres no deben tratar de alcanzar esta dosis muy alta de ácido fólico tomando suplementos multivitamínicos, sino únicamente bajo el cuidado de un médico.

ortopédicos, urólogos, especialistas en rehabilitación, fisioterapeutas, psicólogos y trabajadores sociales. En muchos centros médicos funcionan clínicas especializadas en espina bífida que ofrecen los servicios de todos estos profesionales médicos en un mismo lugar. Tener a todos los miembros del equipo juntos hace que sea más fácil para todos comunicarse y, en general, ofrece un mejor acceso a la información y a la asistencia cuando los padres las necesitan.

Recursos

Hay información y apoyo para padres disponible en varias organizaciones.

March of Dimes
1-914-997-4488
www.marchofdimes.com

Congreso Nacional del Síndrome de
Down
1-800-232-NDSC (6372)
www.ndsccenter.org

Asociación de Espina Bífida de
Estados Unidos
1-800-621-3141
www.spinabifidaassociation.org

Asociación Unida para la Parálisis
Cerebral
1-800-872-5827
www.ucp.org

Pérdida de audición

Si bien la pérdida de audición puede ocurrir a cualquier edad, las dificultades auditivas al nacer o las que se desarrollan durante la primera infancia pueden tener graves consecuencias. Esto se debe a que es necesaria una audición normal para entender el lenguaje hablado y, posteriormente, producir un habla clara. En consecuencia, si su hijo sufre pérdida de audición durante la primera infancia, es fundamental que reciba atención inmediata. Incluso una pérdida de audición temporal pero importante durante esta etapa podría hacer que al niño le resulte muy difícil aprender el lenguaje oral de manera adecuada.

La mayoría de los niños sufren pérdida de audición leve cuando se acumula líquido en el oído medio debido a una congestión, resfríos o infecciones de oídos. Esta pérdida de audición suele ser tan solo temporal; la audición normal suele volver una vez que cede la congestión o infección y la trompa de Eustaquio (que conecta el oído medio con la garganta) drena el líquido restante hacia la parte de atrás de la garganta. En muchos niños, tal vez 1 de cada 10, el líquido permanece en el oído medio luego de una infección de oídos (consultar la página 662) debido a problemas con la trompa de Eustaquio. Estos niños no escuchan tan bien como deberían y a veces desarrollan retrasos en el habla. Es mucho menos común el tipo de pérdida de audición permanente que siempre pone en riesgo el desarrollo normal del habla y del lenguaje. La pérdida de audición permanente varía y puede ser de leve o parcial a sordera completa o total.

Hay dos tipos fundamentales de pérdida de audición:

Pérdida de audición conductiva. Cuando un niño tiene una pérdida de audición conductiva podría haber una anomalía en la estructura del canal auditivo externo o del oído medio, podría haber una gran cantidad de cerumen (cera) acumulada en el canal auditivo o tal vez líquido en el oído medio que interfiere con la transmisión del sonido.

Pérdida de audición neurosensorial. Este tipo de deficiencia auditiva es causada por una anomalía del oído interno o de los nervios que transportan los mensajes de sonido desde el oído interno hasta el cerebro. La pérdida puede estar presente al nacer u ocurrir en cualquier momento de ahí en adelante. Aún sin antecedentes familiares de sordera, la causa suele ser hereditaria (genética). Si la madre tuvo rubéola, citomegalovirus (CMV) u otras enfermedades infecciosas que afecten el oído interno durante el embarazo, el feto podría resultar infectado y perder la audición como resultado. El problema también puede deberse a una malformación del oído interno. Lo más común es que la causa de la pérdida de audición neurosensorial grave sea hereditaria. Aún así, en la mayoría de los casos ningún otro miembro de la familia (ni por parte de la madre ni del padre) tendrá pérdida de audición, porque cada uno de los padres es tan solo portador de un gen de pérdida de audición. Esto se llama "patrón autosómico recesivo" en vez de "dominante", en el cual sería de esperar que otros miembros de la familia tuvieran pérdida de audición. Los futuros hermanos del niño tendrán un mayor riesgo de sufrir deficiencias auditivas y la familia deberá obtener asesoramiento genético si se determinase que la pérdida auditiva es hereditaria.

La pérdida de audición debe

diagnosticarse lo antes posible para que su hijo no sufra retrasos en el aprendizaje del lenguaje, un proceso que comienza el día en que nace. La American Academy of Pediatrics recomienda someter a los recién nacidos a una evaluación auditiva antes de que reciban el alta del hospital. De hecho, cada estado y territorio de los EE. UU. cuenta actualmente con un programa de Detección e intervención auditiva precoz (DIAP), que exige que todos los recién nacidos sean sometidos a evaluaciones de pérdida de audición antes de recibir el alta del hospital. En cualquier momento durante la vida de su hijo, si usted o el pediatra sospecharan que tiene pérdida de audición, insista en que le realicen de inmediato una evaluación de audición. (Consultar *Pérdida de audición: qué buscar* en la página 655). Si bien algunos médicos de familia, pediatras y clínicas de bienestar infantil pueden hacer pruebas de detección de líquido en el oído medio, lo cual es una causa común de pérdida de audición, no pueden medir la audición con exactitud. Su hijo deberá acudir a un audiólogo, que puede hacer pruebas de la audición de su hijo a cualquier edad. Si tiene pérdida de audición, también debe ser atendido por un médico de oídos, nariz y garganta, u otorrinolaringólogo.

Si su hijo es menor de 6 meses o si no colabora durante su examen de audición, es probable que le hagan una de dos pruebas disponibles, similares a las pruebas realizadas durante las evaluaciones de audición de recién nacidos. Son indoloras y pueden tardar desde 5 a 60 minutos. Se describen a continuación:

■ **La prueba de respuesta auditiva provocada del tronco encefálico (RAPT)** mide el modo en el que responde el cerebro al sonido durante el sueño profundo. Se reproducen clics o tonos en los oídos del bebé a través de auriculares suaves y los electrodos que se colocan en la cabeza del bebé miden la respuesta del cerebro. Esto permite al médico estudiar la audición del niño sin tener que depender de su cooperación. Las RAPT se realizan durante un "sueño natural" en bebés menores de 3 o 4 meses de edad. Los bebés mayores y los niños pequeños deben estar sedados para someterse a una RAPT.

■ **La prueba de emisiones otoacústicas** mide las ondas de sonido que produce el oído. Se coloca una sonda pequeña dentro del canal auditivo del bebé, la que posteriormente mide la respuesta cuando se reproducen clics o tonos en el oído del bebé. Los bebés y niños pequeños por lo general no deben estar durmiendo ni sedados para esto, ya que es un examen de evaluación breve. Esto puede hacerse a cualquier edad.

La audiometría conductual, o "audiometría de respuesta condicionada", puede realizarse con un bebé que colabora, tan pequeño como de 6 meses de edad. Se proporciona una combinación de estímulos visuales y auditivos y se pueden determinar niveles de audición con frecuencia específica (aunque no específicos de un oído) en bebés y niños pequeños.

La audiometría conductual formal puede determinar los niveles de audición y el funcionamiento del tímpano de cada oído. Esta se realiza usando auriculares suaves que envían sonidos y palabras al oído, y por lo general es muy bien tolerada por los niños de entre 3 y 5 años de edad, dependiendo de la colaboración de cada niño en particular en el entorno de la prueba.

Es posible que estas pruebas no estén disponibles cerca de la zona donde vive, pero las consecuencias de una pérdida de audición no diagnosticada son tan graves que tal vez su médico le recomiende viajar a un lugar donde puedan hacérselas. Ciertamente, si estas pruebas indican que su bebé podría tener un problema de audición, su médico deberá recomendar una evaluación auditiva lo más pronto posible para confirmar si la audición de su hijo está afectada o no.

Tratamiento

El tratamiento de la pérdida de audición dependerá de su causa. Si fuera una pérdida de audición conductiva leve debido a la presencia de líquido en el oído medio, es probable que el médico simplemente recomiende que se vuelva a hacer pruebas al niño en unos meses para ver si el líquido drenó por sí solo. Los medicamentos tales como antihistamínicos, descongestionantes o antibióticos son ineficaces para despejar el líquido del oído medio.

Si la audición no mejorase en un período de 3 meses y siguiera habiendo líquido detrás del tímpano, es probable que el médico recomiende una transferencia a un especialista en oídos, nariz y garganta. Si el líquido siguiera allí y hubiera suficiente deficiencia auditiva conductiva (aunque fuera temporal), es probable que el especialista recomiende drenar el líquido a través de tubos de ventilación. Estos se introducen quirúrgicamente a través del tímpano. Esta es una cirugía menor que tarda alrededor de 15 minutos, pero su hijo debe recibir anestesia general para que se pueda realizar correctamente, por lo que en general pasará casi todo in día en el hospital o en un centro quirúrgico ambulatorio.

Incluso con los tubos colocados puede haber infecciones futuras, pero los tubos ayudan a reducir la cantidad de líquido y reducir el riesgo de su hijo de una nueva infección. Si la causa de la pérdida de audición fuera exclusivamente por el líquido, los tubos mejorarán la audición.

Si una pérdida de audición conductiva se debiera a una malformación del oído externo o medio, un audífono podría restaurar la audición a niveles normales o casi normales. No obstante, el audífono solo funcionará cuando se esté usando. Debe asegurarse de que esté encendido y funcionando en todo momento, en particular cuando el niño es muy pequeño. Podrá tenerse en cuenta una cirugía reconstructiva cuando el niño sea mayor.

La colocación temprana de audífonos en bebés, incluso en aquellos con pérdida de audición grave a profunda, es importante para proporcionarles conciencia del lenguaje receptivo. La exposición precoz al lenguaje fonético (hablado) o visual (de signos) tiene un impacto muy importante en el desarrollo del lenguaje.

Los audífonos pueden mejorar los niveles de audición en los niños con pérdida de audición neurosensorial leve a moderada, de tal modo que la mayoría logra desarrollar un habla y lenguaje oral normales. Si su hijo tuviera deficiencias auditivas graves o profundas en ambos oídos y se beneficia poco o nada de los audífonos, podría ser candidato para implantes cocleares. Los implantes cocleares están aprobados por el gobierno para su uso en niños desde 1990. Si su familia está considerando un implante para su hijo, los resultados para el desarrollo de un habla y audición útiles son mejores con un implante temprano (lo ideal es al año de edad) que uno tardío (después de los 3 años) en los casos en que la pérdida de audición ocurrió en el nacimiento. Por lo tanto, es sumamente importante obtener una evaluación y un tratamiento precoces y eficientes para este tipo de pérdida de audición. La mayoría de los niños con un desarrollo cerebral normal y un implante temprano pueden desarrollar una audición de buena a excelente y un lenguaje oral convencional con implantes cocleares. Casi todos los niños adquieren una mejor conciencia de los sonidos en su entorno. Las probabilidades de que los niños con pérdida audición profunda obtengan el máximo beneficio de los implantes cocleares en términos de desarrollo del lenguaje oral y la capacidad de audición se optimizan significativamente con la participación en terapias amplias y recursos para el desarrollo de la audición

Cuándo llamar al pediatra
Pérdida de audición: Qué buscar

Aquí incluimos los signos y síntomas que deben hacerla sospechar que su hijo tiene pérdida de audición y alertarla de llamar a su pediatra.

- Su hijo no se sobresalta con sonidos fuertes al mes de edad ni gira hacia la fuente de sonido a los 3 o 4 meses de edad.

- No nota su presencia hasta que la ve.

- Se concentra en hacer gárgaras u otros sonidos vibrantes que pueda sentir, en lugar de experimentar con la gran variedad de sonidos vocálicos y consonánticos. (Consultar *Desarrollo del lenguaje* en los Capítulos 8 y 9).

- Su lenguaje está retrasado o es difícil de entender, o no usa palabras sueltas como "papá" o "mamá" hacia los 12 a 15 meses de edad.

- No dice de cinco a diez palabras hacia los 18 meses de edad.

- No pone dos a tres palabras juntas a los 2 años de edad.

- Su lenguaje no es comprensible el 50 % de las veces para los dos años y medio de edad.

- No siempre responde cuando se lo llama. (Esto suele confundirse con falta de atención o resistencia, pero puede ser el resultado de una pérdida de audición parcial).

- Parece que escucha algunos sonidos pero no otros. (Algunas pérdidas de audición solo afectan los sonidos agudos; algunos niños tienen pérdida de audición en un solo oído).

- Parece que no solo oye mal sino que también tiene problemas para sostener la cabeza quieta, o es lento para sentarse o caminar sin apoyo. (En algunos niños con pérdida auditiva neurosensorial, también está dañada la parte del oído interno que proporciona información acerca del equilibrio y el movimiento de la cabeza).

entre los que se incluyen terapia del habla, maestras especializadas en niños con trastornos auditivos y recursos y orientación para los padres.

A los padres de niños con pérdida de audición neurosensorial lo que más les preocupa es si su hijo aprenderá a hablar. La respuesta es que, si bien el implante coclear colocado en el momento ideal mejorará mucho las probabilidades de aprender el lenguaje oral, no todos podrán aprender a hablar con claridad. No obstante, todos los niños con un trastorno de audición pueden aprender a comunicarse. Algunos niños aprenden a leer bien los labios, mientras que otros nunca dominan esa habilidad por completo. Sin embargo, el lenguaje oral solo es una forma de lenguaje. Para los niños a quienes los audífonos o los implantes cocleares no ofrezcan una mejoría suficiente en la audición como para desarrollar un lenguaje oral, o para aquellas familias que eligieron no procurar la adquisición de lenguaje oral, el lenguaje de señas es otra forma de comunicación que se puede aprender. Si su hijo está aprendiendo lenguaje de señas, usted y su familia directa también deberán aprenderlo. De esta forma podrá enseñarlo, disciplinarlo, elogiarlo, reconfortarlo y reír con él. También debe alentar a amigos y familiares a aprender el lenguaje de señas. El lenguaje escrito también es muy importante porque es la clave para el éxito académico y profesional. Si bien algunos defensores de la comunidad de sordos prefieren escuelas especiales para niños sordos, no hay motivos por los cuales los niños con trastornos auditivos graves estén separados de las demás personas debido a su pérdida de audición. Con una intervención lingüística precoz, educación y apoyo, estos niños crecerán para estar plenamente integrados en su estructura social y ser participantes activos en el mundo que los rodea.

Discapacidad intelectual

El término *discapacidad intelectual* (DI) se utiliza cuando la inteligencia y las aptitudes para adaptarse a su entorno de un niño están significativamente por debajo del promedio y afectan la forma en la que aprende y desarrolla nuevas habilidades. Cuanto más grave sea la discapacidad, más retrasada estará la conducta de su hijo respecto a su edad.

La inteligencia en los niños mayores de 2 años por lo general se mide en términos de CI (coeficiente intelectual). Para determinar el CI, el niño realiza una prueba que evalúa sus habilidades para resolver problemas en las áreas de lenguaje y otras áreas ajenas a éste. Las pruebas están diseñadas para que el puntaje promedio sea 100 y para que la mayoría de las personas obtengan resultados dentro de un rango por encima y por debajo de 100.

En algunos casos, las pruebas de CI estándar no son exactas ni confiables debido a las diferencias culturales, problemas de lenguaje o problemas físicos que interfieren con la prueba. En dichos casos, deberán utilizarse pruebas especiales que midan la capacidad del niño para funcionar y razonar pese a estos problemas.

Signos y síntomas

En general, cuanto más alto sea el grado de discapacidad intelectual, antes notará los signos. Tal vez sea difícil predecir en los niños pequeños que tienen retrasos tanto en el lenguaje como en la capacidad de resolución de problemas cuáles serán sus retrasos a medida que se desarrollen.

Cuando un bebé tarda en desarrollar las destrezas motrices básicas (p. ej. sostener la cabeza solo entre los 3 y 4 meses de edad o sentarse sin apoyo entre los 7 y 8 meses), también es posible que haya alguna discapacidad intelectual asociada. No obstante, no siempre es este el caso. Tampoco el desarrollo motriz normal garantiza una inteligencia normal. Algunos niños con grados de discapacidad intelectual leve a moderada tienen un desarrollo físico normal durante los primeros años de vida. En tales casos, el primer signo de discapacidad intelectual podría ser un retraso en el desarrollo del lenguaje o en el aprendizaje de destrezas de imitación simple, como hacer adiós con la mano o jugar a las tortitas.

En muchos casos de discapacidad leve, salvo en casos de retrasos en el habla, el niño pequeño podría, por lo demás, alcanzar los hitos del desarrollo en los momentos típicos. Más adelante, cuando comienza el preescolar o la escuela, tal vez tenga dificultad para aplicar las destrezas académicas correspondientes al nivel de su grado. Tal vez le cueste armar rompecabezas, reconocer los colores o contar cuando sus compañeros de clase ya dominan estas tareas. No obstante, recuerde que los niños se desarrollan a ritmos muy diferentes y los problemas en la escuela ciertamente no siempre son un signo de discapacidad intelectual. Los retrasos del desarrollo también pueden ser causados por trastornos tales como pérdida de audición, problemas de visión, discapacidades de aprendizaje o falta de experiencia debido a desafíos ambientales.

Cuándo llamar al pediatra

Si le preocupa un retraso en el desarrollo de su hijo (consultar las secciones sobre desarrollo en los Capítulos 6 al 13),

llame al pediatra; él revisará el desarrollo general de su hijo y determinará si es o no adecuado para la edad del niño. Si el pediatra está preocupado, probablemente lo transfiera a un especialista en desarrollo pediátrico, un neurólogo pediátrico o un equipo multidisciplinario de profesionales para realizar más evaluaciones. En el caso de los niños más grandes, las pruebas psicológicas formales podrían ser de ayuda.

Tratamiento

El principal tratamiento para los niños con discapacidad intelectual es académico. Existe una amplia gama de discapacidad intelectual con síntomas que pueden ser leves, moderados o graves. Los adultos con discapacidad intelectual leve podrían tener las aptitudes académicas necesarias para realizar un trabajo comunitario competitivo. A medida que aumenta el impedimento funcional, mayor es la probabilidad de la necesitar apoyo adulto para las necesidades cotidianas y apoyo para trabajar.

En el pasado, las personas con DI vivían en grandes instituciones residenciales. El objetivo actual para los adultos con DI es que vivan con sus familias, en sus comunidades o en pequeñas unidades de vivienda asistida con opciones de trabajo significativas. Para obtener más información, visite el sitio web de The Arc, www.thearc.org.

Prevención

Si bien es posible identificar cada vez más causas genéticas de DI, la evaluación precoz solo puede prevenir síntomas causados por trastornos metabólicos tales como fenilcetonuria (PKU) e hipotiroidismo. Si estas afecciones se detectan poco después del nacimiento a través de evaluaciones estándar realizadas en la sala de recién nacidos del hospital, pueden tratarse. Otra afección que puede causar discapacidad intelectual si no se detecta precozmente es la hidrocefalia (exceso de líquido que causa un aumento de la presión en el cerebro; consultar la página 649). Esta afección suele tratarse drenando el líquido a otra parte del cuerpo para liberar la presión y, por consiguiente, evitar un daño cerebral.

En muchos casos de discapacidad intelectual no existe una causa identificable. Consulte a su pediatra, a organizaciones locales de defensoría como The Arc de los Estados Unidos (www.thearc.org) y a otros profesionales respetables para averiguar qué programas están disponibles en su comunidad (p. ej. las Olimpíadas Especiales). La ayuda profesional podría ser sumamente útil. No obstante, a largo plazo, usted es el defensor más importante de su hijo.

Junto a los maestros y terapeutas de su hijo podrán fijar metas realistas para él y alentarlo a alcanzarlas. Ayúdelo si fuera necesario, pero permítale hacer tanto como sea posible por sí solo. Usted y su hijo sentirán la mayor recompensa cuando alcance un objetivo por sí mismo.

~ 22 ~

Oídos, nariz y garganta

Resfríos/Infección respiratoria alta

ES PROBABLE QUE SU HIJO tenga más resfríos, o infecciones respiratorias altas, que cualquier otra enfermedad. Solo durante los dos primeros años de vida, la mayoría de los niños sufre entre 8 y 10 resfríos. Y si su hijo fuera a la guardería, o si hubiera niños en edad escolar en su casa, es posible que tenga aún más, ya que los resfríos se propagan fácilmente entre los niños que están en contacto directo. Esas son las malas noticias, pero también hay de las buenas: La mayoría de los resfríos se resuelven solos y no provocan nada peor.

Los resfríos son causados por virus, que son organismos infecciosos minúsculos (mucho más pequeños que las bacterias). Un estornudo o una tos podrían transferir directamente un virus de una persona a otra. El virus también puede propagarse indirectamente, de la siguiente manera:

1. Un niño o un adulto infectado con el virus transferirá partículas del virus a su mano al toser, estornudar o tocarse la nariz.

2. Luego, tocará la mano de una persona sana.

3. Esta persona sana se toca la nariz con la mano recién contaminada, introduciendo el agente infeccioso en un sitio donde se puede multiplicar y crecer: la nariz o la garganta. Pronto desarrollará síntomas de resfrío.

4. El ciclo vuelve a repetirse siendo el virus transferido de este niño o adulto recién infectado a la siguiente persona susceptible, y así continuará una y otra vez.

Cuando el virus está presente y multiplicándose, su hijo presentará los síntomas y signos familiares:

- Goteo nasal (primero, una secreción transparente; luego, una más espesa y generalmente con color)

- Estornudos

- Fiebre leve (101-102 °F [38.3–38.9 °C]), en particular por las noches

- Disminución del apetito

- Dolor de garganta y, tal vez, dificultad para tragar

- Tos

- Irritabilidad intermitente

- Ganglios levemente inflamados en el cuello

Si su hijo tiene un resfrío típico sin complicaciones, los síntomas deberían ir desapareciendo gradualmente luego de 7 a 10 días.

Tratamiento

Un niño mayor con resfrío por lo general no necesita consultar al médico salvo que la afección se torne más grave. No obstante, si tiene 3 meses o menos, llame al pediatra ante el primer signo de enfermedad. En el caso de un bebé pequeño, los síntomas pueden ser engañosos y los resfríos pueden derivar rápidamente en enfermedades más graves como broquiolitis (consultar la página 595), crup (consultar la página 600) o neumonía (consultar la página 605). En el caso de un niño mayor de 3 meses, llame al pediatra si:

- Las fosas nasales se ensanchan cada vez que respira, se retrae la piel entre y alrededor de las costillas y el esternón o si el niño respira rápido o le cuesta respirar.

- Los labios o las uñas se vuelven azules.

- El moco nasal persiste durante más de 10 a 14 días.

- La tos simplemente no cesa (dura más de 1 semana).

- Tiene dolor de oídos (consultar *Infecciones del oído medio,* página 662) o está constantemente molesto o llorando.

- La temperatura es de más de 102 °F (38.9 °C).

- Está excesivamente somnoliento o malhumorado.

Puede que su pediatra desee ver al niño o que le pida que lo observe atentamente y vuelva a llamarlo si no mejora cada día y no está totalmente recuperado una semana después del inicio de la enfermedad.

Lamentablemente no existe una cura para el resfrío común. Se pueden usar antibióticos para combatir infecciones *bacterianas*, pero no surten efecto sobre los virus (e incluso podrían tener efectos adversos si se usaran contra los virus), por lo que lo mejor que puede hacer es poner cómodo a su hijo. Asegúrese de que descanse más de lo habitual y beba muchos líquidos. Si tiene fiebre o se siente molesto, dele acetaminofén o ibuprofeno como ingrediente único. El ibuprofeno está aprobado para los niños a partir de los 6 meses de edad; no obstante, jamás debe ser administrado a niños deshidratados o con vómitos reiterados. (Asegúrese de seguir la dosis recomendada para la edad de su hijo y el intervalo de tiempo en el caso de dosis reiteradas).

Es importante notar, no obstante, que la postura de la American Academy of Pediatrics es que los medicamentos de venta libre contra la tos no son eficaces para los niños menores de 6 años. Varios estudios demuestran que los productos para la tos y el resfrío no son eficaces en los niños menores de 6 años y pueden tener efectos secundarios potencialmente graves. Además, tenga en cuenta que la tos elimina mucosidad de la parte inferior de las vías respiratorias y, por lo general, no hay motivo para suprimirla.

Si su bebé tiene dificultades para respirar o beber debido a la congestión nasal, despéjele la nariz con gotas o aerosol de suero fisiológico (agua salada) para la nariz, que se venden sin receta. Luego de esto puede succionar con una pera de goma cada algunas horas, antes de cada vez que vaya a comer o antes de acostarse a dormir. Para las gotas de la nariz, use un gotero que haya limpiado con agua y jabón y enjuagado bien con agua sola. Coloque dos gotas en cada fosa nasal de 15 a 20 minutos antes de alimentarlo y posteriormente succione inmediatamente con la pera. *Jamás use gotas para la nariz que contengan medicamento, ya que podrían absorberse cantidades excesivas. Use solamente gotas nasales de suero fisiológico.*

Al usar la pera de succión, recuerde *apretar la parte de la pera de la jeringa, colocar suavemente la punta de goma en una fosa nasal y luego soltar lentamente la pera.* Esta succión leve extraerá el moco que está obstruyendo la nariz y debería permitirle volver a respirar y succionar a la vez. Descubrirá que esta técnica funciona mejor cuando el bebé es menor de 6 meses de edad. A medida que crezca se resistirá a la pera, haciendo que sea difícil succionar el moco, pero las gotas de suero fisiológico seguirán siendo eficaces.

Colocar un humidificador o un vaporizador de vapor frío en la habitación de su hijo también ayudará a mantener más líquidas las secreciones nasales y lo harán sentirse más cómodo. Póngalo cerca del niño (pero fuera de su alcance en un lugar seguro) para que reciba todo el beneficio de la humedad adicional. Asegúrese de limpiar y secar bien el humidificador cada día según las recomendaciones del manual del fabricante para evitar la contaminación bacteriana o por moho. *No se recomienda usar vaporizadores de agua caliente ya que podrían causar quemaduras graves.*

Prevención

Si su bebé es menor de 3 meses, la mejor prevención contra los resfríos es mantenerlo alejado de las personas resfriadas. Esto es particularmente cierto durante el invierno, cuando muchos de los virus que causan resfríos circulan muchísimo. Un virus que causa una enfermedad leve en un niño más grande o un adulto podría causar una enfermedad grave en un bebé.

Si su hijo va a la guardería y está resfriado, enséñele a toser y estornudar lejos de los demás y a usar un pañuelo desechable para toser en él y para sonarse la nariz. Al hacer esto podría evitar que propague el resfrío a las demás personas. De manera similar, si su hijo estará en contacto con niños que tienen resfríos y es conveniente que lo mantenga alejado, no dude en hacerlo. Enséñele además a lavarse las manos periódicamente durante el día; esto reducirá la propagación de virus.

Enseñe a su hijo a estornudar o toser en el pliegue del codo o en el hombro. Incluso usar un pañuelo desechable o de tela es mejor a que el niño se tape la boca con la mano al estornudar y toser. Si el virus queda en su mano, podría ser transmitido a lo que sea que toque: un hermano, un amigo o un juguete.

Infecciones del oído medio

Durante los primeros años de vida de su hijo, es altamente probable que contraiga una infección en el oído medio. Al menos el 70 % del tiempo, las infecciones del oído medio ocurren después de resfríos que debilitaron la capacidad del cuerpo para evitar que las bacterias ingresen al oído medio. Los médicos se refieren a esta infección en el oído medio como otitis media aguda.

Las infecciones del oído medio son una de las enfermedades tratables de la infancia con mayor prevalencia, y ocurre más a menudo en niños de entre 6 meses y 3 años de edad. Dos tercios del total de niños tendrán al menos una infección de oídos antes de su segundo cumpleaños. Es un problema particularmente común entre los niños pequeños porque son más susceptibles a los resfríos y debido a la longitud y la forma de sus pequeñas trompas de Eustaquio, que normalmente ventilan el oído medio.

Los niños menores de 1 año de edad que pasan tiempo en programas de guardería tienden a contraer más infecciones del oído medio que aquellos a quienes se los cuida en casa, principalmente porque están expuestos a más virus. Además, los bebés que se alimentan solos con biberón estando acostados boca arriba son susceptibles a padecer infecciones de oído, ya que esto podría permitir que ingresen pequeñas cantidades de fórmula en las trompas de Eustaquio. Hay dos cosas que podrían explicar el hecho de que, cuando su hijo comienza a ir a la escuela, disminuirán las probabilidades de que contraiga una infección en el oído medio: El crecimiento de las estructuras del oído medio reduce las probabilidades de un bloqueo de líquido, y las defensas contra la infección mejoran con la edad.

Hay otras características que podrían poner a los niños en mayor riesgo de padecer infecciones del oído medio:

Sexo. Si bien los investigadores no tienen certeza del por qué, los varones tienen más infecciones del oído medio que las niñas.

Herencia. Las infecciones de oído pueden ser una tendencia familiar. Los niños son más propensos a tener muchas infecciones de oído medio si sus padres o hermanos también las tuvieron.

Humo de segunda mano. Los niños que respiran humo de segunda mano

Sección transversal del oído

tienen un riesgo notoriamente mayor de padecer infecciones de oído además de infecciones respiratorias, bronquitis, neumonía y asma.

Hay determinadas cosas que puede hacer para proteger a su bebé contra las infecciones de oídos, como p. ej. amamantarlo, no fumar, asegurarse de que tenga las vacunas al día y practicar una buena higiene y una alimentación adecuada para evitar enfermedades.

Signos y síntomas

Las infecciones del oído medio suelen ser dolorosas (aunque no siempre es así). Un niño lo suficientemente mayor como para hablar le dirá que le duele el oído. Uno más pequeño probablemente se tire de la oreja y llore. Los bebés con infecciones de oídos podrían llorar aún más mientras se alimentan, ya que chupar y tragar causan cambios de presión dolorosos en el oído medio. Un bebé con infección en el oído podría tener problemas para dormir. La fiebre es otra señal de advertencia: las infecciones de oídos, a veces (1 de cada 3), están acompañadas de temperaturas elevadas que varían entre 100.4 y 104 °F (38 a 40 °C). Además, podría parecer que los niños pierden el equilibrio o están más torpes, porque el líquido o la infección en el oído medio puede afectar su sentido de equilibrio (sistema vestibular).

Tal vez vea un líquido amarillento manchado de sangre o pus que salen del oído infectado. Este tipo de secreción significa que se ha producido un pequeño agujero en el tímpano (llamado perforación). Este agujero suele sanar por sí solo, sin complicaciones, pero debería describir la secreción al pediatra.

También es posible que note que el niño no escucha bien. Esto se debe a que el líquido que está detrás del tímpano interfiere con la transmisión del sonido. Pero la pérdida de audición suele ser temporal; la audición normal se restituirá una vez que el oído medio ya no tenga líquido. A veces, cuando las infecciones de oído son recurrentes, es posible que quede líquido detrás del tímpano durante varias semanas y que siga interfiriendo con la audición. Si siente que su hijo no escucha tan bien como antes, inclusive antes de la infección en el oído, consulte al pediatra. Si sigue preocupada, pida una consulta con un médico especialista en oídos, nariz y garganta (otorrinolaringólogo). Después de varios meses de observar y esperar, es posible que el pediatra le recomiende una prueba de audición o la refiera a un especialista en audición (audiólogo) si su hijo tiene líquido en el oído medio de ambas orejas durante más de 3 meses o en un oído durante más de 6 meses.

Las infecciones del oído medio son más comunes durante la temporada de resfríos y gripe, en invierno y a principios de la primavera. Cuando su hijo se queje de dolor de oído moderado o fuerte en el oído durante el verano, en especial cuando le toca la oreja o tira de ella, podría tener una infección en el canal auditivo *externo*, llamada oído de nadador. El oído de nadador es, en esencia, una infección de la piel que recubre el interior del canal auditivo externo. Si bien esto podría afectar temporalmente la audición, no implica una pérdida de audición a largo plazo. El oído de nadador puede ser sumamente doloroso y debe recibir tratamiento. (Consultar *Oído de nadador*, página 677).

Tratamiento

Siempre que sospeche la presencia de una infección en el oído, llame al pediatra. Mientras tanto, siga estos pasos para que su hijo esté más cómodo.

- **Si tiene** fiebre alta, refrésquelo usando los procedimientos descritos en el Capítulo 27.

- **Administre acetaminofén o** ibuprofeno en las dosis adecuadas para la edad del niño. (No dé aspirina a su hijo; se ha asociado con el síndrome de Reye, una enfermedad que afecta el hígado y el cerebro. Consultar la página 549 para obtener más información sobre el síndrome de Reye).

- **Su pediatra podría** sugerirle colocar compresas tibias (no calientes) o una almohadilla de calor sobre el oído del niño para ayudar a aliviar el dolor. (Esto no es recomendable para los bebés pequeños). La aplicación de una gota analgésica en el canal auditivo podría ayudar a aliviar el dolor, pero consulte al pediatra para confirmar que pueda usarla. El pediatra mirará dentro de las orejas del niño con un instrumento de aumento, iluminado, llamado otoscopio, para determinar si hay líquido en el espacio del oído medio detrás del tímpano. El médico podría adjuntar un tubito de goma al otoscopio y presionar una pera de goma para introducir suavemente aire en el oído a fin de verificar la sensibilidad y el movimiento del tímpano. Su médico podría además usar un instrumento especial, como un timpanómetro, para determinar si hay o no líquido en el oído medio. También es posible que realice una prueba llamada reflectometría para detectar líquido en el oído medio.

Si hubiera fiebre, el médico examinará a su hijo para determinar si hay algún otro problema. Para tratar las infecciones en los oídos, el médico recomendará ciertas medidas para aliviar el dolor y tal vez recete un

Uso excesivo de antibióticos

Los antibióticos son un tratamiento importante para tratar infecciones bacterianas como las infecciones de oído graves y la faringitis estreptocócica. Pero las infecciones causadas por virus no mejorarán con antibióticos. Es por este motivo que un resfriado común, algunos tipos de infecciones leves en los oídos y la vasta mayoría de los dolores de garganta no requieren antibióticos. Cuando se receta un antibiótico, el objetivo es asegurarse de que el antibiótico sea específico para el tipo de bacteria que está causando la infección y se administre durante el tiempo adecuado.

Si los antibióticos se usan cuando no son necesarios (o si los pacientes no los toman hasta completar tratamiento con el fármaco) se pueden desarrollar nuevas cepas de las bacterias. Cuando esto sucede, es posible que los antibióticos eventualmente dejen de funcionar y que las infecciones para las que fueron diseñados ya no sean curables con el uso de estos medicamentos, debido a que la bacteria se volvió "resistente" a ellos. Además, los antibióticos pueden producir efectos secundarios que incluyen reacciones alérgicas o una forma posiblemente grave de diarrea asociada con el antibiótico.

Aquí hay tres puntos importantes a tener en cuenta si su hijo tiene una infección a fin de asegurarse de que reciba el tipo correcto de antibiótico y solo cuando es necesario.

- Consulte con su pediatra si la infección que causa la enfermedad de su hijo es causada por una bacteria. Los antibióticos solo funcionan contra las enfermedades bacterianas, no aquellas causadas por un virus. Por lo tanto, si bien son adecuados para tratar las infecciones de oídos, no debería pedirle a su pediatra que le dé una receta para antibióticos para tratar el resfrío o la gripe de niño (así como también muchos dolores de garganta y tos) que sean infecciones virales.

- Si un antibiótico no es necesario debido a que su hijo tiene una infección viral, consulte por otras medidas recomendadas para ayudar con los síntomas de su hijo. Para los niños con infecciones leves en los oídos, es posible que el médico de su hijo recomiende medicamentos para tratar el dolor.

- Si el médico de su hijo le receta un antibiótico para una infección en el oído u otra infección bacteriana, consulte cómo continuar si la afección de su hijo empeora o no mejora luego de 48 a 72 horas. Asegúrese de que su hijo tome los antibióticos recetados exactamente como lo indica su médico. Eso significa tomar todos los antibióticos que fueron recetados, incluso si su hijo parece estar bien antes de haber terminado todo el tratamiento. Y no le administre antibióticos que hayan sido recetados para otro familiar o para otra enfermedad. Si su hijo desarrolla un sarpullido con picazón, urticaria o diarrea acuosa mientras toma los antibióticos, informe al médico de su hijo.

antibiótico. A veces se usan gotas para oídos para aliviar el dolor. Para el oído de nadador o una infección en el oído medio con perforación, también podrían recetarse gotas antibióticas para los oídos. Salvo que las infecciones de oído de su hijo estén asociadas con alergias, es probable que los antihistamínicos y los descongestionantes no ayuden.

Un antibiótico es una de las opciones de tratamiento para las infecciones de oído. Si fuera recomendable, su médico especificará el calendario de dosificación para su hijo; podría incluir una, dos o tres dosis al día. Siga el calendario con exactitud. A medida que la infección comienza a ceder, algunos niños experimentan una sensación de tener los oídos llenos o estallidos en los oídos; estos son signos normales de la recuperación. Debe haber signos claros de mejoría y deben desaparecer el dolor de oídos y la fiebre en un plazo de 2 días.

Cuando su hijo comience a sentirse mejor, tal vez se vea tentada a suspender los medicamentos; no lo haga. Puede que aún queden algunas bacterias causantes de la infección. Detener el tratamiento demasiado pronto podría permitir que se vuelvan a multiplicar y que la infección vuelva con toda su fuerza. Es posible que el pediatra quiera ver a su hijo después de terminar con los medicamentos a fin de verificar si todavía queda líquido detrás del tímpano, lo que pude ocurrir aún si la infección fue controlada. Esta afección (líquido en el oído), conocida como otitis media con derrame, es sumamente común. Cinco de cada 10 niños siguen teniendo líquido 3 semanas después del tratamiento de una infección de oído. En 9 de cada 10 casos, el líquido desaparecerá en un plazo de 3 meses sin tratamiento adicional. Además, esta acumulación de

líquido podría ser causada por otra cosa que no sea una infección de oído, como p. ej. tejido adenoideo inflamado en la parte alta de la garganta que interfiere con el drenaje; por este motivo, es de particular importancia consultar al médico para determinar la causa y la mejor atención del problema.

A veces una infección de oído no responde al primer antibiótico recetado. Si su hijo sigue quejándose de dolor de oído fuerte y continúa teniendo fiebre alta por más de 2 días después de comenzar con el antibiótico, llame al pediatra. Para determinar si el antibiótico está funcionando, es posible que su médico la refiera a un otorrinolaringólogo para que tome una muestra del líquido del oído introduciendo una aguja a través del tímpano. Si el análisis de esta muestra revela que la infección es causada por bacterias resistentes al antibiótico que su hijo estuvo tomando, el pediatra le recetará otro. En circunstancias excepcionales, una infección de oído podría perdurar pese al uso de otros fármacos. En estos casos, es posible que el niño deba ser hospitalizado para administrarle antibióticos por vía intravenosa y es probable que se realice un drenaje quirúrgico del oído.

¿Un niño con infección de oído debe permanecer en la casa? Si se siente bien, no es necesario, siempre y cuando haya alguien en la guardería o en la escuela que pueda administrarle sus medicamentos correctamente. Hable con la enfermera integrante del personal o con la cuidadora de su hijo y revisen las dosis y las horas en las que deben administrarse. También debe asegurarse de que haya sitios de almacenamiento adecuados si el medicamento debiera ser refrigerado. Los medicamentos que no necesitan refrigeración deben guardarse en un armario con llave separados de otras cosas, y los envases deben estar claramente identificados con el nombre de su hijo y la dosis adecuada.

Si el tímpano de su hijo se hubiera perforado, podrá participar en la mayoría de las actividades aunque no se le permitirá nadar hasta que el oído esté seco y sano. Por lo general no hay motivo para impedirle viajar en avión, aunque es posible que sienta molestias debido al cambio de presión.

Prevención

Las infecciones de oído ocasionales no se pueden prevenir. En algunos niños, las infecciones podrían estar relacionadas con alergias estacionales, que también pueden causar congestión y bloquear el drenaje natural de líquido del oído a la garganta. Si su hijo parece contraer infecciones de oído con más frecuencia cuando su alergia recrudece, menciónelo al pediatra; él podría sugerir pruebas adicionales o recetar antihistamínicos.

Si su bebé se alimenta con biberón, sosténgale la cabeza por encima del

Tímpano

Un tipo de tubo de ventilación
(tubo de timpanostomía)

nivel del estómago mientras lo alimenta. Al hacer esto evitará que se obstruyan las trompas de Eustaquio. Ni usted ni otras personas deben fumar cerca de su bebé. Una vez más le explicamos que los niños expuestos al humo de tabaco de segunda mano padecen más infecciones respiratorias, bronquitis, neumonía, mala función pulmonar y asma que los niños no expuestos. Además, el lavado de manos minucioso también puede ayudar a proteger al bebé contra enfermedades y posteriores infecciones de oído. La lactancia materna también se asocia con menos infecciones de oído en los niños.

¿Y qué ocurre con los niños que se recuperan de una infección de oídos y poco después contraen otra? Si su hijo sigue sufriendo infecciones de oídos y sigue teniendo pérdida de audición, es probable que lo transfieran a un otorrinolaringólogo, quien posiblemente recomiende la colocación de pequeños tubos de ventilación (a veces llamados tubos de timpanostomía) en el tímpano, bajo anestesia. Mientras los tubos están en su sitio, suelen restituir la normalidad de la audición y además evitar que el líquido y las bacterias dañinas queden atrapados en el oído medio, donde pueden causar otra infección.

El uso de tubos se ha convertido en el estándar de atención para las siguientes indicaciones específicas: (1) líquido persistente en ambos oídos medios durante más de 3 meses con pérdida de audición, (2) líquido persistente en un oído medio durante más de 6 meses o (3) infecciones de oído recurrentes con síntomas importantes que ocurren más de 3 veces en 6 meses o más de 4 a 5 veces en 12 meses. Si le proponen colocar tubos de ventilación a su hijo, hable sobre su problema específico con el especialista y el pediatra del niño para entender por completo las ventajas y las desventajas.

Tenga en cuenta que, si bien las infecciones de oído son molestas e incómodas, suelen ser un mal menor y se resuelven sin causar problemas duraderos. La mayoría de los niños dejan de contraer infecciones de oído para cuando cumplen entre 4 y 6 años.

Sinusitis

La sinusitis es una inflamación de uno o más senos paranasales (cavidades óseas) alrededor de la nariz. Suele ocurrir como complicación de un resfrío o una inflamación alérgica en niños mayores de 2 años de edad. Estas afecciones causan inflamación en la membrana que recubre la nariz y los senos paranasales. Esta inflamación obstruye las aberturas que normalmente permiten que los senos paranasales drenen en la parte posterior de la nariz, por lo que los senos se llenan de líquido. Si bien sonarse la nariz y estornudar pueden ser respuestas naturales a esta obstrucción, pueden empeorar la situación

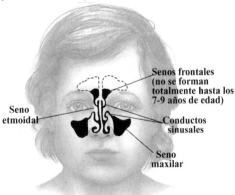

Seno etmoidal

Senos frontales (no se forman totalmente hasta los 7-9 años de edad)

Conductos sinusales

Seno maxilar

empujando las bacterias de la parte posterior de la nariz dentro de los senos paranasales. Como los senos paranasales no pueden drenar correctamente, se multiplicarán allí las bacterias, causando una infección.

Hay varios signos de sinusitis que deberían alertarla para llamar al pediatra:

■ **Resfrío persistente** o síntomas de infección respiratoria alta, incluyendo tos y secreción nasal que dura más de 7 a 10 días, sin mejoría. La secreción nasal podría ser espesa y amarilla, transparente o blancuzca, y la tos por lo general sigue tanto durante el día como durante la noche. En algunos casos, un niño con sinusitis tendrá hinchazón alrededor de los ojos cuando se despierta por la mañana. Además, un preescolar con sinusitis a veces podría tener mal aliento persistente además de síntomas de resfrío. (No obstante, esto también podría significar que se metió algo en la nariz, que tiene dolor de garganta o que no se está cepillando los dientes).

■ **El resfrío de su hijo** es fuerte y está acompañado de fiebre alta y secreción nasal amarilla espesa. Podría tener los ojos inflamados temprano en la mañana y un fuerte dolor de cabeza que describirá (si tuviera la edad suficiente) como si estuviera detrás o arriba de los ojos.

En casos muy poco comunes, una infección sinusal se puede extender al ojo o al sistema nervioso central (el cerebro). Si esto ocurriera, observará hinchazón alrededor del ojo no solo por la mañana sino todo el día, y deberá llamar al pediatra de inmediato. Si su hijo tuviera un dolor de cabeza muy fuerte, presenta sensibilidad a la luz o está cada vez más irritable, es posible que la infección se haya extendido al sistema nervioso central. Esto es grave y requiere de atención médica inmediata.

Tratamiento

Si su pediatra cree que su hijo tiene sinusitis, podría recetarle un antibiótico, por lo general durante un período de 14 a 21 días. Una vez que su hijo esté tomando el medicamento, los síntomas deberían comenzar a desaparecer muy rápidamente. En la mayoría de los casos, la secreción nasal se resolverá y la tos mejorará en un plazo de 1 a 2 semanas. *Pero aunque pueda parecer que está mejor, debe seguir tomando los antibióticos durante el período de tiempo recetado.*

Si no hay mejoría luego de 2 a 4 días, puede que el pediatra quiera realizar otras pruebas, después de las cuales tal vez le receten otro medicamento o agreguen uno más durante un período de tiempo más largo.

Epiglotitis

La epiglotis es un colgajo de tejido similar a una lengua en la parte posterior de la garganta que puede infectarse, por lo general por bacterias llamadas *Haemophilus influenzae* tipo B. Afortunadamente, esta infección (epiglotitis) actualmente es *poco* común gracias a la vacuna Hib, que evita infecciones causadas por *Haemophilus influenzae* tipo B.

La epiglotitis, que podría ser potencialmente mortal cuando ocurre,

Adenoides
Paladar
Amígdalas
Epiglotis

comienza con dolor de garganta y fiebre que suele ser de más de 101 °F (38.3 °C) y rápidamente hace que su hijo se sienta muy enfermo. Sentirá un dolor de garganta sumamente intenso. Es probable que cada vez que respire haga un ruido discordante o ronco, llamado estridor. Tal vez le cueste tanto tragar que comience a babear.

Si su hijo tiene un dolor de garganta inusual y está babeando o tiene dificultad para respirar, llame de inmediato al médico o llévelo a la sala de emergencias. Como la epiglotitis avanza tan rápido y sus consecuencias son tan graves, no intente tratarla en casa. Luego de comunicarse con el pediatra, intente mantener tranquilo a su hijo. No trate de examinarle la garganta ni insista en que se acueste. Además, evite ofrecerle comida o agua porque eso podría provocarle vómitos, lo que a menudo hace que le cueste más respirar. Es importante recordar que la epiglotitis avanza muy rápido y puede tornarse potencialmente mortal si no se trata. Si el médico determina que su hijo tiene epiglotitis, lo admitirán en forma urgente en el hospital para administrarle un tratamiento que incluya antibióticos.

Prevención

La vacuna Hib está disponible para combatir las bacterias que causan la epiglotitis. Su hijo debe recibir la serie completa de la vacuna Hib conforme a las recomendaciones de su pediatra. (Consultar el *Calendario de vacunación recomendado* en la página 876). No obstante, aunque se haya dado la vacuna, consulte al médico si sabe que su hijo estuvo expuesto a otro niño que tiene la infección. Es posible que su médico desee tomar precauciones adicionales.

Herpes simple

El herpes oral es una enfermedad viral común de la infancia. Esta afección produce heridas ("herpes bucal"), ampollas ("herpes febril") e hinchazón dentro de la boca y en los labios. (Cuando la mayoría de las personas escuchan la palabra *herpes* la asocian con el herpes genital, que es una enfermedad de transmisión sexual; no obstante, es una cepa distinta de este virus la que suele causar herpes bucal en los niños). El herpes bucal es sumamente contagioso y se propaga por contacto directo, con frecuencia al besar. La mayoría de los bebés están protegidos por los anticuerpos de su madre hasta aproximadamente los 6 meses de edad, pero después de ese tiempo se tornan susceptibles.

Cuando el virus se transmite a un niño por primera vez, se dice que tiene herpes primario. Esto podría causar dolor, hinchazón y enrojecimiento de las encías, además de aumento de la saliva, seguidos en un par de días por ampollas dentro de la boca. Cuando las ampollas se rompen dejan zonas en llaga que tardan varios días en cicatrizar. Además es posible que el niño tenga fiebre y dolor de cabeza, que se comporte irritable, pierda el apetito y tenga ganglios inflamados durante más o menos una semana. No obstante, muchos niños tienen síntomas tan leves que nadie se da cuenta de que tienen el virus.

Una vez que el niño haya tenido herpes primario, se convierte en portador del virus. Esto significa que el virus, generalmente en estado inactivo, permanece en su sistema. Sin embargo, durante episodios de estrés (incluyendo otras infecciones), lesiones en la boca, quemaduras de sol, alergias y fatiga, el virus puede reactivarse produciendo lo que se llama herpes recidivante. Esta afección es más leve que la infección primaria y no suele ocurrir hasta más adelante en la infancia o hasta la adultez. Los síntomas del herpes recurrente son las lesiones de herpes bucal y de herpes febril.

Tratamiento

Si su hijo se queja de síntomas similares a los del herpes, consulte al pediatra. El herpes primario no es una enfermedad grave pero podría causar molestias al niño. El tratamiento, que debe apuntar a reducir las molestias, incluye:

- **Reposo en cama** y sueño.

- **Abundantes bebidas frías**, incluyendo bebidas no ácidas como jugo de manzana o de damasco.

- **Acetaminofén, si tuviera** fiebre o molestias excesivas.

- **Enjuague bucal** o gárgaras recetadas por su médico. Estos medicamentos podrían contener un calmante que adormecerá las zonas afectadas por las heridas bucales. Siga atentamente las instrucciones de estas preparaciones.

- **Una dieta blanda y suave** pero nutritiva.

- **Medicamentos antivíricos (como** aciclovir o un fármaco similar) que el médico pudiera recetarle. Esto evitará que el virus se multiplique pero no evitará que se reactive una vez que deje de tomar el medicamento.

De vez en cuando, un niño infectado con herpes se niega a beber líquidos debido al dolor de boca asociado. En ciertos casos es necesario hospitalizar a estos niños si exhiben síntomas de deshidratación.

No use nunca cremas ni ungüentos que contengan esteroides (cortisona) si existiera la más mínima sospecha de que las heridas de la boca se deben a un herpes. Estas preparaciones podrían propagar la infección viral.

Prevención

Para propagar el virus del herpes se necesita contacto directo; no permita que nadie que tenga ampollas o heridas por herpes bese a su hijo. Las personas con antecedentes de herpes bucal a menudo propagan el virus en la saliva, aunque no tengan heridas. En general, para evitar la propagación de gérmenes, intente que las personas no besen al bebé o al niño directamente en los labios.

Además, intente enseñar a su hijo que no debe compartir los utensilios para comer con otros niños. (Esto es más fácil de decir que de hacer). Si su hijo tiene herpes primario, manténgalo en casa para evitar que otros niños se contagien la infección.

Hemorragias nasales

Es casi seguro que su hijo tenga al menos una hemorragia nasal (y probablemente muchas) durante estos primeros años. Algunos preescolares tienen varias por semana. Esto no es ni anormal ni peligroso, pero puede ser muy atemorizante. Si la sangre fluye desde la parte posterior de la nariz hacia la boca y la garganta, es posible que el niño trague mucha cantidad y que ello le provoque vómitos.

Las hemorragias nasales tienen muchas causas y la mayoría de ellas no son graves. Comenzando por la más común, ellas incluyen:

- **Resfríos y alergias:** Un resfrío o una alergia causan hinchazón e irritación dentro de la nariz y esto podría provocar hemorragias espontáneas.

- **Traumatismo: Un niño** puede sufrir una hemorragia nasal por meterse el dedo o algún objeto en la nariz, o simplemente por sonársela con demasiada fuerza. La hemorragia también puede ocurrir si una pelota u otro objeto le pega en la nariz o si se cae y se golpea la nariz.

- **Poca humedad o** vapores irritantes: Si su casa es muy seca o si vive en un clima árido, la membrana que reviste la nariz del niño podría secarse y quedar así más propensa a las hemorragias. Si con frecuencia resulta expuesto a vapores tóxicos (afortunadamente esto es algo inusual), también podrían causarle hemorragias nasales.

- **Problemas anatómicos:** Cualquier estructura anormal dentro de la nariz puede provocar la formación de costras y hemorragias.

- **Crecimientos anormales:** Cualquier crecimiento anormal de tejido en la nariz podría causar hemorragia. Si bien la mayoría de estos crecimientos (por lo general pólipos) son benignos (no cancerosos), de todos modos deberán ser tratados de inmediato.

- **Coagulación anormal de la sangre:** Cualquier cosa que interfiera con la coagulación de la sangre puede producir hemorragias nasales. Los medicamentos, incluso los comunes como la aspirina, pueden alterar el mecanismo de coagulación de la sangre lo suficiente como para causar hemorragias. Las enfermedades hematológicas, como la hemofilia, también pueden provocar hemorragias nasales.

- **Enfermedad crónica:** Cualquier niño con una enfermedad a largo plazo o que pudiera necesitar oxígeno adicional u otro medicamento que pudiera secar o afectar las membranas mucosas que revisten la nariz tiene probabilidades de tener hemorragias nasales.

Tratamiento de las hemorragias nasales

Hay muchos conceptos equivocados y creencias populares sobre cómo tratar las hemorragias nasales. Esta es una lista de lo que debe y lo que no debe hacer.

LO QUE DEBE HACER

1. Mantenga la calma. Una hemorragia nasal puede ser atemorizante pero rara vez es grave.

2. Mantenga a su hijo sentado o de pie. Inclínele la cabeza levemente hacia adelante. Haga que se suene suavemente la nariz si tuviera la edad suficiente.

3. Pellizque la mitad inferior de la nariz de su hijo (la parte blanda) entre el pulgar y el dedo índice y mantenga la presión con firmeza durante 10 minutos. Si su hijo tiene la edad suficiente, puede hacerlo él mismo. *No suelte la nariz durante este tiempo para ver si sigue sangrando* (¡no vale espiar!). Detener la presión podría interferir con la formación del coágulo y permitir que continúe la hemorragia.

Deje de hacer presión después de 10 minutos y espere, manteniendo quieto al niño. Si la hemorragia no cesó, repita este paso. Si pasados 10 minutos de presión la hemorragia aún no cesó, llame al pediatra o lleve al niño al departamento de emergencias más cercano.

LO QUE NO DEBE HACER

1. No entre en pánico. Asustará al niño.

2. No acueste al niño ni le incline la cabeza hacia atrás.

3. No le llene la nariz de pañuelos desechables, gasa u otro material para detener la hemorragia.

Además, llame al pediatra si:

- **Cree que su** hijo podría haber perdido demasiada sangre. (Pero tenga en cuenta que la sangre que sale de la nariz siempre parece mucha).

- **La hemorragia** sale solo por la boca del niño, o tose o vomita sangre o materia marrón que parece borra de café.

- **Su hijo está** inusualmente pálido o sudoroso, o si no responde. *Si este fuera el caso, llame inmediatamente al pediatra y haga los arreglos necesarios para llevar a su hijo al departamento de emergencias.*

- **Tiene** muchas hemorragias nasales además de la nariz congestionada en forma crónica. Esto puede significar que tiene un pequeño vaso sanguíneo en la nariz o en la superficie del revestimiento nasal que se rompe fácilmente, o un crecimiento en los pasajes nasales.

Si un vaso sanguíneo es el causante del problema, el médico podría tratar el sitio con una sustancia química (nitrato de plata) para detener la hemorragia.

Prevención

Si su hijo tiene muchas hemorragias nasales, pregunte al pediatra sobre el uso de gotas nasales de agua salada (suero fisiológico) todos los días o sobre la aplicación de vaselina en las fosas nasales por las noches. Hacerlo podría resultar particularmente útil si vive en un clima muy seco o cuando la caldera está encendida. Además, un humidificador o un vaporizador ayudarán a mantener la humedad de su hogar a un nivel lo suficientemente alto como para evitar la sequedad nasal. También debe decir a su hijo que no se meta el dedo en la nariz.

Dolor de garganta (faringitis estreptocócica, amigdalitis)

Los términos *dolor de garganta, faringitis estreptocócica* y *amigdalitis* suelen usarse indistintamente, pero no son lo mismo. La amigdalitis se refiere a las amígdalas que están inflamadas. (Consultar *Amígdalas y adenoides,* página 675). La faringitis estreptocócica es una infección causada por un tipo específico de bacteria, el *estreptococo.* Cuando su hijo tiene faringitis estreptocócica, generalmente las amígdalas están muy inflamadas y la inflamación también puede afectar la parte que rodea la garganta. Otras causas de dolor de garganta son los virus, y podrían causar inflamación solo en la garganta, alrededor de las amígdalas y no en las amígdalas mismas.

En los bebés, niños pequeños y preescolares, la causa más frecuente de dolor de garganta es una infección viral. No se necesita ningún medicamento específico cuando el responsable es un virus y el niño debería mejorar en un lapso de entre 7 y 10 días. A menudo los niños que tienen dolor de garganta a causa de un virus también están resfriados al mismo tiempo. Podrían desarrollar también una fiebre leve, pero en general no están my enfermos.

Un virus en particular (llamado Coxsackie), que se observa más frecuentemente durante el verano y el otoño, podría hacer que el niño tenga fiebre algo más alta, más dificultad para tragar y un malestar generalizado más intenso. Si su hijo tiene una infección por Coxsackie, puede que tenga además una o más ampollas en la garganta, en las manos y en los pies (a menudo esto se denomina enfermedad de mano, pie y boca). La mononucleosis infecciosa puede producir dolor de garganta, a menudo con una amigdalitis notoria; sin embargo, la mayoría de los niños pequeños infectados con el virus de la mononucleosis tienen pocos o ningún síntoma.

La faringitis estreptocócica es causada por una bacteria llamada *Streptococcus pyogenes*. En cierta medida, los síntomas de la faringitis estreptocócica dependen de la edad del niño. Los bebés con infecciones causadas por estreptococos pueden tener solamente fiebre baja y secreción nasal espesa o con sangre. Los niños pequeños (de uno a tres años de edad) también pueden tener secreción nasal espesa o con sangre y fiebre. Estos niños generalmente están malhumorados, no tienen apetito y con frecuencia tienen las glándulas del cuello inflamadas. A veces, los niños pequeños se quejan de dolor de barriga o tienen vómitos en lugar de dolor de garganta. Los niños mayores de tres años de edad con estreptococos por lo general están más enfermos. Es posible que tengan muchísimo dolor de garganta, fiebre de más de 102 °F (38.9 °C), ganglios inflamados en el cuello y pus en las amígdalas. Es importante poder distinguir una faringitis estreptocócica de un dolor de garganta de origen viral, ya que las infecciones por estreptococos se tratan con antibióticos.

Diagnóstico y tratamiento

Si su hijo tiene dolor de garganta persistente (no un dolor que desaparece después de tomar algo al levantarse), independientemente de que esté acompañado o no de fiebre, dolor de cabeza, dolor de estómago o fatiga extrema, debe llamar a su pediatra. Ese llamado debe realizarlo aun con más urgencia si su hijo se ve extremadamente enfermo, o si tiene dificultad para respirar o demasiado problema para tragar (que lo haga babear). Esto puede indicar una infección más grave (consultar *Epiglotitis*, página 669).

En la mayoría de los consultorios pediátricos se realizan pruebas rápidas de estreptococos que proporcionan resultados en pocos minutos. Si el resultado de la prueba rápida de estreptococo es negativo, es posible que el médico confirme el resultado con un cultivo. Obtener un resultado negativo en la prueba significa que la infección supuestamente se debe a un virus. En ese caso, los antibióticos (que son antibacterianos) no ayudarán y no es necesario recetarlos.

El médico examinará a su hijo y posiblemente le realice una prueba rápida de estreptococos o un cultivo de exudado faríngeo para determinar la naturaleza de la infección. Para ello, tocará la parte posterior de la garganta y las amígdalas con un aplicador con punta de algodón y luego frotará la punta en una placa de cultivo especial que permite que las bacterias estreptocócicas crezcan si están presentes. Por lo general, la placa de cultivo se examina 24 horas más tarde para detectar la presencia de las bacterias.

Si la prueba muestra que su hijo tiene faringitis estreptocócica, el pediatra le recetará un antibiótico para administrar por boca o mediante inyección. Si su hijo recibe el medicamento oral, es muy importante que lo tome durante todo el tratamiento, según las indicaciones, incluso si los síntomas mejoran o desaparecen.

Si la faringitis estreptocócica de un niño no se trata con antibióticos o si el niño no completa el tratamiento, es posible que la infección empeore o se extienda a otras partes del cuerpo, causando afecciones como abscesos en las amígdalas o problemas renales. Las infecciones estreptocócicas no tratadas también pueden causar fiebre reumática, una enfermedad que afecta el corazón. Sin embargo, la fiebre reumática es poco común en EE. UU. y en los niños menores de cinco años de edad.

Prevención

La mayoría de los tipos de infecciones de garganta son contagiosos y se transmiten principalmente por el aire en gotitas de humedad o en las manos de personas adultas o niños infectados. Por ese motivo, es conveniente mantener a su hijo alejado de las personas que tienen síntomas de esta afección. Sin embargo, la mayoría de las personas puede contagiar antes de que aparezcan los primeros síntomas. Por lo tanto, generalmente no hay una manera práctica de evitar que su hijo contraiga la enfermedad.

Anteriormente, cuando un niño sufría varios episodios de dolor de garganta, era posible que se le extirparan las amígdalas para tratar de prevenir nuevas infecciones. Pero esta operación, llamada amigdalectomía, se recomienda actualmente sólo para los niños más intensamente afectados. Incluso en casos difíciles, donde se repite la faringitis estreptocócica, el tratamiento con antibióticos generalmente es la mejor solución.

(Consultar también *Ganglios inflamados*, página 680).

Adenoides

Amígdalas

Paladar
(corte que permite visualizar las adenoides)

Amígdalas y adenoides

Si mira la garganta de su hijo es probable que vea una masa rosada de forma ovalada de cada lado. Esas son las amígdalas. Las amígdalas son pequeñas en los bebés y aumentan de tamaño durante los primeros años de la infancia. Producen anticuerpos durante los períodos en los que el cuerpo está combatiendo infecciones.

Al igual que las amígdalas, las adenoides son parte de la defensa de su hijo contra las infecciones. Las adenoides se encuentran en la parte más superior de la garganta, por encima de la úvula y detrás de la nariz. Esta zona se llama nasofaringe. Las adenoides solo pueden verse con espejos o instrumentos especiales que se introducen en la nariz o, en forma indirecta, a través de radiografías.

Una enfermedad común asociada con las amígdalas es la amigdalitis. Esto es una inflamación de las amígdalas que suele deberse a una infección. A veces, las amígdalas pueden aumentar de tamaño sin estar infectadas. No obstante, la mayor parte del tiempo hay una infección que las hizo estar más grandes de lo normal. Los signos de amigdalitis son varios e incluyen:

- Amígdalas rojas e inflamadas

- Capa blanca o amarilla que recubre las amígdalas

- Voz gutural

- Dolor de garganta

- Molestia o dolor al tragar

- Ganglios linfáticos inflamados en el cuello

- Fiebre

No siempre es fácil darse cuenta cuando su hijo tiene las adenoides agrandadas. Algunos niños nacen con adenoides más grandes. Otros tal vez tengan un agrandamiento temporal de las adenoides por resfríos u otras infecciones; esto es particularmente común entre los niños pequeños. Además, la rinitis crónica (goteo constante de la nariz) es con mayor frecuencia la causa de estos síntomas, y se puede tratar con aerosoles nasales con corticosteroides. Pero la inflamación o el agrandamiento constante de las adenoides pueden causar otros problemas de salud, como infecciones de oído y de senos paranasales. Algunos signos de agrandamiento de las adenoides son:

- Respiración por la boca en vez de por la nariz la mayor parte del tiempo

- La nariz parece "tapada" cuando el niño habla

- Respiración ruidosa durante el día

- Ronquidos por las noches

Tanto las amígdalas como las adenoides podrían estar agrandadas si su hijo tiene todos los síntomas antemencionados junto con alguno de los siguientes:

- Se detiene la respiración durante períodos de tiempo breves en la noche, mientras ronca o respira ruidosamente; esta afección, llamada apnea del sueño, es poco común pero no insólita.

- Asfixia o respiración entrecortada durante el sueño

- Dificultad para tragar, en especial alimentos sólidos

- Una voz gutural constante, incluso cuando no tiene amigdalitis

En casos graves, su hijo podría tener tales dificultades para respirar que interfieran con el intercambio normal de oxígeno y dióxido de carbono en los pulmones. Es importante reconocer esto ya que podría interrumpir el patrón de sueño normal de su hijo. Si su hijo tiene graves dificultades para respirar, parece adormilado en horas de vigilia y carece de energía pese a lo que debería haber sido un sueño de duración adecuada, consulte a su pediatra; cuando los problemas respiratorios sean graves, llame al 911.

Tratamiento

Si su hijo muestra signos y síntomas de amígdalas o adenoides agrandadas, y no parece mejorar en el transcurso de algunas semanas, dígaselo al pediatra.

CIRUGÍA PARA EXTIRPAR AMÍGDALAS Y ADENOIDES (AMIGDALECTOMÍA Y ADENOIDECTOMÍA)

Si bien estas dos operaciones (que suelen combinarse y llamarse A y A) se hacían casi a modo de rutina en el pasado, y siguen siendo una de las operaciones importantes más comunes realizadas en los niños, no se había evaluado debidamente su eficacia a largo plazo hasta hace poco tiempo. En vista de los estudios actuales, hoy en día los médicos son mucho más conservadores respecto a recomendar estos procedimientos, pese a que algunos niños de todos modos necesitan que les extirpen las amígdalas o las adenoides.

Según las pautas de la American Academy of Pediatrics, su pediatra podría recomendar la cirugía en las siguientes circunstancias:

- La inflamación de las amígdalas o de las adenoides hace que sea difícil respirar con normalidad (causando complicaciones tales como problemas de conducta, enuresis [mojar la cama], apneas, problemas de rendimiento escolar, etc.).

- Las amígdalas están tan inflamadas que su hijo tiene problemas para tragar.

- Las adenoides agrandadas podrían causar molestias al respirar, alterar gravemente el habla y, posiblemente, afectar el crecimiento normal de la cara. En este caso, la cirugía para extirpar solo las adenoides podría ser recomendable.

- El niño tiene una cantidad excesiva de dolores de garganta fuertes cada año.

Si su hijo necesita cirugía, asegúrese de que sepa lo que pasará antes, durante y después de la operación. No haga que la cirugía sea un secreto para el niño. Una operación puede asustar, pero es mejor ser honestos antes que dejar al niño con miedos y preguntas sin responder.

Es posible que el hospital tenga un programa especial para ayudarlos a usted y a su hijo a familiarizarse con el hospital y la cirugía. Si el hospital lo permitiera, intente quedarse junto a su hijo durante toda la visita al hospital. Asegúrese de que su hijo sepa que usted estará cerca durante toda la operación. Su pediatra también podrá ayudarlos a entender la operación y a que el niño sienta menos miedo.

Oído de nadador (otitis externa)

El oído de nadador es una infección de la piel que se encuentra dentro del canal auditivo (u oído externo), que ocurre por lo general después de nadar o realizar otras actividades que permiten que entre agua en los oídos. El oído de nadador se desarrolla a causa de la humedad en el canal auditivo que fomenta el crecimiento de determinadas bacterias y, al mismo tiempo, hace que la piel que reviste el canal auditivo se ablande (como la zona blanca e hinchada que se forma debajo de una venda mojada). Luego las bacterias invaden la piel ablandada y se multiplican allí, causando una infección que suele ser dolorosa.

Por motivos poco claros, algunos niños tienen mayor tendencia que otros a padecerla. Las lesiones en el canal (por abuso del uso de hisopos de algodón) y las afecciones tales como el eccema (consultar la página 560) y la dermatitis

**Canal auditivo
inflamado e hinchado
del oído externo**

seborreica (consultar la página 836) pueden aumentar las probabilidades de padecer oído de nadador.

En los casos más leves de oído de nadador, su hijo solo se quejará de picazón o de la sensación de tener el oído tapado o (si fuera demasiado pequeño para decir lo que le molesta) podría notar que se mete el dedo en la oreja o se la frota con la mano. En un lapso de horas a días la abertura de su canal auditivo podría hincharse y enrojecerse, causando un dolor sordo. Si empuja en la abertura o tira la oreja hacia arriba, podría resultar doloroso.

En los casos de oído de nadador más graves, el dolor será constante e intenso y su hijo podría llorar y ponerse la mano sobre la oreja. El más mínimo movimiento, incluso la masticación, dolerá muchísimo. El canal auditivo podría estar tan hinchado que se cierre, y podría haber algunas gotas de pus o materia blanca supurando, además de fiebre baja (rara vez de más de un par de grados por encima de lo normal). En las infecciones más graves, el enrojecimiento y la hinchazón podrían propagarse fuera del canal auditivo y afectar todo el oído externo.

Como el oído del nadador no afecta el oído medio ni el aparato auditivo, toda pérdida de audición debida a la obstrucción del canal es temporal.

Tratamiento

Si su hijo tuviera dolor en el oído, o si sospechara que se trata de oído del nadador, llame al pediatra. Si bien la afección generalmente no es grave, sigue siendo necesario que un médico la examine y la trate.

Hasta que vea al pediatra, puede ayudar a aliviar el dolor de su hijo con acetaminofén y una almohadilla de calor (a temperatura baja) o una bolsa de agua tibia colocada cerca de la oreja. Evite que entre al agua durante varios días y observe si el dolor cede. Para casos de dolor fuerte en niños mayores, es posible que el médico recete un medicamento para el dolor con codeína para usar temporalmente mientras se trata la infección.

No introduzca un hisopo de algodón ni ninguna otra cosa en el oído en un intento de aliviar la picazón o promover el drenaje; al hacerlo solo provocará un mayor daño en la piel y proporcionará sitios adicionales para el crecimiento de bacterias. En el consultorio del pediatra, en primer lugar el médico examinará el oído afectado y luego, tal vez, limpiará con cuidado el pus y los residuos del canal. En casos leves este podría ser el único tratamiento que su hijo necesite, aunque la mayoría de los médicos también recetan gotas para los oídos de 5 a 7 días. Las gotas para los oídos combaten la infección y, por lo tanto, reducen la hinchazón, lo que ayuda a aliviar el dolor. No obstante, a fin de ser eficaces, las gotas para los oídos deben usarse correctamente. Debe administrarlas de la siguiente manera:

1. Acueste a su hijo de lado, con el oído afectado para arriba.

2. Póngale las gotas de modo tal que corran por el lado del canal auditivo, permitiendo que salga el aire a medida que fluye el medicamento. Puede mover suavemente la oreja para ayudar a que las gotas corran.

3. Mantenga a su hijo acostado de lado durante 2 o 3 minutos para asegurarse de que las gotas lleguen a la parte más profunda del canal auditivo.

4. Use estas gotas tal como se lo hayan indicado durante el tiempo que le hayan indicado. Muy rara vez también se recetan antibióticos orales.

Si el canal auditivo está demasiado hinchado como para que entren las gotas, es posible que el pediatra introduzca una "mecha", que es un pequeño trozo de algodón o material esponjoso que se empapa en el medicamento y lo mantiene dentro del canal. En este caso deberá volver a saturar la mecha con las gotas de 3 a 4 veces por día.

Cuando su hijo reciba tratamiento por oído del nadador, deberá permanecer fuera del agua aproximadamente una semana. No obstante, podrá darse duchas o baños breves a diario y lavarse el pelo, siempre y cuando usted le seque el canal auditivo después con la punta de una toalla o con un secador de pelo (a temperatura muy baja y manteniéndolo lejos del oído). Una vez que haya hecho eso, póngale más gotas.

Prevención

No es necesario intentar evitar el oído del nadador salvo que su hijo haya tenido esta infección con frecuencia o muy recientemente. Bajo estas circunstancias, limite el tiempo que permanece en el agua en general a menos de una hora. Luego, cuando salga, quite el exceso de agua de su oído con la punta de una toalla o hágalo sacudir la cabeza.

Como medida de prevención, muchos pediatras recomiendan gotas para el oído de ácido acético. Están disponibles en varias preparaciones, algunas de las cuales requieren receta. Por lo general se usan en la mañana, después de que el niño nade y a la hora de dormir. Un remedio casero práctico y eficaz es una mezcla de vinagre de alcohol y alcohol rectificado. Se pueden usar unas pocas gotas en cada oído después de que vaya a nadar. A veces los tapones de oídos o las gorras de baño pueden ayudar a mantener secos los oídos y evitan el problema.

Resista la tentación de limpiarle el oído a su hijo con hisopos de algodón, con el dedo o con cualquier otro objeto, ya que al hacerlo podría causar traumatismos en el canal auditivo o en el tímpano.

Ganglios inflamados

Los ganglios linfáticos son una parte importante del sistema de defensa del cuerpo contra las infecciones y las enfermedades. Estas glándulas normalmente contienen grupos de células, llamadas linfocitos, que actúan como barreras para la infección. Los linfocitos producen sustancias llamadas anticuerpos que destruyen o inmovilizan las células infectantes o los venenos. Cuando los ganglios linfáticos se agrandan o inflaman, por lo general significa que aumentó la cantidad de linfocitos debido a una infección u otra enfermedad y que se los está convocando para que tomen medidas y produzcan anticuerpos adicionales. Muy rara vez, los ganglios hinchados, en particular si es algo duradero y no hay otros signos como inflamación, como enrojecimiento o dolor, podrían indicar la presencia de un tumor.

Si su hijo tiene ganglios inflamados, podrá palparlos o de hecho ver la inflamación. También es posible que le duelan cuando los toque. A veces, si mira cerca del ganglio, podrá encontrar la infección o la lesión que causaron la hinchazón. Por ejemplo, una amigdalitis a menudo hace que los ganglios del cuello se inflamen, o una infección en el brazo provocará inflamación de los ganglios de las axilas. A veces la enfermedad podría ser generalizada, como las causadas por virus, en cuyo caso es probable que haya muchos ganglios levemente inflamados. En general, como los niños padecen más infecciones virales que los adultos, es más probable que tengan los ganglios linfáticos agrandados (en particular los del cuello). Los ganglios inflamados en la base del cuello y por encima de la clavícula podrían

Ganglios linfáticos cervicales

indicar una infección o incluso un tumor en el pecho y deberán ser examinados por un médico lo antes posible.

Tratamiento

En la amplia mayoría de los casos, los ganglios inflamados no son algo grave. Los niños pequeños casi siempre tienen unos pocos ganglios pequeños (de menos de 1 cm) en el cuello que se pueden palpar, pero eso no es nada preocupante. La inflamación de los ganglios linfáticos suele desaparecer después de la resolución de la enfermedad que la causó. Los ganglios vuelven gradualmente a la normalidad en el transcurso de algunas semanas. Debe llamar al pediatra si su hijo muestra alguno de los siguientes signos y síntomas:

- Ganglios linfáticos inflamados y doloridos durante mas de 5 días

- Fiebre de más de 101 °F (38.3 °C)

- Ganglios que parecen estar inflamados, por todo el cuerpo

- Cansancio, letargo o pérdida de apetito

■ Ganglios que se agrandan rápidamente, o enrojecimiento o amoratamiento de la piel que está por encima de ellos

Tal como ocurre con cualquier infección, si su hijo tiene fiebre o siente dolor, puede darle acetaminofén en la dosis adecuada para su peso y edad hasta que vean al pediatra. Cuando llame al médico probablemente le haga algunas preguntas para intentar determinar la causa de la inflamación, por lo que será de ayuda si investiga un poco de antemano. Por ejemplo, si los ganglios inflamados están en la zona de la mandíbula o del cuello, revise si a su hijo le duelen los dientes o si tiene las encías inflamadas y pregúntele si le duele la boca o en la garganta. Mencione al médico todas las exposiciones que su hijo haya tenido a animales (en especial gatos) o áreas boscosas. Revise también si tiene algún arañazo reciente de animal, picaduras de garrapata o de insectos que pudieran haberse infectado.

El tratamiento de los ganglios inflamados dependerá de la causa. Si hubiera una infección bacteriana específica en la piel o los tejidos cercanos, se curará con antibióticos; esto permitirá que los ganglios vuelvan gradualmente a su tamaño normal. Si el ganglio mismo tuviera una infección, puede que sea necesario no solo administrar antibióticos sino también aplicar compresas tibias para localizar la infección o el drenaje quirúrgico. Si se hiciera esto, el material obtenido de la herida se someterá a un cultivo para determinar la causa exacta de la infección. Al hacer esto, el médico tendrá un elemento de ayuda para elegir el antibiótico más adecuado.

Si su pediatra no logra encontrar la causa de la inflamación, o si los ganglios inflamados no mejoran después del tratamiento con antibióticos, será necesario hacer más análisis. Por ejemplo, la mononucleosis podría ser el problema si su hijo tiene fiebre y un fuerte dolor de garganta (pero no faringitis estreptocócica), está muy débil y tiene ganglios inflamados (pero no rojos, calientes ni doloridos), aunque la mononucleosis ocurre con más frecuencia en los niños mayores. Hay análisis especiales que pueden confirmar este diagnóstico. En los casos en que la causa de un ganglio inflamado no estuviera clara, es posible que el pediatra desee además hacer una prueba cutánea de tuberculosis.

Si la causa de la inflamación prolongada de los ganglios linfáticos no pudiera descubrirse de ninguna otra manera, tal vez sea necesario realizar una biopsia (extirpar un trocito de tejido del ganglio) y examinarla bajo un microscopio. En casos excepcionales esto podría revelar la presencia de un tumor o de una infección fúngica, lo que requerirá de un tratamiento especial.

Prevención

Los únicos ganglios inflamados que son prevenibles son los causados por infecciones bacterianas en los tejidos circundantes. En caso de sospecha de infección, puede evitar que los ganglios linfáticos resulten afectados limpiando adecuadamente todas las heridas (consultar *Cortes y raspones,* página 692) y administrando un tratamiento con antibióticos en forma temprana.

~ 23 ~

Emergencias

LA INFORMACIÓN y las normas de esta sección, como los procedimientos de primeros auxilios para un niño que se está asfixiando y la resucitación cardiopulmonar (RCP) cambian constantemente. Solicite a su pediatra o a cualquier otro profesional calificado la información más reciente sobre estos procedimientos.

Es muy poco frecuente que los niños se enfermen de gravedad sin previo aviso. Basándose en los síntomas de su hijo, en general debe comunicarse con el pediatra del niño para asesorarse. El tratamiento oportuno de los síntomas puede evitar que una enfermedad empeore o que se transforme en una emergencia.

Al mismo tiempo, tome medidas *antes* de que ocurra una emergencia estando preparada para un evento tal en caso de que ocurriera (consultar las pautas para números telefónicos de emergencia en la página 684). Lea además la descripción sobre cómo armar un kit de primeros auxilios (página 695). Consulte la tabla de pautas para RCP en la página 889.

Una verdadera emergencia es aquella situación en la que considera que una lesión o enfermedad grave amenaza la vida de su hijo o puede causar daño permanente. En estos casos, el niño necesita recibir tratamiento médico de emergencia inmediatamente. Hable de antemano con su pediatra sobre lo que debe hacer en caso de una verdadera emergencia.

Muchas emergencias verdaderas están relacionadas con lesiones repentinas. Por lo general estas lesiones son causadas por lo siguiente:

- Lesiones relacionadas con vehículos automotores (choques, lesiones a peatones) u otros impactos súbitos como lesiones relacionadas con bicicletas, televisores o muebles que se caen o caídas desde alturas, como p. ej. desde una ventana.

Números de teléfono de emergencia

Mantenga los siguientes números de teléfono y direcciones a mano programándolos en su teléfono celular y el de las personas que cuidan a su hijo. También puede pegarlos en su refrigerador o cerca de otros teléfonos y colocar una copia en su billetera.

- Su número de teléfono

- El teléfono y la dirección de su casa

- El teléfono de un familiar que viva cerca o de un vecino o amigo de confianza

- El pediatra de su hijo

- Servicios médicos de emergencia (ambulancia) (911 en la mayoría de las zonas)

- Policía (911 en la mayoría de las zonas)

- Departamento de bomberos (911 en la mayoría de las zonas)

- Línea de ayuda para intoxicaciones (1-800-222-1222)

- Hospital

- Odontólogo

Es importante que todos los que cuidan a su hijo, incluso los cuidadores o niñeras, sepan dónde encontrar los números de teléfono de emergencia. Si tiene un servicio de 911 en su área, asegúrese de que sus hijos mayores y la niñera sepan discar el 911 en caso de una emergencia. Asegúrese de que sepan la dirección y el número de teléfono de su hogar, ya que el operador de la emergencia los solicitará o solicitará su confirmación. Siempre deje el número de teléfono del celular y el número de teléfono y dirección donde poder ubicarla. También debe asegurarse de que su niñera sepa todos los medicamentos que su hijo toma y cualquier alergia que pueda tener. Aquellas personas que cuidan a su hijo (incluso usted, su esposo y su familia) deberían tomar clases de RCP.

Recuerde, por una emergencia médica siempre llame al 911 y/o al pediatra de su hijo. Si su hijo está gravemente enfermo o lesionado, puede ser más seguro para él que lo transporten en los servicios de emergencia médica (ambulancia).

- Intoxicaciones

- Quemaduras o inhalación de humo

- Asfixia

- "Ahogamiento no mortal" (también denominado "pseudo ahogamiento") en una piscina, tina, etc.

- Armas de fuego o de otro tipo

- Choques eléctricos

Otras emergencias verdaderas podrían ser consecuencia de enfermedades o lesiones. A menudo puede darse cuenta de que ocurren estas emergencias si observa que su hijo tiene alguno de los siguientes síntomas:

- Actúa raro o se vuelve más retraído y menos alerta

- Tiene cada vez más dificultad para respirar

- Su piel o sus labios se ven azules o violetas (o grises en el caso de niños de piel más oscura)

- Un corte o una quemadura grande o profunda

- Sangrado que no cesa

- Sacudones rítmicos y pérdida de conocimiento (una convulsión)

- Pérdida de conocimiento

- Cualquier cambio en el nivel de conciencia, confusión, dolor de cabeza fuerte o vómitos reiterados *después de una lesión en la cabeza*

- Dientes muy flojos o caídos u otras lesiones importantes en la boca o en la cara

- Dolor fuerte persistente o en aumento

- Capacidad de respuesta disminuida al hablarle

Llame al pediatra del niño o a la Línea de ayuda para intoxicación (1-800-222-1222) de inmediato si su hijo tragó un supuesto veneno o algún medicamento que no debía ingerir, aunque el niño no tenga signos ni síntomas. No le provoque el vómito al niño de ninguna manera. No se recomienda provocarle el vómito al niño porque eso podría causar más lesiones a su cuerpo. No le administre jarabe de ipecacuana, no le provoque arcadas ni le dé agua salada. Si tiene jarabe de ipecacuana en su casa, deséchelo debidamente y descarte el envase.

Llame siempre para pedir ayuda si le preocupa que la vida de su hijo esté en peligro o si su hijo está gravemente lastimado.

EN CASO DE UNA VERDADERA EMERGENCIA

- Mantenga la calma.

- Si fuera necesario y sabe cómo, inicie la RCP (resucitación cardiopulmonar). Para obtener información sobre la RCP, consultar la página 691.

- Si necesita ayuda inmediata, llame al 911. Si no hay servicio de 911 en su área, llame al servicio de ambulancias de emergencia local o al servicio médico de emergencia del condado. De lo contrario, llame al consultorio del pediatra de su hijo y diga claramente que tiene una emergencia.

- Si hubiera sangrado, aplique presión constante sobre el sitio con un paño limpio.

- Si su hijo tiene una convulsión, colóquelo sobre un piso alfombrado con la cabeza hacia un lado y quédese con él hasta que llegue la ayuda.

Después de llegar a la sala de emergencias, asegúrese de informar al personal de emergencias el nombre del pediatra de su hijo; él trabajará en estrecha colaboración con el departamento de emergencias y puede proporcionar información adicional sobre su hijo. Lleve consigo al hospital todos los medicamentos que su hijo esté tomando, además del registro de vacunación. Lleve también todos los supuestos venenos o medicamentos que su hijo podría haber tomado.

En caso de un choque, el conductor u otros adultos en el auto podrían estar inconscientes o no poder dar información sobre el niño al personal de rescate. El personal médico podría demorar en proporcionar a su hijo la atención necesaria si no la encuentran para que dé su autorización. Para ayudar a asegurarse de que su hijo pueda ser identificado y tratado rápidamente, tenga en cuenta la posibilidad de pegar un autoadhesivo en su asiento donde se incluya su nombre, fecha de nacimiento, nombres y números de teléfono de los padres y demás información que considere importante para el personal de emergencia (p. ej. necesidades médicas especiales o alergias graves). Coloque el autoadhesivo en un lugar donde el personal de rescate pueda encontrarlo pero que no sea fácilmente visible desde afuera del auto. Muchos departamentos de policía y bomberos, hospitales y departamentos de salud tienen autoadhesivos preimpresos para este fin; de lo contrario, puede hacer el suyo propio.

Mordeduras

Mordeduras de animales

Debe mantener a su hijo seguro cuando esté cerca de animales, inclusive las mascotas de la familia. Revise la sección *Seguridad en torno a los animales* en la página 512.

Muchos padres asumen que es más probable que a los niños los muerdan animales desconocidos o salvajes, pero de hecho la mayoría de las mordeduras son provocadas por animales que el niño conoce, incluida la mascota de la familia. Si bien la lesión suele ser menor, las mordeduras a veces causan heridas graves, daño facial y problemas emocionales.

El 1 % del total de las visitas a centros de emergencias pediátricas durante el verano se deben a mordeduras de seres humanos o animales. Se estima que cada año en los Estados Unidos ocurren 4.7 millones de mordeduras de perro, 400 000 mordeduras de gato, 45 000 mordeduras de víboras y 250 000 mordeduras de seres humanos. Alrededor de 6 de cada 10 personas mordidas por perros son niños.

Tratamiento

Si su hijo está sangrando por una mordedura de animal, aplique presión firme y constante sobre la zona durante 5 minutos o hasta que se detenga el sangrado. Luego lave la herida suavemente con agua y jabón y consulte al pediatra.

Si la herida fuera muy grande o si no pudiera detener el sangrado, siga aplicando presión y llame al pediatra para averiguar dónde llevar a su hijo para que reciba tratamiento. Si la herida fuera tan grande que los bordes no se unen, es probable que necesite suturas (puntos). Si bien esto podría ayudar a reducir la formación de una cicatriz, en una mordedura de animal aumenta las probabilidades de infección, por lo que es posible que su médico le recete antibióticos.

Comuníquese con su pediatra siempre que su hijo sufra una mordedura de animal que rompa la piel, sin importar lo leve que parezca. El médico deberá revisar si su hijo fue vacunado debidamente contra el tétanos (consultar *Calendario de vacunación* en las páginas 876 - 877) o si necesita protección contra la rabia. Ambas enfermedades pueden ser transmitidas por las mordeduras de animales.

La rabia es una infección viral que puede ser transmitida por un animal infectado a través de mordeduras o arañazos. Causa fiebre alta, dificultad para tragar, convulsiones y, finalmente, la muerte. Afortunadamente, la rabia en seres humanos es muy poco frecuente hoy en día, con un promedio de entre 2 y 3 muertes por año en EE. UU.; la reducción en los últimos años se debe a la disponibilidad de un sistema de control de animales y programas de vacunación, además de vacunas y tratamientos con inmunoglobulina eficaces contra la rabia en seres humanos. No obstante, como la enfermedad es tan grave y la incidencia ha aumentado entre los animales, su médico evaluará cuidadosamente cualquier mordedura dado el riesgo de contraer esta enfermedad. Las mordeduras de animales salvajes, en especial de murciélagos pero también mofetas, mapaches, coyotes y zorros, son mucho más peligrosas que las de los perros y gatos domésticos y vacunados (contra la rabia). *Si se mató al animal, no se deshaga del cuerpo ni del cerebro.* Se puede examinar el cerebro para encontrar rabia; llame inmediatamente al pediatra para que la aconseje sobre cómo manejar la situación.

Si el riesgo de rabia fuera alto según lo determinado por su pediatra, de inmediato le administrará inyecciones de la vacuna contra la rabia (o hará arreglos para que sean administradas), para prevenir la enfermedad. Si el animal que mordió fuera un perro o gato saludable, el médico recomendará observarlo durante 10 días e iniciar el tratamiento a su hijo solo si el animal mostrara signos de rabia. Si se tratara de un animal salvaje, en general se lo sacrificará inmediatamente para poder examinarle el cerebro en busca de signos de rabia.

Tal como se mencionó anteriormente, una mordedura de animal, incluso aunque no cause rabia, se puede infectar. Informe de inmediato a su pediatra si observa alguno de los siguientes signos de infección.

- Pus o secreción que sale de la mordedura

- El área junto a la mordedura se hincha y duele (normalmente estará roja durante 2 a 3 días, pero esto por sí solo no es causa de alarma)

- Franjas rojas que parecen propagarse desde la mordedura

- Ganglios inflamados por encima de la mordedura

(Consultar también *Seguridad en torno a los animales,* página 512).

El pediatra podría recomendar una terapia con antibióticos a un niño que tenga algo de lo siguiente:

- Heridas por mordeduras de moderadas a graves

- Heridas punzantes, especialmente si hay penetración del hueso, el tendón o la articulación

- Mordeduras en la cara

- Mordeduras en las manos y pies

- Mordeduras en la zona genital

Los niños con un sistema inmunitario debilitado o que no tengan bazo a menudo reciben tratamiento con antibióticos.

Es probable que el pediatra recomiende una visita de seguimiento para revisar las heridas y detectar si hay signos de infección dentro de las siguientes 48 horas.

Muchos niños mordidos por perros también podrían mostrar signos de estrés traumático durante semanas y meses después del incidente. Mucho después de curada la herida física, estos niños podrían seguir sintiendo estrés traumático asociado con la mordedura. Tal vez sientan miedo, e incluso ansiedad, por volver a ser mordidos, en especial al ver o escuchar acerca de otro perro. Podrían volverse retraídos o apegados a sus padres. Podrían resistirse a salir a jugar, tener problemas para dormir, tener pesadillas y mojar la cama.

Para ayudar en el proceso de sanación, preste atención a lo que su hijo dice y siente. Dele atención adicional, en particular cuando sienta que la necesita. Algunos niños con estrés traumático podrían necesitar tratamiento de parte de un profesional de la salud mental.

Mordeduras de seres humanos

Los niños con frecuencia sufren mordeduras de seres humanos: los muerde un hermano o un compañero de juegos. Si su hijo es mordido por otra persona, llame de inmediato al pediatra para describir la gravedad de la lesión. Esto puede ser particularmente importante si el mordedor atravesó la piel de su hijo con los dientes o si la lesión es lo suficientemente grande como para necesitar suturas.

Asegúrese de lavar con cuidado una mordedura grave usando agua y jabón antes de ir al pediatra. Su pediatra revisará el estado de las vacunas contra el tétanos y la hepatitis B de su hijo y evaluará el riesgo de otras infecciones. En el caso de una mordedura que apenas rompió la piel, como un corte o una raspadura, una buena higiene con agua y jabón seguida de una venda y un seguimiento atento es todo lo que se necesita. (Para obtener más información sobre mordeduras de seres humanos, conducta agresiva o mordeduras en situaciones donde haya SIDA, consultar el Capítulo 14, página 461 y el Capítulo 20, página 630).

Quemaduras

Las quemaduras se dividen en 3 categorías, conforme a su gravedad. Las quemaduras de primer grado son las más leves y causan enrojecimiento y tal vez una ligera hinchazón de la piel (como la mayoría de las quemaduras solares). Las quemaduras de segundo grado causan ampollas e hinchazón considerable. Las quemaduras de tercer grado podrían verse blancas o carbonizadas y causar lesiones graves no solo en la superficie sino en las capas más profundas de la piel.

Hay muchas causas diferentes de quemaduras graves en los niños, incluyendo quemaduras solares, por agua caliente u otros líquidos calientes y las causadas por el fuego, el contacto eléctrico o sustancias químicas. Todas estas pueden causar daño permanente y cicatrices en la piel.

Tratamiento

El tratamiento *inmediato* de una quemadura debe incluir lo siguiente.

1. Lo más rápido posible, sumerja la quemadura en agua fría. No dude en dejar correr agua fría sobre la quemadura durante el tiempo necesario para enfriar la zona y aliviar el dolor inmediatamente después de la lesión. *No aplique hielo sobre una quemadura. Podría retrasar el proceso de curación.* Tampoco frote una quemadura: podrían formarse más ampollas.

2. Enfríe la ropa quemada inmediatamente sumergiéndola en agua y luego retirando la ropa de la zona quemada salvo que esté demasiado pegada a la piel. Si este fuera el caso, corte tanta ropa como pueda.

3. Si la zona lesionada no tiene secreción, tape la quemadura con una gasa estéril o un paño limpio y seco.

4. Si la quemadura tiene secreción, cúbrala apenas con gasa estéril, si la tuviera, y busque atención médica de inmediato. Si no tuviera gasa estéril a mano, cubra las quemaduras con una sábana o toalla limpias.

5. No aplique mantequilla, grasa ni talco sobre una quemadura. Todos estos "remedios caseros" de hecho pueden empeorar la lesión.

Ante cualquier cosa más grave que una quemadura superficial, o si el enrojecimiento y el dolor continuaran durante más de unas pocas horas, consulte a un médico. *Todas* las quemaduras por electricidad y las quemaduras en las manos, la boca o los genitales deben recibir atención médica inmediata. Las sustancias químicas que causan quemaduras también pueden ser absorbidas por la piel y causar otros síntomas. Llame a la Línea de ayuda para intoxicaciones (1-800-222-1222) o a su pediatra después de lavar bien y quitar las sustancias químicas. (Para el tratamiento del contacto de una sustancia química con el ojo de un niño, consultar *Sustancia tóxica en el ojo*, página 707).

Si su médico creyese que la quemadura no es demasiado grave, podría mostrarle cómo limpiarla y cuidarla en casa usando ungüentos y gasas con medicamento. No obstante, bajo las siguientes circunstancias, tal vez sea necesaria la hospitalización:

- Si las quemaduras son de tercer grado

- Si está quemado el 10 % o más del cuerpo

- Si la quemadura afecta la cara, las manos, los pies, los genitales o una articulación móvil

- Si el niño es demasiado pequeño o inquieto y, por consiguiente, es demasiado difícil tratarlo en casa

Al tratar una quemadura en casa, observe si aumenta el enrojecimiento o la hinchazón, o si aparece mal olor o secreción. Estos podrían ser signos de infección que podrían necesitar atención medica.

Prevención

El Capítulo 15, *Cómo mantener seguro a su hijo*, explica formas de proteger a su hijo contra incendios y quemaduras en el hogar. Para mayor protección, aquí incluimos algunas sugerencias más.

- **Instale detectores de humo** en los corredores fuera de los dormitorios, la cocina, la sala y cerca de la caldera; además, debe haber al menos uno en cada nivel de la casa. Pruébelos todos los meses para cerciorarse de que funcionen. Lo ideal es usar alarmas con baterías de larga duración, pero si no estuvieran disponibles cámbielas al menos una vez por año en una fecha específica que vaya a recordar (como p. ej. el 1 de enero de cada año). Considere la posibilidad de invertir en una alarma que le permita grabar su propia voz llamando a sus hijos por su nombre; estas nuevas alarmas pueden ser más eficaces para despertar a niños dormidos que las alarmas con sonidos de pitido agudo.

- **Practique simulacros de incendio** en casa. Asegúrese de que cada miembro de la familia y las demás personas que cuidan a sus hijos en su casa sepan cómo salir en forma segura de cada parte de la casa en caso de incendio.

- **Tenga varios extintores funcionando** y listos para usar, y familiarícese con el modo de uso. Coloque extintores de incendio por la casa, donde el riesgo de incendio sea mayor, p. ej. en la cocina, en la habitación donde esté la caldera y cerca de la chimenea.

- **Enseñe a sus hijos** a gatear hasta las salidas si hay humo en la habitación. (Evitarán inhalar el humo permaneciendo por debajo de él).

- **Compre una escalera de seguridad** si su casa tiene un segundo piso y enséñele a su hijo a usarla. Si vive en un edificio alto, enséñele a su hijo dónde están todas las salidas y asegúrese de que entienda que jamás debe usar el ascensor en caso de incendio. (Podría quedar atrapado entre dos pisos o abrirse en un piso donde el fuego está ardiendo).

- **Pónganse de acuerdo** en un punto de encuentro de toda la familia fuera de la casa o del apartamento para asegurarse de que todos hayan salido de la zona incendiada.

- **Enséñeles a sus hijos** a detenerse, dejarse caer y rodar por el piso si la ropa se les prende fuego.

- **Evite fumar adentro.**

- **No deje** comida cocinándose en la cocina sin atención.

- **Guarde bajo llave** los líquidos inflamables de su hogar. Lo ideal es almacenarlos fuera del hogar, fuera del alcance de los niños y lejos de fuentes de calor o fuentes de ignición.

- **Baje la temperatura** del calentador de agua a menos de 120 °F (48.9 °C) para evitar quemaduras por agua caliente.

- **No enchufe electrodomésticos** ni otros equipos eléctricos en alargues si aplican demasiado "amperaje" o carga en el cable generando una situación potencialmente insegura.

- **Mantenga los fósforos** y encendedores lejos de los niños, bajo llave y fuera de alcance.

- **Evite todos los fuegos artificiales,** incluso los fabricados para uso del consumidor.

Resucitación cardiopulmonar (RCP) y respiración boca a boca

La RCP puede salvar la vida de su hijo si el corazón deja de latir o si el niño deja de respirar por cualquier motivo, ya sea que se ahogue, intoxique, asfixie, inhale humo o se atragante. Familiarícese con las instrucciones para practicar RCP en el Anexo de este libro. No obstante, leer sobre la RCP no es suficiente para aprender a realizarla. *La American Academy of Pediatrics recomienda enfáticamente que todos los padres y personas que tengan niños a cargo completen un curso de RCP básica y tratamiento en casos de asfixia.*

Esta capacitación es particularmente imprescindible si tiene piscina o vive cerca del agua, como un lago, una piscina comunitaria o un spa. Comuníquese con su sección local de la Asociación Americana del Corazón o de la Cruz Roja Americana para descubrir dónde y cuándo se dictan cursos certificados en su comunidad. La mayoría de las clases enseñan primeros auxilios básicos, RCP y prevención de emergencias, junto con qué hacer en el caso de que un bebé o niño se asfixie.

Asfixia

La asfixia ocurre cuando una persona inhala algo más que aire en la tráquea o cuando los alimentos u otros objetos bloquean la tráquea. Entre los niños, la asfixia suele ser causada por líquidos que "se van por el camino equivocado". El niño toserá, tendrá sibilancias y hará arcadas hasta que se despeje la tráquea, pero este tipo de asfixia no suele ser nociva.

La asfixia se convierte en amenaza de vida cuando un niño traga o inhala un objeto, a menudo comida, que bloquea el flujo de aire a los pulmones. Esta es una emergencia que requiere primeros auxilios inmediatos. Para obtener instrucciones específicas y completas para casos de asfixia y RCP, familiarícese con la tabla del Anexo en las páginas 883 a 885 y tome un curso sobre RCP para niños.

Un niño que comienza a respirar por sí solo 2 o 3 minutos después de un incidente de asfixia probablemente no sufra ningún daño a largo plazo. No obstante, cuanto más tiempo esté privado de oxígeno, mayor será el riesgo de lesión permanente.

De vez en cuando, luego de un episodio de asfixia se presentan tos, arcadas, sibilancias, salivación excesiva o dificultad para tragar o respirar. Si ocurre esto, podría significar que todavía hay un objeto que sigue bloqueando parcialmente la vía respiratoria, posiblemente las vías respiratorias inferiores. En este caso, el objeto podría causar dificultades para respirar continuadas, irritación y, posiblemente, neumonía. Informe a su pediatra si algún síntoma persiste para que puedan realizarse más pruebas como, p. ej., radiografías. Si muestran que su hijo ha inhalado algo, probablemente deba ingresar al hospital para realizar un procedimiento a fin de extraer el objeto.

Prevención

La asfixia es un peligro relevante en los niños, en especial hasta los 7 años de edad. Los objetos tales como alfileres de seguridad, piezas pequeñas de juguetes y monedas causan asfixia, pero la comida es la responsable de la mayoría de los incidentes. Debe prestar especial atención cuando los niños que tienen alrededor de 1 año de edad comienzan a probar nuevos alimentos. Estas son algunas sugerencias adicionales para evitar la asfixia.

- **No dé a los niños pequeños** alimentos duros y lisos (p. ej. maní, verduras crudas) que deban masticar con un movimiento de trituración. Los niños no dominan ese tipo de masticación hasta los 4 años de edad, por lo que tal vez intenten tragar el alimento entero. No les dé maníes enteros ni otro tipo de frutos secos a los niños pequeños. Cuando su hijo empiece a comer maní (y sepa que no tiene alergia al maní) asegúrese de observarlo atentamente mientras mastica.

- **No les dé** alimentos redondos y firmes (como perros calientes y bastones de zanahoria), salvo que estén bien picados. Corte o desmenuce los alimentos en tamaños de bocado (de no más de ½ pulgada [1.27 cm]) y aliente a su hijo a masticar bien.

- **Supervise la hora de comer** de su bebé o niño pequeño. No le permita comer mientras juega o corre. Enséñele a masticar y tragar la comida antes de hablar o reírse.

- **La goma de mascar es** un riesgo de asfixia peligroso para los niños pequeños.

Como los niños pequeños se ponen todo en la boca, los objetos no comestibles pequeños también causan muchos incidentes de asfixia. Busque las pautas de edades al elegir juguetes, pero use su propio criterio respecto a su hijo. También tenga en cuenta que determinados objetos se han asociado con la asfixia, incluidos globos desinflados o explotados, talco para bebé, cosas de la basura (p. ej. cáscara de huevo, aros para abrir latas), alfileres de seguridad, monedas, canicas, pelotas pequeñas, tapones de bolígrafos o marcadores, imanes y pilas pequeñas tipo botón. Los alimentos que representan un riesgo particular incluyen perros calientes, vitaminas o caramelos duros, pastosos o pegajosos, uvas y palomitas de maíz. Si no está seguro si un objeto o alimento podría ser nocivo, puede comprar un cilindro estándar para medir piezas pequeñas en las tiendas de productos para niños.

Cortes y raspaduras

La curiosidad y el entusiasmo naturales de su hijo probablemente causen algunas raspaduras y cortes de vez en cuando. Su reacción podría ser mucho más exagerada que el daño real. En la mayoría de los casos, un buen tratamiento requiere poco más que limpiar y cubrir la herida además de tranquilizarlo (tal vez un besito en el golpe o la herida).

Raspaduras

La mayoría de las lesiones menores en niños pequeños son raspaduras o abrasiones, lo que significa que las capas externas de la piel literalmente se han salido al rasparse. Si la abrasión abarca una zona grande podría parecer muy sangrienta, si bien la cantidad real de sangre que se pierde es poca. Esta zona deberá enjuagarse en primer lugar con agua fría, para quitar los residuos y luego lavarse suavemente con agua tibia y jabón. Evite usar yodo y demás soluciones antisépticas. No protegen mucho y pueden sumar dolor y molestias.

Si se dejan curar por sí solas, la mayoría de las abrasiones forman "costra" rápidamente, se creía que este era el mejor remedio natural. Pero las costras en realidad hacen más lento el proceso de curación y pueden provocar más cicatrices. Trate las raspaduras grandes o supurantes con ungüento antibiótico y cúbralas con una venda estéril (sin gérmenes). Se pueden obtener en su farmacia local, ya sea en forma de vendaje adhesivo o gasa sola que se sostiene en el lugar con una gasa elástica en rollo o cinta adhesiva. El ungüento antibiótico también ayuda a evitar que la gasa se pegue sobre la superficie de la herida en proceso de curación. El objetivo es evitar que la lesión se infecte mientras se está curando. Lo mejor es dejar la venda en su sitio, salvo durante los cambios de vendaje, hasta que la herida sane. Cuide que las vendas que rodeen zonas tales como los dedos de las manos o de los pies no estén demasiado ajustadas como para afectar la circulación.

Algunas vendas están hechas de materiales como Telfa, que es menos probable que se adhieran a la superficie en llaga de una herida. Examine a diario la herida durante el cambio de vendaje o cuando se ensucie o humedezca. Si una venda está pegada al intentar quitarla, mójela con agua tibia.

La mayoría de las heridas necesitan vendaje solo durante 2 o 3 días, pero tal vez su hijo no quiera dejar de aplicarse vendas tan rápido porque los niños pequeños ven las vendas como insignias o medallas de honor. No hay problema en dejar la zona cubierta, sin que esté muy apretada la venda, manteniéndola seca y limpia y revisando la herida a diario.

Llame a su pediatra si no logra limpiar una herida o si observa que hay secreción de pus, dolor o enrojecimiento alrededor del sitio o fiebre. Estos son signos de que la herida podría haberse infectado. Si fuera necesario, el médico puede usar un anestésico local para evitar el dolor fuerte al limpiar la suciedad y los residuos que usted no pueda quitar. Si la herida está infectada, tal vez le recete antibióticos, ya sea orales o en ungüento o crema.

Cortes, laceraciones y hemorragias

Un corte o una laceración es una herida que corta la piel y los tejidos de abajo. Como la lesión es más profunda que una raspadura, es más probable que haya problemas, como hemorragias, y existe la posibilidad de daño en nervios y tendones. Las siguientes pautas simples lo ayudarán a evitar hemorragias graves y otros problemas tales como cicatrices cuando su hijo se corta.

1. Aplique presión. Casi todas las hemorragias activas se pueden detener aplicando presión directa con una gasa o paño limpio sobre el sitio durante 5 a 10 minutos. El error más frecuente es interrumpir la presión demasiado pronto para mirar cómo está la herida. Al hacer esto podría causar más hemorragia o la formación de un coágulo que podría dificultar el control del problema con más presión. Si la hemorragia vuelve a comenzar luego de 5 minutos de presión constante, vuelva a aplicar presión y llame al médico para pedir ayuda. No use un torniquete ni atadura en un brazo o una pierna salvo que esté capacitada para hacerlo, ya que esto podría causar daños graves si se dejara puesto demasiado tiempo.

2. Mantenga la calma. Ver sangre podría ser atemorizante, pero es importante que en este momento logre controlarse. Tomará mejores decisiones si tiene calma y será menos probable que su hijo se altere por la situación. Recuerde que al aplicar presión directa podrá controlar la hemorragia incluso de las laceraciones más graves hasta que llegue la ayuda. Los cortes relativamente menores en la cabeza y la cara sangrarán más que los cortes en otras partes de cuerpo debido a la gran cantidad de vasos sanguíneos pequeños y superficiales.

3. En caso de cortes graves, busque atención médica. Sin importar el volumen de la hemorragia (poco o mucho), llame al médico si la laceración fuera profunda (a través de la piel) o de más de ½ pulg. (1.27 cm) de largo. Los cortes profundos pueden dañar gravemente los músculos, nervios y tendones que están debajo, incluso aunque en la superficie la herida no parezca grave. Las laceraciones largas y las de la cara, el pecho y la espalda tienen más probabilidades de dejar cicatrices con desfiguración. En estas situaciones, si la herida se cierra correctamente, la cicatriz será menos evidente. En ciertos casos, es probable que se use un adhesivo para la piel (una sustancia similar al pegamento) para cerrar la herida. Si tiene duda respecto a la necesidad de puntadas, adhesivo o grapas, llame de inmediato al médico para que la aconseje; es importante que la reparación se lleve a cabo dentro de las 8 a 12 horas posteriores a la lesión.

Debería poder tratar cortes pequeños y menores usted misma, siempre y cuando los bordes se unan por sí mismos, o con la ayuda de una venda "mariposa", si no hubiera adormecimiento fuera de la herida ni reducción de la sensibilidad o el movimiento. (Una venda mariposa es una tira de adhesivo con extremos similares a alas extendidas. Se usa para mantener unidos los bordes de un corte durante el proceso de cicatrización). No obstante, haga que el médico examine a su hijo si hubiera alguna posibilidad de que quedara material extraño, como tierra o vidrio, atrapado dentro del corte. Toda lesión que no pueda manejar debería ser revisada por su pediatra o los servicios médicos de emergencia lo antes posible para maximizar la cicatrización. Tal vez su hijo no le permita revisar bien la laceración porque le duele mucho. No obstante, el pediatra puede usar un anestésico local,

Elementos de primeros auxilios para el hogar y el automóvil

Debe preparar un kit de primeros auxilios para su hogar, al igual que uno para cada uno de sus automóviles. El kit debe contener:

- Acetaminofén o un medicamento antiinflamatorio no esteroide (como ibuprofeno)
- Ungüento antibiótico
- Medicamentos recetados (suministro de un mes)
- Vendajes adhesivos esterilizados (en diversos tamaños)
- Vendas de gasa

- Tijeras
- Pinzas
- Jabón u otro agente limpiador
- Vaselina u otro lubricante
- Toallitas húmedas
- Termómetro

si fuera necesario, para asegurar un examen exhaustivo. También es posible que use adhesivos para piel tópicos.

4. Limpie y vende la herida. Si se siente cómoda haciéndose cargo del problema, lave la herida solo con agua y examínela bien para asegurarse de que esté limpia. Aplique un ungüento antibiótico y luego tápela con una venda estéril. Es fácil subestimar el alcance o la gravedad de un corte; más allá de haber tratado usted misma la herida, no dude en llamar al pediatra para pedirle consejo. Si apareciera enrojecimiento, hinchazón o pus alrededor de la herida, o si volviera a sangrar, consulte al médico lo antes posible. Los antisépticos como el yodo y el alcohol no son necesarios y causan más molestias al niño; no los use en cortes. Si las vacunas de su hijo están al día, no será necesario aplicarle la vacuna contra el tétanos luego de la mayoría de las abrasiones y laceraciones.

Sin embargo, si el niño no tiene al día el refuerzo de la vacuna contra el tétanos o es tiempo de administrarle una dosis de refuerzo, es probable que el pediatra recomiende su administración.

Consulte el recuadro *Implementos de primeros auxilios para el hogar y el automóvil* para informarse sobre qué elementos debe reunir para tratar las heridas y lesiones de su familia.

Prevención

Es casi imposible evitar que un niño curioso y activo sufra algunas raspaduras y cortes menores, pero hay cosas que puede hacer para reducir la cantidad de lesiones que sufre su hijo y minimizar su gravedad. Mantenga los objetos potencialmente peligrosos como cuchillos filosos, objetos de vidrio que se rompen fácilmente y tijeras fuera de su alcance. Cuando crezca lo suficiente como para usar cuchillos y tijeras por sí solo, enséñele a manipular esos objetos correctamente e insista en que deben usarse en forma segura. A intervalos regulares realice un control de seguridad de su casa, garaje y patio. Si encuentra cosas potencialmente peligrosas porque su hijo es más grande y podría meterse en ellas, guárdelas en forma segura fuera de su alcance.

Consulte también el Capítulo 15, *Cómo mantener seguro a su hijo*.

Ahogamiento

El ahogamiento es una de las principales causas de muerte entre los niños, incluidos los bebés y niños pequeños. La mayoría de los ahogamientos de bebés ocurren en tinas y cubetas. Los niños de entre 1 y 4 años, por lo general, se ahogan en piscinas. No obstante, muchos niños dentro de este grupo etario se ahogan en estanques, ríos y lagos. Los niños mayores de 5 años tienen más probabilidades de ahogarse en ríos y lagos, pero esto varía según la zona del país. Es importante saber que los niños se pueden ahogar incluso en 1 pulgada de agua, como en una tina o en el inodoro.

Ahogamiento se refiere a la muerte que ocurre de esta manera. Cuando un niño es rescatado antes de morir, el episodio se llama ahogamiento no mortal.

Lo que usted debe hacer

Saque a su hijo del agua inmediatamente y revise si está respirando por sí mismo. Si no lo está, comience la RCP de inmediato (consultar el Anexo). Si hay otra persona presente, dígale que pida ayuda médica de emergencia pero no pierda tiempo valioso buscando a alguien ni intentando sacar agua de los pulmones de su hijo. En cambio, concéntrese en darle respiración de rescate y RCP hasta que esté respirando solo. Es muy probable que durante la RCP el niño vomite el agua tragada. No debe detenerse hasta que el niño haya vuelto a respirar; en ese momento debe obtener atención de emergencia. Llame al 911. Una vez que lleguen los paramédicos, administrarán oxígeno y continuarán con la RCP si fuera necesario.

Todo niño que casi se haya ahogado deberá someterse a un examen médico completo, aunque parezca que está bien. Si dejó de respirar, inhaló agua o perdió el conocimiento, deberá permanecer bajo observación médica por lo menos durante 24 horas, para asegurarse de que su sistema respiratorio o su sistema nervioso no hayan sufrido daños.

La recuperación de un niño de un ahogamiento no mortal depende de cuánto tiempo haya estado privado de oxígeno. Si estuvo bajo agua un lapso breve, es probable que se recupere completamente. Los lapsos más prolongados sin oxígeno pueden causar daño pulmonar, cardíaco o cerebral. Un niño que no responde rápidamente a la RCP podría tener problemas más graves, pero es importante seguir intentando porque la RCP sostenida ha revivido a niños que parecían sin vida o que habían estado sumergidos en agua muy fría durante períodos prolongados.

Prevención

En el caso de bebés recién nacidos y niños menores de 5 años, los padres y cuidadores jamás deben dejarlos solos (ni por un momento) ni a cargo de otro niño mientras estén cerca de tinas, piscinas, tinas de hidromasaje o piscinas de niños ni cerca de zanjas de irrigación u otros cuerpos de agua abiertos. Con los niños de esta edad emplee la "supervisión táctil"; esto significa que un adulto debe tener al niño al alcance de su mano y prestar total atención al niño en todo momento cuando esté en el agua o cerca de ella. El adulto supervisor no debe involucrarse en actividades que lo distraigan como hablar por teléfono, socializar u ocuparse de las tareas del hogar.

Las piscinas en las casas deben estar rodeadas de una cerca que impida que el niño llegue a la piscina al salir de la casa. Nada puede sustituir una cerca de al menos 4 pies (1 m 20 cm) de altura, que no se pueda trepar, de 4 lados, con un portón que se cierre y se tranque automáticamente. Los padres, cuidadores y dueños de piscinas deben saber RCP y saber nadar, y deben tener un teléfono y equipo aprobado por la Guardia Costera de EE. UU. (salvavidas, chalecos salvavidas, gancho salvavidas) junto a la piscina.

Los niños menores de 3 años, los niños con discapacidades intelectuales y los niños con trastornos convulsivos son particularmente vulnerables al ahogamiento, pero todos los niños corren peligro si no están supervisados cuando están dentro del agua o cerca de ella. Incluso un niño que sepa nadar podría ahogarse a unos pocos pies desde donde se siente seguro. Recuerde que los niños deben estar supervisados en todo momento. Las clases de natación *no* deben considerarse una forma de "proteger contra el ahogamiento" a su hijo. (Para obtener más información sobre la seguridad en el agua, consultar la página 509).

Choque eléctrico

Cuando el cuerpo humano entra en contacto directo con una fuente de electricidad, la corriente pasa a través del cuerpo y produce lo que se llama un choque eléctrico. Dependiendo del voltaje de la corriente y de la duración del contacto, este choque puede causar desde molestias leves a lesiones graves e incluso la muerte.

Los niños pequeños, en particular los menores de 3 años, suelen sufrir choques eléctricos con más frecuencia al morder cables de electricidad o introducir objetos metálicos, como tenedores o cuchillos, en tomacorrientes o artefactos no protegidos. Estas lesiones también pueden ocurrir cuando los juguetes, artefactos o herramientas no se usan correctamente o cuando la corriente eléctrica entra en contacto con el agua donde un niño esté sentado o parado. Los relámpagos son responsables de alrededor del 20 % de los casos que ocurren. Los árboles de Navidad y sus luces son un peligro en esa temporada.

Lo que usted debe hacer

Si su hijo entra en contacto con la electricidad, *siempre* intente en primer lugar desconectar la corriente. En muchos casos podrá tirar del enchufe o apagar el interruptor. Si esto no fuera posible, tenga en cuenta intentar quitar el cable vivo, pero *no con las manos descubiertas*, ya que usted misma entraría en contacto con la corriente. En cambio, intente cortar el cable con un hacha de mango de madera o cortadores de cables bien aislados, o separe el cable del niño con una rama seca, una revista o periódico enrollado, una cuerda, un abrigo u otra cosa gruesa y seca que no conduzca electricidad.

Si no puede quitar la fuente de corriente, intente separar al niño de ella. Nuevamente, *no toque al niño con las manos descubiertas* cuando esté unido a la fuente de corriente, ya que el cuerpo del niño le transmitirá la electricidad. En cambio, use un material no conductor como goma (o los descritos anteriormente) para protegerse al liberarlo. (*Atención:* Ninguno de estos métodos puede garantizarse como seguro salvo que pueda cortarse la corriente).

Tan pronto como la corriente se desconecte (o separe al niño de ella), controle la respiración, el color de piel y la capacidad de respuesta del niño. Si hubiera dejado de respirar o se le detuviera el corazón, o si la respiración pareciera muy rápida o irregular, aplique de inmediato resucitación cardiopulmonar (RCP, consultar la página 691) para volver a la normalidad y haga que alguien pida ayuda médica de emergencia. Al mismo tiempo, evite mover al niño si no fuera necesario, dado que un choque eléctrico intenso podría causar una fractura en la columna.

Si el niño está consciente y el choque pareciera haber sido leve, revise que no tenga quemaduras en la piel, en especial en la boca si ese hubiera sido el punto de contacto con la corriente. Llame al 911. El choque eléctrico puede causar daños en los órganos internos que podrían ser difíciles de detectar sin un examen médico. Por tal motivo, *todos* los niños que reciban un choque eléctrico importante deben ir a ver a un médico.

En el consultorio del pediatra, todas las quemaduras menores por electricidad serán limpiadas y vendadas. Es probable que el médico ordene análisis de laboratorio para revisar que no haya signos de daño en los órganos internos. Si el niño tuviera quemaduras graves o cualquier signo de daño cerebral o cardíaco, deberá ser hospitalizado.

Prevención

La mejor manera de evitar lesiones eléctricas es usar tapas para los tomacorrientes que no representen un peligro de ahogamiento, asegurarse de que todos los cables estén correctamente aislados, guardar los cables fuera del alcance de los niños y proporcionar supervisión adulta siempre que los niños estén en una zona con posibles peligros eléctricos. Los electrodomésticos pequeños representan un riesgo especial cuando están cerca de tinas, lavabos o piscinas. (Consultar también el Capítulo 15, *Cómo mantener seguro a su hijo*).

Lesiones en la punta del dedo

Las puntas de los dedos de los niños resultan aplastadas a menudo, por lo general al quedar atrapadas en puertas que se cierran. El niño no es capaz de reconocer el riesgo potencial o no logra sacar la mano con la rapidez suficiente antes de que se cierre la puerta. Además, a veces los dedos resultan aplastados cuando los niños juegan con un martillo u otro objeto pesado o cuando están cerca de un puerta de auto.

Como las puntas de los dedos son sumamente sensibles, su hijo le informará de inmediato que se ha lastimado. Por lo general la zona lesionada quedará azul e hinchada, y podría haber un corte o sangrado alrededor de la cutícula. La piel, los tejidos que están debajo de la piel y el lecho ungueal, además del hueso y la placa de crecimiento subyacentes, podrían resultar afectados. Si hubiera sangrado debajo de la uña, se pondrá negra o azul oscuro, y la presión del sangrado podría ser dolorosa.

Tratamiento en el hogar

Cuando esté sangrando la punta del dedo, lávela con agua y jabón y cúbrala con un vendaje suave y estéril. Una bolsa de hielo o un paño empapado en agua fría podrían aliviar el dolor y minimizar la hinchazón.

Si la hinchazón es leve y su hijo está cómodo, puede dejar que el dedo sane por sí solo. Pero esté atenta si hubiera un aumento del dolor, de la hinchazón, del enrojecimiento o supuración en la zona lastimada, o si aparece fiebre de 24 a 72 horas después de la lesión. Estos podrían ser signos de infección y deberá informarlo al pediatra.

Cuando hay hinchazón excesiva, un corte profundo, sangre debajo de la uña o si el dedo pareciera estar quebrado, llame al médico inmediatamente. No intente enderezar un dedo fracturado usted misma.

Tratamiento profesional

Si su médico sospecha que hay una fractura, probablemente indique hacer una radiografía. Si la radiografía confirma la fractura, o si hubiera daño en el lecho ungueal, donde crece la uña, es probable que sea necesaria una consulta ortopédica. Un dedo fracturado se puede enderezar y arreglar bajo anestesia local. El lecho ungueal lesionado también debe repararse quirúrgicamente para minimizar la posibilidad de desarrollo de una deformidad en la uña a medida que crezca el dedo. Si hubiera sangre debajo de la uña, el pediatra podría drenarla haciendo un pequeño agujerito en la uña, lo que debería aliviar el dolor.

Si bien los cortes profundos probablemente requieran puntadas, a menudo todo lo que se necesita son tiras adhesivas estériles (unas tiras adhesivas finas similares a las vendas mariposa). Una fractura debajo de un corte se considera una fractura "abierta" y es susceptible a infecciones en el hueso. En este caso se recetarán antibióticos. Dependiendo de la edad de su hijo y el estado de sus vacunas, es posible que el médico indique además administrar un refuerzo de la vacuna contra el tétanos.

(Consultar también *Fracturas/ huesos quebrados*, a continuación).

Fracturas/huesos quebrados

Si bien el término *fractura* podría sonar grave, es tan solo otra forma de llamar a los huesos quebrados. Como probablemente recuerde de su propia infancia, las fracturas son muy comunes. De hecho, son la cuarta lesión más común entre los niños menores de 6 años. Las caídas causan la mayor parte de las fracturas en este grupo etario, pero las quebraduras de huesos más graves suelen ocurrir en accidentes de auto.

Un hueso quebrado en un niño es diferente al hueso quebrado en un adulto, porque los huesos jóvenes son más flexibles y tienen una recubierta más gruesa, lo que los hace más capaces de absorber el shock. Las fracturas en los niños rara vez requieren de reparación quirúrgica. Por lo general solo es preciso evitar que se muevan; lo más habitual es que esto se logre mediante el uso de una escayola moldeada.

La mayoría de los huesos quebrados de los niños son fracturas "en tallo verde", en las que el hueso se dobla como madera verde y solo se quiebra de un lado, o fracturas "en rodete" (Torus), en la que el hueso se dobla, se torsiona y se debilita, pero no se rompe por completo. Una fractura "doblada" hace referencia a un hueso que se dobló pero no se quebró, y también es relativamente común entre los niños. Las fracturas "completas", en las que el hueso se quiebra por completo, también ocurren en los niños pequeños.

Como los huesos de su hijo todavía están creciendo, es vulnerable a un tipo adicional de fractura que no ocurre en los adultos. Esto implica daño en las placas de crecimiento de los extremos de los huesos, que regulan el crecimiento futuro. Si esta parte del hueso no se cura debidamente después de la fractura, el hueso podría crecer en ángulo o más lento que los demás huesos del cuerpo. Lamentablemente, el impacto sobre el crecimiento del hueso podría no ser visible hasta pasado un año o más desde la lesión, por lo que estas fracturas deberán ser sometidas a un atento seguimiento por parte del pediatra durante 12 a 18 meses, a fin de asegurarse de que no haya habido daño de crecimiento. Las fracturas que implican una lesión en la placa de crecimiento a veces necesitan cirugía para minimizar el riesgo de futuros problemas de crecimiento.

Las fracturas alrededor del codo suelen hacer que el brazo sane de manera anormal, provocando una posición torcida. Muchas requieren cirugía para minimizar este riesgo. Los niños con fracturas cerca del codo podrían ser derivados a medicina del deporte o a un especialista en ortopedia.

Las fracturas también se clasifican como "sin desplazamiento", cuando los extremos quebrados aún se encuentran en la posición adecuada, o "con desplazamiento", cuando los extremos están separados o desalineados. En una fractura "expuesta" o "abierta", el hueso sale hacia fuera de la piel. Si la piel está intacta, la fractura es "cerrada".

Signos y síntomas

No siempre es fácil darse cuenta cuando un hueso está quebrado, en especial si su hijo es demasiado pequeño como para describir lo que siente. En general en casos de fractura observará una hinchazón y el niño claramente sentirá dolor y no podrá o no querrá mover el miembro lesionado. No obstante, el solo hecho de que el niño pueda mover el hueso no descarta una fractura. Siempre que sospeche que podría haber ocurrido una fractura, infórmelo de inmediato al pediatra.

Tratamiento en el hogar

Hasta que su hijo pueda recibir atención en el consultorio del pediatra, en la sala de emergencias o en un centro de atención de urgencia, utilice un cabestrillo improvisado o un periódico o revista enrollada como cabestrillo para proteger la lesión de movimientos innecesarios.

No dé nada de beber al niño ni ningún analgésico sin antes consultar al médico; si su niño es mayor, puede usar una bolsa fría (de hielo o gel) o una toalla fría aplicada sobre el sitio de la lesión para aliviar el dolor. El frío extremo podría causar lesiones sobre la delicada piel de los bebés y niños menores de 3 años, por lo que no debe usar hielo en niños tan pequeños.

Si su hijo se quebró una pierna, no intente moverlo. Llame al 911 y pida una ambulancia; deje que los paramédicos supervisen su transporte y haga que el niño se sienta lo más cómodo posible.

Si parte de la lesión estuviera abierta y sangrando, o si el hueso sobresaliera a través de la piel, aplique presión firme sobre la herida (consultar *Cortes, laceraciones y hemorragias*, página 693) y luego cúbrala con gasa limpia (preferentemente estéril). No intente volver a poner el hueso debajo de la piel. Después de que esta lesión haya sido tratada, esté atenta a la aparición de fiebre, lo que podría indicar que la herida se infectó.

Tratamiento profesional

Luego de examinar la fractura, el médico ordenará radiografías para determinar la extensión del daño. Si el médico sospecha que está afectada la placa de crecimiento o si los huesos están desalineados, será necesario realizar una consulta ortopédica.

Como los huesos de los niños se curan rápido y bien, todo lo que se necesita en el caso de la mayoría de las fracturas menores es una escayola de yeso o fibra de vidrio o una férula inmovilizante. En el caso de una fractura con desplazamiento, es probable que un cirujano ortopédico tenga que realinear los huesos. Esto puede hacerse en forma de "reducción cerrada", en la que el cirujano utiliza anestesia local o general, manipula los huesos hasta que están derechos y luego aplica una escayola. La "reducción abierta" es un procedimiento quirúrgico que se realiza en un quirófano, pero rara vez es necesario en los niños. Después de la reducción quirúrgica deberá usarse una escayola hasta que haya sanado el hueso, lo que suele tardar la mitad del tiempo que tardan los huesos adultos o menos, dependiendo de la edad del niño. Lo bueno de los huesos jóvenes es que no tienen que estar perfectamente alineados. Siempre y cuando estén más o menos en el lugar correcto, se reacomodarán a medida que crezcan. Puede que el pediatra ordene radiografías periódicas mientras los huesos estén sanando para asegurarse de que se estén alineando correctamente.

Por lo general la colocación de escayolas ofrece un alivio rápido o, al menos, menos dolor. Si su hijo siente más dolor, adormecimiento o tiene los dedos de las manos o de los pies pálidos o azules, llame inmediatamente al médico. Estos son signos de que la extremidad se ha hinchado y necesita más espacio dentro de la escayola. Si no se ajusta la escayola, la hinchazón podría presionar nervios, músculos y vasos sanguíneos, lo que podría producir daño permanente. Para aliviar la presión es probable que el médico parta la escayola y abra en ella una ventana o que la cambie por una más grande.

Informe también al médico si la escayola se rompe o si queda muy floja, o si el yeso se moja y se ablanda. Sin un calce correcto y seguro, la escayola no sostendrá el hueso quebrado en posición para que sane correctamente. Las escayolas más modernas tal vez permitan que el paciente nade y se bañe, pero asegúrese de seguir las instrucciones de secado de la escayola de su hijo después de mojarla.

Los huesos que se quebraron suelen formar un nudo duro en el lugar de la fractura durante el proceso de curación, conocido como callo. En especial en caso de fractura de clavícula, esto podría no verse bien, pero no tiene tratamiento y el nudo no será permanente. El hueso se remodelará y recuperará su forma normal en algunos meses.

Lesión en la cabeza/conmoción

Es prácticamente inevitable que su hijo se pegue en la cabeza de vez en cuando, en especial cuando es menor de 3 años, al caerse de estructuras para patios de juegos o literas, por ejemplo. Estos golpes probablemente la alteren, pero su ansiedad suele ser peor que el golpe. La mayoría de las lesiones en la cabeza son menores y no causan problemas graves. Aún así, es importante conocer la diferencia entre una lesión en la cabeza que justifica atención médica y una que solo requiere de un abrazo que reconforte.

Si su hijo sufriera una pérdida de conocimiento breve y temporal luego de un golpe fuerte en la cabeza, se dice que tuvo una conmoción. Por definición, una conmoción es un golpe fuerte en la cabeza que provoca confusión temporal o cambios en el comportamiento y, a veces, pérdida de conocimiento. En particular si un niño tiene una pérdida de memoria importante, está desorientado, tiene alteraciones en el habla, cambios visuales o náuseas y vómitos después de una lesión en la cabeza, llame al 911 y comuníquese con su pediatra. De hecho, si el niño sufre algún tipo de conmoción, deberá ser examinado por su médico.

Tratamiento

Si la lesión del niño en la cabeza fue leve, permanecerá alerta y despierto después del incidente y su color será normal. Tal vez llore debido al dolor y miedo del momento, pero el llanto no debe durar más de 10 minutos para luego volver a jugar como de costumbre.

A veces, una lesión menor en la cabeza también causa leves mareos, náuseas y dolor de cabeza. Aún así, si la lesión parece menor y no hay un corte importante (que sea profundo o que sangre activamente) que pudiera requerir atención médica inmediata o posibles suturas (consultar *Cortes y raspaduras*, página 692), tal vez pueda tratar a su hijo en casa. Simplemente lave el corte con agua y jabón. Si hubiera un hematoma, aplique una compresa fría. Esto ayudará a minimizar la hinchazón si lo hace en las primeras horas posteriores a la lesión. No obstante, incluso en esos casos, convendría llamar al pediatra y explicarle las circunstancias y el estado de su hijo.

Incluso después de una lesión menor en la cabeza deberá observar a su hijo durante 24 a 48 horas para ver si presenta algún signo de que la lesión fuera más grave de lo que parecía en principio. Si bien es muy poco frecuente, los niños pueden desarrollar una grave lesión cerebral después de un golpe aparentemente menor en la cabeza que no causa problemas evidentes de inmediato. Si su hijo presenta alguno de los siguientes síntomas, asegúrese de consultar al pediatra de inmediato u obtener atención rápidamente en la sala de emergencias más cercana:

- **Parece excesivamente** somnoliento o aletargado durante las horas en las que suele estar alerta o no puede despertarlo cuando está dormido por la noche.

- **Tiene** dolor de cabeza que no se va (ni siquiera luego de tomar acetaminofén) o tiene vómitos. Es común que ocurran dolores de cabeza y vómitos después de un traumatismo en la cabeza, pero suelen ser leves y solo duran algunas horas. (Los niños pequeños tal vez no puedan decirle que les duele la cabeza, por lo que probablemente lloren o estén inconsolables).

- **Está constante y/o** sumamente irritable. En el caso de un bebé que no puede decir lo que siente, esto podría indicar un fuerte dolor de cabeza.

- **Cualquier cambio relevante** en la capacidad mental de su hijo, su coordinación, sensibilidad o fuerza justifica la atención médica inmediata. Tales cambios preocupantes incluirían debilidad de brazos o piernas, torpeza al caminar, dificultad para hablar, ojos bizcos o problemas visuales.

- **Pierde el conocimiento** otra vez después de haber estado despierto un rato, tiene una convulsión o comienza a respirar en forma irregular.

Si su hijo pierde el conocimiento *en cualquier momento* después de golpearse la cabeza, infórmelo al pediatra. Si no se despierta pocos minutos después, necesita *atención médica inmediata*. Llame al 911 a pedir ayuda mientras sigue las siguientes indicaciones.

1. Mueva a su hijo lo menos posible. *Si sospecha que podría haberse lastimado el cuello, no intente moverlo. Cambiarle la posición del cuello podría empeorar sus lesiones.* Una excepción: Muévalo solo si corre peligro de lastimarse más en el sitio donde esté (p. ej. en una cornisa o en un incendio), pero intente evitar flexionar o torcerle el cuello.

2. Verifique si está respirando. Si no lo está, aplique RCP (consultar la página 691).

3. Si está sangrando mucho por una herida en el cuero cabelludo, aplique presión directa con un paño limpio sobre la herida.

4. Después de llamar al 911, espere a que llegue la ambulancia en vez de llevarlo al hospital usted misma.

La pérdida de conocimiento después de una lesión en la cabeza podría durar solo unos segundos o hasta varias horas. Si encuentra al niño luego de ocurrida la lesión y no está segura de que haya perdido el conocimiento, infórmelo al pediatra. (Un niño grande que haya tenido una conmoción tal vez diga que no recuerda lo que ocurrió justo antes y justo después de la lesión).

La mayoría de los niños que pierden el conocimiento por más de unos minutos serán hospitalizados de un día para el otro para someterlos a observación. La hospitalización es fundamental para los niños con lesión cerebral grave y respiración irregular o convulsiones. Por suerte, con los cuidados intensivos pediátricos modernos, muchos niños que sufrieron lesiones graves en la cabeza (e incluso aquellos que hayan estado inconscientes durante varias semanas) a la larga se recuperan completamente.

Intoxicaciones

Alrededor de 2.2 millones de personas por año tragan o entran en contacto con una sustancia tóxica. Más de la mitad de estas exposiciones a venenos ocurren en niños menores de 6 años de edad.

La mayoría de los niños que se intoxican no sufren daño permanente, en particular si reciben tratamiento inmediato. Si cree que su hijo se ha intoxicado, mantenga la calma y actúe rápido.

Debe sospechar de una intoxicación si alguna vez encuentra a su hijo con el recipiente de una sustancia tóxica abierto o vacío, en especial si se está comportando de manera extraña. Esté atenta a estos otros signos de posible intoxicación:

- Manchas inexplicables en la ropa

- Quemaduras en los labios o en la boca

- Babeo inusual o aliento con olor extraño

- Náuseas o vómitos inexplicables

- Calambres abdominales sin fiebre

- Dificultad para respirar

- Cambios repentinos de conducta como p. ej. sueño, irritabilidad o nerviosismo inusuales

- Convulsiones o pérdida de conocimiento (solo en casos muy graves)

Tratamiento

Siempre que su hijo haya estado expuesto a un veneno, del tipo que fuera, deberá informarlo a su pediatra. No obstante, su centro de toxicología regional le proporcionará la información y orientación inmediatas que necesita ni bien descubre que su hijo se intoxicó. Estos centros cuentan con expertos disponibles las 24 horas del día que podrán decirle qué hacer sin demora. Llame al número de llamada gratuita de la Línea de ayuda para intoxicaciones al 1-800-222-1222; allí le proporcionarán acceso inmediato y gratuito a su centro de toxicología regional, las 24 horas del día. *Si ocurriera una emergencia y no encuentra el número, llame al 911 o a Informes de guía telefónica y pida el teléfono de la Línea de ayuda para intoxicaciones. Guarde el número en su celular.*

Según el tipo de intoxicación, las medidas inmediatas que debe tomar serán diferentes. La Línea de ayuda para intoxicaciones puede darle instrucciones específicas si sabe cuál es la sustancia particular que su hijo tragó. No obstante, siga estas instrucciones antes de llamarlos.

(Para obtener más información sobre intoxicaciones, consultar *Intoxicación por alimentos y contaminación de alimentos* en el Capítulo 16, página 537).

INGESTIÓN DE SUSTANCIAS TÓXICAS

En primer lugar, aleje la sustancia tóxica de su hijo. Si todavía tuviera algo en la boca, hágalo escupir o quíteselo con los dedos. Conserve el material junto con cualquier otra evidencia que pudiera ayudar a determinar lo que el niño ingirió.

A continuación, verifique estos signos:

- Dolor fuerte de garganta

- Babeo excesivo

- Dificultad para respirar

- Convulsiones

- Somnolencia excesiva

Prepare su casa a prueba de intoxicaciones

- Guarde los fármacos y medicamentos en un armario para medicamentos cerrado con llave o fuera de alcance. No guarde la pasta dental, jabón o champú en el mismo armario. Si lleva un bolso, mantenga los posibles venenos fuera de su bolso y mantenga a su hijo alejado de los bolsos de otras personas.

- Compre y mantenga los medicamentos en sus propios recipientes con tapas de seguridad para niños. (Sin embargo, recuerde que estas tapas son resistentes a los niños, no a prueba de niños. Por esta razón, guarde los medicamentos en un armario cerrado con llave). Deseche de manera segura los restos de los medicamentos recetados cuando haya pasado la enfermedad para la que fueron recetados. Muchas farmacias y municipios aceptan los restos de los medicamentos y los desechan de manera segura.

- No tome medicamentos frente a los niños pequeños; es posible que después traten de imitarla. Nunca le diga a un niño que el medicamento es un caramelo para lograr que lo tome.

- Verifique la etiqueta cada vez que administre el medicamento, para asegurarse de estar administrando el medicamento correcto en la dosis correcta. Es más probable que los errores ocurran en la mitad de la noche; por eso, encienda siempre la luz cuando manipule algún medicamento.

- Lea las etiquetas de todos los productos de uso doméstico antes de comprarlos. Trate de buscar los más seguros para la tarea que debe realizar y compre solamente lo que necesite usar de inmediato.

- Guarde los productos peligrosos en armarios cerrados con llave que estén fuera del alcance de su hijo. No guarde los detergentes y demás productos de limpieza bajo la pileta de la cocina o el lavabo a menos que se encuentren en un armario con un pasador de seguridad que tranque cada vez que cierra el armario. (La mayoría de las ferreterías y tiendas por departamentos venden estos pasadores de seguridad). En los últimos años, en parte por practicidad, algunos padres usan detergentes que vienen en un envase de una sola carga o "cápsulas", que pueden ser tentadores para que los niños pongan en su boca, pero pueden hacer que se enfermen violentamente muy rápido. Asegúrese de que se mantengan fuera de la vista y del alcance de los niños.

- Nunca coloque productos venenosos o tóxicos en envases que alguna vez se usaron para alimentos, especialmente botellas, latas o tazas de bebidas vacías.

- Abra siempre la puerta del garaje antes de poner en marcha su automóvil y nunca maneje el auto en un garaje cerrado. Asegúrese de que las estufas que funcionan con carbón, leña o queroseno tengan el mantenimiento adecuado. Si siente olor a gas, apague la estufa o el quemador de gas, salga de la casa y luego llame a la compañía de gas.

- Ponga a la vista el número de teléfono de la Línea de ayuda para intoxicaciones, 1-800-222-1222, cerca de cada teléfono de la casa y en su teléfono celular junto con otros números de emergencia. Asegúrese de que su proveedor de cuidados infantiles y todos los que cuiden a su hijo sepan cuándo y cómo usar estos números.

Tenga en cuenta que estas pautas no solo se deben aplicar a su hogar, sino también a cualquier otro entorno que su hijo visite, incluso el hogar de los abuelos y niñeras.

Si alguno de estos signos estuviera presente, o si su hijo estuviera inconsciente o hubiera dejado de respirar, inicie los procedimientos de emergencia y obtenga ayuda de emergencia inmediata llamando al 911. Lleve el recipiente del veneno y los restos de material con usted para ayudar al médico a determinar qué fue lo que el niño ingirió. *No haga vomitar a su hijo bajo ninguna circunstancia*, ni siquiera aunque la etiqueta del recipiente lo sugiera, ya que podría causar más daño.

Si su hijo no exhibe estos síntomas graves, llame al número de la Línea de ayuda para intoxicaciones, 1-800-222-1222, y desde allí dirigirán su llamada al centro de toxicología regional. La persona que responda el teléfono necesitará la siguiente información para poder ayudarla:

■ **Su nombre y** número de teléfono.

■ **El nombre de su hijo,** la edad y el peso. Asegúrese también de mencionar cualquier afección médica grave que el niño padezca o los medicamentos que esté tomando.

■ **El nombre de** la sustancia que su hijo ingirió. Léalo del envase y deletréelo si fuera necesario. Si la etiqueta enumera los ingredientes, léalos también. Si su hijo ingirió un medicamento recetado y el fármaco no se menciona en la etiqueta, dé al centro el nombre y el número de teléfono de la farmacia, la fecha de la receta y su número. Intente describir el comprimido o la cápsula y mencione si tiene números impresos.

Si su hijo ingirió otra sustancia, como una parte de una planta, proporcione una descripción lo más completa posible para ayudar a identificarla.

■ **La hora** en la que su hijo tragó este veneno (o cuando usted lo encontró) y la cantidad que piensa que ingirió.

Si el veneno fuera muy peligroso, o si su hijo fuera muy pequeño, es posible que le indiquen que lo lleve directamente al departamento de emergencia más cercano para que le realicen una evaluación médica. De lo contrario, le darán instrucciones a seguir en su casa.

El vómito puede ser peligroso, por lo tanto jamás haga vomitar a un niño. Los ácidos fuertes (p. ej. limpiador de inodoros) o los álcalis fuertes (p. ej. lejía, limpiador de desagües u hornos o detergente para lavavajillas) pueden quemar la garganta y el vómito solo hará más daño. El jarabe de ipecacuana es un fármaco que se usaba antiguamente para hacer vomitar a los niños después de haber ingerido un veneno; si bien esto parece lógico, ya no se considera un buen tratamiento para la intoxicación. No le provoque el vómito al niño de ninguna manera. No se recomienda provocarle el vómito al niño porque eso podría causar más lesiones a su cuerpo. Si tiene jarabe de ipecacuana en su casa, deséchelo debidamente y descarte el envase. No induzca el vómito al niño de ninguna manera, ni siquiera dándole jarabe de ipecacuana, provocándole arcadas ni dándole agua con sal. En cambio, se sugiere darle leche o agua para beber.

SUSTANCIA TÓXICA EN LA PIEL

Si su hijo se derrama una sustancia química peligrosa en el cuerpo, quítele la ropa y enjuáguele la piel con agua tibia, no caliente. Si el área muestra signos de haberse quemado, siga enjuagando por lo menos durante 15 minutos, sin importar cuánto proteste el niño. Luego, llame a la Línea de ayuda para intoxicaciones para obtener más asesoramiento. No aplique ungüentos ni grasas.

SUSTANCIA TÓXICA EN EL OJO

Enjuague el ojo de su hijo manteniendo el párpado abierto y vertiendo un chorro constante de agua tibia en el ángulo interno del ojo. Seguramente un niño pequeño rechace este tratamiento; consiga que otro adulto lo sostenga mientras usted le enjuaga el ojo. Si eso no fuera posible, envuélvalo bien en una toalla y cálcelo debajo de un brazo para tener una mano libre para sostener el párpado abierto y la otra para verter el agua.

Siga enjuagando el ojo durante 15 minutos. Luego, llame a la Línea de ayuda para intoxicaciones, 1-800-222-1222, para obtener más asesoramiento. No use un lavaojos, gotas oftálmicas ni ungüentos salvo que el Centro de intoxicaciones le indique hacerlo. Si hubiera dolor continuado o una lesión grave, procure obtener atención de emergencia inmediatamente.

VAPORES TÓXICOS

En el hogar, lo más probable es que los vapores tóxicos sean producidos por un automóvil encendido que permanece quieto en un garaje cerrado, ventilaciones de gas que tienen pérdidas, estufas a madera, carbón o queroseno con ventilaciones defectuosas o mal mantenidas o calentadores de ambientes, hornos, estufas o calentadores de agua que funcionan a gas. Si su hijo resulta expuesto a vapores o gases de estas u otras fuentes, llévelo de inmediato a respirar aire fresco. Si respira, llame a la Línea de ayuda para intoxicaciones, 1-800-222-1222, para obtener más asesoramiento. Si no respira, comience la RCP (consultar la página 691) y no deje de aplicarla hasta que respire por sí mismo o hasta que otra persona pueda sustituirla. Si fuera posible, haga que alguien llame al 911 para obtener ayuda médica de inmediato; de lo contrario, intente hacer RCP durante 1 minuto y luego llame a pedir ayuda de emergencia.

Prevención

Los niños pequeños, en especial aquellos de entre 1 y 3 años de edad, suelen intoxicarse con cosas del hogar como fármacos (incluso los de venta libre) y medicamentos, productos de limpieza, plantas, cosméticos, pesticidas, pinturas, solventes, anticongelante, líquido limpiador de parabrisas, gasolina, queroseno y aceite para lámparas. Esto ocurre porque probar cosas y llevárselas a la boca es una forma natural en la que los niños exploran su entorno y porque imitan a los adultos sin entender lo que están haciendo.

La mayoría de las intoxicaciones ocurren cuando los padres están distraídos. Si está enferma o bajo mucho estrés, puede que no preste tanta atención como de costumbre a su hijo. Las rutinas ajetreadas al final del día provocan muchísimos fallos en la atención de los padres. Por lo tanto, mantenga todos los venenos, medicamentos y toxinas en lugares altos, fuera de la vista y el alcance de los niños. La mejor manera de evitar el envenenamiento es guardar todas las sustancias tóxicas en un armario bajo llave donde no sea posible que su hijo las alcance, ni siquiera cuando usted no esté observándolo directamente. Además, debe supervisarlo más atentamente aún cuando vayan a la tienda o a casa de un amigo o familiar que no tengan adaptaciones a prueba de niños. (Consultar también el Capítulo 15, *Cómo mantener seguro a su hijo*).

~ 24 ~

Salud ambiental

TODOS LOS NIÑOS ESTÁN potencialmente expuestos a las toxinas ambientales en el mundo en que vivimos. Pero pese a no poder protegerlo de todos los peligros ambientales que existen, ya sea al aire libre o en lugares cerrados, puede reducir su exposición tomando las medidas descritas en este capítulo.

Polución del aire y humo de segunda mano

El aire libre contiene varias sustancias que podrían ser nocivas para los niños. Una de las más preocupantes es el ozono, un gas incoloro que puede causar daños cuando se encuentra cerca del suelo. El ozono se forma cuando la luz solar se refleja sobre determinadas sustancias químicas (óxido de nitrógeno, hidrocarburo reactivo)

emitidas por los automóviles y las industrias. Es probable que el mayor nivel de concentraciones de ozono ocurra durante el verano, en días cálidos y soleados, llegando al máximo en horas del mediodía y hasta media tarde.

Si vive cerca de una carretera importante, su hijo estará expuesto a los problemáticos escapes de diésel. Como los niños pasan tiempo jugando al aire libre, son particularmente susceptibles a los efectos del ozono; lo más probable es que los pequeños que sufran de asma padezcan dificultades para respirar. Además, los niños respiran más rápido que los adultos e inhalan más contaminantes por libra o kilo de peso corporal.

Otro contaminante común del aire es un problema de los espacios cerrados: el humo de segunda mano (o ambiental) de los cigarrillos, que es el humo que se emite al quemar tabaco, el humo de la boquilla o el filtro de un cigarrillo, cigarro o pipa. Según los Centros para el Control y la Prevención de Enfermedades, alrededor del 25 % de los niños de entre 3 y 11 años viven en un hogar con al menos un fumador. Si usted u otras personas en el hogar fuman cigarrillos, pipas o cigarros, su hijo está expuesto a su humo. Este humo contiene miles de sustancias químicas, algunas de las cuales se ha demostrado que provocan cáncer y otras enfermedades, incluyendo infecciones respiratorias, bronquitis y neumonía. Los niños expuestos al humo del cigarrillo tienen además más probabilidades de desarrollar infecciones de oído y asma y podría costarles más superar los resfríos. Son más susceptibles a los dolores de cabeza, dolores de garganta, ronquera, ojos irritados, mareos, náuseas, falta de energía y fastidio. Por estos motivos, muchos padres han designado a sus casas como áreas donde está prohibido fumar.

La exposición al humo de tercera mano es un concepto relativamente nuevo y suele definirse como el humo, la nicotina residual y demás sustancias químicas que deja el humo del tabaco en la ropa, los muebles, las alfombras, el cabello de las personas y su piel después de haber apagado un cigarrillo.

Si uno de los padres fuma cerca del recién nacido, el bebé corre un mayor riesgo de morir por síndrome de muerte súbita del lactante (SMSL). Además, la nicotina y las sustancias químicas peligrosas de los cigarrillos permanecen en la leche materna de las madres que amamantan, quienes por consiguiente exponen a sus bebés.

Cuando los niños están expuestos al humo del tabaco, podrían desarrollar enfermedades potencialmente mortales más adelante en sus vidas, incluyendo cáncer de pulmón y cardiopatías. También tendrán más probabilidades de tener cataratas cuando sean adultos.

Otro punto importante: Cuando fuma en su casa, genera un riesgo de incendio y quemaduras para su hijo y para los demás. Los niños pueden quemarse si encuentran un cigarrillo encendido, fósforos o un encendedor y juegan con ellos.

Según el Informe del 2006 del Director General de Sanidad de los Estados Unidos, no existe un nivel de exposición al tabaco que no suponga un riesgo. Un estudio mostró que cuando se fumaba tan solo un cigarrillo en un dormitorio, con la puerta cerrada, se necesitaban dos horas para que las partículas en el aire retornaran a un nivel inferior al nocivo.

A medida que su hijo crezca, tenga presente que usted es un ejemplo a seguir. Si su hijo la ve fumando, tal vez desee intentarlo también, y podría estar sentando las bases para toda una vida de tabaquismo.

Prevención

Para proteger a su hijo contra la polución del aire, limite el tiempo que juega al aire libre cuando las agencias locales hayan emitido advertencias sobre salud o alertas de smog, en especial si su hijo tiene problemas respiratorios, como asma. Los periódicos y los programas de noticias de la televisión a menudo ofrecen información sobre la calidad del aire en la comunidad.

Para reducir la polución del aire causada por los automóviles en días de niebla por smog, mantenga el auto en el garaje y use el transporte público u organice cadenas de autos compartidos (carpool). No use cortadoras de césped con motor a gasolina en días con alto nivel de polución y limite su uso en otros momentos. Trabaje en conjunto con su gobierno local, estatal y nacional para hacer regir y reforzar las leyes y regulaciones sobre la polución del aire.

A fin de reducir la exposición de su hijo al humo de tabaco del ambiente, aquí sugerimos algunas medidas adicionales que puede adoptar:

- **Si usted u** otros miembros de la familia fuman, dejen de hacerlo. Si no ha podido dejar de fumar, hable con su médico; él podrá referirla a programas para dejar de fumar de bajo costo disponibles en su comunidad. También puede comunicarse con el 1-800-QUITNOW (1-800-784-8669) o entre en www.smokefree.gov para solicitar ayuda para dejar de fumar.

- **No permita que nadie** fume en su casa ni en su auto, en particular cuando haya niños presentes. No coloque ceniceros en la casa que pudieran incitar a la gente a encender un cigarrillo. Su casa y su auto siempre deben ser sitios libres de humo.

- **Guarde los fósforos** y encendedores fuera del alcance de los niños.

- **Cuando escoja una** niñera o un proveedor de cuidados de guardería, deje en claro que nadie tiene permitido fumar cerca de su hijo.

- **Cuando estén en** sitios públicos con su hijo, pida a los demás que no fumen cerca suyo y de su hijo. Elija restaurantes donde no se pueda fumar.

Asbesto

El asbesto es una fibra natural que se usó mucho como material de rociado como protección contra incendios, aislamiento e insonorización en escuelas, casas y edificios públicos desde la década de los 40 hasta fines de la década de los 70. **No** representa un riesgo para la salud salvo que se deteriore y se desmenuce, ya que es así como libera fibras microscópicas de asbesto en el aire. Cuando se inhalan fibras de asbesto, pueden provocar problemas de salud crónicos en los pulmones, la garganta y el tracto gastrointestinal, incluyendo un tipo raro de cáncer de tórax (llamado mesotelioma) que puede aparecer hasta cinco décadas después de la exposición al asbesto.

En la actualidad, las escuelas están obligadas por ley a eliminar el asbesto o, de lo contrario, asegurarse de que los niños no estén expuestos a él. No obstante, sigue estando presente en las casas más viejas, en especial como aislamiento en torno a cañerías, estufas y calderas, como también en paredes y cielorrasos.

Prevención

Siga estas pautas para mantener a su hijo protegido contra el asbesto.

- **Si cree** que podría haber asbesto en su casa, llame a un inspector profesional para que lo verifique. Los departamentos de salud locales y las oficinas regionales de la Agencia de Protección Ambiental (EPA, por sus siglas en inglés) pueden proporcionarle los nombres de personas y laboratorios certificados para inspeccionar la presencia de asbesto en los hogares. Para localizar la oficina regional de la EPA más cercana, entre en www.epa.gov/asbestos.

- **No permita** que su pequeño juegue cerca de ningún material expuesto o deteriorado que pudiera contener asbesto.

- **Si hubiera asbesto** en su casa, podría ser aceptable dejarlo ahí si estuviera en buenas condiciones. Pero si se estuviera deteriorando o si resultara alterado por alguna renovación que planea, pida a un contratista debidamente acreditado y certificado que retire el asbesto, el cual deberá quitarse de manera segura. Una vez más, pida en el departamento de salud local o en la EPA información sobre la búsqueda de un contratista certificado en su comunidad.

Monóxido de carbono

El monóxido de carbono es un gas tóxico generado como subproducto de electrodomésticos, calentadores y automóviles que queman gasolina, gas natural, madera, aceite, queroseno y propano. No tiene color, sabor ni olor. Puede quedar atrapado dentro de su hogar si los electrodomésticos funcionan mal, si una caldera, estufa o chimenea tiene la ventilación o el tiraje tapados o si se usa una parrilla a carbón en un lugar cerrado. El monóxido de carbono también podría entrar en su hogar cuando se deja un automóvil en funcionamiento en un garaje adjunto.

Cuando su hijo respira monóxido de carbono, perjudica la capacidad de la sangre de transportar oxígeno. Si bien todo el mundo corre riesgo de intoxicarse con monóxido de carbono, es particularmente peligroso para los niños porque ellos respiran más rápido e inhalan más monóxido de carbono por libra o kilo de peso corporal. Los síntomas pueden incluir dolores de cabeza, náuseas, falta de aliento, fatiga, confusión y desmayo. La exposición persistente al monóxido de carbono puede provocar cambios en la personalidad, pérdida de memoria, lesiones pulmonares graves, daño cerebral y muerte.

Prevención

Puede reducir el riesgo de intoxicación por monóxido de carbono de su hijo haciendo lo siguiente:

- **Compre e instale** detectores de monóxido de carbono en su casa, en particular cerca de los dormitorios, de una estufa o de una chimenea

- **Nunca deje el auto** encendido y quieto en un garaje adjunto (ni siquiera con la puerta del garaje abierta)

- **Nunca use una** parrilla de carbón o propano, planchas tipo hibachi o estufas para campamentos dentro de la casa ni en lugares cerrados

- **Programe una inspección anual** y servicio de calderas a aceite y a gas, estufas a leña, hornos y hornallas a gas, calentadores de agua a gas, secadoras de ropa a gas y chimeneas

- **Nunca use su** horno no eléctrico para calentar su cocina o su casa

Pescado contaminado

El pescado es un alimento rico en proteínas, saludable tanto para niños como para adultos. Contiene un tipo de grasa buena (ácidos grasos omega 3), como también nutrientes tales como vitamina D. Además, tiene bajo nivel de grasas saturadas. Al mismo tiempo, se ha focalizado mucho la atención en los contaminantes que podrían encontrarse en el pescado y que podrían representar riesgos para la salud.

Uno de los contaminantes más ampliamente comentados es el mercurio, el cual puede ser tóxico a niveles altos. Entra en los océanos, ríos, lagos y estanques y podría acabar en los peces que luego comemos. El mercurio en masas de agua como lagos y arroyos (parte del mismo vertido desde plantas industriales) puede convertirse en compuestos de mercurio, como metilmercurio, a través de las bacterias. Como resultado, algunos peces depredadores (incluyendo tiburones y peces espada) puede contener altas cantidades de mercurio el cual, al consumirse, pueden causar un efecto negativo sobre el sistema nervioso en desarrollo de un niño pequeño.

Se han encontrado otros contaminantes ambientales en pescados y otros alimentos, incluyendo policlorobenifenilos (PCB) y dioxinas. Si bien los PCB son sustancias químicas que se elaboraban fundamentalmente para usarse como ignífugos y en transformadores eléctricos, se prohibieron en EE. UU. a fines de la década de los 70. No obstante, han permanecido en el ambiente en el agua, el suelo y la tierra, y se han encontrado en peces. Los PCB se han asociado con problemas de tiroides, CI disminuido y trastornos de memoria en los niños pequeños.

La dioxina es otro contaminante detectado en los peces. Es un derivado de determinadas sustancias químicas incineradas y puede interferir con el sistema nervioso en desarrollo y otros órganos, en particular cuando la exposición ocurre a largo plazo. Afortunadamente, los PCB y las dioxinas han disminuido notablemente en los últimos años.

Prevención

Debe hacer un esfuerzo por reducir la exposición de su hijo a sustancias tóxicas en los alimentos. Las agencias gubernamentales recomiendan que los niños pequeños reduzcan la ingesta de determinados tipos de pescado que podrían contener altos niveles de mercurio. Específicamente, los niños pequeños no deben consumir caballa gigante, pez espada, tiburón y blanquillo. Al mismo tiempo, otros tipos de pescado y mariscos tienen un menor nivel de mercurio; entre ellos se incluyen atún liviano en lata, salmón, camarones, bacalao, bagre, almejas, pescados planos, cangrejo, vieiras y abadejo, por lo que son opciones mucho mejores para su hijo. No obstante, debe limitar incluso el consumo de su hijo de estas opciones más seguras a menos de 12 onzas por semana (360 gramos).

Para obtener información acerca de la seguridad de los pescados y mariscos que se pescan en su zona, comuníquese con los departamentos de salud estatal y local. Revise además los avisos sobre pescados en el sitio web de la Agencia de Protección Ambiental: http://www.epa.gov/waterscience/fish/. El departamento de salud de su estadio también puede proporcionar avisos emitidos respecto a la presencia de otras toxinas en los pescados de su zona.

Agua potable

Los niños beben mucha más agua para su tamaño que los adultos. La mayor parte de esta agua sale del grifo, y la calidad de esta agua está regulada mediante estándares implementados por el Congreso incluidos en la Ley de Agua Potable Segura de 1974. Las leyes posteriores han fijado estándares para el agua potable respecto a las sustancias químicas que se sabía que estaban presentes en algunas redes hídricas.

Hoy en día, el agua potable de EE. UU. es una de las más seguras del mundo, si bien de vez en cuando podrían surgir problemas. Es más probable que ocurran violaciones de los estándares de seguridad del agua en pequeñas redes hídricas que abastecen a menos de 1000 personas.

Plásticos (bisfenol A; BPA)

La lactancia materna es la forma más segura e importante de nutrir a su bebé. Muchos recipientes de alimentos o líquidos, incluso algunos biberones, están hechos de policarbonato o tienen un revestimiento que contiene el químico bisfenol A (BPA). El BPA se utiliza para endurecer los plásticos, evitar que las bacterias contaminen los alimentos y prevenir que las latas se oxiden. Otros químicos producidos por el hombre (ftalatos) se usan en los plásticos suaves y flexibles.

Hay una inquietud respecto a los posibles efectos perjudiciales que el BPA y el ftalato puedan tener sobre los humanos, en particular en los bebés y los niños. Por ejemplo, los estudios en animales han demostrado efectos en las funciones endócrinas de animales relacionados con la exposición al BPA y ftalato. El BPA actúa como un estrógeno débil en los animales y tal vez también en los humanos. Los estudios adicionales en curso determinarán qué nivel de exposición a estos químicos podría causar efectos similares en las personas.

Reducción del riesgo

A medida que la investigación avanza, los padres preocupados pueden tomar las siguientes medidas de precaución para reducir la exposición de los bebés al BPA:

- Evite los biberones o recipientes de plástico transparentes con el número 7 de reciclaje y las letras "PC" impresas. Muchos contienen BPA, aunque los biberones más nuevos no deben tener BPA.

- Considere usar biberones de plástico certificados o identificados como libres de BPA.

- Los biberones de vidrio pueden ser una alternativa, pero tenga en cuenta el riesgo de lesión para usted o su bebé si el biberón se cae o se rompe.

- Debido a que el calor puede causar la liberación de BPA del plástico, no caliente biberones de policarbonato en el microondas y no lave los biberones de policarbonato en el lavavajillas.

- La lactancia materna es otra manera de reducir la posible exposición a químicos no deseados. La AAP recomienda la lactancia materna exclusiva durante un mínimo de cuatro meses pero preferentemente por seis meses. A partir de entonces la lactancia debe continuar por el tiempo que deseen tanto la madre como el bebé.

Si está considerando cambiar la leche de fórmula líquida enlatada a fórmula en polvo, tenga en cuenta que los procedimientos de mezclado pueden variar, así que preste especial atención al preparar la leche con la fórmula en polvo.

Si su bebé toma leche de fórmula especializada para tratar una afección médica, no debe cambiar a otra fórmula, ya que los riesgos conocidos superarían cualquier riesgo potencial que presenta en particular el BPA.

Los riesgos asociados con darles a los bebés fórmulas inadecuadas (leche condensada casera) u leche alternativa (de soya o cabra) son mucho mayores que los posibles efectos del BPA y ftalatos.

Tenga en cuenta también que los pozos privados no están regulados por el gobierno federal y deberán ser analizados para detectar nitratos y otras toxinas ambientales, si correspondiera (consultar *Nuestra posición* en la página 716).

Los contaminantes del agua potable que pueden causar enfermedades incluyen gérmenes, nitratos, sustancias químicas elaboradas por el hombre, metales pesados, partículas radioactivas y derivados del proceso de desinfección.

Si bien es posible comprar agua embotellada en el mercado, muchas marcas son simplemente agua del grifo embotellada para su venta. El agua embotellada en general es mucho más cara que el agua del grifo y, salvo que haya problemas de contaminación conocidos en la red hídrica de su comunidad, no es necesaria. En resumen, sea cuidadosa al usar agua embotellada para los niños regularmente.

Prevención

Para asegurarse de que su hijo esté consumiendo agua potable segura, puede verificar la calidad del agua comunicándose con el departamento de salud del condado, la agencia ambiental estatal o la Línea directa de agua potable segura de la Agencia de Protección Ambiental (1-800-426-4791). Las compañías de agua locales están obligadas a informar el contenido del agua una vez al año. El agua de pozo debe analizarse anualmente.

Otras pautas incluyen:

- **Use agua fría** para cocinar y beber. Pueden acumularse contaminantes en los calentadores de agua.

- **Si le** preocupa la calidad de sus cañerías, deje correr el agua del grifo durante 2 minutos cada mañana antes de usar el agua para cocinar o beber. Esto enjuagará las cañerías y reducirá la probabilidad de que los contaminantes acaben en el agua que consume.

- **Someta el agua de pozos** a análisis de detección de nitratos antes de darla de beber a bebés menores de 1 año.

NUESTRA POSICIÓN

EN LOS ESTADOS UNIDOS, aproximadamente 15 millones de familias obtienen su agua potable de pozos privados y no regulados. Los estudios muestran que un número importante de estos pozos tienen concentraciones de nitrato que exceden las normas federales de agua potable. Estos nitratos son un componente natural de las plantas y los fertilizantes con nitrato que pueden filtrarse en el agua del pozo y no representan ningún riesgo tóxico para los humanos por sí solos. Pero en el cuerpo, se pueden convertir en nitritos, los cuales son potencialmente peligrosos. En los bebés, pueden provocar una afección llamada metahemoglobinemia, un trastorno de la sangre peligroso y muchas veces fatal que interfiere con la circulación del oxígeno en la sangre.

Los bebés a quienes se les prepara la fórmula utilizando agua de pozo pueden tener un alto riesgo de intoxicación con nitrato. La AAP recomienda que si su familia bebe agua de pozo, se debe realizar una prueba de nitrato en el pozo. Si el agua del pozo contiene nitratos (por encima del nivel de 10 mg/l), no debe utilizarse para preparar la fórmula de los bebés ni comida. En cambio, debe preparar la comida o la fórmula utilizando agua comprada, suministros de agua pública o agua de pozos más profundos con mínimos niveles de nitrato.

¿Con qué frecuencia debe realizarse la prueba al agua de pozo? Las pruebas se deben realizar cada tres meses durante al menos un año para determinar los niveles de nitrato. Si las pruebas muestran que los niveles son seguros, entonces se recomienda realizar una prueba de control una vez al año.

La lactancia materna es la forma más segura de nutrir a su bebé, ya que los niveles de nitrato altos no se transmiten a través de la leche materna.

■ **El agua potable que** pudiera estar contaminada con gérmenes deberá hervirse y dejarse enfriar antes de beberla. No la hierva por más de 1 minuto. No obstante, es importante recordar que hervir el agua solo mata las bacterias y otros gérmenes; **no** elimina las sustancias químicas tóxicas. Si no le gusta el sabor o el olor del agua de su grifo, los filtros elaborados con carbón activado eliminarán el sabor u olor raros. Dichos filtros también eliminarán las sustancias químicas indeseables sin eliminar el flúor que previene las caries.

Envenenamiento por plomo

Al contrario de la creencia popular, el envenenamiento por plomo no ocurre por masticar un lápiz ni porque lo pinchen con la punta de un lápiz. Lo más frecuente es que el envenenamiento por plomo ocurra por tocar y luego llevase a la boca juguetes sucios, trocitos de pintura vieja o polvo, al respirar el plomo del aire o al beber agua proveniente de cañerías forradas o soldadas con plomo. También puede haber plomo en materiales para pasatiempos como vitrales, pinturas, soldadores y plomadas para pescar. Puede estar en persianas venecianas fabricadas fuera de EE. UU. antes de julio de 1997. Si compra persianas venecianas nuevas, busque las que tengan una etiqueta que diga "nueva fórmula" o "fórmula sin plomo". También puede haber plomo en alimentos cocinados o almacenados en algunas fuentes de cerámica importadas. No sirva sustancias ácidas (p. ej. jugo de naranja) en estas fuentes, ya que los ácidos pueden filtrar el plomo de los platos a la comida. Si bien las latas de alimentos con cierres soldados podrían añadir plomo a los alimentos que contienen, en general estas latas fueron sustituidas por recipientes de aluminio en EE. UU.

Otras fuentes de plomo pueden incluir caramelos y fuentes alternativas de medicina de países tales como México, al igual que algunas especias, cosméticos y tratamientos ayurvédicos provenientes de India, el Medio Oriente y el sudeste de Asia.

El plomo era un ingrediente permitido en la pintura para casas antes de 1978 y, por consiguiente, podría estar en paredes, marcos de puertas y de ventanas de muchas casas antiguas. A medida que la pintura envejece, se forman lascas, se pela y se desprende en forma de polvo. Los niños pequeños podrían tentarse con esos trocitos del tamaño de un bocadito y probarlos o comerlos por curiosidad. Aunque no coman intencionalmente el material, podrían tener polvo en las manos y pasarlo a su comida. A veces el acabado con contenido de plomo se cubre con otras capas de pintura más nuevas y seguras. Esto puede darle una falsa sensación de tranquilidad, no obstante, ya que la pintura que está por debajo igual podría deteriorarse y formar lascas o pelarse con las nuevas capas y caer en manos de los niños pequeños.

Si bien han disminuido los casos de altos niveles de plomo en sangre de los niños, entre medio millón y un millón de niños en EE. UU. aún tienen niveles inadmisiblemente altos. Vivir en una ciudad, ser pobre y ser afroamericano o hispano son factores de riesgo que aumentan las probabilidades de tener un nivel elevado de plomo en sangre. Pero incluso los niños que viven en zonas rurales o que pertenecen a familias de buen nivel económico pueden estar en riesgo.

Un niño que siga consumiendo plomo lo acumulará en su cuerpo. Si bien tal vez no se note durante un tiempo, a la larga puede afectar muchas partes del cuerpo, incluido el cerebro. El envenenamiento por plomo puede causar discapacidades de aprendizaje y problemas de conducta. Los niveles muy altos probablemente causen los problemas más graves, pero es imposible predecir el alcance del daño en un niño en particular. Además, el plomo puede causar problemas estomacales e intestinales, pérdida de apetito, anemia, dolores de cabeza, estreñimiento, pérdida

NUESTRA POSICIÓN

EL PLOMO CAUSA UN DAÑO GRAVE en el cerebro del niño incluso a un nivel de exposición relativamente bajo; cuyos efectos son en su mayoría irreversibles. La American Academy of Pediatrics apoya el análisis de detección de plomo generalizado en niños, así como también los programas de financiación para eliminar los peligros del plomo del medio ambiente.

de audición e incluso baja estatura. La deficiencia de hierro aumenta el riesgo de envenenamiento por plomo en niños; es por esto que a menudo se detectan ambos trastornos a la vez en los niños. (Consultar *Dolor abdominal*, página 521).

Prevención

Si su casa fue construida después de 1977, cuando las regulaciones federales restringieron la cantidad de plomo en la pintura, el riesgo de tener cantidades peligrosas de plomo en el polvo, la pintura o el suelo de su casa es bajo. No obstante, si su casa es más antigua, la probabilidad de tener cantidades peligrosas de plomo puede ser muy elevada, en particular en las casas más viejas (aquellas construidas antes de 1960). Si cree que su casa podría tener plomo, limpie todo el polvo o las lascas de pintura con agua. Durante esta limpieza, si agrega un detergente al agua, podría ayudar a que el plomo se una al agua. Además, mantener limpias las superficies (pisos, zonas de ventanas, porches, etc.) podría reducir las probabilidades de su hijo de estar expuesto a polvo con contenido de plomo. Las ventanas más antiguas son una preocupación particular, dado que la pintura en los marcos de madera suele deteriorarse y la acción de apertura y cierre de las ventanas podría producir polvo con contenido de plomo. No aspire las lascas o el polvo, ya que la aspiradora propagará el polvo por su orificio extractor; es adecuado usar una aspiradora con filtro recogedor de partículas de alta eficiencia (HEPA). También es buena idea hacer que su hijo deje los zapatos en la puerta y se lave las manos a menudo, en particular antes de comer.

Otra medida es identificar las superficies de su hogar que tienen pintura contaminada con plomo o zonas con niveles peligrosos de plomo en el polvo o en la tierra. Es necesario realizar una inspección del hogar a estos efectos y puede obtener ayuda en su departamento de salud local o estatal para buscar un inspector de plomo en su área.

Diagnóstico y tratamiento

Los niños con envenenamiento por plomo rara vez muestran síntomas físicos. No obstante, podrían surgir problemas de aprendizaje y de conducta en el niño preescolar, o tal vez no aparezcan hasta que el niño llegue a la edad escolar. En ese momento deben aprender tareas más complicadas como lectura o aritmética, y podrían tener problemas para seguir el ritmo del trabajo de clase. Algunos podrían incluso parecer excesivamente activos debido a los efectos del plomo. Por este motivo, la única manera de saber si su hijo ha estado expuesto a niveles de plomo excesivos es hacerle análisis. De hecho, se recomienda realizar un análisis de sangre para detección de plomo a todos los niños de entre 1 y 2 años de edad.

El análisis de evaluación de envenenamiento por plomo más común usa una gota de sangre que se obtiene mediante un pinchazo en el dedo. Si los resultados de esta prueba indican que un niño ha estado expuesto a un nivel de plomo excesivo, se hará una segunda prueba en una muestra de sangre más grande obtenida de una vena del brazo. Esta prueba es más precisa y puede medir la cantidad exacta de plomo en la sangre.

Los niños con envenenamiento por plomo deben ser retirados de inmediato del lugar donde están siendo expuestos a esta sustancia tóxica. En casos excepcionales, podrían necesitar tratamiento con un fármaco que se une al plomo de la sangre y aumenta

ALIMENTOS ORGÁNICOS

Los alimentos orgánicos solían estar disponibles solo en los mercados especializados. Pero su popularidad ha crecido tanto en los últimos años que ahora puede encontrarlos en la mayoría de los supermercados de los barrios, así como también en tiendas de comida saludable. En las ciudades y pueblos a lo largo del país, las frutas y verduras orgánicas que terminan en los carritos de la compra con más frecuencia son los tomates, zanahorias, duraznos, vegetales de hoja, manzanas, bananas, papas y zapallo.

Los estudios han mostrado que los padres con hijos menores de dieciocho años de edad tienen más probabilidad de comprar y servir productos orgánicos que otras personas. ¿El motivo? Para explicar su preferencia por los alimentos orgánicos, muchas mamás y papás dicen que están poniendo estos productos orgánicos en su mesa por la salud personal y seguridad alimenticia, así como también por sus preocupaciones ambientales. Estos padres a menudo expresan una preocupación por los efectos de los químicos agrícolas como pesticidas en los alimentos que les dan a sus hijos.

El Departamento de Agricultura de los Estados Unidos estableció un programa de certificación que requiere que los agricultores cumplan con las pautas gubernamentales para el cultivo y procesamiento de los alimentos antes de poder colocarles la etiqueta de "orgánicos". Cuando los alimentos como las frutas, las verduras y los granos son orgánicos se cultivan en tierra fertilizada con abono y abono orgánico y sin el uso de pesticidas, herbicidas, tinturas o ceras. Estas normas prohíben el uso de ingredientes no orgánicos durante al menos tres años antes de que se coseche el cultivo. Las carnes producidas de forma orgánica deben ser criadas sin hormonas del crecimiento o antibióticos.

¿Pero comprar los productos orgánicos realmente hace la diferencia? ¿Son estos alimentos realmente más seguros y más nutritivos? ¿Valen el precio elevado que suelen cobrar por ellos?

Muchos estudios han analizado si se pueden reducir los riesgos para la salud limitando o eliminando la exposición a los pesticidas. Estos pesticidas se rocían sobre los cultivos para protegerlos de los insectos y el moho; y sus residuos pueden quedar en las frutas y las verduras y consumirse posteriormente. Pero estos son los hechos: Cualquier riesgo para los niños y los adultos por el consumo de estos alimentos es mínimo. Los rastros de pesticida encontrados en los productos suelen ser mucho más bajos que los niveles de seguridad establecidos por las agencias gubernamentales.

Para complicar el asunto de si comprar o no productos orgánicos, incluso los alimentos orgánicos pueden no estar completamente libres de químicos. Si bien no han sido tratados con pesticidas, pequeñas cantidades de estos químicos pueden ser transportadas por el viento o el agua y terminar en un cultivo orgánico. Asimismo, existen preocupaciones similares en torno a otros químicos, como los nitratos. Los niveles de nitrato presentes en las plantas cultivadas de forma orgánica varían de un productor a otro, y dependen de factores como la estación en que se cultivan, la ubicación geográfica y los procesos posteriores a la cosecha.

Sin importar lo que decida, no deje que sus inquietudes acerca de los químicos le impidan alimentar a sus hijos con una dieta saludable rica en frutas, verduras, granos integrales y productos lácteos bajos en grasas o libres de grasas, ya sean alimentos convencionales u orgánicos. De hecho, los riesgos son mayores si *no* hace que las frutas y verduras formen parte de las comidas de su hijo, en comparación con los riesgos que presentan los pesticidas o herbicidas.

Dejando de lado los productos químicos, ¿cuál es el valor nutricional de los alimentos orgánicos? ¿Estos alimentos son más nutritivos para su hijo? Tenga en cuenta que *no* existen pruebas convincentes de que el contenido nutricional de los alimentos orgánicos difiera de forma significativa de los alimentos convencionales; en otras palabras, no hay un estudio persuasivo que demuestre que los alimentos orgánicos son más nutritivos, seguros o incluso más sabrosos para su familia.

Si tiene un acceso fácil a los alimentos orgánicos en los mercados o tiendas locales de agricultores y sus precios elevados se ajustan a su presupuesto, definitivamente hay pocos inconvenientes para elegir artículos orgánicos. Sin embrago, tenga en cuenta que los productos cultivados orgánicamente pueden echarse a perder más rápido porque no están protegidos contra el daño de los insectos y las bacterias.

enormemente la capacidad del cuerpo de eliminarlo. Cuando se necesita un tratamiento, por lo general se usan medicamentos orales en forma ambulatoria. Con mucha menos frecuencia, el tratamiento podría incluir hospitalización y una serie de inyecciones.

Algunos niños con envenenamiento por plomo necesitan más de una ronda de tratamiento. Lamentablemente, los tratamientos estándar para niños envenenados por plomo solo producen una disminución a corto plazo o marginal de los niveles de plomo en el organismo del niño y no reducen las probabilidades del niño de desarrollar problemas de conducta o de aprendizaje relacionados con el plomo. Los niños con envenenamiento por plomo deberán someterse a controles de salud física, comportamiento y rendimiento académico durante muchos años y deben recibir escolarización y terapias especiales para ayudarlos a superar los problemas de aprendizaje y conducta.

El mejor tratamiento para el envenenamiento por plomo es la prevención. Si compra una casa antigua, probablemente quiera someterla a una inspección en primer lugar. Del mismo modo, los niños que pasan tiempo en edificios antiguos recibiendo cuidados de guardería o por otros motivos podrían estar en riesgo.

Pesticidas/herbicidas

Los pesticidas y herbicidas se usan en varios entornos, incluyendo hogares,

El lavado de manos es una parte importante de un estilo de vida saludable.

escuelas, parques, extensiones de césped, jardines y granjas. Si bien matan insectos, roedores y malezas, muchos son tóxicos para las personas si se consumen en los alimentos y en el agua.

Se necesita mucha más investigación para determinar los efectos de los herbicidas en los seres humanos a corto y largo plazo. Si bien algunos estudios descubrieron vínculos entre algunos tipos de cáncer infantil y la exposición a pesticidas, otros no han llegado a las mismas conclusiones. Varios pesticidas trastornan el sistema nervioso de los insectos y la investigación ha demostrado que tienen potencial para dañar el sistema neurológico de los niños.

Prevención

Intente limitar la exposición innecesaria de su hijo a pesticidas o herbicidas. Para reducir dicha exposición:

- Reduzca al mínimo el uso de alimentos en los cuales los granjeros hayan usado pesticidas o herbicidas químicos.

- Lave todas las frutas y verduras con agua antes de que su hijo las consuma.

- Siempre que sea posible, use métodos de control de plagas no químicos en su césped y su jardín. Si guarda frascos de pesticidas en su casa o garaje, asegúrese de que estén fuera del alcance de los niños para evitar intoxicaciones accidentales.

- Los niños y adultos que comen alimentos orgánicos tienen niveles más bajos de metabolitos de pesticidas en sus organismos.

- Evite el rociado de rutina en casas o escuelas para evitar infestaciones con insectos.

- El control de plagas integral se concentra en el uso de cebos y bloqueo de los puntos de entrada como métodos de ingreso más seguros.

Radón

El radón es un gas producido por la descomposición del uranio en el suelo y la roca. También puede estar en el agua, en el gas natural y en materiales de construcción.

Hay altos niveles de radón en hogares de muchas regiones de Estados Unidos. Entra a las casas por grietas o aberturas en los cimientos, las paredes y los pisos u ocasionalmente en el agua de pozo. No causa problemas de salud inmediatamente después de su inhalación. Sin embargo, con el tiempo, puede aumentar el riesgo de cáncer de pulmón. De hecho, junto con el hábito de fumar cigarrillos, se considera que el radón es la causa más común de cáncer de pulmón en Estados Unidos.

Prevención

Para reducir el riesgo de exposición al radón de su hijo:

- Pregunte al pediatra o al departamento de salud local si los niveles de radón son altos en su comunidad.

- Haga una inspección de detección de radón en su casa usando un detector de radón de bajo costo. (Estos detectores se venden en las ferreterías). Los resultados de esta prueba deberían ser analizados por un laboratorio certificado.

- Si los niveles en su casa fueran demasiado altos, llame a la Línea de ayuda con radón (operada por el Consejo Nacional de Seguridad en conjunto con la Agencia de Protección Ambiental), al 1-800-767-7236; este también es un buen recurso informativo par reducir el riesgo de radón en su hogar.

~ 25 ~

Ojos

SU HIJO CONFÍA en la información visual que reúne como ayuda para su desarrollo durante su infancia. Si tiene dificultad para ver correctamente, podría tener problemas para aprender y relacionarse con el mundo que lo rodea. Es por esto que es importante detectar las deficiencias en los ojos lo antes posible. Muchos problemas de visión se pueden corregir si se tratan en forma precoz pero se torna mucho más difícil tratarlos más adelante.

El primer examen de ojos de su bebé debe tener lugar en la primera visita al pediatra, para detectar si hay algún problema. Las revisiones de visión de rutina deben, desde entonces, formar parte de cada visita al pediatra. Si su familia tiene antecedentes de enfermedades o anomalías oculares graves, su pediatra podría referir al bebé a un oftalmólogo (un especialista en ojos con un diploma médico) para que lo examine precozmente y decida si se

necesitan visitas de seguimiento.

Si un niño nace prematuro, será sometido a una revisión para detectar la presencia de una afección que amenaza la vista, llamada retinopatía del prematuro (RDP), en especial si necesitó oxígeno durante mucho tiempo en los primeros días de vida. El riesgo es mayor en el bebé prematuro con un peso inferior a 1500 gramos (3.3 libras) al nacer. Esta afección no se puede prevenir, ni siquiera con la atención neonatal perfecta, pero en muchos casos se puede tratar con éxito si se detecta en forma precoz. Todos los neonatólogos son conscientes de los problemas potenciales que surgen de la RDP e informarán a los padres acerca de la necesidad de una evaluación por parte de un oftalmólogo. Además, se debe informar a los padres que todos los niños prematuros corren un mayor riesgo de desarrollar astigmatismo, miopía y estrabismo (estas afecciones médicas de los ojos

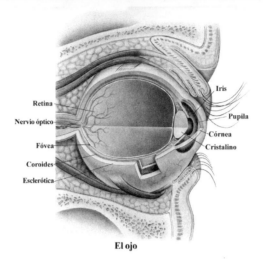

Retina

Nervio óptico

Fóvea

Coroides

Esclerótica

Iris

Pupila

Córnea

Cristalino

El ojo

se describen más adelante) y que, por lo tanto, deben ser evaluados periódicamente durante toda su infancia.

¿Cuánto ve un bebé recién nacido? Hasta hace bastante poco, los médicos creían que un bebé recién nacido podía ver muy poco; no obstante, la información más reciente indica que, incluso durante las primeras semanas de vida, un bebé puede ver luz y formas y detectar movimiento. La visión a distancia sigue siendo bastante borrosa; la distancia ideal para una visión óptima es de entre 8 y 15 pulgadas (20 a 38 cm), lo que básicamente es la distancia entre los ojos del bebé y los de la mamá mientras lo amamanta o alimenta.

Hasta que su bebé aprenda a usar ambos ojos juntos, es posible que se "desvíen" o se muevan aleatoriamente. Este movimiento aleatorio debería ir disminuyendo hacia los 2 a 3 meses de edad. En el entorno de los 3 meses de edad, es probable que su bebé enfoque la vista en los rostros y objetos cercanos y que siga con la vista un objeto en movimiento. Para los 4 meses de edad, deberá estar usando la visión para

detectar varios objetos cerca suyo, los cuales probablemente intente agarrar estirando la mano. Para los 6 meses de edad debe ser capaz de identificar y distinguir visualmente entre objetos.

Entre el año y los 2 años de edad, la capacidad de su hijo para ver se desarrollará rápidamente, y para cuando tenga entre 3 y 5 años, el niño con visión normal alcanzará los niveles de agudeza visual típicos de los adultos.

Para cuando su hijo tenga 10, su sistema visual estará totalmente maduro. En este momento, muchos problemas de ojos y de visión de aparición temprana probablemente no puedan revertirse ni corregirse. Es por esto que la detección y el tratamiento precoces de los problemas de los ojos en los niños son tan importantes, y por ese motivo su pediatra examinará los ojos de su bebé en cada uno de los exámenes físicos de rutina.

Recomendaciones para la evaluación de la visión

La evaluación de la visión es un factor muy importante para identificar afecciones que amenacen la visión. Las revisiones regulares de los ojos durante las visitas pediátricas se llevan a cabo para determinar si los ojos de su bebé se están desarrollando con normalidad. La American Academy of Pediatrics recomienda que los niños sean evaluados en cuatro etapas:

1. En la sala de recién nacidos: Los pediatras deben examinar a todos los bebés antes de darlos de alta de la sala de recién nacidos para detectar infecciones (página 728) y defectos oculares, cataratas (página 727) o glaucoma congénito. Si se sospechara de un problema, el recién nacido deberá ser revisado por un oftalmólogo pediátrico. Todos los niños con múltiples problemas médicos o con antecedentes de prematuridad deben ser examinados por un oftalmólogo.

2. A los 6 meses de edad: Los pediatras deben evaluar a los bebés, en el momento de sus visitas de revisión, para verificar su alineación ocular (que los ojos estén trabajando juntos) y la presencia de alguna enfermedad ocular. Desde los 6 meses hasta los 3 años de edad, se podrá, en forma electiva, hacer un screening visual para la detección precoz de ambliopía o sus factores de riesgo.

3. Entre los 3 y 5 años de edad: En estas edades el pediatra deber realizar una evaluación de la visión una vez al año. Se revisa la agudeza visual y se examinan los ojos para detectar cualquier otra anomalía que pudiera causar un problema en el desarrollo educativo del niño. Toda anomalía ameritará una referencia al oftalmólogo.

4. Desde los 6 años de edad en adelante: Los pediatras deben evaluar a los niños anualmente hasta los 6 años de edad y, de ahí en adelante, año por medio. Estas pruebas miden la agudeza visual y evalúan otras funciones oculares.

Para cuando tienen entre 3 y 4 años, la mayoría de los niños pueden seguir instrucciones y describir lo que ven, por lo que las pruebas de agudeza visual son mucho más confiables. Su pediatra podría usar tablas visuales con formas en vez de letras para estimar la agudeza visual de su hijo en edad preescolar. A esta edad, la agudeza visual debería haber llegado a un nivel de 20/40 en cada ojo, y todo niño con una visión inferior a 20/40 deberá ser referido a un oftalmólogo para determinar la causa de su deficiencia visual. A partir de los 6 años, se espera que los resultados normales de agudeza visual en cada ojo sean de 20/30 o mejores.

Su pediatra podría usar un método más moderno para evaluar la visión, en especial en los niños pequeños, llamado fotometría, en el cual se usa una cámara especialmente diseñada para ayudar a detectar posibles anomalías en la visión de su hijo. Estos dispositivos se están convirtiendo en un método cada vez más aceptado para la evaluación de los niños pequeños, en especial aquellos que son demasiado pequeños o que de algún otro modo no pueden someterse a una prueba de visión confiable con una tabla visual de símbolos o letras.

Cuándo llamar al pediatra

Tal como se mencionó anteriormente, la evaluación de la visión es un factor muy importante para identificar afecciones que amenacen la visión. Estas revisiones de ojos de rutina pueden detectar problemas oculares ocultos, pero ocasionalmente podrían notar signos evidentes de que su hijo está teniendo problemas para ver o que sus ojos no son normales. Informe al pediatra si su hijo exhibe alguno de los siguientes signos de advertencia.

- Una mancha blanca en la pupila (una afección llamada leucocoria) en uno o ambos ojos

- Enrojecimiento, hinchazón, costras o secreción persistente (de más de 24 horas de duración) en los ojos o en los párpados

- Exceso de lágrimas

- Sensibilidad a la luz, en especial un cambio en la sensibilidad del niño a la luz

- Ojos que se ven torcidos o bizcos o que no se mueven juntos

- Cabeza permanentemente sostenida en posición anormal o inclinada

- Ojos frecuentemente entrecerrados

- Uno o ambos párpados caídos

- Pupilas de tamaño desigual

- Se frota constantemente los ojos

- Ojos que "rebotan" o "bailan"

- Incapacidad para ver objetos salvo que los sostenga muy cerca

- Lesión ocular (consultar la página 728)

- Córnea opaca

También debe llevar a su hijo al pediatra si se queja de algo de lo siguiente:

- Visión doble

- Dolores de cabeza frecuentes

- Dolor persistente en los ojos o dolores de cabeza leves después de realizar tareas en las que usa la visión de cerca (leer, mirar televisión)

- Visión borrosa

- Picazón, rascarse o ardor en los ojos

- Dificultad para ver los colores

Dependiendo de los síntomas que su hijo exhiba, es probable que el pediatra lo examine para detectar dificultades visuales o algún otro de los problemas comentados en el resto de este capítulo.

Ambliopía

La ambliopía, u ojo vago, es un problema de ojos bastante común (que afecta a 2 de cada 100 niños) que se desarrolla cuando un niño tiene un ojo con el cual no ve bien y usa el otro ojo casi exclusivamente. En general, este problema debe detectarse lo antes posible a fin de tratarlo y restituir la visión normal en el ojo afectado. Si la situación persiste demasiado tiempo (más allá de los 7 a 10 años de edad), la visión en el ojo no utilizado suele perderse en forma permanente.

Una vez que el oftalmólogo diagnostica los problemas en el ojo no utilizado, es probable que su hijo deba usar un parche sobre el ojo "bueno" durante ciertos períodos de tiempo. Esto lo obliga a usar y fortalecer el ojo que se ha vuelto "vago". La terapia con parches seguirá mientras sea necesario para ayudar al ojo más débil a alcanzar su máximo potencial y mantenerlo allí. Esto podría llevar semanas, meses o incluso algunos años. Como alternativa al parche, el oftalmólogo podría recetar gotas oftálmicas para hacer borrosa la visión en el ojo bueno y así estimular a su hijo a usar mejor el ojo vago.

Cataratas

Si bien por lo general pensamos que las cataratas afectan a los adultos mayores, también pueden encontrarse en bebés y niños pequeños, y a veces están presentes en el momento de nacer. Una catarata es un enturbiamiento del cristalino (el tejido transparente que está en el interior del ojo y ayuda a enfocar los rayos de luz sobre la retina). Si bien esto es poco frecuente, las cataratas congénitas son, sin embargo, una de las principales causas de pérdida de visión y ceguera en los niños.

Es preciso detectar y tratar las cataratas en los niños lo antes posible para que su visión pueda desarrollarse más correctamente. Una catarata suele aparecer como una decoloración blanca en el centro de la pupila del niño. Si un bebé nace con una catarata que bloquea la mayor parte de la luz que entra en el ojo, el cristalino afectado deberá ser extirpado quirúrgicamente para permitir el desarrollo de la visión del bebé. La mayoría de los oftalmólogos pediátricos recomiendan que se realice este procedimiento durante el primer mes de vida. Una vez extirpado el cristalino turbio, será necesario colocar al bebé un lente de contacto o anteojos correctivos. Alrededor de los 2 años de edad, se recomienda la colocación de un lente dentro del ojo. Además, la rehabilitación visual del ojo afectado casi siempre implicará el uso de un parche hasta que los ojos del niño estén plenamente maduros (alrededor de los 10 años de edad).

Ocasionalmente, un niño nace con una pequeña catarata localizada que, en principio, no impide el desarrollo visual. Estas cataratas minúsculas a menudo no requieren tratamiento; no obstante, deben ser controladas atentamente para asegurarse de que no se agranden hasta un punto en el que interfieran con el desarrollo normal de la visión.

En muchos casos, no es posible determinar la causa de las cataratas en los bebés. Las cataratas se pueden atribuir a una tendencia heredada de los padres, pueden ser el resultado de un traumatismo en el ojo o pueden ocurrir como resultado de infecciones virales tales como la rubéola y la varicela o una infección por otros microorganismos, como los causantes de toxoplasmosis. Para proteger al niño en gestación de las cataratas y otros trastornos graves, las mujeres embarazadas deben tener cuidado de evitar la exposición innecesaria a las enfermedades infecciosas. Además, como precaución contra la toxoplasmosis (una enfermedad causada por parásitos), las mujeres embarazadas deben evitar manipular la arena sanitaria de los gatos y comer carne cruda; ambas cosas podrían contener el organismo que causa esta enfermedad.

Infecciones de los ojos

Si la parte blanca del ojo de su hijo y la parte interior del párpado inferior se ponen rojas, es probable que tenga una afección llamada conjuntivitis. Esta inflamación, que puede ser dolorosa y picar mucho, por lo general señala una infección, pero puede deberse a otras causas, como p. ej. una irritación por humo o vapores, una reacción alérgica o (muy excepcionalmente) una afección más grave. Suele ir acompañada de lágrimas y secreción, que son la forma que tiene el cuerpo de intentar curar o remediar la situación.

Si su hijo tiene un ojo rojo, deberá ir a ver al pediatra tan pronto como sea posible. Las infecciones en los ojos suelen durar entre 7 y 10 días. El médico hará el diagnóstico y recetará los medicamentos necesarios si estuviera indicado. *Nunca ponga en el ojo a su hijo medicamentos abiertos previamente ni medicamentos para los ojos de otra persona. Podría causar graves daños.*

En un bebé recién nacido, las infecciones de ojos graves podrían ser el resultado de una exposición a bacterias o virus durante el embarazo o durante el paso por el canal de parto; es por esto que a todos los bebés se les aplica ungüento o gotas oftálmicas con antibiótico en la sala de partos. Dichas infecciones deben tratarse prematuramente para evitar complicaciones graves. Las infecciones de los ojos que ocurren luego del período inmediatamente posterior al nacimiento pueden ser desagradables, debido al enrojecimiento del ojo y la secreción amarilla que suele acompañarlo, y harán que su hijo esté molesto, pero rara vez son graves. Si su pediatra considerase que el problema fue causado por bacterias, las gotas oftálmicas antibióticas suelen ser el tratamiento habitual. Las causas virales de conjuntivitis no responden a los antibióticos, pero de todos modos las gotas oftálmicas antibióticas podrían usarse si se sospecha de una infección bacteriana.

Las infecciones de ojos son muy contagiosas. Salvo para aplicar gotas o ungüento, debe evitar el contacto directo con los ojos de su hijo o con la secreción que sale de ellos hasta después de haber utilizado el medicamento durante varios días y hasta que haya evidencia de alivio del enrojecimiento. Lávese muy bien las manos antes y después de tocar la zona alrededor del ojo infectado. Si su hijo va a la guardería o al jardín de infantes, deberá quedarse en casa hasta que la conjuntivitis deje de ser contagiosa. Su pediatra le dirá cuando sea seguro volver a llevar al niño a la guardería o al jardín de infantes.

Lesiones en los ojos

Cuando entran polvo u otras partículas pequeñas en los ojos de su hijo, la acción limpiadora de las lágrimas en general los elimina. Si esto no ocurriese, o si el niño tuviera un accidente grave que afecta sus ojos, llame al pediatra o lleve al niño a la sala de emergencias más cercana luego de seguir las siguientes pautas de emergencia.

SUSTANCIAS QUÍMICAS EN EL OJO (ver los comentarios más detallados en el Capítulo 23) Enjuague bien el ojo con agua asegurándose de que el agua entre en el ojo mismo. Luego, lleve al niño a la sala de emergencias.

Evitar lesiones en los ojos

Nueve de cada diez lesiones son evitables y casi la mitad ocurren en el hogar. Para minimizar el riesgo de dichos accidentes en su familia, siga estas pautas de seguridad.

- Mantenga todas las sustancias químicas fuera del alcance y lejos de los medicamentos. Esto incluye detergentes, amoníaco, latas de aerosol, pegamento o cualquier otro líquido de limpieza.

- Elija con cuidado los juguetes de su hijo. Tenga cuidado con las piezas filosas o puntiagudas si su hijo es demasiado pequeño para entender su peligro.

- Mantenga a su hijo alejado de dardos, perdigones y pistolas de balines.

- Enseñe a su hijo en edad preescolar cómo manipular tijeras y lápices de forma adecuada. Si es demasiado chico para aprender, no permita que los use.

- Mantenga a su hijo lejos de podadoras o recolectores de césped que pueden lanzar piedras u otros objetos.

- No permita que su hijo se acerque cuando está prendiendo fuego o utilizando herramientas. Si desea que su hijo observe cómo martilla clavos, hágalo usar gafas protectoras. También debe usar lentes de seguridad por su seguridad y para darle un buen ejemplo a su hijo.

- Si su hijo comienza a participar en los deportes juveniles, haga que use los protectores oculares adecuados para su deporte. El béisbol es la principal causa de las lesiones en los ojos relacionadas con los deportes en los niños, muchas de estas lesiones son causadas por recibir el golpe de la pelota lanzada. Debe considerar seriamente el uso de protectores de ojos (hechos de policarbonato) como parte de su casco de bateo. También es preciso usar el equipo de protección deportivo para los ojos (nuevamente, utilizando los lentes de policarbonato) durante los deportes juveniles como fútbol o básquetbol, así como también otros deportes recreacionales como el esquí. También hay antiparras deportivas con receta disponibles y son una buena forma de proteger los ojos mientras se proporciona ayuda visual.

- Indíquele a su pequeño que no mire directo al sol, incluso con lentes de sol. Hacerlo puede causar un daño grave y permanente en el ojo. Nunca permita que un niño mire directamente un eclipse solar.

- Nunca permita que su hijo se acerque a los fuegos artificiales del tipo que sean. La American Academy of Pediatrics fomenta que los niños y sus familias disfruten de los fuegos artificiales en las exhibiciones de fuegos artificiales públicas en vez de comprar fuegos artificiales para el uso doméstico. De hecho, la Academia apoyaría una prohibición en las ventas públicas de todos los fuegos artificiales.

PARTÍCULA GRANDE EN EL OJO

Si la partícula no saliera con las lágrimas o al enjuagar con agua, o si su hijo se siguiera quejando de dolor después de una hora, llame al pediatra. El médico retirará el objeto o, si fuera necesario, referirá al niño a un oftalmólogo. Algunas partículas de ese tipo causan raspaduras en la córnea (abrasiones corneales), que son bastante dolorosas pero sanan rápidamente con el tratamiento adecuado. Las lesiones corneales también pueden ser causadas por golpes u otras lesiones en el ojo.

CORTE EN EL PÁRPADO

Los cortes menores suelen sanar rápido y fácilmente, pero un corte profundo requiere de atención médica de emergencia y, probablemente, necesite suturas. (Consultar *Cortes y raspaduras*, página 692). Los cortes sobre el borde de los párpados, junto a las pestañas o cerca de las aberturas de los lacrimales, pueden ser de particular preocupación. Si el corte se encontrara en estas zonas, llame al pediatra de inmediato para obtener asesoramiento sobre cómo manejar la situación.

OJO NEGRO

Para reducir la hinchazón, aplique una compresa o toalla fría sobre la zona durante 10 a 20 minutos. Luego, consulte al médico para asegurarse de que no haya daño interno en el ojo ni en los huesos de los alrededores.

Problemas en los párpados

El párpado caído (ptosis) podría verse como un párpado superior débil o pesado o, si fuera muy leve, podría percibirse solo porque el ojo afectado parece un poco más chico que el otro ojo. La ptosis suele afectar solo a un párpado, pero podrían estar afectados los dos. Su bebé podría nacer con ptosis o desarrollarla más adelante. La ptosis puede ser parcial, haciendo que los ojos de su bebé parezcan levemente asimétricos, o puede ser total, haciendo que el párpado afectado cubra el ojo por completo. Si el párpado ptótico cubre toda la abertura pupilar del ojo de su hijo, o si el peso del párpado hace que la córnea asuma una forma irregular (astigmatismo), amenazará el desarrollo normal de la visión y deberá corregirse lo antes posible. Si la visión no se viera amenazada, la intervención quirúrgica, en caso de ser necesaria, suele retrasarse hasta que el niño tenga 4 o 5 años de edad o más, cuando el párpado y el tejido circundante están más desarrollados y se puede obtener un mejor resultado estético.

La mayoría de las **marcas de nacimiento** y crecimientos que afectan los párpados del recién nacido o del niño pequeño son benignos; no obstante, como podrían aumentar de tamaño durante el primer año de vida, a veces generan preocupación en los padres. La mayoría de estas marcas de nacimiento y crecimientos no son graves y no afectarán la visión de su hijo. No obstante, es necesario plantear cualquier irregularidad al pediatra para que pueda evaluarla y controlarla.

Algunos niños desarrollan bultos en los párpados que podrían afectar el desarrollo de una buena visión. En particular, un tumor de los vasos sanguíneos llamado hemangioma capilar o fresa puede comenzar como una pequeña hinchazón y agrandarse rápidamente. Podría agrandarse durante el primer año de vida y luego comenzar a resolverse espontáneamente durante los siguientes años. Si se agrandara demasiado, podría interferir con el desarrollo de una buena visión en su bebé en el ojo afectado y deberá ser tratado. Debido a su potencial para causar problemas de visión, todo niño que comience a mostrar cualquier bulto o protuberancia agrandándose con rapidez alrededor de cualquiera de los ojos deberá ser evaluado por su pediatra y quizás también por un oftalmólogo.

Un niño también podría nacer con una lesión plana de color púrpura en la cara llamada mancha de vino de oporto, por su similitud con un vino tinto oscuro. Si esta marca de nacimiento abarca al ojo, en especial al párpado superior, el niño podría estar en riesgo de desarrollar glaucoma (una afección donde la presión dentro del globo ocular aumenta) o ambliopía (visión débil). Todo niño que nazca con esta marca de nacimiento debe ser examinado por un oftalmólogo poco después de nacer.

Los lunares oscuros pequeños, llamados **nevos,** en los párpados o en la parte blanca del propio ojo rara vez causan algún problema o deben ser quitados. Una vez que hayan sido evaluados por su pediatra, estas marcas solo deberían preocuparla si cambian de tamaño, forma o color.

Las protuberancias pequeñas, firmes y del color de la piel que se encuentren debajo de las cejas de su hijo a menudo son **quistes dermoides.** Estos quistes son tumores no cancerosos que a menudo están presentes desde el nacimiento. Debido a que tienden a aumentar de tamaño durante la primera infancia, en la mayoría de los casos se prefiere quitarlos antes de que se rompan bajo la piel y causen inflamación.

Otros dos problemas en los párpados (**chalaziones** y **hordeolum** u **orzuelos**) son habituales, pero no son graves. El chalazión es un quiste que resulta de la obstrucción de una glándula sebácea. Un orzuelo, u hordeolum, es una infección bacteriana de las células que rodean las glándulas sudoríparas o los folículos pilosos en el *borde* del párpado. Llame al pediatra por el tratamiento de estas afecciones. Probablemente le dirá que aplique compresas tibias directamente sobre el párpado durante 20 o 30 minutos tres o cuatro veces al día hasta que el chalazión o el orzuelo desaparezca. Es posible que el médico desee examinar a su hijo antes de recetar un tratamiento adicional, como un ungüento o gotas con antibiótico.

Una vez que su hijo haya tenido un orzuelo o un chalazión, será más probable que lo vuelva a tener. Cuando ocurren reiteradamente, a veces se debe realizar una limpieza del párpado para reducir la colonización bacteriana de los párpados y abrir las glándulas y los poros de los párpados.

El **impétigo** es una infección bacteriana muy contagiosa que puede ocurrir en el párpado. Su pediatra le aconsejará acerca de cómo quitar la costra del párpado y luego le recetará un ungüento antibiótico para el ojo y antibióticos orales. (Consulte *Impétigo*, página 841).

Glaucoma

El glaucoma es un trastorno ocular grave causado por el aumento de presión dentro del ojo. Puede deberse a la producción excesiva o secreción inadecuada del líquido dentro del ojo. Si este aumento de presión persiste por demasiado tiempo, puede dañar el nervio óptico, resultando en la pérdida de visión permanente.

Aunque un niño puede nacer con glaucoma, esto es bastante excepcional. Es más frecuente que se desarrolle más adelante en la vida. Cuanto antes se detecte y trate, mayor será la probabilidad de prevenir la pérdida permanente de la visión. Las señales de advertencia de glaucoma en los bebés incluyen:

- Lagrimeo excesivo asociado con la sensibilidad extrema a la luz (el niño girará su cabeza contra el colchón o las mantas para evitar la luz).

- Apariencia nebulosa o demasiado saltona de cualquiera de los dos ojos.

- Aumento de la irritabilidad (típicamente debido al dolor persistente del ojo y enrojecimiento).

Llame a su pediatra de inmediato si le preocupa cualquiera de estos signos.

A menudo el glaucoma debe tratarse quirúrgicamente para crear un trayecto alternativo para que el líquido salga del ojo. Todo niño que padezca esta enfermedad debe ser controlado cuidadosamente a lo largo de toda su vida para que la presión esté bajo control y el nervio óptico y la córnea se mantengan tan sanos como sea posible.

Estrabismo

El estrabismo es una desviación de los ojos causada por un desequilibrio en los músculos que controlan el ojo. Esta afección impide que los ojos se enfoquen en el mismo punto a la misma vez. El estrabismo ocurre en aproximadamente 4 de cada 100 niños. Puede estar presente al nacer (estrabismo infantil) o puede desarrollarse posteriormente durante la niñez (estrabismo adquirido). El estrabismo se puede desarrollar si su hijo tiene otro trastorno de la visión, sufre una lesión ocular o desarrolla cataratas. Siempre informe la aparición repentina de estrabismo inmediatamente a su pediatra. Aunque es muy poco frecuente, puede indicar el desarrollo de un tumor u otro problema grave del sistema nervioso. En todos los casos, es importante diagnosticar y tratar el estrabismo lo antes posible en la vida de su hijo. Si un ojo girado no se trata en forma precoz, es posible que el niño nunca desarrolle la capacidad de usar los dos ojos juntos (visión binocular); y si los dos ojos no se usan juntos, es frecuente que uno se vuelva "vago" o ambliope (consultar la página 726). La ambliopía a menudo coexiste con el estrabismo y deben ser tratados por separado con un parche o el uso de gotas para los ojos en el ojo opuesto.

Ojo izquierdo que gira hacia adentro

Es importante tener en cuenta que es común y frecuente que los ojos de un recién nacido se desvíen. Sin embargo, en pocas semanas aprende a mover los ojos juntos y este estrabismo debería desaparecer en pocos meses. Sin embargo, si este desvío intermitente continúa o si los ojos de su bebé no giran en la misma dirección (si uno gira hacia adentro, afuera, arriba o abajo), el bebé debe ser evaluado por su pediatra y a menudo también por un oftalmólogo pediátrico.

Si su hijo nace con estrabismo y no se resuelve por sí solo en pocos meses, es importante que sus ojos se realineen lo antes posible para que pueda enfocarlos juntos en un solo objeto. No se puede lograr solo con ejercicios oculares, de modo que el tratamiento suele implicar el uso de lentes o cirugía.

Si su hijo precisa una operación, esta cirugía con frecuencia se hace entre los 6 y los 18 meses de edad. La operación suele ser segura y eficaz, aunque no es extraño que un niño necesite más de un procedimiento. Incluso luego de la cirugía, es posible que su hijo todavía necesite usar lentes.

Algunos niños parecen tener estrabismo por la estructura de su cara, pero en realidad sus ojos posiblemente estén bien alineados. Estos niños a menudo tienen el puente nasal chato y los pliegues de la piel junto a la nariz anchos, conocido como *epicanto,* lo que puede distorsionar la apariencia de los ojos, haciendo que estos niños parezcan bizcos cuando en realidad no lo son. Esta afección se denomina pseudoestrabismo (que significa ojos falsamente desviados). La visión del niño no se ve afectada y, en la mayoría de los casos, el niño pierde esa apariencia de ojos bizcos a medida que crece y el puente nasal se vuelve más prominente.

Debido a la importancia de un diagnóstico y tratamiento precoces en caso de una verdadera desviación (o verdadero estrabismo), si sospecha que los ojos de su bebé posiblemente no estén perfectamente alineados y funcionando juntos, debe planteárselo al pediatra, quien mejor puede determinar si su bebé efectivamente tiene un problema.

Problemas con la producción de lágrimas (o lagrimal)

Las lágrimas desempeñan una función importante para mantener una buena visión al conservar los ojos húmedos y libres de partículas, polvo y otras sustancias que puedan causar lesiones o interferir con la visión normal. El llamado sistema lagrimal mantiene la producción y circulación continua de lágrimas, y depende del pestañeo constante para impulsar las lágrimas desde la glándula lagrimal a través de la superficie del ojo hasta que finalmente fluyen a través de los conductos lagrimales y hacia la nariz.

Este sistema lagrimal se desarrolla gradualmente durante los primeros tres o cuatro años de vida. Por consiguiente, mientras que un recién nacido producirá suficientes lágrimas como para cubrir la superficie de los ojos, puede que pasen varios meses después del nacimiento hasta que "llore lágrimas de verdad".

Los conductos lagrimales obstruidos, los cuales son muy comunes entre los recién nacidos y bebés pequeños, pueden causar aparición de lagrimeo excesivo en uno o ambos ojos, debido a que las lágrimas corren por las mejillas en vez de correr por el conducto y hacia la nariz. En los recién nacidos, a menudo los conductos lagrimales se obstruyen cuando la membrana interna que los cubre no

Canalículo lagrimal

Ojo

Glándula lagrimal
(parte interna
del ojo)

Saco lagrimal

Conducto lagrimal

Nariz

desaparece alrededor del nacimiento. Su médico le mostrará cómo masajear los conductos lagrimales. También le mostrará cómo limpiar el ojo con compresas húmedas para remover todas las secreciones y costras. Las secreciones pegajosas de mucosidad posiblemente no desaparezcan hasta que los conductos lagrimales finalmente se abran. Como esto no es típicamente una verdadera infección o una conjuntivitis, los antibióticos no siempre son necesarios o útiles.

A veces una membrana persistente (o incluso un pequeño quiste) puede causar la obstrucción de los conductos lagrimales que no se resuelve por sí sola o masajeando. Cuando esto ocurre y los métodos que se describieron anteriormente no son exitosos, el oftalmólogo quizás decida probar abrir el conducto lagrimal obstruido por medio de una cirugía. Este procedimiento rara vez se debe repetir más de una vez.

Dificultades de la visión que requieren lentes correctivos

MIOPÍA

La imposibilidad de ver claramente los objetos distantes es el problema visual más común en los niños pequeños. Esta característica heredada se encuentra en los recién nacidos, en especial en los bebés prematuros, pero es más frecuente que se desarrolle luego de los 6 a 9 años de edad.

Al contrario de la creencia popular, leer demasiado, leer con luz tenue o la mala nutrición no pueden causar o afectar la miopía. Por lo general es el resultado de que el globo ocular tiene una forma más alargada, lo que causa que la imagen no esté enfocada adecuadamente. Con menos frecuencia, esto se debe a un cambio en la forma de la córnea o del cristalino.

El tratamiento de la miopía es el uso de lentes correctivos, ya sea anteojos o lentes de contacto. Recuerde que cuando su hijo crece, también lo hacen sus ojos, de modo que puede necesitar lentes nuevos tan seguido como cada seis o doce meses. La miopía por lo general cambia rápidamente durante muchos años y luego se estabiliza durante la adolescencia o después.

HIPERMETROPÍA

Esta es una afección en la cual el globo ocular es más corto que su capacidad de enfoque. La mayoría de los bebés en realidad nacen hipermétropes, pero a medida que crecen, sus globos oculares se alargan y la hipermetropía disminuye. Rara vez se necesitan anteojos o lentes de contacto a menos que la afección sea excesiva. Si su hijo tiene molestias en los ojos o frecuentes dolores de cabeza leves relacionados con lecturas prolongadas, es posible que tenga un grado severo de hipermetropía y debe ser examinado por su pediatra u oftalmólogo pediátrico. La hipermetropía excesiva también puede llevar a que los ojos queden bizcos (consultar *Estrabismo*, página 732) y *Ambliopía* (consultar la página 726), los cuales requieren tratamiento además de lentes.

ASTIGMATISMO

El astigmatismo es una curvatura despareja de la superficie de la córnea y/o el cristalino. (Piense en la forma del ojo como una pelota de fútbol). Si su hijo tiene astigmatismo, su visión de cerca y de lejos posiblemente sea borrosa. El astigmatismo se puede corregir ya sea con anteojos o lentes de contacto, y como la hipermetropía, puede causar ambliopía si uno de los ojos está más afectado que el otro.

~ 26 ~

Problemas familiares

Adopción

SI ESTÁ por adoptar o recientemente adoptó a un niño, lo más probable es que esté experimentando sentimientos encontrados. Además de entusiasmo y placer, también puede sentir algo de ansiedad y aprensión. Estas emociones son comunes a todos los padres, independientemente de si un niño se une a la familia por nacimiento o por adopción. Será útil elegir un pediatra comprensivo, que la apoye y la ayude a medida que comienza su nuevo trabajo como madre. Incluso antes de que el niño se una a su familia, el pediatra puede hablar de sus sentimientos acerca de la dificultad de la maternidad. Si adoptará a un niño en el exterior o en su país, el pediatra también será capaz de abordar cualquier problema médico que pueda surgir.

Una vez que su hijo esté en su hogar con usted, programe una visita al pediatra tan pronto como sea posible. Al igual que el examen inicial del recién nacido, esta primera visita luego de la adopción puede brindarle una oportunidad para plantear todas las preguntas que tenga acerca de la salud física y mental y el desarrollo de su hijo. Programe los próximos exámenes requeridos según la edad y las necesidades médicas de su hijo. Muchas familias descubren que se benefician de las visitas adicionales al pediatra durante el primer año o más para ayudarlos a enfrentar las preocupaciones que pueden surgir a medida que los padres y el niño comienzan a desarrollar su relación.

Además de los desafíos típicos de la paternidad, los padres adoptivos también se enfrentan a varios problemas y preguntas que los padres no adoptivos no. Estos son:

¿CUÁNDO Y CÓMO DEBO DECIRLE A MI HIJO QUE ES ADOPTADO?

Su hijo debe saber la verdad sobre su familia biológica y su familia adoptiva tan pronto como sea capaz de entender, lo que probablemente será entre los 2 y los 4 años. Es importante adaptar la información a su nivel de madurez, de modo que pueda comprenderla. Por ejemplo: "Tus padres biológicos te amaban muchísimo, pero sabían que no te podían cuidar. Entonces buscaron a alguien que también amara a los niños pequeños y que quisiera tener una familia más grande". A medida que crezca y haga preguntas más específicas, responda honestamente, pero no insista en darle información si parece incómodo, temeroso o desinteresado. Los niños deben llegar a saber sobre la adopción y comprenderla gradualmente, a medida que van madurando, de la misma manera en que llegan a comprender otras muchas ideas complejas.

¿EXISTE ALGUNA PREOCUPACIÓN ESPECIAL A LA CUAL ESTAR ATENTOS?

Los niños adoptados tienen los mismos problemas que tienen los otros niños de la misma edad y contexto. Los niños que tienen antecedentes de haber vivido en orfanatos o en hogares de acogida temporal a menudo han sufrido situaciones adversas y traumáticas y es probable que se beneficien de estrategias de crianza específicas para enfrentarlas. También posiblemente se beneficien de recibir orientación en el momento de la acogida o en otros momentos de su vida.

¿DEBERÍA DECIRLE A LOS DEMÁS QUE MI HIJO ES ADOPTADO?

Si se lo preguntan, conteste honestamente, con los detalles que crea adecuados para esa situación. Reconozca que el más importante destinatario de la respuesta es su hijo. Muchos profesionales creen que la "historia de adopción" de su hijo le pertenece solo a él y es solo suya para compartir cuando lo desee a medida que crezca. Es posible que usted quiera compartir información general con sus amigos y familiares, pero mantenga en privado los detalles delicados hasta que su hijo sea lo suficientemente grande como para entenderlos y decida por sí mismo cómo y con quién quiere compartirlos.

¿QUÉ PASA SI QUIERE BUSCAR A SUS PADRES BIOLÓGICOS?

Muchas adopciones hoy en día incluyen cierto grado de apertura o contacto permanente establecido entre los padres biológicos, el niño adoptado y los padres adoptivos, y hay muchos indicios de que este arreglo es muy útil para los niños de muchas maneras. Sin embargo, en caso de que la adopción no sea abierta, es muy normal de todos modos que los niños pregunten por los padres biológicos, y esto de ninguna manera disminuye el amor que su hijo le tiene a usted. Hablar con su hijo sobre sus padres biológicos lo ayuda a saber que usted comprende esto y que puede compartir con usted estos pensamientos y sentimientos. Las circunstancias pueden variar, pero hágale saber a su hijo que cuando sea los suficientemente grande, lo ayudará a buscarlos si así lo desea. Su organismo de adopción y el especialista en búsqueda de adopción pueden ayudar.

Es posible que su pediatra pueda ayudarla con respuestas más detalladas a estas u otras preguntas que surjan en las familias adoptivas.

NUESTRA POSICIÓN

UN NÚMERO CADA VEZ MAYOR DE niños han sido adoptados por personas o parejas homosexuales o lesbianas en los últimos años. En algunos estados esto ha estimulado un debate político y un cambio en la política pública. Una creciente cantidad de bibliografía científica revela que los niños que crecen con uno o dos padres homosexuales (gays y/o lesbianas) se desarrollarán emocional, cognitiva, social y sexualmente tan bien como los niños con padres heterosexuales. La orientación sexual de los padres es mucho menos importante que tener padres cariñosos y protectores.

La American Academy of Pediatrics reconoce la diversidad de las familias. Creemos que los niños que son hijos de uno de los miembros de una pareja homosexual, o que son adoptados por una pareja homosexual, merecen la seguridad de tener dos padres reconocidos legalmente. Por lo tanto, apoyamos los medios reglamentarios y legales que permitan que los niños sean adoptados por el segundo padre o el padre que convive en las familias encabezadas por parejas homosexuales.

Abuso y negligencia infantil

El abuso infantil es muy común. Es importante comprender y reducir los riesgos de abuso para su hijo y que usted se familiarice con los signos de abuso. Cada año se reportan aproximadamente 3 millones de casos de abuso y negligencia infantil que involucran a casi 5.5 millones de niños. La mayoría de los casos reportados al servicio de protección infantil consisten en negligencia, seguido por abuso físico y sexual. Según Prevención de Abuso Infantil, "la negligencia ocurre cuando las necesidades básicas del niño no están cubiertas de manera adecuada, lo que resulta en un daño existente o posible. La negligencia infantil puede dañar la salud física y mental del niño así como también su desarrollo social y cognitivo de muchas formas diferentes". Hay una considerable superposición entre los niños que son abusados, muchos de ellos sufren una combinación de abuso físico, abuso sexual y/o negligencia.

El abuso sexual es cualquier actividad sexual que un niño no puede comprender o consentir. Incluye actos como manoseo, contacto oral-genital y coito genital y anal, así como también exhibicionismo, voyeurismo y exposición a la pornografía. Los estudios sugieren que hasta 1 de cada 4 niñas y 1 de cada 8 niños sufrirán abuso sexual antes de los dieciocho años. El abuso físico ocurre cuando el cuerpo de un niño es dañado a causa de golpes, patadas, sacudidas, quemaduras u otras demostraciones de fuerza. Un estudio sugiere que aproximadamente 1 de cada 20 niños han sido abusados físicamente en su vida. Enseñe a su hijo que no está bien que los adultos toquen su cuerpo sin su consentimiento o si no comprende lo que está sucediendo.

La mayoría de los abusos ocurren dentro de la familia. Los factores de riesgo son, por ejemplo, depresión de los padres u otros problemas de salud mental, antecedentes de los padres de abuso infantil y violencia familiar. La negligencia infantil y otras formas de maltrato también son más comunes en las familias que viven en la pobreza y entre los padres adolescentes o que abusan de las drogas y el alcohol. Hay más niños abusados por el cuidador o alguien que conocen, que niños abusados por un extraño fuera de su hogar.

La negligencia infantil puede incluir negligencia física (no proporcionar comida, ropa, techo u otras necesidades físicas), negligencia emocional (no proporcionar amor, consuelo o afecto) o negligencia médica (no proporcionar la atención médica necesaria). El abuso psicológico o emocional es consecuencia de todo lo anterior, pero también puede estar asociado con el abuso verbal, lo que puede dañar el autoestima o el bienestar emocional del niño.

Signos y síntomas

No siempre es fácil reconocer cuando un niño ha sido abusado. Los niños que han sido maltratados con frecuencia tienen miedo de contarlo porque piensan que les echarán la culpa o que nadie les creerá. A veces mantienen su silencio porque la persona que ha abusado de ellos es alguien que aman mucho o por miedo, o ambos. Los padres tienden a pasar por alto los signos y síntomas de abuso porque no quieren enfrentar la verdad. Esto es un error grave. El niño que ha sido abusado necesita apoyo y tratamiento lo antes posible. Cuanto más tiempo continúe siendo abusado o se lo deje enfrentar la situación solo, más difícil será para el niño sanar y

desarrollarse física y mentalmente de manera óptima.

Es importante recordar que también hay consecuencias importantes para los padres cuando un niño ha atravesado una experiencia infantil adversa (EIA). Los padres deben estar siempre alertas a todo cambio inexplicable en el cuerpo o comportamiento del niño. Mientras que las lesiones a menudo expresan un incidente de abuso físico, el cambio de comportamiento tiende a reflejar la ansiedad que causan las diferentes situaciones de estrés agudo y crónico. No hay comportamientos que se relacionen con un tipo particular de abuso o negligencia. A continuación se presenta una breve lista de signos físicos y cambios del comportamiento en niños que han sufrido abuso o negligencia:

Signos físicos

- Toda lesión (moretones, quemaduras, fracturas, lesión en abdomen o cabeza) que no tenga explicación

- Imposibilidad de aumentar de peso (especialmente en los bebés) o aumento de peso drástico y repentino

- Dolor o sangrado genital

- Enfermedades de transmisión sexual

CAMBIOS DE COMPORTAMIENTO Y SALUD MENTAL QUE PROVOQUEN INQUIETUD ACERCA DE UN POSIBLE ABUSO O NEGLIGENCIA

- Comportamiento temeroso (pesadillas, depresión, miedos inusuales)

- Dolor abdominal, mojar la cama (en especial si el niño ya está entrenado para usar solo el baño)

- Intentos de huir

- Comportamiento sexual extremo que parezca inadecuado para la edad del niño

- Cambio drástico en la autoestima

- Dolores de cabeza y estómago sin causa médica

- Miedos anormales, aumento de las pesadillas

- Fracaso escolar

- Comportamiento pasivo o agresivo extremo

- Comportamiento afectuoso desesperado o retraimiento social

- Apetito voraz y robo de alimentos

Consecuencias a largo plazo

En la mayoría de los casos, los niños que son abusados o descuidados sufren un daño mayor en la salud mental que en la salud física. El abuso y la negligencia emocional y psicológica le niegan al niño las herramientas que necesita para sobrellevar el estrés y aprender nuevas habilidades para convertirse en resiliente, fuerte y exitoso. De modo que un niño que es maltratado o descuidado puede tener una gran variedad de reacciones e incluso puede volverse depresivo o desarrollar un comportamiento suicida,

retraído o violento. A medida que crece, es posible que use drogas o alcohol, trate de escapar, rechace la disciplina o abuse de otros. En la vida adulta, puede desarrollar dificultades maritales y sexuales, depresión o comportamiento suicida. Identificar al niño que es víctima es el primer paso. Es crucial reconocer la importante influencia que tiene un trauma precoz sobre el desarrollo futuro para ayudar al niño.

No todos los niños que son abusados tienen reacciones graves (consultar el análisis previo acerca de los niños resilientes, página xxxiv). Por lo general, cuanto más pequeño es el niño, más prolongado es el abuso, y cuanto más cercana es la relación con el abusador, más serios serán los efectos sobre la salud mental. Una relación cercana con un adulto muy comprensivo puede aumentar la resiliencia y reducir algo del impacto.

Cómo obtener ayuda

Si sospecha que su hijo ha sido abusado, obtenga ayuda de inmediato por medio de su pediatra o la agencia local de protección a la infancia. Los médicos están *obligados por ley* a reportar todos los casos sospechosos de abuso o negligencia a las autoridades estatales. Su pediatra también detectará y tratará cualquier lesión o afección médica, recomendará un terapeuta y proporcionará la información necesaria a los investigadores. Es posible que el médico testifique ante un tribunal si es necesario para obtener la protección legal para el niño o el procesamiento de la persona sospechosa de perpetrar el abuso o la negligencia.

Si ha sido abusado, su hijo se beneficiará de los servicios de un profesional de la salud mental calificado.

Se les aconsejará a usted y los otros miembros de la familia que busquen asesoramiento para poder brindar el apoyo y consuelo que su hijo necesita. Si el responsable del abuso es alguien de su familia, posiblemente un profesional de la salud mental también pueda ayudar exitosamente a esa persona.

Si su hijo ha sido abusado, tal vez usted sea la única persona que pueda ayudarlo. No existe *ninguna* buena razón para demorar la denuncia de sus sospechas de abuso. Negar el problema solamente empeorará la situación, permitiendo que el abuso o la negligencia continúen sin comprobarse y disminuyendo las posibilidades de salud y bienestar físico y mental óptimos para su hijo.

En todos los casos de abuso y negligencia, la seguridad del niño es la principal preocupación. Necesita estar en un ambiente seguro y libre de la posibilidad de que el abuso y negligencia continúen.

Prevenir el abuso y negligencia infantil

A menudo los sentimientos de los padres de soledad, estrés y frustración son la principal razón del maltrato físico y psicológico de los niños dentro de la familia. Los padres necesitan apoyo y toda la información posible para criar responsablemente a sus hijos. Necesitan sabe cómo lidiar con sus propios sentimientos de frustración y enojo sin descargarlos en los hijos. También necesitan la compañía de otros adultos que los escuchen y ayuden durante los momentos de crisis. Los grupos de apoyo a través de organizaciones locales de la comunidad a menudo son un primer paso útil para disminuir parte de la soledad y frustración que los padres pueden sentir. Los padres que fueron abusados de niños son los que particularmente deben recibir apoyo. Enfrentar, resolver y sanar la salud mental y emocional de los padres requiere de un extraordinario coraje e introspección, pero esta es a menudo la mejor manera de reducir las probabilidades de que el abuso que sufrió en el pasado no se transmita a la siguiente generación de sus hijos.

La supervisión personal y la participación en las actividades de su hijo son la mejor manera de prevenir el abuso físico y sexual que tiene lugar fuera del hogar. Cualquier programa escolar o de guardería que elija para su hijo debe permitirles visitas sin restricciones, no anunciadas y sin arreglo previo a los padres. Se debe permitir que los padres ayuden en la clase como voluntarios y se los debe informar de toda selección o cambio de los miembros del personal. Los padres deben prestar mucha atención a lo que el niño cuenta y a sus reacciones acerca de su experiencia en la guardería y la escuela. Siempre investigue si su hijo le cuenta que ha sido maltratado o si atraviesa un cambio repentino y sin explicación en el comportamiento.

Si bien no quiere asustar a su hijo, puede enseñarle algunas reglas básicas de seguridad de una forma no amenazante. Enséñele a mantener distancia de los extraños, no alejarse de usted en un territorio desconocido, decir "no" cuando alguien le pide que haga algo contra su voluntad y a que siempre le cuente si alguien lo lastima o lo hace sentir mal. Siempre recuerde que la comunicación abierta y de ida y vuelta con su hijo proporciona una mejor posibilidad de saber apenas ocurra un problema. Haga hincapié en que no estará en problemas si le cuenta sobre un abuso u otro episodio confuso. Haga hincapié en que usted necesita saber sobre esto para poder mantenerlo seguro y que él estará bien si se lo cuenta. En lugar de enseñarle que está rodeado de peligros, enséñele que él es fuerte, capaz y que puede contar con usted para que lo mantenga seguro, siempre y cuando le pueda contar sobre eso.

Divorcio

Cada año más de 1 millón de niños en los Estados Unidos pasan por un divorcio. Es posible que los cambios que trae un divorcio les resulten más difíciles que ninguna otra experiencia que hayan tenido antes incluso a esos niños que han vivido mucho tiempo con el conflicto y la desdicha de sus padres. Como mínimo el niño debe adaptarse a vivir separado de uno de los padres o, si la custodia es compartida, a dividir su vida entre dos hogares. Debido a los cambios financieros, es posible que también tenga que mudarse a una casa más pequeña y a un vecindario diferente. Es posible que una madre que antes se quedó en el hogar ahora tenga que ir a trabajar. Aunque no lo haga, es posible que el estrés y la depresión que acompañan al divorcio hagan que la madre esté menos atenta y afectuosa con sus hijos.

Nadie puede predecir específicamente de qué forma el divorcio afectará al niño. Su respuesta dependerá de su propia sensibilidad, la calidad de su relación con cada padre y la habilidad de los padres de trabajar juntos para satisfacer sus necesidades emocionales durante este tiempo. También dependerá, hasta cierto punto, de su edad y la resiliencia o vulnerabilidad que las experiencias de vida anteriores le hayan proporcionado.

De manera muy general, puede anticipar cómo reaccionará su hijo al divorcio según su edad en el momento que suceda:

Los niños menores de dos años a menudo vuelven a tener un comportamiento más infantil. Pueden volverse inusualmente más pegados, dependientes o frustrados. Pueden negarse a ir a dormir y de repente comenzar a despertarse durante la noche. Los niños menores de 3 años pueden mostrar signos de tristeza o miedo a los demás. También pueden tener arrebatos de ira y berrinches, perder el interés en alimentarse y tener problemas con el entrenamiento para dejar los pañales.

Los niños de entre tres y cinco años también pueden actuar más como bebés y pueden sentir que son responsables de la separación de los padres. A esta edad, los niños no comprenden plenamente que la vida de sus padres está separada de su propia vida. Creen que son el centro del universo de su familia y por lo tanto se culpan a sí mismos cuando suceden acontecimientos importantes en su vida. Los niños suelen volverse más agresivos y desafiantes con sus madres. Las niñas pueden volverse inseguras y desconfiadas de los hombres. Cuanto menos contacto tenga con el padre que no tiene su custodia, o cuanto más tensa sea la relación posdivorcio, más graves serán estas reacciones. Durante el proceso, la autoestima del niño puede verse afectada de forma negativa.

La respuesta de su hijo al divorcio probablemente será más intensa durante e inmediatamente después de la separación física. A medida que crezca, es posible que continúe pensando en el pasado y tenga dificultades para comprender por qué sus padres se separaron. Es posible que durante años tenga una sensación de pérdida, que puede volverse particularmente dolorosa durante las vacaciones y ocasiones especiales como cumpleaños y reuniones familiares.

La mayoría de los niños de padres divorciados desean desesperadamente que sus padres vuelvan a estar juntos. Sin embargo, es mucho más difícil para ellos si sus padres intentan reconciliarse reiteradamente y luego se separan nuevamente que si la separación inicial es definitiva. Cuando los padres actúan con indecisión, es probable que su hijo se vuelva desconfiado, confundido e inseguro.

En algunos casos, el comportamiento y la autoestima del niño en realidad mejoran luego del divorcio de sus padres. A veces esto se debe a que sus padres se liberan de la tensión y tristeza de un matrimonio infeliz y ahora pueden darle más afecto y atención al niño. A veces esto se debe a que el divorcio termina con una situación de abuso emocional y físico. Sin embargo, a menudo incluso los niños que han sido abusados por un padre todavía anhelan el amor de ese padre abusivo y que se restablezca la familia.

En resumen, algunos niños tienen graves y duraderas secuelas psicológicas por el divorcio, pero a muchos otros les va bien una vez que hayan experimentado y sobrellevado el impacto inicial, y el niño y los otros familiares hayan aprendido a adaptarse y a apoyarse entre ellos en las nuevas circunstancias familiares.

Formas en que los padres pueden ayudar al niño

El niño integra y refleja las emociones de sus padres. Si sus padres están enojados, deprimidos o son violentos durante el proceso de separación, es probable que el hijo absorba estos sentimientos perturbadores y los vuelva en contra de sí mismo. Si los padres discuten acerca del hijo, o si él escucha que lo nombran durante sus disputas, puede creer más firmemente que es su culpa. Sin embargo, el hermetismo y el silencio probablemente no lo hagan sentirse mejor, y en realidad pueden intensificar la desdicha y tensión que siente a su alrededor. Si se está divorciando, el mejor abordaje es ser honesta acerca de sus sentimientos pero hacer un esfuerzo especial por ser afectuosa y reconfortar su hijo. Él tendrá que aceptar que sus padres ya no se aman (y usted no debería fingir lo contrario) pero asegúrese de que comprenda y sienta que ambos padres lo aman como siempre y desean ayudarlo a través de este proceso.

Cuando los padres son sensibles a lo que está atravesando su hijo, el niño tiene más probabilidades de sobrellevar y recuperarse de la incertidumbre y ansiedad que suelen presentarse debido al divorcio. Pero cada niño es diferente. Los niños tienen sus propias maneras de reaccionar a las situaciones que los rodean; algunos responden con resiliencia y sensación de optimismo mientas que otros tienden a pensar en forma negativa y desastrosa acerca del presente y del futuro. Una de sus tareas es ayudar a su hijo a lidiar con el divorcio de forma realista y evitar cualquier pensamiento de que estos grandes cambios de vida tendrán un impacto negativo en su vida.

Para ayudar en el proceso de adaptación, déjele claro que si bien ahora posiblemente pase tiempo en las dos casas, los dos padres lo seguirán amando tanto como siempre. Haga énfasis una y otra vez en esto. Él seguirá estando seguro. De hecho, explíquele que su cónyuge y usted tendrán cada uno más tiempo especial para dedicarle a él. También señale que su cónyuge y usted esperan ser más felices debido al divorcio y que el hogar será un lugar más placentero.

En las semanas, meses y años posteriores al divorcio, mantenga con su hijo un diálogo abierto y adecuado para su edad. Anímelo reiteradamente a hablar acerca de sus sentimientos. Responda sus preguntas con respuestas claras y simples, y no dude en tratar asuntos que él nunca podría haber planteado por sí solo pero que son comunes entre los niños de padres divorciados. (Quizás piense, "¿Es mi culpa que mamá y papá se van a separar?"... "¿Si soy bueno mamá y papá volverán a estar juntos?"... "¿Mamá y papá me seguirán amando siempre?").

Si su hijo es menor de dos años, no podrá transmitir este mensaje muy bien con palabras. Tendrá que transmitirlo con acciones. Cuando esté con su hijo, trate de poner a un lado sus propios problemas y preocupaciones y concéntrese en las necesidades de su hijo. Mantenga la rutina diaria lo más consistente posible, y no espere que su hijo haga ningún otro cambio importante (por ejemplo, dejar los pañales, cambiar de la cuna a la cama o, si se puede evitar,

adaptarse a una nueva guardería o arreglo hogareño) durante este período de transición. Al principio, trate de ser comprensiva y paciente si el comportamiento de su hijo hace una regresión, pero si esta regresión continúa incluso después de que el divorcio finalice y su vida haya vuelto a la rutina habitual, pida asesoramiento a su pediatra.

Si su hijo es mayor, necesita sentir que sus dos padres se preocupan por él y que están dispuestos a dejar sus diferencias a un lado cuando se trata de su bienestar. Esto significa que ambos deben mantener una participación activa en la vida de su hijo. En el pasado, la mayoría de los papás gradualmente se retiraban de la vida de los hijos luego del divorcio. Hoy en día los jueces y los psicólogos están tratando de corregir este patrón, en parte, haciendo una distinción entre custodia física y legal. De este modo, es posible otorgar la custodia física a un padre para que el niño pueda tener un hogar de base, mientras que la custodia legal se puede otorgar conjuntamente, de modo que los dos padres sigan siendo partícipes de las decisiones acerca de la educación, atención médica y otras necesidades físicas, mentales y sociales básicas del niño. El niño puede visitar regularmente al padre que no tiene la custodia física.

También es posible tener la custodia física y la custodia legal compartidas. Este arreglo tiene la ventaja de que ambos padres se mantienen completamente involucrados con el niño. Sin embargo, también puede tener grandes desventajas. Especialmente si son menores de 10 años, los niños se pueden sentir divididos entre dos hogares, dos grupos de amigos y dos rutinas. A muchos padres que tienen la

Cómo ayudar a que su hijo siga adelante

Aquí incluimos algunas sugerencias para facilitar las cosas a su hijo durante el divorcio:

- Hable con su hijo constantemente, y haga que se sienta seguro a pesar de sus miedos y preocupaciones.

- Sea honesto pero mantenga las cosas simples ("Tu padre y yo estamos teniendo problemas para llevarnos bien").

- Muestre paciencia con su hijo, quien tal vez le haga preguntas como, "¿Por qué papá se está mudando?". "¿Con qué frecuencia veré a papá?". "¿Cuándo volverá?". "¿Dónde viviré yo?".

- Deje claro que su hijo no causó sus problemas maritales.

- No culpe a su esposo o exprese enojo frente a su hijo.

- Asegure a su hijo que a pesar del divorcio, su esposo y usted lo aman y que no lo abandonarán. Permita que experimente demostraciones de afecto de parte de ambos padres.

- Elabore un programa y rutinas simples que su hijo deba cumplir. Mantenga horarios fijos para las actividades, comidas y hora de ir a dormir para darle estabilidad y comodidad y de manera que sepa qué esperar cada día.

custodia física compartida les resulta difícil manejar las decisiones del día a día acerca de los horarios, fiestas de cumpleaños, clases y trabajo escolar. A menos que ambos padres estén completamente comprometidos a hacer que este arreglo funcione, puede resultar en más conflictos, confusión y estrés para el niño. Todo arreglo de custodia debe darle mayor prioridad a la salud mental del niño así como también a sus necesidades emocionales y del desarrollo.

Cualquiera sea el arreglo de custodia, ambos, como los padres de su hijo, continuarán desempeñando un rol fundamental en su vida. Traten de apoyarse mutuamente en estos roles. En la mayor medida posible, eviten criticarse mutuamente frente a su hijo. No hay lugar para que su hijo sea testigo de ira y hostilidad entre usted y su cónyuge; esto solo lo puede confundir y alterar. Su hijo necesita tener la certeza de que sigue estando bien amarlos a ambos. Necesita que lo ayuden a sentir que está seguro con cualquiera de los dos y que no hay necesidad de tener secretos o culpa.

Si usted y el padre no pueden cooperar activamente, al menos sean tolerantes con las rutinas, reglas y planes de cada uno, incluso si tienen sus pequeñas reservas. En estas circunstancias, las discusiones acerca de cuántas horas de televisión mira su hijo o qué alimentos ingiere pueden causar más daño que la televisión o los bocadillos. Si fuera necesario, hablen sobre sus inquietudes cuando su hijo no esté cerca. Si el niño la escucha tratando de socavar la autoridad del otro, es posible que llegue a sentir que no puede confiar en ninguno de los dos o que no puede hablar abiertamente sobre sus sentimientos. Es posible que una atmósfera de hostilidad haga que le sea difícil sentirse seguro y cómodo acerca de sus relaciones con sus padres y con los demás en su vida.

A medida que su hijo llega a los cuatro o cinco años, su vida se ampliará para incluir actividades escolares y en el vecindario, y desarrollará sentimientos mucho más complejos sobre su lugar en el mundo. Usted y su ex cónyuge deberían hablar acerca de cómo se comporta y de lo que habla cuando está con cada uno de ustedes. Aunque están divorciados, todavía comparten la responsabilidad por su hijo y deben trabajar juntos para resolver cualquier problema emocional o de comportamiento que pueda tener. Esté especialmente alerta ante cualquier signo de baja autoestima, mal humor inusual o depresión, o que se disculpe o critique a sí mismo de forma excesiva. Estos signos pueden indicar que se culpa a sí mismo por el divorcio. Si es este el caso, y no puede convencerlo de que no es culpable, consulte con su pediatra. Es posible que le aconseje consultar a un psiquiatra o psicólogo infantil u otro profesional de la salud mental.

Si se siente muy deprimida o perturbada después de su divorcio y no parece poder recuperar el control de su vida, no será capaz de proporcionarle a su hijo el cuidado y apoyo que necesita y que usted desea darle. Por el bien de todos, es muy importante que consulte a un profesional para obtener orientación psicológica para usted tan pronto se dé cuenta de que está teniendo esta dificultad.

Aunque siempre hay momentos difíciles en cualquier divorcio, usted y su cónyuge pueden ayudar a su hijo a adaptarse haciendo un esfuerzo para mantener el divorcio sin tantas confrontaciones como sea posible. Tenga en cuenta la posibilidad de usar un enfoque de "ley colaborativa", donde las parejas llegan a un acuerdo por fuera del sistema del tribunal. Si bien cada cónyuge suele contratar a su propio abogado, ambas partes tienen el mismo objetivo (concretamente, lograr un acuerdo que sea aceptable para todos con la intención de cooperar y evitar la rivalidad) por su propio bien y el bien de los hijos. Un gran número de abogados hoy en día se especializan en la ley colaborativa; su abogado es un defensor en su nombre, pero está entrenado para minimizar los problemas y lograr una resolución que todos crean aceptable.

Si su divorcio está lleno de tensión y enojo, puede preocuparle que las batallas nunca terminarán y que su hijo nunca será capaz de gozar de una buena salud física y mental y de su bienestar. Si bien es cierto que algunos de los efectos emocionales del divorcio permanecerán con su hijo de forma permanente, tendrá todas las posibilidades de crecer feliz y en forma saludable si recibe el amor, afecto y apoyo que necesita de sus padres y otros cuidadores. Con el tiempo, la mayoría de los niños aceptan los cambios que ocurren debido al divorcio, y en muchas familias los hijos se vuelven más cercanos a ambos padres.

(Consultar también *Familias monoparentales*, página 754; *Familias reconstituidas*, página 756).

Reacciones del duelo

Perder a un padre es uno de los acontecimientos más traumáticos que le pueden suceder a cualquier niño, y el duelo es la respuesta natural. Es posible que su hijo experimente sentimientos de duelo no solo si muere un padre sino también si uno enferma de manera crónica o grave, o si hay un divorcio. (Incluso si se mantienen en contacto con ambos padres luego del divorcio, puede hacer un duelo por la pérdida de la familia del modo que la conocía). Los niños tal vez hagan un duelo por los hermanos, abuelos, un cuidador que amen o una mascota.

CUANDO UN NIÑO PIERDE A UN PADRE

Para un niño pequeño, perder a un padre es una crisis abrumadora imposible de comprender. Los niños menores de cinco años, desde el punto de vista del desarrollo, no pueden entender la permanencia de la muerte. Debido a esto, la primera etapa del duelo suele ser un período de protesta y esperanza de que el padre que perdió volverá. Muchos niños tratarán de utilizar la fantasía para hacer que esto pase, imaginando al padre que perdió en situaciones y lugares familiares.

Una vez que el niño comienza a darse cuenta de que su padre de verdad se ha ido para siempre, se instala la desesperación. Los bebés, con sus habilidades de comunicación limitada, generalmente expresan su sufrimiento llorando, alimentándose mal y siendo difíciles de consolar. Los niños pequeños llorarán y se exaltarán fácilmente y no serán colaboradores, y es posible que tengan regresiones en el comportamiento infantil. Los niños mayores pueden volverse retraídos. Durante este período, un preescolar puede tener la mirada perdida o ser menos creativo o mostrarse menos entusiasmado por jugar. Cuanto más angustiados estén y más distantes emocionalmente sean sus otros familiares, probablemente más intensa sea la desesperación del niño pequeño.

A la larga emergerá de este ánimo de desesperación y comenzará a dirigir su amor y confianza hacia otros. Esto no significa que haya olvidado al padre que perdió o que el dolor haya desaparecido. A lo largo de su vida habrá momentos en que experimentará sentimientos de pérdida de manera consciente e inconsciente, especialmente en los cumpleaños y en las fiestas, durante ocasiones especiales como su graduación y cuando esté enfermo. En estos momentos es posible que el niño exprese con palabras su tristeza y pregunte sobre el padre que perdió.

Si el padre fallecido era del mismo sexo que el niño, es probable que estas preguntas surjan con frecuencia entre los cuatro y los siete años, cuando está luchando por comprender su propia identidad de género. En el mejor de los casos, estos recuerdos serán breves y positivos y no producirán un sufrimiento grave. Si se prolongan o si perturban al niño de forma notoria, debe comentarlo con su pediatra.

CUANDO UN NIÑO PIERDE A UN HERMANO

Perder a un hermano también es una experiencia devastadora. Si bien es posible que no golpee tan profundamente como la pérdida de un padre, puede ser más complicado porque muchos niños, incluso los que son lo suficientemente grandes como para comprender cómo murió el hermano, pueden sentir que de alguna manera ellos tienen la culpa. Estos sentimientos podrían intensificarse si sus padres, inmersos en sus propios sentimientos, se vuelven retraídos o enojados e involuntariamente se aíslan de su hijo.

El hermano que sobrevivió suele observar sin poder hacer nada cómo sus padres sufren la misma agonía y pena que él sentiría si los perdiera. Primero verá el impacto y el aturdimiento emocional, luego la negación, luego la rabia de que algo así pudiera pasar. A través de todo, es probable que escuche culpa en las palabras y las voces de sus padres. Es posible que interprete esta culpa como que le estaban dedicando a él el tiempo o la atención que le tendrían que haber dado al hermano que murió.

Sus padres pueden sentir la necesidad de hablar sobre el hijo que perdieron, cómo sucedió la muerte y qué podrían haber hecho para prevenirla. Es posible que el hijo que sobrevivió trate de consolar a sus padres aunque esa no sea la función adecuada para él; es más adecuado que se ocupe de aprender a sobrellevar eficazmente lo que ha sucedido. Comprender que no puede hacer felices a sus padres sin importar lo que haga, puede dañar seriamente los propios sentimientos de seguridad y autoestima del hijo que sobrevivió. Si los dos padres involuntariamente reaccionan volviéndose reprimidos, irascibles y preocupados con distracciones fuera de la familia, el hermano que sobrevivió puede sentir miedo y sentirse rechazado por ellos.

En un hogar donde uno de los padres siente intensamente la necesidad de hablar y el otro evita hacerlo es difícil lograr el apoyo y entendimiento mutuo esenciales que cada uno necesita. Como resultado, el matrimonio puede sufrir. El hijo que sobrevivió siente este estrés tan intensamente como su duelo por el hermano que perdió y puede asumir que él es responsable por las disputas de los padres así como por la muerte de su hermano. Toda la familia se beneficiará de la orientación profesional después de la muerte de un hijo. Su pediatra puede recomendarle un terapeuta de familia, psicólogo o psiquiatra infantil calificado para ayudar a sobrellevar el duelo y ayudar a su familia a aprender a sobrellevar, sanar y reconstruir relaciones e interacciones sanas y de apoyo.

AYUDAR A SU HIJO EN DUELO

Cuando está haciendo un duelo por su esposo o su hijo, es fácil pasar por alto las necesidades del hijo que sobrevivió. Las siguientes sugerencias pueden ayudarla a proporcionar el amor, consuelo y confianza que su hijo necesita durante y después del proceso de duelo.

1. Mantenga la rutina diaria familiar de su hijo tanto como sea posible. Pida a las personas que él ama y en las que confía (familiares, cuidadores conocidos o maestros preescolares) que estén ahí para él cuando usted no esté disponible.

2. Ofrezca explicaciones frecuentes y tranquilas, teniendo en cuenta el nivel de comprensión de su hijo y sus posibles sentimientos de culpa. Mantenga las explicaciones tan simples como sea posible, pero sea honesta. No construya cuentos de hadas que lo dejarán más confundido o esperanzado de que la muerte puede revertirse. Si su hijo tiene más de tres años, tranquilícelo diciéndole que nada que él haya hecho o pensado causó la muerte y que nadie está enojado con él. Para asegurarse de que comprenda, podría ser útil pedirle que repita lo que usted le ha dicho.

3. Obtenga ayuda de sus seres queridos. Es difícil darle a su hijo que está sufriendo toda la atención y apoyo que necesita cuando usted misma está desconsolada. Es posible que sus amigos y familiares cercanos puedan ofrecerle algo de alivio, y al mismo tiempo brindarle a su hijo un sentido reconfortante de familia y comunidad cuando se pueda sentir solo y perdido. Si ha perdido a un hijo, es especialmente importante por el bien de su familia que usted y su esposo traten de apoyarse mutuamente durante este tiempo.

4. Esté abierta a hablar acerca de la pérdida durante las semanas, los meses y los años siguientes. Incluso si su hijo parece recuperarse del duelo más rápido que usted, su proceso de duelo continuará por debajo de la superficie durante muchos años; posiblemente de manera silenciosa durante toda su vida. Necesitará su continuo apoyo y comprensión mientras trata de aceptar su pérdida. A medida que crece, planteará preguntas más sofisticadas acerca de las circunstancias y causas de la muerte. Por más doloroso que sea recordar estos eventos, trate de responderle honestamente y directamente. Cuanto más comprenda lo que sucedió, más fácil le resultará estar en paz con eso.

¿DEBE UN PREESCOLAR ASISTIR AL FUNERAL?

Si un niño pequeño asiste al funeral de un ser querido depende del nivel de comprensión individual del niño, su madurez emocional y su deseo de participar en este ritual. Si parece muy temeroso y ansioso, y no puede comprender el propósito de la ceremonia, entonces probablemente no deba asistir. Por otra parte, si parece ser capaz de comprender la situación hasta cierto punto y desea estar ahí para despedirse por última vez, es posible que asistir sea reconfortante y que en realidad lo ayude a manejar su duelo.

Si decide que esté presente en el funeral, prepárelo para lo que sucederá. También haga arreglos con anticipación para que un familiar o cuidador cercano se lleve al niño si necesita irse, de modo que usted pueda quedarse en el funeral. Tener esta ayuda adicional también la liberará para que pueda satisfacer sus propias necesidades emocionales durante la ceremonia.

Si decide que su hijo no esté presente en el funeral, después puede arreglar una visita privada y menos formal al cementerio. Si bien esto también será estresante, podría hacer que le resulte más fácil comprender lo que ha sucedido. También podría considerar que asista a una reunión familiar posterior, si la hubiera, donde estar rodeado de familiares pueda parecerle reconfortante.

Cuándo conseguir ayuda profesional

Tal vez desee consultar a su pediatra para que le aconseje enseguida de acontecida la muerte. Con la experiencia y el conocimiento para ayudarla a guiar a su hijo a través del proceso de duelo, el médico puede ayudarla a decidir cómo y qué decirle a su hijo, y puede hablar de cómo es posible que se sienta y comporte su hijo en los próximos meses.

No es posible decir por cuánto tiempo su hijo continuará el duelo. Normalmente, un niño que esté sufriendo un duelo mostrará signos de recuperación gradual, al principio, en el plazo de horas, luego días y finalmente semanas cuando actúe casi como lo hacía antes de la muerte. Si no comienza a tener estos períodos de normalidad en un lapso de entre cuatro a seis semanas, o si siente que sus sentimientos y comportamiento iniciales son demasiado intensos o que están durando demasiado, consulte a su pediatra.

Si bien es normal que un niño por momentos extrañe a un padre o hermano muerto, no es normal que la preocupación opaque la vida entera del niño en los próximos años. Si su hijo parece estar pensando en la muerte constantemente, de modo que su duelo domina cada ocasión familiar e interfiere con su desarrollo social y psicológico, necesita orientación psicológica. Su pediatra puede recomendarle a un profesional de la salud mental calificado. Si un pariente que está muriendo se encuentra en un programa o centro de cuidados paliativos, estos suelen tener experiencia en orientación sobre el duelo que puede ser de ayuda para los padres e hijos.

Su hijo también necesita que usted vuelva gradualmente al funcionamiento habitual. Luego de perder a un hijo o a su esposo, es posible que tarde varios meses antes de poder volver a su rutina diaria habitual y mucho más antes de que sus sentimientos de tristeza profunda comiencen a ceder. Si ha pasado un año desde la muerte y usted todavía no siente que pueda reanudar sus antiguas actividades, o si su duelo es reemplazado por una depresión permanente, es bueno buscar la ayuda de un profesional de la salud mental, no solo para su beneficio sino también para el de su hijo.

Rivalidad entre hermanos

Si tiene más de un hijo, lo más probable es que tenga que lidiar con cierto grado de rivalidad entre los hermanos. La competencia entre niños en una familia es natural. Todos los niños quieren el afecto y la atención de los padres, y cada niño cree que tiene derecho a recibir toda la suya. Su hijo no quiere compartirla a usted con su hermano, y cuando se da cuenta de que no tiene opción al respecto, puede volverse celoso, posiblemente hasta violento, de su hermano.

La rivalidad de hermanos entre niños más pequeños tiende a ser más problemática cuando la diferencia de edad es desde un año y medio a tres años. Esto se debe a que el niño preescolar todavía depende mucho de sus padres y no ha establecido muchas relaciones seguras con amigos u otros adultos. Sin embargo, incluso cuando la diferencia es de hasta nueve años o más, el hijo mayor todavía necesita la atención y el afecto de los padres. Si siente que es dejado de lado o rechazado, es probable que culpe al bebé. En general, cuanto más grande es el niño, menos celoso se sentirá de su hermano menor. Los celos suelen ser más intensos en los preescolares cuando el hermano es recién nacido.

Habrá días en que estará convencida de que sus hijos se odian entre ellos, pero estos arrebatos emocionales son solo temporales. A pesar de sus sentimientos de resentimiento, los hermanos suelen tenerse verdadero afecto el uno al otro. Sin embargo, tal vez le cueste verlo ya que es posible que reserven su peor comportamiento para los momentos en que usted se encuentra cerca, y están compitiendo directamente por su atención. Cuando usted está ausente, es posible que sean buenos compañeros. A medida que crecen y disminuye la necesidad de tener su atención absoluta, sus sentimientos de afecto probablemente superarán a los celos de cada uno. Es raro que la rivalidad intensa entre hermanos dure hasta la adultez.

Qué esperar

Es posible que note los primeros signos de la rivalidad entre hermanos incluso antes de que nazca su hijo menor. Mientras el mayor la observa preparar la habitación del bebé o comprar equipo para bebés, es posible que exija regalos para él mismo. Es posible que quiera usar pañales de nuevo o tomar de un biberón "como un bebé". Si siente que está preocupada por el bebé, es posible que se comporte mal o haga una escena para llamar su atención.

Esta conducta inusual o regresiva puede continuar luego de que su bebé esté en el hogar. Es posible que su hijo mayor llore con más frecuencia, se vuelva más apegado y exigente, o simplemente se retraiga. Es posible que imite al bebé pidiendo su vieja mantita de bebé, succionando un chupete o incluso exigiendo que lo amamante. Los niños de edad escolar suelen mostrar mucho interés y afecto hacia el bebé, pero es posible que sean agresivos

o se porten mal de otras formas para llamar su atención. Entre todos los hermanos, la demanda de atención en general es mayor cuando los padres están involucrados de forma activa e íntima con el bebé; por ejemplo, mientras lo amamanta o lo bañan.

A medida que su hijo menor crezca y adquiera más movimiento, las peleas estallarán por los juguetes del hermano mayor y otras posesiones. El niño pequeño irá derecho por lo que desee sin importarle a quién le pertenece, mientras que el preescolar protegerá su propio territorio celosamente. Cuando el niño pequeño invade su espacio, el niño mayor suele reaccionar fuertemente.

A veces, en particular cuando los niños tienen muchos años de diferencia, el mayor acepta y protege al hermano menor. Sin embargo, a medida que el menor crece y comienza a desarrollar habilidades y talentos más maduros (por ejemplo, en las tareas escolares, atletismo, habla, canto o actuación) el niño mayor puede sentirse amenazado de ser avergonzado. Es posible que se vuelva más agresivo o irascible o comience a competir con el hermano menor. El hermano menor también puede experimentar celos por los privilegios, talentos, logros o ventajas que su hermano mayor acumula a medida que crece. A menudo es casi imposible determinar cuál niño contribuye más a la rivalidad.

¿Cómo deben reaccionar los padres?

Es importante no reaccionar exageradamente a los celos entre sus hijos, en especial si el mayor es preescolar. Los sentimientos de resentimiento y frustración son entendibles; ningún niño desea renunciar al protagonismo del afecto de los padres. A un niño le lleva tiempo descubrir que sus padres no lo aman menos por ser el segundo hijo.

Si su hijo mayor comienza a imitar al bebé, no lo ridiculice o castigue. Puede complacerlo brevemente permitiéndole beber de un biberón o trepar a la cuna o corral, pero una o dos veces como mucho, y no recompense esta conducta prestándole más atención. Deje absolutamente claro que no tiene que comportarse como un bebé para ganar su aprobación, amor o afecto. Elógielo cuando actúe como "un niño mayor" y proporciónele muchas oportunidades para ser el "hermano mayor". Si intencionalmente trata de descubrirlo portándose bien, no debería llevarle mucho tiempo darse cuenta de que se beneficia más al portarse de forma madura que al portarse como un bebé.

Si su hijo mayor tiene entre tres y cinco años, trate de minimizar los conflictos por el espacio garantizando un área segura y protegida. Separar sus posesiones personales de las compartidas ayudará a disminuir las peleas.

Es natural que los padres comparen a sus hijos, pero no lo haga delante de ellos. Cada niño es especial y debe ser tratado como tal. Las comparaciones inevitablemente hacen sentir inferior a un niño frente al otro. Una afirmación como, por ejemplo, "Tu hermana siempre es mucho más prolija que tú", hará que el niño la resienta a usted y a su hermana, y en realidad puede alentarlo a ser más desordenado.

Cuando sus hijos discutan, por lo general la mejor estrategia es mantenerse al margen. Es probable que solos puedan resolverlo pacíficamente. Si se involucra, es posible que se vea tentada de tomar partido, haciendo que un niño se sienta triunfante y el otro traicionado. Incluso si llevan la pelea con usted, trate de ser imparcial y decirles que lo resuelvan solos pacíficamente. En lugar de culpar a cualquiera de los dos, explique que los dos son responsables por crear la pelea y por finalizarla. De esta manera fomenta que resuelvan el problema juntos, una habilidad social que les servirá en el futuro.

Obviamente, debe intervenir si la situación se vuelve violenta, especialmente si el niño mayor puede dañar al menor. En ese caso debe primero proteger al hijo menor. Asegúrese de que su hijo mayor comprenda que no tolerará ningún comportamiento abusivo. Si la diferencia de edad es grande o si hay alguna razón para sospechar que es posible que estalle la violencia, supervíselos de cerca cuando estén juntos. Prevenir un comportamiento agresivo siempre es mejor que castigar, lo cual muchas veces aumenta en vez de disminuir los sentimientos de rivalidad del hijo mayor.

Es importante pasar tiempo a solas con cada niño. Encontrar el equilibrio correcto de atención no siempre es fácil, pero si las escenas que hace su hijo mayor se están volviendo extremas, esto puede ser una señal de que necesita más de su tiempo.

Si el hermano mayor se mantiene extremadamente agresivo, o si siente que no sabe cómo manejar la situación, consulte a su pediatra, quien puede determinar si esta rivalidad entre hermanos es normal o es un problema que requiere atención especial. El pediatra también puede sugerir formas de aliviar la tensión. Si es necesario, el pediatra puede recomendarle a un profesional de la salud mental calificado.

(Consultar también *Preparación de sus otros hijos para la llegada del bebé*, página 34).

Familias monoparentales

Las familias monoparentales se están volviendo más comunes. La mayoría de los niños de padres divorciados pasan al menos unos años en hogares monoparentales. Otro grupo cada vez mayor de hijos viven con padres solteros que nunca estuvieron casados o en una relación larga. Una cantidad menor de niños tiene padres viudos.

Desde la perspectiva de un padre, hay algunos beneficios de estar soltero. Puede criar al niño de acuerdo con sus propias creencias, principios y reglas sin necesidad de conflicto o de resolver diferencias. Los padres solteros a menudo desarrollan un vínculo estrecho con sus hijos. Cuando el papá es el progenitor soltero, puede volverse más cuidadoso y activo en la vida diaria de su hijo que otros papás en hogares con los dos progenitores. Los niños de hogares monoparentales pueden volverse más independientes y maduros porque tienen más responsabilidad dentro de la familia.

Las paternidades monoparentales no son fáciles ni para los padres ni para los hijos. Si no puede arreglar o pagar una guardería, puede ser difícil conseguir y mantener un trabajo. (Consultar el Capítulo 14, *Educación inicial y guarderías*). Sin otra persona con quien compartir el trabajo de todos los días de criar a un hijo y mantener el hogar, posiblemente esté tan ocupada que se aísle socialmente. Cuando esté bajo estrés, es posible que el niño sienta y comparta este estrés. Puede fácilmente estar demasiado cansada o distraída como para ofrecer el apoyo emocional y ser tan consistente con las reglas y la disciplina como le gustaría. Esto puede provocar angustia y problemas de conducta en el niño. A algunos padres solteros les preocupa que la falta del progenitor del mismo sexo pueda privar a su hijo de un posible ejemplo a seguir.

Aquí incluimos algunas sugerencias que pueden ayudarla a satisfacer sus propias necesidades emocionales mientras le proporciona a su hijo la orientación que necesita.

- **Aproveche** todos los recursos disponibles para encontrar ayuda para cuidar a su hijo. Utilice la guía sobre guarderías en el Capítulo 14.

- **Mantenga su sentido** del humor tanto como sea posible. Trate de ver el lado positivo o gracioso de las sorpresas y desafíos de todos los días.

- **Por el bien de su familia** así como por el suyo, cuide de usted misma. Vea al médico en forma regular, aliméntese adecuadamente y descanse, ejercítese y duerma lo suficiente.

- **Establezca un horario** regular para poder tomarse un tiempo libre sin su hijo. Relájese con amigos. Vaya al cine. Busque pasatiempos. Únase a grupos. Haga cosas que le interesen. Dedíquese a su propia vida social.

Crianza en familias de militares

Ser padres en el ejército puede representar desafíos exclusivos, en particular en los tiempos de despliegue o conflicto militar, cuando las tensiones de estar lejos del niño pueden ser difíciles para toda la familia. Es posible que los niños pequeños demuestren varias conductas en respuesta a estar separados de uno de los padres, como apego con el otro padre y/o cuidador, comportamiento regresivo (por ejemplo, mojar la cama luego de dejar los pañales), ansiedad ante gente o circunstancias nuevas y estar callado y alejarse de los demás.

Si es el padre que queda en el hogar con su hijo, trate de mantener las cosas tan normales como sea posible, incluyendo mantener las rutinas diarias habituales. Responda las preguntas de la forma más honesta posible (teniendo en cuenta su nivel de comprensión) y asegúrele que el padre en despliegue militar se encuentra bien. Trate de mantener tanta comunicación como sea posible con el padre ausente, permitiendo que su hijo se comunique por teléfono, carta, correo electrónico o videoconferencia. Si su hijo parece estar particularmente angustiado, hable con su pediatra, que puede referirlo a un profesional de la salud mental. También hay un sitio web para que todos los cónyuges de militares puedan acceder a servicios de salud mental, independientemente de la ubicación en: www.MilitaryOneSource.com.

La página web de Recursos de servicios médicos militares y en casos de despliegue de la AAP ha sido diseñada para apoyar a los jóvenes militares, las familias y los otros profesionales que cuidan de esta población. Tómese el tiempo para navegar el sitio y aprender más acerca de qué están haciendo los pediatras militares y otros profesionales que atienden a los jóvenes para ayudar a los niños y adolescentes hijos de militares todos los días: http://www.aap.org/en-us/advocacy-and-policy/aap-health-initiatives/Pages/Deployment-and-Military.aspx.

■ **No se sienta** culpable porque su hijo tiene un solo padre. Hay muchas familias en la misma situación. No se lo "hizo a él" y no debe castigarse a usted misma o malcriarlo para compensar. Sentir y actuar con culpa no ayuda a nadie.

■ **No busque** problemas dónde no los hay. Muchos niños crecen muy bien en hogares monoparentales, mientras que otros tienen muchos problemas en hogares con los dos padres. Ser un padre soltero no quiere decir necesariamente que tendrá más problemas o más dificultad para resolverlos.

■ **Fije límites firmes pero** razonables para sus hijos y no dude en hacerlos respetar. Los niños se sienten más seguros y desarrollan mejor una conducta responsable cuando los límites son claros y consistentes. Amplíe estos límites a medida que el niño demuestre la habilidad de aceptar el aumento de responsabilidad.

- **Encuentre un tiempo** con su hijo cada día para jugar, hablar, leer, ayudar con la tarea escolar o mirar televisión.

- **Elogie a su hijo** con frecuencia, demostrándole afecto genuino y apoyo incondicional y positivo.

- **Cree** una red de apoyo para usted tan grande como sea posible. Mantenga una lista activa de familiares, amigos y servicios de la comunidad que puedan ayudar con el cuidado del niño. Establezca amistades con otras familias que le informen de oportunidades comunitarias (fútbol, eventos culturales, etc.) y estén dispuestas a intercambiar instancias de cuidado de los niños.

- **Hable con** familiares, amigos y profesionales, como su pediatra, en quienes confíe acerca del comportamiento, desarrollo y las relaciones de su hijo dentro de la familia.

Familias reconstituidas

Es posible que el nuevo matrimonio de un padre soltero sea una bendición para el padre y para el hijo por igual; restaurando la estructura y seguridad que se perdieron a través del divorcio, separación o muerte.

Los beneficios pueden incluir amor y compañía adicional tanto para el padre como para el hijo. A menudo el padrastro o madrastra se transforma en un ejemplo del mismo sexo tan adecuado como el ex esposo. Además, es posible que haya beneficios financieros de tener otro cuidador en el hogar.

Pero crear una familia reconstituida también requiere muchos ajustes y puede ser muy estresante. Si el padrastro o madrastra es presentado como un sustituto para el padre ausente del niño, es posible que el niño se angustie por su lealtad hacia su padre biológico y rechace al padrastro o madrastra inmediatamente. A menudo hay muchos celos entre los padrastros y madrastras y los hijastros, así como también competencia por el amor y atención del padre que los juntó. Si un niño siente que el nuevo padrastro o madrastra se interpone entre él y su mamá o papá, es posible que lo rechace y haga escenas para recuperar la atención de su mamá o papá. La situación se vuelve incluso más compleja y estresante cuando hay niños de los dos lados que se espera que de repente acepten al papá o mamá del otro y se lleven como si fueran hermanos. Con tiempo, la mayoría de las familias reconstituidas logran resolver estos conflictos, pero requiere de mucha paciencia y compromiso de parte de los adultos, así como también la disposición para conseguir ayuda profesional al principio para prevenir que se desarrollen problemas importantes.

Por más difícil que parezca la transición al principio, trate de tener en cuenta que las relaciones entre padrastros y madrastras e hijastros tienden a desarrollarse gradualmente en un período de uno a varios años, en vez de semanas o meses.

El apoyo del otro padre biológico puede ser un factor importante en el desarrollo de la relación con el padrastro o la madrastra. El niño puede resentir una relación con el padre biológico que impida la cercanía con el padrastro y puede sentirse culpable siempre que se sienta

Sugerencias para las familias reconstruidas

Realizar una transición armoniosa de una familia de un solo padre a una familia reconstituida requiere especial sensibilidad y esfuerzo por parte del padre biológico y el padre de la familia reconstruida. Aquí incluimos algunas sugerencias que pueden ayudar.

■ Informe a su ex cónyuge de sus planes de matrimonio y traten de trabajar juntos para hacer que esta transición sea lo más sencilla posible para su hijo. Asegúrese de que todos entiendan que el matrimonio no cambiará el rol de su ex cónyuge en la vida de su hijo.

■ Dele tiempo a su hijo para que conozca a su padrastro o madrastra (y a sus hermanastros, si los tiene) antes de comenzar a convivir. Al hacer esto, el ajuste será más fácil para todos y es posible que elimine mucha de la ansiedad acerca del nuevo arreglo que siente su hijo.

■ Preste atención a los signos de conflicto y trabajen juntos para corregirlos tan pronto como sea posible.

■ El padre y el padrastro o la madrastra deben decidir juntos qué puede esperar del niño, dónde y cómo se establecerán los límites y qué formas de disciplina son aceptables.

■ El padre y el padrastro o la madrastra deben compartir las responsabilidades de la paternidad. Esto significa que *ambos* le brindarán afecto y atención y que *ambos* tendrán autoridad en el hogar. Decidir juntos de qué forma disciplinar al niño y apoyarse mutuamente en las decisiones y acciones permitirá que el padrastro o la madrastra asuma un rol de autoridad más fácilmente sin miedo a la desaprobación o al resentimiento.

■ Si un padre que no tiene la custodia visita a su hijo, estas visitas deben ser arregladas y aceptadas de manera que no creen un desacuerdo dentro de la familia reconstituida.

■ Trate de involucrar a los padres biológicos y al padrastro o madrastra en todas las decisiones importantes que afecten al niño. Si es posible, arregle para que todos los adultos se reúnan a compartir información y preocupaciones. Hacer esto le hará saber a su hijo que los adultos están dispuestos a superar sus diferencias por su bien.

■ Sea sensible a los deseos y preocupaciones de su hijo acerca de su rol dentro de la familia reconstituida. Respete su nivel de madurez y comprensión cuando, por ejemplo, lo ayude a decidir cómo llamar a su padrastro o madrastra, o cuando le presente a los familiares del padrastro o madrastra.

emocionalmente atraído hacia el padrastro o madrastra. Una buena comunicación entre los tres (o cuatro) padres puede minimizar esta culpa, así como también reducir la confusión que puede sentir un niño cuando trata de ajustarse a los valores y expectativas de varios adultos. Por este motivo, cuando un niño pasa tiempo en dos hogares, puede ser útil reunirse ocasionalmente con todos los padres, si fuera posible. Compartir las perspectivas sobre las reglas, valores y horarios le indica al niño que todos sus padres pueden hablar entre ellos, son mutuamente respetuosos y tienen como prioridad central su salud y bienestar.

En una atmósfera de respeto mutuo entre los padres biológicos y los padrastros o madrastras, el niño tiene más probabilidad de tener los beneficios de las familias reconstruidas mencionados anteriormente. El niño nuevamente tiene la oportunidad de vivir en un hogar con dos padres. El padre que se volvió a casar suele ser más feliz y por consiguiente más capaz de satisfacer las necesidades del niño. A medida que el niño crece, su relación con el padrastro o madrastra puede proporcionarle apoyo, habilidades y perspectivas adicionales. Estos beneficios, junto con las ventajas económicas de la situación de la familia reconstituida pueden proporcionarle al niño un espectro más amplio de oportunidades.

Hijos de un embarazo múltiple

Tener mellizos (u otros "hijos de un embarazo múltiple", como trillizos) significa mucho más que simplemente tener dos o más bebés a la vez y los desafíos van más allá de tener dos o tres veces más de trabajo o de placer. Los mellizos u otros hijos de un embarazo múltiple con frecuencia nacen antes y, por lo tanto, tienden a ser más pequeños que el recién nacido promedio, de manera que es posible que deba consultar al pediatra incluso con más frecuencia que lo haría con un solo bebé. Alimentar a mellizos, ya sea del pecho o de un biberón, también requiere algunas estrategias especiales, y el médico puede darle consejos y apoyo. Es posible que también haya una presión financiera adicional sobre la familia, gastando mucho más en pañales, ropa, alimento, asientos de seguridad para el automóvil y decenas de otros artículos; y tal vez necesiten un auto familiar más grande o incluso una casa más grande. (Consultar el Capítulo 1).

El índice de nacimientos de mellizos en los Estados Unidos se encuentra justo por encima del 3 %. Pero, como le habrán explicado su obstetra y su pediatra, el número de partos múltiples ha aumentado en los últimos años. Ha aumentado en un 42 % desde 1990 y en un 70 % desde 1980. Algunos investigadores han atribuido gran parte de este aumento al uso más frecuente de tratamientos para la infertilidad y de procedimientos, como por ejemplo, la fertilización in vitro. La fertilización in vitro puede consistir en implantar más de un óvulo fertilizado en el útero, mientras que usar fármacos para la infertilidad puede estimular los ovarios para que liberen dos o más óvulos.

Esta sección está escrita principalmente teniendo en cuenta a los mellizos, pero la mayor parte de la misma información y las directrices se aplican a trillizos u otros partos múltiples. Para obtener más información acerca de bebés múltiples, consultar el libro *Raising Twins: Parenting Multiples*

From Pregnancy Through the School Years (Crianza de mellizos: cómo criar hijos de un embarazo múltiple desde el embarazo hasta la edad escolar), de Shelly Vaziri Flais, MD, FAAP.

Crianza de hijos de un embarazo múltiple

Debe cuidar de sus hijos múltiples saludables de la misma manera que de cualquier otro bebé. Desde el principio, es muy importante que reconozca que sus bebés son individuos diferentes. Si son gemelos, es fácil tratarlos como a un "paquete", proporcionándoles la misma ropa, juguetes y calidad de atención. Pero por más parecidos que sean físicamente, emocionalmente, en el comportamiento y en el desarrollo, son diferentes y necesitan que apoye sus diferencias para crecer felices y seguros como individuos. Como explicó un gemelo. "No somos gemelos. ¡Solo somos hermanos que tenemos el mismo día de cumpleaños!".

Los gemelos nacen del mismo óvulo, tienen siempre el mismo sexo y se ven muy parecidos. Los mellizos nacen de dos óvulos distintos, que se fertilizan al mismo tiempo. Pueden tener o no el mismo sexo. Ya sean gemelos o mellizos, todos tienen sus personalidades, estilos y temperamentos individuales. Los gemelos y los mellizos pueden volverse competitivos o interdependientes a medida que crecen. A veces uno actúa como el líder y el otro como el seguidor. Sea cual sea la calidad específica de su interacción, la mayoría desarrolla relaciones muy intensas al principio de la vida simplemente porque pasan mucho tiempo el uno con el otro.

Si también tiene otros hijos, es posible que sus gemelos o mellizos recién nacidos provoquen más rivalidad entre hermanos que la habitual. Requerirán una gran cantidad de tiempo y energía, y atraerán mucha atención adicional por parte de amigos, parientes y extraños en la calle. Puede ayudar a que sus otros hijos acepten esta situación inusual, y tal vez la aprovechen, ofreciéndoles "recompensas dobles" por ayudar con los nuevos bebés y fomentando incluso más participación en las tareas diarias del cuidado de los bebés. También se vuelve más esencial que cada día pase un poco de tiempo especial a solas con los otros hijos realizando sus actividades favoritas.

A medida que sus gemelos o mellizos crezcan, en especial si son gemelos, pueden elegir jugar solo entre ellos, haciendo que sus otros hermanos se sientan excluidos. Para desalentar que los gemelos o mellizos formen un vínculo tan exclusivo, inste a que jueguen individualmente (no como una unidad) con otros niños. También, usted o la niñera pueden jugar con uno de ellos mientras el otro juega con un hermano o amigo.

Tal vez descubra que sus gemelos o mellizos no se desarrollan de la misma forma que otros niños de su edad. Algunos gemelos o mellizos parecen "dividir el trabajo" con uno concentrado en las aptitudes motrices mientras que el otro perfecciona las habilidades sociales o comunicativas. Dado que pasan mucho tiempo juntos, muchos gemelos o mellizos se comunican mejor entre ellos que con otros miembros de la familia o amigos. Aprenden a "leer" los gestos y las expresiones faciales del otro, e incluso a veces tienen su propio lenguaje verbal que

Transportar a sus recién nacidos de un embarazo múltiple

En muchos casos, los mellizos u otros hijos de embarazos múltiples son más pequeños y pesan menos que el recién nacido promedio. Cuando lleve a sus hijos del hospital a su hogar y para los viajes posteriores en automóvil, tenga en cuenta las mismas pautas para elegir y utilizar los asientos de seguridad para el automóvil. Esto significa que debe elegir asientos de seguridad para el automóvil orientados hacia atrás y contar con ellos hasta que sus bebés cumplan dos años de edad o hasta que sean demasiado grandes (en peso o estatura) para sus asientos orientados hacia atrás. Los asientos que solo se orientan hacia atrás tienen manijas para cargarlos y suelen venderse con una base que puede permanecer en el automóvil. Los asientos convertibles son más grandes que los asientos que solo se orientan hacia atrás y pueden ser utilizados orientados hacia atrás o hacia adelante, así que algunos padres elijen utilizar un asiento convertible desde el nacimiento.

Pero hay un punto muy importante a tener en cuenta si sus bebés han nacido de forma prematura: los asientos *convertibles* para automóvil orientados hacia atrás pueden ser muy grandes para que sus bebés prematuros viajen adecuadamente. Antes de que sus recién nacidos reciban el alta del hospital, asegúrese de que se realicen pruebas para determinar si pueden viajar de manera segura mientras se encuentran reclinados en un asiento para automóvil. Si tienen ciertos problemas médicos relacionados con la respiración o la frecuencia cardíaca, es posible que no puedan viajar en una posición semiinclinada. En estas instancias, los prematuros deben estar acostados cuando viajan en un automóvil. En este caso, sus bebés deben viajar en una cama para autos a prueba de choques. (En la mayoría de los casos, la cama para autos se compra a través del hospital). Siempre utilice los arneses y hebillas que forman parte de las camas para automóvil e instale las camas a lo largo del asiento trasero; ubique a sus bebés de manera que sus cabezas se encuentren hacia el centro del automóvil.

nadie más puede comprender. (Esto es particularmente así con los gemelos). Dado que se pueden entretener el uno al otro, tal vez no estén muy motivados a aprender acerca del mundo más allá del suyo. Este patrón único de desarrollo no representa un problema, pero hace que sea muy importante a veces separarlos y exponerlos de forma individual a otros compañeros de juego o situaciones de aprendizaje.

A los mellizos o gemelos no siempre les gusta estar separados, en especial si han establecido hábitos de juego fuertes y la preferencia por la compañía del otro.

Por este motivo, es importante comenzar a separarlos a veces lo antes posible. Si se resisten mucho, intente un abordaje progresivo usando niños o adultos muy conocidos para jugar con ellos de forma individual pero en la misma habitación o área de juego. Que sean capaces de separarse será cada vez más importante a medida que los gemelos o mellizos alcancen la edad escolar. En el preescolar la mayoría de los gemelos o mellizos pueden quedarse juntos en la misma sala, pero muchas escuelas primarias prefieren separar a los gemelos o mellizos de clase.

Por mucho que aprecie las diferencias individuales entre sus gemelos o mellizos, sin duda tendrá ciertos sentimientos hacia ellos como si fueran una unidad. No hay nada de malo en esto, ya que ciertamente comparten muchas similitudes y ellos mismos están condicionados a desarrollar una doble identidad, como individuos y como gemelos o mellizos. Una de las tareas más desafiantes que enfrentará como madre de gemelos o mellizos será ayudarlos a comprender y aceptar el equilibrio entre estas dos identidades.

Su pediatra puede aconsejarla sobre cómo manejar los desafíos especiales de la crianza de gemelos o mellizos. También puede sugerir material de lectura útil o referirla a organizaciones que ayudan a los padres de hijos de un embarazo múltiple. Una organización para buscar dentro de su área puede ser Multiples of America.

Al mismo tiempo, cuídese a usted misma, descanse tanto como sea posible. Muchos padres piensan que criar gemelos y otros hijos de un embarazo múltiple es mucho más demandante físicamente y estresante emocionalmente que tener un solo bebé. De manera que debe esforzarse por ponerse al día con su propio descanso cada vez que pueda. Túrnese con su esposo para encargarse de las tomas en la "mitad de la noche", y quién bañará y alimentará a los bebés. Si su presupuesto se lo permite, consiga ayuda adicional para las tareas rutinarias como bañar a los recién nacidos y hacer las compras; o pida ayuda a sus amigos y familiares. Un par de manos más, en especial cuando son más de dos bebés, incluso solo por unas horas a la semana, pueden hacer una gran diferencia y puede proporcionarle no solo más tiempo para disfrutar de sus bebés, sino también más tiempo para usted.

~ 27 ~

Fiebre

LA TEMPERATURA NORMAL de su hijo variará con la edad, la actividad y el momento del día. Los lactantes suelen tener temperaturas más altas que los niños mayores, y la temperatura de todas las personas es más alta entre las últimas horas de la tarde y las primeras horas de la noche, y más baja entre la medianoche y las primeras horas de la mañana. Normalmente, una lectura rectal de 100.4 °F (38 °C) o más indica fiebre. Otros métodos para tomar la temperatura, como ser de forma oral, timpánica y temporal, en general deben seguir usando los 100.4 °F (38 °C) o más como el límite para la fiebre real mientras que es posible que el límite para las mediciones axilares (debajo del brazo) sea más bajo. La lectura rectal es el estándar de oro para los bebés.

La fiebre *no* es una enfermedad en sí misma. En cambio, es un signo o síntoma de enfermedad. De hecho, suele ser un signo positivo de que el cuerpo está luchando contra una infección. La fiebre estimula las defensas, como por ejemplo los glóbulos blancos, que atacan y destruyen las bacterias y virus invasores. Es posible que la fiebre sea realmente importante para ayudar a su hijo a luchar contra su infección. Sin embargo, la fiebre suele asociarse a molestias. Aumenta su necesidad de líquidos y hace que su frecuencia cardíaca y respiratoria vayan más rápido.

La fiebre puede acompañar cualquier infección. Esto incluye enfermedades respiratorias como crup o neumonía, infecciones en los oídos, influenza (gripe), resfriados y dolor de garganta. Es posible que la fiebre aparezca cuando haya infecciones intestinales, de la sangre o el tracto urinario, el cerebro y la médula espinal (meningitis), y con la mayoría de las enfermedades virales.

En los niños de entre 6 meses y

5 años de edad, la fiebre puede disparar convulsiones (llamadas convulsiones febriles) aunque solo suceden raramente. Estas convulsiones suelen ser hereditarias y suceder durante las primeras horas de un episodio de fiebre. Es posible que el niño se vea "extraño" por unos momentos, y que luego quede rígido, se sacuda y se le den vuelta los ojos. Por un breve tiempo no responderá a los estímulos, la piel tal vez se vea un poco más oscura de lo habitual durante el episodio. La convulsión en su totalidad suele durar menos de un minuto, y puede finalizar en unos pocos segundos pero puede parecer una eternidad para un padre asustado. Aunque no es habitual, las convulsiones pueden durar hasta quince minutos o más. Es reconfortante saber que las convulsiones febriles casi nunca son dañinas (no causan daño cerebral, problemas del sistema nervioso, parálisis, discapacidad intelectual ni la muerte) aunque deben reportarse de inmediato a su pediatra. Si su hijo tiene problemas para respirar o la convulsión no termina en un plazo de quince minutos, llame al 911.

¿Qué tipo de termómetro es mejor?

La American Academy of Pediatrics ya no recomienda los termómetros de mercurio porque estos termómetros de vidrio se pueden romper y, mientras se vaporiza el mercurio, este puede ser inhalado, causando niveles tóxicos. Los termómetros electrónicos digitales son mejores.

- **Los dispositivos digitales** miden la temperatura en la boca y el recto de su hijo. Como con cualquier dispositivo, algunos termómetro digitales son más precisos que otros. Siga las instrucciones del fabricante con cuidado, y asegúrese de que el termómetro esté calibrado como lo recomienda el fabricante.

- **Los termómetros de oído son** otra alternativa aceptable. Su precisión depende de la habilidad del haz que emite el dispositivo de alcanzar el tímpano. Por consiguiente, es posible que algunos de estos dispositivos no sean confiables debido a la cera del oído o a la pequeña curvatura del canal auditivo. Por ese motivo, la mayoría de los pediatras prefieren que los padres usen un termómetro electrónico digital.

- **Los termómetros de la arteria temporal** también están disponibles. Estos usan un escáner infrarrojo para determinar la temperatura de la arteria temporal que atraviesa la frente justo debajo de la piel. Son muy útiles para los niños de tres meses de edad y más grandes, aunque las investigaciones recientes muestran que también son confiables para los bebés menores de tres meses. Son también simples de usar, incluso cuando su hijo duerme.

Los niños menores de un año de edad al momento de tener su primera convulsión febril simple tienen aproximadamente un 50 % de probabilidades de tener otra convulsión febril, mientras que los niños mayores de un año de edad cuando tienen su primera convulsión febril tienen

Las mejores maneras de tomar la temperatura

Hay varias maneras de tomarle la temperatura a su hijo. El termómetro digital (que muestra la temperatura en números que aparecen en una pequeña ventana) lee la temperatura del cuerpo cuando su sensor (localizado en la punta del termómetro) toca la parte del cuerpo donde se usa (en la boca, bajo el brazo o en el recto). También se puede usar un termómetro para el oído o un termómetro para la arteria temporal. (Para obtener más información sobre los termómetros digitales y otros tipos, consultar la página 764). Sea cual sea la táctica que utilice, limpie el termómetro como se indica (en general con agua tibia y jabón, o frótelo con alcohol) antes de cada uso y luego enjuáguelo con agua fría.

Aquí se incluyen algunas pautas a tener en cuenta:

■ Para tomar la temperatura en el trasero de su hijo (de forma rectal), prenda el termómetro digital y luego coloque una pequeña cantidad de lubricante, como vaselina, en la punta del termómetro que será introducido en el bebé. Coloque a su hijo sobre su regazo o sobre una superficie firme, ya sea boca arriba o boca abajo (si está boca abajo, coloque una mano sobre su espalda; si está boca arriba, doble la pierna de su hijo hacia su pecho, apoyando su mano libre en la parte posterior de sus muslos). A continuación, introduzca la punta pequeña del termómetro en el trasero de su hijo (o recto), insertándolo aproximadamente de ½ a 1 pulgada. Sostenga el termómetro en el lugar durante aproximadamente un minuto o hasta que el dispositivo indique con una señal que ha finalizado (con un pitido o iluminándose). Retírelo y lea el número.

■ Es más preciso tomar la temperatura rectal u oral que tomarla bajo el brazo del niño. También, en su hogar, utilice un termómetro digital con una etiqueta que diga "oral" y otro con una etiqueta que diga "rectal". No use el mismo termómetro en ambos lugares.

■ A la edad de cuatro o cinco años de edad, también puede tomar la temperatura de su hijo colocando el termómetro en la boca (de forma oral). Luego de encender el termómetro, coloque la punta pequeña debajo de la lengua de su hijo, hacia el fondo de la boca. Pídale que cierre la boca alrededor del termómetro y sosténgalo en su lugar. Luego de aproximadamente un minuto, debe escuchar que el termómetro produce un pitido o se enciende. Retírelo y lea el número.

■ Los termómetros para el tímpano (oído) y la arteria temporal (costado de la frente) son cada vez más populares entre los padres y los proveedores de atención médica, y parecen ser muy precisos cuando se usan correctamente.

aproximadamente un 30 % de probabilidad de tener una segunda. No obstante, rara vez ocurren convulsiones febriles más de una vez en un período de 24 horas (un día). Si bien a muchos padres les preocupa que una convulsión resulte en epilepsia, tenga en cuenta que las convulsiones epilépticas no son causadas por la fiebre, y los niños con antecedentes de convulsiones relacionadas con la fiebre solo tienen una probabilidad ligeramente mayor de desarrollar epilepsia para cuando tengan 7 años de edad.

Un problema poco común pero grave que fácilmente se confunde con la fiebre es el *golpe de calor* o *insolación*. Esto no es causado por una infección o una condición interna, sino por el calor del entorno. Puede ocurrir cuando un niño se encuentra en un lugar muy caluroso, por ejemplo una playa calurosa en pleno verano o en un auto cerrado sobrecalentado en un día de verano. Dejar a los niños sin supervisión en autos cerrados es la causa de muchas muertes por año; *nunca* deje a un bebé o un niño sin supervisión en un auto cerrado, incluso por unos pocos minutos. El golpe de calor también puede ocurrir si un bebé está demasiado abrigado en un clima caluroso y húmedo. En estas circunstancias, la temperatura del cuerpo puede elevarse a niveles peligrosos (por encima de los 105 °F [40.5 °C]), la cual debe reducirse rápidamente quitándole algo de ropa, pasándole una esponja mojada en agua fría, abanicando y llevándolo a un lugar fresco. Después de refrescar al niño, debe llevarlo de inmediato al pediatra o a la sala de emergencias. Un golpe de calor es una afección de emergencia.

Siempre que piense que su hijo tiene fiebre, tome su temperatura con un termómetro. (Consultar *Las mejores maneras de tomar la temperatura* en la página 765). Sentir la piel (o usar cinta sensible a la temperatura) no es preciso, en especial cuando el niño está experimentando un escalofrío.

Cuándo llamar al pediatra

Si su hijo tiene *dos meses de edad o menos* y tiene una temperatura rectal de 100.4 °F (38 °C) o más, comuníquese con su pediatra de inmediato. *Esto es absolutamente necesario.* Su médico deberá examinar al bebé para descartar cualquier infección o enfermedad grave.

También es posible que deba notificar al médico si su hijo tiene entre 3 y 6 meses y tiene fiebre de 101 °F (38.3 °C) o más, o si es mayor de 6 meses y tiene una temperatura de 103 °F (39.4 °C) o más alta. Es posible que una temperatura tan alta indique una infección importante o deshidratación, lo que tal vez requiera tratamiento. Sin embargo, en la mayoría de los casos, su decisión de llamar al pediatra debe depender de los síntomas asociados, como dolor de garganta, dolor de oídos, tos, erupción inexplicable o vómitos o diarrea reiterados. Asimismo, si su hijo está inquieto o duerme más de lo habitual, llame a su médico. De hecho, el nivel de actividad de su hijo tiende a ser un indicador más importante que cuan alta es la fiebre. Una vez más, la fiebre en sí misma no es una enfermedad. Es un signo de enfermedad.

Si su hijo tiene más de un año de edad, se alimenta y duerme bien, tiene momentos de juego, por lo general no es necesario llamar al médico inmediatamente. Sin embargo, si la fiebre alta (como se la definió

Cuadro de dosis de acetaminofén

Las dosis pueden repetirse cada cuatro horas, pero no pueden administrarse más de cinco veces en veinticuatro horas. (*Nota:* Los mililitros se abrevian como ml; 5 ml equivale a 1 cucharadita [cta.]. Use solamente una jeringa o un dispositivo de medición preciso, no las cucharillas del hogar, que pueden variar en tamaño). Asegúrese de leer la etiqueta para asegurarse de que está usando el producto correcto.

Edad*	Peso**	Suspensión oral de bebés/niños de 160 mg/5 ml	Comprimidos masticables de 80 mg†
0–5 meses	6–11 libras (2.7–5 kg)	—	—
6–11 meses	12–17 libras (5.5–7.7 kg)	½ cta.	1 comprimido
1–2 años	18–23 libras (8.2–10.5 kg)	¾ cta.	1½ comprimidos
2–3 años	24–35 libras (10.9–15.9 kg)	1 cta.	2 comprimidos
4–5 años	36–47 libras (16.3–21.4 kg)	1½ ctas.	3 comprimidos

*Nota: Se proporciona la edad solamente por practicidad. La dosis para la fiebre debe basarse en el peso actual.

**El peso proporcionado es representativo del rango de edad.

†Nota: Asegúrese de referir a la dosis masticable de 80 mg cuando esté utilizando comprimidos masticables.

No recomendamos el uso de aspirina para tratar una simple fiebre en bebés, niños o adolescentes, a menos que lo recomiende su pediatra.

anteriormente) continúa durante más de veinticuatro horas, es mejor llamar incluso si no hay otras quejas o síntomas.

Si su hijo delira (actúa asustado, "ve" objetos que no están ahí, habla de manera extraña) mientras tiene fiebre alta, llame a su pediatra, en particular si esto no ha ocurrido antes. Estos síntomas inusuales probablemente desaparezcan cuando la temperatura vuelva a la normalidad, pero es posible que el médico desee examinar a su hijo y determinar si no es causado por algo más grave, como inflamación del cerebro (encefalitis) o de las membranas que cubren el cerebro y la médula espinal (meningitis).

Cuadro de dosis de ibuprofeno

Las dosis pueden repetirse cada seis a ocho horas, pero no pueden administrarse más de cuatro veces en veinticuatro horas. (*Nota:* Los mililitros se abrevian como ml; 5 ml equivale a 1 cucharadita [cta.]. Use solamente una jeringa o un dispositivo de medición preciso, no las cucharillas del hogar, que pueden variar en tamaño). Asegúrese de leer la etiqueta para asegurarse de que está usando el producto correcto.

Edad*	Peso**	Gotas para lactantes 50 mg/1.25 ml	Suspensión infantil 100 mg/5 ml	Comprimidos masticables de 100 mg
6–11 meses	12–17 libras (5.5–7.7 kg)	1.25 ml	2.5 ml	½ comprimido
1–2 años	18–23 libras (8.2–10.5 kg)	1.875 ml	3.75 ml	½ comprimido
2–3 años	24–35 libras (10.9–15.9 kg)	2.5 ml	5 ml	1 comprimido
4–5 años	36–47 libras (16.3–21.4 kg)	—	7.5 ml	1½ comprimidos

*Nota: Se proporciona la edad solamente por practicidad. La dosis para la fiebre debe basarse en el peso actual.

**El peso proporcionado es representativo del rango de edad.

No recomendamos el uso de aspirina para tratar una simple fiebre.

Tratamiento en el hogar

En general la fiebre no necesita tratamiento con medicamentos a menos que su hijo se sienta molesto. Incluso las temperaturas más altas no son en sí peligrosas o importantes a menos que su hijo tenga una enfermedad crónica. Si su hijo tiene antecedentes de convulsiones relacionadas con la fiebre, no se ha demostrado que tratar la fiebre con medicamentos sea una estrategia para prevenir este tipo de convulsiones. Es más importante observar cómo se comporta su hijo. Si come y duerme bien y tiene períodos de juego, es probable que no necesite ningún tratamiento. También debe consultar a su pediatra acerca de cuándo tratar la fiebre de su hijo. Un buen momento para hacerlo es en las visitas de control.

Cuando su hijo tiene fiebre y parece estar bastante molesto o incómodo debido a eso, puede tratar la fiebre con los siguientes métodos.

MEDICAMENTO
Muchos medicamentos pueden disminuir la temperatura del cuerpo bloqueando

los mecanismos que causan la fiebre. Estos llamados agentes antipiréticos incluyen acetaminofén, ibuprofeno y aspirina. Todos estos tres fármacos de venta libre parecen ser igual de eficaces para reducir la fiebre. *Sin embargo, debido a que la aspirina puede causar el síndrome de Reye o relacionarse con él, la American Academy of Pediatrics no recomienda usar aspirina para tratar la fiebre en los niños.* El acetaminofén se puede administrar sin la indicación del médico una vez que su hijo sea mayor de 3 meses, y el ibuprofeno puede ser administrado a niños mayores de 6 meses de edad. Sin embargo, si su hijo tiene una enfermedad que afecta el hígado, consulte a su médico si es seguro usar acetaminofén. De manera similar, primero consulte a su médico si el ibuprofeno es seguro si su hijo padece enfermedad renal, asma, úlcera u otras enfermedades crónicas. Si su hijo está deshidratado o tiene vómitos, el ibuprofeno debe ser administrado solo bajo la supervisión de un médico debido al riesgo de daño renal.

Lo ideal es que las dosis de acetaminofén e ibuprofeno se basen en el peso del niño, no en su edad. (Consultar los cuadros de las dosis en las páginas 767 y 768). Sin embargo, las dosis indicadas en las etiquetas de los frascos de acetaminofén (que suelen ser calculadas por la edad) son en general seguras y eficaces a menos que su hijo sea inusualmente liviano o pesado para su edad. Tenga en cuenta que, aunque rara vez sucede, puede desarrollarse una respuesta tóxica en el hígado con dosis demasiado altas de acetaminofén. Cuando ocurre una reacción tóxica, los síntomas pueden incluir náuseas, vómitos y molestia abdominal.

Como pauta general, lea y siga las instrucciones en la etiqueta del fabricante cuando use *cualquier* medicamento. Es importante seguir las instrucciones para asegurarse de que su hijo reciba la dosis adecuada. Además, otros medicamentos sin receta, como preparaciones para el resfrío y la tos, pueden contener acetaminofén. El uso simultáneo de más de un producto que contenga acetaminofén puede ser peligroso, de modo que lea todas las etiquetas de los medicamentos para asegurarse de que su hijo no reciba varias dosis del mismo medicamento. También, como regla general, no le dé acetaminofén ni ningún otro medicamento a un niño menor de dos meses de edad sin la indicación del pediatra.

Algunos padres han intentado alternar entre dar acetaminofén e ibuprofeno cuando su hijo tiene fiebre. Sin embargo, esta táctica puede teóricamente causar errores en los medicamentos ("¿Cuál medicamento se supone que le tengo que dar ahora?") y podría provocar un posible efecto secundario. Por lo tanto, si su hijo se siente molesto con la fiebre, elija qué medicamento darle y luego déselo de acuerdo con la dosis recomendada y solo si su hijo todavía lo necesita. El ibuprofeno o el acetaminofén son eficaces para disminuir la fiebre y hacer que su hijo se sienta mejor. Siempre consulte con su médico antes de cambiar el cronograma de dosis o de usar estos medicamentos en combinación.

También tenga en cuenta que *no* se debe administrar medicamentos sin receta para la tos y el resfrío a bebés y niños menores de seis años de edad debido a los posibles efectos secundarios graves. Los estudios han demostrado que estos productos para la tos y el resfrío no son eficaces para tratar los síntomas en niños menores de 6 años de edad e incluso podrían representar riesgos de salud.

OTRAS SUGERENCIAS DE TRATAMIENTOS PARA LA FIEBRE

- **Mantenga la habitación de su hijo** y su hogar agradablemente frescos y vístalo con ropa liviana.

- **Fomente que** beba más líquidos (agua, jugos de fruta diluidos, solución oral de electrolitos preparada comercialmente, gelatina [Jell-O], palitos helados, etc.).

- **Si la habitación** se encuentra cálida o sofocante, coloque un ventilador cerca para mantener el aire fresco en movimiento.

- **Su hijo no** tiene que permanecer en su habitación o en la cama cuando tiene fiebre. Puede estar levantado dentro del hogar pero no debería correr por ahí ni exigirse demasiado.

- **Si la fiebre** es un síntoma de una enfermedad altamente contagiosa (por ejemplo, varicela o gripe) mantenga a su hijo alejado de otros niños, personas mayores o personas que no sean capaces de luchar bien contra una infección, por ejemplo aquellas que tienen cáncer.

Cómo tratar una convulsión febril

Si su hijo tiene una convulsión febril, siga estos pasos de inmediato para evitar lesiones:

- Póngalo en el piso o sobre la cama, lejos de cualquier objeto duro o filoso.

- Voltéele la cabeza hacia un costado, para que la saliva o el vómito puedan salir de la boca.

- No le ponga nada en la boca; no se tragará su lengua.

- Llame a su pediatra.

- Llame al 911 si la convulsión dura más de quince minutos.

~ 28 ~

Sistemas genital y urinario

Sangre en la orina (Hematuria)

SI LA ORINA de su hijo tiene color rojo, anaranjado o marrón, es probable que contenga sangre. Cuando la orina específicamente contiene glóbulos rojos, los médicos utilizan el término clínico *hematuria* para describir esta afección. Muchas cosas pueden causarla, entre las que se incluyen una lesión física o inflamación o infección en las vías urinarias. La hematuria también se asocia con algunos problemas médicos generales como por ejemplo defectos de coagulación, exposición a materiales tóxicos, afecciones hereditarias o anomalías en el sistema inmunitario.

A veces puede haber cantidades tan pequeñas de sangre en la orina que no hay un cambio de color visible, si bien puede detectarse a través de un análisis de orina realizado por el pediatra. En algunos casos el color rojizo no está asociado en absoluto con la hematuria y simplemente puede deberse a algo que su hijo comió o tragó. Las remolachas, las moras, el colorante de alimentos rojo, la fenolftaleína (una sustancia química que a veces se usa en los laxantes), el Pyridium o fenazopiridina (medicamento que se utiliza para aliviar el dolor de la vejiga) y otro medicamento llamado rifampicina pueden hacer que la orina se vuelva roja o anaranjada si su hijo los ingiere. En cualquier caso en el que no esté segura de que una de estas explicaciones alternativas sea responsable del cambio de color, llame al pediatra. La sangre en la orina, cuando va acompañada de proteínas (albúmina), suele deberse a la inflamación de las membranas filtrantes del riñón; el término general para esta afección es *nefritis*.

Su médico podría recomendar más análisis para distinguir entre varios tipos de nefritis diferentes.

Tratamiento

Su pediatra le hará preguntas sobre cualquier posible lesión, alimento o síntoma de salud que pudiera haber causado el cambio del color en la orina. Hará un examen físico buscando en particular un aumento de la presión arterial, dolor en la zona de los riñones o hinchazón (en especial de las manos o pies, o alrededor de los ojos) que pudiera indicar un problema renal. También hará análisis a una muestra de orina y tal vez ordene análisis de sangre, estudios por imágenes (como una ecografía o radiografía) o hará otros exámenes para revisar los riñones, la vejiga y el sistema inmunitario de su hijo. Si nada de esto revela la causa de la hematuria y sigue ocurriendo, es probable que el pediatra transfiera a su hijo a un especialista en nefrología infantil (un especialista en riñones), quien hará análisis adicionales. (A veces estos análisis incluyen el examen de un trocito minúsculo de tejido del riñón bajo el microscopio, un procedimiento conocido como biopsia. Este tejido puede obtenerse mediante cirugía o realizando lo que se llama biopsia con aguja).

Una vez que el pediatra sepa más acerca de lo que está causando la hematuria, podrá tomar una decisión respecto a la necesidad de tratamiento. A menudo no se necesita ningún tratamiento, lo que indica que no hay nada de qué preocuparse. De vez en cuando se usan medicamentos para suprimir la inflamación, que es el signo característico de la nefritis. Cualquiera

Sistema genitourinario

sea el tratamiento, su hijo deberá volver a ver al médico regularmente para repetir los análisis de orina y de sangre y para controlar su presión arterial. Esto es necesario para asegurarse de que no esté desarrollando una enfermedad renal crónica que pudiera conducir a una insuficiencia renal.

A veces la hematuria es provocada por cálculos renales o, muy rara vez, por una anomalía que requiere cirugía. Si este fuera el caso, el pediatra referirá al niño a un urólogo o nefrólogo pediátricos, quienes podrán realizar tales procedimientos.

Proteinuria

La orina de un niño a veces contiene cantidades altas y anormales de proteína.

Si bien el cuerpo necesita proteínas para llevar a cabo las funciones esenciales, como proteger contra infecciones y ayudar a la sangre a coagular, una cantidad mínima de estas proteínas podría eliminarse en la orina. Si se detectan niveles altos de proteína en la orina, esto podría indicar que los riñones no están funcionando correctamente y que están permitiendo que las proteínas (que son moléculas grandes) sean eliminadas en la orina. Esta eliminación de proteínas podría deberse a varias anomalías de las membranas filtrantes de los riñones.

Diagnóstico

La proteinuria no suele causar síntomas. Pero cuando la orina contiene altos niveles de proteína, podrían disminuir los niveles de proteína en la sangre y su hijo podría presentar hinchazón en las piernas, los tobillos, el abdomen o los párpados. Al mismo tiempo, la presión arterial podría ser alta, lo que es otro signo de probable enfermedad renal. Si su pediatra detecta proteinuria, puede usar un análisis sencillo en el cual se sumerge en la orina una tira de papel sometida a un tratamiento químico que cambiará de color si hubiera presencia de proteínas. Tal vez le recomiende que reúna muestras de orina de su hijo inmediatamente después de que se despierte por las mañanas (si la proteinuria desaparece, la afección es benigna) y que las muestras de orina se analicen en un laboratorio, o hacerle algunos análisis de sangre al niño. En algunos niños, tal vez se detecte una pequeña cantidad de proteína en la orina durante un tiempo breve que después desaparece sin ninguna consecuencia.

En ocasiones, tal vez el pediatra decida que su hijo acuda a una consulta con un especialista en riñones (nefrólogo), quien podría recomendar más análisis entre los cuales probablemente se incluya una biopsia renal. Durante una biopsia renal se usa una aguja para extraer una pequeña cantidad de tejido renal que se examinará en el laboratorio. Su hijo estará sedado durante este procedimiento y le adormecerán la zona del riñón inyectándole un anestésico local.

Tratamiento

Se pueden administrar medicamentos para tratar algunos problemas renales subyacentes asociados con la proteinuria. Su pediatra podría recomendar que el niño consuma menos sal para reducir la hinchazón asociada con la proteinuria. Los niños que tuvieron proteinuria, aunque pareciera ser una de las variedades más inocuas, probablemente sean monitoreados a medida que pasa el tiempo mediante análisis de orina periódicos.

Circuncisión

La circuncisión es un procedimiento común en muchos bebés varones. Implica quitar el prepucio que cubre la punta del pene. La circuncisión tiene beneficios y riesgos y debe hablar al respecto con su pediatra y su cónyuge antes de que su bebé nazca. Si bien no se recomienda a modo de rutina para todos los varones recién nacidos, podría haber motivos médicos, religiosos o de otra índole por los cuales usted decida que es lo adecuado para su hijo. La circuncisión se comenta detalladamente en las páginas 24 a 26 y 138 a 139.

Hipospadias

En los varones, la abertura a través de la cual pasa la orina (el meato) se encuentra en la punta del pene. La afección conocida como hipospadias es un defecto de nacimiento que deja la abertura del lado de abajo del pene. También podría haber una curvatura anormal del pene, llamada encordamiento, que podría causar problemas sexuales en la adultez. El meato (la abertura por donde pasa la orina) podría dirigir el chorro de orina hacia abajo y hacer que dicho chorro forme un rocío. Una preocupación de muchos padres es la apariencia anormal del pene en casos de hipospadias grave, lo cual podría ser motivo de vergüenza para los varones cuando crezcan.

Tratamiento

Después de detectar hipospadias en el recién nacido, es probable que el pediatra recomiende no circuncidarlo hasta después de consultar con un urólogo o un cirujano pediátrico. Esto se debe a que la circuncisión hace que la futura reparación quirúrgica sea más difícil.

El hipospadias leve podría no necesitar de un tratamiento, pero las formas moderadas o graves requieren reparación quirúrgica. En la actualidad, la mayoría de los niños con hipospadias son sometidos a una cirugía ambulatoria cuando tienen más o menos 6 meses de edad. En casos graves, tal vez sea necesaria más de una operación para reparar la afección completamente. Después de la cirugía, el pene de su hijo se verá casi normal y podrá orinar con normalidad y, cuando sea mayor, podrá tener relaciones sexuales.

Estenosis meatal

A veces, en especial en niños circuncidados, la irritación en la punta del pene provoca la formación de tejido cicatricial alrededor del meato, achicándolo. Este estrechamiento, llamado estenosis meatal, puede ocurrir en cualquier momento de la infancia, pero se encuentra con mayor frecuencia en niños de entre 3 y 7 años de edad.

Los varones con estenosis meatal tienen un chorro de orina más estrecho y con dirección anormal. El chorro se dirige hacia arriba (hacia el techo), lo cual hace que les resulte difícil orinar en el inodoro sin empujar el pene hacia abajo entre las piernas. Es probable que su hijo tarde más tiempo en orinar y que le cueste vaciar la vejiga por completo.

Tratamiento

Si nota que el chorro de orina de su hijo es muy pequeño o estrecho, o si se esfuerza para orinar, orina en gotas o en forma de rocío, háblelo con el pediatra. La estenosis meatal no es una afección grave pero debe ser evaluada para determinar si necesita tratamiento. En ciertos casos leves, se puede aplicar una crema con esteroides en el pene para corregir el problema. Si fuera necesaria una operación, es una cirugía menor que por lo general solo requiere de anestesia local. Su hijo sentirá algunas molestias después del procedimiento, pero deberían desaparecer luego de muy poco tiempo.

Adherencias labiales

Por lo general, los labios de piel que rodean la entrada de la vagina están separados. En casos excepcionales, crecen juntos bloqueando la abertura en forma parcial o total. Esta afección, llamada adherencia labial (los labios están pegados juntos), puede ocurrir durante los primeros meses de vida o, con menor frecuencia, más adelante si hubiera irritación e inflamación

Labios normales

Labios mayores

Labios menores

Labios con adherencias

Adherencias labiales

constantes en la zona. En los casos como el último mencionado, es posible descubrir que la causa del problema es una irritación provocada por el pañal, el contacto con detergentes fuertes o la ropa interior de tela sintética. Por lo general, las adherencias labiales no causan síntomas pero pueden provocar dificultad para orinar y aumentar la susceptibilidad de las niñas a padecer infecciones de las vías urinarias. Si la abertura vaginal estuviera significativamente bloqueada, se acumularán orina y secreciones vaginales detrás de la obstrucción.

Tratamiento

Si la abertura de la vagina de su hija pareciera estar cerrada o se ve parcialmente bloqueada, infórmelo al pediatra. Él examinará a la niña y le dirá si es necesario algún tratamiento. La mayoría de las adherencias de ese tipo se resuelven por sí solas a medida que la niña crece y no necesitan tratamiento.

Al principio, el médico intentará separar los labios suavemente. Si el tejido conectivo es débil, esta presión leve podría exponer la abertura.

Pero si el tejido conectivo fuera demasiado fuerte, el médico podría recetarle una crema que contenga la hormona femenina llamada estrógeno para que la aplique sobre la zona a medida que separa suave y gradualmente los labios durante un período de tiempo. Una vez que los labios estén separados, deberá aplicar la crema durante algo más de tiempo (entre 3 y 5 días) hasta que la piel de ambos lados sane por completo.

Ocasionalmente, algunas adherencias reaparecen una vez que se suspende la aplicación de la crema. Puede intentar volver a aplicar la crema o probar con otro tipo de ungüento esteroide tópico similar a la crema de hidrocortisona. En casos excepcionales, las adherencias no mejorarán con el tratamiento y podrían volverse tan graves que bloqueen el flujo de orina. En este caso, tal vez sea necesario separar los labios en el consultorio (previa aplicación de un anestésico tópico) o en el quirófano, mediante un breve procedimiento quirúrgico.

Testículos sin descender (Criptorquidia)

Durante el embarazo, los testículos del bebé se desarrollan en el abdomen del feto. A medida que se acerca el parto, descienden por un tubo (el canal inguinal) hasta el escroto. En una cantidad pequeña de niños, en especial los prematuros, uno o ambos testículos no descienden antes del parto. En muchos de estos niños, el descenso ocurrirá durante los primeros meses de vida. En otros, sin embargo, esto no ocurre.

Testículo sin descender

Pene

Testículo descendido normal

La mayoría de los niños tendrán una retracción normal de los testículos bajo determinadas situaciones, como p. ej. al sentarse en agua fría (es decir, los testículos "desaparecen" temporalmente volviendo al canal inguinal). No obstante, en general, cuando el niño está calentito, los testículos deben estar abajo, en el escroto. La causa de la mayoría de los casos de testículos sin descender se desconoce.

Si su hijo tiene testículos sin descender, es probable que su escroto se vea pequeño y parezca infradesarrollado. Si hay solo un testículo sin descender, es probable que el escroto se vea asimétrico (lleno de un lado y vacío del otro). Si los testículos están a veces en el escroto y otras veces (p. ej. cuando tiene frío o está excitado) no lo están, y se encuentran encima del escroto, se dice que son retráctiles. Esta afección suele corregirse sola a medida que el niño crece.

Muy rara vez, el testículo sin descender podría estar retorcido y, en el proceso, podría detenerse su suministro de sangre causando dolor en la zona inguinal (la ingle) o escrotal. Si esta situación no se corrige, el testículo podría sufrir daños graves y permanentes. Si su hijo tiene un testículo sin descender y se queja de dolor en la zona inguinal o escrotal, llame de inmediato al pediatra.

Los testículos sin descender deben reevaluarse en cada visita de revisión periódica. Si no descienden al escroto para cuando el niño tiene 6 meses de edad, deberá tenerse en cuenta realizar un tratamiento.

Tratamiento

Los testículos sin descender pueden tratarse con inyecciones de hormonas o con cirugía. En la actualidad, el tratamiento hormonal se usa solamente en casos muy limitados de un testículo no descendido muy bajo o algunos testículos retráctiles. La amplia mayoría de los niños con un testículo sin descender necesitarán cirugía. Muchos niños con verdaderos testículos sin descender también tendrán una hernia inguinal (consultar la página 545) y la hernia se reparará al mismo tiempo en que se mueva el testículo sin descender hacia el escroto.

Si el testículo sin descender de su hijo quedara en esa posición durante más de 2 años, tendrá un riesgo mayor del promedio de no poder engendrar hijos (esterilidad). Los testículos sin descender tienen además un mayor riesgo de desarrollar tumores testiculares durante la vida adulta. El riesgo es bajo pero sigue presente incluso después de llevar quirúrgicamente el testículo al escroto. Por lo tanto, es importante que los niños con testículos sin descender aprendan la importancia de hacerse un autoexamen de testículos cuando sean adultos.

Vejiga
Pared de la vejiga
Próstata
Válvula uretral
Uretra
Pene
Uretra prostática dilatada

Válvulas uretrales

La orina sale de la vejiga por un tubo llamado uretra, que en los varones pasa a través del pene. Muy rara vez, se forman pequeñas membranas de un lado a otro de la uretra en los varones, al principio del embarazo, que pueden bloquear el flujo de orina que sale de la vejiga. Estas membranas se llaman válvulas uretrales posteriores y pueden tener consecuencias potencialmente mortales al causar el bloqueo del flujo normal de orina, interfiriendo así con el desarrollo de los riñones. Si hubiera un desarrollo anormal de los riñones, podría haber un desarrollo anormal de los pulmones.

La gravedad de las válvulas uretrales posteriores puede variar mucho. La mayoría de los casos se diagnostica antes del nacimiento con una ecografía de control. Es posible sospechar de esta afección en varones si pareciera haber una disminución de líquido amniótico. Siempre es recomendable consultar con un especialista en urología pediátrica antes de que nazca el bebé.

En casos en los que la válvula uretral posterior no se diagnosticara antes del nacimiento, algunas veces el examen del recién nacido puede revelar que la vejiga del bebé está distendida y agrandada. Otras señales de advertencia incluyen un goteo constante de orina y un chorro débil durante la micción. No obstante, lo más común es que la válvula uretral posterior se diagnostique cuando el niño desarrolla una infección en las vías urinarias con fiebre y mala alimentación. Si nota estos síntomas, informe de inmediato al pediatra.

Las válvulas uretrales posteriores requieren de atención médica inmediata para evitar infecciones graves en las vías urinarias o daño en los riñones. Si el bloqueo fuera grave, la orina podría retroceder por los uréteres (los tubos entre la vejiga y los riñones), generando una presión que podría dañar los riñones.

Tratamiento

Si su hijo tiene una válvula uretral posterior, es probable que el pediatra pase un pequeño tubo (un catéter) hasta la vejiga para aliviar temporalmente la obstrucción y permitir que la orina fluya hacia fuera de la vejiga. Luego, hará una ecografía de vejiga y riñones para confirmar el diagnóstico y ver si ha ocurrido algún daño en las vías urinarias altas. Su pediatra consultará con un nefrólogo o urólogo pediátrico, quien tal vez recomiende cirugía para extirpar las válvulas que están obstruyendo las vías y evitar futuras infecciones o daños a los riñones o al sistema urinario.

Infecciones de las vías urinarias

Las infecciones de las vías urinarias son comunes entre los niños pequeños, en particular en las niñas. Por lo general son causadas por bacterias que ingresan a través de la uretra. En los bebés, no obstante, rara vez son además causadas por bacterias transportadas por el torrente sanguíneo hasta los riñones desde otras partes del cuerpo. A medida que las bacterias se mueven por las vías urinarias, podrían causar una infección en distintas ubicaciones. *Infección de las vías urinarias (IVU)* es un término general que se usa para todas las siguientes infecciones específicas.

- *Cistitis:* infección de la vejiga

- *Pielonefritis:* infección en el riñón

- *Uretritis:* infección de la uretra

La vejiga es la zona más comúnmente afectada. Por lo general, la cistitis es causada por una bacteria que entra en las vías urinarias a través de la uretra. La uretra es muy corta en las niñas, por lo que las bacterias pueden entrar en la vejiga con facilidad. Afortunadamente, estas bacterias suelen eliminarse al orinar.

La cistitis puede causar dolor en la parte inferior del abdomen, vómitos, sensibilidad, dolor al orinar, micción frecuente, sangre en la orina, reaparición de incontinencia de día o de noche en un niño que ya sabía ir solo al baño y fiebre baja. La infección de las vías urinarias altas (riñones) causará un dolor abdominal más general y fiebre alta, pero es menos probable que provoque micción frecuente y dolorosa. En general, las infecciones de las vías urinarias en los bebés y niños pequeños (de hasta 2 años de edad) pueden tener pocos signos o síntomas reconocibles, salvo la fiebre; también tienen un mayor potencial de causar daño renal que las que ocurren en niños mayores.

Las infecciones de las vías urinarias deben tratarse con antibióticos lo antes posible, por lo que deberá informar rápidamente al pediatra si sospecha que su hijo tiene una. Este es el caso en especial en los bebés, en quienes una fiebre alta sin explicación (es decir, que no se explique por una infección respiratoria ni una diarrea) podría ser el único indicio de una infección de las vías urinarias. Si su bebé tiene fiebre sin otros síntomas durante más de 3 días, asegúrese de hablar con el pediatra, ya que tal vez indique hacer una evaluación.

Diagnóstico/tratamiento

Cuando se sospecha de una infección en las vías urinarias, en particular en un niño con síntomas, el pediatra medirá su presión arterial (ya que un aumento de la misma podría ser un signo de problemas renales relacionados) y lo examinará en busca de sensibilidad en la parte inferior del abdomen que pudiera indicar una IVU. El médico querrá saber qué ha comido y bebido el niño, porque ciertos alimentos pueden irritar las vías urinarias y causar síntomas similares a los de una infección.

Su pediatra también querrá obtener una muestra de orina del niño para analizarla. Esta deberá recogerse mediante un catéter, en los bebés y niños pequeños que no saben ir solos al baño, o tomando una muestra de orina limpia en un niño mayor que sí sabe ir al baño solo. En este último grupo de niños, se puede recoger la orina haciendo que el niño orine en un recipiente estéril. Primero debe usar agua y jabón o toallitas húmedas especiales, proporcionadas por el pediatra, para limpiar la abertura uretral (en el caso de un niño no circuncidado, debe sostener el prepucio hacia atrás). Luego, permita que su hijo comience a orinar, pero espere un momento antes de comenzar a recoger la muestra en el recipiente proporcionado por el médico. De este modo, las bacterias que pudieran estar fuera de la abertura uretral se eliminarán con la primera orina evacuada y no contaminarán la muestra. En los bebés muy enfermos o con fiebre, la orina se recogerá mediante sondaje, un procedimiento en el cual se pasa un tubo pequeño a través de la uretra hasta la vejiga. En casos excepcionales, es probable que el médico lleve a cabo, de modo alternativo, una punción suprapúbica, en la cual se introduce una pequeña aguja a través de la piel de la parte inferior del abdomen hasta la vejiga. La orina recogida será analizada en busca de signos de células sanguíneas o bacterias, y se harán pruebas especiales (cultivos) para identificar las bacterias. Deberá comenzar la administración de un antibiótico si se sospecha de una infección, aunque según lo que muestren los resultados finales del cultivo tal vez sea preciso cambiar el antibiótico en particular.

De conformidad con las pautas revisadas recientemente para el tratamiento de las IVU en bebés y niños (de hasta 24 meses de edad), su pediatra probablemente le recete antibióticos por un total de 7 a 14 días. Es importante recibir un tratamiento en tiempo y forma para eliminar la infección y evitar que se propague, así como también para reducir las probabilidades de daño renal.

Asegúrese de que su hijo reciba un curso completo del medicamento recetado, incluso aunque las molestias desaparezcan luego de un par de días. De lo contrario, las bacterias podrían volver a crecer, provocando más infección y daños más graves en las vías urinarias. Una vez completado el tratamiento, es posible que el médico desee obtener y analizar otra muestra de orina para asegurarse de que la infección haya desaparecido totalmente y que no queden bacterias, si bien esto ya no es un requisito.

La American Academy of Pediatrics recomienda que se hagan estudios por imágenes (como ecografías, radiografías o estudios renales por imagen) en niños menores de 2 años después de su primera infección de las vías urinarias. Algunos estudios por imágenes tal vez no sean necesarios después de una infección de las vías urinarias si las ecografías prenatales permitieron visualizar correctamente la estructura de las vías urinarias del bebé. Su pediatra podría realizar otras pruebas para verificar el funcionamiento de los riñones. Si alguno de estos exámenes indicaran una anomalía anatómica de la vejiga, los uréteres o los riñones que debiera corregirse, el médico le recomendará llevar al niño a consultar con un urólogo o nefrólogo pediátricos.

La AAP *no* recomienda actualmente la administración de antibióticos adicionales como medida de prevención (profiláctica) luego de una ronda de antibióticos para evitar la recidiva de la infección, ya que la investigación muestra que esto no evita futuras IVU.

Problemas de incontinencia urinaria o enuresis

Después de que su hijo aprende a ir solo al baño (por lo general entre los 2 y los 4 años de edad), no es poco frecuente que los niños mojen la cama por las noches. Esto podría ocurrir con una frecuencia de dos a tres veces por semana a principios de este período y poco a poco ir disminuyendo hasta desaparecer por completo en el entorno de los 5 años de edad para la mayoría de los niños.

La causa exacta de esta incontinencia se desconoce. La mejor forma de abordar esto es considerarlo algo natural y poco importante y no regañar ni castigar al niño.

Algunos niños siguen mojando la cama por las noches después de los 5 años de edad. Cuando la incontinencia ocurre solo mientras el niño duerme, se llama enuresis nocturna, o mojar la cama. Afecta a uno de cada 4 niños a los 5 años, uno de cada 5 a los 7 años y uno de cada 20 a los 10 años. Dos tercios de este grupo está conformado por varones, y a menudo hay antecedentes familiares de incontinencia (por lo general del padre). Si bien los motivos de la incontinencia no se entienden por completo, podrían estar relacionados con el tiempo que tarda cada niño en desarrollar un control sobre la sensación nerviosa, muscular y nocturna de tener la vejiga llena que es preciso suprimir en forma subconsciente. Mojar la cama *no* suele ser algo asociado con otros problemas físicos o emocionales. Es importante darse cuenta de que el niño no tiene un control consciente de su vejiga cuando está durmiendo. Por consiguiente, nunca hay que hacerlo sentir que mojar la cama es algo que puede controlar en forma consciente e impedir por sí mismo.

Una cantidad mucho menor de niños de más de 5 años tienen problemas de incontinencia durante el día, y un grupo aún más reducido es incapaz de retener la orina tanto de día como de noche. Cuando la incontinencia ocurre tanto de día como de noche, podría indicar un problema más complicado en la vejiga o los riñones.

Si su hijo moja la cama por las noches, estas son algunas causas posibles:

- Desarrollo lento del proceso de despertarse cuando tiene la vejiga llena

- Estreñimiento, que podría causar presión adicional sobre la vejiga desde el recto

- Un signo precoz de diabetes mellitus (consultar la página 627), una infección de las vías urinarias (consultar la página 778) o tensión emocional causada por un evento alterador o estrés inusual, pero solo si la incontinencia comenzó de repente luego de un largo período sin mojar la cama

Signos de un problema

Cuando su hijo comienza a aprender a ir solo al baño, es seguro que tendrá "accidentes". Por consiguiente, no debe preocuparle la incontinencia hasta, al menos, 6 meses a 1 año después de haber completado con éxito el entrenamiento para ir al baño. Aún así, es normal que tenga algunos accidentes, pero debe disminuir su cantidad, por lo que 6 meses después de haber aprendido a ir solo al baño solo debería tener accidentes ocasionales durante el día y tal vez pocos más de noche. Si su hijo sigue mojando la cama con frecuencia, o si observa alguna de las siguientes señales, hable con el pediatra.

- Ropa interior, pijama y ropa de cama mojadas, pese a que el niño usa el baño habitualmente

- Esfuerzo inusual al orinar, chorro de orina muy pequeño o estrecho o goteo después de orinar

- Orina turbia o rosada, o manchas de sangre en la ropa interior o el pijama

- Enrojecimiento o erupción en la zona genital

- El niño esconde la ropa interior para ocultar que la mojó

- Incontinencia tanto de día como de noche

Tratamiento

Hasta los 5 años de edad, más o menos, es perfectamente normal que su hijo moje la cama por las noches de vez en cuando o tenga accidentes ocasionales durante el día cuando se está riendo, realizando actividad física o está demasiado ocupado jugando; en estos casos, no debe preocuparse. Si bien puede resultarle un fastidio y tal vez su hijo se avergüence, estos episodios deben desaparecer por sí solos. Probablemente no sea necesaria una investigación médica. Sin embargo, su pediatra querrá saber las respuestas a las siguientes preguntas.

- ¿Hay antecedentes familiares de incontinencia?

- ¿Con qué frecuencia orina su hijo y a qué horas durante el día?

- ¿Cuándo ocurren los accidentes?

- ¿Los accidentes ocurren cuando su hijo está muy activo o molesto o cuando está sometido a una tensión inusual?

- ¿Su hijo tiende a tener accidentes después de beber mucho líquido o comer muchas cosas saladas?

- ¿Hay algo inusual en la micción de su hijo o en el aspecto de la orina?

Si su pediatra sospechara que hay un problema, es posible que analice una muestra de orina en busca de signos de infección de las vías urinarias (consultar la página 778). Si hubiera infección, el médico la tratará con antibióticos y esto podría curar los problemas de incontinencia. No obstante, por lo general una infección no suele ser la causa.

Si hubiera otras indicaciones de que la incontinencia se debe a algo más que un desarrollo lento de la capacidad de responder ante la sensación de vejiga llena, y persistiera bastante tiempo después de pasados los 5 años, es probable que el pediatra solicite pruebas adicionales como una radiografía de vejiga (cistouretrografía miccional o CUM) o una ecografía de los riñones. Si se encontrara una anomalía, el médico podría sugerirle consultar con un urólogo pediátrico.

Si no se pudiera encontrar una causa física en un niño incontinente de más de 5 años de edad, y la incontinencia estuviera causando problemas familiares importantes, su pediatra podría recomendarle un programa de tratamiento casero. El programa variará dependiendo de si su hijo tiene incontinencia durante el día o durante la noche.

TRATAMIENTO CASERO PARA LA INCONTINENCIA DIURNA DESPUÉS DE APRENDER A IR SOLO AL BAÑO

1. Evite la irritación de la piel en la zona genital; no use detergentes fuertes ni ropa interior áspera. Tampoco use baños de espuma para el agua de la tina. Además, elija jabones neutros para el baño y aplique vaselina para proteger las zonas afectadas contra el avance de la irritación por el agua y la orina.

2. Evite el estreñimiento o trátelo si ocurriera (consultar la página 528).

3. Intente usar un programa con horarios para ir al baño, recordando a su hijo que debe vaciar la vejiga cada determinada cantidad de horas en vez de esperar hasta que "tenga ganas"; para entonces podría ser demasiado tarde.

TRATAMIENTO CASERO PARA LA INCONTINENCIA NOCTURNA EN MAYORES DE 5 AÑOS

El siguiente plan suele ser útil, pero antes de comenzarlo debe hablar con su pediatra.

1. Explique el problema a su hijo haciendo énfasis en que usted entiende y sabe que no es culpa del niño.

2. Evite que consuma líquidos durante las dos horas previas a la hora de irse a la cama.

3. Trate el estreñimiento si estuviera presente.

Si su hijo sigue mojando la cama luego de 1 a 3 meses de seguir este plan, es posible que el pediatra le recomiende usar un dispositivo de alarma para casos de incontinencia. Esta alarma despertará a su hijo automáticamente ni bien comience a mojarse, para que pueda despertarse y terminar de orinar en el inodoro. Con frecuencia los niños siguen durmiendo pese a la alarma, sin despertarse cuando suena. Cuando esto ocurra, los padres deben ser capaces de escucharla para ayudar al niño a despertarse. Cuando se usa sistemáticamente y conforme a las pautas del pediatra, este método de condicionamiento de la vejiga tiene éxito en más de la mitad de los niños que lo prueban. No obstante, podría tardar hasta 4 meses en funcionar. El índice de recaída de la alarma de sueño es en general bajo. Es importante seguir atentamente las instrucciones del pediatra para dar al dispositivo la mejor probabilidad de funcionar.

Otra opción pueden ser los medicamentos orales. Estos funcionan en alrededor de dos tercios de los niños que los toman y los efectos secundarios son poco frecuentes. No obstante, los índices de recaída son altos. Los medicamentos orales también se pueden usar en forma intermitente para campamentos, dormir en casas de amigos y otras situaciones similares. Es importante limitar el consumo de agua antes de ir a dormir cuando se toman determinados medicamentos orales. Esto deberá hablarlo con su médico.

Si ningún tratamiento funciona

Una pequeña cantidad de niños con incontinencia simplemente no responden a ningún tratamiento. No obstante, casi todos ellos superarán el problema al llegar a la adolescencia. Solamente 1 de cada 100 adultos tiene problemas de incontinencia persistente. Hasta que su hijo supere su problema de incontinencia, es probable que necesite algo de apoyo emocional de la familia; también podría beneficiarse al hablar con su pediatra sobre esta afección o al obtener orientación de parte de un profesional de salud mental especializado en niños.

Como la incontinencia es un problema muy común, es probable que vea publicidad de varios programas de tratamiento que se compran por correo. Sin embargo, desconfíe: muchos de ellos afirman y prometen cosas falsas. Su pediatra sigue siendo la fuente más confiable para recibir consejos, y deberá preguntarle a él antes de inscribirse en un programa de tratamiento o pagar por uno.

Lea más acerca de la incontinencia. Un libro que recomendamos es *Waking Up Dry* (Despertar seco), de Howard J. Bennett, MD, FAAP.

~ 29 ~

Cabeza, cuello y sistema nervioso

Meningitis

LA MENINGITIS ES UNA inflamación de los tejidos que recubren el cerebro y la médula espinal. La inflamación a veces afecta al cerebro mismo. Con un diagnóstico precoz y el tratamiento adecuado, un niño con meningitis tiene una chance razonable de recuperarse bien, aunque algunas formas de meningitis bacteriana se desarrollan rápidamente e implican un alto riesgo de complicaciones.

Gracias a las vacunas que protegen contra las formas graves de meningitis bacteriana, hoy en día la mayoría de los casos de meningitis son causados por virus. La forma *viral* no suele ser muy grave, salvo en bebés menores de 3 meses de edad con determinados virus, como el herpes simple, que suelen causar otras infecciones graves. Una vez que se diagnostica que la meningitis es de origen viral, no es necesario administrar antibióticos y la recuperación debería ser total. La meningitis *bacteriana* (en la que hay varios tipos de bacterias involucradas) es una enfermedad muy grave. Rara vez ocurre en países desarrollados (gracias al éxito de las vacunas), pero cuando ocurre, quienes corren más riesgo son los niños menores de 2 años.

Las bacterias que causan meningitis suelen encontrarse en las bocas y gargantas de niños sanos. Pero esto no necesariamente quiere decir que los niños contraerán la enfermedad. Eso no ocurre salvo que las bacterias entren en el torrente sanguíneo.

Todavía no se entiende con exactitud por qué algunos niños contraen meningitis y otros no, pero sí sabemos que determinados grupos

Final de la médula espinal

Líquido cefalorraquídeo

Aguja para punción lumbar

La punción lumbar se toma del espacio debajo de la médula espinal para que la aguja no toque la médula espinal.

de niños tienen más probabilidades de contraer la enfermedad. Estos incluyen los siguientes:

- Bebés, en especial los menores de 2 meses de edad (porque su sistema inmunitario no está bien desarrollado y por eso las bacterias pueden entrar con más facilidad en el torrente sanguíneo)

- Niños con infecciones sinusales recurrentes

- Niños con lesiones graves en la cabeza y fracturas de cráneo recientes

- Niños que acaban de someterse a cirugía en el cerebro

Con diagnóstico y tratamiento oportunos, 7 de cada 10 niños que contraen meningitis bacteriana se recuperan sin complicaciones. No obstante, tenga en cuenta que la meningitis es una enfermedad potencialmente mortal y que en alrededor de 2 de cada 10 casos puede provocar problemas graves en el sistema nervioso, sordera, convulsiones, parálisis en brazos o piernas o dificultades de aprendizaje.

Como la meningitis avanza rápidamente, debe detectarse pronto y tratarse en forma agresiva. Es por esto que es tan importante informar al pediatra de inmediato si su hijo exhibe alguno de los siguientes signos de advertencia:

Si su hijo tiene menos de 2 meses de edad: La fiebre, la disminución del apetito, la languidez o un aumento del llanto o de la irritabilidad justifican una llamada al médico. A esta edad, los signos de meningitis pueden ser muy sutiles y difíciles de detectar. Es mejor llamar temprano y estar equivocada que llamar demasiado tarde.

Si su hijo tiene entre 2 meses y 2 años de edad: Esta es la edad más común para tener meningitis. Preste atención a síntomas tales como fiebre, vómitos, disminución del apetito, mal humor excesivo o sueño excesivo. (Los períodos de mal humor podrían ser extremos y los períodos de sueño podrían hacer que se torne imposible despertarlo). Las convulsiones, junto con fiebre, podrían ser los primeros signos de meningitis, aunque la mayoría de las convulsiones generalizadas (llamadas tónico-clónicas) breves resultan ser simples convulsiones febriles y no meningitis. (Consultar *Convulsiones y epilepsia,* página 790). Una erupción también podría ser un síntoma de esta afección.

Si su hijo tiene entre 2 y 5 años de edad: Además de los síntomas antemencionados, un niño de esta edad con meningitis podría quejarse de dolor de cabeza, dolor de espalda o rigidez en el cuello. También podría negarse a mirar luces brillantes.

Tratamiento

Si después de un examen al pediatra le preocupase que su hijo pudiera tener meningitis, le hará un análisis de sangre para verificar la presencia de una infección bacteriana y además obtendrá un poco de líquido cefalorraquídeo mediante una punción lumbar (PL). Este procedimiento sencillo se lleva a cabo introduciendo una aguja especial en la parte inferior de la espalda de su hijo para extraer líquido cefalorraquídeo. Esa suele ser una técnica segura en la cual se toma una muestra de líquido de la base del saco que rodea la médula espinal. Los signos de infección en este líquido confirmarán que su hijo tiene meningitis bacteriana. En dicho caso deberá ser hospitalizado para administrarle antibióticos y líquidos por vía intravenosa y observarlo atentamente por si surgiera alguna complicación. Durante los primeros días de tratamiento es posible que su hijo no pueda comer ni beber, por lo que los líquidos intravenosos le proporcionarán los medicamentos y nutrientes que necesita. Para algunos tipos de meningitis puede que los antibióticos sean necesarios durante 7 a 21 días, dependiendo de la edad del niño y de la bacteria identificada.

Prevención

Algunos tipos de meningitis bacteriana se pueden prevenir con vacunas. Pregunte a su pediatra acerca de lo siguiente.

VACUNA CONTRA LA HIB (*HAEMOPHILUS INFLUENZAE* tipo b)

Esta vacuna reducirá las probabilidades de que los niños se infecten con la bacteria *Haemophilus influenzae* tipo b (Hib), que era la causa principal de meningitis entre los niños pequeños antes de que esta vacuna estuviera disponible. La vacuna se administra mediante inyección a los niños a los 2, 4 y 6 meses de edad, y nuevamente entre los 12 y 15 meses de edad. (Algunas vacunas combinadas tal vez permitan a su médico omitir la última inyección).

VACUNA ANTINEUMOCÓCICA

Esta vacuna es eficaz en la prevención de muchas infecciones graves causadas por la bacteria pneumococo, incluyendo tanto meningitis como bacteriemia (una infección del torrente sanguíneo) y neumonía. Se recomienda comenzar a los 2 meses de edad, con dosis adicionales a los 4, 6 y entre los 12 y los 15 meses de edad. Algunos niños con una mayor susceptibilidad a las infecciones graves (entre estos niños con alto riesgo se incluyen aquellos con sistemas inmunitarios que funcionan en forma anormal, anemia drepanocítica, algunos problemas renales y otras afecciones crónicas) podrían recibir una vacuna antineumocócica adicional entre los 2 y los 5 años de edad.

VACUNA ANTIMENINGOCÓCICA

Hay dos tipos de vacunas antimeningocócicas disponibles en EE. UU., pero la vacuna de preferencia para los niños se llama vacuna antimeningocócica conjugada (MCV4). Si bien puede evitar 4 tipos de enfermedad antimeningocócica, no suele recomendarse a modo de rutina para niños muy pequeños, sino más bien para adolescentes jóvenes (de entre 11 y 12 años de edad) o que comienzan la escuela secundaria (o a los 15 años).

Mareo por movimiento

El mareo por movimiento ocurre cuando el cerebro recibe señales contradictorias de las partes del cuerpo que perciben el movimiento: los oídos internos, los ojos y los nervios de las extremidades. En circunstancias habituales las 3 áreas responden a cualquier movimiento. Cuando las señales que reciben y envían son contradictorias (p. ej., si mira movimientos rápidos en la pantalla del cine, sus ojos percibirán el movimiento pero el oído interno y las articulaciones no), el cerebro recibe señales contradictorias y activa una respuesta que podría hacer que se sienta descompuesto. Lo mismo puede ocurrir cuando un niño está sentado tan bajo en el asiento trasero de un auto que no puede ver hacia afuera. Los oídos internos perciben el movimiento, pero los ojos y las articulaciones no.

El mareo por movimiento suele comenzar con una vaga sensación de malestar estomacal (náuseas), sudor frío, fatiga y pérdida de apetito. Esto suele acabar en vómitos. Es posible que un niño pequeño no pueda describir su malestar pero lo demostrará con su palidez y desasosiego, bostezando y llorando. Más tarde puede que pierda interés en la comida (incluso en sus favoritas) e incluso que vomite. Esta respuesta podría resultar afectada por viajes en auto anteriores que lo hicieron sentirse enfermo, pero por lo general mejora con el tiempo.

No sabemos por qué los mareos por movimiento afectan con más frecuencia a algunos niños que a otros. Como muchos de estos niños años después sufren dolores de cabeza ocasionales, se cree que los mareos por movimiento podrían ser una forma precoz de migraña. Los mareos por movimiento ocurren con más frecuencia en el primer viaje en barco o avión, o cuando el movimiento es muy intenso, como p. ej. el causado por aguas agitadas o turbulencias en el aire. El estrés y la emoción también podrían iniciar o empeorar este problema.

Lo que usted puede hacer

Si su hijo empieza a sentir mareos por movimiento, el mejor abordaje es detener la actividad que está provocando el problema. Si ocurre en el auto, deténgase en cuanto sea seguro hacerlo y déjelo salir y caminar un poco. Si están en un viaje largo en auto, tal vez deba hacer paradas breves y frecuentes, pero valdrá la pena. Si esta afección ocurre en un columpio o en un carrusel, detenga rápidamente el movimiento y baje a su hijo del juego.

Como los "mareos en el auto" son la forma más común de mareos por movimiento en niños, se han desarrollado muchas medidas preventivas. Además de las paradas frecuentes, pruebe lo siguiente:

- Si no comió nada en 3 horas, dé al niño un bocadillo *liviano* antes del viaje; esto también es útil en casos de viajes en barco o avión. Esto alivia los dolores de panza por hambre, que aparentemente aumentan los síntomas.

- Intente fijar la atención del niño en algo que no sea el malestar. Escuchen la radio, canten o conversen.

- Hágalo mirar cosas fuera del auto, no libros ni juegos.

Si nada de lo antedicho funciona, sáquelo del asiento de seguridad para el automóvil y acuéstelo boca arriba durante algunos minutos con los ojos cerrados. Un paño frío en la frente también tiende a reducir los síntomas.

Si sale de viaje y su hijo tuvo mareos por movimiento en el pasado, tal vez quiera darle su medicamento antes para evitar problemas. Algunos de estos medicamentos pueden conseguirse sin receta, pero debe consultar al pediatra antes de usarlos. Si bien pueden ayudar, a menudo producen efectos secundarios tales como somnolencia (lo que significa que cuando lleguen a destino puede que su hijo esté demasiado cansado como para disfrutarlo), boca y nariz secas o visión borrosa.

Si su hijo tiene síntomas de mareo por movimiento en ocasiones en las que no está participando de una actividad con movimiento y en particular si tiene además dolor de cabeza, dificultad para escuchar, ver, caminar o hablar o si se queda mirando el vacío, dígaselo al pediatra. Estos podrían ser síntomas de otros problemas y no de mareos por movimiento.

Paperas

Las paperas son una infección viral que, por lo general, causa inflamación de las glándulas salivales (las glándulas que producen los jugos digestivos en la boca). Gracias a la vacuna SPR (contra el sarampión, las paperas y la rubéola), que se administra entre los 12 y 15 meses de edad con un refuerzo entre los 4 y 6 años, la mayoría de los niños en los países desarrollados jamás contraerán esta enfermedad.

La American Academy of Pediatrics recomienda que si su hijo no recibió la vacuna SPR en la primera infancia tal como se sugiere, su hijo (del 18 años de edad o menor) deberá recibir 2 dosis de SPR, con 4 semanas de separación entre sí.

Si bien la administración de la vacuna SPR es muy importante, si un niño no fue vacunado, los padres deben saber identificar las paperas y diferenciarlas de dolencias similares. La glándula parótida, ubicada delante de la oreja y sobre el ángulo de la mandíbula, es la que suele resultar afectada más frecuentemente por las paperas. No obstante, otras glándulas salivales en la cara y a su alrededor podrían estar involucradas. Si bien no todos los niños con paperas parecen hinchados (en casos más leves), todos quienes tengan el virus en su sistema se vuelven inmunes.

El virus de las paperas se transmite cuando una persona infectada tose y expulsa partículas que contienen el virus al aire o en sus manos. Un niño que esté en las cercanías puede inhalar estas partículas y el virus puede pasar por su sistema respiratorio hasta su torrente sanguíneo, instalándose

Glándulas salivales

Glándula parótida   **Sublingual**

Submandibular

finalmente en las glándulas salivales. En este punto, el virus suele causar inflamación de estas glándulas sobre los lados de una o ambas mejillas.

Otros síntomas de paperas pueden incluir hinchazón y dolor en las articulaciones y, en los varones, hinchazón de los testículos. En casos extremadamente poco frecuentes, el virus puede causar inflamación en el cerebro en varones y niñas o inflamación de ovarios en las niñas.

Es importante tener en cuenta que la inflamación de las glándulas salivales puede ser provocada por otras infecciones que no sean paperas. Esto explica por qué algunos padres están convencidos de que sus hijos tuvieron la enfermedad más de una vez. Si su hijo fue vacunado o si ya tuvo paperas y se le hinchan las mejillas, consulte al pediatra para determinar la causa.

Tratamiento

No hay un tratamiento específico para las paperas, aparte de hacer que el niño esté lo más cómodo posible con reposo, muchos líquidos y acetaminofén para la fiebre. Si bien un niño con la enfermedad podría no tener muchas ganas de tomar líquido, debe mantener un vaso de agua o jugo no cítrico cerca y alentarlo a que tome sorbitos con frecuencia. A veces, una compresa tibia sobre la glándula inflamada le dará cierto alivio a corto plazo.

Si el estado de su hijo empeora, o si desarrolla complicaciones tales como dolor de los testículos, dolor abdominal fuerte o desgano extremo, comuníquese de inmediato con el pediatra. Las complicaciones son extremadamente poco frecuentes, pero el médico querrá examinar a su hijo para ver si necesita tratamiento médico más extenso.

Convulsiones y epilepsia

Las convulsiones suelen ser cambios súbitos y temporales del estado de conciencia, el movimiento físico, la sensación o las conductas causadas por impulsos eléctricos anormales en el cerebro. Dependiendo de las partes del cuerpo que resulten afectadas por los impulsos eléctricos anormales, una convulsión podría causar una rigidez súbita del cuerpo, temblores rítmicos, sacudones aislados del cuerpo, relajación total de los músculos (que pueden hacer que una persona parezca temporalmente paralizada) o episodios de "ausencia". A veces, a las convulsiones se las denomina "ataques". Los términos *convulsión* y *ataque* suelen usarse indistintamente.

Una convulsión que afecta todo el cuerpo (a veces llamada "tónica-clónica generalizada" o "grand mal") es el tipo más drástico de convulsión, que causa movimientos violentos y rápidos y pérdida de conocimiento. Las convulsiones ocurren en alrededor de 5 de cada 100 personas en algún momento durante la infancia. Por el contrario, las convulsiones con episodios de "ausencia" (anteriormente denominadas "petit mal") son episodios momentáneos en los que la persona queda con la mirada perdida o un breve lapso en la atención (uno o dos segundos). Esto ocurre principalmente en los niños pequeños y podría ser tan sutil que no se nota hasta que comienza a afectar las tareas escolares.

Las convulsiones febriles (causadas por fiebre alta sin enfermedad neurológica aguda ni crónica) ocurren en 3 o 4 de cada 100 niños de entre 6 meses y 5 años de edad, pero son mas frecuentes en los de entre 12 y 18 meses de edad. Los niños que son menores de 1 año en el momento de su primera convulsión tienen aproximadamente un 50 % más de probabilidades de volver a tener una, mientras que los niños mayores de 1 año en el momento de su primera convulsión tienen alrededor de un 30 % de probabilidades de tener una segunda. No obstante, solo una pequeña cantidad de niños afectados desarrollan epilepsia (convulsiones crónicas sin fiebre). Una convulsión febril puede causar reacciones tan leves como ojos dados vuelta o rigidez en los miembros o tan alarmantes como una convulsión generalizada con contracciones musculares y movimientos espasmódicos que afectan todo el cuerpo. Las convulsiones febriles suelen durar menos de 2 a 3 minutos y, generalmente, el comportamiento del niño vuelve a la normalidad poco después.

El término *epilepsia* se usa para describir las convulsiones que ocurren reiteradamente en el tiempo sin que haya una enfermedad aguda (como fiebre) ni otro desencadenante. A veces la causa de las convulsiones recurrentes se conoce (epilepsia sintomática) y a veces no (epilepsia idiopática).

Algunos niños padecen episodios repentinos que podrían parecerse o imitar a las convulsiones, pero en realidad no lo son. Entre los ejemplos se incluyen espasmos del sollozo, desmayarse (síncope), contracciones faciales o corporales (mioclonos) y trastornos del sueño inusuales (terrores nocturnos, sonambulismo y cataplexia). Pueden ocurrir una sola vez o repetirse durante un tiempo limitado. Una vez más, si bien estos episodios podrían parecerse a la epilepsia o a las verdaderas convulsiones, no lo son y requieren un tratamiento bastante diferente.

Tratamiento

La mayoría de las convulsiones cesarán por sí solas y no necesitan tratamiento médico inmediato. Si su hijo está teniendo una convulsión, protéjalo para que no se lastime: acuéstelo de lado con las caderas más altas que la cabeza para que no se ahogue si vomita.

Si la convulsión no se detiene luego de 2 a 3 minutos o si es inusualmente fuerte (dificultad para respirar, ahogamiento, piel amoratada u ocurren varias al hilo), llame al 911 para obtener ayuda médica de emergencia. No deje solo a su hijo. Una vez que pare la convulsión, llame de inmediato al pediatra y haga arreglos para encontrarse en el consultorio del médico o en el departamento de emergencia más cercano. Llame también a su médico si el niño toma medicamentos anticonvulsivos, ya que esto podría significar que es preciso ajustar la dosis.

Si su hijo tiene fiebre, el pediatra lo revisará en busca de una infección. Si su hijo no tiene fiebre y se trata de la primera convulsión, el médico intentará determinar otras causas posibles preguntando si hay antecedentes familiares de convulsiones o si su hijo sufrió alguna lesión en la cabeza recientemente. Examinará a su hijo y tal vez además ordene análisis de sangre o pruebas con un electroencefalograma (EEG), el cual mide la actividad eléctrica del cerebro. En ciertos casos es posible que sea preciso tomar fotografías del cerebro de su hijo mediante una tomografía computarizada (TC) o una resonancia magnética (RM). A veces se hará una punción lumbar para obtener una muestra de líquido cefalorraquídeo que se pueda analizar en busca de causas para las convulsiones como p. ej. meningitis, una infección del revestimiento del cerebro (consultar la página 785). Si no se pudiera encontrar una explicación o causa de las convulsiones, el médico podría consultar a un neuropediatra, que es un pediatra especializado en trastornos del sistema nervioso.

Si el niño tuvo una convulsión febril, algunos padres podrían intentar controlar la fiebre con acetaminofén y baños de esponja. No obstante, estas medidas *no* evitan futuras convulsiones febriles sino que simplemente hacen que el niño esté más cómodo. Si hubiera una infección bacteriana, es probable que el médico le recete un antibiótico. Si la responsable de la convulsión fuera una infección grave, como la meningitis, su hijo deberá ser hospitalizado para proporcionarle más tratamiento. Además, cuando las convulsiones son causadas por cantidades anormales de azúcar, sodio o calcio en la sangre, la hospitalización será necesaria para poder descubrir la causa y corregir los desequilibrios.

Si se diagnostica epilepsia, por lo general el niño debe comenzar a tomar medicamentos anticonvulsivos. Cuando se mantiene la dosis adecuada, a menudo las convulsiones están bien controladas. Es posible que haya que hacer análisis de sangre periódicos a su hijo luego de que comience a tomar algunos medicamentos para comprobar que tenga una cantidad adecuada de medicamento en el organismo. También es probable que deba hacerse EEG periódicos. Generalmente se continúan administrando medicamentos hasta que no haya tenido convulsiones durante uno o dos años.

Por más atemorizantes que puedan ser las convulsiones, es alentador saber que la probabilidad de que su hijo tenga otra se reduce enormemente a medida que crece. (Solo 1 de cada 100 adultos tiene una convulsión alguna vez en la vida). Lamentablemente, todavía existen muchos malos entendidos y confusión acerca de las convulsiones, por lo que es importante que los amigos y maestros de su hijo estén informados acerca de su afección. Si necesita apoyo o información adicionales, consulte al pediatra o comuníquese con la sucursal local o estatal de la Fundación Estadounidense para la Epilepsia (www.epilepsyfoundation.org, 1-800-332-1000).

Inclinación de la cabeza (tortícolis)

La inclinación de la cabeza es una afección que hace que el niño sostenga la cabeza o el cuello en posición torcida o de alguna manera anormal. Podría inclinar la cabeza hacia un hombro y, al estar boca abajo, girar siempre el mismo lado de la cara hacia el colchón. Esto podría hacer que la cabeza se aplane de un lado y que el rostro parezca desparejo o desalineado. Si no se trata, la inclinación de la cabeza podría conducir a una deformidad facial o desigualdad, y a un movimiento de cabeza restringido.

La mayoría de los casos de inclinación de cabeza están asociados con una afección llamada tortícolis (que se describe a continuación), si bien en casos raros una inclinación de cabeza podría deberse a otras causas como, p. ej., pérdida de audición, mala alineación de los ojos, reflujo (retorno del ácido estomacal), una infección de garganta o ganglios linfáticos o, con muy poca frecuencia, un tumor cerebral.

TORTÍCOLIS MUSCULAR CONGÉNITA

Por lejos, la causa más común de inclinación de la cabeza entre los niños menores de 5 años es la tortícolis congénita. Esta afección suele ocurrir debido a la posición adoptada por el bebé dentro del útero y excepcionalmente puede ocurrir durante el parto (en particular en partos de nalgas y primeros partos difíciles). Cualquiera sea la causa, esta afección suele detectarse durante las primeras 6 a 8 semanas de vida, cuando el pediatra nota un pequeño bulto en el costado del cuello del bebé, en el área del músculo lesionado. El músculo afectado es el esternocleidomastoideo, que conecta el esternón, la cabeza y el cuello. Posteriormente, el músculo se contrae y hace que la cabeza se incline hacia un lado y apunte hacia el lado opuesto.

TORTÍCOLIS ADQUIRIDA (POR LESIÓN O INFLAMACIÓN)

Es más probable que esto ocurra en niños mayores, de hasta 9 o 10 años de edad.

Este tipo de tortícolis suele ser el resultado de una inflamación de garganta causada por una infección respiratoria alta, una faringitis, una lesión o algún factor desconocido. La hinchazón, por motivos que aún se desconocen, hace que el tejido que rodea la parte superior de la columna vertebral se afloje, permitiendo que los huesos vertebrales se salgan de su lugar normal. Cuando esto ocurre, los músculos del cuello sufren espasmos y hacen que la cabeza se incline hacia un lado. La aparición de esta afección suele ser repentina y muy dolorosa.

Tratamiento

Cada tipo de inclinación de cabeza requiere de un tratamiento diferente. Es muy importante buscar tratamiento pronto, para corregir el problema antes de que cause una deformidad permanente.

Su pediatra examinará el cuello del niño y tal vez ordene radiografías de la zona para identificar la causa del problema. También es posible que se indiquen radiografías o ecografías de cadera, ya que algunos niños con tortícolis muscular congénita también tienen una anomalía conocida como displasia del desarrollo de la cadera. Si el médico decide que el problema es la tortícolis muscular congénita, deberá aprender un programa de ejercicios para estirar los músculos del cuello. El médico le mostrará cómo mover suavemente la cabeza de su hijo en la dirección opuesta a la inclinación. Deberá hacer esto varias veces al día, extendiendo muy gradualmente el movimiento a medida que el músculo se estira.

Cuando su hijo duerme, lo mejor es ponerlo boca arriba, con la cabeza en posición opuesta a la dirección de la inclinación. En casos excepcionales es posible que el pediatra le sugiera hacer ajustes a la posición en la que el niño duerme. Cuando esté despierto, ubíquelo de modo tal que las cosas que quiera mirar (ventanas, móviles, imágenes y actividad) estén del lado opuesto a la lesión. De esa manera, deberá estirar el músculo acortado al intentar ver esas cosas. Puede que el pediatra le recomiende además colocar al niño boca abajo mientras esté despierto y girarle el rostro hacia el lado opuesto al lado afectado.

Estas estrategias simples curan este tipo de inclinación de la cabeza en la mayoría de los casos, evitando la necesidad de una cirugía posterior. (Es probable que el pediatra refiera al niño a un fisioterapeuta que ayude a trabajar en esta afección).

Si el problema no se corrigiera con ejercicio o cambios de posición, el pediatra lo referirá a un neuropediatra o a un ortopedista pediátrico. En ciertos casos podría ser necesario alargar el tendón afectado mediante una cirugía.

Si la inclinación de cabeza de su hijo fuera causada por algo que no fuera tortícolis muscular congénita, y las radiografías no mostraran ninguna anomalía de columna, entre los demás tratamientos se incluyen reposo, un collarín especial, estiramientos suaves, masajes, tracción, aplicación de calor sobre la zona, medicamentos o, muy rara vez, podrían ser necesarios otros estudios por imágenes o una cirugía. Para el tratamiento de la tortícolis por lesión o inflamación, es probable que el médico recomiende aplicar calor y hacer masajes y estiramientos para aliviar el dolor de cabeza y cuello. El pediatra podría referir al niño a un especialista para que haga un diagnóstico definitivo y elabore un programa de tratamiento.

~ 30 ~

Corazón

Arritmias

LA FRECUENCIA CARDÍACA de su hijo normalmente tiene cierto grado de variación. La fiebre, el llanto, el ejercicio u otras actividades vigorosas hacen que un corazón lata más rápido. Cuanto más pequeño sea el niño, más rápida es la frecuencia cardíaca normal. A medida que su hijo crezca, la frecuencia cardíaca será más lenta. Una frecuencia cardíaca en reposo de entre 130 y 150 latidos por minuto es normal para un recién nacido, pero es demasiado rápida para un niño de 5 años en reposo. En un adolescente muy atlético, una frecuencia cardíaca en reposo de entre 50 y 60 latidos por minuto podría ser normal.

La frecuencia o ritmo regular del corazón es mantenida por un pequeño circuito eléctrico que corre por los nervios de las paredes del corazón. Cuando el circuito funciona correctamente, la frecuencia cardíaca es bastante regular, pero cuando hay un problema en el circuito, puede aparecer una frecuencia irregular o arritmia. Algunos niños nacen con anomalías en este circuito cardíaco, pero las arritmias también pueden ser causadas por infecciones o desequilibrios químicos en la sangre. Incluso en los niños saludables podría haber otras variaciones en el ritmo de la frecuencia cardíaca, incluyendo cambios que ocurren simplemente como resultado de la respiración. Este tipo de fluctuación se llama *arritmia sinusal* y no requiere de evaluación ni tratamiento especiales porque es normal.

Los llamados latidos prematuros son otra forma de ritmo irregular que no requiere tratamiento. Si algo de esto le ocurriera a su hijo, puede que le diga que el corazón "se salteó un latido" o que dio una "voltereta".

Arterias carótidas
(a la cabeza)

Aorta
(a la mitad inferior
del cuerpo)

Arterias humerales
(a los brazos)

Arteria pulmonar
(a los pulmones)

Vena cava
superior
(desde el cuerpo)

Aurícula
izquierda

Aurícula
derecha

Ventrículo
derecho

Ventrículo
izquierdo

El corazón

Por lo general estos síntomas no indican la presencia de una enfermedad cardíaca significativa.

Si el pediatra le dice que su hijo tiene una verdadera arritmia, podría significar que el corazón late más rápido de lo normal (taquicardia), muy rápido (aleteo), rápido y sin regularidad (fibrilación), más lento de lo normal (bradicardia) o que tiene latidos precoces aislados (latidos prematuros). Si bien las verdaderas arritmias no son muy comunes, cuando ocurren pueden ser graves. En ocasiones excepcionales pueden causar desmayos o incluso insuficiencia cardíaca. Afortunadamente se pueden tratar con éxito, por lo que es importante detectarlas lo antes posible.

Signos y síntomas

Si su hijo tiene una verdadera arritmia, es probable que el pediatra la descubra durante una visita de rutina. Pero si usted notara alguno de los siguientes signos de advertencia entre visitas pediátricas, infórmelo a su médico inmediatamente.

■ El bebé se torna pálido y lánguido; el cuerpo se siente inerte.

■ Su hijo se queja de que "el corazón le late rápido" estando en reposo.

■ Le dice que se siente molesto, débil o mareado.

■ Se desmaya.

Es poco probable que su hijo sufra alguno de estos síntomas pero, si los sufriera, el pediatra le hará estudios adicionales y tal vez consulte con un cardiólogo pediátrico. En el proceso, es probable que los médicos le hagan un electrocardiograma (ECG) para distinguir mejor una arritmia sinusal normal de una verdadera arritmia. Un

ECG es el registro de la actividad eléctrica del corazón, y permitirá al médico observar más detalladamente cualquier irregularidad.

A veces, los latidos inusuales de su hijo podrían ocurrir en momentos impredecibles y con frecuencia no ocurren cuando se está haciendo el ECG. En dicho caso, es probable que el cardiólogo sugiera que su hijo use un pequeño grabador portátil llamado monitor Holter, que registra constantemente su frecuencia cardíaca en el transcurso de un período de 1 a 2 días. Durante este tiempo se le pedirá que complete una planilla de las actividades y síntomas de su hijo. La comparación del ECG con sus observaciones ayudará a efectuar un diagnóstico. Por ejemplo, si su hijo siente que el corazón "aletea" y se marea a las 2:15 p. m. y el ECG muestra que el corazón repentinamente le late más rápido a la misma hora, es probable que pueda definirse el diagnóstico de arritmia.

La frecuencia cardíaca irregular ocasional ocurrirá únicamente durante el ejercicio. Si este fuera el caso de su hijo, es probable que el cardiólogo le haga andar en una bicicleta fija o correr en una cinta caminadora mientras se registra su frecuencia cardíaca. Cuando su hijo tenga la edad suficiente para participar en deportes, pregunte al pediatra si es necesario hacerle alguna prueba especial o aplicar alguna restricción.

Soplo cardíaco

Técnicamente, un soplo cardíaco es simplemente un ruido que se escucha entre los latidos del corazón. Cuando un médico escucha el corazón, oye un sonido parecido a *lub-dub, lub-dub,* *lub-dub.* Lo más frecuente es que el período entre el *lub* y el *dub* y entre el *dub* y el *lub* sea silencioso. Si hubiera algún sonido durante este período, se llama soplo. Los soplos cardíacos son sumamente comunes y suelen ser normales (es decir, los sonidos son causados por un corazón saludable que bombea sangre con normalidad).

En niños en edad preescolar y escolar, los soplos cardíacos casi nunca son un motivo de preocupación. La mayoría de los niños con un soplo no necesitan atención especial y, eventualmente, el sonido desaparece. Estos niños tienen soplos "normales", que se llaman soplos cardíacos funcionales o inocentes.

Si su hijo tiene un soplo de ese tipo, es probable que se descubra entre las edades de 1 y 5 años, durante un examen de rutina. El médico escuchará entonces con atención para determinar si este es un soplo cardíaco "normal" o uno que pudiera indicar un problema. Por lo general, con tan solo escuchar el sonido, el pediatra podrá darse cuenta de si un soplo es inocente (circulación de sangre normal a través de un corazón normal). Si fuera necesario, consultará con un cardiólogo pediátrico para asegurarse, pero en general no es preciso hacer pruebas adicionales.

En ocasiones excepcionales, un pediatra escuchará un soplo que suena lo suficientemente anormal como para indicar que algo podría estar mal en el corazón. Si su médico sospecha esto, su hijo será transferido a un cardiólogo pediátrico para poder efectuar un diagnóstico preciso.

¿Cuándo se convierten los soplos cardíacos en una preocupación? Cuando ocurren muy poco después del nacimiento o durante los primeros 6 meses de vida. Estos soplos *no* son funcionales ni inocentes y lo más probable es que requieran de la atención inmediata de un cardiólogo pediatra. Podrían deberse a conexiones anormales entre las cámaras de bombeo (defectos de tabiques) o de los principales vasos provenientes del corazón (p. ej. transposición de vasos). Su bebé será observado para detectar cambios en el color de piel (se vuelve amoratada) y dificultades respiratorias o alimentarias. También es probable que lo sometan a pruebas adicionales como una radiografía de tórax, un electrocardiograma (ECG) y una ecografía del corazón (ecocardiograma). Este ecocardiograma crea una imagen del interior del corazón utilizando ondas de sonido. Juntos, el cardiólogo y el pediatra tomarán una decisión respecto a los siguientes pasos a dar, dependiendo del resultado de estas pruebas. Si todas estas pruebas tienen resultados normales, entonces es seguro concluir que el bebé tiene un soplo inocente y no necesitará volver a consultar a un cardiólogo.

Cuando existe una afección específica llamada conducto arterioso permeable (CAP), a menudo se detecta poco después del nacimiento y con mayor frecuencia en los bebés prematuros. En los bebés con un CAP, la sangre circula de manera anormal entre las dos principales arterias que salen del corazón. En la mayoría de los casos, el único síntoma de CAP es un soplo cardíaco hasta que el ducto se cierra por sí solo poco después del nacimiento, lo que suele ocurrir en recién nacidos a término que, por lo demás, están sanos. A veces, en especial en los bebés prematuros, tal vez no se cierre solo o podría ser grande y dejar pasar demasiada sangre por los pulmones, lo que podría exigir un mayor esfuerzo al corazón, obligándolo a trabajar más y provocando un aumento de presión en las arterias de los pulmones. Si este fuera el caso, se puede probar en principio con un medicamento pero, si no tuviera éxito, podría ser necesaria una cirugía para cerrar el CAP.

Tratamiento

Los soplos cardíacos inocentes son normales y, por lo tanto, no necesitan tratamiento. Los niños con estos soplos cardíacos inocentes no necesitan evaluaciones reiteradas ni atención de seguimiento a largo plazo de cardiólogos; tampoco tienen restricciones para hacer deporte ni ninguna otra actividad física.

Los soplos cardíacos inocentes suelen desaparecer a mediados de la adolescencia. Los cardiólogos no saben por qué desaparecen ni por qué aparecen en primer lugar. Mientras tanto, no se desanime si el soplo es más suave en una visita al pediatra y ruidoso una vez más en la siguiente. Esto simplemente podría significar que el corazón de su hijo está latiendo a una frecuencia levemente diferente cada vez. Lo más probable es que este soplo normal desaparezca a la larga.

El conducto arterioso permeable es un problema que, en la mayoría de los casos, se corrige solo; en algunos casos se pueden usar medicamentos para cerrar un CAP. Pero si el conducto arterioso siguiera abierto tal vez sea necesario corregirlo quirúrgicamente o con un catéter.

Si se diagnosticaran otras afecciones cardíacas más graves en el momento del nacimiento o poco después, y la evaluación revelara defectos más graves, el cardiólogo pediátrico y el pediatra consultarán con un cirujano cardíaco pediátrico en un Centro de Cardiología Pediátrica regional, donde hay instalaciones aptas para realizar un diagnóstico cardíaco pediátrico integral e intervenciones.

Hipertensión/presión arterial alta

Solemos pensar que la presión arterial alta, o hipertensión, es un problema que afecta a las personas adultas. Pero, de hecho, esta afección puede ocurrir a cualquier edad, incluso durante la primera infancia. Alrededor de 5 de cada 100 niños tienen presión arterial más alta de lo normal, aunque menos de 1 de cada 100 tiene hipertensión significativa desde el punto de vista médico.

El término *presión arterial* de hecho hace referencia a dos mediciones separadas: La presión arterial *sistólica* es la presión más alta que se alcanza en las arterias cuando el corazón bombea sangre que sale para circular por el cuerpo; la presión arterial *diastólica* es la presión más baja que ocurre en las arterias cuando el corazón se relaja entre latidos. Si alguna de las dos o ambas mediciones están por encima del rango de las personas sanas de la misma edad y sexo, es hipertensión.

En muchos casos, la hipertensión parece desarrollarse con la edad. Como resultado, su hijo podría no mostrar signos de presión arterial alta cuando es bebé pero desarrollar la afección al crecer. Los niños con sobrepeso tienen una tendencia mucho mayor a tener hipertensión (además de otros problemas de salud). Por consiguiente, los buenos hábitos de alimentación (sin comer exageradamente y sin hacer énfasis en comidas con alto contenido de grasas) y la actividad física abundante son importantes durante los primeros años de la infancia (y para el resto de su vida).

En la mayoría de los casos de presión arterial alta, exceptuando los casos provocados o empeorados por la obesidad, no es posible identificar una causa conocida. No obstante, cuando la hipertensión se torna *grave* en los niños, suele ser un síntoma de otro problema grave como una enfermedad renal o anomalías cardíacas, del sistema nervioso o del sistema endócrino (glandular).

Afortunadamente, la presión arterial alta por sí sola rara vez causa problemas graves en los niños y se puede controlar mediante cambios en la dieta, medicamentos o una combinación de ambas cosas. No obstante, si se deja que la hipertensión continúe o empeore en el transcurso de varios años, la presión adicional prolongada podría provocar insuficiencia cardíaca o accidente cerebrovascular en la adultez. Además, la hipertensión a largo plazo causa cambios en las paredes de los vasos sanguíneos que podrían acabar en daños en los riñones, los ojos y otros órganos. Por estos motivos, es importante que el pediatra controle periódicamente la presión arterial de los niños con hipertensión y que usted cumpla estrictamente con las recomendaciones de tratamiento del médico.

Tratamiento

En la mayoría de los exámenes físicos de rutina, le tomarán la presión arterial a su hijo. Así es como suele descubrirse la hipertensión. Lo más frecuente es que esta afección no cause molestias notorias, pero cualquiera de las siguientes cosas podría indicar presión arterial alta:

Alimentos con alto contenido de sodio (sal)

(más de 400 mg por porción)

Condimentos: Caldos en cubos, tiernizadores de carne salados, condimentos salados (p. ej. sal de ajo, sal de cebolla, sal condimentada), salsa de soja, salsa teriyaki

Bocadillos: Pretzels salados, galletas, papas fritas de bolsa y palomitas de maíz

Alimentos comercialmente preparados: La mayoría de las cenas y platos principales congelados comercialmente preparados; sopas deshidratadas y en lata

Verduras: Todas las verduras preparadas en salmuera (p. ej. aceitunas, pepinillos, chucrut), jugos de verdura (p. ej. jugo de tomate)

Quesos: Quesos procesados, algunos tipos de queso incluyendo queso americano, queso azul, queso cottage y queso parmesano

Carne: Todo producto ahumado, curado, encurtido o procesado (p. ej. carne en conserva [corned beef], tocino, carne y pescado secos, jamón, fiambres, salchichas y frankfurters)

Alimentos con contenido bajo y moderado de sodio (sal)

(menos de 400 mg por porción)

Condimentos: Especias sin sal agregadas (p. ej. ajo en polvo, cebolla en polvo), especias "comunes" (orégano, tomillo, eneldo, canela, etc.), condimentos (p. ej. mayonesa, mostaza, salsa picante, salsa para bistecs, ketchup)

Verduras: Todas las verduras frescas, congeladas y enlatadas, en particular las enlatadas sin sal agregada

Frutas y jugos de fruta: Jugos de fruta, todas las frutas frescas, enlatadas, congeladas y deshidratadas

Productos de granos: Pasta, pan, arroz, cereales cocidos, la mayoría de los cereales listos para comer, panqueques, bollos, pasteles, galletas

Productos lácteos: Leche, yogur, natillas, pudines, helado

Carne y otros alimentos proteicos: Carne, pescado y huevos frescos, frutos secos sin sal, frijoles y arvejas deshidratadas

- Dolor de cabeza

- Mareos

- Falta de aliento

- Trastornos visuales

- Fatiga

Si su hijo tiene presión arterial alta, el pediatra ordenará pruebas para ver si existe un problema médico subyacente. Entre estas pruebas se incluyen análisis de orina y de sangre. A veces se utilizan radiografías especiales para examinar el suministro de sangre en los riñones.

Si no se encuentra ningún problema médico, se diagnosticará a su hijo *hipertensión esencial.* (En términos médicos, la palabra *esencial* hace referencia únicamente al hecho de que no se ha encontrado una causa).

¿Qué le dirá el médico que haga? Si la causa fuera la obesidad, el primer paso podría ser hacer que su hijo baje de peso. Esto deberá ser controlado muy estrictamente por el pediatra. Bajar de peso no solo disminuirá la presión arterial sino que además puede ofrecer muchos otros beneficios para la salud.

El siguiente paso para bajar la presión arterial de su hijo es limitar la sal de su dieta. (Consultar el recuadro de la página 800, *Alimentos con alto contenido de sodio [sal] y con contenidos de sodio [sal] bajo y moderado).* Dejar de usar sal de mesa y restringir los alimentos salados puede revertir la hipertensión leve y ayudará a bajar los niveles de presión arterial elevados más graves. También hay que tener cuidado al comprar alimentos envasados; la mayoría de los alimentos enlatados y procesados contienen mucha sal, por lo que debe revisar atentamente las etiquetas para asegurarse de que los artículos tengan poco o nada de sal agregada. La comida rápida y otros tipos de comidas de restaurante suelen tener mucha sal, por lo que es mejor minimizar su consumo. También es probable que el pediatra sugiera que el niño haga más ejercicio. La actividad física aparentemente regula la presión arterial y, por consiguiente, puede reducir la hipertensión leve.

Una vez que el pediatra sepa que su hijo tiene presión arterial alta, querrá controlarla con frecuencia para asegurarse de que no se torne más grave. Dependiendo de lo alta que sea la presión arterial, es posible que transfiera a su hijo a un especialista en hipertensión infantil, por lo general un nefrólogo (especialista en riñones) pediátrico o un cardiólogo (especialista en el corazón) pediátrico. Si empeorase, podría tratarse con medicamentos además de dieta y ejercicio. Hay muchos tipos de medicamentos disponibles, que funcionan a través de distintas partes del cuerpo. Cuando la presión arterial de su hijo queda bajo control con dieta o medicamentos es importante seguir con el tratamiento según las recomendaciones de su médico, incluyendo los cambios en la dieta; de lo contrario, la hipertensión volverá.

Prevención

Es muy importante detectar la hipertensión lo antes posible. La hipertensión no controlada de larga duración podría tener efectos dañinos en varios otros órganos del cuerpo como el corazón, los riñones y el cerebro. En la actualidad se recomienda controlar la presión arterial a todos los niños a partir de los 3 años de edad o antes en el caso de los que corran un mayor riesgo de padecerla. Esto incluye a bebés prematuros, de bajo peso al nacer o que atravesaron una hospitalización complicada o prolongada. También incluye a niños con cardiopatías congénitas que toman medicamentos que podrían aumentar la presión arterial o que sufren alguna otra afección que podría conducir a una presión arterial alta.

Debido a que los niños con sobrepeso tienen más tendencia a padecer hipertensión (además de otros problemas de salud), preste atención al consumo de calorías de su hijo y asegúrese de que haga bastante ejercicio. Incluso las pérdidas de peso relativamente escasas o los pequeños aumentos de la actividad física podrían prevenir la hipertensión en los niños con sobrepeso.

Enfermedad de Kawasaki

La enfermedad de Kawasaki es un proceso sistémico en el cual los vasos sanguíneos de todo el cuerpo se inflaman. Es una enfermedad potencialmente grave y desconcertante, cuya causa se desconoce. Un signo de esta enfermedad es la fiebre, que suele ser bastante alta y durar por lo menos 5 días, sin responder a antibióticos y sin causa alternativa. A fin de tener en cuenta el diagnóstico de enfermedad de Kawasaki, el niño enfermo debe tener fiebre y exhibir, además, otros signos en el momento del examen. Lo más frecuente es que se presenten 4 de los 6 signos que se mencionan a continuación durante la primera semana de un caso típico:

1. Erupción en parte del cuerpo o generalizada, que suele ser más grave en la zona del pañal, en especial en los bebés menores de 12 meses de edad.

2. Enrojecimiento e hinchazón de las palmas de las manos y las plantas de los pies o, en una etapa posterior, descamación de la piel que rodea la raíz de las uñas.

3. Labios rojos, hinchados y agrietados y/o lengua de fresa (roja y con bultitos).

4. Ojos rojos e inflamados, incluyendo la esclerótica (la parte blanca).

5. Un único ganglio linfático inflamado, en particular sobre un lado del cuello.

6. Irritabilidad o languidez. Los niños con enfermedad de Kawasaki suelen estar más malhumorados o letárgicos de lo habitual. También podrían quejarse de dolor abdominal, dolor de cabeza o dolor en las articulaciones.

Cuando aparece una inflamación de los vasos sanguíneos asociada con la enfermedad de Kawasaki, a menudo afecta las arterias del corazón (arterias coronarias) y podría estar presente en hasta el 25 % de los casos. Se usarán análisis de sangre para comprobar la inflamación y una ecografía del corazón (ecocardiograma) para evaluar las arterias coronarias del niño con enfermedad de Kawasaki. El ecocardiograma puede identificar la inflamación, que podría debilitar las paredes de los vasos sanguíneos y, en ciertos casos, esta debilitación podría incluso hincharse y causar aneurismas (ensanchamientos anormales de los vasos sanguíneos llenos de sangre). En la mayoría de los casos, la inflamación de los vasos sanguíneos parece resolverse luego de varios meses o años pero, en otros casos, la arteria coronaria podría volverse estenótica (estrecharse).

La enfermedad de Kawasaki ocurre con mayor frecuencia en Japón y Corea y en las personas con ascendencia japonesa y coreana, pero se puede encontrar en todos los grupos raciales y en todos los continentes. Se desconoce la cantidad exacta de casos, pero probablemente ocurran entre 5000 y 10 000 por año en EE. UU., típicamente en bebés de entre 18 y 24 meses de edad y niños preescolares. La enfermedad de Kawasaki ocurre muy rara vez en bebés de entre 6 semanas y 6 meses de edad. En este grupo etario, es probable que el único signo notorio sea la fiebre que no cede. La edad pico de ocurrencia en Estados Unidos es entre 6 meses y 5 años.

La enfermedad de Kawasaki no es contagiosa. Es algo sumamente excepcional que dos niños en la misma casa padezcan la enfermedad. Del mismo modo, no se propaga entre los niños de una guardería donde existe un contacto directo a diario. Si bien la enfermedad de Kawasaki puede ocurrir en brotes comunitarios, en especial durante el invierno y a principios de la primavera, nadie conoce su causa. Pese a las vastas investigaciones, no se ha identificado ninguna bacteria, virus ni toxina como causa de la enfermedad. No hay ninguna prueba específica para confirmar el diagnóstico. El diagnóstico se lleva a cabo cuando se cumplen los signos de enfermedad mencionados anteriormente y al excluir otras enfermedades posibles.

Tratamiento

Si bien la causa de la enfermedad de Kawasaki se desconoce y no puede prevenirse, puede tratarse. Si se diagnostica lo suficientemente pronto, la gammaglobulina intravenosa (una mezcla de anticuerpos humanos) puede reducir en gran parte el riesgo de que un niño desarrolle aneurismas coronarios. Si su hijo recibe una infusión de gammaglobulina, esto podría afectar el calendario de vacunación de rutina con relación a las denominadas vacunas de virus vivos (las vacunas de la varicela y SPR), por lo que los padres deben consultar al pediatra. Sin embargo, todas las vacunas que sean inactivas, incluida la vacuna contra la gripe, deberán administrarse según el calendario.

Además de la gammaglobulina, el niño con enfermedad de Kawasaki recibirá aspirina, en principio en dosis altas, durante la primera etapa de la enfermedad y luego en dosis bajas durante la etapa de recuperación, hasta que el pediatra considere que está bien suspenderla. La aspirina puede reducir la tendencia de la sangre a formar coágulos en los vasos sanguíneos dañados y se usa para evitar la formación de dichos coágulos en las arterias coronarias. Si bien es adecuado usar aspirina para tratar la enfermedad de Kawasaki, no debe usarse para el tratamiento de niños con enfermedades menores (p. ej. un resfrío o una gripe), ya que se ha vinculado con una grave enfermedad llamada síndrome de Reye. Si un niño recibe tratamiento con aspirina para la enfermedad de Kawasaki y resulta expuesto a la gripe o a la varicela, será preciso detener la administración de aspirina y los padres deberán hablar con el pediatra sobre un medicamento sustituto temporal adecuado.

~ 31 ~

Vacunas

LAS VACUNAS han ayudado a los niños a mantenerse sanos durante más de medio siglo. Las vacunas de rutina se han convertido en una de las mejores armas disponibles para proteger a su hijo contra las principales enfermedades de la infancia.

De hecho, las vacunas son una de las mayores historias de éxito de la salud pública de nuestro tiempo. Muchas enfermedades que en una época eran parte rutinaria del crecimiento (algunas de ellas potencialmente mortales) ahora son evitables y relativamente raras, gracias a las mejoras de la higiene, la mejor alimentación, las condiciones de vida sin hacinamiento, los antibióticos y, lo que es más importante, las vacunas. En un momento, la mayoría de las personas no llegaban a la edad adulta sin que alguien de su familia o de su círculo de amigos se hubiera visto afectado por una enfermedad muy grave o

hubiera muerto a causa de una enfermedad infecciosa. Pero ahora, esas mismas enfermedades han alcanzado niveles bajos récords tanto en EE. UU. como en muchos otros países del mundo, y eso se debe a que los índices de vacunación alcanzaron niveles altos récords. En la actualidad se recomienda la vacunación de rutina contra 16 enfermedades infecciosas entre el momento del nacimiento y los 18 años de edad. Las vacunas funcionan extremadamente bien; la mayoría de ellas tienen una efectividad de más del 90 % en la prevención de enfermedades y es por eso que son armas importantes para mantener seguros y sanos a los niños. Cuando los padres se enteran de los riesgos de estas infecciones (por ejemplo, que la tos convulsa provoca convulsiones, enfermedad cerebral e incluso la muerte), el argumento a favor de las vacunas de la infancia es persuasivo. Si bien la varicela, por ejemplo, suele ser una enfermedad leve, antes de que estuviera disponible la vacuna, cada año se registraban más de 11 000 hospitalizaciones de niños con llagas de varicela infectadas. Antes de la vacuna, morían alrededor de 100 personas al año por complicaciones de la varicela. Pero ahora esta enfermedad es prevenible.

Importantes y seguras

Como muchos padres (e incluso algunos médicos) jamás vieron a un niño con enfermedades como tos convulsa, difteria o sarampión, las madres y padres a veces preguntan a su pediatra si realmente su hijo necesita las vacunas. Pero si bien muchas de las enfermedades que alguna vez causaron discapacidades permanentes o incluso la muerte ahora son poco comunes, no han desaparecido por completo. Sí, son prevenibles, pero los gérmenes que causan muchas de ellas aún existen por ahí y constantemente entran al país a través de los viajeros internacionales.

Tengamos en cuenta simplemente el caso de la vacuna contra la *Haemophilus influenzae* tipo b (Hib). Protege a los niños contra enfermedades graves de la infancia como meningitis (una inflamación e hinchazón de los tejidos que cubren el cerebro y la médula espinal) e infecciones de garganta que pueden bloquear las vías respiratorias (epiglotitis). Antes de que la vacuna estuviera disponible, en la década de los ochenta, había alrededor de 20 000 casos de Hib por año en Estados Unidos. La *H. influenzae* tipo b era la causa más común de meningitis bacteriana en Estados Unidos y era una de las principales causas de discapacidad intelectual y sordera. Causaba alrededor de 12 000 casos de

meningitis por año en niños menores de 5 años de edad, en especial en bebés de entre 6 y 12 meses de edad. Entre esos niños infectados, 1 de cada 20 moría por esta enfermedad y 1 de cada 4 desarrollaba daño cerebral permanente. Hoy en día, como la enfermedad Hib es evitable mediante la vacunación, hay menos de 100 casos por año en Estados Unidos.

Al mismo tiempo, las vacunas son muy seguras pero no son perfectas. Al igual que ocurre con los medicamentos, pueden causar reacciones ocasionales, que suelen ser leves (consultar *Más información acerca de las vacunas* en la página 807). Los efectos secundarios como enrojecimiento o molestias en el sitio de inyección pueden ocurrir en hasta 1 de cada 4 niños. Aparecen poco después de la administración de la vacuna y suelen desaparecer en un par de días. También es posible que el niño esté fastidioso después de vacunarse. Si bien pueden ocurrir reacciones más graves, son mucho menos comunes. Algunos niños con determinadas afecciones de salud no deben recibir vacunas. Hable con su médico si su hijo tuvo una reacción alérgica grave a una vacuna anterior, si tiene determinadas alergias o si está enfermo el día de su cita. Este tipo de información puede ayudar a su médico a determinar si su hijo debe o no recibir una vacuna. En los últimos años, algunos críticos de las vacunas han señalado un conservante llamado timerosal, el cual durante décadas se agregó a ciertas vacunas para evitar que se contaminaran con bacterias. El timerosal tiene una pequeña cantidad de mercurio orgánico, lo que preocupaba a algunos padres. Estaban preocupados por el vínculo entre los trastornos como el autismo y las vacunas con contenido de timerosal. Muchos estudios científicos han

Más acerca de las vacunas

Cuando vacuna a sus hijos:

- Los protege contra enfermedades peligrosas y potencialmente mortales.

- Reduce la gravedad de la enfermedad si resultara que su hijo la contrae.

- Limita las probabilidades de propagación de enfermedades contagiosas.

- Protege a otras personas de su comunidad que son demasiado jóvenes para vacunarse o que no pueden recibir vacunas debido a problemas médicos.

También cabe destacar lo siguiente:

- Después de recibir una vacuna, algunos niños tienen síntomas leves tales como fiebre baja y malestar, como también dolor, hinchazón o enrojecimiento en el sitio donde se aplicó la inyección. También es probable que duerman un poco más de lo habitual durante un par de días después de recibir la vacuna.

- Muy excepcionalmente, es posible que los niños reaccionen a una vacuna con una respuesta más grave como fiebre alta, erupción o convulsiones. Llame al pediatra si su hijo tiene fiebre de más de 103 °F (39.4 °C), erupción generalizada (con ronchas), mucha hinchazón en el miembro donde se aplicó la inyección o cualquier otro síntoma que le preocupe. Estas pautas se aplican a todas las vacunas descritas en este capítulo.

demostrado que no existe un vínculo entre el timerosal de las vacunas y el autismo. Además, todas las vacunas elaboradas para niños en Estados Unidos están libres de timerosal o contienen únicamente rastros.

Si bien algunos padres también se preocupan porque su hijo recibe "demasiadas vacunas" a la vez, hay una gran cantidad de investigaciones que demuestran que las múltiples vacunas de la infancia se pueden administrar al mismo tiempo en forma segura. De hecho, no es posible obtener una licencia ni recomendar una vacuna hasta que los fabricantes demuestran que se puede administrar en forma segura junto a otras vacunas recomendadas. Y aunque los niños reciben más vacunas que en tiempos pasados, las que reciben se han purificado y mejorado de tal modo que, en realidad, los niños reciben menos antígenos (sustancias que ayudan al organismo a crear inmunidad) en cada vacuna. Estas vacunas son eficaces y seguras cuando se administran de conformidad con las pautas recomendadas por la American Academy of Pediatrics.

El punto importante a recordar es que contraer estas enfermedades evitables es mucho más peligroso que la administración de las vacunas. Si tiene preguntas o inquietudes acerca de las vacunas, hable con el pediatra.

Alivio del dolor

A veces, las inyecciones duelen. Cuando su hijo recibe una vacuna es posible que se sienta incómodo y llore algunos minutos. Pero afortunadamente, el dolor, cuando existe, es muy breve. En el momento de administración de la vacuna, tal vez pueda suavizar la experiencia distrayendo al niño. Háblele con voz tranquilizante y establezca contacto visual con él. Posteriormente, reconfórtelo y juegue con él un rato.

Si su hijo tuviera efectos secundarios, podrá aliviar la fiebre o la irritabilidad con acetaminofén o ibuprofeno. Asegúrese de hablar con el pediatra sobre el uso y la dosificación adecuada de estos medicamentos. Si su hijo siente dolor en el lugar donde le dieron la vacuna, tal vez su médico le recomiende aplicar compresas frías para aliviar las molestias. Claramente, si alguna reacción fuera una molestia para su hijo durante más de 4 horas, infórmelo al pediatra, quien querrá anotarlo en la historia clínica de su hijo y recetarle el tratamiento adecuado.

Antes de vacunar a su hijo es buena idea hablar con el médico sobre las reacciones que podrían ocurrir, si las hubiera. Si en el pasado hubiera sufrido reacciones inusuales o graves (como fiebre alta o cambios en su conducta), usted y su pediatra deben hablar sobre los pros y los contras de administrar otra dosis de la misma vacuna cuando llegue el momento programado.

Por más doloroso que le resulte ver a su hijo sintiendo las molestias de una vacuna, no pierda de vista el hecho de que está haciendo algo muy bueno por él al asegurarse de que esté protegido contra las enfermedades que las vacunas pueden prevenir.

¿Qué vacunas necesita su hijo?

Su hijo deberá recibir vacunas según lo dicte el calendario de vacunación recomendado por la American Academy of Pediatrics. El calendario completo aparece en el Anexo e incluye las vacunas descritas a continuación para los niños pequeños. Consulte el calendario a menudo para obtener información sobre las vacunas que su hijo necesita y cuándo es preciso administrárselas. Además, las recomendaciones van cambiando a medida que las vacunas se mejoran y se desarrollan otras nuevas; asegúrese de hablar con su pediatra o entrar en www.aap.org para acceder al calendario de vacunación más actualizado.

DIFTERIA, TÉTANOS Y TOS FERINA

La vacuna DTaP protege a su hijo contra la difteria, el tétanos y la tos ferina. La porción para la difteria de esta vacuna protege contra una infección de garganta que podría provocar dificultades respiratorias, parálisis o insuficiencia cardíaca. La porción para el tétanos

NUESTRA POSICIÓN

LA AMERICAN ACADEMY OF PEDIATRICS cree que las vacunas son la manera más segura y económica de prevenir las enfermedades, las discapacidades y la muerte. Recomendamos a los padres que se aseguren de que sus hijos estén vacunados contra las enfermedades infantiles peligrosas ya que siempre es mejor prevenir una enfermedad que tener que tratarla o vivir con las consecuencias de padecerla.

protege contra una enfermedad que provoca una contracción o "bloqueo" de los músculos del cuerpo, en particular de la mandíbula, y es potencialmente mortal. La vacuna contra la tos ferina (también llamada tos convulsa) evita que las bacterias causen ataques de tos graves y violentos a los bebés que podrían causar dificultades respiratorias y alimentarias.

¿Qué hay de los posibles efectos secundarios? Puede que aparezcan enrojecimiento y sensibilidad debido a las porciones de difteria y tétanos de la vacuna. A veces, después de la cuarta o quinta dosis, aparece una hinchazón del brazo o de la pierna en la que se administró la vacuna. Entre los problemas graves pero excepcionales que se han reportado después de la vacuna DTaP se incluyen convulsiones a largo plazo, coma y daño cerebral permanente. No impida que le administren esta vacuna (ni ninguna otra) a su hijo sin antes hablar con su pediatra. Él podrá abordar todas las inquietudes que usted pudiera tener. Para la amplia mayoría de los niños, los peligros de las enfermedades mismas superan ampliamente cualquier riesgo que pudiera representar una vacuna; tenga en cuenta, por ejemplo, que 2 de cada 10 personas que contraen tétanos mueren por esa causa y 1 de cada 100 bebés menores de 2 años que contraen tos ferina muere. Más de 1 de cada 10 niños que contraen difteria

mueren a causa de las complicaciones. La vacunación es muy importante.

SARAMPIÓN, PAPERAS Y RUBÉOLA (SPR)

La porción contra el sarampión de la vacuna protege contra una infección que causa una erupción generalizada de manchas rojas o amarronadas, además de síntomas similares a los de la gripe; el sarampión puede conducir a complicaciones graves tales como neumonía, convulsiones y daño cerebral. La vacuna contra las paperas ofrece a su hijo protección contra un virus que causa inflamación de las glándulas salivales, fiebre y dolor de cabeza y puede resultar en sordera, meningitis e inflamación dolorosa de los testículos u ovarios. La vacuna contra la rubéola protege contra una infección de la piel y los ganglios linfáticos en la cual el niño podría presentar una erupción rosa y ganglios doloridos y sensibles en la parte posterior del cuello.

En los últimos tiempos se ha hablado mucho en los medios de comunicación acerca de un vínculo entre la vacuna SPR y el autismo. De hecho, hay investigaciones muy extensas que demuestran que no existe ningún vínculo. Se ha generado confusión porque a menudo se diagnostica el autismo más o menos a la misma edad en la que los niños reciben la vacuna SPR. Esto ha llevado a la conclusión equivocada de que la vacuna de alguna manera provoca autismo. Pero, en realidad, los estudios actualmente muestran que el autismo de hecho comienza antes del nacimiento del niño y que las vacunas no tienen nada que ver.

En algún momento se desalentaba la administración de la vacuna SPR en niños que hubieran tenido alergia al huevo. Como ahora la vacuna SPR solo contiene cantidades residuales de proteína de huevo, la recomendación se ha modificado y actualmente se puede administrar en forma segura a los niños alérgicos al huevo sin ninguna precaución especial. Además, si su hijo estuviera tomando algún medicamento que interfiriese con el sistema inmunitario, o si tiene el sistema inmunitario debilitado por algún motivo, en general no debe recibir esta vacuna. En cuanto a los efectos secundarios, a veces, entre los 7 y los 12 días posteriores a la administración de la vacuna SPR es posible que el niño desarrolle una leve inflamación de los ganglios de las mejillas o el cuello y algo de fiebre o una leve erupción. Si ocurriera este efecto secundario leve de la vacuna, es importante tener en cuenta que no es peligroso ni contagioso y que se resolverá por sí solo. Tales hallazgos ocurren con menos frecuencia después de la segunda dosis. Los problemas graves, como convulsiones causadas por fiebre, ocurren en 1 de cada 3000 dosis. Las reacciones alérgicas graves son muy poco frecuentes (alrededor de 1 de cada 1 000 000 dosis).

VARICELA

La vacuna que protege contra el virus de la varicela está disponible desde 1995 y no solo protege contra la varicela sino contra la culebrilla que podría contraerse más adelante a lo largo de la vida. La infección natural por varicela puede causar fiebre y una erupción de aspecto similar a ampollas, que provoca mucho escozor, por todo el cuerpo. Podría haber hasta 250 a 500 ampollas de este tipo en el cuerpo. A veces, la infección causa complicaciones graves entre las que se incluyen infecciones cutáneas, inflamación cerebral y neumonía.

La vacuna contra la varicela es segura. Las reacciones a esta vacuna suelen ser leves. Alrededor del 20 % tendrá un dolor leve, enrojecimiento o hinchazón en el sitio de inyección. Muy rara vez, en menos de 1 de cada 1000 niños, podría ocurrir una convulsión febril después de la vacuna. Si su hijo tiene un sistema inmunitario debilitado, si está tomando esteroides u otros fármacos que pudieran afectar el sistema inmunitario, consulte a su médico antes de darle la vacuna contra la varicela.

Dos dosis de la vacuna ofrecen más de un 90 % de protección contra la infección. Actualmente, si alguien vacunado contrae varicela, suele ser una enfermedad muy leve. Tendrá muy pocas ampollas, es menos probable que tenga fiebre o complicaciones graves y se recuperará más rápido.

GRIPE

La gripe (a veces llamada influenza) es una enfermedad respiratoria causada por un virus. Esta infección provoca síntomas tales como fiebre alta, dolores musculares, dolor de garganta y tos; su hijo podría necesitar varios días de reposo para recuperarse. Hay dos tipos de vacuna contra la gripe para proteger a su hijo:

- La vacuna inactivada (sin virus vivo) o "vacuna contra la gripe" que se administra mediante inyección

- La vacuna con virus vivo atenuado (debilitado) que se administra mediante aerosol en las fosas nasales

Los niños de 6 meses de edad en adelante, incluidos todos los niños, adolescentes, adultos jóvenes y quienes cuiden a un niño demasiado pequeño como para vacunarse, deben darse la vacuna anual estacional contra la gripe. Es preciso realizar esfuerzos especiales para vacunar a quienes tengan afecciones médicas crónicas que aumentan su riesgo de padecer complicaciones graves por gripe (como asma, diabetes, inmunosupresión o trastornos neurológicos). La formulación de la vacuna contra la gripe cambia año a año, dependiendo de la prevalencia esperada de las varias cepas de virus de gripe. Este es uno de los motivos por los cuales la vacuna contra la gripe debe administrarse todos los años.

POLIO

La vacuna contra la polio ofrece protección contra el virus que causa la polio. Si bien algunas infecciones por el virus de la polio no causan síntomas, dicho virus puede causar parálisis y muerte en otros casos. Antes de que existiera la vacuna contra la polio, millones de niños en todo el mundo quedaban paralíticos a causa de la polio.

Hoy en día, todos los niños necesitan 4 dosis de la vacuna contra la polio antes de empezar la escuela, comenzando la vacunación a los 2 meses de edad. La vacuna contra la polio inactivada se administra mediante inyecciones y no hay riesgo de que la vacuna cause la enfermedad. La forma oral de la vacuna ya no está disponible en EE. UU.

HIB (*HAEMOPHILUS INFLUENZAE* TIPO B)

La vacuna Hib protege a su hijo contra la bacteria que (antes de que existiera la vacuna) era la principal causa de meningitis. Esta grave enfermedad ocurre con mayor frecuencia en niños de entre 6 meses y 5 años de edad, provocando síntomas tales como fiebre, convulsiones, vómitos y rigidez de cuello. La meningitis también causa pérdida de audición, daño cerebral y muerte. Estas mismas bacterias también pueden provocar una inflamación poco frecuente pero grave en la garganta llamada epiglotitis.

La primera vacuna Hib debe administrarse a los 2 meses de edad y posteriormente se administran dosis adicionales. Es importante que su hijo reciba esta vacuna a fin de reducir su riesgo de contraer enfermedades por Hib durante los primeros años de vida, cuando es más vulnerable a estas infecciones. No hay motivos para no administrar esta vacuna a su hijo salvo que haya tenido un rara reacción alérgica, potencialmente mortal, a una dosis anterior de la vacuna.

HEPATITIS B

La vacuna contra la hepatitis B ofrece protección contra una enfermedad hepática que puede propagarse a través de sangre o fluidos corporales infectados. La infección es causada por el virus de la hepatitis B y puede resultar en cirrosis y cáncer de hígado. La infección puede pasar de una madre infectada a su bebé en el momento del nacimiento o de un miembro del núcleo familiar a otro.

La primera dosis de la vacuna contra la hepatitis B debe administrarse poco después del nacimiento, incluso antes de que el bebé sea dado de alta. La segunda dosis debe administrarse al mes o a los 2 meses de edad, y la tercera dosis cuando el niño tenga entre 6 y 18 meses de edad. La vacuna contra la hepatitis B es muy segura. Los problemas graves son raros. Entre las posibles reacciones leves se incluyen dolor donde se aplicó la vacuna y, en 1 de cada 15 personas, una temperatura de 99.9 °F (37.7 °C) o más.

HEPATITIS A

Al igual que la vacuna contra la hepatitis B, la vacunación contra la hepatitis A protege contra una enfermedad hepática común que su hijo podría contraer al comer alimentos o beber agua contaminados con el virus de la hepatitis A. Esta infección común puede a veces propagarse en entornos de guardería cuando los cuidadores no siguen buenos procedimientos de higiene de manos.

La vacuna contra la hepatitis A es muy segura. Las reacciones a esta vacuna son muy poco frecuentes y en general no son más que dolor en el lugar donde se aplicó la vacuna.

VACUNA ANTINEUMOCÓCICA

La vacuna antineumocócica conjugada protege a su hijo contra la meningitis y también contra las formas comunes de neumonía, infecciones en la sangre y algunas infecciones de oídos. Una infección neumocócica es una de las causas más comunes de muerte infantil que puede prevenirse con vacunas. La administración de la vacuna solo se asocia con reacciones leves. Algunos niños se ponen fastidiosos o somnolientos, pierden el apetito o tienen fiebre.

ROTAVIRUS

La vacuna contra el rotavirus protege contra un virus estomacal potencialmente grave (en general denominado "gastroenteritis"), que puede causar vómitos, diarrea y síntomas relacionados en los niños. El rotavirus es la causa más común de diarrea grave en los niños menores de 2 años de edad. En EE. UU., antes de la administración de la vacuna contra el rotavirus, cada año se hospitalizaban alrededor de 50 000 niños menores de 5 años debido a la infección por rotavirus.

Algunos niños podrían experimentar diarrea leve y temporal o, muy rara vez, vómitos dentro de los 7 días posteriores a la administración de una dosis de la vacuna contra el rotavirus. Esta vacuna no tiene ninguna reacción grave asociada. Tal como ocurre con otras vacunas mencionadas anteriormente, hable con su médico antes de administrar a su hijo la vacuna contra el rotavirus si el sistema inmunitario del niño estuviera debilitado por afecciones tales como el VIH o el uso de esteroides.

VACUNA ANTIMENINGOCÓCICA

La vacuna antimeningocócica protegerá a su hijo contra algunos de los tipos más comunes de gérmenes que causan la meningitis. Esta vacuna se recomienda para los niños a partir de 11 o 12 años de edad. Los niños con un mayor riesgo de infección deberían vacunarse pronto, durante su primer año de vida. Verifique con su médico acerca de cuándo se debe administrar la vacuna si su hijo tiene un sistema inmunitario debilitado.

VACUNA CONTRA EL VIRUS DEL PAPILOMA HUMANO

El virus del papiloma humano causa cáncer de cuello de útero en las mujeres y cáncer anogenital y verrugas genitales tanto en los hombres como en las mujeres. Esta vacuna funciona solo si se administra *antes* de que su hijo se infecte con este virus. Más del 80 % de las personas se infectan con este virus en algún momento de su vida. Las primeras 3 dosis deben administrarse a los 11 o 12 años de edad a todos los varones y a todas las niñas.

~ 32 ~

Medios

LAS TECNOLOGÍAS TALES COMO LA televisión, los dispositivos móviles y los juegos relacionados con Internet ofrecen entretenimiento, cultura y educación a nuestros hijos. Son una parte importante del estilo de vida diario promedio. Si bien ofrece muchos beneficios, el uso de los medios también se ha asociado con el riesgo de obesidad, problemas para dormir, conductas agresivas y dificultades de atención en los niños de edad preescolar y escolar. En lo relativo a incorporar tecnología en la rutina diaria de su hijo, el niño necesita de su experiencia, su criterio y su supervisión.

Primeros años

Algunos médicos se especializan en el desarrollo cerebral temprano de los niños y las mejores formas de ayudarlos a aprender. El efecto de varios tipos de estimulación de los medios y las actividades que requieren tiempo frente a la pantalla es un área de estudio constante, pero los primeros resultados nos llevan a recomendar que los niños menores de 2 años estén el menor tiempo posible frente a la pantalla. Muchos programas de medios digitales se comercializan como "educativos", aún cuando la evidencia muestra que los niños muy pequeños no pueden aprender a partir de ese formato.

Los programas de calidad son educativos a una edad en la que los niños pueden entender el contenido y el contexto de lo que están viendo. Los estudios han descubierto sistemáticamente que los niños mayores de 2 años, en general, tienen este nivel de comprensión. Es importante que los padres recuerden que el tiempo de juego no estructurado es más valioso para el cerebro en desarrollo que los medios electrónicos. Los niños aprenden a pensar en forma creativa, a resolver problemas y a desarrollar habilidades de razonamiento y

NUESTRA POSICIÓN

LA AAP RECOMIENDA que los padres y cuidadores reduzcan al mínimo o eliminen totalmente la exposición a los medios en niños menores de 2 años. Para niños en edad preescolar más grandes, es muy adecuado limitar la exposición a los medios; los padres deben contar con una estrategia para controlar los medios electrónicos cuando eligen maximizar sus beneficios. Recuerde que se ha demostrado que el juego independiente supervisado para bebés y niños pequeños tiene más beneficios que el uso de medios con pantalla cuando usted no puede sentarse e involucrarse activamente en los juegos de su hijo. Por ejemplo, haga que su hijo juegue con tazas graduadas en el piso cerca suyo mientras prepara la cena. Evite además poner un televisor en el dormitorio de su hijo y reconozca que su propio uso de los medios puede tener un efecto negativo en los niños.

motrices a edades tempranas mediante el juego no estructurado y "desenchufado" mucho mejor que con tiempo pasivo ante la pantalla. El juego libre también les enseña a entretenerse solos. Si bien los niños tal vez recuerden algunas cosas vistas en un programa (en especial si lo ven reiteradamente), aprenden mucho más de una persona real que les presente el mismo material.

Cuando los padres están mirando sus programas y usando los celulares o computadoras, es importante recordar que estos *medios de fondo* podrían no ser adecuados para los niños. Puede ser una distracción para los padres y reduce la interacción entre los padres y el hijo. Los medios de fondo también podrían interferir con el aprendizaje que pueda lograr un niño pequeño a través de los juegos y actividades. Los niños que usan demasiado los medios corren riesgo de tener retrasos en el desarrollo del lenguaje una vez que comienzan la escuela, pero es necesario profundizar las investigaciones para conocer las razones. Los medios de fondo son un factor de distracción tanto para los padres como para el niño. Cuando hay programas de adultos en la televisión, la atención del adulto está dirigida a la pantalla y hay bastante menos "tiempo de charla" casual entre los padres y el niño. La investigación demuestra que el "tiempo de charla" es valioso para el incipiente desarrollo del lenguaje de los niños. Y los medios de fondo son también una distracción para un niño que pudiera estar sentado en la misma habitación jugando con sus juguetes. La investigación demuestra que incluso cuando un programa no esté creado para una audiencia infantil, el niño echará un vistazo a la pantalla tres veces por minuto. Interrumpe la concentración del niño cuando está "trabajando" (jugando). Los niños se concentran menos y es más probable que cambien de juguete más rápidamente cuando hay una pantalla encendida.

2 y 3 años

A los 2 años, los niños podrían beneficiarse al mirar programas de contenido educativo como aquellos con música, movimiento o historias simples. El tiempo pasivo frente a la pantalla no es un reemplazo de la

NUESTRA POSICIÓN

SI BIEN LA AMERICAN ACADEMY OF PEDIATRICS no considera que los medios de comunicación son los únicos responsables de la violencia en nuestra sociedad, consideramos que la violencia en la televisión, las películas o los videojuegos tienen un claro efecto sobre la conducta de los niños y contribuyen con la frecuencia con la cual se emplea violencia para resolver los conflictos. Los medios de entretenimiento, además, distorsionan la realidad de temas tales como las drogas, el alcohol, el tabaco, la sexualidad y las relaciones familiares.

Instamos a los padres a manejar tanto la cantidad como la calidad del tiempo que pasa la familia ante la pantalla. Los padres pueden crear una dieta de medios saludable y educar con el ejemplo. La programación infantil en la televisión tiene el respaldo de patrocinadores comerciales cuya motivación principal es vender productos. Muchos niños pequeños no están preparados para distinguir entre los programas y la publicidad que los interrumpe, ni entienden plenamente que los comerciales están diseñados para venderles algo (a ellos o a sus padres).

Los padres, comunicadores y patrocinadores en conjunto son los responsables de los medios a los que los niños se exponen. La American Academy of Pediatrics apoya fervientemente los esfuerzos legislativos por mejorar la calidad de la programación para niños. Instamos a los padres a limitar y controlar la cantidad de tiempo que sus hijos pasan frente a las pantallas (incluyendo televisión, videos, computadora y juegos de video), a controlar lo que los niños están mirando y a mirar los medios junto a los niños para ayudarlos a aprender de lo que ven.

lectura, el juego ni la resolución de problemas, pero con moderación podría desempeñar un papel relevante en el desarrollo de determinadas habilidades específicas. Los programas elegidos con mucho cuidado pueden ayudar a presentar a los niños pequeños las letras, los números y algunas experiencias de la vida. Sin embargo, los niños que, sin querer, están expuestos a contenidos para adultos, podrían absorber ciertos mensajes negativos, si los hubiera. Un niño que mira un programa con contenido para adultos podría observar a los personajes involucrados en actos violentos o usando lenguaje inadecuado. Este tipo de programas también podrían mostrar escenas con contenido sexual, drogas y alcohol a niños que son demasiado pequeños para entender la realidad de estos temas. Además, gran parte del tiempo de pantalla perpetúa mitos y estereotipos de ciertas tareas por género y asociaciones raciales que serán malas influencias para los niños. Los niños percibirán las interacciones sociales en los programas televisivos como un atisbo del "mundo real" cuando, en realidad, suelen estar muy alejados de la realidad. Es por esto que es importante que los padres miren de antemano los programas, o los miren junto a sus hijos, para hablar sobre lo que ocurre en la pantalla y responder preguntas.

Una cantidad cada vez mayor de investigaciones muestran que el tiempo que se pasa frente a la pantalla está asociado con la obesidad. Algunos expertos creen que se debe al consumo excesivo de bocadillos mientras se mira un programa, y que la exposición a avisos publicitarios de comida chatarra y comida rápida además aumenta el deseo de los niños de consumir esos alimentos. Comer bocadillos fuera de los horarios habituales de las comidas es mayor cuando se mira televisión o películas. Además, la mayor parte del tiempo que se pasa frente a la pantalla es tiempo sedentario para los niños pequeños, durante el cual no están correteando y jugando.

Todos los niños necesitan juego activo, no solo por el ejercicio físico sino también para lograr un desarrollo mental y social adecuado. La mayor parte del uso de los medios es pasiva. Sentarse a mirar televisión todo el tiempo, por ejemplo, no ayuda al niño a adquirir las aptitudes y experiencias más importantes que necesita a esta edad como la comunicación, la creatividad, la fantasía, el criterio y la experimentación. Cuanto más tiempo pase su hijo frente a la pantalla, menos tiempo tendrá para llevar a cabo la amplia variedad de actividades que constituyen una infancia divertida y memorable. Si bien la pantalla podría ofrecer ciertos beneficios educativos, los niños necesitan una variedad saludable de actividades diarias. El juego independiente fomenta la creatividad. Jugar con otros niños fomenta las aptitudes sociales y la resolución de problemas. Y la actividad física es fundamental para un estilo de vida saludable. Es por esto que los niños necesitan un equilibrio de actividades durante su día.

4 y 5 años

En un mundo que cambia rápidamente y cada vez es más tecnológico, es importante que los niños se vuelvan expertos en el uso de varias formas de tecnología a medida que crecen. Controlar atentamente el uso de esos medios por parte de su hijo lo llevará a una experiencia segura y divertida.

Si su hijo opta por jugar jueguitos en una tableta, dispositivo móvil o computadora familiar, asegúrese de que juegue a juegos adecuados para su edad. Si el juego requiere usar Internet, compruebe que esté alojado en un sitio web seguro y apto para niños. Esto limitará la posibilidad de que encuentre material inadecuado sin querer. Además, la American Academy of Pediatrics recomienda usar los controles parentales del sistema operativo de la computadora, que permiten bloquear o filtrar el contenido de Internet. Esto también se puede hacer en los teléfonos celulares y dispositivos móviles. Muchos proveedores de servicios de Internet tienen software para el mismo fin, que en general ofrecen sin costo. Los padres pueden optar por comprar un programa de software o una aplicación aparte que puede bloquear y rastrear sitios web inadecuados o indeseados e inhabilitar partes del dispositivo para evitar que el niño acceda a otras áreas. También hay aplicaciones que pueden controlar el *tiempo* que un niño pasa frente a la pantalla.

Los programas de televisión y las películas por lo general traen una calificación que indica el tipo de contenido que se incluye en el programa. Suele encontrarse en las listas o guías de programación de televisión. Los programas de noticias no tienen calificación y es posible que parte de la información que se presenta no sea adecuada para los oídos de los niños. Manténgase firme ante su hijo respecto a lo que es o no es adecuado para que vea.

Los dispositivos tecnológicos, ya sea un televisor o una tableta, pueden ser parte de la rutina de la hora de acostarse

Niños con necesidades especiales y computadoras

Si su hijo tiene necesidades especiales, puede obtener equipo que le facilite el uso de la computadora. Por ejemplo monitores, teclados, joysticks y programas de voz computarizados especiales permiten a los niños con discapacidades disfrutar del uso de una computadora.

Para obtener información adicional, comunicarse con:

- ERIC, el Centro de Información sobre Recursos Educativos (1800538-3742; www.eric.ed.gov). Este recurso es una biblioteca digital en línea de investigación e información sobre educación.

- La Fundación Starlight (1-310-479-1212; www.starlight.org) es otro recurso excelente. Es una organización dedicada a desarrollar proyectos que empoderen a los niños gravemente enfermos para que puedan enfrentar los desafíos cotidianos.

Además, su hijo debe entender claramente que las personas en Internet no siempre son quienes dicen ser y que tal vez no sean los "amigos" que aparentan ser.

---

de muchos niños. Erróneamente los padres creen que, a veces, esto puede ser una ayuda para tranquilizarse antes de dormir, pero algunos programas de televisión de hecho aumentan la resistencia a dormirse y pueden causar ansiedad en cuanto a quedarse dormido. Las investigaciones han demostrado que mirar televisión se asocia con horarios de sueño irregulares en los niños que la miran cerca de la hora de irse a dormir, y que puede abreviar la duración del sueño al retrasar el momento de quedarse dormidos. Además, hay investigaciones que demuestran que el reflejo de las pantallas interfiere con la liberación de melatonina, una sustancia química del cuerpo necesaria para relajarse a fin de conciliar el sueño. Por estos motivos, es importante que no haya pantallas encendidas en el dormitorio de su hijo por la noche. Los malos hábitos de sueño causan efectos adversos en el estado de ánimo, la conducta y el aprendizaje. Limite el tiempo de mirar televisión o jugar a juegos digitales o de computadora estimulantes a horas tempranas del día e implemente un "toque de queda" electrónico o para la hora de dormir una hora antes de la hora en la que su hijo deba irse a la cama.

Pautas para el uso de los medios

- Su hijo debe usar la computadora solo cuando usted esté junto a él o esté cerca y pueda supervisar las actividades en línea.

- Mantenga la computadora familiar en un área pública de la casa y cree reglas claras para usarla.

■ Fije y haga cumplir un tiempo límite diario o semanal o un toque de queda para el uso de todos los medios.

■ Asegúrese de que su hijo entienda que no debe compartir información personal por Internet. Los sitios web dirigidos a niños no deben solicitar información detallada sin autorización de los padres pero, si lo hicieran, informe a su hijo que antes que nada debe hablar con usted.

Mensaje para los padres

Para los niños mayores de 2 años, es preciso limitar el tiempo que pasan frente a la pantalla a menos de una o dos horas por día. Enseñe a su hijo que el tiempo frente a la pantalla incluye televisión, películas y juegos digitales, y que ese tiempo es un privilegio que se puede disfrutar pero que implica ciertas responsabilidades.

Sea inteligente respecto a los medios:

■ Fije límites y ofrezca orientación respecto al tiempo que su hijo usa los medios

■ Ayude a su hijo a planificar qué programas y películas mirará, y cuándo

■ Apague la pantalla cuando el programa termine o cuando haya llegado al máximo del tiempo de uso permitido

■ Tenga en cuenta las ocasiones en las que usa los medios como "niñera"

■ Mantenga la televisión, los reproductores de DVD, los juegos de video y las computadoras fuera del dormitorio de su hijo y en áreas familiares abiertas de su casa

■ Mire televisión con su hijo para ayudar a educarlo acerca de la publicidad y los comerciales

A fin de aumentar el interés del niño en otras actividades no relacionadas con los medios, invítelo a leer juntos, a jugar a juegos de mesa o al aire libre, a pintar, a cocinar, a armar cosas o a visitar amigos. Elógielo cuando se entretenga solo sin apoyo de la televisión ni la computadora y dé un buen ejemplo limitando el tiempo que usted misma pasa usando los medios. Usted es el mejor ejemplo para su hijo. Debe mostrarle que valora las interacciones entre las personas y que usted también tiene límites en el tiempo que pasa frente a la pantalla. Y *no* use la televisión como recompensa ni impida que la vean como castigo, ya que esto solo la volverá más atractiva. Fije las reglas básicas y sea consecuente. Tal vez las reglas de su casa sean "nada de videos ni televisión por la noche cuando hay escuela al otro día" o "hasta 2 horas de tiempo recreativo frente a la pantalla después de hacer la tarea"; el uso de los medios se gana después de haber hecho la tarea. Sin importar cuáles sean las reglas de su familia, es fundamental que existan y que las haga cumplir.

Es importante controlar la "dieta de medios" de sus hijos desde temprana edad. La educación respecto a los medios puede conducir a un mejor entendimiento de los pros y los contras de todos los tipos de medios y a introducirlos y usarlos mejor en su casa.

~ 33 ~

Problemas musculoesqueléticos

Artritis

LA ARTRITIS es una inflamación de las articulaciones que produce hinchazón, rigidez, enrojecimiento, calor, sensibilidad y dolor con el movimiento. Si bien la artritis típicamente se considera una afección de los adultos mayores, los niños también pueden padecerla. Las cuatro formas más comunes de artritis de la infancia son las siguientes:

SINOVITIS TRANSITORIA (INFLAMACIÓN) DE LA CADERA
Esta es la forma más común de artritis en los niños. Suele desarrollarse repentinamente entre los 2 y los 10 años de edad y se resuelve luego de un tiempo breve (de días a semanas) sin consecuencias duraderas graves. La causa más común tiene que ver con una reacción exagerada del sistema inmunitario ante un virus, por lo que con frecuencia se observa después de una infección respiratoria alta. Los tratamientos incluyen reposo y medicamentos antiinflamatorios (como ibuprofeno), que podrían ayudar a que los síntomas desaparezcan antes.

INFECCIÓN BACTERIANA DE UNA ARTICULACIÓN
Cuando una articulación se infecta con bacterias se siente un fuerte dolor y la articulación se pone roja, hinchada y rígida. Con frecuencia el niño afectado cojeará, se negará a cargar peso o tendrá movimiento reducido en un brazo. Además, el niño afectado típicamente tendrá fiebre, y los muy pequeños simplemente podrían estar irritables y negarse a caminar o usar una de las extremidades. Informe al pediatra de inmediato si aparecen estos signos o síntomas, ya que el pronto tratamiento puede evitar el daño articular. Si la infección afecta la cadera u otra articulación

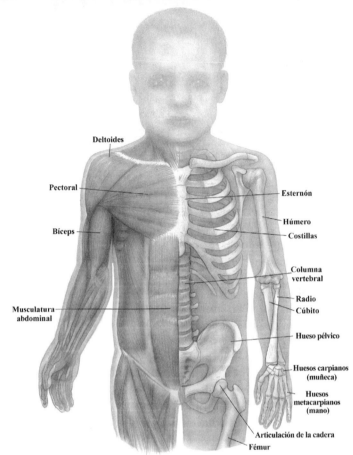

Deltoides

Pectoral

Bíceps

Musculatura
abdominal

Esternón

Húmero

Costillas

Columna
vertebral

Radio

Cúbito

Hueso pélvico

Huesos carpianos
(muñeca)

Huesos
metacarpianos
(mano)

Articulación de la cadera

Fémur

Sistema musculoesquelético

profunda e inaccesible podría ser difícil de diagnosticar; la infección de articulaciones grandes que soportan peso es una afección muy grave que tiene que ser debidamente diagnosticada y tratada por un especialista (por lo general un ortopedista). El tratamiento podría incluir una aspiración con aguja o un drenaje quirúrgico de la articulación infectada y antibióticos intravenosos (IV).

ENFERMEDAD DE LYME
Una infección transmitida por la garrapata del venado puede causar una forma de artritis conocida como enfermedad de Lyme. Se llama así porque se diagnosticó por primera vez a un niño en Old Lyme, Connecticut. Esta infección suele comenzar con una marca roja rodeada por un anillo o halo más claro (que se parece a una diana roja y blanca) en el lugar donde la garrapata del venado picó al niño. Posteriormente, podría aparecer una erupción similar pero más pequeña en otras partes del cuerpo. También es posible que su hijo desarrolle síntomas similares a los de la gripe como dolor de cabeza, fiebre, ganglios linfáticos inflamados, fatiga y dolores musculares. La artritis se desarrolla típicamente entre semanas y meses después de la aparición

de la erupción en la piel. Si la artritis fuera grave, se pueden recetar medicamentos para controlar la inflamación y el dolor hasta que la afección se resuelva gradualmente por sí sola.

Si hubiera una articulación afectada, la enfermedad de Lyme suele tratarse con antibióticos. Sin embargo, la American Academy of Pediatrics no recomienda el consumo de antibióticos a modo de rutina después de una picadura de garrapata en un esfuerzo por *prevenir* la enfermedad de Lyme porque la mayoría de las picaduras de garrapata no transmiten el germen que provoca la enfermedad de Lyme, por los posibles efectos secundarios de los antibióticos, por el costo y por el riesgo de promover la creación de bacterias resistentes a los antibióticos. La Academy tampoco recomienda hacer análisis de sangre al niño para detectar la enfermedad de Lyme poco después de una picadura de garrapata, ya que los anticuerpos demoran un tiempo en aparecer en la sangre, incluso en casos de picaduras de garrapatas infectadas. Para prevenir la enfermedad de Lyme, su hijo debe evitar las zonas infestadas con garrapatas como las zonas boscosas, los pastos altos o los pantanos. Los niños también pueden protegerse contra las garrapatas usando camisas de manga larga, metiéndose los pantalones dentro de los calcetines y usando repelente de insectos con DEET como ingrediente activo al estar al aire libre. (Consultar la página 854 para obtener más información sobre el DEET).

Casi todos los casos de enfermedad de Lyme se pueden tratar fácilmente con antibióticos, incluso si se desarrollara una artritis.

ARTRITIS IDIOPÁTICA JUVENIL (AIJ)

La artritis idiopática juvenil (AIJ) previamente se denominaba artritis reumatoide juvenil o artritis crónica juvenil, y es la forma más común de inflamación articular crónica en los niños. La AIJ es un trastorno desconcertante que suele ser difícil de

Cómo quitar una garrapata

1. Limpie suavemente la zona con una esponja o bolita de algodón embebida en alcohol.

2. Con fórceps, pinzas o los dedos (protegidos por un pañuelo de papel o un paño), agarre la garrapata lo más cerca posible de la boca y de la piel.

3. Con tensión suave pero constante, tire de la garrapata hacia arriba y hacia afuera.

4. Asegúrese de que la garrapata esté muerta antes de desecharla. Quitar y desechar una garrapata es algo que debe hacerse con una barrera de protección (pañuelo desechable o paño) para no exponerse a ninguna bacteria ni agente infeccioso que pudiera propagar la garrapata.

5. Después de sacar la garrapata, limpie bien el área mordida con alcohol u otro agente de limpieza (jabón).

diagnosticar, y es un desafío lograr que las familias lo entiendan. Los síntomas comunes incluyen rigidez e inflamación articular persistentes y dolor con el movimiento de las articulaciones afectadas. Si su hijo tiene estos síntomas o un patrón de caminata inusual, en especial por las mañanas o después de las siestas, llame al pediatra para que examine al niño. Sorprendentemente, muchos niños con AIJ no se quejan de mucho dolor; la rigidez y la inflamación son los signos más prominentes de la artritis.

La AIJ puede ocurrir prácticamente a cualquier edad, pero es muy poco común antes del primer cumpleaños. Ciertos tipos particulares de AIJ son comunes antes de los 6 años de edad o en torno a la pubertad. Si bien esta afección podría ser incapacitante, con el tratamiento adecuado la mayoría de los niños logran buenos resultados y, en muchos niños, la afección se resolverá por sí sola con el tiempo. Se desconoce la causa exacta de la AIJ. Los investigadores creen que la AIJ podría dispararse por una infección que causa una respuesta anormal del sistema inmunitario, lo que conduce a una inflamación articular autoinmune.

Los signos, síntomas y consecuencias a largo plazo varían según el subtipo de AIJ. Una forma de AIJ conocida como AIJ sistémica consta no solo de artritis sino también de inflamación en todo el cuerpo, con fiebre y erupción asociadas y posibles efectos sobre otros órganos. Por ejemplo, un niño con AIJ sistémica puede desarrollar pericarditis (inflamación del saco que rodea al corazón), miocarditis (inflamación del músculo cardíaco), pleuritis (inflamación del revestimiento interno del tórax) o pneumonitis (inflamación de los pulmones). Entre otros subtipos de AIJ se incluyen oligoartritis, poliartritis con factor reumatoide negativo, poliartritis con factor reumatoide positivo, artritis psoriásica, artritis relacionada con entesitis y artritis no diferenciada. La AIJ oligoarticular afecta a no más de 4 articulaciones y es más común en niñas en edad preescolar. Las dos formas de AIJ poliarticular afectan por lo menos a 5 articulaciones, y el subtipo de factor reumatoide positivo es similar a la artritis reumatoide de los adultos. La AIJ psoriásica ocurre en niños que padecen una afección cutánea llamada psoriasis o en niños que tienen características típicas de AIJ psoriásica (inflamación de los dedos enteros, cambios en las uñas, familiares directos con psoriasis). La artritis relacionada con la entesitis está compuesta por artritis y entesitis (inflamación de sitios donde los tendones y ligamentos se insertan en el hueso). Este subtipo de AIJ suele asociarse con un gen, el HLA-B27, y es la única forma de AIJ que es más común en varones. La AIJ no diferenciada no corresponde exactamente a ninguna de las demás categorías o a menudo tiene características de más de un subtipo de AIJ. Un dato importante es que algunos niños con AIJ pueden tener una inflamación asociada en la parte frontal del ojo; esto es más común en pacientes con AIJ que obtienen resultados positivos en el análisis de ANA. Esto deberá ser evaluado por un oftalmólogo en el principio del curso de la enfermedad.

TRATAMIENTO DE LA AIJ

Recientemente se han logrado grandes avances en el tratamiento de la AIJ. El tratamiento varía según la gravedad y la ubicación de la artritis, pero a menudo incluye medicamentos y ejercicio. Es importante seguir el plan de tratamiento recomendado por el médico a fin de garantizar el mejor resultado para el niño.

El objetivo principal de la AIJ es la reducción de la inflamación articular. A menudo se usan inicialmente fármacos antiinflamatorios no esteroideos (AINE) para reducir el dolor y la rigidez. Entre los AINE usados habitualmente se incluyen el ibuprofeno, el naproxeno y el meloxicam. Los AINE funcionan rápidamente pero pueden causar malestar estomacal; por eso, siempre deben tomarse con las comidas. Llame a su médico si un niño que toma AINE se queja de dolor abdominal o pierde el apetito. Los niños con una respuesta inadecuada a los AINE podrían recibir tratamiento con medicamentos más eficaces, pero a menudo dichos medicamentos también representan un mayor riesgo de efectos secundarios y un costo más alto. Entre estos medicamentos se incluyen el metotrexato y algunos biológicos relativamente nuevos como el etanercept, el adalimumab, el abatacept y el tocilizumab. Estos medicamentos tienen más riesgos y necesitan de un control más minucioso, pero también pueden hacer una enorme diferencia en las vidas de niños con artritis. Otra opción de tratamiento que suele usarse cuando solo una o algunas pocas articulaciones tienen artritis implica la inyección directa de un esteroide de acción prolongada en las articulaciones afectadas, que puede restituir la funcionalidad rápidamente incluso en articulaciones gravemente afectadas.

El ejercicio también desempeña un papel importante en retrasar la progresión de la AIJ y en la prevención de la rigidez extrema de las articulaciones. Si bien a veces podría resultar incómodo, en especial cuando al niño ya le duelen las articulaciones, es importante que las familias ayuden al niño a trabajar, más allá de las molestias, para lograr los beneficios a largo plazo. La inclusión de fisioterapia y terapia ocupacional suele ser de ayuda como guía de un programa de ejercicios y, para las articulaciones muy rígidas, estas terapias también pueden ofrecer un programa de colocación de férulas para evitar o reducir las deformidades en las articulaciones afectadas.

La vida con AIJ requiere de muchas adaptaciones y dedicación, no solo de parte de los niños afectados sino también de sus familias. El trabajo en equipo con sus profesionales médicos puede ayudar a disminuir el riesgo de que un niño con AIJ tenga problemas o discapacidades a largo plazo.

Piernas arqueadas y rodillas valgas

A menudo, las piernas de los niños pequeños tienen aspecto arqueado. De hecho, muchos niños tienen las piernas arqueadas más o menos hasta los 2 años de edad. Luego de esta edad, por lo general tienen las rodillas cada vez más juntas (rodillas valgas) hasta alrededor de los 6 años de edad; posteriormente, esto vuelve a la normalidad. En ocasiones, puede que los niños no tengan derecha la parte inferior de las piernas hasta los 9 o 10 años de edad.

Las piernas arqueadas y rodillas valgas son variaciones dentro de la normalidad, y en general no necesitan un tratamiento específico. Típicamente, las piernas de un niño se enderezarán naturalmente a medida que llegue a la adolescencia, pero podría ser necesario un tratamiento si hubiera una deformidad grave o si la deformidad ocurriera durante la adolescencia. Muy rara vez las órtesis, los zapatos correctivos y el ejercicio resultan útiles, salvo en casos de deformidades graves, y podrían impedir el desarrollo físico del niño y causar tensiones emocionales innecesarias. Muy rara vez, las piernas arqueadas o rodillas valgas son el resultado de una enfermedad. La artritis, una lesión en la placa de crecimiento que rodea la rodilla (consultar *Fracturas/huesos quebrados,* página 699), una infección, un tumor, la enfermedad de Blount (un trastorno del crecimiento de la rodilla y la espinilla) y el raquitismo (causado por una deficiencia de vitamina D) pueden causar cambios en la curvatura de las piernas.

Aquí incluimos algunos signos que sugieren que las piernas arqueadas o rodillas valgas de un niño podrían ser causadas por un problema grave:

■ La curvatura es extrema.

■ Hay un solo lado afectado.

■ Las piernas arqueadas empeoran después de los 2 años de edad.

■ Las rodillas valgas persisten después de los 7 años de edad.

■ Su hijo es, además, inusualmente bajo para su edad.

Si su hijo entra en cualquiera de estas descripciones, hable con su pediatra. En algunos casos, tal vez sea necesario un tratamiento, inclusive la derivación a un ortopedista pediátrico.

Lesiones en el codo

La pronación dolorosa del codo (también conocida como codo de niñera) es una lesión común y dolorosa que suele ocurrir entre los niños menores de 4 años y, de vez en cuando, en niños mayores. Ocurre cuando la parte externa del codo se disloca o se sale de su articulación. Esto ocurre porque la articulación del codo del niño es lo suficientemente floja como para separarse ligeramente cuando su brazo se estira totalmente (al levantarlo, tirar de él o balancearlo tomándolo de la mano o la muñeca, o si se cae sobre su brazo estirado). El tejido de los alrededores se desliza dentro del espacio que genera el estiramiento y queda atrapado una vez que la articulación vuelve a su posición normal.

Una lesión de tipo codo de niñera no suele causar inflamación, pero el niño se quejará de dolor en el codo o llorará cuando le muevan el brazo. Lo típico es que el niño sostenga el brazo cerca de su costado, con el codo levemente flexionado y la palma hacia el cuerpo. Si alguien intenta enderezarle el codo o darle vuelta la palma hacia arriba, el niño se resistirá debido al dolor.

Tejido blando atrapado en la articulación

Codo
Radio

Tratamiento del codo de niñera

Esta lesión deberá ser tratada por un pediatra u otro profesional de la salud capacitado. Como el dolor de codo también puede deberse a una fractura, es probable que el pediatra lo tenga en cuenta antes de "reducir" el codo, o volver a ponerlo en su sitio.

Su médico revisará la zona lesionada en busca de hinchazón, dolor y cualquier limitación del movimiento. Si sospechara que se trata de alguna otra lesión que no sea codo de niñera, probablemente le tomen radiografías. Si no se observa ninguna fractura, el médico moverá, rotará y flexionará suavemente el brazo para soltar el tejido atrapado y permitir que el codo vuelva a su posición normal. Una vez que el codo haya vuelto a su lugar, el niño en general sentirá alivio inmediato y, luego de transcurridos pocos minutos, debería poder usar el brazo con normalidad y sin molestias. Ocasionalmente, es posible que el médico recomiende el uso de un cabestrillo durante un par de días, por comodidad, en especial si pasaron varias horas antes del tratamiento exitoso de la lesión. Si la lesión hubiera ocurrido varios días antes, es posible que se use un cabestrillo tipo férula o un yeso para proteger la articulación durante una a dos semanas. El dolor persistente luego de una "reducción" podría significar que ocurrió una fractura no aparente en el momento de las primeras radiografías.

Prevención

El codo de niñera puede evitarse al no tirar de su hijo ni levantarlo por las manos o las muñecas ni balancearlo tomándolo de los brazos. En cambio, levante a su hijo tomándolo por debajo de los brazos.

Pies planos/arcos caídos

Los bebés suelen nacer con los pies planos y esto podría persistir durante varios años de su infancia. Esto ocurre porque los huesos y las articulaciones de los niños son flexibles y eso hace que sus pies se aplanen al ponerse de pie. Además, los bebés pequeños tienen una "almohadilla" de tejido adiposo en el borde interno de los pies, que esconde el arco. Sigue siendo posible ver el arco si levanta a su bebé para que se pare en puntas de pie, pero probablemente desaparezca cuando esté parado normalmente. También es probable que el pie se gire hacia afuera, aumentando el peso sobre el lado interno y haciéndolo parecer aún más plano.

Por lo general, los pies planos desaparecen en el entorno de los 6 años de edad, cuando los pies se tornan menos flexibles y los arcos se desarrollan por el aumento de la fuerza en los músculos de las piernas. Solo alrededor de 1 o 2 niños de cada 10 seguirán teniendo pies planos cuando adultos. Para los niños que no desarrollan el arco, no se recomienda tratamiento salvo que el pie esté rígido o dolorido, lo que podría significar que hay una posible unión entre algunos de los huesos pequeños del pie llamada coalición tarsal (huesos fusionados o unidos). Esto podría significar que debe hacerse una radiografía. Los accesorios para zapatos no ayudarán a su hijo a desarrollar el arco y podrían causar más problemas que los pies planos por sí mismos.

No obstante, ciertas formas de pies planos tal vez necesiten un tratamiento diferente. Por ejemplo, es posible que un niño tenga tirantez en el tendón de

Aquiles que limite el movimiento del pie. Esta tirantez puede resultar en un pie plano, pero por lo general se puede tratar con ejercicios de estiramiento especiales para alargar el tendón de Aquiles. Excepcionalmente, un niño tendrá pies planos realmente rígidos debido a una coalición tarsal (huesos fusionados o unidos), una afección que podría causar problemas. Estos niños tienen dificultad para mover el pie hacia arriba y hacia abajo o lado a lado desde el tobillo. El pie rígido puede causar dolor y, si no se tratara, podría conducir a una artritis. Este tipo rígido de pie plano se presenta muy rara vez en los bebés o en niños muy pequeños. (Lo más habitual es que el pie plano rígido se desarrolle durante la adolescencia y deberá ser evaluado por el pediatra de su hijo).

Los síntomas que debe controlar un pediatra incluyen dolor en el pie, lastimaduras o zonas de presión del lado interno del pie, rigidez en el pie, movimiento limitado del pie de lado a lado o movimiento limitado hacia arriba y abajo desde el tobillo. Para obtener un tratamiento más específico deberá consultar a un cirujano ortopédico pediátrico o a un podiatra con experiencia en afecciones de pies de la infancia.

Cojera

La cojera puede ser causada por algo tan sencillo como una piedrita en el zapato de su hijo, una ampolla en el pie o un tirón muscular. Pero también la cojera puede ser un signo de problemas más graves como un hueso quebrado, artritis, infección o displasia de cadera. Es por eso que es importante que el pediatra examine a un niño que cojea, para asegurarse de que no exista un problema grave.

Algunos niños cojean cuando recién aprenden a caminar. La cojera temprana podría ser causada por un daño neurológico (como la parálisis cerebral; consultar la página 642). Pero cualquier cojera en el entorno del tiempo en el cual su hijo comienza a caminar deberá investigarse lo antes posible ya que, cuanto más tiempo pase sin tratamiento, más difícil será de corregir. Una vez que el niño ya camina bien, la cojera importante y repentina indica una de varias afecciones:

- Una fractura infantil
- Lesión o inflamación en la cadera (sinovitis)
- Displasia del desarrollo (desarrollo anormal) de la cadera (DDC) sin diagnóstico previo
- Infección en el hueso o en la articulación
- Enfermedad de Kohler (pérdida de suministro de sangre en un hueso del pie)
- Artritis idiopática juvenil

Una fractura infantil es una fractura en espiral de la tibia (uno de los huesos de la pierna que va desde la rodilla hasta el tobillo; consultar *Fracturas/huesos quebrados,* página 699). Puede ocurrir con accidentes menores, como por ejemplo cuando los niños se tropiezan, saltan o se caen, o cuando se deslizan por un tobogán sentados en el regazo de un niño más grande o de un adulto con los pies trancados debajo del cuerpo. A veces los niños pueden explicar cómo ocurrió la lesión, pero por lo general les cuesta recordar exactamente lo que sucedió. A veces un hermano mayor o un cuidador de la guardería pueden resolver el misterio.

Los problemas de cadera que causan cojera a esta edad suelen deberse a una infección viral de una articulación que provoca una sinovitis transitoria, y deben ser evaluados por el pediatra. Cuando un niño tiene infección en el hueso o en la articulación suele tener fiebre, inflamación en la articulación y enrojecimiento. Si la infección se encuentra en la articulación de la cadera, mantendrá la pierna flexionada o doblada en la cadera y estará sumamente irritable y no querrá mover la cadera ni la pierna en ninguna dirección, aunque la inflamación y el enrojecimiento podrían no ser evidentes en esta articulación profunda.

A veces un niño nace con una cadera dislocada (DDC, displasia del desarrollo de la cadera) que podría no notarse hasta que comienza a caminar. Como uno de los miembros es más corto, la cadera es menos estable y los músculos de la nalga son más débiles que en el otro lado, es posible que el niño camine con una cojera evidente.

La enfermedad de Perthes es otro trastorno que hace cojear a los niños y por lo general *no* está asociada con quejas de dolor. Suele ser un problema menor en niños menores de 6 años de edad pero, en niños mayores, por lo general de más de 10 años de edad, podría ser un problema gravemente incapacitante.

La cojera es uno de los principales motivos por los que los padres de niños con artritis idiopática juvenil buscan atención médica. En un caso típico, el niño no se quejará de dolor. Pero sin embargo cojea, y su cojera es peor al despertarse por las mañanas o después de una siesta y se torna menos evidente con la actividad.

Tratamiento

En el caso de lesiones menores, como una ampolla, un corte o un esguince, se puede aplicar un simple tratamiento de primeros auxilios en casa. No obstante, si su hijo recién empezó a caminar y cojea constantemente, el pediatra deberá evaluarlo. Está bien esperar 24 horas si su hijo de más edad desarrolla una cojera, ya que a veces el problema desaparece de un día para el otro. Pero si su hijo sigue cojeando al día siguiente, o si siente dolor extremo, consulte al pediatra.

Tal vez sea necesario hacer radiografías de la cadera o de toda la pierna para efectuar el diagnóstico. Si hubiera infección, deberá comenzar la administración de antibióticos y tal vez sea necesaria una hospitalización. Es posible que se administren antibióticos intravenosos (IV) en dosis altas para permitirles llegar a la articulación y al hueso. Si hubiera un hueso quebrado o dislocado, se colocará una férula o un yeso en el miembro y el niño será transferido a un ortopedista para que lo evalúe y se encargue del tratamiento posterior. También es recomendable consultar a un ortopedista pediátrico si se diagnostica cadera dislocada congénita (DDC) o enfermedad de Perthes.

Dedos de paloma (marcha convergente)

Los niños que caminan con los pies girados hacia adentro se describen como niños con "dedos de paloma" o "marcha convergente". Esta es una afección muy común que podría afectar a uno o ambos pies y ocurre por varios motivos.

MARCHA CONVERGENTE DURANTE LA PRIMERA INFANCIA

Los bebés a veces nacen con los pies girados hacia adentro. Si esta rotación ocurriera solo desde la parte frontal del pie, se llama metatarso aducto o varo (ver la imagen a continuación). Lo más común es que se deba a la posición adoptada dentro de un sitio estrecho dentro del útero antes del nacimiento del bebé.

Puede sospechar de la presencia de metatarso aducto si:

■ La parte frontal del pie de su bebé, en reposo, apunta hacia adentro.

■ El lado externo del pie del niño es curvo, como una medialuna.

Aspecto del pie en metatarso aducto

Esta afección suele ser leve y se resolverá antes del primer cumpleaños del bebé. A veces es más grave o está acompañada de otras deformidades del pie que resultan en un problema llamado pie equinovaro. Esta afección requiere de una consulta con un ortopedista

Torsión tibial interna

pediátrico y existen tratamientos no quirúrgicos sumamente eficaces con yesos o férulas aplicados en forma temprana.

MARCHA CONVERGENTE EN LA SEGUNDA INFANCIA

Cuando un niño tiene marcha convergente durante su segundo año, lo más probable es que se deba a una torsión hacia adentro de la tibia. Esta afección se llama torsión tibial interna (ver la imagen que antecede). Cuando un niño de entre 3 y 10 años tiene marcha convergente, probablemente se deba a una torsión hacia adentro del hueso del muslo (fémur), una afección llamada torsión femoral media. Ambas afecciones tienden a ser hereditarias.

Tratamiento

Algunos expertos consideran que no es necesario un tratamiento para la marcha convergente en un bebé menor de 6 meses. Para casos graves de metatarso aducto en la primera infancia, podría ser útil la colocación de un yeso en forma temprana.

Los estudios muestran que la mayoría de los bebés que tienen metatarso aducto durante la primera infancia lo superarán al crecer, sin que sea necesario un tratamiento. Si la marcha convergente de su bebé persiste después de los 6 meses, o si se muestra rígido y es difícil de enderezar, es probable que su médico lo transfiera a un ortopedista pediátrico quien tal vez le recomiende la aplicación de una serie de yesos durante un período de 3 a 6 semanas. El objetivo principal es corregir la afección antes de que el niño comience a caminar.

La marcha convergente durante la primera infancia suele corregirse por sí sola con el tiempo y, en general, no requiere tratamiento. Pero si su hijo tiene dificultades para caminar, hable con el pediatra sobre la afección; es posible que los transfiera a un ortopedista. Anteriormente se usaba una órtesis de refuerzo de pierna de uso nocturno (zapatos especiales con barras conectoras) para este problema, pero no ha demostrado ser un tratamiento eficaz. Como la marcha convergente suele corregirse sola con el tiempo, es muy importante evitar "tratamientos" no indicados como zapatos correctores, cables de torsión, órtesis de uso diurno, ejercicios, accesorios para zapatos o manipulaciones de espalda. Estas cosas no corrigen el problema y podrían ser nocivas porque interfieren con el juego o la caminata normales. Además, un niño que use estas órtesis podría enfrentarse a una tensión emocional innecesaria provocada por sus compañeros.

No obstante, si la marcha convergente de un niño continúa para los 9 o 10 años de edad, tal vez se necesite una cirugía para corregirla.

Esguinces

Los esguinces son lesiones en los ligamentos que conectan los huesos entre sí. Un esguince ocurre cuando un ligamento se estira excesivamente o se desgarra. Los esguinces son menos comunes en los niños pequeños, porque sus ligamentos suelen ser más fuertes que los huesos y cartílagos en crecimiento a los que están unidos. Por lo tanto, la parte del hueso en crecimiento podría separarse o romperse antes de que se lesione el ligamento.

En los niños pequeños, el tobillo es la articulación que se esguinza con más frecuencia, seguida de la rodilla y la muñeca. En un esguince leve (grado 1), el ligamento simplemente está estirado en exceso, mientras que los esguinces más graves pueden involucrar un desgarro parcial del ligamento (grado 2) o un desgarro completo (grado 3).

Llame al pediatra de su hijo si el niño tiene una lesión articular y no puede soportar peso o si tiene hinchazón o dolor excesivos. Por lo general, el médico querrá examinar a su hijo. En ciertos casos, tal vez le indiquen radiografías especiales para descartar una fractura (una quebradura en el hueso). Si hubiera una fractura, puede que el pediatra consulte con un ortopedista o un especialista en medicina del deporte, o que derive al niño a uno de estos profesionales. Cuando se diagnostica un esguince, el tratamiento generalmente incluye compresión con una venda elástica o inmovilización con una férula. Tal vez sea necesario un yeso para caminar o un dispositivo removible si la lesión del tobillo o del pie hubiera sido grave.

La mayoría de los esguinces grado 1 sanarán en dos semanas sin complicaciones posteriores. Deberá llamar al médico de su hijo siempre que una lesión articular no sane o si regresa la inflamación. Ignorar estos signos podría resultar en daños graves en la articulación y discapacidad a largo plazo.

~ 34 ~

Piel

LOS PROBLEMAS DE PIEL EN los niños suelen llamar la atención de los padres y, a veces, aumentar sus niveles de ansiedad. Después de todo, estas afecciones de la piel son inmediatamente visibles, y si bien la enorme mayoría no reviste gravedad, de todos modos se convierten en un motivo de preocupación. En este capítulo encontrará una descripción alfabética de los problemas de piel comunes. En el capítulo 17, *Alergias* se comentan otras afecciones de la piel relacionadas (específicamente eccema, ronchas y picaduras de insectos).

Marcas de nacimiento y hemangiomas

Marcas de nacimiento de pigmentación oscura (nevos o lunares)

Los nevos, o lunares, son congénitos (están presentes al nacer) o adquiridos. Compuestos por las llamadas células nevosas, estas manchas varían en color y van desde tostado claro a marrón oscuro o negro.

NEVOS CONGÉNITOS

Los nevos pequeños aparecen al nacer y son relativamente comunes, ya que ocurren en alrededor de 1 de cada 100 recién nacidos. Tienden a crecer con el niño y, por lo general, no causan problemas. No obstante, en casos excepcionales, estos lunares podrían convertirse en un tipo de cáncer de piel grave (melanoma) en algún momento, más adelante. Por consiguiente, si bien no debe preocuparse por ellos de inmediato, es buena idea que los observe atentamente y haga que el pediatra los controle periódicamente o si hubiera algún cambio en su apariencia (color, forma o tamaño). Es posible que el pediatra refiera al niño a un dermatólogo pediátrico, quien si fuera necesario le recomendará una extirpación y le brindará atención de seguimiento.

Un tipo de nevo mucho más grave es uno grande congénito que mide más de 20 centímetros (7⁷/₈ pulg.) de diámetro. Podría ser plano o elevado, tener pelo (aunque los nevos pequeños e insignificantes a veces también tienen pelo) y ser tan grandes que cubren un brazo o una pierna. Afortunadamente, estos nevos son muy poco frecuentes (ocurren en 1 de cada 20 000 nacimientos). No obstante, tienen más probabilidades que los pequeños de convertirse en un melanoma (tal vez hasta un 5 %), por lo que se recomiendan una consulta precoz con un dermatólogo pediátrico y revisiones periódicas del lunar.

NEVOS O LUNARES ADQUIRIDOS

La mayoría de las personas de complexión clara desarrollan entre 10 y 30 nevos, o lunares, pigmentados en el transcurso de su vida. Por lo general esto ocurre después de los 5 años de edad, pero a veces se desarrollan antes. Estos lunares adquiridos rara vez son motivo de preocupación. No obstante, si su hijo desarrolla uno con forma irregular (asimétrico), con varios colores en su estructura y más grande que una goma de borrar, pida al pediatra que lo examine.

Un comentario final: Probablemente las manchas oscuras que se adquieren con más frecuencia en la piel sean las pecas. Pueden aparecer tan pronto como entre los 2 y 4 años de edad, se encuentran por lo general en partes del cuerpo expuestas al sol y tienden a ser hereditarias. A menudo se oscurecen o agrandan durante el verano y se destacan menos durante el invierno. Si bien no representan ningún peligro, podrían ser un indicador de exceso de exposición al sol. También son un recordatorio importante de no exponer a los niños al sol cuando sea posible y de usar ropa con protección UV, gorros, anteojos de sol y pantalla solar para protegerles la piel.

Marcas de nacimiento vasculares en la piel

Al nacer, su bebé tiene un parche rojo plano en la parte posterior del cuello y luego, de 2 a 3 semanas después del nacimiento, desarrolla un nuevo bulto rojo en la frente. No se ven bonitos, pero ¿son nocivos?

Si bien algunas de estas marcas vasculares suelen ser inocuas y no causan problemas, es importante reconocer la diferencia entre estas marcas y aquellas que podrían estar vinculadas con complicaciones médicas. Su pediatra evaluará también esas marcas de nacimiento en cada visita.

MALFORMACIONES CAPILARES (PARCHES COLOR SALMÓN Y MARCAS DE NACIMIENTO COLOR VINO OPORTO)

Las malformaciones capilares se reconocen como parches rojos planos en el recién nacido e incluyen parches color salmón (más comunes) y marcas de nacimiento color vino Oporto (menos comunes). Los parches salmón ocurren en más del 80 % de los bebés y en general afectan la parte posterior del cuello, el medio de la frente, los párpados superiores, los lados de la nariz y el medio del labio superior. Si bien se desvanecen durante los primeros años de vida y no están asociados con ningún problema médico grave, podrían seguir notándose cuando los niños tienen demasiado calor o cuando hacen un berrinche, en particular entre las personas de complexión clara.

Las marcas de nacimiento color vino de Oporto ocurren en otras áreas de la piel, tienden a ser más oscuras en el momento del nacimiento, no se desvanecen y, por lo general, se oscurecen gradualmente a medida que el niño crece. Podrían estar asociadas con otros defectos de nacimiento, incluyendo anomalías de las venas y arterias subyacentes en la piel afectada. Cuando una mancha de nacimiento color vino de Oporto afecta la piel alrededor del ojo, la frente o el cuero cabelludo, podría estar asociada con anomalías del ojo y del cerebro conocidas como síndrome de Sturge-Weber. Los niños afectados deberán ser revisados para detectar glaucoma y otros defectos oculares al nacer, así como también por anomalías cerebrales. Su pediatra podría llevar a cabo esta evaluación en colaboración con un neurólogo, oftalmólogo y dermatólogo pediátricos o en un centro de excelencia especializado en síndrome de Sturge-Weber.

Como las marcas de nacimiento color vino de Oporto suelen intensificarse durante la infancia y la adultez, el tratamiento con láser de colorante pulsado, que implica múltiples tratamientos distribuidos en un lapso de 6 a 12 semanas, puede ser tenido en cuenta durante la primera infancia. También se puede usar maquillaje médico especial para camuflar estas marcas.

HEMANGIOMAS DE LA PRIMERA INFANCIA (HPI)

Los hemangiomas de la primera infancia (a menudo denominados marcas de fresa por los padres) ocurren en el 10 % de los bebés para los 2 meses de edad; la mayoría aparece entre las 2 y las 3 semanas de edad. En general no están presentes en el momento del nacimiento o solo se notan como sutiles manchas rojas planas que suelen confundirse con moretones. Pueden afectar cualquier parte del cuerpo pero preferentemente la cabeza y el cuello. La mayoría de los niños tiene un HPI único pero, en casos excepcionales, algunos bebés tienen cientos de ellos. Por motivos que aún no se entienden bien, entre 2/3 y 3/4 de los casos ocurren en las niñas, y son mucho más comunes en los bebés prematuros, en especial los bebés de bajo peso al nacer. El HPI suele llegar a su tamaño máximo entre los 3 y los 4 meses de edad, seguido por una regresión lenta pero constante, sin tratamiento.

Si su hijo tiene un hemangioma, haga que su pediatra lo examine para que pueda hacer un seguimiento de la evolución desde el principio. Muy a menudo, la apariencia rojiza violácea grande de estos crecimientos inocentes altera a los padres a tal punto que quieren que los quiten de inmediato. No obstante, como la amplia mayoría se reducirá gradualmente sin tratamiento, en general lo mejor es dejarlos quietos. Los estudios han demostrado que cuando este tipo de hemangioma se deja sin tratamiento, en general prácticamente no surgen complicaciones ni problemas cosméticos relevantes.

En ocasiones es posible que deban tratarse o extirparse los hemangiomas, como cuando están muy cerca de estructuras vitales tales como el ojo, la garganta o la boca, cuando parecen crecer mucho más rápido de lo habitual o cuando tienen probabilidades de sangrar en forma abundante o de infectarse. Dichas afecciones son poco comunes pero requieren de una evaluación y un manejo cuidadosos de parte de su pediatra y de un dermatólogo pediátrico.

En ciertos casos, los hemangiomas en la cara se tratan durante la primera infancia debido al estigma social que acarrea el tener una marca en la cara y porque en este grupo etario las cicatrices que quedan son mínimas; esta es una decisión que deberá tomar junto a su pediatra y al dermatólogo pediátrico, además del cirujano plástico. Hay varias opciones de tratamiento disponibles, incluyendo medicamentos orales para ayudar a encoger el hemangioma y, muy rara vez, extirpación quirúrgica.

Muy excepcionalmente, los HPI se encuentran en grandes cantidades diseminados por toda la superficie de la piel. En algunos de estos niños tal vez se encuentren también en órganos internos. Si se sospechara de esto, es probable que su pediatra realice más análisis. Los HPI particularmente grandes en determinados lugares tales como la cabeza y el cuello, en el mentón distribuidos como si fueran una barba y en la parte inferior de la columna vertebral podrían estar asociados con problemas en las estructuras óseas y tejidos blandos subyacentes y necesitarán ser evaluados por el pediatra en mayor profundidad.

(Consultar también *Cómo se ve su recién nacido,* página 134).

Varicela

En el pasado, la varicela era una de las enfermedades de la infancia más comunes. Pero gracias a la vacuna contra la varicela, muchísimos menos niños contraen la enfermedad actualmente. La varicela es una infección sumamente contagiosa que causa una erupción que pica mucho y forma lesiones similares a ampollas, que puede llegar a cubrir la mayor parte del cuerpo. A menudo los niños tienen un poco de fiebre además de la erupción.

Luego de que su hijo haya estado expuesto al virus que causa la varicela, la erupción suele comenzar de 14 a 16 días después. Comenzarán a aparecer ampollitas, que podrían tener una zona roja a su alrededor, en el cuerpo y el cuero cabelludo, para luego propagarse a la cara, los brazos y las piernas. Podría haber hasta 250 a 500 ampollas de este tipo en el cuerpo. Normalmente las ampollas forman costra y se curan, pero podrían desarrollarse llagas minúsculas y, posiblemente, pequeñas cicatrices si su hijo se las rascase y se infectaran. La piel alrededor de algunas ampollas podría volverse más oscura o más clara, pero este cambio de la coloración desaparecerá gradualmente después de que se vaya la erupción.

Tratamiento

Posiblemente recuerde cuánta picazón provoca la varicela debido a su propia infancia. Deberá intentar que su hijo no se rasque, porque eso puede causar una infección adicional. El acetaminofén (en la dosis adecuada para la edad y el peso de su hijo) podría reducir las molestias causadas por la erupción o la fiebre. Recortarle las uñas y bañarlo a diario con agua y jabón también pueden ayudar a prevenir una infección bacteriana secundaria. Los baños de avena, disponibles sin receta en cualquier farmacia, aliviarán la picazón. Se pueden usar antihistamínicos para reducir la picazón. (Asegúrese de seguir atentamente las instrucciones de dosificación). Un medicamento de venta con receta (aciclovir o valaciclovir) también puede reducir un poco la gravedad de los síntomas si se comienza dentro de las 24 horas de la aparición de la enfermedad. Este medicamento, si bien no es recomendable para los niños sanos menores de 12 años de edad, deberá tenerse en cuenta en los casos de niños en riesgo de padecer enfermedad moderada a grave (p. ej. niños con sistemas inmunitarios debilitados o aquellos con ciertos trastornos de la piel, como el eccema).

No *administre a su hijo aspirina ni ningún medicamento que contenga aspirina o salicilatos cuando tenga varicela.* Estos productos aumentan el riesgo de síndrome de Reye (consultar la página 549), una enfermedad grave que afecta el hígado y el cerebro. Además, debe evitar los esteroides y todo medicamento que interfiera con el sistema inmunitario. Si no está segura acerca de los medicamentos que puede usar en forma segura en este momento, pida asesoramiento a su pediatra.

Por cierto, es probable que el médico no necesite ver a su hijo salvo que desarrolle una complicación como p. ej. una infección cutánea, problemas para respirar o si la temperatura sube a más de 102 °F (38.9 °C) o dura más de 4 días. Informe al pediatra si hay zonas de erupción que se tornan muy rojas, calientes o dolorosas; esto podría indicar una infección bacteriana. Asegúrese de llamar a su pediatra *de inmediato* si su hijo desarrolla cualquier signo de síndrome de Reye o encefalitis: vómitos, nerviosismo, confusión, convulsiones, ausencia de respuesta, aumento de somnolencia o mal equilibrio.

Si su hijo tiene varicela, deberá decírselo a su pediatra y a los padres de los demás niños que pudieran haber estado expuestos. Su hijo contagiará hasta un par de días antes de que aparezca la erupción y durante 24 horas después de la aparición de la última ampolla nueva (por lo general 5 a 7 días). En ciertos casos, el período de contagio dura hasta que todas las ampollas estén secas y hayan formado costra. Solo las personas que nunca tuvieron varicela (o que nunca se vacunaron) son susceptibles. Después de que se haya recuperado, su hijo por lo general será inmune a la enfermedad por el resto de su vida.

Prevención

Para todos los niños sanos se recomienda una vacuna contra la varicela. La primera dosis se administra entre los 12 y los 15 meses de edad y la segunda dosis (de refuerzo) se administra entre los 4 y los 6 años de edad. Hasta que su hijo haya recibido esta vacuna, la única forma de protegerlo es evitar la exposición al virus de la varicela. La protección contra la exposición es importante para los bebés recién nacidos, en especial en bebés prematuros en quienes la enfermedad puede ser más grave (pero rara vez es mortal).

La mayoría de los bebés cuyas madres tuvieron varicela son inmunes a la enfermedad durante los primeros meses de vida, ya que las madres pasaron los anticuerpos protectores de corta vida a sus bebés. Los niños susceptibles que tienen enfermedades que afectan el sistema inmunitario (p. ej. cáncer) o que consumen determinados fármacos (p. ej. prednisona) deben evitar exponerse a la varicela. Si estos niños están expuestos, podrían calificar para una vacunación especial que les proporcionará inmunidad a la enfermedad para un período limitado. Es importante recordar que como la varicela es una vacuna de virus vivo, los niños con un sistema inmunitario debilitado podrían no tener una respuesta normal a la enfermedad y tal vez no puedan recibir la vacuna.

Costra láctea y dermatitis seborreica

Su hermoso bebé de un mes ha desarrollado escamas y enrojecimiento en la cabeza. Esto le preocupa y piensa que tal vez no debería lavarlo con champú como de costumbre. Tal vez le preocupe ver cierto enrojecimiento en los pliegues de su cuello y axilas y detrás de las orejas. ¿Qué es eso y qué debe hacer?

Cuando aparece esta erupción solo en el cuero cabelludo, se conoce como costra láctea. Pero si bien podría comenzar como escamas y enrojecimiento en el cuero cabelludo, podría encontrarse después en las demás zonas mencionadas. También puede extenderse a la cara y a la zona del pañal y, cuando lo hace, los pediatras la llaman dermatitis seborreica (porque ocurre donde hay más cantidad de glándulas sebáceas productoras de grasitud). La dermatitis seborreica es una afección cutánea no infecciosa muy común en los bebés, que suele comenzar durante las primeras semanas de vida y va desapareciendo lentamente en el transcurso de semanas o meses. A diferencia del eccema o la dermatitis de contacto (consultar páginas 560 a 562), rara vez produce molestias o picazón.

Nadie sabe con certeza cuál es la causa exacta de esta erupción. Algunos médicos han especulado que podría estar influenciada por los cambios hormonales de la madre durante el embarazo que estimulan las glándulas sebáceas del bebé. Esta hiperproducción de grasitud podría tener cierta relación con las escamas y el enrojecimiento de la piel.

Tratamiento

Si la dermatitis seborreica de su bebé se limita al cuero cabelludo (y, por lo tanto, es tan solo costra láctea), puede tratarla usted misma. No tema lavarle el pelo con champú; de hecho, debe hacerlo (con un champú neutro para bebés) con más frecuencia que antes. Esto, junto con un cepillado suave, ayudará a eliminar las escamas. Los champús medicados más fuertes (champús antiseborreicos con azufre, ácido salicílico, sulfuro de selenio, ketoconazol o alquitrán de hulla) podrían aflojar las escamas más rápido, pero como también pueden ser irritantes, solo debe usarlos luego de consultar con el pediatra.

Algunos padres han descubierto beneficios al usar vaselina o ungüentos. Pero el aceite para bebés no es muy útil ni necesario. De hecho, si bien muchos padres tienden a usar aceite para bebés sin perfume o aceite mineral y nada más; esto permite la acumulación de escamas en el cuero cabelludo, en particular sobre el punto blando en la parte anterior de la cabeza o fontanela. En cambio, el médico podría además recetar una crema o loción de cortisona, como crema de hidrocortisona al 1 %. Una vez que la afección mejora puede evitar que reaparezca, en la mayoría de los casos, continuando con el lavado frecuente del pelo con un champú neutro para bebés. Afortunadamente, la afección de la mayoría de los bebés se resuelve durante la segunda mitad del primer año de vida, por lo que no suele ser necesario un tratamiento prolongado.

A veces, ocurren infecciones por hongos en la piel afectada, sobre todo en las zonas de pliegues más que en el cuero cabelludo. Si esto ocurre, la zona se volverá sumamente roja y picará bastante. En este caso, puede que su pediatra le recete un medicamento como p. ej. una crema antifúngica.

Esté tranquila: la dermatitis seborreica no es una afección grave ni una infección. Tampoco es alergia a algo que esté usando ni es causada por una mala higiene. Se resolverá sin dejar cicatrices.

Enfermedad quinta (eritema infeccioso)

Las mejillas sonrosadas suelen considerarse un signo de buena salud, pero si su hijo súbitamente desarrolla parches color rojo brillante en las mejillas que además son abultados y se sienten calientes, podría tener una enfermedad viral conocida como la quinta enfermedad. Al igual que tantas otras enfermedades de la infancia, esta se propaga de una persona a otra. El virus que causa esta enfermedad se llama parvovirus. Una vez que su hijo se expone al virus podría tardar entre 4 y 14 días en presentar síntomas.

Esta es una enfermedad leve y la mayoría de los niños se siente bien incluso cuando aparece la erupción. Sin embargo, podría exhibir síntomas similares a los de un resfrío leve: dolor de garganta, dolor de cabeza, conjuntivitis, fatiga, fiebre baja o picazón. En casos excepcionales podría sentir dolores en las rodillas o las muñecas. El proceso de la enfermedad podría ser más grave en niños con anomalías de hemoglobina o glóbulos rojos, como anemia drepanocítica, y en niños con cáncer.

La erupción suele comenzar en las mejillas, haciéndolas verse como si las hubieran abofeteado. Durante los días posteriores, los brazos y luego el tronco, los muslos y las nalgas desarrollarán una erupción rosa, levemente abultada, con un patrón similar al encaje. No suele haber fiebre y si la hay, es baja. La erupción se irá disipando luego de 5 a 10 días; primero se curará la cara y a continuación los brazos, el tronco y las piernas. Es interesante el hecho de que la erupción podría reaparecer brevemente semanas o meses después, en particular si el niño siente mucho calor al bañarse, hacer ejercicio o exponerse a la luz solar, o si pasa mucho tiempo al sol.

Tratamiento

Para la mayoría de los niños, la quinta enfermedad no es grave. La erupción, no obstante, podría verse similar a otras erupciones más graves, así como también a determinadas erupciones relacionadas con fármacos; como resultado, es importante hablar sobre la erupción con su pediatra y hacerle saber todos los medicamentos que su hijo pudiera estar tomando. Cuando describa los síntomas por teléfono, el médico podría sospechar que se trata de la quinta enfermedad, pero de todos modos es probable que quiera examinar al niño para cerciorarse.

No existe un medicamento específico para la quinta enfermedad; el tratamiento apunta a proporcionar alivio de los síntomas. Por ejemplo, si su hijo tiene fiebre o dolores, puede tratarlo con acetaminofén. Si muestra síntomas nuevos, se siente peor o tiene fiebre alta, llame al pediatra.

Un niño con la quinta enfermedad contagia cuando está padeciendo los síntomas similares a los del resfrío que *anteceden* a la erupción. Pero para cuando exhiben la erupción, ya no contagian. No obstante, como regla básica, siempre que su hijo tenga un erupción o fiebre deberá mantenerlo alejado de otros niños hasta que el médico identifique la enfermedad. Como precaución, espere hasta que ya no tenga fiebre y se sienta normal antes de permitirle jugar con otros niños. Además, es importante mantener al niño alejado de las mujeres embarazadas (en especial las que estén cursando el primer trimestre), ya que el virus que causa esta enfermedad podría provocar una enfermedad grave o incluso la muerte del feto si la madre se infectara.

Pérdida de pelo (alopecia)

Casi todos los recién nacidos pierden parte o todo el pelo. Esto es normal y es de esperarse. El pelo de bebé se cae entre los 3 y los 5 meses de edad y es gradualmente sustituido por el pelo maduro. Por lo que la pérdida de pelo que ocurre en los primeros 6 meses de vida según este patrón no es causa de preocupación.

Es muy común que un bebé pierda el pelo cuando frota el cuero cabelludo contra el colchón o como resultado de un hábito de golpearse la cabeza contra alguna cosa. A medida que empieza a moverse más y a sentarse, o cuando supera la conducta de frotarse o golpearse la cabeza, este tipo de pérdida de pelo se corrige por sí sola. Muchos bebés también pierden el pelo de la parte posterior del cuero cabelludo a los 4 meses de edad, ya que su pelo crece en momentos y ritmos variados.

En casos muy excepcionales, es probable que los bebés nazcan con alopecia (pérdida de pelo), que puede ocurrir por sí misma o asociadas con ciertas anomalías

de las uñas y los dientes. Más adelante durante la infancia la pérdida de pelo podría deberse a medicamentos, una lesión en el cuero cabelludo o un problema médico o alimentario.

Un niño mayor también podría perder el pelo si se le trenzara en forma demasiado ajustada o si se le jala demasiado fuerte cuando se lo peina o cepilla. Algunos niños (menores de 3 o 4 años) se retuercen el pelo como hábito reconfortante e inocentemente lo quiebran o lo jalan. Otros niños (por lo general los más grandes) tal vez se tiren del pelo a propósito pero nieguen hacerlo, o simplemente puede que no se den cuenta de que lo están haciendo; esto suele ser una señal de tensión emocional que debería comentar con el pediatra.

La alopecia aereata, una afección común en niños y adolescentes, parece ser una reacción "alérgica" al propio pelo. En este trastorno, los niños pierden el pelo en una zona circular, lo que forma un punto de calvicie. En general, cuando se limita a unas pocas zonas, las perspectivas de recuperación completa son buenas. Pero cuando la afección persiste o empeora, a menudo se usan cremas de esteroides e incluso inyecciones de esteroides entre otras formas de terapia en el sitio de la pérdida de pelo. Lamentablemente, si la pérdida de pelo afectara una zona amplia, podría ser muy difícil renovar el crecimiento.

Como la alopecia y otros tipos de pérdida de pelo puede ser un signo de otros problemas médicos o alimentarios, informe al pediatra sobre estas afecciones siempre que ocurran después de los primeros 6 meses de edad. El médico mirará el cuero cabelludo del niño, determinará la causa y recetará un tratamiento. A veces es necesaria la referencia a un dermatólogo pediátrico.

Pediculosis

La pediculosis suele ocurrir en niños pequeños que juegan juntos, comparten ropa, gorros o cepillos o que en general mantienen contacto cercano. Si bien los padres suelen malinterpretarla y avergonzarse por ella, la pediculosis no es un problema médico doloroso ni grave. Los piojos no transmiten enfermedades ni causan problemas permanentes. Muchos padres de niños que van a la escuela o a la guardería reciben notas que los informan de un caso de pediculosis en la clase de sus hijos. Esta afección ocurre en todos los grupos socioeconómicos, es más común en los niños de entre 3 y 12 años y muy rara vez ocurre en niños afroamericanos.

Por lo general, se dará cuenta de que su hijo tiene piojos porque notará que le pica mucho la cabeza. Al revisarlo atentamente es probable que vea puntitos blancos en el pelo o en el cuello, sobre la línea del pelo. A veces es posible que confunda esto con caspa o seborrea. La caspa, no obstante, genera escamas más grandes, mientras que la infestación por piojos presenta puntos más discretos que suelen quedar pegados al tallo del pelo cerca del cuero cabelludo. Estos son los huevos del piojo que se adhieren al tallo del pelo. Además, puede que encuentre también piojos vivos en el pelo. Evitan la luz y se moverán rápido para salir de la luz, por lo que es posible que sean difíciles de ver. Además, la picazón de la cabeza suele ser mucho más molesta cuando hay piojos que en casos de seborrea o caspa.

Estos síntomas podrían indicar la presencia de piojos, o *Pediculus humanus capitis,* y sus huevos o liendres. Intente no reaccionar exageradamente cuando los encuentre por primera vez, cuando la llamen de la escuela de su hijo o le envíen una nota. Es una afección muy común que no debe generar percepciones negativas sobre la higiene personal de su familia. Simplemente es el resultado del contacto de su hijo con otros niños infectados con piojos. Como los niños de una misma familia pasan mucho tiempo juntos y muy cerca unos de otros, no es inusual que los piojos se propaguen de un hermano a otro.

Tratamiento

Una vez que reconozca que su hijo tiene piojos, hay varios tratamientos disponibles. Vienen en varias formas: crema de enjuague, champú, gel y mousse. La mayoría debe aplicarse sobre el pelo seco, porque el pelo mojado podría diluir las sustancias químicas del tratamiento, y deberán mantenerse en el pelo durante el tiempo recomendado en la etiqueta del producto. Si bien los tratamientos son eficaces para matar los piojos vivos, no siempre matan todas las liendres y, por consiguiente, es probable que deba realizar un segundo tratamiento de 7 a 10 días después del primero.

Los productos más usados para el tratamiento contra los piojos contienen permetrina al 1 %. Estos son los tratamientos actualmente recomendados por la American Academy of Pediatrics como forma inicial de manejo de la pediculosis. Tienen ventajas respecto a otros tratamientos, como baja toxicidad, y no causan reacciones alérgicas en las personas con alergia a las plantas. Aplique la permetrina, que está disponible como crema de enjuague, en el pelo después de lavarlo con champú sin acondicionador y seque con una toalla. Vuelva a aplicarla una semana después.

Algunos medicamentos disponibles para matar piojos son insecticidas potencialmente peligrosos. Úselos exclusivamente según las instrucciones del envase y las recomendaciones de su pediatra. Algunos tratamientos contra los piojos están disponibles con receta, pero no suelen ser la primera elección para el tratamiento de esta afección; su pediatra podría recomendarlos si no funcionaran los productos de venta libre.

Algunos padres también prueban remedios caseros para los piojos, que a menudo involucran el "lavado" del pelo de los niños con sustancias espesas o aceitosas como vaselina, aceite de oliva, margarina de tubo o mayonesa, dejando actuar el producto en el pelo de un día para el otro. Quienes proponen estos abordajes consideran que al cubrir el pelo con estos productos, los piojos se asfixiarán y morirán. No obstante, no existen pruebas científicas de que funcionen, si bien su hijo no sufrirá ningún daño en caso de que usted decida probarlos. Por otra parte hay algunos tratamientos caseros que deben evitarse, en particular el cubrir el pelo con sustancias tóxicas o sumamente inflamables como gasolina o queroseno, o productos fabricados para ser usados en animales.

Después de usar un medicamento de venta libre o recetado, no es obligatorio sacar las liendres manualmente para evitar la propagación de los piojos, si bien hacerlo podría ser prudente por motivos estéticos. Peinar el pelo con un peine de dientes finos puede quitar las cáscaras de huevos muertos y todo huevo (liendre) que haya sobrevivido al tratamiento. Esta extracción de liendres es un proceso tedioso y a menudo requiere que se pase el peine una vez al día hasta que ya no se vea ninguna liendre; luego, debe seguir peinando cada varios días durante una o dos semanas.

Para evitar la reinfección, lave la ropa de cama y la vestimenta (los gorros son grandes responsables) que haya estado en contacto con el niño durante las 48 horas previas al momento en que descubrió los piojos. Use ciclos de agua caliente para lavar la ropa o, si lo prefiere, llévela a la tintorería para que la laven en seco. Lave los peines y cepillos en un champú antipiojos o sumérjalos en agua hirviendo durante 5 a 10 minutos. Además, si su hijo tiene piojos, es importante informarlo en la guardería o la escuela. Sin embargo, la American Academy of Pediatrics considera que ningún niño sano debe ser excluido de la escuela, ni se debe permitir que falte a la escuela, a causa de los piojos. Además, la Academia desalienta las políticas de "cero liendres" que exigen que el niño no tenga liendres para volver a la escuela. Un niño con una infestación de piojos activa probablemente haya tenido el problema durante un mes o más cuando se descubre. Entonces, como representa un riesgo mínimo para los demás, deberá permanecer en clase aunque intentando evitar el contacto directo de su cabeza con las de los demás niños. Además, para evitar que su hijo se contagie piojos, enséñele a no compartir sus artículos personales tales como gorros, peines y cepillos. Si su niño de 3 años activo y participativo tiene piojos, es probable que alguien más de su grupo también los tenga. Como los piojos son muy contagiosos, *también es necesario que los demás miembros de la familia sean examinados y tratados* y lavar su vestimenta y su ropa de cama.

Impétigo

El impétigo es una infección bacteriana contagiosa de la piel que suele aparecer alrededor de la nariz, la boca y las orejas. Más del 90 % de los casos de impétigo son causados por bacterias estafilocócicas, mientras que el resto son causados por bacterias estreptocócicas (que también son responsables de la faringitis estreptocócica y la escarlatina).

Si la responsabilidad es de las bacterias estafilocócicas, la infección podría causar ampollas llenas de líquido transparente o amarillo. Puede que se rompan con facilidad dejando una zona en llaga y brillante que pronto forma costra de color miel. En comparación, las infecciones con bacterias estreptocócicas no están asociadas con ampollas pero sí forman costras sobre llagas y úlceras más grandes.

Tratamiento

El impétigo debe tratarse con antibióticos, ya sean tópicos u orales, y es probable que el pediatra ordene hacer un cultivo en laboratorio para determinar qué bacteria es la causante de la erupción. Asegúrese de que su hijo tome el medicamento durante todo el tiempo indicado o, de lo contrario, el impétigo podría volver.

Otro punto importante a tener en cuenta: El impétigo es contagioso hasta que desaparezca la erupción o hasta al menos 2 días después de comenzar la administración de antibióticos y mostrar evidencia de mejoría. Durante este período, el niño debe evitar tener contacto directo con otros niños y usted debe evitar tocar la erupción. Si usted u otros miembros de la familia entran en contacto con ella, lávense bien las manos y el sitio expuesto con agua y jabón. Además, mantenga los paños de lavarse y las toallas del niño infectado separados de los del resto de la familia.

Prevención

Las bacterias que causan impétigo florecen en sitios donde la piel está rasgada. La mejor manera de prevenir esta erupción es mantener cortas y limpias las uñas de su hijo y enseñarle a no rascarse las irritaciones leves de la piel. Cuando tenga un raspón, lávelo con agua y jabón y aplique una crema o ungüento con antibiótico. Tenga cuidado de no usar paños de lavarse ni toallas usadas por una persona con infección activa en la piel.

Cuando determinados tipos de bacteria estreptocócica causan el impétigo podría desarrollarse una complicación excepcional pero grave llamada glomerulonefritis. Esta enfermedad lesiona los riñones y podría causar presión arterial alta y eliminación de sangre en la orina. Por lo tanto, si notara sangre o un color marrón oscuro en la orina de su hijo, dígaselo al pediatra para que pueda evaluarlo y ordenar otros análisis si fuera necesario.

Sarampión

Gracias a las vacunas, los casos de sarampión habían disminuido enormemente hasta hace poco. Pero, de hecho, han estado aumentando en EE. UU. Según los Centros para el Control y la Prevención de Enfermedades nacionales, hubo 222 casos de sarampión en 2011, lo cual fue la cifra más alta de casos en 15 años en EE. UU. La mayoría de estos casos de sarampión ocurrieron en personas menores de 20 años. La mayoría de los casos que ocurren en la actualidad son importados de otros países y se dan en niños que nunca fueron vacunados o que son demasiado pequeños para recibir la vacuna. Si su hijo nunca fue vacunado o si nunca tuvo sarampión, podrá contraerlo si resultara expuesto. El virus del sarampión se transmite por partículas en el aire que salieron de una persona infectada. Prácticamente todos quienes respiren esas partículas y no sean inmunes a la enfermedad se infectarán.

Signos y síntomas

Durante los primeros 8 a 12 días después de la exposición al virus del sarampión, es probable que su hijo no tenga síntomas; esto se llama período de incubación. Luego, es probable que desarrolle una enfermedad que se parezca a un resfrío común con tos, goteo nasal y ojos irritados (conjuntivitis; consultar la página 728). La tos podría a veces ser fuerte y durar alrededor de una semana, y es probable que su hijo se sienta muy mal.

Durante el primer al tercer día de la enfermedad, los síntomas similares a los del resfrío empeorarán y el niño tendrá fiebre muy alta que podría llegar a entre 103 y 105 °F (39.4 a 40.5 °C). La fiebre durará hasta 2 a 3 días después de la aparición de la erupción.

Luego de 2 a 4 días de enfermedad, aparecerá la erupción. Suele comenzar en la cara y el cuello y se propaga hacia abajo, al tronco, y a los brazos y piernas. Comienza como bultitos rojos muy delicados, que podrían unirse para formar manchones más grandes. Si nota puntitos blancos, como granos de arena, dentro de la boca junto a los molares, sabrá que pronto aparecerá la erupción. La erupción durará de 5 a 8 días. A medida que vaya desapareciendo, es posible que la piel se descame un poco.

Tratamiento

Si bien no hay tratamiento para la enfermedad, es importante que el pediatra examine al niño para determinar si el sarampión es, en efecto, la causa de la enfermedad. Si su enfermedad se debe al sarampión, es probable que le indiquen una dosis de vitamina A. Se ha descubierto que el tratamiento de los niños con sarampión con vitamina A reduce las probabilidades de complicaciones asociadas y muerte a causa de la infección. Su pediatra le recomendará la dosis correcta de vitamina A. Muchas otras afecciones pueden comenzar de la misma manera, y el sarampión tiene sus propias complicaciones (consultar a continuación) que el médico querrá atender. Cuando llame describa la fiebre y la erupción, para que el médico sepa que usted sospecha que se trata de sarampión. Cuando visite el consultorio, el pediatra querrá apartar a su hijo de los demás pacientes para que no les transmita el virus.

Su hijo contagia desde varios días antes de la aparición de la erupción hasta que desaparecen la fiebre y la erupción. Durante este período deberá quedarse en casa (salvo por la visita al médico) y alejado de todos quienes no sean inmunes a la enfermedad.

En casa, asegúrese de que el niño beba abundantes líquidos y dele acetaminofén en la dosis adecuada si se sintiera molesto debido a la fiebre. La conjuntivitis que acompaña al sarampión podría hacer que al niño le resulte doloroso exponerse a la luz brillante o a la luz solar, por lo que tal vez sea adecuado oscurecerle la habitación a un nivel que le resulte cómodo durante los primeros días.

A veces se producen infecciones bacterianas como complicación del sarampión. Entre ellas se incluyen, por lo general, neumonía (consultar la página 605), infección del oído medio (consultar la página 662) o encefalitis (inflamación del cerebro). En estos casos, su hijo deberá ser visto por el pediatra quien probablemente le recete un tratamiento con antibióticos o lo ingrese al hospital.

Prevención

Casi todos los niños que reciben 2 dosis de la vacuna SPR (contra el sarampión, las paperas y la rubéola) después de su primer cumpleaños están protegidos contra el sarampión de por vida; la primera dosis debe administrarse entre los 12 y los 15 meses de edad y la segunda entre los 4 y los 6 años de edad. Como hasta el 5 % de los niños podrían no responder a la vacunación inicial, se recomienda administrar la segunda dosis (de refuerzo) a todos los niños. (Consultar el capítulo 31, *Vacunas*).

Si su hijo no vacunado resultó expuesto a alguien que tiene sarampión, o si alguien en su casa tiene el virus, infórmelo de inmediato a su pediatra.

Las siguientes medidas pueden ayudar a evitar que su hijo se enferme.

1. Si es menor de 1 año o tiene un sistema inmunitario debilitado, podrá recibir inmunoglobulina (gammaglobulina) hasta 6 días después de la exposición. Esto podría protegerlo temporalmente contra la infección pero no le proporcionará inmunidad prolongada.

2. Un bebé de entre 6 y 11 meses de edad podrá recibir la vacuna contra el sarampión sola si resulta expuesto a la enfermedad, si vive en una comunidad donde la exposición es altamente probable o en una situación epidémica. Si se administran dosis durante estos meses, su hijo de todos modos necesitará dosis adicionales para estar plenamente inmunizado.

3. Si su hijo, por lo demás, fuera sano y tuviera más de 1 año, puede ser vacunado. La vacuna será eficaz si se administra dentro de las 72 horas posteriores a su exposición a una persona infectada y proporcionará inmunidad prolongada. Si su hijo recibió una dosis de la vacuna contra el sarampión y ha transcurrido al menos un mes desde esa dosis, podrá recibir una segunda dosis después de la exposición.

Infecciones por SARM

El *Staphylococcus aureus* resistente a la meticilina (SARM) es una bacteria estafilocócica que puede causar infecciones no solo sobre la piel sino también en los tejidos blandos donde puede formarse un forúnculo o un absceso. En los últimos años el SARM se ha convertido en un problema importante de salud pública porque la bacteria se ha tornado resistente a los antibióticos llamados betalactámicos, entre los que se incluyen la meticilina y otros antibióticos comúnmente recetados. Esta resistencia ha hecho que el tratamiento de estas infecciones sea más difícil. Si bien el SARM solía limitarse a hospitales y centros de convalecencia, se ha propagado por la comunidad en escuelas, hogares y guarderías, entre otros sitios. Puede transmitirse de una persona a otra mediante el contacto directo con la piel, en particular a través de cortes y raspaduras.

Si su hijo tiene una herida que parece infectada, en especial si está roja, hinchada, caliente y supurante, llévelo al pediatra para que la revise. El médico tal vez drene la infección y le recete antibióticos tópicos u orales. Las infecciones por SARM más graves pueden causar neumonía e infecciones en el torrente sanguíneo. Si bien las infecciones por SARM son resistentes a algunos antibióticos, son tratables con otros medicamentos.

Para evitar que su hijo contraiga un SARM en la escuela u otros sitios públicos, las siguientes estrategias podrían resultar útiles:

- **Siga buenas prácticas** de higiene. Su hijo debe lavarse las manos con frecuencia con agua tibia y jabón, o usar lociones desinfectantes para manos a base de alcohol.

- **Use una venda** limpia y seca para cubrir cortes, raspaduras o grietas en la piel de su hijo. Estas vendas deberán cambiarse al menos una vez al día.

- **No permita** a su hijo compartir toallas, paños de lavarse ni ningún otro objeto personal (incluida la ropa) con otras personas.

- **Limpie con frecuencia las superficies** que su hijo toca.

Oxiuros

Afortunadamente, el tipo de gusano que más comúnmente infesta a los niños, el oxiuro, es básicamente inocuo. El oxiuro es desagradable a la vista y podría causar picazón rectal y, en niñas, secreción vaginal, pero no causa ningún otro problema de salud más grave. Los oxiuros causan más preocupación social que problemas médicos.

Los oxiuros se propagan fácilmente de un niño a otro mediante la transferencia de los huevos. A menudo un niño infectado se rasca el recto, recogiendo un huevo, y luego lo transfiere al arenero o al asiento del inodoro, donde otro niño sin saberlo lo recoge y luego lo pasa a su boca. Los huevos se tragan, luego son incubados y los oxiuros se abren camino hasta el ano donde vuelven a depositar los huevos. Los oxiuros suelen presentarse con picazón alrededor del trasero de su hijo por las noches. Las niñas podrían, además, tener picazón vaginal. Si observa la piel alrededor del ano a primera hora de la mañana, antes de que el niño se levante de la cama, es probable que vea los gusanos adultos, de color gris blancuzco y con forma de hilo (filiforme), que miden aproximadamente entre ¼ y ½ pulgadas (entre 0.63 y 1.27 cm) de largo. Es posible que el pediatra recoja algunos gusanos y huevos aplicando el lado pegajoso de una tira de cinta adhesiva transparente sobre la piel alrededor del ano. La cinta se puede examinar bajo el microscopio para confirmar la presencia del parásito.

Tratamiento

Los oxiuros se pueden tratar fácilmente con medicamentos orales, que se toman en una dosis única que se repite luego de pasadas una o dos semanas. Este medicamento hace que los oxiuros maduros sean expulsados a través de las deposiciones. Algunos pediatras podrían recomendar tratar también al resto de la familia ya que uno de los miembros podría ser portador sin tener síntomas. No se recomienda usar estos medicamentos en niños menores de 2 años. Además, cuando se resuelve la infección, es preciso lavar la ropa interior, la ropa de cama y las sábanas del niño para reducir el riesgo de infección.

Prevención

Es muy difícil prevenir los oxiuros, pero aquí hay algunos consejos que podrían resultar útiles.

- Anime a su hijo a lavarse las manos después de ir al baño.

- Anime a la niñera o a los proveedores de cuidados de guardería a lavar los juguetes con frecuencia, en particular si uno o más niños tuvieron oxiuros.

- Anime a su hijo a lavarse las manos después de jugar con el gato o el perro de la casa, ya que estas mascotas transportan los huevos en su pelo.

Hiedra venenosa, roble venenoso y zumaque venenoso

La hiedra venenosa, el roble venenoso y el zumaque venenoso por lo general causan erupciones en la piel de los niños durante la primavera, el verano y el otoño. La erupción se produce debido a una reacción alérgica al aceite de estas plantas. La erupción ocurre de varias horas a 3 días después del contacto con la planta y comienza en forma de ampollas, acompañadas de picazón fuerte.

Al contrario de las creencias populares, lo que hace propagar la erupción no es el líquido de las ampollas. Esta propagación ocurre cuando quedan pequeñas cantidades de aceite debajo de las uñas, en la ropa o en el pelo de una mascota que luego entra en contacto con otras partes del cuerpo. La erupción no se propagará a otra persona salvo que el aceite que queda también entre en contacto con la piel de esa persona.

La hiedra venenosa crece como una maleza verde de tres hojas con un tallo rojo en el centro. Crece en forma de enredadera, en todas las partes del país salvo el suroeste. El zumaque venenoso es un arbusto, no una enredadera, y tiene de 7 a 13 hojas unidas en pares a lo largo de un tallo central. No es tan común como la hiedra venenosa; crece principalmente en las zonas pantanosas aledañas al río Mississippi. El roble venenoso crece como arbusto y se encuentra principalmente en la costa oeste. Las tres plantas provocan reacciones cutáneas similares. Estas reacciones cutáneas son formas de dermatitis de contacto. (Consultar *Eccema*, página 560).

Tratamiento

El tratamiento de las reacciones a la hiedra venenosa (la más frecuente de estas formas de dermatitis de contacto) es una cuestión sencilla.

■ **La prevención** es el mejor abordaje. Conozca el aspecto de la planta y enseñe a su hijo a evitarla.

■ **Si hubiera** contacto, lave toda la ropa y los zapatos con agua y jabón. Además, lave la zona de la piel expuesta con agua y jabón durante al menos 10 minutos después de haber tocado la planta o el aceite.

■ **Si la erupción** fuera leve, aplique loción de calamina 3 o 4 veces al día para suprimir la picazón. Evite las preparaciones que contengan anestésicos o antihistamínicos ya que a menudo causan erupciones alérgicas.

■ **Aplique** crema de hidrocortisona tópica al 1 % para reducir la inflamación.

■ **Si la erupción** fuera grave, en la cara o en grandes áreas del cuerpo, es posible que el pediatra deba administrar a su hijo un régimen de esteroides tópicos u orales de alta potencia. Estos deberán administrarse durante 10 a 14 días aproximadamente. A menudo se va reduciendo la dosis gradualmente según un calendario específico determinado por el pediatra. Este tratamiento deberá reservarse para los casos más graves.

Llame al pediatra si observa algo de lo siguiente:

■ Erupción grave que no responde a los métodos caseros descritos anteriormente

■ Cualquier evidencia de infección como ampollas, enrojecimiento o secreción

■ Cualquier erupción nueva

■ Erupción por hiedra venenosa grave en la cara

■ Fiebre

Tiña

Si su hijo tiene un parche escamoso redondo a un lado del cuero cabelludo o en cualquier otra parte de la piel, y parece estar perdiendo pelo en la misma zona del cuero cabelludo, el problema podría ser una infección contagiosa conocida como tiña.

Esta afección es causada por un hongo. Se llama tiña porque las infecciones tienden a formar erupciones redondas u ovaladas que, a medida que crecen, se alisan en el centro pero mantienen un borde activo y escamoso.

La tiña de cuero cabelludo se propaga de una persona a otra, a veces al compartir gorros infectados, peines, cepillos y broches. Si la tiña aparece en otras partes del cuerpo de su hijo es posible que tenga el tipo que propagan los perros o gatos infectados.

Los primeros signos de infección en el cuerpo son los parches rojos y escamosos. Tal vez no se vean como anillos hasta que crezcan a media pulgada de diámetro y, por lo general, dejan de crecer cuando alcanzan un tamaño de 1 pulgada aproximadamente. Su hijo podría tener solo un parche o varios. Estas lesiones tal vez piquen un poco y sean algo molestas.

La tiña del cuero cabelludo comienza igual que la del cuerpo, pero a medida que los anillos crecen es probable que a su hijo se le caiga el pelo de la zona infectada. Algunos tipos de tiña del cuero cabelludo producen anillos menos evidentes y es fácil confundirlos con caspa o costra láctea. Sin embargo, la costra láctea solo ocurre en los bebés. Si el cuero cabelludo de su hijo está constantemente escamoso y tiene más de un año de edad, debe sospechar de tiña e informarlo al pediatra.

Tratamiento

Un único parche de tiña en el cuerpo se puede tratar con una crema de venta libre recomendada por el pediatra. Las que se usan con más frecuencia son el tolnaftato, el miconazol y el clotrimazol. Se aplica una pequeña cantidad dos o tres veces al día durante al menos una semana; durante ese tiempo, debería comenzar a notarse cierta mejoría. Si hubiera parches en el cuero cabelludo o más de uno en el cuerpo, o si la erupción empeorase durante el tratamiento, vuelva a consultar a su pediatra. Le recetará un medicamento más fuerte y, en casos de tiña de cuero cabelludo o de tiña propagada por todo el cuerpo, usará una preparación antifúngica oral. Su hijo deberá tomar el medicamento durante varias semanas, dependiendo del medicamento, para curar la infección.

Además, cuando su hijo tenga tiña de cuero cabelludo, deberá lavarle la cabeza con un champú especial. Si hubiera alguna posibilidad de que otras personas de la familia se hayan contagiado la infección, también deberán usar este champú y ser examinados para detectar posibles signos de infección. No permita que su hijo comparta peines, cepillos, broches o hebillas de pelo o gorros.

Prevención

Puede ayudar a prevenir la tiña identificando y tratando a todas las mascotas que tengan el problema. Busque áreas con escamas, picazón o sin pelo en sus perros y gatos y adminístreles tratamiento de inmediato. Todos los familiares, compañeros de juego o compañeros de escuela que exhiban síntomas también deberán recibir tratamiento.

Roséola

Su bebé de 10 meses no se ve ni actúa como si estuviera muy enfermo, pero súbitamente presenta fiebre de entre 102 °F (38.9 °C) y 105 °F (40.5 °C). La fiebre dura entre 3 y 7 días, y durante ese tiempo es probable que su hijo tenga menos apetito, una diarrea leve, un poco de tos y goteo nasal, además de parecer algo irritable y un poco más somnoliento que de costumbre. Puede que sus párpados superiores se vean levemente hinchados o caídos. Finalmente, *luego de que su temperatura vuelva a la normalidad,* tendrá una erupción con granitos levemente abultados en el tronco que solo se propagará a la parte superior de los brazos y al cuello y desaparecerá luego de tan solo 24 horas. ¿Cuál es el diagnóstico? Lo más probable es que se trate de una enfermedad llamada roséola: una enfermedad viral contagiosa que es más común entre niños menores de 2 años. Se cree que su período de incubación es de 9 a 10 días. La clave para este diagnóstico es que la erupción aparece *después* de que se va la fiebre. Ahora sabemos que hay un virus específico que causa esta afección.

Tratamiento

Siempre que su bebé o niño pequeño tenga una fiebre de 102 °F (38.9 °C) o más durante 24 horas, llame al pediatra aunque no tenga ningún otro síntoma. Si el médico sospecha que la fiebre es causada por la roséola, probablemente sugiera formas de controlar la temperatura y le aconsejará volver a llamarlo si el niño empeora o si la fiebre dura más de 3 o 4 días. En el caso de un niño que tenga otros síntomas o parezca estar gravemente enfermo, es probable que el médico ordene un hemograma, un análisis de orina u otras pruebas.

Como las enfermedades que causan fiebre pueden ser contagiosas, es conveniente mantener a su hijo alejado de otros niños al menos hasta que haya hablado con el pediatra. Cuando no haya tenido fiebre durante 24 horas, aunque haya aparecido la erupción, su hijo puede volver a la guardería o al preescolar y retomar el contacto normal con los demás niños.

Mientras su hijo tenga fiebre, vístalo con ropa liviana. Si está muy molesto debido a la fiebre, puede darle acetaminofén en la dosis adecuada para su edad y su peso. (Consultar el Capítulo 27, *Fiebre*). No se preocupe si no tiene apetito; anímelo a beber abundantes líquidos.

Si bien esta enfermedad rara vez es grave, tenga presente que al principio, cuando la fiebre sube muy rápido, existe la probabilidad de que ocurran convulsiones (consultar *Convulsiones y epilepsia,* página 790). Podría ocurrir una convulsión independientemente de lo bien que trate la fiebre, por lo que es importante saber cómo manejar las convulsiones pese a que suelen ser bastante leves y breves, si es que ocurren, en casos de roséola.

Rubéola (sarampión alemán)

Si bien algunos de los padres de hoy tuvieron rubéola durante su infancia, en la actualidad es una enfermedad rara gracias a una eficaz vacuna. No obstante, incluso en épocas de mayor prevalencia, la rubéola solía ser una enfermedad leve.

La rubéola se caracteriza por una fiebre baja (100 a 102 °F [37.8 a 38.9 °C]), ganglios inflamados (por lo general en la parte posterior del cuello y en la base del cráneo) y una erupción. La erupción, que varía desde puntitos del tamaño de la cabeza de un alfiler hasta un enrojecimiento irregular, es abultada y suele comenzar en la cara. En un plazo de 2 a 3 días se propaga por el cuello, el pecho y el resto del cuerpo, mientras se va desvaneciendo de la cara.

Una vez expuesto a la rubéola, un niño generalmente desarrolla la enfermedad de 14 a 21 días después. El período de contagio para la rubéola comienza varios días antes de la aparición de la erupción y continúa de 5 a 7 días después de desarrollarse. Como la enfermedad pude ser tan leve, pasa desapercibida en alrededor de la mitad de los niños que la contraen.

Antes del desarrollo de la vacuna contra la rubéola, esta enfermedad tendía a ocurrir en epidemia cada 6 a 9 años. Desde la introducción de la vacuna, en 1968, no ha habido ninguna epidemia significativa en Estados Unidos. Aún así, la enfermedad sigue ocurriendo. Cada año desarrollan la enfermedad adolescentes no vacunados y susceptibles, a menudo en entornos de campus universitarios. Afortunadamente, salvo por la fiebre, molestias y dolor articular ocasional, estas pequeñas epidemias tienen poca relevancia.

Lo que usted puede hacer

Si su pediatra diagnostica rubéola a su hijo, podrá hacerlo sentirse más cómodo dándole abundantes líquidos, reposo en cama (si estuviera fatigado) y acetaminofén si tiene fiebre. Manténgalo alejado de otros niños o adultos salvo que tenga certeza de que están vacunados. Como regla general, los niños con rubéola no debe ir a la guardería ni estar en ningún otro entorno grupal durante los 7 días posteriores a la aparición de la erupción. En particular esfuércese especialmente por que ninguna mujer embarazada se exponga a un niño con rubéola.

Si a su hijo le diagnostican rubéola congénita, el pediatra podrá aconsejarle acerca de la mejor manera de manejar sus problemas, que serán complejos y difíciles. Los bebés que nacen con rubéola congénita en general contagian durante todo un año después de nacer y, por consiguiente, deben permanecer alejados de cualquier entorno donde haya grupos de niños donde pudieran exponer a la infección a otros niños o adultos susceptibles.

Cuándo llamar al pediatra

Si su hijo tiene fiebre y una erupción, y parece estar molesto, hable sobre el problema con su pediatra. Si le diagnostican rubéola, siga las pautas sugeridas anteriormente sobre tratamiento y aislación.

Prevención

Vacunarse es la mejor manera de prevenir la rubéola. La vacuna suele administrarse como parte de una inyección de tres componentes llamada SPR (contra el sarampión, las paperas y la rubéola) que se da cuando el niño tiene entre 12 y 15 meses de edad. También es preciso administrar una dosis de refuerzo. (Consultar el capítulo 31, *Vacunas*).

Las reacciones adversas a la vacuna contra la rubéola son relativamente escasas. A veces los niños tendrán una erupción y un poco de fiebre. *Un niño puede ser vacunado incluso si su madre está embarazada en ese momento.* No obstante, una mujer embarazada susceptible no debe vacunarse. Además, debe tener muchísimo cuidado de evitar el contacto con cualquier niño o adulto que pudiera estar infectado con el virus. Después del parto, debe vacunarse inmediatamente.

Sarna

La sarna es causada por un ácaro microscópico que anida debajo de las capas superficiales de la piel, donde deposita sus huevos. La erupción causada por la sarna es, de hecho, una reacción al ácaro, a sus huevos y a sus excreciones. Una vez que el ácaro entra en la piel, la erupción tarda entre 2 y 4 semanas en aparecer.

En un niño mayor, esta erupción aparece como varios bultos que pican y están llenos de líquido, que pueden estar ubicados bajo la piel junto a una galería rojiza que el ácaro cavó hacia su madriguera. En un bebé, los bultos podrían estar más dispersos y aislados y a menudo se encuentran en las palmas de las manos y en las plantas de los pies. Debido a las marcas del rascado, las costras o una infección secundaria, esta molesta erupción es difícil de identificar, salvo en los bebés, porque suelen exhibir madrigueras muy notorias.

Cuenta la leyenda que cuando las tropas de Napoleón tenían sarna, se podía escuchar el sonido de los hombres rascándose a más de una milla de distancia. Tal vez sea algo exagerado, pero ilustra dos puntos clave a recordar si cree que su hijo tiene sarna: Pica mucho y es muy contagiosa. La sarna se contagia únicamente por contacto de persona a persona, y esto ocurre con suma facilidad. Si una persona de su familia tiene la erupción, es probable que los demás también la tengan posteriormente.

La sarna puede aparecer prácticamente en cualquier lugar del cuerpo, inclusive entre los dedos. Los niños mayores y los adultos generalmente no padecen la erupción en las palmas de las manos, en las plantas de los pies, en el cuero cabelludo ni en la cara, pero los bebés sí podrían tenerla en esos lugares.

Tratamiento

Si nota que su hijo (y probablemente otras personas de la familia) se rascan constantemente, sospeche que puede ser sarna y llame al pediatra, quien examinará la erupción. El médico podría raspar suavemente una muestra de piel de la zona afectada para observarla bajo el microscopio en busca de evidencia del ácaro o de sus huevos. Si se confirma el diagnóstico de sarna, el médico le recetará uno de varios medicamentos contra la sarna. La mayoría son lociones que se aplican en todo el cuerpo, desde el cuero cabelludo hasta las plantas de los pies, y se enjuagan luego de varias horas. Probablemente deba repetir la aplicación una semana después.

La mayoría de los expertos consideran que toda la familia debe recibir tratamiento, incluso quienes no tengan erupción. Otros consideran que, si bien toda la familia debe ser examinada, solo quienes tengan erupción deberán recibir tratamiento con medicamentos contra la sarna. Todo personal doméstico que viva en la casa, visitas que pasen la noche en la casa o niñeras que acuden con frecuencia también deberán recibir atención.

A fin de evitar la infección que causa el rascado, córtele las uñas a su hijo. Si la picazón fuera muy grave, su pediatra podría recetarle un antihistamínico o cualquier otro medicamento contra la picazón. Si su hijo muestra signos de infección bacteriana en la sarna rascada, infórmelo al pediatra. Tal vez desee recetar un antibiótico u otra forma de tratamiento.

Luego del tratamiento, la picazón podría continuar durante 2 a 4 semanas, porque esta es una erupción alérgica. Si persistiera pasadas las 4 semanas, llame a su médico porque la sarna podría haber vuelto y tal vez sea necesario repetir el tratamiento.

A propósito, hay cierta controversia respecto al posible contagio de la sarna a través de la vestimenta o la ropa de cama. La evidencia indica que esto ocurre muy excepcionalmente. Por lo tanto, no es necesario limpiar de manera especial ni descontaminar la habitación del niño o el resto de la casa, ya que el ácaro generalmente vive únicamente en la piel de las personas.

Escarlatina

Cuando su hijo tiene faringitis estreptocócica (consultar la página 673) existe la posibilidad de que tenga una erupción. Esto se conoce como escarlatina. Los síntomas de escarlatina comienzan con dolor de garganta, fiebre de entre 101 y 104 °F (38.2 y 40 °C) y dolor de cabeza. Dentro de las 24 horas posteriores a dicho cuadro, aparece una erupción roja que cubre el tronco, los brazos y las piernas. La erupción es levemente abultada, lo que hace que la piel se sienta como una lija fina. También es posible que la cara de su hijo se ponga roja con una zona pálida alrededor de la boca. Este enrojecimiento desaparecerá en un plazo de 3 a 5 días, dejando piel descamada en las zonas donde la erupción fue más intensa (cuello, axilas, ingles, dedos de las manos y de los pies). También es probable que tenga la lengua cubierta por una placa blanca que luego se vuelve roja y dolor abdominal leve.

Tratamiento

Llame al pediatra siempre que su hijo se queje de dolor de garganta, en especial si también tiene una erupción o fiebre. El médico lo examinará y le hará un exudado de garganta para controlar la presencia de bacterias estreptocócicas. Si se encontraran bacterias estreptocócicas, se administrará un antibiótico (por lo general penicilina o amoxicilina). Si su hijo toma el antibiótico por vía oral en vez de en forma de inyección, es sumamente importante completar toda la ronda de antibióticos porque los tratamientos más cortos suelen resultar en un retorno de la enfermedad.

La mayoría de los niños con infecciones estreptocócicas de garganta responden muy rápido a los antibióticos. La fiebre, el dolor de garganta y el dolor de cabeza suelen desaparecer en 24 horas. La erupción, sin embargo, durará alrededor de 3 a 5 días.

Si la afección de su hijo no parece mejorar con el tratamiento, infórmelo a su pediatra. Si otros miembros de la familia desarrollan fiebre o dolor de garganta en este momento, con o sin erupción, ellos también deben ser examinados y analizados para detectar faringitis estreptocócica.

Si no se trata, la escarlatina (como la amigdalitis estreptocócica) puede conducir a infecciones de oídos y senos paranasales, ganglios inflamados en el cuello y pus alrededor de las amígdalas. La complicación más grave de la faringitis estreptocócica no tratada es la fiebre reumática, que causa dolor articular e inflamación y, a veces, daño cardíaco. Muy excepcionalmente, las bacterias estreptocócicas de la garganta pueden conducir a una glomerulonefritis, o inflamación de los riñones, causando aparición de sangre en la orina y, a veces, presión arterial alta.

Quemaduras solares

Si bien las personas con piel más oscura tienden a ser menos sensibles al sol, todo el mundo corre riesgo de padecer quemaduras solares y los trastornos vinculados con ellas. Los niños, en especial, necesitan estar protegidos contra los rayos de sol que queman, ya que la mayor parte del daño solar ocurre durante la infancia. Tal como ocurre con otras quemaduras, las quemaduras solares dejarán la piel roja, caliente y dolorida. En casos graves puede causar ampollas, fiebre, escalofríos, dolor de cabeza y una sensación general de malestar.

De hecho, no es necesario que su hijo se queme para sufrir daño solar. Los efectos de la exposición se acumulan con el correr de los años, por lo que incluso una exposición moderada durante la infancia puede contribuir a la aparición de arrugas, endurecimiento, pecas e incluso cáncer de piel más adelante en la vida. Además, algunos medicamentos pueden causar una reacción cutánea a la luz solar y algunas afecciones médicas podrían hacer que las personas sean más sensibles al sol.

Tratamiento

Los signos de quemadura solar suelen aparecer de 6 a 12 horas después de la exposición. Las mayores molestias se sienten durante las primeras 24 horas. Si la quemadura de su hijo simplemente está roja, caliente y le duele, puede tratarla usted misma. Aplique compresas frías sobre las áreas quemadas o bañe al niño con agua fresca. También puede administrar acetaminofén para ayudar a aliviar el dolor. (Verifique en el envase la dosis adecuada para su edad y peso).

Si la quemadura solar causa ampollas, fiebre, escalofríos, dolor de cabeza o sensación general de malestar, llame al pediatra. Las quemaduras solares graves deben tratarse como cualquier otra quemadura grave y, si fuera muy extensa, a veces es necesario hospitalizar al niño.

Además, las ampollas pueden infectarse y necesitar tratamiento con antibióticos. A veces, las quemaduras solares extensas o graves pueden también conducir a la deshidratación (consultar *Diarrea*, página 530, para informarse sobre los signos de deshidratación) y, en ciertos casos, desmayos (insolación). Dichos casos deben ser examinados por el pediatra o en el centro de emergencias más cercano.

Prevención

Muchos padres asumen, equívocamente, que el sol es peligroso solo cuando brilla. De hecho, no son los rayos solares visibles sino los rayos ultravioletas invisibles los que causan daño. En realidad su hijo podría estar expuesto a más rayos ultravioletas en días nublados o brumosos, porque se sentirá más fresco y, por lo tanto, permanecerá al aire libre por más tiempo. La exposición es mayor también cuanto mayor sea la altitud. Incluso un gorro grande o una sombrilla no constituyen protección total porque los rayos ultravioletas reflejan en la arena, el agua, la nieve y muchas otras superficies.

Intente mantener a su hijo fuera del sol cuando los rayos ultravioletas estén al máximo (entre las 10 a. m. y las 4 p. m.). Además, siga las siguientes pautas.

■ **Use siempre una** pantalla solar para bloquear los rayos ultravioletas dañinos. Elija una pantalla solar hecha para niños con un factor de protección solar (FPS) de 30 o superior y con cobertura de amplio espectro contra rayos UVA y UVB. (Verifique la etiqueta). Aplique la protección media hora antes de salir. Tenga en cuenta que *ninguna* pantalla solar es totalmente a prueba de agua y, por consiguiente, es preciso volver a aplicarla cada hora y media o cada 2 horas, en particular si su hijo pasa mucho tiempo en el agua. Consulte las instrucciones del frasco y elija un producto etiquetado como "resistente al agua".

- **Vista a su hijo** con ropa liviana, de algodón, con mangas largas y pantalones largos. La ropa y los gorros con SPF también son buena idea para proteger la piel del niño cuando esté al aire libre.

- **Use una sombrilla** u otro objeto similar para mantenerlo a la sombra lo más posible.

- **Hágalo usar** un gorro con ala ancha.

- **Los bebés menores de 6** meses de edad deben mantenerse fuera de la luz solar directa. Si no hubiera ropa y sombra adecuadas disponibles, se puede usar pantalla solar en pequeñas áreas del cuerpo como el rostro y el dorso de las manos.

(Consultar también *Quemaduras*, página 688).

Verrugas

Las verrugas son causadas por un virus llamado virus del papiloma humano (VPH). Estos bultos duros (aunque también pueden ser planas) son de color amarillo, tostado, grisáceo, negro o marrón. Por lo general aparecen en las manos, en los dedos de los pies, alrededor de las rodillas y en la cara, pero pueden estar en cualquier parte del cuerpo. Cuando están en las plantas de los pies, los médicos las llaman verrugas plantares. Si bien las verrugas pueden ser contagiosas,

aparecen con muy poca frecuencia en los niños menores de 2 años.

Tratamiento

Su pediatra puede darle recomendaciones sobre cómo tratar las verrugas. A veces recomendará un medicamento de venta libre que contiene ácido salicílico o incluso puede tratarlas en su consultorio usando una solución o un aerosol a base de nitrógeno líquido. Si ocurriera algo de lo siguiente, es probable que refiera al niño a un dermatólogo:

- Verrugas múltiples y recurrentes

- Una verruga en la cara o en la zona genital

- Verrugas plantares (verrugas en las plantas de los pies) grandes, profundas o dolorosas

- Verrugas particularmente molestas para su hijo

Algunas verrugas desaparecerán por sí solas. Otras pueden eliminarse mediante preparaciones recetadas o de venta libre. No obstante, si se tratara de múltiples verrugas, verrugas que siguen reapareciendo o verrugas plantares profundas, a veces es necesario extirparlas quirúrgicamente mediante raspado, cauterización o congelación. Si bien la cirugía o el tratamiento láser podrían ayudar, no hay estudios aceptables y bien controlados que demuestren que los tratamientos dolorosos y destructivos sean mejores que no recibir tratamiento. Afortunadamente, la historia natural es que la mayoría de los niños desarrollan inmunidad contra las verrugas en un lapso de 2 a 5 años, lo que resulta en la desaparición de las verrugas incluso sin tratamiento.

Virus del Nilo Occidental

El virus del Nilo Occidental ha recibido mucha atención en los últimos años. Se transmite a los seres humanos a través de la picadura de un mosquito infectado. El primer brote ocurrió en Estados Unidos en 1999. Si bien algunos niños se enfermaron al infectarse con el virus, en la mayoría de los casos los síntomas son leves.

Los mosquitos se convierten en portadores del virus al alimentarse de aves infectadas. Si bien otros animales han sido infectados con el virus, inclusive caballos, murciélagos, ardillas y animales domésticos, las aves son el reservorio más común. Una vez que el virus se transmite al ser humano a través de una picadura, puede multiplicarse en el torrente sanguíneo de una persona y, en ciertos casos, causar la enfermedad. No obstante, si a su hijo lo pican, es probable que solo tenga síntomas leves o que no los tenga. Entre las personas picadas que contrajeron la infección, alrededor de 1 de cada 5 desarrollan síntomas leves similares a los de la gripe (p. ej. una fiebre, dolores de cabeza y dolores corporales) y, a veces, una erupción cutánea. Estos síntomas tienden a durar unos pocos días. En menos de 1 de cada 100 infecciones puede ocurrir una enfermedad grave (llamada encefalitis o meningitis del Nilo Occidental) con síntomas tales como fiebre alta, rigidez del cuello, temblores, debilidad muscular, convulsiones, parálisis y pérdida de conocimiento.

Prevención

Como todas las personas, el riesgo de su hijo de contraer el virus del Nilo Occidental reside principalmente en las picaduras de mosquitos. No puede contagiarse la enfermedad de un compañero de juegos infectado ni por tocar o besar a una persona que tenga la infección (ni siquiera por tocar a un ave infectada con el virus).

No existe vacuna para proteger a su hijo contra el virus del Nilo Occidental. Pero puede reducir su probabilidad de desarrollar la enfermedad tomando medidas para reducir las probabilidades de que lo pique un mosquito que pudiera ser portador del virus. Aquí incluimos algunas estrategias para tener en cuenta. (Algunas de ellas se describen en la sección *Picaduras de insectos* de la página 571).

- **Aplique repelente de insectos** a su hijo, usando justo lo suficiente para proteger su piel expuesta.

- **Las concentraciones de** DEET varían significativamente de un producto a otro, desde menos de 10 % hasta más de 30 %, por lo que es importante que lea la etiqueta antes de comprar. Cuanto más alta sea la concentración de DEET, más durará la acción y mayor será la eficacia del producto. La eficacia tiene su pico al 30 %, que es además la máxima concentración recomendada para niños. Verifique el porcentaje en la etiqueta porque algunos productos tienen una concentración muy superior al 30 %. La seguridad del DEET no parece estar relacionada con su nivel de concentración; no obstante, es prudente seleccionar la concentración eficaz más baja para la cantidad de tiempo que su hijo pase al aire libre.

- **Evite los productos que** incluyan DEET en una pantalla solar porque dicha pantalla se debe volver a aplicar con frecuencia, mientras que el DEET solo debe usarse una vez al día. Las aplicaciones más frecuentes de DEET se han asociado con toxicidad. Además, al final del día, asegúrese de quitar el DEET a su hijo con agua y jabón. Incluso los niños mayores no deben aplicarse repelentes con DEET más de una vez al día.

- **No use** preparaciones con DEET en bebés menores de 2 meses de edad. En niños mayores, aplíquelo con moderación alrededor de las orejas y no lo use sobre la boca o los ojos. No lo aplique sobre cortes.

- **Una alternativa al** DEET se llama picaridina. Es un producto de aroma agradable sin el residuo aceitoso del DEET. Se usa en concentraciones de entre 5 y 10 %.

- **Siempre que sea posible, vista** a su hijo con mangas largas y pantalones largos cuando esté al aire libre. Use una red para mosquitos sobre el cochecito del bebé.

- **Mantenga a su hijo** alejado de sitios donde sea probable que se junten mosquitos o donde pongan huevos, como cuerpos de agua estancada (p. ej. bebederos de aves y platos de agua de las mascotas).

- **Como es más probable que los mosquitos** piquen a las personas a determinadas horas del día (por lo general al amanecer, al atardecer y al comenzar la noche), tenga en cuenta limitar el tiempo que su hijo pasa al aire libre durante esas horas.

- **Repare todos los orificios** que haya en sus mosquiteros.

~ 35 ~

El sueño de su hijo

EL SUEÑO ES una parte esencial y saludable de la vida de su hijo. Tal como la buena alimentación es importante para el desarrollo de su cuerpo, el sueño es fundamental para el desarrollo de su cerebro. A medida que su hijo pequeño establece y mantiene un cronograma de sueño regular, es más probable que duerma más tiempo y es menos probable que se despierte durante la noche, aprovechando todos los beneficios que ese tipo de sueño profundo aporta. El cerebro dormido no es un cerebro en reposo, sino que más bien funciona de distinta manera. Al ofrecer suficiente sueño al cerebro en crecimiento de su hijo, el niño podrá concentrarse mejor y su temperamento será más constante.

No es sorpresa que muchos padres se preocupen sobre los hábitos y conductas de su hijo respecto al sueño. "¿Está durmiendo muy poco? ¿O demasiado? ¿Cuán importantes son las siestas y cuántas horas de siesta son suficientes? ¿Debo dejarlo llorar hasta que se duerme por las noches o cargarlo cuando está llorando? ¿Por qué parece irse a dormir más tarde (o más temprano) que los demás niños de su edad?".

Pese a que muchos padres sienten ansiedad respecto a los patrones de sueño de sus hijos, la buena noticia es que muchas de estas preocupaciones son fáciles de resolver. Muchas mamás y papás tal vez no tengan claro cuál es el cronograma de sueño ideal para el niño según la edad. Incluso cuando hacen preguntas y el pediatra aclara las dudas, puede que sigan sintiéndose frustrados con los consejos generales que podrían aplicarse a la gran mayoría de los niños pero no necesariamente al suyo. Después de todo, los niños no son todos iguales y existen variaciones normales entre ellos; algunos tal vez desarrollen ritmos de sueño regulares entre las primeras 6 a 8 semanas de vida y duerman muchas horas a la vez mientras que otros tal vez tengan conductas de sueño impredecibles que se prolongan durante muchos meses o más tiempo. Es razonable hablar con el pediatra sobre las preguntas específicas que usted tenga y repasar las rutinas, problemas y desafíos de su familia que pudieran afectar los patrones de sueño de su hijo.

De hecho, algunos padres plantean al médico preguntas tales como:

ESCENARIO N.º 1

La madre de un bebé de 4 meses se quejó con sus amigos de que si bien su bebé dormía sumamente bien durante la primera semana de vida, sus patrones de sueño parecen haberse distorsionado desde entonces. Sobre todo, sus horarios de sueño son erráticos e impredecibles. Reconoció que intentó mantener despierto al bebé hasta tarde en la noche para que su marido pudiera jugar con él al volver a casa del trabajo entre las 8:00 y las 8:30 p. m. Pero antes de que llegue el padre el bebé suele ponerse fastidioso y llorar. Pese a parecer somnoliento a veces, la madre intentó mantenerlo despierto un rato más para esperar que llegue el padre. Pero lo más frecuente es que el bebé se sienta excesivamente cansado y eso lo torna inconsolable.

La madre y el padre se enfrentan a un conflicto respecto a qué hacer: Al papá parecía no molestarle que el bebé llore hasta que él llegue a casa, mientras que a la mamá le preocupaba estar siendo crueles. A veces intenta acostarlo para una siesta corta hacia el final de la tarde, pero de todos modos se pone fastidioso por la noche y eso hace que aumente la tensión entre los esposos.

Decidieron pedir consejo al pediatra. El médico explicó la importancia de respetar el cronograma de sueño en evolución del niño. Para un bebé típico de entre 4 y 8 meses, un horario sano en el cual acostarlo por las noches es entre las 6 y las 8 p. m. Mantener despierto al niño hasta más tarde para saludar al padre hará que se canse en exceso y que esté fuera de sincronía con sus propios ritmos biológicos.

Tenga siempre en cuenta las propias necesidades de sueño del niño. Su reloj biológico está evolucionando y cuando sienta la necesidad de dormir deberá poder hacerlo. Si su cronograma de sueño y vigilia se interrumpe en forma artificial, es probable que se ponga de mal humor y que esté menos atento cuando esté despierto. Si se va a la cama más temprano, puede que se despierte un *poquito antes*, pero su sueño nocturno en total será más largo. Esto dará más tiempo a los padres que trabajan para pasarlo con su hijo por las mañanas. Si fuera preciso hacer ajustes en los horarios, deben comenzar con los de mamá y papá, quienes tienen que encontrar la forma de estar disponibles para su hijo cuando esté despierto y alerta.

"¿Cuántas horas debe dormir mi hijo por la noche?", pero no hay una respuesta universal correcta para todos los niños. En particular durante los primeros dos años de vida del niño, la genética única de su hijo ejerce una influencia poderosa sobre el sueño: que duerma siestas largas o cortas puede deberse a su constitución genética. Es posible que su temperamento característico esté influyendo en su conducta para dormir. Además las circunstancias familiares pueden variar y afectar cuándo, por cuánto tiempo y cuán bien duerme un niño. Un niño cuyos padres están divorciados podría enfrentarse a entornos para dormir notoriamente diferentes cuando duerme en la casa de uno u otro de sus padres durante la semana y durante el fin de semana. Si el padre o la madre trabajan por la noche y duermen durante el día, esto también puede afectar el cronograma de sueño del bebé.

Sueño sincronizado

Pese a las preocupaciones de los padres o, en ciertos casos, tal vez a causa de ellas, las mamás y los papás suelen interrumpir sin querer el sueño de sus hijos. Por ejemplo, pese a que los padres quieren hacer lo que sea saludable para sus hijos, no siempre aprecian el efecto que sus ocupadas agendas y las decisiones que toman respecto a la familia pueden tener sobre el sueño de su hijo.

Lo más común es que los padres no reconozcan la importancia de adoptar un estilo de vida que mantenga a su hijo en sincronía con su sistema biológico emergente. El momento lo es todo (o casi todo). Dado que el momento en el que lo ponga a dormir es fundamental, es importante entender que *cuándo* duerme su hijo probablemente sea más importante que *cuánto tiempo* duerme. La calidad del sueño de un niño, que puede restituir el estado alerta y mantener un temperamento estable, depende en gran parte del momento en que duerme. Esto implica alentarlo a dormir en ritmo con su propio reloj biológico.

Preste atención a su hijo y descubrirá que, al igual que los adultos, tiene "momentos de somnolencia" durante el día. Si duerme durante estos períodos de somnolencia, la calidad de ese sueño será superior a la del sueño que ocurra a destiempo de sus ciclos biológicos. Pero si espera a acostarlo mucho rato después de que haya exhibido signos de somnolencia, es probable que para entonces esté demasiado cansado y eso hará que le resulte más difícil dormirse.

EL PRIMER AÑO DE VIDA

Los padres, como tales, deben cuidar y respaldar la necesidad de sueño de su hijo. Siempre que sea posible, ínstelo a dormir durante los momento del día en los que sea probable que obtenga el mayor beneficio. No obstante, la adopción de un cronograma de sueño óptimo no es algo que ocurrirá de un día para el otro. En el caso de los bebés, los ritmos biológicos (circadianos) tardan un poco en desarrollarse; su objetivo final debe ser lograr que sus patrones de sueño coincidan con sus mecanismos internos. Dele tiempo y se desarrollará naturalmente. Su desafío como padres es ser sensibles a los momentos en los que el cuerpo del bebé le dice (y les dice a ustedes) que está listo para dormir. De lo contrario, puede que lo estén acostando en la cuna o cama demasiado temprano o demasiado tarde, y la facilidad con la que se quede dormido (y la capacidad restauradora de ese sueño) se verá afectada.

SU HIJO PEQUEÑO O EN EDAD ESCOLAR

Para ver las pistas que le digan si su hijo está durmiendo lo suficiente (y en particular si está obteniendo un sueño de buena calidad), obsérvelo hacia el final del día. ¿Se muestra dulce, adaptable, amable, colaborador, independiente y participativo? ¿O está quejoso, malhumorado, excitable, nervioso e irritable? Es probable que se vaya agotando a medida que va acabando el día, todo a causa de una falta leve pero crónica de sueño. Préstele atención y descubrirá que, al igual que los adultos, atraviesa un período de somnolencia durante el día. Si rompe en llanto sistemáticamente tal vez deba hacer algunos ajustes a los tiempos en los que lo acuesta a dormir. Tal vez deba acostarlo más temprano. La hora de dormir más temprana eliminará su conducta desagradable del final del día.

Además, tenga en cuenta la siguiente advertencia: A veces, cuando los padres cambian la hora de dormir de su bebé, no observan mejoras en la conducta del bebé previo a dormirse. En casos como este, tal vez la nueva hora de irse a dormir siga siendo demasiado tarde, y deberá ajustarla más y acostarlo aún más temprano.

Rutinas de sueño y manejo del llanto

Algunos bebés lloran todas las noches cuando se los acuesta para dormir; otros casi nunca lo hacen. A muchos padres, el niño llorando en la cuna durante largo tiempo les produce gran angustia.

Cuando un bebé llora tal vez sienta que se le parte el corazón y podría generarle angustia mantenerse alejada mientras espera que se duerma. También es posible que se sienta frustrada o enojada ante su aparente falta de disposición o capacidad para tranquilizarse y dormir. Incluso unos minutos de llanto podrían parecer una eternidad.

A menudo preocupados sobre el por qué del llanto del bebé, muchos padres pueden preguntarse si el bebé simplemente está liberando presión, si se siente solo o si realmente está angustiado. Muchos padres ceden y corren junto a la cuna del niño, incapaces de soportar el sonido de los sollozos.

No es sorprendente que algunas de las preguntas más comúnmente formuladas a los pediatras sean "¿Debo dejar que mi bebé llore hasta que se quede dormido o debo cargarlo y reconfortarlo?" y la fundamental "¿Cuánto tiempo debería dormir en realidad?". En gran parte, las respuestas a estas preguntas dependen de la edad del niño.

EL PRIMER MES DE VIDA

Durante este período, su bebé pasará la mayor parte del tiempo durmiendo. Cuando lo acueste en la cuna para dormir, o cuando se despierte, intente evitar dejarlo llorar. En cambio, responda a las lágrimas y haga lo que pueda para calmar al bebé, como cantarle bajito, hablarle con tranquilidad, poner música suave, mantener las luces tenues o mecerlo con suavidad. Levántelo si fuera necesario y vuelva a ponerlo en la cuna luego de 5 a 10 minutos. Al minimizar su molestia de la forma que sea que funcione, maximizará el tiempo y la calidad del sueño. (Para obtener información adicional sobre cómo calmar a un bebé que está llorando, consultar a continuación y en las páginas 863 y 865 más adelante en este capítulo.)

¿Cuándo está listo para dormir un bebé de esta edad, ya sea que esté llorando o no? En general, después de haber estado despierto durante una o dos horas, necesita dormir. A veces tal vez necesite dormirse incluso antes de que pase una hora, y rara vez se quedará despierto durante 3 horas. Si está un poco fastidioso o lloriqueando un poquito, espere a ver si la intensidad aumenta cuando vuelva a ponerlo en la cuna y, de ser así, no dude en levantarlo. Pero es posible que simplemente vuelva a conciliar el sueño.

En general, sin importar las circunstancias, comenzará a mostrar signos de cansancio e irritación excesivos si no duerme su siesta cuando la necesita. Comience a tranquilizarlo para que se duerma. Una vez que haya estado despierto durante una o dos horas, probablemente deba tranquilizarlo. Póngalo en la cuna cuando esté somnoliento pero aún despierto (este abordaje resultará particularmente útil para las siestas durante el día). Si espera demasiado tiempo, probablemente se ponga de mal humor y será aún más difícil que se duerma.

Cómo compartir la rutina de la hora de ir a dormir

Durante estas primeras semanas de vida también es importante involucrar a otros adultos, como su cónyuge o pareja, una abuela o una niñera, en los rituales de la hora de ir a dormir. Cuando solo usted participa en el proceso de poner a dormir al niño, él solo la asociará a usted con la hora de dormir. Cuantas más personas se involucren, menos probable será que su bebé relacione un determinado escenario con irse a dormir. Esta noción a veces se llama "muchas manos". Si el bebé solo la relaciona a usted con quedarse dormido y se duerme mientras usted lo carga o lo acuna, solo podrá quedarse dormido en esa situación.

Falta de sueño de los padres

Durante las primeras semanas de vida de su bebé, probablemente surja otro problema: Mamá o papá sentirán falta de sueño. Los variados cronogramas de sueño podrían dejar a su cónyuge ansioso y desbordado, en particular si considera que se agregaron más responsabilidades en su vida justo cuando está sintiendo tanta falta de sueño y agotamiento. Deben apoyarse entre sí y, cuando sea necesario, dejar que el cuidador principal se tome períodos adicionales de recreo para dormir una siestita o adoptar otro abordaje para "recargar las pilas".

IMPLEMENTACIÓN DE UN PLAN DE SUEÑO

Es importante que tanto usted como su cónyuge o pareja se pongan de acuerdo acerca de un plan de sueño para su hijo. Si solo uno de los padres está dispuesto a respetarlo, es poco probable que el plan resulte. Decidan juntos si van a adoptar las nuevas medidas gradualmente o rápidamente. Muchos pediatras recomiendan tomar primero medidas pequeñas y sencillas, para que la adaptación al proceso sea un poco más fácil tanto para los padres como para el niño. Una hora de irse a dormir más temprana, por ejemplo, podría mejorar el humor de su hijo y provocar menos desilusión.

Siempre que se haga un cambio, espere y observe durante un tiempo para ver qué tanto éxito tiene. No haga su evaluación basándose en el día a día (ni noche a noche). Intente un nuevo abordaje durante varios días, por lo menos, antes de llegar a la conclusión de que vale la pena seguir con el cambio.

■ *Alrededor de las 6 semanas de edad (contando a partir de la fecha probable de parto del bebé).* A estas alturas el cronograma de sueño y vigilia de su bebé comenzará a entrar en algo más parecido a una rutina. Empezará a dormir más por las noches y tal vez exhiba signos de somnolencia (y quizá llore un poco) más temprano en las noches. Por ejemplo, si bien solía estar listo para dormir entre las 9 y las 11 p. m., tal vez ahora empiece a necesitar dormirse un poco más temprano, tal vez entre las 6 y las 8 p. m. Su período de sueño más largo será tarde por la noche y durará entre 3 y 5 horas.

Por supuesto que existen variaciones y, por eso, debe ser sensible ante las necesidades de su bebé y prever que tal vez necesite que lo acueste a dormir más temprano, ya no a las 11 p. m. sino más bien a las 8 p. m. Entonces, para minimizar el llanto, acueste a su hijo más temprano, pase un rato tranquilizándolo si fuera necesario (aunque si se pone un poco fastidioso no hay problema) y deje que el reloj biológico del niño dicte si el sueño se convertirá en una siesta de 30 minutos o en un largo período de sueño de 4 horas.

A medida que usted y su bebé sintonicen con sus ritmos, el bebé gradualmente aprenderá a tranquilizarse hasta quedarse dormido cuando lo acueste. En tanto esto ocurra, el llanto será escaso o inexistente. Para los 3 meses de edad, la mayoría de los bebés duerme entre 6 y 8 horas durante la noche sin despertar a sus padres. Si se despierta demasiado temprano, tal vez pueda alentarlo a volverse a dormir tranquilizándolo y manteniendo las luces apagadas y las persianas cerradas. Si fuera posible, evite levantarlo o alimentarlo.

■ *De 4 a 12 meses de edad.* Con un bebé de 4 meses, y durante las semanas y meses que vendrán, siga trabajando en sensibilizarse ante los ritmos corporales de su bebé; esto minimizará los episodios de llanto. Desde los 4 meses y durante el resto del primer año de vida, la mayoría de los bebés necesitan por lo menos 2 siestas: una a media mañana y la otra después del mediodía. Algunos niños duermen una tercera siesta después de la media tarde. Intente que el bebé adopte un cronograma de siestas según el cual duerma alrededor de las 9 a. m., luego alrededor de la 1 p. m. y, finalmente, hacia el final de la tarde si fuera necesario. La mayoría de los padres detesta despertar a un bebé de la siesta porque el sueño es algo muy valioso para él. Déjelo dormir todo lo que desee salvo que después le cueste dormir por las noches; en dicho caso, hable con el pediatra sobre despertarlo de la siesta de la tarde un rato antes de que se despierte por sí solo. Si duerme siestas largas muy tarde, podría deberse a que su hora de ir a la cama es demasiado tarde y, en parte, está compensando el sueño perdido por las noches durmiendo siestas largas. Tal vez se justifique saltear la tercera siesta y llevarlo a la cama por las noches un poco más temprano. Para los 9 meses

ESCENARIO N.º 2

Una madre y un padre llevan a su hija de 5 meses al pediatra y explican que sus siestas (o la ausencia de siestas) se han convertido en un problema grave que afecta a toda la familia. Acuestan a la niña a dormir la siesta durante el día pero se despierta luego de 30 a 45 minutos, lista para seguir con su día, al menos durante un rato. Están de acuerdo en que la bebé necesita siestas más largas pero vieron frustrados sus intentos de lograrlo. Ya intentaron dejar a la bebé en la cuna durante 20 minutos más después de haberse despertado, pero llora sin cesar y se niega a volverse a dormir.

El pediatra les explicó que para los bebés de entre 4 y 5 meses de edad el inicio de un cronograma regular de siestas puede ser un desafío, porque sus ritmos biológicos cambian y maduran constantemente y, por consiguiente, es probable que no se puedan establecer bien los horarios de la siesta por uno o dos meses más. El médico sugirió que podrían intentar extender las siestas respondiendo de inmediato cuando la niña haga el primer ruido o llame pidiendo atención. Cuando esto ocurra, pueden probar darle palmaditas en la espalda, hacerle masajes u ofrecerle el pecho un ratito. Con este abordaje, muchos niños vuelven a dormirse por otros 20 o 30 minutos, lo que les proporciona una siesta verdaderamente restauradora que conduzca a una mayor capacidad de alerta y atención posteriormente en el día.

A medida que un bebé crece, no obstante, estos abordajes particulares pueden volverse más estimulantes que tranquilizantes para algunos y, por ende, se tornan contraproducentes. Después de hablar más a fondo con los padres, el pediatra consideró que había un par de factores en juego. Es posible que el dormitorio de la niña no esté lo suficientemente oscuro y que el apartamento no esté lo suficientemente tranquilo como para fomentar el sueño. Pero lo que es más importante, los horarios de las siestas de la niña probablemente no estén sincronizados con sus ritmos naturales. Recomendó que ajustaran el entorno para dormir a fin de hacerlo más propicio para la siesta y que tengan paciencia hasta que los ritmos biológicos de su hija hagan que su cuerpo acepte mejor la hora de la siesta predecible durante el día.

de edad, intente evitar las siestas hacia el final de la tarde de modo que esté listo para irse a dormir por las noches más temprano de lo que se dormiría si siguiera con las siestas mencionadas.

A esta edad, el sueño nocturno de un niño será el período de sueño más largo del día y, en el entorno de los 8 meses de edad, debería durar entre 10 y 12 horas sin despertarse por la noche para comer. Pero si un niño de esta edad pareciera estar demasiado cansado y llora con tan solo ver su cama, puede que sus siestas sean demasiado cortas (de menos de 30 minutos), que las siestas no correspondan a sus ritmos de sueño o, tal vez, que lo esté acostando demasiado tarde por la noche. En este último caso, llévelo a la cama mucho más temprano, al menos temporalmente, quizá a las 5:30 o 6 p. m., en respuesta a su cansancio excesivo. Si llora, vaya a verlo y consuélelo con palabras reconfortantes. Cámbiele el pañal si fuera necesario, asegúrese de que esté cómodo pero mantenga las luces tenues y no lo despabile más levantándolo y caminando con él. Luego salga de la habitación sin hacer ruido. A medida que pasan los días y las semanas, dedíquele cada vez menos atención durante la noche; esto lo ayudará a dejar de prever que usted aparecerá siempre que llore o la llame y será más probable que aprenda a calmarse solo chupándose la mano, meciéndose o frotando la sábana.

Es importante tener en cuenta que hay veces en las que probablemente deba dejar llorar a su hijo hasta que se duerma; no le provocará ningún daño y no es necesario preocuparse sobre los posibles mensajes detrás de esas lágrimas. Recuerde, tiene todo el día para demostrarle al bebé cuánto lo ama y cuánto le importa. Por la noche, recibirá el mensaje de que la noche se hizo para dormir y, esas noches en las que lo deje llorar, lo estará ayudando a aprender a calmarse solo. El niño no estará pensando en que usted lo abandonó ni que usted ya no lo ama; sabe, gracias a sus conductas de todo el

día, que no es así. Dicho de otro modo, no hay de qué preocuparse.

Evolución de la siesta durante el día

- *Entre los 10 y los 12 meses, más o menos,* la siesta de la mañana del bebé comenzará a reducirse gradualmente, en una minoría de niños. En el entorno de los 12 meses de edad, puede que algunos niños dejen de dormir su siesta de la mañana. Cuando esto ocurra, podrá comenzar a acostarlo por las noches un poco más temprano (tal vez entre 20 y 30 minutos antes que de costumbre); la siesta de la tarde también podrá comenzar un ratito antes. La hora en la que acueste a su bebé por las noches podría variar durante un tiempo, dependiendo de factores tales como lo cansado que se vea el niño y la calidad de sus siestas durante el día.

- *De 13 a 23 meses de edad.* La duración de las siestas que duerme su hijo comenzará a cambiar durante este período de su vida. Para los 15 meses de edad, alrededor de la mitad de los niños (pero ciertamente no todos) solo dormirá una siesta al día, por lo general por la tarde. La siesta de la mañana irá desapareciendo por sí sola, aunque tal vez haya algunos períodos difíciles a lo largo de esta transición a una única siesta por día. Aún así, la mayoría de los niños dejará gradualmente de dormir la siesta de la mañana. A medida que esto ocurre, si acuesta más temprano a su hijo por las

ESCENARIO N.º 3

Muchos padres reconocen la importancia de las rutinas de la hora de ir a dormir pero, para algunos padres, estas rutinas no siempre funcionan. Una madre intentó muchas de las que escuchó hablar, incluyendo bañar al bebé, hacerle masajes después del baño, cantarle canciones de cuna suaves y envolver al bebé, pero nada dio resultado. De hecho, su bebé con frecuencia se torna *más* irritable cuando aplica estas técnicas.

Cuando esta madre expresó su frustración al pediatra, el médico ofreció algunos consejos para hacer que estas rutinas de la hora de ir dormir fueran más eficaces. Le dijo que comenzara a aplicarlas temprano, *antes* de que el niño estuviera demasiado cansado y se esté poniendo de mal humor. También la instó a ser constante, usando las mismas rutinas para la hora de ir a dormir día tras día hasta que el niño comience a asociarlas con el sueño. Hizo énfasis en la persistencia, explicando que los cambios no ocurren de un día para el otro y que hay que confiar en las rutinas durante un tiempo para que tengan un efecto positivo.

El pediatra hizo otra sugerencia. Pidió a los padres que pusieran al bebé en la cuna para dormir la siesta de 20 a 30 minutos *antes* de la hora en que ellos consideraban que debía comenzar la siesta. Cuando el bebé se relaja en la cuna, casi siempre produce una deposición de 10 a 20 minutos después de haberlo acostado, lo que lo hace llorar. Pero una vez que le cambian el pañal, se encontrará en el marco de tiempo biológico correcto para que comience la siesta. Los padres lo calmaron y durmió una larga siesta.

---

noches, es probable que no eche tanto de menos las siestas de la mañana y que se despierte bien descansado.

- *Para los 24 meses de edad*, casi todos los niños ya hicieron la transición a una única siesta por la tarde, aunque esta siesta sigue siendo importante desde el punto de vista biológico para que funcionen bien durante el resto del día.

- *Entre los 2 y los 3 años de edad*, la mayoría de los niños seguirá necesitando una siesta durante el día para no estar irritables y fastidiosos hacia el final de la tarde. En el entorno de los 3 años de edad, el niño promedio dormirá alrededor de 2 horas durante el día. No obstante, algunos dormirán más y otros menos (en ciertos casos apenas una hora). Intente que las horas de siesta y de irse a dormir por las noches sean siempre las mismas, pese a que es inevitable tener cierta flexibilidad. Algunos niños atraviesan períodos en los que se niegan a dormir la siesta, pese a que sus cuerpos les pidan (a ellos y a usted) que necesitan una siesta; en esos casos, pruebe cambiar la hora de ir dormir por las noches para que sea más temprano o más tarde y observe si eso ayuda a su hijo a descansar mejor durante el día.

La mejor regla de oro sobre la duración de las siestas de su hijo es que deben ser lo suficientemente largas como para ser reparadoras. Existe cierta evidencia de que las siestas más largas tienden a mejorar la capacidad de atención del niño y su aptitud para aprender. Por el contrario, si duerme varias siestitas muy breves que solo duran unos minutos, simplemente no lo ayudarán a resistir todo el día. La necesidad del niño de dormir una siesta por la tarde, de una a dos horas de duración, tiende a persistir hasta que tiene unos 3 años de edad; después de eso, la duración será más breve. Las investigaciones muestran que el 90 % de los niños de 3 años aún duermen siesta.

■ *De 3 a 5 años de edad.* La mayoría de los niños en este rango de edades están listos para irse a dormir por las noches entre las 7 y las 9 p. m. o antes si sus siestas fueran breves o si no durmieran siesta, y dormirán toda la noche hasta entre las 6:30 y las 8 a. m., aproximadamente. Las siestas son cada vez menos comunes en algunos niños a partir de los 3 a 4 años de edad.

Durante esta edad, deberá estar en sintonía con la necesidad de sueño de su hijo y establecer una hora fija para irse a la cama. Con menos tiempo de siesta y una mayor actividad física, las necesidades de sueño por las noches de hecho aumentan en algunos niños.

Para obtener información más detallada y orientación específica sobre el sueño en cada grupo etario específico, consulte las secciones sobre el tema en la Parte I del libro (páginas 59–63, 216, 245, 287–288, 322–323, 359, 393 y 421).

Aprovechar al máximo el sueño

¿Cómo preparar y tranquilizar a su hijo para que vaya a dormir? Las técnicas para calmarlo pueden variar según la edad del niño. Frotarle la espalda suavemente un poco puede ser útil prácticamente a cualquier edad. En el caso de bebés pequeños, también es útil acariciarles la mejilla con la suya propia siguiendo un patrón rítmico que coincida con la respiración del bebé. Darles palmaditas, besarles la frente o fomentar el hábito de succionar con un chupete o un dedo, por ejemplo, también puede resultar útil para los bebés pequeños.

Las rutinas para la hora de ir a la cama pueden comenzar tan pronto como entre los 4 y 6 meses de edad y ayudarán a que su hijo se apronte para descansar, en particular a medida que comienza a asociarlas con dormir. Pruebe leerle un cuento. O darle un baño tibio o un masaje, cantarle una canción de cuna o poner música suave. Reduzca el tiempo que juega con él antes de acostarlo, cierre las cortinas, atenúe las luces y desenchufe los teléfonos.

Más importante que su elección de una rutina o ritual específico, debe mantenerse en ritmo con el reloj circadiano de su hijo. Cuando sea hora de dormir, mantenga a su hijo alejado de situaciones muy estimulantes, ya que podrían provocarle mal humor y hacer que le cueste dormir. Las actividades familiares con el bebé antes de la hora de dormir deben ser tranquilas para no estimularlo en exceso. Recuerde, el momento adecuado es clave para un sueño saludable. Por lo tanto, si bien es correcto sentarse tranquilamente con el niño durante 10 a 20 minutos y leerle un cuento, lo que elija hacer suele ser menos importante que el momento en que elija hacerlo.

Teniendo esto en cuenta, muchas madres y padres intentan cambiar sus propias conductas para fomentar un mejor sueño en sus hijos. Si fuera posible, los padres pueden compartir un plan de crianza, que es similar a la creación de una rutina de sueño o para la hora de ir a la cama. Mientras uno de los padres se queda en casa con el hijo, el otro puede hacer mandados o visitar amigos y viceversa. Este tipo de cronograma se puede implementar en su rutina diaria, semanal o mensual de un modo que funcione bien para la familia. Una vez que su bebé adopte un cronograma regular sincronizado con su propio reloj interno, puede ser liberador para mamá y papá. Puede llevar a su hijo a eventos

especiales; no se pondrá fastidioso ni llorará. Si su bebé adhiere a la rutina al menos un 80 % del tiempo, el otro 20 % podría no ser un problema si necesita adaptar su cronograma de sueño.

Si su bebé va a la guardería durante el primer año de vida, pida a los cuidadores que lo mantengan bajo un cronograma de siestas regular lo más posible. Debe ser el mismo cronograma que usted sigue en casa, para mantener al mínimo las interrupciones. A veces es posible que ni siquiera usted observe que el niño está cansado de más, ya que podría emocionarse mucho cuando lo recoja en la guardería y usted estará muy entusiasmada por verlo. Pero preste atención a lo que está experimentando el niño. La disposición del personal de adaptarse a sus propias preferencias

---

ESCENARIO N.º 4

Un padre llama al pediatra de la familia para plantearle un problema que él y su esposa están intentando resolver. Entendieron la importancia de mantener el cronograma de sueño de su bebé de 9 meses. No obstante, al mismo tiempo, tienen dos hijos mayores con actividades que no siempre coinciden con el compromiso de los padres de proteger la necesidad del bebé de dormir la siesta.

Su pediatra recomendó a los padres esforzarse por encontrar un equilibrio entre las necesidades sociales de los hijos mayores y la necesidad biológica del bebé de dormir la siesta durante el día. El doctor mencionó que, como es posible que no siempre encuentren una solución perfecta que satisfaga las

necesidades de todos, tal vez sea necesario llegar a algún tipo de acuerdo. "A veces", dijo, "es probable que deban decir a un hijo mayor: 'Vas a llegar un poco más tarde a tu cita de juegos porque vamos a esperar unos minutos hasta que Owen termine su siesta'. Pero otras veces, cuando el niño mayor tenga un evento especial, probablemente decida despertar al bebé para asegurarse de que el hermano mayor llegue puntualmente a donde debe".

Es cierto que, en la mayoría de los casos, debe evitar despertar a un bebé dormido. Pero una siesta un poquito más corta de vez en cuando no causará daño siempre y cuando no se convierta en un patrón regular.

respecto a la siesta podría ser un factor importante al elegir un centro.

Por supuesto, muchos (aunque no todos) centros de guardería están dispuestos y pueden hacer que la hora de la siesta sea una prioridad. No obstante, dependiendo de dónde estén cuidando a su hijo, puede que no haya una habitación oscura y tranquila para dormir la siesta, y esto podría dificultar el sueño. Es probable que su hijo esté listo para una siesta entre las 9 y las 10 a. m. y luego otra vez entre la 1 y las 3 p. m., pero puede que el entorno de guardería no sea propicio para tomar siestas en esos horarios. Tal vez haya demasiada luz o mucho ruido (inclusive llantos) de otros niños. Como resultado, puede que no duerma lo que necesita en el momento que más lo necesita. Cuando esto ocurra, es posible que esté cansado de más cuando vaya a recogerlo al final de su día laboral y que sea particularmente difícil mantener el cronograma habitual. El tiempo que usted pasa con el bebé, bañarlo, alimentarlo y vestirlo por la mañana pueden compensar el tiempo que se pierda al final del día.

Sin embargo, incluso cuando el personal de la guardería colabora, la situación podría complicarse durante los fines de semana. Si su hijo fue a la guardería toda la semana mientras usted trabajaba, es probable que esté deseando pasar el mayor tiempo posible con él el sábado y el domingo. Puede que ceda a su llanto o a sus exigencias de jugar con él debido a la culpa que siente por haber estado tanto tiempo alejada, y las siestas de buena calidad podrían interponerse en sus planes. Luego, después del fin de semana, el personal de la guardería no necesitará un calendario que les diga que es lunes: lo sabrán simplemente por lo irritable que estará su hijo debido al cambio en sus rutinas de sueño de la semana.

No obstante, algunas interrupciones en los cronogramas de sueño son inevitables. Las fiestas tradicionales, las vacaciones o una reunión familiar podrían impedir que su hijo duerma la siesta o se vaya a la cama a la hora indicada. Como el temperamento de cada niño es diferente, algunos se adaptan mucho mejor a los cambios de este tipo que otros; mientras que un niño se adaptará muy fácilmente a las circunstancias cambiantes, otros tal vez no lo hagan.

Respete la naturaleza de su hijo lo más posible e intente mantener las rutinas de sueño normales. Al mismo tiempo, si sabe que ocurrirá una interrupción en su cronograma de sueño en el futuro cercano, el niño estará mejor y se adaptará mejor, y estará de mejor humor, si está bien descansado de antemano. Por lo tanto, cuando tenga una fiesta familiar, por ejemplo, intente que su hijo descanse bien uno o dos días antes, para que este trastorno en su cronograma de sueño cause la menor cantidad de complicaciones posible. Cuanto más descansado esté su hijo, mejor humor tendrá y mejor se adaptará a los cambios en su entorno; además, dormirá mejor.

¿Con qué frecuencia puede interrumpir el cronograma de sueño de su hijo? Las excepciones a las rutinas de sueño pueden ocurrir una o dos veces por mes, donde puede olvidarse de las siestas o ajustar los horarios de siestas y de acostarlo por la noche, y tanto usted como su bebé pueden disfrutar de fiestas tradicionales, cumpleaños y otros eventos especiales. La mayoría de los niños bien descansados se adaptan a estos eventos ocasionales, pero no exagere con interrupciones una o dos veces por semana.

Si su bebé se sale del cronograma (tal vez por una visita de los abuelos o por una enfermedad inesperada), piense en la idea de un "reinicio" que dura solo una noche. Por esta noche única de readaptación, acueste a su hijo muy temprano ignorando el llanto de protesta relacionado con la deuda de sueño que ha acumulado. Un abordaje más gradual suele fracasar debido al cansancio excesivo del niño y su lucha por obtener atención adicional. Puede ser frustrante para los padres, pero una única noche de "reinicio" debería resolver el problema.

Cómo abordar otros problemas de sueño

Usted y su cónyuge deben trabajar en otros problemas que podrían estar afectando el sueño de su hijo. ¿Tienen problemas para ponerle límites? ¿Hay problemas entre usted y su pareja que están demasiado cansados para abordar pero que generan tensión en la casa? ¿Hay problemas de dinero o de otra índole que generen estrés y que le dificulten dedicar su energía a la implementación de las rutinas para la hora de dormir? Si no está manejando con eficacia los problemas de este tipo, es posible que el sueño de su hijo pague un precio por ello.

Además, ¿su hijo tiene problemas de salud que le hagan difícil dormir como cólicos, eccema grave o apnea del sueño? (Los cólicos son una causa frecuente de molestias que interrumpen el sueño en bebés muy pequeños; consultar más información y orientación en la página 166). O tal vez su hijo tenga un problema de salud a corto plazo, como una infección de oídos que le provoca dolor y lo mantiene despierto. Atienda sus necesidades inmediatas conforme a las instrucciones del pediatra sobre cómo manejar el problema y alivie las molestias de su hijo.

Poniendo el sueño en perspectiva

En lo referente al sueño de su hijo, haga lo mejor que pueda pero no se sienta mal si las cosas no siempre salen bien. Hagan un esfuerzo conjunto para acostar a su hijo en hora para las siestas y por la noche. Si su bebé pasa tiempo en la guardería o con una niñera y usted simplemente no está presente para acostarlo a la hora de la siesta, asegúrese de que quienes lo cuiden entiendan e intenten cumplir con sus preferencias en cuanto al cronograma de sueño de su hijo. Pero, como padres, también es necesario dejar de lado la ansiedad y la culpa que pudieran sentir al no estar haciendo todo a la perfección. Es inevitable que haya días y noches en las que su hijo no duerma bien. No se torture si su hijo se va a la cama un poco más tarde durante un par de noches (o más). Simplemente vuelva a encaminarlo lo antes posible y ayúdelo a retomar una rutina de sueño normal. Manejar con eficacia los problemas de sueño de su hijo es importante no solo para el niño sino también para usted, porque los problemas de sueño del niño podrían interferir con la necesidad de descanso de los padres. A fin de cuidar bien de su bebé y del resto de la familia, es importante que usted (al igual que su pareja) satisfaga su necesidad de sueño. Los padres con cansancio crónico tienen, además, un mayor riesgo de deprimirse.

Tenga en cuenta que ayudar a su hijo a dormir puede ser uno de los mayores desafíos que enfrenten como padres. Pero tiene enormes las recompensas en términos de salud para su hijo, ahora y en el futuro. Muchos adultos sufren de mal dormir crónico debido a patrones que, a menudo, se iniciaron en su propia infancia y se perpetuaron en el tiempo. Dormir mal es una conducta adquirida y, cuando un niño no obtiene sueño de calidad, es posible que no aprenda cómo dormir bien. En muchos casos, tales problemas de sueño probablemente se conviertan en parte de su vida por muchos años. Cuanto más pequeño sea su hijo cuando comience a manejar sus problemas de sueño, más probable será que pueda resolverlos. Recuerde que su pediatra puede ser una fuente constante de apoyo, consejo y seguridad. Además, muchos centros médicos pediátricos cuentan con personas especializadas para ayudar a los niños a dormir mejor.

~ ANEXO ~

Recomendaciones para la asistencia médica pediátrica preventiva

Bright Futures/American Academy of Pediatrics

Cada niño y cada familia son únicos; por lo tanto, estas Recomendaciones para la asistencia médica pediátrica preventiva están diseñadas para la atención de niños que reciben una crianza competente, que no tienen manifestaciones de ningún problema de salud grave y que están creciendo de manera satisfactoria. Podrían ser necesarias visitas adicionales si las circunstancias sugirieran que existen variaciones respecto a lo normal.

Los problemas de desarrollo, psicosociales y de enfermedades crónicas en niños y adolescentes pueden requerir de visitas frecuentes de orientación y tratamiento, aparte de sus visitas de atención preventiva.

EDAD[1]	Prenatal[2]	PRIMER AÑO DE VIDA							PRIMERA INFANCIA						
		Recién nacido[3]	3-5 días[4]	1 mes	2 meses	4 meses	6 meses	9 meses	12 meses	15 meses	18 meses	24 meses	30 meses	3 años	4 años
ANTECEDENTES Iniciales/Intervalo	●	●	●	●	●	●	●	●	●	●	●	●	●	●	●
MEDICIONES															
Talla/altura y peso		●	●	●	●	●	●	●	●	●	●	●	●	●	●
Perímetro cefálico		●	●	●	●	●	●	●	●	●	●	●			
Peso para la altura		●	●	●	●	●	●	●	●	●	●				
Índice de masa corporal[5]												●	●	●	●
Presión arterial[6]		★	★	★	★	★	★	★	★	★	★	★	★	●	●
EVALUACIÓN SENSORIAL															
Visión[7]		★	★	★	★	★	★	★	★	★	★	★	★	●	●
Audición		●[8]	★	★	★	★	★	★	★	★	★	★	★	★	●
EVALUACIÓN DEL DESARROLLO/CONDUCTUAL															
Evaluación del desarrollo[9]								●			●		●		
Evaluación de autismo[10]											●	●			
Vigilancia del desarrollo		●	●	●	●	●	●		●	●		●		●	●
Evaluación psicosocial/conductual		●	●	●	●	●	●	●	●	●	●	●	●	●	●
Evaluación de uso de alcohol y drogas[11]															
Evaluación de depresión[12]															
EXAMEN FÍSICO[13]		●	●	●	●	●	●	●	●	●	●	●	●	●	●
PROCEDIMIENTOS[14]															
Evaluación en sangre de recién nacidos[15]		←	●	→											
Evaluación de defectos cardíacos congénitos críticos[16]		●													
Vacunas[17]		●	●	●	●	●	●	●	●	●	●	●	●	●	●
Hematocrito o hemoglobina[18]						★			●	★	★	★	★	★	★
Evaluación de plomo[19]							★	★	● ○ ★[20]		★	● ○ ★[20]		★	★
Prueba de tuberculosis[21]				★			★		★			★			★
Evaluación de dislipidemia[22]												★			★
Evaluación de ITS/VIH[23]															
Evaluación de displasia cervical[24]															
SALUD BUCAL[25]							★	★	● ○ ★		● ○ ★	● ○ ★	● ○ ★	●	
Barniz de fluoruro[26]							←				●				→
GUÍA DE ANTICIPACIÓN	●	●	●	●	●	●	●	●	●	●	●	●	●	●	●

CLAVE ● = a realizar   ★ = evaluación de riesgos a realizar con el correspondiente seguimiento si se obtuvieran valores dentro del rango positivo

——→ = rango dentro del cual podría proporcionarse un servicio

American Academy of Pediatrics
DEDICATED TO THE HEALTH OF ALL CHILDREN®

Bright Futures™
prevention and health promotion for infants, children, adolescents, and their families™

Estas pautas representan el consenso de la American Academy of Pediatrics y de Bright Futures. La AAP sigue haciendo énfasis en la gran importancia de la continuidad de la atención en la supervisión integral de la salud y en la necesidad de evitar la fragmentación de la atención.

Consulte las pautas específicas por edad en las pautas de Bright Futures (Hagan JF, Shaw JS, Duncan PM, editores. Bright Futures Guidelines for Health Supervision of Infants, Children and Adolescents. 3.a ed. Elk Grove Village, IL: American Academy of Pediatrics; 2008).

INFANCIA MEDIA						ADOLESCENCIA										
5 años	6 años	7 años	8 años	9 años	10 años	11 años	12 años	13 años	14 años	15 años	16 años	17 años	18 años	19 años	20 años	21 años
•	•	•	•	•	•	•	•	•	•	•	•	•	•	•	•	•
•	•	•	•	•	•	•	•	•	•	•	•	•	•	•	•	•
•	•	•	•	•	•	•	•	•	•	•	•	•	•	•	•	•
•	•	•	•	•	•	•	•	•	•	•	•	•	•	•	•	•
•	•	★	•	★	•	★	•	★	★	•	★	★	★	★	★	★
•	•	★	•	★	•	★	★	★	★	★	★	★	★	★	★	★
•	•	•	•	•	•	•	•	•	•	•	•	•	•	•	•	•
•	•	•	•	•	•	•	•	•	•	•	•	•	•	•	•	•
						★	★	★	★	★	★	★	★	★	★	★
						•	•	•	•	•	•	•	•	•	•	•
•	•	•	•	•	•	•	•	•	•	•	•	•	•	•	•	•
•	•	•	•	•	•	•	•	•	•	•	•	•	•	•	•	•
★	★	★	★	★	★	★	★	★	★	★	★	★	★	★	★	★
★	★															
★	★	★	★	★	★	★	★	★	★	★	★	★	★	★	★	★
	★			★	←—	—→	★	★	★	★	★	★	←—	•	—→	
						★	★	★	★	★	←—	•	—→	★	★	★
																•
	•															
•																
•	•		•	•	•	•	•	•	•	•	•	•	•	•	•	•

Las recomendaciones en esta declaración no indican un tratamiento exclusivo ni actúan como un estándar de asistencia médica. Las variaciones pueden ser apropiadas teniendo en cuenta las circunstancias individuales

1. Si un niño llega a recibir atención por primera vez en cualquier momento del calendario, o si alguno de los puntos no se alcanzaran en la edad sugerida, deberá actualizarse el calendario lo antes posible.

2. Se recomienda una visita prenatal para los padres que están en una situación de alto riesgo, para los padres primerizos y para aquellos que solicitan una reunión. La visita prenatal debe incluir una guía de anticipación, una historia clínica pertinente y una conversación acerca de los beneficios de la lactancia materna y el método de alimentación planificado, según la declaración de la AAP de 2009 "The Prenatal Visit" (La visita prenatal, http://pediatrics.aappublications.org/content/124/4/1227.full).

3. Todo bebé debe recibir una evaluación del recién nacido después del nacimiento y se debe fomentar la lactancia materna (además de ofrecer instrucción y apoyo).

4. Todo bebé debe recibir una evaluación entre los 3 y 5 días de nacido y dentro de las 48 a 72 horas posteriores a su alta del hospital que incluya una evaluación de su alimentación y de ictericia. Los bebés amamantados deben recibir una evaluación formal de la lactancia materna y sus madres deben recibir aliento e instrucción, según se recomienda en la declaración de la AAP de 2012 "Breastfeeding and the Use of Human Milk" (La lactancia materna y el uso de leche materna, http://pediatrics.aappublications.org/content/129/3/e827.full). Los bebés recién nacidos que son dados de alta antes de transcurridas 48 horas del parto deben ser examinados dentro de las 48 horas posteriores al alta, según la declaración de la AAP de 2010 "Hospital Stay for Healthy Term Newborns" (Estadía en el hospital de recién nacidos sanos nacidos a término, http://pediatrics.aappublications.org/content/125/2/405.full).

5. Evaluación, según la declaración de la AAP de 2007 "Expert Committee Recommendations Regarding the Prevention, Assessment, and Treatment of Child and Adolescent Overweight and Obesity: Summary Report" (Recomendaciones del Comité de expertos acerca de la prevención, la evaluación y el tratamiento del sobrepeso y la obesidad en niños y adolescentes: informe resumido, http://pediatrics.aappublications.org/content/120/Supplement_4/S164.full).

6. Se debe medir la presión arterial de bebés y niños con afecciones de riesgo específicas en las visitas antes de los 3 años.

7. Se recomienda una evaluación de agudeza visual a los 4 y 5 años de edad, así como también en niños de 3 años que colaboren. La evaluación con instrumentos podrá usarse para evaluar el riesgo a los 12 y 24 meses de edad, además de hacerse en las visitas de control de niños sanos entre los 3 y los 5 años de edad. Consulte la declaración de 2016 de la AAP "Visual System Assessment in Infants, Children, and Young Adults by Pediatricians" (Evaluación del sistema visual en bebés, niños y adultos jóvenes por parte de pediatras, http://pediatrics.aappublications.org/content/137/1/1.51) y "Procedures for Evaluation of the Visual System by Pediatricians" (Procedimientos para la evaluación del sistema visual por parte de pediatras, http://pediatrics.aappublications.org/content/137/1/1.52).

8. Es preciso evaluar a todos los recién nacidos conforme a la declaración de la AAP "Year 2007 Position Statement: Principles and Guidelines for Early Hearing Detection and Intervention Programs" (Declaración de postura del año 2007: principios y pautas para la detección temprana de problemas de audición y programas de intervención, http://pediatrics.aappublications.org/content/120/4/898.full).

9. Consulte la declaración de 2006 de la AAP "Identifying Infants and Young Children With Developmental Disorders in the Medical Home: An Algorithm for Developmental Surveillance and Screening" (Identificación de bebés y niños pequeños con trastornos del desarrollo en el entorno médico local: un algoritmo para la vigilancia y la evaluación del desarrollo, http://pediatrics.aappublications.org/content/118/1/405.full).

10. La evaluación debe llevarse a cabo según la declaración de 2007 de la AAP "Identification and Evaluation of Children with Autism Spectrum Disorders" (Identificación y evaluación de niños con trastornos del espectro autista, http://pediatrics.aappublications.org/content/120/5/1183.full).

11. Hay una herramienta de evaluación recomendada disponible en http://www.ceasar-boston.org/CRAFFT/index.php.

12. Evaluación recomendada usando el Cuestionario de salud del paciente (PHQ)-2 u otras herramientas disponibles en el kit de herramientas GLAD-PC y en http://www.aap.org/en-us/advocacy-and-policy/aap-health-initiatives/Mental-Health/Documents/MH_ScreeningChart.pdf.

13. En cada visita, es fundamental realizar un examen físico adecuado a la edad, con el bebé totalmente desnudo y los niños más grandes desnudos y debidamente cubiertos. Consulte la declaración de 2011 de la AAP "Use of Chaperones During the Physical Examination of the Pediatric Patient" (Presencia de acompañantes durante el examen físico del paciente pediátrico, http://pediatrics.aappublications.org/content/127/5/991.full).

14. Estos pueden modificarse dependiendo del punto de ingreso en el calendario y las necesidades individuales.

15. El Panel de Evaluación Uniforme Recomendada para Recién Nacidos (Recommended Uniform Newborn Screening Panel, http://www.hrsa.gov/advisorycommittees/mchbadvisory/heritabledisorders/recommendedpanel/uniformscreeningpanel.pdf), según lo determinado por el Comité Asesor de la Secretaría de Trastornos Hereditarios en Recién nacidos y Niños (The Secretary's Advisory Committee on Heritable Disorders in Newborns and Children), y las leyes y regulaciones estatales sobre evaluación de recién nacidos (http://genes-r-us.uthscsa.edu/sites/genes-r-us/files/nbsdisorders.pdf) establecen los criterios y la cobertura de los procedimientos y programas de evaluación de recién nacidos. El pediatra debe ofrecer seguimiento según corresponda.

16. Debe realizarse una evaluación de cardiopatías congénitas críticas mediante oximetría de pulso en recién nacidos, luego de las 24 horas de nacidos y antes del alta hospitalaria, según la declaración de la AAP de 2011 "Endorsement of Health and Human Services Recommendation for Pulse Oximetry Screening for Critical Congenital Heart Disease" (Respaldo de la recomendación los Servicios de Salud y Humanos para realizar oximetría de pulso en cardiopatías congénitas críticas, http://pediatrics.aappublications.org/content/129/1/190.full).

17. Los calendarios, según el Comité de Enfermedades Infecciosas (Committee on Infectious Diseases) de la AAP, están disponibles en: http://aapredbook.aappublications.org/site/resources/izschedules.xhtml. Cada visita debe ser una oportunidad para actualizar y completar las vacunas de un niño.

18. Consulte la declaración de 2010 de la AAP "Diagnosis and Prevention of Iron Deficiency and Iron Deficiency Anemia in Infants and Young Children (0-3 Years of Age)" (Diagnóstico y prevención de la deficiencia de hierro y la anemia por deficiencia de hierro en bebés y niños pequeños [de 0 a 3 años de edad], http://pediatrics.aappublications.org/content/126/5/1040.full).

19. En el caso de niños en riesgo de exposición al plomo, consulte la declaración de 2012 del Comité Asesor sobre Prevención de Envenenamiento por Plomo en la Infancia (Advisory Committee on Childhood Lead Poisoning Prevention) de los CDC "Low Level Lead Exposure Harms Children: A Renewed Call for Primary Prevention" (Los bajos niveles de exposición al plomo causan daños a los niños: convocatoria renovada para la prevención primaria, http://www.cdc.gov/nceh/lead/ACCLPP/Final_Document_030712.pdf).

20. Realice valoraciones o evaluaciones de riesgo según corresponda, sobre la base de los requisitos universales de evaluación para pacientes con Medicaid o que residan en áreas de alta prevalencia.

21. Pruebas de tuberculosis según las recomendaciones del Comité de Enfermedades Infecciosas (Committee on Infectious Diseases), publicadas en la edición vigente del *Red Book de la AAP: Informe del Comité de Enfermedades Infecciosas*. Las pruebas deben realizarse basadas en el reconocimiento de factores de riesgo alto.

22. Consulte las pautas de 2011 del Instituto Nacional del Corazón, la Sangre y el Pulmón (National Heart Blood and Lung Institute) respaldadas por la AAP, "Integrated Guidelines for Cardiovascular Health and Risk Reduction in Children and Adolescents" (Pautas integradas para la salud cardiovascular y la reducción de riesgos en niños y adolescentes, http://www.nhlbi.nih.gov/guidelines/cvd_ped/index.htm.

23. Es preciso evaluar a los adolescentes para detectar infecciones de transmisión sexual conforme a las recomendaciones de la edición vigente del *Red Book de la AAP: Informe del Comité de Enfermedades Infecciosas*. Además, todos los adolescentes deben ser sometidos a evaluaciones de VIH conforme a la declaración de la AAP (http://pediatrics.aappublications.org/content/128/5/1023.full) una vez entre los 16 y 18 años de edad, y es preciso hacer todos los esfuerzos posibles por conservar la confidencialidad del adolescente. Quienes estén expuestos a un mayor riesgo de infección por VIH, incluyendo a los que sean sexualmente activos, consuman drogas inyectables o se estén haciendo pruebas de otras ITS deberán someterse a una prueba de VIH y volver a evaluarse cada año.

24. Consulte las recomendaciones del USPSTF (http://www.uspreventiveservicestaskforce.org/uspstf/uspscerv.htm). Las indicaciones de exámenes pélvicos antes de los 21 años se mencionan en la declaración de la AAP en 2010 "Gynecologic Examination for Adolescents in the Pediatric Office Setting" (Examen ginecológico para adolescentes en el entorno del consultorio pediátrico, http://pediatrics.aappublications.org/content/126/3/583.full).

25. Evalúe si el niño tiene un profesional odontológico de cabecera. Si no puede identificar uno, realice una evaluación de riesgo (http://www2.aap.org/oralhealth/docs/RiskAssessmentTool.pdf) y transfiéralo a un odontólogo de cabecera. Si la fuente primaria de agua tuviera deficiencia de fluoruro, tenga en cuenta la posibilidad de darle un suplemento de fluoruro oral. Recomiende cepillar los dientes con pasta dental con fluoruro en la dosis adecuada para la edad. Consulte la declaración de 2009 de la AAP "Oral Health Risk Assessment Timing and Establishment of the Dental Home" (Momento adecuado de la evaluación de riesgo de salud bucal y determinación del odontólogo de cabecera, http://pediatrics.aappublications.org/content/111/5/1113.full), el informe clínico de 2014 "Fluoride Use in Caries Prevention in the Primary Care Setting" (Uso de fluoruro para la prevención de caries en el entorno de atención primaria, (http://pediatrics.aappublications.org/content/134/3/626), y a la declaración de 2014 de la AAP "Maintaining and Improving the Oral Health of Young Children" (Mantenimiento y mejora de la salud bucal de los niños pequeños, http://pediatrics.aappublications.org/content/134/6/1224.full).

26. Consulte las recomendaciones del USPSTF en (http://www.uspreventiveservicestaskforce.org/uspstf/uspsdnch.htm). Una vez que hayan salido dientes, podrá aplicarse el barniz de fluoruro a todos los niños cada 3 a 6 meses en el consultorio de atención primaria o en el consultorio odontológico. Las indicaciones para el uso de fluoruro se mencionan el en informe clínico de 2014 de la AAP titulado "Fluoride Use in Caries Prevention in the Primary Care Setting" (Uso de fluoruro para la prevención de caries en el entorno de atención primaria, http://pediatrics.aappublications.org/content/134/3/626).

Resumen de cambios realizados a las recomendaciones de Bright Futures/AAP para la atención de salud pediátrica preventiva
(Programa de periodicidad)

Este programa refleja los cambios aprobados en octubre de 2015 y publicados en enero de 2016. Para ver las actualizaciones, entre en www.aap.org/periodicityschedule.

Cambios realizados en octubre de 2015

- **Evaluación de visión** - La evaluación de rutina a los 18 años se ha cambiado por una evaluación de riesgo.

  La nota al pie 7 se actualizó para que diga "Se recomienda una evaluación de agudeza visual a los 4 y 5 años de edad, así como también en niños de 3 años que colaboren. La evaluación con instrumentos podrá usarse para evaluar el riesgo a los 12 y 24 meses de edad, además de hacerse en las visitas de control de niños sanos entre los 3 y los 5 años de edad. Consulte la declaración de la AAP de 2016 "Visual System Assessment in Infants, Children, and Young Adults by Pediatricians (Sistema de evaluación visual en bebés, niños y adultos jóvenes por parte de pediatras, http://pediatrics.aappublications.org/content/137/1/1.51) y "Procedures for Evaluation of the Visual System by Pediatricians (Procedimientos para la evaluación del sistema visual por parte de pediatras, http://pediatrics.aappublications.org/content/137/1/1.52).

Cambios realizados en mayo de 2015

- **Salud bucal** - Se agregó un subtítulo para el barniz de fluoruro, con una recomendación desde los 6 meses hasta los 5 años.

  Se editó la redacción de la nota al pie 25 y ahora también incluye una referencia al informe clínico de 2014 titulado "Fluoride Use in Caries Prevention in the Primary Care Setting" (Uso de fluoruro para la prevención de caries en el entorno de atención primaria, http://pediatrics.aappublications.org/content/134/3/626) y a la declaración de política de 2014 "Maintaining and Improving the Oral Health of Young Children" (Mantenimiento y mejora de la salud bucal de los niños pequeños, http://pediatrics.aappublications.org/content/134/6/1224.full).

  Se agregó la nota al pie 26 bajo el subtítulo nuevo sobre barniz de fluoruro: Consulte las recomendaciones del USPSTF en (http://www.uspreventiveservicestaskforce.org/uspstf/uspsofnch.htm). Una vez que hayan salido dientes, podrá aplicarse el barniz de fluoruro a todos los niños cada 3 a 6 meses en el consultorio de atención primaria o en el consultorio odontológico. Las indicaciones para el uso de fluoruro se mencionan el en informe clínico de 2014 de la AAP titulado "Fluoride Use in Caries Prevention in the Primary Care Setting" (Uso de fluoruro para la prevención de caries en el entorno de atención primaria, http://pediatrics.aappublications.org/content/134/3/626).

Cambios realizados en marzo de 2014

Cambios en la evaluación del desarrollo/conductual

- **Evaluación de uso de alcohol y drogas** - Se agregó información sobre una herramienta de evaluación recomendada (CRAFFT).
- **Depresión** - Se agregó una evaluación de depresión desde los 11 hasta los 21 años, además de herramientas de evaluación sugeridas.

Cambios en los procedimientos

- **Evaluación de dislipidemia** - Se agregó una evaluación adicional entre los 9 y los 11 años de edad. La referencia se actualizó conforme a la política del Instituto Nacional del Corazón, la Sangre y el Pulmón (National Heart Blood and Lung Institute) respaldada por la AAP (http://www.nhlbi.nih.gov/guidelines/cvd_ped/index.htm).
- **Hematocrito o hemoglobina** - Se agregó una evaluación de riesgo a los 15 y a los 30 meses. La referencia se actualizó conforme a la política vigente de la AAP (http://pediatrics.aappublications.org/content/126/5/1040.full).
- **Evaluación de ITS/VIH** - Se añadió una evaluación de VIH entre los 16 y los 18 años. Se agregó en las notas al pie información sobre la evaluación de VIH en adolescentes. Actualmente, la evaluación de ITS hace referencia a las recomendaciones realizadas en el Red Book de la AAP. Esta categoría previamente se llamaba "Evaluación de ITS".
- **Displasia cervical** - Ya no será preciso evaluar a modo de rutina a los adolescentes por displasia cervical hasta que tengan 21 años. Las indicaciones de exámenes pélvicos antes de los 21 años se mencionan en la declaración de la AAP en 2010 "Gynecologic Examination for Adolescents in the Pediatric Office Setting" (Examen ginecológico para adolescents en el entorno del consultorio pediátrico. http://pediatrics.aappublications.org/content/126/3/583.full).
- **Cardiopatías congénitas críticas** - Debe realizarse una evaluación de cardiopatías congénitas críticas mediante oximetría de pulso en recién nacidos, luego de las 24 horas de nacidos y antes del alta hospitalaria, según la declaración de la AAP de 2011 "Endorsement of Health and

2016 Vacunas recomendadas para niños, desde el nacimiento hasta los 6 años de edad

	al nacer	1 mes	2 meses	4 meses	6 meses	12 meses	15 meses	18 meses	19–23 meses	2–3 años	4–6 años
	HepB	HepB			HepB						
			RV	RV	RV						
			DTaP	DTaP	DTaP		DTaP				DTaP
			Hib	Hib		Hib					
			PCV	PCV		PCV					
			IPV	IPV		IPV					IPV
					Influenza (anual)*						
					MMR					MMR
					Varicela					Varicela
					HepA, 2 dosis§					

NOTA:
Si su hijo no recibió una de las dosis, no se necesita volver a empezar, solo llévelo al pediatra para que le apliquen la siguiente. Consulte al médico de su hijo si tiene preguntas sobre las vacunas.

¿Está creciendo su familia?
Para protegerse y proteger a su nuevo bebé contra la tosferina, debe recibir la vacuna Tdap en el tercer trimestre de cada embarazo. Consulte a su médico para obtener más detalles.

Las casillas coloreadas indican que la vacuna se puede dar durante el rango de edad mostrado.

NOTAS A PIE DE PÁGINA:

* Se recomiendan dos dosis con un intervalo de por lo menos cuatro semanas para los niños de 6 meses a 8 años que reciben por primera vez la vacuna contra la influenza y para otros niños en este grupo de edad.

§ Se requieren 2 dosis de la vacuna HepA para brindar una protección duradera. La primera dosis de la vacuna HepA se debe administrar durante los 12 y los 23 meses de edad. La segunda dosis se debe administrar 6 a 18 meses después. La vacuna HepA se puede administrar a todos los niños de 12 meses de edad o más para protegerlos contra la hepatitis A. Los niños y adolescentes que no recibieron la vacuna HepA y tienen un riesgo alto, deben vacunarse contra la hepatitis A.

Si su niño tiene alguna afección que lo pone en riesgo de contraer infecciones o si va a viajar al extranjero, consulte al pediatra sobre otras vacunas que pueda necesitar.

Para más información, llame a la línea de atención gratuita
1-800-CDC-INFO (1-800-232-4636)
o visite
http://www.cdc.gov/vaccines

U.S. Department of Health and Human Services
Centers for Disease Control and Prevention

AMERICAN ACADEMY OF FAMILY PHYSICIANS
STRONG MEDICINE FOR AMERICA

American Academy of Pediatrics
DEDICATED TO THE HEALTH OF ALL CHILDREN™

MÁS INFORMACIÓN AL REVERSO SOBRE ENFERMEDADES PREVENIBLES CON LAS VACUNAS Y LAS VACUNAS PARA PREVENIRLAS.

Para obtener la información y notas más recientes, visite www.healthychildren.org/immunizations.

Enfermedades prevenibles con las vacunas y vacunas para prevenirlas

Enfermedad	Vacuna	Enfermedad transmitida por	Signos y síntomas de la enfermedad	Complicaciones de la enfermedad
Varicela	Vacuna contra la varicela.	Aire, contacto directo	Sarpullido, cansancio, dolor de cabeza, fiebre	Ampollas infectadas, trastornos hemorrágicos, encefalitis (inflamación del cerebro), neumonía (infección en los pulmones)
Difteria	La vacuna DTaP* protege contra la difteria.	Aire, contacto directo	Dolor de garganta, fiebre moderada, debilidad, inflamación de los ganglios del cuello	Inflamación del músculo cardiaco, insuficiencia cardiaca, coma, parálisis, muerte
Hib	La vacuna contra la Hib protege contra *Haemophilus influenzae* serotipo b.	Aire, contacto directo	Puede no causar síntomas a menos que la bacteria entre en la sangre	Meningitis (infección en las membranas que recubren el cerebro y la médula espinal), discapacidad intelectual, epiglotis (infección que puede ser mortal en la que se bloquea la tráquea y origina graves problemas respiratorios) y neumonía (infección en los pulmones), muerte
Hepatitis A	La vacuna HepA protege contra la hepatitis A.	Contacto directo, comida o agua contaminada	Puede no causar síntomas, fiebre, dolor de estómago, pérdida del apetito, cansancio, vómito, ictericia (coloración amarilla de la piel y los ojos), orina oscura	Insuficiencia hepática, artralgia (dolor en las articulaciones), trastorno renal, pancreático y de la sangre
Hepatitis B	La vacuna HepB protege contra la hepatitis B.	Contacto con sangre o líquidos corporales	Puede no causar síntomas, fiebre, dolor de cabeza, debilidad, vómito, ictericia (coloración amarilla de los ojos y la piel) dolor en las articulaciones	Infección crónica del hígado, insuficiencia hepática, cáncer de hígado
Influenza (gripe)	La vacuna influenza protege contra la gripe o influenza.	Aire, contacto directo	Fiebre, dolor muscular, dolor de garganta, tos, cansancio extremo	Neumonía (infección en los pulmones)
Sarampión	La vacuna MMR** protege contra el sarampión.	Aire, contacto directo	Sarpullido, fiebre, tos, moqueo, conjuntivitis	Encefalitis (inflamación del cerebro), neumonía (infección en los pulmones), muerte
Paperas	La vacuna MMR** protege contra las paperas.	Aire, contacto directo	Inflamación de glándulas salivales (debajo de la mandíbula), fiebre, dolor de cabeza, cansancio, dolor muscular	Meningitis (infección en las membranas que recubren el cerebro y la médula espinal), encefalitis (inflamación del cerebro), inflamación de los testículos o los ovarios, sordera
Tosferina	La vacuna DTaP* protege contra la tosferina (*pertussis*).	Aire, contacto directo	Tos intensa, moqueo, apnea (interrupción de la respiración en los bebés)	Neumonía (infección en los pulmones), muerte
Poliomielitis	La vacuna IPV protege contra la poliomielitis.	Aire, contacto directo, por la boca	Puede no causar síntomas, dolor de garganta, fiebre, náuseas, dolor de cabeza	Parálisis, muerte
Infección neumocócica	La vacuna PCV protege contra la infección neumocócica.	Aire, contacto directo	Puede no causar síntomas, neumonía (infección en los pulmones)	Bacteriemia (infección en la sangre), meningitis (infección en las membranas que recubren el cerebro y la médula espinal), muerte
Rotavirus	La vacuna RV protege contra el rotavirus.	Por la boca	Diarrea, fiebre, vómito	Diarrea intensa, deshidratación
Rubéola	La vacuna MMR** protege contra la rubéola.	Aire, contacto directo	Los niños infectados por rubéola a veces presentan sarpullido, fiebre y ganglios linfáticos inflamados	Muy grave en las mujeres embarazadas; puede causar aborto espontáneo, muerte fetal, parto prematuro, defectos de nacimiento
Tétano	La vacuna DTaP* protege contra el tétano.	Exposición a través de cortaduras en la piel	Rigidez del cuello y los músculos abdominales, dificultad para tragar, espasmos musculares, fiebre	Fractura de huesos, dificultad para respirar, muerte

* La vacuna D
** La vacuna J Para obtener la información y notas más recientes, visite www.healthychildren.org/immunizations.

Última actualización 01/2016 • CS261834-D

Nacimiento a 36 meses: Niños
Percentiles de Estatura por edad y Peso por edad

Nombre _____

de Archivo _____

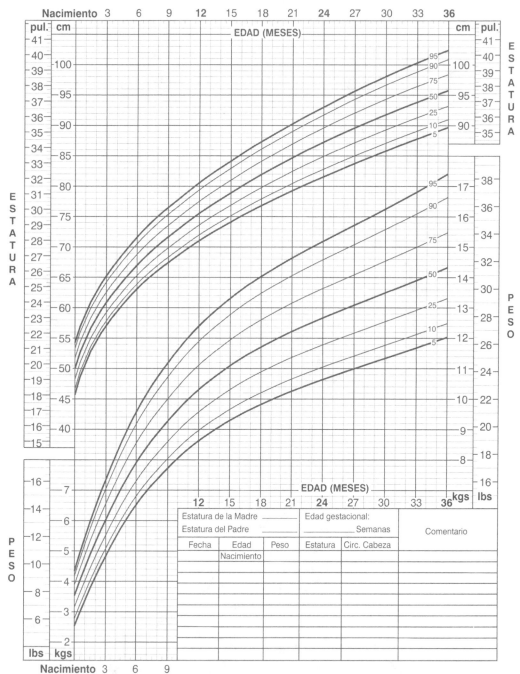

Publicado el 30 de mayo del 2000 (modificado el 20 de abril del 2001).
FUENTE: Desarrollado por el Centro Nacional de Estadísticas de Salud en colaboración con
el Centro Nacional para la Prevención de Enfermedades Crónicas y Promoció de Salud (2000).
http://www.cdc.gov/growthcharts

SAFER · HEALTHIER · PEOPLE™

Nacimiento a 36 meses: Niños
Percentiles de circunferencia de la cabeza
por edad y Peso por estatura

Nombre _____

de Archivo _____

EDAD(MESES)

Nacimiento 3 6 9 12 15 18 21 24 27 30 33 36

CIRCUNFERENCIA DE LA CABEZA

pul. | cm
52 — 20
50
19 — 48
18 — 46
44
17 — 42
16 — 40
15 — 38
14 — 36
34
13 — 32
12 — 30

95
90
75
50
25
10
5

cm | pul.
52 — 20
50
48 — 19
46 — 18
44
42 — 17

CIRCUNFERENCIA DE LA CABEZA

PESO

95
90
75
50
25
10
5

22 — 50
21 — 48
20 — 46
19 — 44
18 — 42
17 — 40
16 — 38
15 — 36
14 — 34
13 — 32
12 — 30
11 — 28
10 — 26
kgs — lbs

PESO

pul. | cm
24 — 11
22 — 10
20 — 9
18 — 8
16 — 7
14 — 6
12 — 5
10 — 4
8 — 3
6
4 — 2
2 — 1
lbs | kgs

ESTATURA

cm 64 66 68 70 72 74 76 78 80 82 84 86 88 90 92 94 96 98 100
pul. 26 27 28 29 30 31 32 33 34 35 36 37 38 39 40 41

cm 46 48 50 52 54 56 58 60 62
pul. 18 19 20 21 22 23 24

Fecha	Edad	Peso	Estatura	Circ. Cabeza	Comentario

Publicado el 30 de mayo del 2000 (modificado el 16 de octubre del 2000).
FUENTE: Desarrollado por el Centro Nacional de Estadísticas de Salud en colaboración con el
Centro Nacional para la Prevención de Enfermedades Crónicas y Promoción de Salud (2000).
http://www.cdc.gov/growthcharts

CDC
SAFER · HEALTHIER · PEOPLE™

Nacimiento a 36 meses: Niñas
Percentiles de Estatura por edad y Peso por edad

Nombre _____

de Archivo _____

Publicado el 30 de mayo del 2000 (modificado el 20 de abril del 2001).
FUENTE: Desarrollado por el Centro Nacional de Estadísticas de Salud en colaboración con
el Centro Nacional para la Prevención de Enfermedades Crónicas y Promoció de Salud (2000).
http://www.cdc.gov/growthcharts

SAFER · HEALTHIER · PEOPLE™

Nacimiento a 36 meses: Niñas
Percentiles de circunferencia de la
cabeza por edad y Peso por estatura

Nombre _____

de Archivo _____

Fecha	Edad	Peso	Estatura	Circ. Cabeza	Comentario

Publicado el 30 de mayo del 2000 (modificado el 16 de octubre del 2000).
FUENTE: Desarrollado por el Centro Nacional de Estadísticas de Salud en colaboración con
el Centro Nacional para la Prevención de Enfermedades Crónicas y Promoción de Salud (2000).
http://www.cdc.gov/growthcharts

SAFER · HEALTHIER · PEOPLE™

2 a 20 años: Niños
Percentiles de Estatura por edad y Peso por edad

Publicado el 30 de mayo del 2000 (modificado el 21 de noviembre del 2000).
FUENTE: Desarrollado por el Centro Nacional de Estadísticas de Salud en colaboración con el
Centro Nacional para la Prevención de Enfermedades Crónicas y Promoción de Salud (2000).
http://www.cdc.gov/growthcharts

SAFER · HEALTHIER · PEOPLE™

2 a 20 años: Niñas
Percentiles de Estatura por edad y Peso por edad

Nombre _____

\# de Archivo _____

Estatura de la Madre _____ Estatura del Padre _____

Fecha	Edad	Peso	Estatura	IMC*

*Para calcular el IMC: Peso (kgs) ÷ Estatura (cm) ÷ Estatura (cm) x 10.000 o Peso (lbs) ÷ Estatura (pulgadas) ÷ Estatura (pulgadas) x 703

EDAD (AÑOS)

12 13 14 15 16 17 18 19 20

ESTATURA

PESO

EDAD (AÑOS)

Publicado el 30 de mayo del 2000 (modificado el 21 de noviembre del 2000).
FUENTE: Desarrollado por el Centro Nacional de Estadísticas de Salud en colaboración con el
Centro Nacional para la Prevención de Enfermedades Crónicas y Promoción de Salud (2000).
http://www.cdc.gov/growthcharts

SAFER · HEALTHIER · PEOPLE™

2 a 20 años: Niños
Percentiles del Índice de Masa Corporal por edad

Nombre _____

de Archivo _____

Fecha	Edad	Peso	Estatura	IMC*	Comentarios

*Para calcular el IMC: Peso (kgs) ÷ Estatura (cm) ÷ Estatura (cm) x 10.000
o Peso (lbs) ÷ Estatura (pulgadas) ÷ Estatura (pulgadas) x 703

IMC

35
34
33
32
31
30
29
28
27
26
25
24
23
22
21
20
19
18
17
16
15
14
13
12

IMC

27
26
25
24
23
22
21
20
19
18
17
16
15
14
13
12

95
90
85
75
50
25
10
5

kgs/m²

EDAD (AÑOS)

kgs/m²

2 3 4 5 6 7 8 9 10 11 12 13 14 15 16 17 18 19 20

Publicado el 30 de mayo del 2000 (modificado el 16 de octubre del 2000).
FUENTE: Desarrollado por el Centro Nacional de Estadísticas de Salud en colaboración con el
Centro Nacional para la Prevención de Enfermedades Crónicas y Promoción de Salud (2000).
http://www.cdc.gov/growthcharts

CDC
SAFER · HEALTHIER · PEOPLE™

2 a 20 años: Niñas
Percentiles del Índice de Masa Corporal por edad

Nombre _____

de Archivo _____

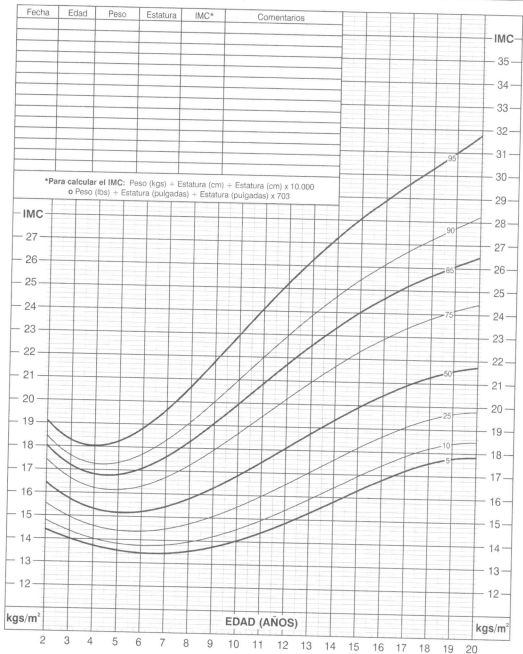

Fecha	Edad	Peso	Estatura	IMC*	Comentarios

*Para calcular el IMC: Peso (kgs) ÷ Estatura (cm) ÷ Estatura (cm) x 10.000
o Peso (lbs) ÷ Estatura (pulgadas) ÷ Estatura (pulgadas) x 703

IMC

EDAD (AÑOS)

kgs/m²

kgs/m²

Publicado el 30 de mayo del 2000 (modificado el 16 de octubre del 2000).
FUENTE: Desarrollado por el Centro Nacional de Estadísticas de Salud en colaboración con el
Centro Nacional para la Prevención de Enfermedades Crónicas y Promoción de Salud (2000).
http://www.cdc.gov/growthcharts

SAFER · HEALTHIER · PEOPLE™

¿Es éste el lugar adecuado para mi hijo?

(Haga una copia de esta lista de verificación para utilizarla con cada programa que visite).

Ponga una "X" en la casilla si el programa cumple con sus expectativas.

Notes:

¿Estará mi hijo supervisado?

¿Están los niños vigilados en todo momento, incluso cuando duermen?[15]

¿Son los adultos cálidos y acogedores? ¿Prestan atención individual a cada niño?[40]

¿Se utilizan técnicas positivas de orientación?
¿Evitan los adultos gritar, pegar y aplicar otros castigos negativos a los niños?[16]

¿Hay suficientes cuidadores/maestros para el número de niños y se siguen las siguientes pautas recomendadas?

- ➤ Un cuidador por 3 o 4 bebés (0 a 12 meses)
- ➤ Un cuidador por 3 o 4 niños pequeños de (13 a 24 meses)
- ➤ Un cuidador por 4 a 6 niños de (25 a 36 meses)
- ➤ Un cuidador por 6 a 9 niños de 5-6 años[19]

¿Han sido capacitados los adultos para cuidar niños?

Si es un centro:

- ➤ ¿Tiene el director un título y alguna experiencia en cuidar niños?[26]
- ➤ ¿Tiene cada maestro una credencial*** o título de Asociado y experiencia en cuidar niños?[27/28/29]

Si es una casa de familia de cuidado de niños:

- ➤ ¿Ha tenido el proveedor capacitación específica sobre desarrollo de niños y experiencia en cuidar niños?[30]

¿Hay siempre alguien presente con certificación actualizada en reanimación cardiopulmonar (RCP) y primeros auxilios?[32]

¿Continúan los adultos recibiendo capacitación sobre cuidado de niños?[33]

¿Han recibido los adultos capacitación sobre prevención de abuso infantil y cómo reportar casos sospechados?[12/13]

¿Podrá mi hijo desarrollarse y aprender?

Para los niños mayores, ¿hay áreas específicas para diferentes clases de juego (libros, bloques, rompecabezas, arte, etc.)?[21]

Para bebés y niños de 1-4 años, ¿hay juguetes que "hacen algo" cuando el niño juega con ellos?[41]

¿Está el espacio de juegos organizado y son los materiales fáciles de usar?

¿Hay algunos materiales que están disponibles en todo momento?[21]

¿Hay planes de actividad diaria o semanal disponibles? ¿Han planeado los adultos experiencias para que los niños los disfruten? ¿Ayudarán las actividades a que los niños aprendan?[22]

¿Hablan los adultos con los niños durante el día? ¿Tienen conversaciones con ellos? ¿Les hacen preguntas, cuando es adecuado?[43]

¿Leen los adultos a los niños por lo menos dos veces al día o los alientan a leer si ya saben?[43]

¿Es éste un lugar seguro y saludable para mi hijo?

¿Se lavan las manos los adultos y los niños (antes de comer o manejar alimentos, o después de ir al baño, cambiar pañales, tocar líquidos corporales o comer, etc.)?[34]

¿Se limpian y desinfectan las superficies de cambio de pañales después de cada uso?[35]

¿Tienen todos los niños las vacunas requeridas?[6]

¿Están los medicamentos rotulados y fuera del alcance de los niños?[7]

¿Están los adultos capacitados para dar medicamentos y mantener registros de los medicamentos?[7]

¿Se limpian y desinfectan las superficies utilizadas para servir alimentos?

¿Son los alimentos y bebidas que se sirven a los niños nutritivos, y son todos almacenados, preparados y servidos en la manera correcta para que los niños crezcan y se mantengan saludables?[s]

¿Están los suministros de limpieza y otros materiales venenosos cerrados con llave, fuera del alcance de los niños?[8]

Ponga una "X" en la casilla si el programa cumple con sus expectativas.

Notes:

¿Hay un plan a seguir si un niño se lastima, se enferma o se pierde?[29]

¿Hay botiquines de primeros auxilios fácilmente disponibles?[10]

¿Hay un plan para reaccionar ante desastres (incendio, inundación, etc.)?[11]

¿Se ha realizado una verificación satisfactoria de antecedentes penales de cada adulto presente?
➤ ¿Estuvo basada en una verificación de huellas digitales?[14]

¿Se han realizado investigaciones de antecedentes generales y penales sobre todos los adultos que se quedan a solas con los niños?[13]
En un centro:
➤ ¿Hay dos adultos con cada grupo de niños la mayoría del tiempo?
En una casa de familia:
➤ ¿Se evita que miembros de la familia se queden a solas con los niños (excepto en emergencias)?

¿Es el área de juegos al aire libre un lugar seguro para que los niños jueguen?[39]
➤ ¿Se revisa el área cada mañana en busca de obstáculos peligrosos antes de que los niños la usen?[23]
➤ ¿Es el equipo de tamaño y tipo adecuados para la edad de los niños que lo usan?[24]
➤ En un centro, ¿está el área de juegos al aire libre rodeada por una cerca de por lo menos 4 pies (1.2 metros) de altura?[25]
➤ ¿Está el equipo colocado sobre mantillo, arena o piso de goma?[23]
➤ ¿Está el equipo en buenas condiciones?[39]

¿Es limitada la cantidad de niños en cada grupo?*
➤ En casas de familia y centros de cuidado de niños, ¿están los niños en grupos de no más de?**
  - 6-8 bebés (0 a 12 meses)
  - 6-12 niños pequeños de (13 a 24 meses)
  - 8-12 niños de (25 a 36 meses)
  - 12-20 niños de edad preescolar (3 a 5 años)
  - 20-24 niños de edad escolar 20

¿Está el programa organizado para promover la calidad?

¿Tiene el programa la licencia de más alto nivel otorgada por el estado?[42]

¿Hay políticas de personal escritas y descripciones de empleo?[17]

¿Se pide a los padres y al personal que evalúen el programa?[37]

¿Se evalúa al personal cada año? ¿Se autoevalúan los proveedores de cuidado de niños?[18]

¿Hay un plan escrito de capacitación anual para el desarrollo profesional del personal?[33] ***

¿Es el programa evaluado cada año por alguien fuera del programa?[38]

¿Está el programa acreditado por una organización nacional?[36]

¿Trabaja el programa con los padres?

¿Seré bienvenido en cualquier momento en que mi hijo esté en el cuidado de niños?[1]

¿Se buscan los comentarios de los padres y se usan para hacer mejoras al programa?[1]

¿Me darán una copia de las políticas del programa?[2]

¿Se realizan conferencias anuales con los padres?[3]

Estas preguntas están basadas en investigación acerca del cuidado de niños; usted puede leer los hallazgos de la investigación en el sitio web de la NACCRRA bajo "Questions for Parents to Ask" en http://www.naccrra.org. Los indicadores basados en investigación sólo pueden describir la calidad. Los padres deberán basar sus decisiones en observaciones reales.

* Estas son las proporciones de adultos a niños y los tamaños de grupo recomendados por la Asociación Nacional para la Educación de Niños Pequeños (National Association for the Education of Young Children). La cantidad de niños por adulto será menor cuando hay uno o más niños que puedan necesitar ayuda adicional para participar plenamente en un programa, debido a incapacidad u otros factores.

** Tamaño de grupo es la cantidad máxima de niños que han de estar en un grupo, cualquiera que sea el tamaño del personal adulto.

*** Las personas que trabajan en cuidado de niños pueden llegar a obtener una credencial de Asociado en Desarrollo Infantil.

Para obtener ayuda en encontrar cuidado de niños en su área, comuníquese con Child Care Aware, un Programa de NACCRRA llamando al 1-800-424-2246 o www.childcareaware.org.

Para obtener información acerca de otras publicaciones de AAP, visite www.aap.org

Avalado por:

American Academy of Pediatrics
DEDICATED TO THE HEALTH OF ALL CHILDREN

✴Office of Child Care

ASFIXIA/RCP

APRENDA Y PRACTIQUE RCP (RESUCITACIÓN CARDIOPULMONAR).

SI ESTÁ SOLO CON UN NIÑO QUE SE ESTÁ ASFIXIANDO...

1. GRITE PIDIENDO AYUDA. 2. COMIENCE LOS ESFUERZOS DE RESCATE. 3. LLAME AL 911 O A SU NÚMERO DE EMERGENCIA LOCAL.

COMIENCE LOS PRIMEROS AUXILIOS EN CASO DE ASFIXIA SI	*NO* COMIENCE LOS PRIMEROS AUXILIOS EN CASO DE ASFIXIA SI

- El niño no respira en absoluto (el pecho no sube ni baja).
- El niño no puede toser ni hablar, o se ve morado.
- Encuentra al niño inconsciente o no responde a estímulos. (Vaya a RCP).

- El niño puede respirar, llorar o hablar.
- El niño puede toser, escupir o mover el aire de alguna manera. Los reflejos normales del niño están funcionando para despejar las vías respiratorias.

PARA BEBÉS MENORES DE 1 AÑO

RCP PARA BEBÉS

ASFIXIA DE UN BEBÉ
Si el bebé se está asfixiando y no puede respirar, toser, llorar ni hablar, siga estos pasos. Pida a alguien que llame al 911.

1 DELE 5 GOLPES EN LA ESPALDA (PALMADAS).

ALTERNÁNDOLOS CON

2 APLIQUE 5 COMPRESIONES EN EL PECHO.

Alterne golpes en la espalda (palmadas) y compresiones en el pecho hasta que salga el objeto o hasta que el bebé pierda el conocimiento o deje de responder a estímulos. Si el bebé pierde el conocimiento o deja de responder a estímulos, comience la RCP.

Se aplica cuando el bebé **PIERDE EL CONOCIMIENTO/DEJA DE RESPONDER A ESTÍMULOS** o cuando deja de respirar. Acueste al bebé sobre una superficie plana y dura.

1 INICIE LAS COMPRESIONES EN EL PECHO.
- Coloque 2 dedos de 1 mano sobre el esternón, justo por debajo de la línea del pezón.
- Comprima el pecho por lo menos a $1/3$ de la profundidad del pecho, o alrededor de 4 cm (1,5 pulgadas).
- Luego de cada compresión, permita que el pecho vuelva a su posición normal. Comprima el pecho a un ritmo de por lo menos 100 veces por minuto.
- Haga 30 compresiones.

2 DESPEJE LAS VÍAS RESPIRATORIAS.
- Abra las vías respiratorias (inclinación de cabeza, elevación de mentón).
- Si ve un objeto extraño, quítelo con el dedo. NO meta los dedos sin ver nada.

3 COMIENCE LA RESPIRACIÓN ASISTIDA.
- Inhale con normalidad.
- Cubra la boca y la nariz del bebé con su boca.
- Exhale 2 veces, cada una durante 1 segundo. Cada exhalación debe hacer subir el pecho.

4 RETOME LAS COMPRESIONES EN EL PECHO.
- Siga con ciclos de 30 compresiones y 2 exhalaciones.
- Luego de 5 ciclos de compresiones exhalaciones (alrededor de 2 minutos), si nadie ha llamado al 911 o a su número de emergencia local, hágalo usted.

Si, en cualquier momento, el bebé/niño escupe un objeto, o si comienza a respirar, detenga la respiración asistida y llame al 911 o a su número de emergencia local.

Pida a su pediatra información sobre casos de asfixia y RCP para niños de más de 8 años de edad o sobre un curso de primeros auxilios o RCP aprobado en su comunidad.

ASFIXIA/RCP

APRENDA Y PRACTIQUE RCP (RESUCITACIÓN CARDIOPULMONAR).

SI ESTÁ SOLO CON UN NIÑO QUE SE ESTÁ ASFIXIANDO...

1. GRITE PIDIENDO AYUDA. 2. COMIENCE LOS ESFUERZOS DE RESCATE. 3. LLAME AL 911 O A SU NÚMERO DE EMERGENCIA LOCAL.

COMIENCE LOS PRIMEROS AUXILIOS EN CASO DE ASFIXIA SI	NO COMIENCE LOS PRIMEROS AUXILIOS EN CASO DE ASFIXIA SI
• El niño no respira en absoluto (el pecho no sube ni baja). • El niño no puede toser ni hablar, o se ve morado. • Encuentra al niño inconsciente o no responde a estímulos. (Vaya a RCP).	• El niño puede respirar, llorar o hablar. • El niño puede toser, escupir o mover el aire de alguna manera. Los reflejos normales del niño están funcionando para despejar las vías respiratorias.

PARA NIÑOS DE 1 A 8 AÑOS DE EDAD

ASFIXIA DE UN NIÑO (MANIOBRA DE HEIMLICH)

Pida a alguien que llame al 911. Si el niño se está asfixiando y no puede respirar, toser, llorar ni hablar, siga estos pasos.

1. Realice la maniobra de Heimlich.
   - Coloque una mano, con el puño cerrado, y cúbrala con la otra mano justo por encima del ombligo. Colóquelas justo debajo del extremo inferior del esternón y la caja torácica.
   - Dé cada apretón con la fuerza suficiente como para producir una tos artificial para aliviar la obstrucción de las vías respiratorias.
   - Realice la maniobra de Heimlich hasta que el niño expulse el objeto o hasta que pierda el conocimiento o deje de responder a estímulos.
2. Si el niño PIERDE EL CONOCIMIENTO O DEJA DE RESPONDER A ESTÍMULOS, comience la RCP. ⟶

RCP PARA NIÑOS

Se aplica cuando el niño **PIERDE EL CONOCIMIENTO/DEJA DE RESPONDER A ESTÍMULOS** o cuando deja de respirar. Acueste al niño sobre una superficie plana y dura.

1 INICIE LAS COMPRESIONES EN EL PECHO.
- Coloque la base de 1 o de las 2 manos sobre la mitad inferior del esternón.
- Comprima el pecho por lo menos a $\frac{1}{3}$ de la profundidad del pecho, o alrededor de 5 cm (2 pulgadas).
- Luego de cada compresión, permita que el pecho vuelva a su posición normal. Comprima el pecho a un ritmo de por lo menos 100 a 120 veces por minuto.
- Haga 30 compresiones.

Técnica de 1 mano

Técnica de 2 manos

2 DESPEJE LAS VÍAS RESPIRATORIAS.
- Abra las vías respiratorias (inclinación de cabeza, elevación de mentón).
- Si ve un objeto extraño, quítelo con el dedo. NO meta los dedos sin ver nada.

3 COMIENCE LA RESPIRACIÓN ASISTIDA.
- Inhale con normalidad.
- Pellizque la nariz del niño para cerrarla, y cúbrale la boca con su boca.
- Exhale 2 veces, cada una durante 1 segundo. Cada exhalación debe hacer subir el pecho.

4 RETOME LAS COMPRESIONES EN EL PECHO.
- Siga con ciclos de 30 compresiones y 2 exhalaciones hasta expulsar el objeto.
- Luego de 5 ciclos de compresiones y exhalaciones (alrededor de 2 minutos), si nadie ha llamado al 911 o a su número de emergencia local, hágalo usted.

Si, en cualquier momento, el bebé/niño escupe un objeto, o si comienza a respirar, detenga la respiración asistida y llame al 911 o a su número de emergencia local.

Pida a su pediatra información sobre casos de asfixia y RCP para niños de más de 8 años de edad o sobre un curso de primeros auxilios o RCP aprobado en su comunidad.

~ ÍNDICE ~

Los números de página de las ilustraciones aparecen en cursiva.